Heinz Schott · Rainer Tölle

Geschichte der Psychiatrie

Heinz Schott
Rainer Tölle

Geschichte der Psychiatrie

Krankheitslehren
Irrwege
Behandlungsformen

C.H.Beck

© Verlag C.H.Beck oHG, München 2006
Satz: Janß, Pfungstadt
Druck und Bindung: Kösel, Altusried-Krugzell
Gedruckt auf säurefreiem, alterungsbeständigem Papier
(hergestellt aus chlorfrei gebleichtem Zellstoff)
Printed in Germany
ISBN-10 3 406 53555 0
ISBN-13 978 3 406 53555 0

www.beck.de

Inhalt

Statt eines Vorworts: Wozu Psychiatriegeschichte? 9

Historische Voraussetzungen

1. Religion, Dämonologie 19
2. Anatomie, Physiologie 33
3. Magie, Imagination 41
4. Ideen der Aufklärung und der Romantik 48
5. Französische Schule 59
6. Magna Charta der Psychiatrie: Griesinger 66
7. Naturwissenschaftliche Grundlegung 78
8. Neurologie und Psychiatrie 89
9. Psychodynamische Orientierung 93
10. Degenerationslehre 99
11. Sozialdarwinismus, Eugenik 107

Moderne Begründungen, Entwicklungen und Irrwege

12. Klinische Psychiatrie: Kraepelin 116
13. Psychoanalyse: Freud 124
14. Zürcher Schule: Bleuler 134
15. Pluridimensionale Psychiatrie: Tübinger Schule 141
16. Allgemeine und klinische Psychopathologie 146
17. Phänomenologie und Daseinsanalyse 154
18. Psychosomatische Perspektive 161
19. Psychisch Kranke im Nationalsozialismus 166
20. Psychiater und Nationalsozialismus 180
21. Juden und Psychiatrie 188
22. Missbrauch der Psychiatrie 195
23. Soziologische und sozialpsychiatrische Ansätze 200
24. Antipsychiatrie 206

25. Neurobiologische Forschung 214
26. Zwei Wege der Psychiatrie 223

Krankenversorgung

27. Vorläufer im Orient und Okzident 231
28. Arbeits-, Zucht- und Tollhaus: auf dem Weg zur
    Irrenanstalt. 236
29. Zwangsbehandlung und Unfreiheit 242
30. Anstaltspsychiatrie in einzelnen Ländern 252
31. Probleme der Anstaltspsychiatrie 269
32. Extramurale Versorgung 279
33. Das Krisenjahr 1868 285
34. Universitätspsychiatrie 293
35. Im Schatten der Anstaltspsychiatrie. 298
36. Die Psychiatriereform und ihre Folgen 306
37. Differenzierungen und Spezialisierungen 319

Krankheiten

38. Krankheitslehre. 327
39. Alkoholismus. 339
40. Drogenabhängigkeit. 349
41. Hysterie, Neurose, Neurasthenie 357
42. Persönlichkeitsstörungen 364
43. Psychotraumatische Störungen 368
44. Wahn. 379
45. Schizophrenien 391
46. Melancholie, Depressionen 402

Behandlung

47. Physische und moralische Behandlung 419
48. Arbeitstherapie 435
49. Behandlungsbasis 446
50. Psychotherapie 454

51. Insulin- und Krampfbehandlung, Psychochirurgie 473
52. Psychopharmaka 480

Schluss

53. Der kranke Mensch und die Psychiatrie 496

Anhang

Anmerkungen 515
Literatur 594
Personenregister 662
Ortsregister 677
Sachregister 680

Statt eines Vorworts:
Wozu Psychiatriegeschichte?

Das vorliegende Buch ist Ergebnis der Zusammenarbeit eines Medizinhistorikers und eines klinischen Psychiaters. Entsprechend der wissenschaftlichen Herkunft seiner Autoren verbindet es somit die historische und die klinische Sicht auf seine Thematik. Die Perspektive des Medizinhistorikers rückt die Gegebenheiten der Psychiatrie in medizinhistorische Zusammenhänge, die von der Vergangenheit her auf die Gegenwart verweisen. Die Perspektive des klinischen Psychiaters geht vom gegenwärtigen Panorama seines Faches aus und richtet sich auf historische Landschaften, die mit diesem in Beziehung stehen. So konnte von zwei Seiten her ein gemeinsames Bild entstehen, das die Welt des Klinikers mit der des Historikers zusammenbringt. Angesichts der bekannten internen und öffentlichen Kontroversen über die Psychiatrie erscheint es an der Zeit, die aktuelle Situation in einer historischen Reflexion «einzuholen». Die Autoren sind sich der Grenzen und der unvermeidbaren Defizite ihrer Untersuchung bewusst und skizzieren deswegen Forschungsdesiderate, die zukünftige Forschungen anregen können. In dieser Einführung soll vor dem Hintergrund der bisherigen Psychiatriegeschichtsschreibung ihr besonderes Herangehen dargestellt werden.

Zur Problematik des «Fortschritts» in der Psychiatriegeschichte

Im Folgenden wollen wir uns einigen mehr oder weniger bekannten Gesamtdarstellungen der Psychiatriegeschichte zuwenden. Selbstverständlich kann hier nur eine kleine Auswahl von entsprechenden Werken berücksichtigt werden, vornehmlich solche, die sich bereits im Titel als «Geschichte der Psychiatrie» ausweisen. Die Betrachtung soll vor allem auf bestimmte Probleme hinweisen, die in der Psychiatriegeschichtsschreibung mehr Beachtung finden sollten, etwa die Frage der Periodisierung: Wie, in welche Zeitabschnitte, lässt sich die Geschichte der Psychiatrie einteilen? Oder die Frage: Welcher Wissenschaftsbegriff, welches Menschenbild wird in den jeweiligen Untersuchungen zugrunde gelegt? Was verstehen sie jeweils unter «Fortschritt»?

Ab wann beginnt die «eigentliche Geschichte der Psychiatrie»? Ackerknecht gibt in seinem viel gelesenen kleinen Buch eine einfache Antwort: bei den Griechen, wo die wissenschaftliche Medizin schlechthin beginne (vgl. Ackerknecht, 1985, S. 10). Der «griechisch-römische Standpunkt» habe dann unverändert bis ins 18. Jahrhundert hinein gelebt, wo dann unter dem Einfluss der Aufklärung die Psychiatrie schließlich zur selbständigen Wissenschaft werde. Als deren Begründer erscheint die französische Schule, namentlich Pinel und Esquirol. Daraus ergibt sich eine einfache Periodisierung: Am Anfang der wissenschaftlichen Psychiatrie standen die Griechen, darauf folgte ein fast zwei Jahrtausende umfassender Stillstand, bis schließlich im 18. Jahrhundert jene Fachdisziplin begründet wurde, die wir heute als Psychiatrie kennen. Für Ackerknecht fallen alle anderen Epochen bzw. Kulturkreise dem Verdikt der «Unwissenschaftlichkeit» bzw. des Aberglaubens anheim: die Primitiven und Naturvölker ebenso wie *grosso modo* Mittelalter und Renaissance. Von den frühen Hochkulturen, z. B. Ägyptern, ist nicht die Rede.

Ackerknechts Schlüsselbegriff heißt «Wissenschaft» bzw. «Wissenschaftlichkeit». Er wird auf einer ersten Stufe mit den Griechen, auf seiner vollendeten Stufe mit der europäischen Moderne assoziiert. Damit vertritt Ackerknecht eine Fortschrittsgeschichte im Geiste der naturwissenschaftlichen Medizin im ausgehenden 19. Jahrhundert, deren Charakteristikum es ist, von diesem Plateau aus strikte Wertungen über alle möglichen historischen Tatbestände vorzunehmen. So sei im Mittelalter in Psychiatrie und Medizin «relativ wenig Positives» geschehen (Ackerknecht, 1985, S. 17), der «Zauber der romantischen Naturphilosophie» sei «schädlich» für den medizinischen Fortschritt gewesen (Ackerknecht, 1977, S. 135), und «das regressive Element der romantischen Psychiatrie» werde besonders bei Justinus Kerner deutlich. Solche negativen Bewertungen lassen die betreffenden Gegenstände als diskussionsunwürdig erscheinen, sie kommen im Selbstverständnis des Autors wegen ihrer «Unwissenschaftlichkeit» für eine ernsthafte wissenschaftliche Auseinandersetzung nicht in Frage. So führt ein positivistisch verengter Wissenschaftsbegriff zu einer enormen Verleugnung medizin- und kulturhistorischer Tatbestände.

Als eine rezente Version von Ackerknechts Ansatz kann man Edward Shorters «Geschichte der Psychiatrie» (1999) ansehen, der hier noch rigoroser als jener zu Werke geht. «Vor dem Ende des 18. Jahrhunderts gab es keine Psychiatrie», lautet der erste Satz. Konsequenterweise beginnt er gleich mit der «Geburt der Psychiatrie» um 1800, ohne sich – um im Bild zu bleiben – mit irgendwelchen Zeugungs- oder embryologischen Fragen dieser Frucht zu befassen. (Der Rückgriff auf die Griechen, oder wenigstens die Erwähnung von Mittelalter und Renaissance, erschienen ihm wohl als alter Zopf.) «Die Geschichte, die ich erzählen möchte, ist relativ geradlinig. Sie beginnt mit dem Aufkommen der ersten Irren-Heilanstalten im späten 18. Jahrhundert und endet in den stillen Praxen der niedergelassenen Psychiater des späten 20. Jahrhunderts.» (S. 9) Dass die Entwicklung der (modernen) Psychiatrie «geradlinig» verlaufen sei, kann man schwerlich behaupten.

Die von Shorter entworfene Typologie der Psychiatriehistoriker ist recht einfach. Er unterscheidet drei Gruppen: (1) die «Apologeten», die behaupteten, «daß seit dem Aufkommen der Asyle ein kontinuierlicher Fortschritt für eine Linderung des menschlichen Elends gesorgt habe»; (2) die Revisionisten, die seit den sechziger Jahren diesen «Fortschritt» als einen «Alptraum von atemberaubender historischer Dimension» – im Sinne von Foucaults «großer Gefangenschaft» – anprangerten; und schließlich (3) die «Neoapologetiker» (sic!), welche den Revisionisten die Stirn bieten und daran festhalten, dass «Geisteskrankheit real existiert» (S. 10). Zur letzteren Gruppe rechnet sich Shorter selbst, der die «zweite biologische Psychiatrie» der letzten Jahrzehnte als Errungenschaft preist.

Shorter bedauert, dass die Psychiatrie Ende des 20. Jahrhunderts nicht wie die restliche Medizin den erfolgreichen Weg der Biologie gegangen sei. Zwar habe sie bei schweren psychischen Krankheiten den «neurowissenschaftlichen Weg zum Erfolg» eingeschlagen, «doch die Psychiatrie der alltäglichen Beschwerden blieb auf der Strecke» (S. 431). Es ist frappierend, wie ein Historiker ideologisch für das gegenwärtig vorherrschende Wissenschaftsverständnis der Biomedizin Partei ergreift, ohne es im Geringsten zu problematisieren.[1]

Neben der allgemeinen Psychiatriegeschichtsschreibung ist die psychiatriehistorische Biografik zu nennen. «Deutsche Irrenärzte», herausgegeben von Kirchhoff (1921–1924), gilt als ein klassisches Werk. Es wurde von Emil Kraepelin gefördert, der im «Geleitwort» schrieb, dass es ihm als eine «Ehrenpflicht» erschienen sei, «den dahingegangenen Vertretern unseres Standes, die uns die Grundlagen der heutigen Wissenschaft geschaffen haben, ein bleibendes Denkmal zu setzen». Die beiden Bände verzichten auf eine spezielle Periodisierung, die Personen werden in der Reihenfolge ihres Geburtsdatums (von 1755 bis 1853) formal gleichwertig abgehandelt, ob sie nun naturphilosophisch, phrenologisch oder hirnpathologisch orientiert waren. Manche Beiträge sind allerdings reichlich hagiographisch geraten. Zudem hat Kirchhoff einen Grundriss der Psychiatriegeschichte und einen ausführlichen Handbuchbeitrag verfasst (Kirchhoff, 1890 bzw. 1912).

Die psychiatriehistorische Biografik wurde wieder aufgegriffen von Kolle (1956–1970) in den drei Bänden «Große Nervenärzte» und fortgesetzt von Schliack und Hippius (1998; zwei weitere Bände sind projektiert). Die Sammlung «Psychiatrie in Selbstdarstellungen» (Pongratz, 1977) enthält autobiographische Aufsätze. Eine Art enzyklopädisches Werk stellt Robacks «*History of Psychology and Psychiatry*» (1961; deutsch 1970) dar. Es will, wie im Vorwort hervorgehoben, die ideengeschichtlichen Meilensteine des Fortschritts («*milestones in the progress of the mental sciences*») beschreiben und orientiert sich dabei an den Werkbiographien einzelner Autoren, die sechs thematischen Abschnitten subsumiert werden. So bildet es eine Mischung aus biographischem Lexikon und Anthologie.

Psychiatriegeschichte in psychoanalytischer Perspektive

Auf die spezielle Geschichtsschreibung der Psychoanalyse bzw. die Untersuchungen zur Geschichte der Psychoanalyse wird an anderer Stelle eingegangen (Kap. 13 u. 50). Die kritische Auseinandersetzung mit der Freud'schen Schule bzw. der psychoanalytischen Bewegung – teilweise kombiniert mit dem synkretistischen Versuch, die verschiedenen Richtungen miteinander zu vereinen – nimmt im ersten Drittel des 20. Jahrhunderts eine Sonderstellung ein. Als ein Beispiel wäre Arthur Kronfeld zu nennen, über dessen Bedeutung für die Einbindung der Psychotherapie in die Psychiatrie zu berichten sein wird (s. Kap. 50).

Eine bestimmte Periodisierung findet sich bei der explizit psychoanalytisch orientierten Psychiatriegeschichtsschreibung, die Sigmund Freud als entscheidende historische Wende begriff. Ein relativ frühes Beispiel hierfür ist «*A History of Medical Psychology*» von Zilboorg (1941). Er machte – vor dem Hintergrund von Hexenwahn und «Hexenhammer» – eine «erste psychiatrische Revolution» (u. a. mit Weyer und Paracelsus) aus (S. 175 ff.) und dann – vor dem Hintergrund der psychiatrischen Systeme im 19. Jahrhundert – eine «zweite psychiatrische Revolution» durch Freud (S. 479 ff.). Analoges findet sich im «*Handbook of Psychiatry*» von Solomon und Patch (1969). Dort wird in einem kurzen Kapitel die Psychiatriegeschichte tabellarisch zusammengefasst: Am Anfang stehen die Griechen und Römer, beim Mittelalter («*The Dark Ages*») wird lediglich der «Hexenhammer» erwähnt, als Vorstufen der modernen Psychiatrie werden die Werke einer Reihe höchst unterschiedlicher Autoren genannt (u. a. Weyer, Cullen, Reil, Pinel, Rush, Esquirol bis hin zu Kraepelin, Bleuler und Janet), und als Krönung erscheint die «*Modern Psychiatry*», die mit Sigmund Freud beginnt, gefolgt von den psychoanalytischen Schulen bis hin zu Franz Alexander. Am Ende erscheinen die Pioniere der Pharmakotherapie. Diese Periodisierung ist bizarr und dokumentiert in ihrer ideologischen Fixierung eine erstaunliche Blindheit für die historischen Zusammenhänge.

Ein weiteres Beispiel stellt die «Geschichte der Psychiatrie» von Alexander und Selesnick (1969) dar. Die Psychiatrie sei erst im 20. Jahrhundert «mündig» geworden. Eine «wissenschaftliche Revolution» habe stattgefunden. Dieser Fortschritt sei erst möglich geworden, nachdem Freud'sche Entdeckungen die Psychiatrie verwandelten und das allgemeine ärztliche Denken durchdrangen (Alexander/Selesnick, 1969, S. 19). Es gebe «drei stets vorhandene Komponenten des psychiatrischen Denkens» in der Psychiatrie: die magische, die organische und die psychologische Methode. Die magische Methode wird dem «Primitiven» zugeordnet, die organische Methode den Naturwissenschaften und der Biologie und die psychologische Methode der introspektiven, psychoanalytisch fundierten Psychotherapie. Der «Fortschritt der Medizin» finde derart statt, «daß Schritt für Schritt die magischen Komponenten sowohl aus der psychologischen als auch der somatischen Methode eliminiert werden» (S. 22). Dementsprechend wird die gesamte Geschichte der Psychiatrie in drei Abschnitte zerlegt: (1) vom Altertum bis zur modernen Zeit (d. h. das Zeitalter vor Freud); (2) das Zeitalter Freuds und (3) dasjenige neuer Entwicklungen (nach Freud). Diese Geschichte wird aufgefasst als eine Befreiung von der Magie, die vor allem durch das Genie Freuds zu einer «mündig gewordenen Psychiatrie» geführt habe. Die hier vertretene Idee des psychiatrischen Fortschritts entspricht durchaus derjenigen des medizinischen Fortschritts durch die Entfaltung der Naturwissenschaften. Wer z. B. in der Bakteriologie – mit Louis Pasteur und Robert Koch – die wissenschaftliche Revolution erblickt, wird alles, was davor passierte, in eine mehr oder weniger dunkle Vorgeschichte einordnen und alles, was danach noch vorkommt, als eine Konsequenz oder Weiterentwicklung aus dieser Umwälzung.

Repräsentativ für die Ansätze einer psychoanalytisch orientierten Psychiatriegeschichtsschreibung ist der Tagungsband «*Psychiatry and its History*» (Mora/Brand, eds., 1970) eines Symposiums, das 1967 an der *Yale University* stattfand und das insbesondere den kultur- und sozialkritischen Implikationen der «dynamischen Psychiatrie» nachspürte. Moras Periodisierung bietet eine neue Variante, wonach es drei Entwicklungsstufen der Psychiatriegeschichte gebe: (1) die Periode des «*moral treatment*» im Ausgang von Pinel in der ersten Hälfte des 19. Jahrhunderts; (2) die Periode der naturwissenschaftlichen Methode, des Darwinismus und der Degenerationslehre in der zweiten Hälfte des 19. Jahrhunderts und (3) die Periode der Psychoanalyse, die mit Freuds «Traumdeutung» von 1900 eingeläutet werde (vgl. Mora, 1970, S. 6).

Hingewiesen sei auf einen ausführlichen Handbuchbeitrag von Mora (1980/1990). Hier wird die soeben erwähnte eng geführte Periodisierung gänzlich verlassen und Psychiatrie auf die gesamte Medizin- und Kulturgeschichte bezogen. Mora thematisiert in kritischer Betrachtung auch die «Geschichtsschreibung in der Psychiatrie» (S. 6–11), in der die psychoanalytische Perspektive relativiert wird. Vor allem betont er den Nutzen der Psychiatriegeschichte für die klinische Psychiatrie. Bei vielen Klinikern setze sich heute die Einsicht durch, «daß die Kenntnis psychiatriegeschichtlicher Umstände von entscheidender Bedeutung für das Verständnis grundlegender psychiatrischer Zusammenhänge ist». Das Studium der Psychiatriegeschichte – früher «ein Hobby des alternden Psychiaters» – werde immer mehr zu einem «integralen Bestandteil der Psychiatrie» (S. 10 f.).

Einen eigenen Ansatz verfolgt Henri F. Ellenberger in seinem bedeutenden Werk «Die Entdeckung des Unbewußten» (1973), dessen englische Originalausgabe bereits 1970 unter dem Titel «*The Discovery of the Unconscious. The History and Evolution of Dynamic Psychiatry*» erschien. In erster Linie geht es bei dieser historischen Analyse der dynamischen Psychiatrie um die Geschichte der Psychotherapie und medizinischen Psychologie. Ellenberger erblickt in den Traditionen der religiösen und magischen Heilkunde die «Ahnen der dynamischen Psychiatrie» – so die Überschrift des ersten Kapitels. Diese entstehe mit dem Mesmerismus, der über den Hypnotismus und die Suggestivtherapie den Weg zur Psychoanalyse bzw. modernen dynamischen Psychiatrie bahne. Pierre Janet, Sigmund Freud, Alfred Adler und C. G. Jung sind umfangreiche werkbiographische Kapitel gewidmet, die einen wichtigen gemeinsamen Aspekt der jeweils unterschiedlichen Theoriebildung aufzeigen: nämlich die zentrale Bedeutung von Selbsterfahrung und Selbstanalyse angesichts eigener seelischer Störungen, welche sich bei den großen Pionieren aufzeigen lassen. Der Weg von Mesmer zu Freud war vor Ellenberger literarisch nur einmal thematisiert worden: durch Stefan Zweigs Buch «Die Heilung durch den Geist» (1931).

Zum Panorama der jüngeren Psychiatriegeschichtsschreibung

In der zweiten Hälfte des 20. Jahrhunderts kam es zu unterschiedlichen Ansätzen der Psychiatriegeschichtsschreibung, von denen soeben bereits einige erwähnt wurden. Dabei waren viele Psychiater selbst historisch interessiert und zum Teil geisteswissenschaftlich ausgebildet. Es gab auch den Fall, dass Medizinhistoriker eine psychiatrische Ausbildung absolviert hatten, wie etwa Heinrich Schipperges (1918–2003). Er befasste sich in zahlreichen Arbeiten immer wieder mit der Psychiatrie und ihrer Geschichte (bibliographische Hinweise bei Benzenhöfer, 1992, S. 57 f.) sowie mit psychiatrischen Institutionen (Schipperges, 1975). Im Nachbarfach Kinder- und Jugendpsychiatrie hat Gerhardt Nissen jüngst eine umfangreiche «Kulturgeschichte seelischer Störungen bei Kindern und Jugendlichen» (2005) vorgelegt.

Als Beispiel für einen historisch interessierten Psychiater sei Jakob Wyrsch genannt, der als Professor für Psychiatrie in Bern wirkte. Er bezog sich bei seiner psychopathologischen Überlegung ausführlich auf historische Vorläufer (vgl. Wyrsch, 1956; 1980).

Das monumental wirkende vierbändige Werk «Das Menschenbild im Wandel der Zeit» von Pauleikhoff (1983/87) reiht – beginnend mit Platon und endend mit Viktor von Weizsäcker – eine lange Folge von werkbiographischen Abrissen zu Persönlichkeiten der Philosophie- und Psychiatriegeschichte aneinander, die sich im ausgiebigen Referieren der jeweiligen Positionen erschöpfen.

Der Sammelband «*Discovering the History of Psychiatry*» (Porter/Micale, eds., 1994) gibt anhand von Referaten über das Werk wichtiger Autoren einen umfassenden Einblick in die Entwicklung der Psychiatriegeschichtsschreibung seit dem 19. Jahrhundert und stellt sicherlich das quellenreichste Kompendium zu dieser besonderen Thematik dar. In der Einführung weisen die Herausgeber auf die höchst kontroverse und komplexe Situation der Psychiatriehistoriographie hin. Im Unterschied zu anderen medizinischen oder naturwissenschaftlichen Disziplinen gebe es auf dem Gebiete der Psychiatrie nicht nur eine, sondern viele Geschichten (vgl. S. 4). Während sich die anderen Disziplinen evolutionär – nach dem Kuhn'schen Modell der wissenschaftlichen Revolutionen – entfaltet hätten, gehe die Psychiatrie auf verstreute historische Wurzeln zurück: archaische Medizin (*primitive medicine*), Mythologie, Hypnotismus, Theologie, Philosophie, Recht, Anthropologie, Literatur, Laienmedizin, die alle im späten 19. Jahrhundert zusammengekommen seien, um die moderne Psychiatrie zu formen (vgl. S. 5). Gerade auf dem Gebiete der Psychiatrie sei es zu sich heftig befehdenden Schulen gekommen, insbesondere seit dem 18. Jahrhundert zwischen somatischen und psychologischen Begründungen des Seelenlebens. So habe keine autoritative und gesicherte Psychiatriegeschichte entstehen können.

In der ersten Hälfte des 20. Jahrhunderts sei es dann zu selbstgefälligen Darstellungen im Sinne einer positivistischen Fortschrittsgeschichte gekommen (*historical Whiggism*): geschrieben von Psychiatern über Psychiater für Psychiater (vgl. S. 7). Der große Umschwung sei in den 1960er Jahren mit den Epoche machenden Werken E. Goffmans, R. D. Laings, T. Szasz' und M. Foucaults eingeleitet worden. Damit wurde im Zeitalter der antipsychiatrischen Bewegung eine Revision der Psychiatriegeschichte initiiert, die ihrerseits aus heutiger Sicht kritisch zu beleuchten sei. Der Zugriff der Sozialhistoriker auf die Psychiatrie und ihre Zurückweisung der Selbstdarstellungen der Psychiater zur angeblichen Selbstaffirmation (*Whiggism*) könnten als ahistorische Deutung entlarvt werden: als eine Argumentation, die weithin unbewusst vom aktuellen politischen Anspruch gespeist wurde, an der antikapitalistischen Gesellschaftsreform mitzuwirken. Dieses Interesse habe die Auswahl ihrer Untersuchungsgegenstände bestimmt und dazu geführt, sich auf die dunkelsten Kapitel der Psychiatriegeschichte zu konzentrieren (vgl. S. 11).

Somit distanzieren sich Porter und Micale vom psychiatriehistorischen «*Whiggism*» und «Revisionismus» gleichermaßen. Beiden Positionen mangele es an kritischer Selbstreflexion. Sie kommen zu einem bemerkenswerten Schluss: Ihnen sei zu keiner Zeit in irgendeiner Sprache eine psychiatriehistorische Arbeit begegnet, die sich ihre eigenen methodologischen, epistemologischen und ideologischen Annahmen eingestanden habe: «*Thus far, scholars have told us a great many tales about the past, in present, for present purposes. Future histories of psychiatry may be [...] we hope, more self-aware.*» (S. 26)

Das Panorama der Psychiatriegeschichtsschreibung kann hier nur oberflächlich und bruchstückhaft angedeutet werden: etwa die wirkmächtigen Arbeiten namhafter Pioniere wie Ida Malcapine und Richard Hunter, George Rosen und Jean Starobinski, die in unterschiedlicher Perspektive geforscht haben. Zu speziellen Bereichen der Psychiatriegeschichte gibt es eingehende Untersuchungen, etwa auf dem Gebiet der Geschichte des Kranken- bzw. Irrenhauses (Jetter, 1971; 1981), der Sozialgeschichte der Psychiatrie (Foucault, 1961), der Biographik (Kreutzer, 1996) oder der Textsammlungen (Leibbrand/Wettley, 1961; Hunter/Malcapine, 1963). Das zweibändige Sammelwerk «*The Anatomy of Madness*» (Bynum et al., eds., 1985) hat den Charakter eines Tagungsbandes. Es kombiniert in den thematisch weit gespannten Einzelbeiträgen die ideen- und sozialgeschichtliche Perspektive. In diesem Zusammenhang sei noch auf einen Handbuchartikel zur Psychiatriegeschichte von Bynum (1983) hingewiesen.

Einen Sonderfall der Psychiatriegeschichtsschreibung stellt «*A History of Clinical Psychiatry*», herausgegeben von Berrios und Porter (1995), dar. In diesem Sammelwerk werden die psychiatrischen Erkrankungen bzw. Störungen systematisch im Einzelnen abgehandelt. Ziel ist es, die fruchtbare Zusammenarbeit von Historikern und Klinikern zu demonstrieren. Die einzelnen Krankheitseinheiten bzw. Konzepte werden – jeweils in einem eigenen Kapitel (*clinical/historical section*) – unter klinischem und sozialhistorischem Blickwinkel dargestellt. So soll eine «historische Nosographie» entstehen, die es ermögliche, die den psychiatrischen Diskurs beherrschenden Regeln zu entschlüsseln und die Grundlinien aufzuzeigen, auf denen er beruht (vgl. S. XVII).

Dieser Ansatz führt zu einer lexikonartigen Stoffsammlung unter den systematisch vorgegebenen Begriffen, woraus ein nützliches Nachschlagewerk aus der Perspektive der aktuellen klinischen Psychiatrie resultiert, jedoch keine zusammenhängende Psychiatriegeschichte. Es ist fraglich, ob es tatsächlich möglich (und sinnvoll) ist, den sozialhistorischen Kontext in den *social sections* durchweg von der klinischen Darstellung abzugrenzen, ohne sich vom nosographischen Raster zu lösen. So wird an keiner Stelle erklärt, was unter «*Enlightenment*» oder «*Romanticism*» zu verstehen ist und was diese Bezeichnungen für die Psychiatrie bedeuten.[2]

Die «Geschichte der klinischen Psychiatrie» sei, so die Herausgeber, wesentlich für eine «Eichung» (*calibration*) der psychiatrischen Nosologie. Freilich wird der Bezugspunkt der «Eichung» nicht weiter problematisiert: Die Historiker sollten nämlich – von der Annahme (*belief*) ausgehend, dass Geistesstörungen komplexe und verzerrte Widerspiegelungen von funktionsgestörten Arealen und Zuständen des Gehirns seien – zu unterscheiden versuchen, welche «psychiatrischen» Phänomene in der Vergangenheit nur Aufsehen erregten und welche wirklich biologische Signale zum Ausdruck brachten, die durch individuelle «Grammatik» und kulturelle Codes moduliert wurden. Dies ist nichts anderes als ein Versuch, sich historische Stoffe auf der Grundlage der aktuell vorherrschenden Theorie anzueignen – und sie dementsprechend zu bewerten. Die umgekehrte Richtung erscheint blockiert: nämlich ein In-Frage-Stellen der gegenwärtig vorherrschenden Theorien (insbesondere der Neurowissenschaften) in der Psychiatrie durch die historische Reflexion vergangener Lehren und Erfahrungen.

Eine besondere Gruppe der psychiatriehistorischen Literatur stellen umfassendere essayistische Studien dar, wie etwa Christian Müllers «Vom Tollhaus zum Psychiatriezentrum» (1993) und «Wer hat die Geisteskranken von den Ketten befreit?» (1998). Diese «Skizzen zur Psychiatriegeschichte» geben – ohne einen systematischen Anspruch zu erheben – gelungene Facetten in verschiedenen Dimensionen wieder (u. a. «Öffentlichkeit» und «Unterbringung und Versorgung»).

Schließlich ist auf ein Buch des französischen Psychiaters Pierre Pichot (1983; in deutscher Sprache) hinzuweisen, welches über die letzten 100 Jahre der Psychiatriegeschichte (aber mit Rückgriffen auf die französische Schule zu Beginn des 19. Jahrhunderts) umfassend und vielseitig berichtet (die deutsche Psychiatrie wird aus der Sicht des französischen Kollegen verfolgt).

Die gegenwärtigen Lehrbücher der Psychiatrie gehen im Allgemeinen nicht mehr auf die Geschichte des Faches ein, wie auch umgekehrt die psychiatriehistorischen Standardwerke den aktuellen Stand der Psychiatrie in der Regel ausblenden. Die vorliegende Abhandlung hat es sich, wie eingangs bereits angedeutet, zur Aufgabe gemacht, Geschichte und Aktualität der Psychiatrie zusammenzubringen. Dabei sollen einerseits historische Gegebenheiten durch aktuelle Fragestellungen neu gesichtet werden und andererseits die Verhältnisse der gegenwärtigen Psychiatrie im Lichte ihrer Geschichte besser wahrnehmbar werden. Diese hermeneutische Zielsetzung der Autoren entzieht sich einer positivistischen «Fortschrittsgeschichte».

Historische Voraussetzungen

1. Religion, Dämonologie

Dämonologische Vorstellungen spielen in der gesamten Medizingeschichte eine fundamentale Rolle: Als Momente der religiösen Heilkunde verhalten sie sich komplementär zur empirisch-rationalen Medizin. Besonders wichtig waren sie in der Medizin der frühen Hochkulturen in Ägypten und Mesopotamien. Krankheit als Folge der Sünde und Besessenheit von bösen Geistern als Krankheitsursache waren in der Menschheitsgeschichte offenbar von Anfang an Grundvorstellungen, die bestimmte Behandlungsformen erforderten: Sühnezeichen und -opfer, Abwehrmaßnahmen gegen die bösen Geister bzw. den Teufel, Rituale des Exorzismus. Der kulturhistorische Bogen lässt sich von der Ur- und Frühzeit bis heute schlagen, wie Dawson (1977) dargelegt hat.

Gerade Geisteskrankheiten wurden immer wieder mit dämonologischen Vorstellungen in Verbindung gebracht. In der heutigen Psychiatriegeschichtsschreibung erscheint der Umgang mit den Geisteskranken im christlichen Abendland bis zum 18. Jahrhundert hinein davon bestimmt zu sein. Dies entspricht freilich nicht den historischen Tatsachen: Zum einen existieren religiöse und dämonologische Vorstellungen in bestimmten Bereichen unseres Kulturlebens bis heute fort, zum anderen reichen empirisch rationale, «wissenschaftliche» Ansätze im Umgang mit den Geisteskranken bis in die Antike zurück. Zwei Gesichtspunkte sind besonders zu beachten: Erstens lässt sich die Dämonologie nicht einer bestimmten Epoche (z. B. dem «finsteren Mittelalter») zuordnen; und zweitens steht sie in enger Wechselwirkung mit empirisch-rationalen Konzepten, insbesondere in Renaissance und Früher Neuzeit. Dies ist für die Psychiatrie von ebenso großer Bedeutung wie für die Medizingeschichte insgesamt. Insofern wollen wir versuchen, der verbreiteten Auffassung entgegenzuwirken, wonach die Psychiatrie einen Sonderweg beschritten habe und in vormodernen Zeiten den Priestern, Zauberern, Hexenverfolgern und Exorzisten überlassen gewesen sei. Allgemein gilt, dass religiöse und dämonologische Vorstellungen keineswegs nur Geisteskrankheiten betrafen, sondern Krankheiten schlechthin.

Ursprünge der Dämonologie

Unter den ältesten schriftlichen Aufzeichnungen der Menschheitsgeschichte finden sich auch medizinische Texte. Aus Ägypten wissen wir, dass Ärzte, die auch als Priester oder Zauberer bezeichnet werden, als Schriftgelehrte eine Ausbildung im Umfeld großer Tempel zu absolvieren hatten und sich teilweise spezialisierten, wie Herodot (484–420 v. Chr.) berichtet: «[…] Es gibt Ärzte für die Augen, andere für den Kopf, andere für die Zähne, andere für den Leib, wieder andere für unbekannte Krankheiten.» (Zit. n. Schott, 1993a, S. 22) So gibt es beispielsweise den «Hirt des Afters», dessen Aufgabe es ist, mit Hilfe von Klistieren und Abführmitteln für eine gute Verdauung zu sorgen.

Durch Dämonen bewirkte Krankheiten wurden bei den Ägyptern durch Zauberei bekämpft, Verwundungen und Verletzungen durch äußere Maßnahmen wie Schienen, Verbände und Massagen. Bei inneren Krankheiten setzte der Arzt neben Arzneimitteln, Umschlägen und Klistieren auch Zaubersprüche ein. Vermutlich kombinierte der Heilkundige alle medizinischen Vorgänge mit Zauberpraktiken, auch wenn dies nicht ausdrücklich im jeweiligen Rezept bzw. Lehrtext vermerkt ist. Viele Heilverfahren basieren auf dem Prinzip des Entsprechungszaubers, wie er in reiner Form (ohne ärztliche Maßnahmen) in der ägyptischen Heilkunde praktiziert wurde: Dieser Zauber geht von Analogien aus, etwa davon, dass zwischen einem Neugeborenen («Nestling») und einer frisch geschlüpften Schwalbe eine Ähnlichkeit besteht. So kann durch die Formel «Diese Krankheit gehört jetzt der Schwalbe» eine Übertragung des Leidens vom Menschen auf das Tier bewirkt werden (vgl. Schott, 1993a, S. 22). Dieses Konzept der *Transplantatio morborum* hat sich vor allem in der Tradition der Volksmedizin bis heute erhalten.

Die ägyptische Medizin beeinflusste sicherlich die Entwicklungen in Mesopotamien, Persien, Palästina und Griechenland. Besonders systematisch wurde die Dämonologie in Mesopotamien (Babylon) entfaltet. Demnach können alle krankhaften Veränderungen des Körpers, die keine äußerlich erkennbare Ursache haben, auf den Eingriff übernatürlicher Wesen, Dämonen und Geister zurückgeführt werden. Vorbeugen kann der Mensch nur, indem er sich an die religiösen Gesetze und gesellschaftlichen Regeln hält. Ist der Mensch erst einmal von einem Dämon besessen, so gilt er als unrein und ansteckend. Der Zorn der Götter hat ihn in Form einer Krankheit getroffen. Sein «Schutzgeist» hat ihn verlassen, und nur eine Austreibung (Exorzismus) des bösen Geistes, der jetzt von ihm Besitz ergriffen hat, kann ihn wieder heilen.

Die Mesopotamier kannten verschiedene Verfahren, sich dem Zugriff der Dämonen und bösen Geister zu entziehen. Sie entwickelten große Rituale, um die Dämonen aus dem Hause zu vertreiben oder sie vom Eindringen in ein Haus abzuhalten. In Gebeten erflehte man die Hilfe der Götter. Oft fertigten die Beschwörer Figürchen der Dämonen an und stellten ihnen Gaben und Speisen hin, damit sie davon äßen und sich – nachdem ihr Hunger gestillt war – nicht mehr an dem Menschen vergriffen. In anderen Ritualen wurden die Figürchen der Dämonen in einem magischen Gerichtsprozess, der einer weltlichen Gerichtssitzung genau entsprach, vom Sonnen- und Richtergott Schamasch verurteilt und dann vernichtet und begraben. Mit Amuletten, die um den Hals getragen oder im Hause aufgehängt wurden, suchte man sich vor dem Zugriff der Geister zu schützen.

Auch der böse Zauber oder die «schwarze Magie» (Hexerei) konnten die Gesundheit bedrohen. So fürchteten die Mesopotamier unter anderem den «bösen Blick», den «bösen Mund» oder «böse Finger». Eine Reihe von Dämonen waren für bestimmte Krankheiten zuständig, so *Asakku* für das Fieber. Im ersten Jahrtausend vor Christus verfügten die babylonisch-syrischen Ärzte über ein «Prognose- und Diagnosehandbuch» in Keilschrift, das aus 40 Tontafeln bestand. Hierin werden eine Reihe von Krankheiten aufgezählt, in denen sich freilich keine Bezeichnung für unseren modernen Begriff der «Geisteskrankheiten» findet. «Epilepsie» kann nur, wie wir noch sehen werden, unter Vorbehalt mit unserem modernen Begriff identifiziert werden.

Etwa um 900 v. Chr. begannen die Hebräer mit der Niederschrift der Bibeltexte. Das Alte Testament, insbesondere der «Pentateuch», behandelt auch medizinische Probleme. Wesentlich für die jüdische Medizin ist die Auffassung, dass Krankheit und Tod durch die Sünde der Menschen in die Welt gekommen sind. Ärztliches Handeln steht unter dem Vorzeichen des Ortes: «Wirst du der Stimme des Herrn gehorchen, so werde ich dir keine Krankheiten auferlegen, die ich den Ägyptern auferlegt habe, ich bin der Herr, dein Arzt.» (Ex 15,26) Gebete sind zur Heilung ebenso wichtig wie Fasten. Die hygienischen Vorschriften stehen im Vordergrund, sie haben Präventivcharakter und sollen vor «Unreinheit» schützen. Gelegentlich werden auch Geisteskrankheiten erwähnt, etwa der Fall von Nebucadnezar: «[...] er war von den Leuten verstoßen, und aß Gras wie die Ochsen, bis daß sieben Zeiten um waren, sein Leib lag unter dem Tau des Himmels, und ward naß, bis sein Haar wuchs so groß wie Adlersfedern und seine Nägel wie Vogelsklauen wurden. Nach dieser Zeit kam er wieder zur Vernunft [...].» (Dan 4,30)

Besessenheit und Exorzismus in der christlichen Tradition

Jesus Christus, der als «großer Arzt» (Wunder-)Heilungen vollbringt, wurde im christlichen Abendland zur Leitfigur auch im medizinischen Denken (Iatrotheologie, Klostermedizin). Die vier Evangelisten berichten, wie Christus unter anderem Gelähmte und Blinde durch seine Anwesenheit oder durch Berührung von ihren Leiden befreit hat. Was hier beschrieben wird und in erster Linie theologisch zu verstehen ist, entzieht sich der historischen Analyse, gehört aber zum christlichen Glaubensbestand. Die Bibel wurde zur «großen Hausapotheke der Menschheit» (Heinrich Heine). Unter medizinhistorischem Aspekt ist festzuhalten, dass Christus die Exorzismus-Rituale bei denjenigen anwendet, deren Erkrankung er als Besessenheit begreift: «Fahre aus, du unsauberer Geist, von dem Menschen! [...] Und es war daselbst an den Bergen eine große Herde von Säuen auf der Weide. Und die Teufel baten ihn alle und sprachen: ‹Laß uns in die Säue fahren!› Und alsbald erlaubte es ihnen Jesus. Da fuhren die unsauberen Geister aus und fuhren in die Säue; und die Herde stürzte sich von dem Abhang ins Meer [...].» (Mk 5,8 u. 11–13) Heilen wurde nun zu einem christlichen Missionsauftrag, zum Handeln in der Nachfolge Christi. Diese «*Imitatio Christi*» stand in der religiösen Heilkunde des Abendlandes im Mittelpunkt. Der segnende und exorzierende «*Christus medicus*» wurde zu einer beliebten Gestalt der kirchlichen Kunst (z. B. im Echternacher Evangelienbuch, vgl. Neumann, 1996).

Die Bedeutung der Dämonologie in der christlichen Tradition lässt sich insbesondere bei der Klosterfrau Hildegard von Bingen (1098–1179) im hohen Mittelalter studieren, die ihre Visionen nicht nur für göttliche Offenbarung hielt, sondern zugleich auch als Quelle ihrer eigenen Heilung verstand. Sie hatte «beinahe von Kindheit an [...] fast ständig an schmerzlichen Krankheiten zu leiden, so daß sie nur selten gehen konnte». Im Alter von 42 Jahren hatte Hildegard eine Art Initiationserlebnis, in dem sie ein «stark funkelndes, feuriges Licht aus dem geöffneten Himmel» kommen sah: «Es durchströmte mein Gehirn, mein Herz und meine Brust ganz und gar, gleich einer Flamme, die jedoch nicht brennt, sondern erwärmt.» (Vgl. Schott, 1997b, S. 326 f.)

Hildegard beschreibt nun, wie sie verschiedene Methoden der religiösen und magischen Heilkunde praktizierte: Handauflegen und Beten, Übersendung heilkräftiger Objekte, wie geweihtes Wasser und Amulette, sowie die Teufelsaustreibung. Geisteskrankheiten spielten hierbei keine besondere Rolle, vielmehr ist die Rede von Fieber, Halsleiden, Schmerzzuständen.

Der christliche Exorzismus, der gerade zu Beginn der Neuzeit aufblühte, bildete eine eigene «Wissenschaft» von der Besessenheit, eine Dämonologie, aus. Demnach umlauerten die bösen Mächte zuerst den Menschen (*circumsessio*), ehe sie in ihn einfuhren und ihn besetzten (*possessio, obsessio*). Nicht nur seelische Teilbereiche waren dabei befallen, sondern der ganze Mensch schien mit Leib und Seele, Haut und Haar einer fremden Macht unterworfen zu sein. Einige Metaphern aus der Umgangssprache verweisen auch heute noch auf diesen Tatbestand: «Hexenschuss», «Alpdruck», der «Mann im Ohr», «Anfall». Die populären Exorzisten verstanden sich letztlich eher als Heiler denn als Kirchenmänner. Sie versuchten mit ihrer Methode des Exorzismus alle Leiden zu heilen, ohne sich auf einige wenige, streng ausgewählte Fälle im Sinne des kirchlichen Reglements, nämlich des *Rituale romanum* von 1614, zu beschränken.

Diese Regeln für die Teufelsaustreibung kodifizierte die katholische Kirche als Reaktion auf die Reformation. Der so genannte große Exorzismus durfte nur von einem Priester und mit der Erlaubnis des Bischofs bei echter Besessenheit vorgenommen werden. In diesem Fall hielten der Teufel oder seine «Heerscharen» die Seele besetzt und verursachten somit seelische und/oder körperliche Störungen. Der Exorzist sollte würdig und gebildet sein und vor dem Exorzismus fasten und beten. Er musste die dämonische Besessenheit von einer normalen Krankheit unterscheiden können. Dafür hat die Kirche einen Kriterienkatalog festgelegt. Ein Besessener sprach oder verstand ihm sonst unbekannte Sprachen, konnte hellsehen und besaß übermäßige Kräfte. Die Teufelsaustreibung sollte möglichst in einer Kirche vorgenommen werden, die Gemeindemitglieder konnten den Prozess, der unter Umständen mehrere Stunden dauerte, unterstützen, Kruzifix und Reliquien sollten als Hilfsmittel eingesetzt werden. Der Exorzist fragte die besessene Person zunächst nach Namen und Anzahl der Teufel, nach dem voraussichtlichen Zeitpunkt ihres Ausfahrens sowie nach dem Grund der Besessenheit. Außerdem war es für den Exorzisten wichtig zu erfahren, ob der Dämon durch die Zauberkunst einer Hexe in den Körper eingefahren war. Die betreffende Person wurde dann als Hexe verurteilt.

Allerdings wurde das *Rituale romanum* keineswegs von allen Priestern, die sich als Heiler betätigten, beachtet. So trat der Jesuitenpater Josef Gaßner um 1775 als Massenexorzist auf. Da nach seiner Meinung *alle* Krankheiten ausnahmslos vom Teufel und seinen Heerscharen verursacht würden, sei der Exorzismus dementsprechend das Allheilmittel. Seine eindrucksvollen Spektakel, die er in Süddeutschland veranstaltete, zogen Tausende von Menschen an. Die erhaltenen Protokolle von Augenzeugen lassen erkennen, dass Gaßner keinerlei Auswahl unter den Heilsuchenden traf, die unter den verschiedensten Symptomen litten, deren Krankheitswert sich aus heutiger Sicht in der Regel nicht mehr diagnostizieren lässt. Gaßner führte nicht das vorgeschriebene Ritual durch, sondern begnügte sich mit dem Handauflegen, dem Anrufen Christi und dem von Kreuzeszeichen begleiteten Befehl, der Teufel möge ausfahren. Er lockte als Erstes die Krankheitssymptome hervor, was er als «*Exorzismus provatibus*» bezeichnete, bevor er sie zusammen mit dem Teufel austrieb («*Exorzismus expulsivus*»).

Dieses öffentliche Treiben des Exorzismus, dessen Wirkungskreis sich von Ellwangen an der Jagst nach Regensburg verlagerte, wurde auf Befehl von Kaiser Joseph II. 1776 untersagt. Es war mit den Prinzipien der Aufklärung nicht vereinbar. Die Auswertung der erhaltenen Behandlungsprotokolle ergibt ein uferlos erscheinendes Spektrum von Symptomen bzw. Krankheitsbezeichnungen, die eine Abgrenzung von Geisteskrankheiten schier unmöglich machen (Meissner, 1984 u. 1985). Die Interpretation, wonach Gaßner vorwiegend «psychosomatische» Störungen oder gar «psychiatrische» Störungen behandelt habe, geht also in die Irre. Allerdings erinnert seine Technik des Exorzierens an kathartische Verfahren der modernen Psychotherapie («Psychokatharsis»), welche das Erbe religiöser Heilmethoden zum Teil übernommen haben, etwa die (recht selten praktizierte) «Hypnoanalyse».

Aus heutiger Sicht wird Gaßner als «Suggestor» oder «Hypnotiseur» charakterisiert. «Seine Suggestivkraft war von solch bezwingender Gewalt, daß sie sehr viele der Patienten, die sich seiner Kunst anvertrauten, in den hypnotischen Schlaf sinken ließ.» (Hanauer, 1985,

S. 526) Wir sollten hier jedoch hervorheben, dass dies eine retrospektive Einschätzung darstellt, da die Hypnose erst ein Dreivierteljahrhundert nach Gaßners Auftreten als Konzept kreiert wurde. Interessant ist Mesmers Begutachtung der Gaßner'schen Kuren: Er sprach von Gaßner als einem «redlichen und heiligen Mann», die von ihm erzielten Phänomene seien durchaus echt. Allerdings vertreibe er keine Dämonen, sondern setze nur den «tierischen Magnetismus» ein, ohne es zu wissen (Hanauer, 1985, S. 428).

Ein berühmter Fall von Besessenheit und Exorzismus ereignete sich in den Jahren 1842 und 1843 in dem württembergischen Dorf Möttlingen. Der pietistische Pastor Johann Christoph Blumhardt (1805–1880) behandelte dort die von Krampfanfällen und Visionen heimgesuchte Gottliebin Dittus, die 28 Jahre alt war, als Blumhardt ihr begegnete. Sie galt als besessen, insbesondere vom Geist einer zwei Jahre zuvor verstorbenen Frau. Blumhardts Waffen waren «in Übereinstimmung mit dem Wort des Evangeliums, Fasten und Gebet» (Ellenberger, 1973, S. 44). Die Dämonen, die schließlich auch den Bruder und die Schwester der Kranken befielen, konnten nach hartem Ringen von Blumhardt endgültig ausgetrieben werden, wobei die Schwester Katharina ausschrie: «Jesus ist Sieger!» (S. 45) «Während des zwei Jahre lang dauernden Exorzismus nahmen die Einwohner des Dorfes lebhaft und ausdauernd Anteil an dem täglichen Auf und Ab des Kampfes, und die Austreibung der Geister und Dämonen am Ende wurde als Triumph der ganzen Gemeinde empfunden.» (S. 46) Benedetti (1960) würdigte Blumhardts Vorgehen als Exorzist aus psychiatrischer Sicht: Dieser habe intuitiv das Prinzip der Psychotherapie schwer Schizophrener entdeckt und genau wie der Therapeut, der Psychosen behandelt, seiner Gegenübertragung höchste Aufmerksamkeit geschenkt.

Die christliche Tradition ist im Hinblick auf Besessenheit und Exorzismus in bestimmten Regionen Europas durchaus noch lebendig. Vor allem in Italien scheint dieses Konzept im Bereich der katholischen Kirche noch offiziell eine Rolle zu spielen. Wie man aus rezenten Publikationen entnehmen kann, werden dort katholische Priester noch offiziell zu Exorzisten bestellt, die *lege artis* ihr Handwerk ausüben (vgl. Capra, 1997).

Dämonologie und gelehrte Medizin in der Neuzeit

In Renaissance und Früher Neuzeit hatten Alchemie, Astrologie und natürliche Magie Hochkonjunktur im Diskurs der Medizin. Wir wollen hier lediglich auf Paracelsus und den Paracelsismus hinweisen, die das dämonologische Denken vom Gebiet der Religion auf das Feld der Naturforschung übertrugen und die Grundlage für den so genannten ontologischen Krankheitsbegriff legten. Jede Krankheit hatte demnach in einem spezifischen Krankheitssamen ihren Ursprung, von dem aus sie sich wie ein eigener Organismus, ein Parasit, entfaltete. Die Konsequenzen für die Theorie der Geisteskrankheiten und die Bedeutung dieses Ansatzes für die Psychiatriegeschichte werden an anderer Stelle ausgeführt (s. Kap. 3). In diesem Kontext soll lediglich die Nähe der frühneuzeitlichen Naturforschung zur Dämonologie unterstrichen werden. Es zeigt sich, dass zwischen religiösen und dämonologischen Vorstellungen einerseits und empirisch-rationalen Theorien der Medizin andererseits in vormodernen Zeiten kein klarer Trennungsstrich gezogen werden kann.

Paracelsus hatte nicht den geringsten Zweifel an der Realität des Teufels. Der Aberglaube erschien ihm deshalb so gefährlich, weil er den Menschen einem teuflischen Einfluss aussetzte. Es ist ein weit verbreiteter Irrtum unter Wissenschaftshistorikern, dass die «natürliche Magie» (*Magia naturalis*) die Dämonologie abgelöst, entmystifiziert, in Naturphilosophie aufgelöst habe. Gerade dort, wo Paracelsus auf Hexen und Besessene eingeht, zeigt sich seine geistige Verankerung in der volkstümlichen, kirchlich kultivierten Dämonologie. Seine Ausführungen in dem einschlägigen Text «*De sagis et earum operibus, fragmentum*» (Paracelsus, Bd. 14, S. 5–27) lesen sich buchstäblich wie Kommentare zum «Hexenhammer». Die «unholdischen Aszendenten» (S. 9) als «aufsteigend zeichen der bosheit» übernehmen die Rolle des Teufels, sie prädisponieren das Kind bei der Geburt zur Hexe: «Also wachsen auch die hexen in der geburt, so der geist, der hexenvater und mutter nit ausgetriben wird, so wurzlet es in der hexen so lang, bis er sie underricht.» Die «erbare erzihung» des Kindes bedeutete für ihn nichts anderes als die stetige Austreibung dieser bösen Geister, analog dem Reinigungsprozess der alchimistischen Scheidekunst.

er Schrift «von den besessenen mit den bösen geistern» (S. 29–
ift Paracelsus auf das traditionelle Konzept der Teufelsbesessen-

heit zurück. Er definiert den Teufel als Krankheitskeim und stellt die Frage, «wie in den menschen wachsen die teufel» (S. 29): Wie kommt der Teufel in den Körper? Er komme hinein wie andere leibliche Dinge, nur ohne Verletzung der Haut. Nicht nur die Besessenheit, sondern auch der Aussatz gilt als geistliches, das heißt teuflisches Leiden, wogegen nur die «Arznei von Christus» helfe. Es ist nur folgerichtig, wenn Paracelsus die religiöse Teufelsaustreibung nach christlichem Vorbild bei solchen Erkrankungen empfiehlt. Drei Methoden seien wirksam, die übrigens auch im «Hexenhammer» zitiert werden: der Exorzismus, das Beten und das Fasten (S. 38 f.). Im Unterschied jedoch zu den christlichen Exorzisten, die jenseits des *Rituale romanum* aktiv wurden, wie dies am bereits erwähnten Beispiel Gaßners besonders augenfällig wird, spielen Besessenheit und Exorzismus im paracelsischen Gesamtwerk eine marginale Rolle. Im Zentrum stehen seine kritischen Auseinandersetzungen mit der vorherrschenden Humoralpathologie im Sinne von Galenismus und Arabismus, die er mit astrologischen und magischen Ansätzen konfrontiert. Allerdings ist die religiöse Dimension im paracelsischen Denken allgegenwärtig, die Frage des «rechten Glaubens» bzw. des «Aberglaubens» sind für den Arzt und seine Heilwirkung von größter Bedeutung (Schott, 1998b). Wir werden sehen, wie gerade in Begriffen wie «Imagination» oder *«idea morbosa»* (krank machende Idee) die Dämonologie an der Schnittstelle zur Magie in die Entfaltung der neuzeitlichen Naturforschung überging.

Freilich lebte der alte Geister- und Teufelsglaube in der Neuzeit weiter und wurde selbst von kritischen Gelehrten nicht gänzlich verworfen. Bis weit ins 18. Jahrhundert hinein blieben Hexerei und Schadenszauber ein verbreiteter Diskussionsgegenstand. So wurde im frühen 18. Jahrhundert noch die paracelsische Lehre von den «Elementargeistern» weiter tradiert, etwa die Vorstellung von den «Bergmännlein»: Sie seien «böse Engel, welche in angenommenen Leibern und sonderlich Bergmannsgestalt durch göttliche Zulassung in den Schächten der Leute zu äffen erscheinen […] man nenne sie Berg-Gespenster, Erd-Männergen, Zwerglein, Erd-Kobolt, die Kriechenden nennen sie Erd-Teuffel, die sich unter der Erden aufhalten, die Teutschen aber, die Wichtelein, Bergmännlein, Schrötlein […].»(Zit. n. Schott, 1998c, S. 296 f.) Man diskutierte etwa, ob die Viehpest durch «zauberische Künste» hervorgerufen werden könne (vgl. Schott, 1998c, S. 298).

Im Laufe des 18. Jahrhunderts setzten sich die aufgeklärten Geister durch: Hexereien hätten natürliche Ursachen, der Teufelsglaube sei abzulehnen, ebenso die eingebildete Geisterseherei, die alle dem «Aberglauben», einem vieldeutigen Begriff, zugeordnet wurden (vgl. Freytag, 1996, S. 105). Teufel und Gespenster seien letztlich nur Einbildungen. Was Ende des 19. Jahrhunderts mit dem Schlüsselbegriff der «Suggestion» geschah, ließ sich Ende des 18. Jahrhunderts mit dem Schlüsselbegriff der «Einbildung» bewerkstelligen: Alle Geistererscheinungen, alles Hexenwerk, alle psychischen Verirrungen und Geisteszerrüttungen, die dämonologisch erklärt wurden, wurden nun psychologisch entzaubert. So heißt es in einer Aufklärungsschrift «Dämonologie, oder Systematische Abhandlung von der Natur und Macht des Teufels» (Einzinger, 1775, S. 59 f.): «Die Furcht erwecket nur unsere Seelenkraft zu erdichten, daß sie zu diesem Bilde noch schrecklichere Sachen hinzudichtet und solche vergrößert. [...] Ist man einmal dieser Wohltat theilhaftig geworden, so wird man alle die Räthseln von Hexen und Gespenstern, von Geistern und Vampyren, u. s. w. aufgelöst finden [...]. Auf dieser Weise werden die Geister und Gespenster sammt den Truten und Hexen gewiß entweder gar verschwinden, oder doch unendlich vermindert werden.»

Dämonologie in der «romantischen» Medizin (J. Kerner)

Die Annahme, dass mit der «Medizin der Aufklärung» die Dämonologie endgültig aus der wissenschaftlichen Medizin verbannt worden sei, ist irrig. Ärzte und Naturforscher der Romantik wandten sich im frühen 19. Jahrhundert erneut den Phänomenen der Dämonologie zu. Der Mesmerismus lieferte die entscheidenden Erfahrungen und theoretischen Anregungen, um spiritualistische Vorstellungen mit (neuro-)physiologischen zu verbinden.

Am Beispiel des romantischen Arztdichters Justinus Kerner können wir die Bedeutung dämonologischer Fragestellungen im Kontext des frühen 19. Jahrhunderts verfolgen. Auf seine berühmte Krankengeschichte «Die Seherin von Prevorst» (1829) wollen wir an anderer Stelle näher eingehen (Kap. 50). Hier soll uns lediglich das Thema Besessenheit und Exorzismus beschäftigen. Nur manche Somnambule, so hebt Kerner hervor, kommunizieren mit der Geisterwelt. Dabei seien sie jedoch mit guten Dämonen verbunden, mit «Geistführern» und «Schutzengeln», die sie leiten. Diesen gutartigen «dämonischmagnetischen Erscheinungen», welche die «Übernatur» des Menschen anzeigen, stellte Kerner 1834 in seinen «Geschichten Besessener neuerer Zeit» «kako-dämonische Zustände» des «Besessenseyns» gegenüber, in denen seine «Unnatur» zum Ausdruck komme. In der Geschichte des «Mädchens von Orlach» wird das Selbstzerstörerische dieses Leidens demonstriert. Der schwarze Geist eines Mönches, der Hunderte von Jahren zuvor zum Mörder wurde, umlauert als böser Dämon in wechselnder Maskerade das Mädchen, um immer wieder von ihm Besitz zu ergreifen. «Er hielt sich nun nicht länger mehr, sich verstellend, außer ihr auf, sondern bemächtigte sich von nun an bei seinem Erscheinen zugleich ihres ganzen Innern, er ging in sie selbst hinein und sprach nun aus ihr mit dämonischen Reden», heißt es bei Kerner (S. 35). Eine eindrucksvolle Besessenheitssymptomatik bildet sich aus, die dramatische Folgen für Familie und Umwelt hat. Es kommt zu einem Kampf zwischen der «weisen Geistin» und dem «schwarzen Geist», dem guten und dem bösen Dämon im Seelenleben des Mädchens, dessen Dynamik sich in den beiden Körperhälften widerspiegelt: «Die rechte Seite blieb während der tobenden Anfälle warm und ruhig, indessen das linke Bein eiskalt vier volle Stunden hindurch ununterbrochen mit unglaublicher Gewalt auf und nieder flog und auf den Boden schlug.» (S. 38)

Kerner vergleicht das Besessensein mit einer Vergiftung, einer ansteckenden Krankheit. Die «geängstigte Imagination» könne sich eine dämonische Krankheit zuziehen «wie die Pest, Cholera und andere Seuchen» (S. 58). Die «produktive Imagination» (S. VIII) dagegen erscheint als eine heilsame Potenz des Somnambulismus. Hier greift Kerner – vermutlich eher intuitiv als bewusst – auf die paracelsische Imaginationslehre zurück, wonach die «Verzweiflung» des Menschen die Pest hervorrufen könne. Zugleich antizipiert er auch jene moderne Suggestionslehre Bernheims, die gegen Ende des Jahrhunderts die Gegensätzlichkeit von heilsamen und pathogenen Autosuggestionen zum Angelpunkt der medizinischen Psychologie und Psychotherapie machte (s. Kap. 50).

In Kerners Perspektive erscheint im Somnambulismus die Übernatur, im Besessensein die Unnatur des Menschen. Insofern seien die Krankheiten der Besessenheit keine natürlichen des gewöhnlichen Lebens, die nur mit der «rationellen Medizin» allein zu heilen seien, etwa durch Aderlass, Wurmkur oder Bäder. Vielmehr handele es sich um spezifische Krankheiten des magnetischen Lebens, die eine ganz andere Behandlungsmethode, nämlich die «sympathetische», erforderten. Während die Therapie der somnambulen Kranken auf eine Rückbildung des «entbundenen Nervengeistes» ausgerichtet war, auf eine Aufladung des geschwächten Organismus mit Lebenskraft, zielte die Therapie der Besessenen auf eine Austreibung der bösen Geister, einen Gegenzauber, eine Entladung der Seele von fremder Spannung. Magnetische Striche in die Gegenrichtung (von unten nach oben, von der «Herzgrube» zum Gehirn, Handauflegen und Gebet als «geistige Mittel») sollten austreiben; Amulette, «Glaube» und «Gottvertrauen» sollten die drohende «Besitzergreifung» abwehren und die Widerstandskraft erhöhen.

Kerner übertrug hier offensichtlich seine diätetischen Vorstellungen – im Hinblick auf seine früheren Studien über die «Wurstvergiftung» – auf den seelischen Bereich. Die Abwehrmaßnahmen gegen diese und die Cholera fanden so ihr psychologisches Gegenstück in der Abwehr geistiger «Besitzergreifung». Die Vergiftung sollte bekämpft, die Ansteckung gebannt werden (vgl. Schott, 1990a, S. 447). Mischo (1990) hat Kerners Diagnostik und Therapie bei Fällen von Besessenheit genauer analysiert und seine «Pioniertat» hervorgehoben, nämlich die Trennung zwischen Beobachtung und Interpretation. Kerner antizipierte Modellvorstellungen der modernen Psychodynamik, etwa das Konzept der «multiplen Persönlichkeit» oder die psychotherapeutisch-kathartischen Momente seiner magisch-magnetischen Therapie im Gewande des Mesmerismus. Erwähnenswert ist außerdem Kerners Auseinandersetzung mit Spukphänomenen, die in seiner Schrift «Eine Erscheinung aus dem Nachtgebiete der Natur» (1836) dokumentiert ist. Auch hier zeigt sich eine kritische Einstellung Kerners, der die «Naturtatsachen» von Betrug und Halluzinationen unterscheiden möchte (vgl. E. Bauer, 1990).

Interpretationen der modernen Psychiatrie

Die Dämonologie verschwand just in dem Moment aus dem Diskurs der wissenschaftlichen Medizin, als die Bakteriologie ihren Siegeszug antrat. Nun waren die biologischen Keime identifizierbar und sichtbar gemacht, die von außen in den menschlichen Organismus eindrangen und Infektionskrankheiten verursachten. Im seelischen Bereich dagegen hielt man die entsprechende Vorstellung einer Besessenheit durch fremde Geister oder «Imaginationen», wie es bis ins 18. Jahrhundert hinein hieß, für Resultate der Einbildungskraft oder Suggestion. In dieser Epoche entstand auch der Begriff der «endogenen» Psychose. Gleichwohl leben dämonologische Vorstellungen in allen Kulturkreisen bis heute weiter, wie wir am Beispiel des italienischen Priester-Exorzisten gesehen haben.

Es stellt sich die Frage, inwieweit wir Besessenheit und Exorzismus tatsächlich mit den Kategorien der modernen Psychotherapie bzw. Psychodynamik zureichend begreifen können. So meint Cécile Ernst (1972, S. 130 f.), man könne auch den Exorzismus als eine Art Katharsis auffassen, weil in ihm starke aggressive und erotische Gefühle ausgedrückt werden: Sie gelten als Äußerungen des Dämons; ist dieser vertrieben, verschwinden auch sie. Ganz anderer Ansicht waren Breuer und Freud: Wenn der Patient sich an die mit den hysterischen Symptomen in Zusammenhang stehenden Erlebnisse mit Affekt erinnert, erkennt er Symptom und Affekt als zu seiner Persönlichkeit gehörend. Kurz gesagt: Im Exorzismus wird das Störende abgestoßen, in der Breuer-Freud'schen Katharsis integriert. Noch deutlicher erscheint das Streben nach Integration in der Psychoanalyse, in der es nur noch innerpsychische Komplexe gibt, aber keine Dämonen mehr von außen.

Gegen Ende des 19. Jahrhunderts wurde die Modellvorstellung einer seelischen Spaltung oder Verdoppelung maßgebend, um die Symptomatik der Besessenheit psychodynamisch zu erklären. So ist in der Literatur von «Dissoziation», «Ich-» bzw. «Bewusstseinsspaltung», «Selbst-Entfremdung», «Selbstentzweiung» die Rede (vgl. u. a. Mester, 1981). Schon Griesinger nahm einen solchen seelischen Vorgang als «psychische Ursache» des Irreseins an: «[...] immer sind es Einwirkungen, welche durch eine intensive Störung der Vorstellungskomplexe des Ich einen traurigen Zwiespalt im Bewusstsein setzen, und immer sehen wir da die stärksten Wirkungen, wo eine lange Concentration der Wünsche und Hoffnungen auf einen Gegenstand stattgefunden, wo sich der Mensch in gewisse Zustände ganz hineingelebt hatte und wo nun mit gewaltsamer Hemmung dieser Interessen, den Vorstellungen ihr Uebergang in Strebungen abgeschnitten wird, und damit ein Riss in das Ich und ein heftiger innerer Kampf entsteht.» (Griesinger, 1861, S. 170)

Der abgespaltene seelische Bereich wird dann als Bedrohung von außen, als Fremdkörper wahrgenommen, der vom Subjekt Besitz ergreift und es beherrscht. Die moderne psychodynamische bzw. psychiatrische Auffassung geht hier von einer Projektion innerseelischen Erlebens in die Außenwelt aus. In diesem Sinne formulierte Freud in seiner Schrift «Eine Teufelsneurose im siebzehnten Jahrhundert»: «Die Dämonen sind uns böse, verworfene Wünsche, Abkömmlinge abgewiesener, verdrängter Triebregungen. Wir lehnen bloß die Projektion in die äußere Welt ab, welche das Mittelalter mit diesen seelischen Wesen vornahm; wir lassen sie im Innenleben der Kranken, wo sie hausen, entstanden sein.» (Freud, 1923b, S. 318)

Das Aufeinandertreffen von traditionellem religiösem Geisterglauben und moderner psychiatrischer Auffassung lässt sich besonders eindrucksvoll am «Fall Klingenberg», der Krankengeschichte der Anneliese Michel (1952–1976), studieren. Sie litt an epileptischen Anfällen, die in ihrem religiösen Milieu zunehmend als «Besessenheit» interpretiert wurden. Schließlich wurde Anneliese Michel nach den Regeln des *Rituale romanum* von einem katholischen Geistlichen exorziert. Die heutige psychologische bzw. parapsychologische Interpretation geht davon aus, dass die Dämonen durch die sozialpsychologische Konstellation der Umgebung in die Patientin induziert wurden und diese schließlich ihre Rolle als Besessene übernahm (vgl. Mischo/Niemann, 1983). Der Tod der Patientin löste ein gerichtliches Nachspiel sowie eine allgemeine Diskussion im Bereich der katholischen Kirche aus, inwieweit Besessenheit und Exorzismus heute nicht doch zugunsten psychiatrischer Diagnostik und Behandlungsmethoden aufgegeben werden sollten.

Mester (1981) analysierte Besessenheit und Teufelsaustreibung der Anneliese Michel im Hinblick auf deren Psychodynamik und psychiatrische Bedeutung. Dabei ging er von der historisch auffälligen Verbindung von psychogener Magersucht und teuflischer Besessenheit aus und betonte den Einfluss der Familienpsychopathologie, welche die Symptomatik hervorrufe bzw. verstärke. Die Kranke, die Angehörigen und der Exorzist teilten dieselben psychotischen Überzeugungen, «die eine Art Gemeinschaftswerk darstellten» (Mester, 1981, S. 106). Somit erscheine die «Besessenheit» als «kollektive Leistung eines äußerst eng miteinander verschmolzenen Ensembles». Der Zustand der Besessenheit gleiche einer Psychose und grenze an schizophrenes Erleben, insbesondere den «Beeinflussungswahn» (S. 108).[3]

2. Anatomie, Physiologie

Unter dem Einfluss des Darwinismus verfestigte sich gegen Ende des 19. Jahrhunderts die Idee, dass sich die Wissenschaft aus magischen und religiösen Vorstufen heraus entwickelt habe und sich erst im Laufe der Neuzeit von den klerikalen Fesseln befreien konnte. Auch in der Psychiatriegeschichtsschreibung zeigt sich ein solches evolutionäres Verständnis, wenn etwa – analog zur übrigen Medizin – dem Mittelalter das Konzept der Besessenheit (s. Kap. 1) und der Neuzeit die allmähliche Entfaltung der (natur-)wissenschaftlichen Psychiatrie zugeschrieben wird. Neben den religiösen und dämonologischen Vorstellungen hat die vorneuzeitliche Medizin jedoch auch anatomisch-physiologische Konzepte entwickelt. Bereits die hippokratische Medizin versuchte, alle Krankheiten, auch die psychischen Störungen, aus fehlerhaften Körpervorgängen abzuleiten. In dieser Perspektive sollte die Tradition des Galenismus (Humoralpathologie) die abendländische Medizingeschichte entscheidend prägen. Dabei richtete man von Anfang an den Blick auf das Gehirn (als «Wohnsitz der Seele») sowie auf die Nerven, die offenbar für das Leben des menschlichen Organismus eine zentrale Rolle spielten. Freilich konnten anatomische und physiologische Vorstellungen erst im Kontext der neuzeitlichen Naturforschung der Psychiatrie eine naturwissenschaftliche Grundlage bieten, welche im 19. Jahrhundert schließlich zur Fundierung der modernen Psychiatrie beitrug (s. Kap. 7).

Hippokratische Medizin: Die «heilige Krankheit» als Paradigma

Die griechische Medizin entwickelte im Ausgang von Hippokrates bzw. den ihm zugeschriebenen Schriften («*Corpus hippocraticum*») die so genannte Humoralpathologie, wie sie dann vor allem von Galen (2. Jh. n. Chr.) ausformuliert wurde. Sie bestimmte die abendländische Medizingeschichte einschließlich der arabisch-islamischen Medizin des Mittelalters als zentrales Konzept der Krankheitslehre und Therapeutik («Galenismus»). Dies lässt sich etwa am Begriff der Melancholie («Schwarzgalligkeit») ablesen (s. Kap. 46).

Von besonderer Bedeutung ist die klassische hippokratische Schrift «Über die heilige Krankheit» («*De morbo sacro*»), welche die «Epilepsie» (Fallsucht) – gegen den zeitgenössischen (dämonologischen) Aberglauben – physiologisch (somatisch) erklären will. Diese Schrift gehört zu den bedeutendsten der hippokratischen Schriftensammlung. Ihre Datierung zwischen ca. 420 und 390 v. Chr. ermöglicht es, Hippokrates selbst als Verfasser anzunehmen, obwohl dies nicht mit letzter Sicherheit nachweisbar ist. Der Autor setzt sich von vornherein gegen eine religiöse Deutung dieser Krankheit ab: Die so genannte «heilige Krankheit» sei keineswegs heiliger oder göttlicher als andere und habe eine natürliche Ursache. Insofern sei sie auch auf natürliche Weise therapierbar und benötige keine Zauberer, Entsühner und Bettelpriester (vgl. Rütten, 1996, S. 50). Diese Schrift wurde im Verlaufe der Rezeptionsgeschichte immer wieder als *die* Epilepsieschrift angesehen. Rütten verweist jedoch darauf, dass der Begriff «Epilepsie» im Sinne einer Krankheitsentität keine Verwendung finde und darüber hinaus auch von anderen Krankheiten wie Fieberkrankheiten, Wahnsinn oder Somnambulismus die Rede sei (S. 51).[4]

Eindeutig wird die «heilige Krankheit» gegenüber magischen und religiösen Deutungen als Gehirnkrankheit definiert. Die Feuchtigkeit des Gehirns, wenn also das Gehirn von Schleim (*phlegma*) überlaufe, sei ihre Ursache. Der Autor verweist auch auf die Befunde der Tiersektion: Ziegen würden von der Krankheit am meisten befallen. Seziere man ihren Kopf, finde man das Gehirn «feucht, voll von Wasser und übelriechend». Daran könne man erkennen, daß nicht die Gottheit, sondern die Krankheit den Körper schädige. «So ist es auch beim Menschen. Wenn die Krankheit chronisch geworden ist, ist sie nicht mehr heilbar; denn das Gehirn wird von dem Schleim zerfressen und verflüssigt.» (S. 144)

Doch nicht nur Anfallsleiden wurden wie die anderen (Körper-)Krankheiten auf der Grundlage der Humoralpathologie erklärt, sondern auch psychische Krankheiten, darunter insbesondere die Melancholie. Daneben spielen in den klassischen antiken Texten auch die «Phrenitis», die «Manie» und die «Hypochondrie» eine wichtige Rolle (vgl. u. a. Pigeaud, 1989).[5]

Die antike Traumdeutung und ihre medizinhistorische Bedeutung

Neben der «heiligen Krankheit» stellen der Traum bzw. die Traumlehre ein wichtiges Kapitel der alten Psychiatriegeschichte dar. Der Traum ist mit dem Schlaf verbunden und wird deshalb in der medizinischen Literatur allgemein als Äußerung des Seelenlebens während des Schlafes aufgefasst: Während der Körper ruht und die Sinnesorgane sich von der Außenwelt abgewandt haben, erscheint die Traumwelt als die andere Welt schlechthin, als die «Nachtseite» des wachen Taglebens, als Offenbarung der Natur oder Botschaft der Götter oder – wie Sigmund Freud es formulierte – als «Königsweg zum Unbewußten». Ein Teil der Träume wurde zu allen Zeiten als Medium von höheren oder tieferen Botschaften, als subtile geheime Mitteilungen begriffen, die vom alltäglichen Lärm übertönt und erst im nächtlichen Schlaf wahrgenommen werden. Solche Botschaften konnten sich direkt, unverstellt und das heißt unverschlüsselt ausdrücken, wie zum Beispiel die Ratschläge des griechischen Heilgottes Asklepios im so genannten *Inkubationstraum*, oder sie konnten indirekt, verstellt, verschlüsselt daherkommen. Im letzteren Falle benötigte der Träumer einen wie auch immer gearteten *Traumdeuter*, der die Kunst der Auslegung beherrschte. Joseph als biblischer Traumdeuter des Pharao schuf hierfür ein kulturhistorisch wichtiges Paradigma. Die Rolle des Traumdeuters konnte bereits in der Antike auch ein Traumbuch übernehmen, das etwa einen Übersetzungsschlüssel für alle möglichen Traumsymbole enthielt.

Die antike Traumdeutung ist ein kultur- und wissenschaftshistorisches Feld, das sich von der allgemeinen Weissagekunst, der Mantik (vgl. Pfeffer, 1976; wichtigstes Paradigma war die Astrologie), über die religiösen Heilkulte (berühmteste Variante war der Asklepioskult), die Traumvisionen in mystischen Geheimgesellschaften (die jüdisch-kabbalistische Tradition wäre als Sonderfall zu nennen) bis hin zur profanen Kunst professioneller Traumdeuter wie Artemidor von Daldis sowie der *medizinischen* Traumdiagnostik und -prognostik erstreckt, der wir bereits bei Hippokrates begegnen. Im Folgenden soll die ursprüngliche antike Situation kurz umrissen werden (vgl. hierzu u. a. Luria, 1927; Binswanger, 1928; Hopfner, 1937; Ehrlich, 1986; Siebenthal, 1953).

Artemidor von Daldis lebte im zweiten nachchristlichen Jahrhundert und verfasste das erste vollständig erhaltene Traumbuch der Antike, die «*Oneirokritika*».[6] Seine Typologie der Träume ist für die gesamte Geschichte der Traumdeutung fundamental. Er unterscheidet zwischen den für die Zukunft bedeutungslosen Träumen (*enhypnia*) und den für die Zukunft bedeutsamen Traumgesichten (*oneiroi*). Die *enhypnia*, zu denen Artemidor auch die *Phantasmen* (Tagträume) zählt, sind – um mit Sigmund Freud zu sprechen – physiologisch als Leibreizträume und psychologisch als Wunscherfüllungsträume zu begreifen: «Du kannst dir die Sache folgendermaßen begreiflich machen: Es gibt gewisse Affekte, die so geartet sind, daß sie im Schlaf wieder emporsteigen, sich der Seele wieder darbieten und Träume hervorrufen. So träumt z. B. der Liebhaber zwangsläufig von einem Zusammensein mit seinem Lieblingsknaben, der von Angst Geplagte vom Gegenstand seiner Angst, der Hungrige wieder vom Essen [...]. Daraus kann man erkennen, daß Träume, deren Grundlage Affekte bilden, nichts über die Zukunft aussagen, sondern nur an Zustände der Gegenwart erinnern.» (Artemidor, S. 9 f.)

Bei den bedeutungsvollen *oneiroi*, den Traumgesichten, zu denen Artemidor auch *Vision* und *Orakel* zählt, unterscheidet er zwischen den *theorematischen* und den *allegorischen* Träumen. *Theorematisch* nennt Artemidor die unverschlüsselten Traumgesichte, deren alltäglicher Inhalt harmlos erscheint und bald in Erfüllung geht und die von rechtschaffenen Menschen geträumt werden, deren Seele nicht von Ängsten und Leidenschaften beunruhigt sei. Als professioneller Traumdeuter gilt freilich sein Interesse den verschlüsselten Botschaften der *allegorischen* Traumgesichte, die es zu entschlüsseln, zu dechiffrieren gilt.[7]

Ein besonders wichtiger Gesichtspunkt der Deutekunst nach Artemidor ist dessen Aufforderung an den professionellen Traumdeuter, die *Lebensumstände des Träumers* unbedingt zu berücksichtigen. So kann ein und dasselbe Traumgesicht bei verschiedenen Personen Verschiedenes bedeuten, je nachdem, ob es sich z. B. bei einem Freien oder einem Sklaven, einem Armen oder einem Reichen zeigte; und ein wiederkehrendes Traumgesicht kann bei demselben Träumer einen unterschiedlichen Ausgang nehmen. Aber auch regionale Besonderheiten des Kulturlebens – wir würden heute von den ethnologischen Rahmenbedingungen sprechen – seien zu berücksichtigen.

Doch werfen wir nun einen Blick in die hippokratischen Schriften. Das vierte Buch der Schrift «Über die Diät» (oder: «Die Regelung der Lebensweise») handelt von den Träumen. Der unbekannte Verfasser – vermutlich aus dem vierten Jahrhundert v. Chr. – grenzt die mantische (weissagende) Deutung «gottgesandter Träume» klar von der ärztlichen Deutung *medizinisch relevanter Träume* ab, für welche die Kunst der professionellen Deuter nicht ausreiche und deshalb der Arzt gefordert sei. «Für die Träume, die gottgesandt sind und schlechte oder gute Ereignisse vorherverkünden [...], gibt es Deuter, die über eine genau ausgearbeitete Kunst verfügen. Was aber die Seele an körperlichen Leiden voraussagt, wie z. B. übermäßige Anfüllung oder Ausleerung der verwandten oder Wechsel der ungewohnten Stoffe, das deuten sie zwar auch […], haben hierin aber keine Einsicht, warum es geschieht, weder soweit sie es treffen, noch soweit sie es verfehlen.» (Hippokrates, Ed. Diller, 1962, S. 254) Medizinisch relevante Träume spiegeln das Seelenleben während des Schlafes wider: «Denn der Körper, der schläft, hat keine Wahrnehmung. Die Seele aber, die wach ist, erkennt alles, sieht das Sichtbare und hört das Hörbare, geht, berührt, empfindet Leid und Zorn, und obwohl sie nur kleinen Raum einnimmt, führt die Seele im Schlaf alles das aus, was sonst Dienstleistungen des Körpers oder der Seele sind.» (S. 253) Die hippokratische Schrift zeigt nun an Beispielen die «richtige Methode» der Traumdeutung auf. Ob es um Träume von Handlungen des Tages, von Himmelskörpern, von Vorgängen auf der Erde geht oder um solche von Toten – Träume lassen sich kategorial in zwei Gruppen einteilen: (1) harmonische, klare, nachvollziehbare und angenehme Träume verweisen auf einen guten Gesundheitszustand; (2) bedrohliche, dunkle, verworrene und unangenehme Träume verweisen auf eine drohende Erkrankung.[8]

Aristoteles geht in seiner bekannten Abhandlung «Über Träume und Traumdeutung» in den «*Parva Naturalia*» kaum über die hippokratische Position hinaus. Seine physiologische Erklärung ist einfach: «[…] die bei Tage stattfindenden Bewegungen bleiben, wenn sie nicht sehr groß und stark sind, unbeachtet vor den größeren Bewegungen, welche dem wachen Zustand zukommen. Im Schlaf aber ist das Gegenteil der Fall; hier scheinen auch die kleinen Bewegungen groß zu sein. […] man meint, Honig und süßen Saft zu genießen, wenn ein klein wenig Schleim herunterträufelt […]. Da nun die Anfänge in allen Dingen klein sind, so ist dies offenbar auch so bei den Krankheiten und sonstigen körperlichen Zuständen, die sich noch erst entwickeln.» (Aristoteles, Ed. Bender, o. J., S. 71 f.) Im Übrigen hält Aristoteles wenig von einer Theorie prognostischer gottgesandter Träume, die auf mantische Art zu dechiffrieren seien, denn eine solche Affektion «würde bei Tage eintreten und den Weisen zuteil werden, wenn sie von der Gottheit käme» (S. 74). Die Traumdeutung nach Aristoteles ist vor allem eine Erschauung der Ähnlichkeit: «Unter Ähnlichkeiten verstehe ich das, daß die Einbildungen mit den Bildern im Wasser zu vergleichen sind […]. Wenn dort die Bewegung zu stark ist, so hat das Spiegelbild und die Erscheinung keine Ähnlichkeit mit dem Wirklichen mehr. […] Ganz ähnlich verhält es sich auch mit den Träumen; durch die Bewegung nämlich wird ihre Deutlichkeit aufgehoben oder zurückgedrängt.» (S. 75)

Nach Auffassung der antiken Autoren können Träume auf drohende Gesundheitsgefahren und verborgene Krankheiten hinweisen. Insofern sind sie vor allem von diagnostischer, aber mehr noch von prognostischer Bedeutung und erscheinen als Symptom. Auf die Traumdeutung und ihre medizinische Relevanz werden wir im Kontext der «romantischen» Psychiatrie (Kap. 4) und vor allem der Psychoanalyse (Kap. 13) noch zurückkommen.

Das Gehirn als Organ der Seele

In der Medizingeschichte wurde immer wieder die Frage nach dem «Organ» bzw. dem «Wohnsitz der Seele» aufgeworfen. Die anatomische Ortsbestimmung ließ sich dabei allgemein von der Vorstellung leiten, die Seele als Lebensquelle des Organismus müsse an einer zentralen Stelle sitzen und dessen Mittelpunkt darstellen. So kamen bei Homer die *phrenes*, die Organe des Zwerchfells, in Frage, während Aristoteles sowie Epikur und die Stoiker das Herz als den «springenden Punkt» ausmachten. Jedoch wurde bereits in der Antike der Sitz der Seele ins Gehirn verlegt. Dementsprechend erschienen psychische Störungen, aber auch Anfallsleiden wie die Epilepsie als Krankheiten des Gehirns bzw. Störungen, die von ihm ausgehen. Beispielhaft lässt sich dies an der hippokratischen Schrift «Von der heiligen Krankheit» («*De morbo sacro*») ablesen. Naturgemäß war die Gehirnanatomie grundlegend für die unterschiedlichen Vorstellungen über den Sitz der Seele. An erster Stelle ist hier die antike Medizinschule von Alexandrien zu nennen, an der Herophilos von Chaldekon (ca. 330–250 v. Chr.) forschte und lehrte. Er war – bis zum 13. Jahrhundert – der Einzige, der neben seinem jüngeren Zeitgenossen Erasistratos von Keos (320–245 v. Chr.) systematisch Leichen sezierte und (sehr wahrscheinlich) sogar Vivisektionen an zum Tode Verurteilten durchführte. So gelangen Herophilos zahlreiche anatomische und physiologische Entdeckungen: Er beschrieb unter anderem die Nerven, unterschied die Hirnventrikel und präzisierte die aristotelische Abgrenzung zwischen Groß- und Kleinhirn (vgl. von Staden, 1996).[9]

Galen (2. Jh. n. Chr.) knüpfte an die Lokalisierungsversuche der Schule von Alexandrien an und sah die motorischen Nerven mit dem Kleinhirn und die sensorischen mit dem Großhirn in Verbindung stehen. Er übernahm von dort auch die Idee des *Rete mirabile*, eines feinen Gefäßnetzwerkes an der Hirnbasis. Die Lebensgeister (*spiritus vitales*) würden in der linken Herzkammer gebildet und verteilten sich von dort aus mit dem Blut über den ganzen Körper. Beim Eintritt in den Kopf würden sie in das *rete mirabile* gelangen und dort zu den *spiritus animales* verwandelt, in eine Art «psychisches Pneuma» (*pneuma zotikon*), das als (geistige) Lebenskraft die Körpervorgänge ermögliche. Diese *spiritus animales* würden in den Hirnkammern gespeichert und kämen von dort in die als Hohlgefäße vorgestellten Nerven, um auf diese Weise Bewegung und Empfindung zu bewirken (vgl. Clarke/Dewhurst, 1973, S. 12). Diese und analoge Lokalisierungen hirnphysiologischer Funktionen blieben bis in die Zeit um 1800 maßgebend.

Störungen im Gehirn durch «Sympathie»

Nach Galen gab es jedoch auch indirekte Affektionen des Gehirns, die psychische Störungen verursachen: die so genannten sympathetischen Krankheiten, die vor allem von den Störungen der Bauchorgane ausgehen und in den Kopf ausstrahlen. Paradigmatisch seien hierfür «Hypochondrie» und «Melancholie» (s. Kap. 46). In seinem Traktat «*De locis affectis*» (1. Buch, 3. Kap.) unterschied Galen zwischen idiopathischen Krankheiten, die vom gestörten Organ selbst ausgehen, und sympathetischen Krankheiten, deren Ursprung in einem anderen Körperteil liege (Galen, Ed. Siegel, 1976, S. 27 ff.). Psychiatriehistorisch von besonderem Interesse sind die (giftigen) Dämpfe (*vapores*), die im Magen bzw. Oberbauch entstehen und zum Gehirn aufsteigen und dort die Seelentätigkeit (zer-)stören. Freilich, so merkte Galen an, würde eine solche «sympathetische Affektion» des Gehirns keineswegs bedeuten, dass dieses *per se* schon absolut gesund sei, sondern nur, dass es in Verbindung mit einem anderen Organ erkranke (vgl. «*De locis affectis*», 1. Buch, Kap. 5). Galen unterschied mehrere Übertragungswege der Sympathie voneinander: durch Nervenleitung, durch Unterbrechung der Nervenleitung, durch humorale Übertragung, durch Dämpfe (*vapores*) und durch direkten Kontakt (vgl. Siegel, 1968, S. 360–382).

So erschienen ihm bestimmte Fälle von Epilepsie, Melancholie und Augenkrankheiten als Folge der Sympathie durch humorale Übertragung, wobei verschiedene Organe involviert waren (S. 368). Dementsprechend berichtete Galen von einem jungen Mann, der an epileptischen Anfällen nach Fasten, starken Emotionen oder intensiver geistiger Anstrengung litt. Die Anfälle führte er auf Verdauungsstörungen zurück, die einigen Anfällen vorausgegangen waren. Eine bestimmte Diät konnte offensichtlich diese Anfälle verhindern, womit die Theorie bestätigt schien. Ähnlich führte Galen Delirium oder geistige Verwirrung (*paraphronesis*) in einem hochfieberhaften Zustand auf den sympathetischen Einfluss von «Schärfen» (in den Körpersäften) auf das Gehirn zurück.

Der Galenismus erklärte psychische Störungen bzw. Geisteskrankheiten somatisch. Als Beispiel für die galenische Krankheitsauffassung kann hier die «Manie» dienen, die jedoch weder mit dem Begriff des Wahns (s. Kap. 44) noch mit dem des manisch-depressiven Irreseins im Sinne Kraepelins zu identifizieren ist (s. Kap. 38). Im Unterschied zur modernen psychiatrischen Terminologie bedeutete «Manie» (griech. *mania*; lat. *insania*) allgemein so viel wie verrückt (und dabei erregt) sein. Im Anschluss an Hippokrates, der *mania* als eine Krankheit des Herbstes einstufte, die mit Ischias, Splenomegalie und Asthma assoziiert war, begriff sie auch Galen als Ausdruck einer körperlichen Störung (vgl. Siegel, 1973, S. 272). Während *melancholia* von einer giftig wirkenden schwarzen Galle herrühre, werde die *mania* von gelber Galle (griech. *chole*) verursacht. *Mania* war insofern als «cholerische» Krankheit einzustufen und erschien noch im 19. Jahrhundert gleichbedeutend mit Tobsucht. *Mania* konnte entweder primär das Gehirn betreffen oder dieses sympathetisch in Mitleidenschaft ziehen. Vorherrschende Symptome waren Denkstörungen und Halluzinationen. In der Antike gab es jedoch eine Vielzahl abnormer Zustände, die als *mania* bezeichnet wurden, wie dies bei Aretaeus festzustellen ist.[10]

Die Vorstellung einer sympathetischen Beziehung zwischen Bauchorganen und Gehirn, z. B. das Aufsteigen von melancholischen *vapores* (franz. *vapeurs*), herrschte wesentlich länger als bis in die «frühe Renaissance» (Siegel, 1968, S. 369). Noch im 18. und frühen 19. Jahrhundert war sie allgegenwärtig (s. Kap. 38), wie sich vor allem in der ärztlich-therapeutischen Praxis zeigt. So wurde die «Verstopfung der Eingeweide», der «Infarktus», im 18. Jahrhundert als eine Hauptursache von Krankheiten *per se*, insbesondere aber von psychischen («hypochondrischen») Krankheiten angesehen. Kaempfs «Viszeralklistier» war eine viel beachtete Methode, um den «Infarktus», die «infarzirenden Blutausartungen», zu heilen (Kaempf, 1786, S. 2 f.).[11]

Der Bonner Internist Friedrich Nasse, der mit dem Siegburger Psychiater Maximilian Jacobi zusammenarbeitete, gab 1825 eine statistische Aufstellung aller bis dahin in seiner Klinik diagnostizierten Krankheiten. Unter der Rubrik «Nervenkrankheiten und psychische

Krankheiten» finden wir unter anderem den «Erethismus» des Herzens und der Bauchorgane, Magenkrampf, Blasenkrampf, Magen- und Blasenkrampf, Rheumatismus verschiedener Körperregionen, Apoplexie und Epilepsie. Die letzten Krankheiten in der langen Liste betreffen die Psychiatrie im engeren Sinn: Hysterie mit Erethismus des Uterus, mit Gastrizismus, mit Amenorrhoe; Hypochondrie, Nymphomanie, Moria und Melancholie (vgl. Nasse, 1825, S. 36). Wir sehen, wie stark sich die «viszerale» Deutung der psychischen Krankheiten noch im frühen 19. Jahrhundert in der Diagnostik niederschlug.

3. Magie, Imagination

Das magische, astrologische, alchemische Denken thematisierte nicht nur die Wechselwirkungen zwischen Organismus («Mikrokosmos») und Umwelt einschließlich der Gestirne («Makrokosmos»), sondern auch die Bedeutung von krankmachenden Ideen, spezifischen Krankheitssamen, was in der Medizinhistoriographie als «ontologischer Krankheitsbegriff» bezeichnet wird. Als bahnbrechende Gestalt begründete Paracelsus die «chemische Medizin» aus dem Geiste der Alchemie. Die Lehre von der physiologisch maßgeblichen «Seele» oder «Lebenskraft» (Animismus, Vitalismus) wurde vor allem durch den Paracelsismus gestützt, etwa durch den Begriff des «Lebensgeistes» (*archeus, spiritus vitae*), wie ihn Johann Baptist van Helmont benutzte. Von besonderer Bedeutung ist der Begriff der «Imagination» (*imaginatio*), die als materiell vorgestellte Ein-Bildung körperliche wie seelische Störungen hervorrufen konnte. Hier zeigt sich bereits ein psychosomatisches bzw. psychodynamisches Denken, das erst im 19. Jahrhundert – vermittelt vor allem durch die romantische Naturforschung und den Mesmerismus – als Grundlage von Psychotherapie und Psychoanalyse modern ausformuliert werden sollte (s. Kap. 50).

«Glaube» und «*imaginatio*» bei Paracelsus

«Natürliche Magie» (*Magia naturalis*) bedeutet, die Natur selbst als Magierin anzusehen und alle Wundererscheinungen und Zauberpraktiken buchstäblich als «natürlich» zu begreifen. Somit sollten vor allem dämonische, teuflische Wirkungen im Sinne der «schwarzen Magie» entzaubert, aber auch das direkte Eingreifen göttlicher Mächte als ein wunderbares Wirken der Natur erklärt werden. Paracelsus begründete diesen Ansatz mit seiner Naturphilosophie, auf die wir hier nicht näher eingehen können. Die Abgrenzung gegenüber der religiösen und dämonologischen Heilkunde ist jedoch nicht trennscharf, da in seinem Konzept der magischen Medizin die Begriffe «Glaube» und «Aberglaube» eine überaus große Rolle spielen. Glaube ist mit Gott, Aberglaube mit dem Teufel assoziiert, zwei polar entgegengesetzten Instanzen, die durchaus den Bereich der natürlichen Magie, insbesondere die ärztliche Tätigkeit, beeinflussen.

Psychiatriehistorisch besonders interessant ist der Begriff der *imaginatio* bei Paracelsus. In seiner Schrift «*De causis morborum invisibilium*» («Von den unsichtbaren Krankheiten», Paracelsus, Bd. 9, S. 251–350) konstruiert er ein spezifisches Zusammenspiel von Leib und Seele, das in seinen Grundzügen auch in späteren Konzepten einer psychosomatisch orientierten Medizin wieder auftaucht. Es handelt sich um die Vorstellung: (1) von einem ganzen Menschen, bestehend aus einer sichtbaren (körperlichen) und einer unsichtbaren (geistig-seelischen) Hälfte; (2) vom Glauben als einer real im Körperlichen wirkenden Kraft und (3) von einer Einbildung (*imaginatio*), die sich im körperlichen Bereich ausdrückt.

Paracelsus vertrat eine radikale Auffassung von der Macht des Geistes über den Körper. Der Glaube sei wie das Instrument eines Werkmanns (Handwerkers), das zu guten wie zu bösen Zwecken eingesetzt werden könne: «[...] und also ein ietlich ding das in der irdischen natur wachst, das vermag auch die sterk des glaubens zu bringen, also vermag auch der glaub alle krankheiten zu machen.» (S. 265 f.) Der Glaube wurde als eine Art Waffenschmiede angesehen. Krankheiten werden da erzeugt, wo die Waffe gegen ihren Urheber selbst gerichtet wird: «[...] so wir aber die schweche fallent, so geht die sterke des glaubens wie ein büchs gegen uns und müssen gedulden und leiden was wir auf einander werfen.» (S. 280) Der Glaube sei somit eine zweischneidige Waffe, die wie die Arznei, «die zur gesuntheit dienet auch zum tot gebraucht werden» könne. Die negative Stoßrichtung des Glaubens sei die Verzweiflung; sie könne sogar den Himmel vergiften und eine Pestilenz hervorrufen.

Am deutlichsten schien die Macht des Geistes beim «Versehen» der schwangeren Frau zutage zu treten, wenn sich deren Einbildung (*imaginatio*) körperlich am Kind im Mutterleib ausdrücke («Muttermal»). Diese bis ins späte 18. Jahrhundert gültige Lehre implizierte eine Art

Introjektion eines äußeren «Bildes», das dann im Leib gewissermaßen nachgebaut wird. Was die Frau sehe oder wovon sie phantasiere, schlage sich auf ihre eigene Frucht im Leib nieder. Die *imaginatio* als Werkmeister errichte gewissermaßen nach einem bestimmten Vorbild eine Art körperliches Bauwerk im Körper, verkörpere sich als «Muttermal». Diese Wirkung der Imagination diente dem Renaissancephilosophen Ficino dazu, die Tätigkeit der Natur allgemein zu erläutern. Walter Pagel hat gezeigt, wie stark Paracelsus von der neuplatonischen Naturphilosophie und insbesondere Ficino beeinflusst wurde (vgl. Pagel, 1962, S. 116).

Die Bilder, die da ein-gebildet würden, erschienen Paracelsus als geistige «Samen» (*logoi spermatikoi*), die wie Saatkörner im Körperlichen aufgehen könnten. Auch hier zeigten sich zwei polar entgegengesetzte Möglichkeiten: Aus dem Krankheitssamen (*idea morbosa* nach van Helmont) erwächst die Krankheit, aus dem «göttlichen Samen», der «göttlichen Influenz» durch den «rechten Glauben», Heilung und Heil (vgl. Schott, 1998b, S. 31).

«Magische» Erklärung der (Geistes-)Krankheiten

Dem Einfluss der Gestirne kam eine besondere Bedeutung zu. Ihre Wirkung konnte dämonologischer Art sein und somit nicht nur Krankheiten erzeugen, sondern sogar auch Hexen hervorbringen. So heißt es in der Schrift «*De sagis et earum operibus: fragmentum*», dass die «unholdischen aszendenten» als «aufsteigend zeichen der bosheit» (Paracelsus, Bd. 14, S. 9) die Rolle des Teufels übernehmen und das Kind bei der Geburt zur Hexe prädisponieren könnten. Allerdings handelt es sich nur um eine Anlage, die durch «erbare erziehung» des Kindes überwunden werden kann, was nichts anderes als Austreibung der bösen Geister analog dem Reinigungsprozess der alchemistischen Scheidekunst bedeutet.

Trotz seiner spürbaren Nähe zur Dämonologie mit ihren religiösen Implikationen vertrat Paracelsus ein Konzept der «natürlichen Magie». Ihn interessierte die Entstehung der Krankheiten aus einem jeweils spezifischen «Keim» oder «Samen» («ontologischer Krankheitsbegriff»). So verfolgte er letztlich ein infektiologisches Modell, das die Entstehung *aller* Krankheiten und Missbildungen – einschließlich der Homunculi – erklären sollte. Wie er im «*Liber de homunculis*» erklärt, erzeuge der durch «Sodomie» verdorbene Samen (*sperma*) Missgewächse, Monstra, Homunculi – analog einem teuflischen Keim, der zur Krankheit führe (S. 334 f.).

Paracelsus kennt keine besonderen Ursachen für psychische Störungen, die sich ihrem Wesen nach von denen für körperliche Krankheiten unterscheiden würden. Die «magische Medizin» mit ihren astrologischen Auffassungen interessiert sich keineswegs spezifisch für Geisteskrankheiten. «Glaube», «Imagination» und «Magie» betreffen also in diesem Kontext alle Krankheiten und haben keine besondere Affinität zu «psychiatrischen» Erkrankungen. Dies bestätigt insbesondere die Lehre des bedeutendsten Paracelsisten des 17. Jahrhunderts, Johann Baptist van Helmont, der den «sämlichen» Ursprung aller Krankheiten auf krankmachende Ideen zurückführte. Der Begriff des *animal phantasticum* ist hier zentral: Ein solcher spezifischer Keim der Ein-Bildung ist nicht nur für Hypochondrie und Melancholie verantwortlich, sondern auch für die Pest (s. Kap. 38).[12]

Sympathetisch-magnetische Kuren

An dieser Stelle sei kurz auf die «sympathetisch-magnetischen» Kuren verwiesen, die auf der Grundlage der magischen Medizin vor allem in der Frühen Neuzeit eine bedeutende Rolle spielten. Freilich finden wir analoge Kuren sowohl viel früher als auch viel später. Im Grunde begleiten sie die Geschichte der medizinischen Therapeutik von den Anfängen bis heute. Dies wird augenfällig, wenn wir nicht nur die jeweilig herrschenden Lehren berücksichtigen, sondern auch volksmedizinische und medizinethnologische Quellen.

Die magische Übertragung der Heilkraft von einer Quellsubstanz auf eine kranke Körperstelle impliziert die Annahme einer subtilen «sympathetischen» Wechselwirkung zwischen bestimmten Naturdingen, die durch spezifische Techniken miteinander in Korrespondenz gebracht werden können. In der Medizingeschichte finden wir eine reichhaltige Metaphorik, um diese magische Wechselwirkung als Eigenschaft der Natur zu veranschaulichen; dabei steht – von Paracelsus bis Franz Anton Mesmer – der Magnet als Symbol für die verborgenen Kräfte der Natur im Zentrum des Interesses. Herkömmliche Heilpraktiken, die vor allem auf der Humoralpathologie aufbauten, wie Aderlass und Diätvorschriften, verloren seit der Renaissance ihre dogmatische Verbindlichkeit. Sie erhielten mit der alchemisch-astrologischen Ausrichtung der Medizin gewissermaßen eine magische Tiefen- bzw. Höhendimension.

Es ging nun nicht mehr nur um gegensteuernde Qualitäten, um die Gegensatz-Therapie (*contraria contrariis*), sondern vielmehr um die gleichsinnigen Wechselwirkungen zwischen Heilmittel und erkranktem Körper, wie sie in der traditionellen Volksmedizin beispielsweise bei der Krankheitsüberpflanzung (*transplantatio morbi*) als so genannter «Sympathiezauber» schon immer eine Rolle gespielt haben. Die angenommenen geistigen Potenzen der stofflichen Naturdinge werden nun mit stärkstem Ehrgeiz – insbesondere in alchemistischen Laboratorien – erforscht, so etwa die Korrespondenzen zwischen Heilmitteln und erkrankten Organen: geheime Sympathien, die sich jedoch nur dem Adepten, dem eingeweihten Wissenschaftler, dem «Philosophen» (*philosophus*) – wie Paracelsus ihn nennt – erschließen.

Volkstümlicher Abwehr- und Heilzauber

Die Nähe der magischen Heilmethoden zu bestimmten Praktiken, wie sie in Volksmedizin bzw. Volkskunde überliefert wurden, lässt sich an einem Beispiel erläutern. Van Helmont gab ein Mittel an, womit Hausbesitzer einen unliebsamen Zeitgenossen vertreiben könnten, der seine Exkremente vor die Haustüre setze: «Wenn jemand ein Hof-Recht vor Deine Thür gemacht, und du solches gerne verhindern woltest, so halt eine glüende Schauffel auf denselben Koth; da wird durch eine Magnetische Krafft dem Unfläther sein Hintern alsobald von Blattern auffahren. Denn weil das Feuer den Koth ausdörret, so wird dadurch die von Rötung entstehende Schärffe, als gleichsam durch den Rucken des Magnetens, dem unverschämten Gesellen in seinen Hintern getrieben.» (Zit. n. Schott, 1998b, s. 206) Solche magnetisch-sympathetischen Praktiken wurden vor allem in der ersten Hälfte des 19. Jahrhunderts unter dem Einfluss von romantischer Naturphilosophie und Mesmerismus stark beachtet. Der Rückblick in die Medizingeschichte sollte einen vergessenen Arzneischatz heben. Interessierte Ärzte wollten die alten Haus- und Volksmittel wissenschaftlich unvoreingenommen untersuchen und prüfen, wie etwa Georg Friedrich Most (1842) in seinem Kompendium über «Die sympathetischen Mittel und Curmethoden» darlegte.

Was für die Krankheitslehre gilt, trifft ebenso auf die Therapeutik zu: Es gibt keine besondere Krankheitsgruppe, die mit magischen Mitteln im Sinne der magnetisch-sympathetischen Kuren zu heilen war. Körperliche wie psychische Erkrankungen nach unserem heutigen

Verständnis wurden gleichermaßen «magisch» therapiert: Blutungen ebenso wie die Melancholie.

Am Beispiel der Anwendung der Korallen lässt sich zeigen, wie die magischen Heilmittel unter anderem auch gegen (aus unserer heutigen Sicht) psychiatrische Störungen angewandt wurden. Die roten «schönen» Korallen sind nach Paracelsus – im Unterschied zu den dunkel gefärbten (braunen oder schwarzen) – heilkräftig. In seiner Schrift «*Herbarius*» legt er ausführlich dar, wie sie gegen «fantasei» (verführerische Phantasie), «phantasmata» (Nachtgeister), «spectra» (Astralkörper Verstorbener) und «melancholei» (Schwermut) wirken. All diese Krankheiten seien «natürlich» («aus der natur und nit wider die natur»), und so wirkten auch die Korallen als natürliche Heilmittel («eins aus natürlichen secreten»). Auf den ersten Blick könnte der Eindruck entstehen, als sei hiermit ein spezifisch «psychiatrisches» Heilmittel angegeben. Wenn man jedoch den gesamten Kontext berücksichtigt, wird deutlich, dass hiervon keine Rede sein kann. Denn die Korallen vertreiben auch Gewitter, Schauer, Hagel und Blitz. Die Natur könne zwar ein «ungewitter machen im himel», aber zugleich auch «ein beschirmung» dagegen (Paracelsus, Bd. 2, S. 43). Des Weiteren würden die Korallen auch die «wilden monstra» austilgen («ein tier, das nit in der zal der geschöpf ist») und somit monströse Missgeburten verhindern. Sie vertrieben insbesondere den Teufel bzw. seine Geister, die den Menschen umlauern: Denn die roten Korallen, so argumentiert Paracelsus, glichen der Sonne, deren Licht der Teufel fliehe – im Gegensatz zu den braunen Korallen, die dem (dunkleren) Mondschein glichen und die entsprechenden dunklen Geister anzögen (S. 44): Gerade schwangere Frauen, die für Anfechtungen besonders anfällig seien, sollten deshalb rote Korallen tragen. Sie könnten auch alle so genannten Flüsse stillen, Gebärmutterflüsse («flüß der muter»), Bauchflüsse, Blutflüsse. Dieses Beispiel macht deutlich, wie die magische Medizin die moderne Einteilung in physische und psychische Störungen und damit auch eine entsprechende psychiatrische Nosologie gleichsam überspringt.

Animismus – Vitalismus

Der Hallenser Medizinprofessor Georg Ernst Stahl (1659–1734) gilt als Hauptvertreter des «Animismus»: Er setzte sich vor allem mit den Gemütsbewegungen (*affectus animi*) und ihren Auswirkungen für das gesunde und kranke Leben auseinander. Die Seele (*anima*) war für Stahl das zentrale Steuerungsinstrument des Organismus, die er auch mit einer Reihe von anderen Termini bezeichnete: *physis, natura, vis vitalis* oder *vis plastica*. Krankheiten wurden somit hauptsächlich auf die fehlerhafte Leitung des Körpers durch die Seele, deren «Mangel der Erhaltungsthätigkeit» zurückgeführt, infolge dessen Fäulnis und Zersetzung aufträten (vgl. Bauer, 1991). Sobald also die Seele ihr Wächteramt vernachlässige, verfalle der Körper in eine unvernünftige, pathologische Autonomie. Der Mensch sei nun besonders für Krankheiten empfänglich: Denn seine «vernünftelnde Seele» blicke oft furchtsam und ängstlich in die ungewisse Zukunft und behindere so die Erhaltungsbewegungen im Körper.

Stahl baute therapeutisch auf die Selbstheilungskräfte des Körpers, auf die «Synergie», das Zusammenwirken der Natur und der Arznei. Somit werde der Arzt «Mitarbeiter der Natur», schreibt er in seiner Schrift «*De synergeia naturae in medendo*» (1695). Die Seele beeinflusse durch die Gemütsbewegungen den menschlichen Körper in physiologischer oder pathologischer Weise. Stahl knüpfte dabei an die Archeus-Vorstellungen des Paracelsismus an, ohne dessen radikale psychosomatische Doktrin (z. B. von den «krankmachenden Ideen») in letzter Konsequenz zu übernehmen. Gleichwohl ging auch er von der Theorie des Versehens der Schwangeren («Muttermal») aus und hielt die Furcht für eine mögliche Ursache von «furchterregenden Krankheiten, was besonders bei der Pest anzutreffen pflegt» (Stahl, 1895, S. 34 f.). Seine psychodynamische Krankheitslehre lehnte sich an die traditionelle Diätetik an, seine Schlussfolgerungen für die ärztliche Praxis («Expektationismus», abwartend-beobachtende Haltung) antizipierten durchaus spätere psychotherapeutische Einstellungen (vgl. A. Bauer, 1991, S. 198).[13]

Stahl begründete das Konzept des «Vitalismus», wie es sich im Laufe des 18. Jahrhunderts entwickelte. Der Vitalismus geht von einer zentralen Lebenskraft im Organismus aus, die ihn reguliert und somit am Leben erhält. Störungen der Lebenskraft, insbesondere deren Schwächung oder Fehlleitung, führen zur Krankheit. Neben der französischen Tradition (Sauvages de Lacroix, Bordeu, Barthez) ist in Deutschland vor allem Johann Christian Reil (1759–1813) zu nennen, dessen grundlegende Abhandlung «Von der Lebenskraft» 1795 erschien. Seine Vorstellungen entsprachen grundsätzlich denen Stahls. Neu ist freilich nun die strikte Rückkoppelung der Tätigkeit der Seele bzw. der Lebenskraft an das Zentralnervensystem, worüber gleichsam die Verteilung der Lebensenergie im Organismus stattfinde. Im Jahrhundert zwischen Stahl (um 1700) und Reil (um 1800) etablierten sich Hirnforschung und Neuropathologie als neue Leitwissenschaft der Medizin. Auf Reils Bedeutung für die Geschichte der Psychodynamik und Psychotherapie werden wir an anderer Stelle eingehen, vor allem auf seine Lehre vom «Gangliensystem» (vgl. Kap. 18). Seine Behandlungsvorschläge für die psychiatrische Praxis, wie er sie eindrucksvoll in den «Rhapsodien» (Reil, 1803) auflistete, beruhen wesentlich auf bestimmten, teilweise drastischen Methoden, um die seelischen Leidenschaften therapeutisch zu beeinflussen. Im Gegensatz zu Stahl wandte sich Reil im Zeitalter der romantischen Naturforschung explizit der Irrenheilkunde und damit der «psychischen Kur» zu. Dies ist aus dem zeitgenössischen Kontext leicht zu erklären: Erst Ende des 18. Jahrhunderts konstituierte sich die Irrenheilkunde als eigene Disziplin.

Zusammenfassend ist festzuhalten, dass in der Tradition der magischen Medizin das Seelenleben und seine Wechselwirkungen vornehmlich mit dem eigenen Körper eine wichtige Rolle spielten. Dabei bezogen sich die «Imagination» oder der «*affectus animi*» auf alle nur denkbaren Krankheiten. Erst mit der Entstehung der Irrenheilkunde im Zeitalter der Aufklärung wurden entsprechende psychiatrische Krankheitsbilder mit bestimmten psychischen Prozessen erklärt bzw. «psychisch» kuriert. Insbesondere Reils Position markiert diesen historischen Wendepunkt.

4. Ideen der Aufklärung und der Romantik

Im Zeitalter der Aufklärung prägte vor allem der Begriff der Vernunft das Menschenbild. Damit erschienen die «Unvernünftigen», zu denen man auch die «Irren» bzw. «Narren» zählte, als unmündige Menschen, die (wieder) zur Vernunft zu bringen waren. Der psychiatrische Leitsatz lautete: Irren ist heilbar. Der Staat hatte für die Rahmenbedingungen zu sorgen: Statt der alten Tollhäuser sollten nun Hospitäler (Irrenanstalten) eingerichtet werden, in denen die Kranken human und unter ärztlicher Aufsicht zu behandeln waren. So wurden diese im aufgeklärten Absolutismus des ausgehenden 18. Jahrhunderts erstmals als eine eigene Krankheitsgruppe wahrgenommen, die einer spezifischen Heilbehandlung bedurften. Die Impulse der Französischen Revolution beförderten die Etablierung der «Irrenheilkunde», wobei Frankreich (Paris) eine Vorreiterrolle übernahm. Es war kein Zufall, dass Pinel als einer ihrer Begründer zugleich das Fach «medizinische Polizei» (heute: *Public Health*) lehrte (s. Kap. 5). Inbegriff der Psychiatrie unter dem Vorzeichen der Aufklärung war die «moralische Behandlung» (*traitement moral*). Gleichzeitig kam es durch das Zusammenspiel von Mesmerismus und romantischer Naturphilosophie – lange vor Sigmund Freud – zu einer intensiven tiefenpsychologischen Forschung (s. Kap. 9).

Ideen der Aufklärung: Korrektur und Erziehung

Entsprechend der Charakterisierung des 18. Jahrhunderts als «Jahrhundert der Aufklärung» hat sich in der Medizingeschichtsschreibung für diese Periode die Bezeichnung «Medizin der Aufklärung» eingebürgert. Dabei geht man vielfach von der Vorstellung aus, dass der politisch-philosophische Impetus sich auch auf die Medizin übertragen habe, die dann diesem neuen Denken Folge leistete oder zu leisten hatte. Diese Auffassung ist insofern problematisch, als das bemerkenswerte Fortwirken wichtiger medizinischer Traditionen – namentlich Magie, Alchemie und Humoralpathologie – allzu leicht übersehen bzw. unterschätzt wird. Bei allem – zum Teil revolutionärem – Umbruch darf die heterogene Gemengelage nicht übersehen werden: Keineswegs lässt sich die «Medizin der Aufklärung» auf ein herrschendes «Paradigma», ein bestimmtes Konzept, zurückführen wie später die «naturwissenschaftliche Medizin» im ausgehenden 19. Jahrhundert.

Freilich kommen in der Aufklärung soziale und anthropologische Leitideen, gewisse Utopien, zur Geltung, die gerade für die Entstehung der Psychiatrie von Wichtigkeit waren (vgl. Ackerknecht, 1958, S. 34 ff.): die Philanthropie, der therapeutische Optimismus, die Beachtung sozialer Krankheitsursachen, der sozialreformerische Eifer. Vor allem waren die Ideen der Erziehung und Korrektur im «moralischen» (sittlichen) wie «physischen» (medizinischen) Sinne entscheidend. Das Erziehungsprinzip wurde mit Züchtigungsmitteln durchgesetzt. Auf eine eklatante Methode an der Schwelle zur Aufklärung sei hier hingewiesen: das Verprügeln, Auspeitschen, die so genannte Flagellation. In der Kinderaufzucht, bei der Disziplinierung der Soldaten und dem Gefügigmachen der Zuchthäusler setzte es allenthalben Hiebe. Auch die Medizin verschloss sich diesem Trend keineswegs. Es sei hier an das

Büchlein des Eisenacher Stadtphysicus Christian Franz Paullini (1643–1712) «*Flagellum salutis* oder Heilung durch Schläge in allerhand schweren Krankheiten» (1698) erinnert. Diese «curieuse Erzählung» ist als eine Karikatur der Medizin zu Beginn der Aufklärung zu lesen, welche Erziehungsmittel zu Heilmitteln erklärt und umgekehrt. Das Schlagen als heilsame Züchtigung lässt sich einordnen in die Szenarien der Teufelsaustreibung, der mehr oder weniger blutigen Ableitungen und der verschiedenen Schocktherapien, wie das Werfen in kaltes Wasser, Behandlungsmethoden, die zum Teil durchaus kompatibel mit der Idee der Aufklärung zu sein schienen.

Die Therapeutik im 18. Jahrhundert war geprägt bzw. besessen von der Idee der Korrektur, dem Herstellen einer vernünftigen Norm. 1741 veröffentlichte der französische Arzt Nicolas Andry (1658–1742) sein klassisches Buch über die «*Orthopédie*» (wörtliche Bedeutung: «gerades Kind»), womit er diesen Begriff in die Medizin einführte. Es handelte sich um einen Ratgeber für Mütter, körperliche Fehlhaltungen der Kinder zu verhüten oder zu korrigieren (*corriger*). Vor allem ging es darum, die Kinder vernünftig und gesund zu erziehen und ihre Haltungsfehler zu beheben. Als Symbol hierfür fügte Andry in seinem Buch die Abbildung eines jungen Baumes bei, der an einen Pflock gestützt und angebunden werden muss, um gerade zu wachsen. Diese Idee der mechanischen Korrektur von Körperschäden ist zwar uralt, wurde aber erst im Kontext der Aufklärung in Form der «Orthopädie» allgemein verbindlich für Medizin und Gesundheitspolitik.

Bei dem Begriff «Orthopädie» denkt man zunächst an die großen Streckbetten, das Leitertragen (zum Ausgleich einer Skoliose), an Korsetts («Leibchen») oder das Umschnüren von Klumpfüßen. Die Idee der Korrektur war jedoch viel umfassender und kümmerte sich auch um Feinheiten wie die «widerborstigen Augenbrawen».[14]

Zur Leitidee der «moralischen Behandlung»

Um 1780 begründete der schottische Arzt John Brown (1735–1788) eines der populärsten Heilsysteme der Neuzeit, das als Brownianismus rasch alle Bereiche der Medizin in Europa und Amerika eroberte und das gerade für die psychiatrische Therapeutik von herausragender Bedeutung werden sollte (s. Kap. 47).

Bei der Irrenbehandlung in den eigens hierfür eingerichteten Irrenhäusern kam es zu einer Verquickung von mechanischen und biologischen Korrekturmaßnahmen. Der Psychiater übernahm die Doppelrolle als Erzieher und Arzt, der den Irren aus Gründen der Philanthropie zu korrigieren hatte. Sinnbild hierfür war der Zwangsstuhl als gedachter Heilapparat, den der bekannte amerikanische Psychiater Benjamin Rush als «*tranquilizer*» (d. h. Beruhiger) propagierte. Analog der orthopädischen Fixierung sollte das Festbinden auf den Zwangsstuhl die Unbotmäßigkeit des Irren, seine geistige Verkrümmung, korrigieren, begradigen. So schrieb Horn 1818: «[...] die neue und unangenehme Lage, in die er [der Kranke] versetzt wird, erregt seine Aufmerksamkeit und leitet ihn von außen nach innen [...]. Oft wird der Kranke dadurch geweckt, ruhig, besonnen, folgsam.» (Zit. n. Schott, 1990b, S. 22 f.)

Die psychiatrische Begründung des Zwangsstuhls als Heilapparat illustriert eindringlich das Bestreben der aufgeklärten Ärzte, Philanthropie, Medizin und Pädagogik bzw. «Moral» miteinander zu verknüpfen. In den neu entstehenden Irrenanstalten kam es zu einem neuen «Regime» («*régime moral*» nach Pinel), einem neuen therapeutischen Ansatz: der «moralischen Behandlung». Diese entspricht dem Zeitgeist der Aufklärung, denn es geht hierbei um eine umfassende Kur der Geisteskrankheit, wobei diätetische Prinzipien, der erzieherische Umgang und medizinische Eingriffe zur Korrektur eines unerwünschten Verhaltens wichtig sind. Die Konzepte der «moralischen Behandlung»: «*moral management*» (Willis), «*traitement moral*» (Pinel), «psychische Kur» (Reil; vgl. Schrenk, 1973, S. 60), «*cura morale*» (Chiarugi) entsprechen sich weitgehend. Allerdings bedeutet «Moral» hier weder sittliche Erbauung noch Psychotherapie.

Wenngleich uns heute das teilweise brutal wirkende Korrekturprinzip im Arzt-Patienten-Verhältnis bei der Irrenbehandlung besonders ins Auge sticht, war es damals auch in anderen Bereichen der Medizin maßgeblich. Der Arzt als wissende Autorität hatte am Organismus des Patienten mit aller Macht anzugreifen bzw. in ihn einzugreifen. Der (unmündige) Patient hatte sich den ärztlichen Maßnahmen unbedingt anzuvertrauen bzw. zu unterwerfen, um zu jener Vernunft zurückgeführt zu werden, die er – verschuldet oder unverschuldet – verloren hatte. Interessanterweise fiel diese Hochzeit des ärztlichen Dirigismus in die Blütezeit der romantischen Naturphilosophie und ihrer Spekulationen in der Medizin, so dass es zu einer Gleichzeitigkeit von aufklärerischen und romantischen Ideen kam, die sich freilich an verschiedenen Orten ausprägten: Die Irrenhäuser folgten den Leitideen der Aufklärung und waren in vielerlei Hinsicht ungeeignet, um romantische Naturforschung oder magnetische Kuren an einzelnen Kranken durchzuführen, wie dies in der extramuralen ärztlichen Praxis – etwa bei Justinus Kerner – möglich war.

Medizin, Psychiatrie und «Romantik»

Die Bezeichnung «Medizin der Aufklärung» ist ebenso irreführend wie die der «romantischen Medizin». Noch in der zweiten Hälfte des 20. Jahrhunderts war es üblich, die «romantische Medizin» als eine fortschrittsfeindliche Episode der Medizingeschichte abzuqualifizieren. Drei Einwände sind hervorzuheben: (1) Die romantische Medizin sei eine speziell deutsche Sonderentwicklung unter dem Einfluss des Deutschen Idealismus, insbesondere der Schelling'schen Naturphilosophie; (2) sie sei geprägt von einer mystischen Verklärung, einer spekulativen Verzerrung der Realität; und (3) sie sei eine Sackgasse der wissenschaftlichen Medizin und habe deren Fortschritt blockiert (vgl. Schott, 1994a, S. 221). Eine solche Einschätzung vernachlässigt die sehr heterogenen Konzepte der Medizin um 1800 ebenso wie die von der romantischen Naturphilosophie inspirierten, zum Teil überaus fruchtbaren Ansätze der Naturforschung. Im Übrigen haben gerade medizinische und naturwissenschaftliche Konzepte das Denken der (Natur-)Philosophen wie Schelling oder Hegel beeinflusst, so dass wir von einer Wechselwirkung zwischen Medizin und Philosophie auszugehen haben.[15]

Die Konstruktion einer «romantischen Psychiatrie» erscheint aus heutiger Sicht ebenso fragwürdig. Eine solche Bezeichnung suggeriert ein vorherrschendes Konzept (Paradigma), was jedoch nicht den historischen Gegebenheiten entspricht. Wenn Ackerknecht (1958, S. 59) behauptet, in den ersten Jahrzehnten des 19. Jahrhunderts sei «die gesamte deutsche Medizin von der Romantik beherrscht» gewesen, so gilt dies nach seiner Auffassung selbstverständlich auch für die Psychiatrie. Wie irrig eine solche Charakterisierung ist, soll weiter unten dargelegt werden.

Dichter als Psychopathologen

Die literarische Darstellung von Psychopathologischem illustriert das Verhältnis von Psychiatrie und Romantik eindrucksvoll. Viel geschrieben wurde über Karl Philipp Moritz (1756–1793), insbesondere über sein «Magazin für Erfahrungsseelenheilkunde» (ab 1783) und seinen autobiographischen Roman («Anton Reiser», 1785). Zu erwähnen ist auch Zacharias Werner (1768–1823), insbesondere aber Novalis (Georg Philipp Friedrich Freiherr von Hardenberg, 1772–1801), dessen «Heinrich von Ofterdingen» eine Fundgrube psychologischer Erkenntnisse von ungeahnter Tiefendimension darstellt. Das gilt auch für Ernst Theodor Amadeus Hoffmann (1776–1822), dessen erzählerisches Werk bisher wenig unter psychopathologischem Aspekt gelesen worden ist (vgl. Peters 1990b; Ziegler 1994; Tölle 1999a). Hoffmann hat zahlreiche psychopathologische Störungen meisterhaft beschrieben, z. B. Wahnphänomene in zwölf seiner Erzählungen (vgl. Tölle, 1992). Dabei war er nicht ohne psychiatrische Kenntnisse, unter anderem stand er in seiner Bamberger Zeit mit dem dortigen Irrenarzt Adalbert F. Marcus sowie mit Karl Friedrich Speyer, der sich mit dem Magnetismus befasste, in Kontakt, später auch mit dem bekannten Berliner Arzt C. A. F. Kluge; ein Teilnehmer von Hoffmanns literarischem Zirkel «Serapionsbrüder» war der Psychiater David F. Koreff. Hoffmann hatte «seinen Reil und Pinel» und auch G. H. Schubert (s. u.) gelesen.[16]

Aber was Hoffmann darstellte, ging hierüber weit hinaus. Ein Beispiel hierfür ist die Dissoziation, die Hoffmann in acht seiner Erzählungen beschrieben hat, am deutlichsten und mit einer psychodynamischen Deutung versehen in «Das Fräulein von Scuderi». Hoffmann kann als Erstbeschreiber der dissoziativen Persönlichkeitsstörung gelten (Tölle, 1996b), zumal er, wie die literaturwissenschaftliche Forschung ergab, hierfür auf keine medizinische Quelle und für den dissoziativ gestörten Cardillac auch nicht auf ein literarisches Vorbild zurückgreifen konnte. Diese Geschichte ist, laut eigenem Bekunden von Hoffmann, «erfunden und erlogen». Der schwäbische Arzt-Dichter Justinus Kerner ist ein weiteres Beispiel für die Literarisierung des Mesmerismus, für den er sich jedoch eher als praktizierender Arzt denn als romantischer Dichter interessierte (s. Kap. 9).

«Psychiker» versus «Somatiker»: eine fragliche Gegenüberstellung

In der Psychiatriegeschichtsschreibung hat sich das Gegensatzpaar «Psychiker» und «Somatiker» fest eingebürgert. Es gibt kaum eine psychiatriehistorische Darstellung, die auf das frühe 19. Jahrhundert eingeht und nicht auf diese Begriffe zurückgreift. Beispielhaft sei hier Ackerknechts Diktum zitiert: «Der reinste Ausdruck der romantischen Psychiatrie waren die sogenannten Psychiker, so genannt, weil sie die

Geisteskrankheiten als reine Erkrankungen der körperlosen Seele betrachteten und in wütender Fehde mit den Somatikern lagen, die ihrerseits Geisteskrankheiten als eine ausschließlich körperliche Angelegenheit mit mehr oder weniger wichtigen seelischen Symptomen behandelten.» (Ackerknecht, 1958, S. 59) Diese Klischees entsprechen freilich nicht dem weitaus komplizierteren historischen Tatbestand. Ebenso wenig, wie es eine «romantische Psychiatrie» im Sinne einer fachlich klar abgrenzbaren Disziplin gegeben hat, lässt sich eine rein psychische von einer rein somatischen Schule in der Psychiatrie abgrenzen.[17]

Im Folgenden soll näher auf die immer noch populäre Dichotomie eingegangen werden, die als ein spezielles Markenzeichen der deutschen Psychiatrie in der ersten Hälfte des 19. Jahrhunderts gilt. Als Leitfiguren der Somatiker sind Friedrich Nasse (1778–1851), der Bonner Internist, und Maximilian Jacobi (1775–1858), der Begründer der Siegburger Anstalt, zu nennen.[18]

Ihnen wird vor allem der Psychiker Johann Christian Heinroth (1773–1843), der Inhaber des ersten deutschen Lehrstuhls für Psychiatrie in Leipzig, gegenübergestellt. Diese Kontrastierung ist nahe liegend, da Nasse und Jacobi mit Heinroth eine polemische Auseinandersetzung führten.[19]

Beim «anthropologischen Verhältnis von Leib und Seele» (Jacobi) sind zwar verschiedene Akzentuierungen festzustellen, aber alle Autoren gingen von einer engen Verknüpfung von Leib und Seele aus. Während Heinroth den Leib als Instrument der Seele verstand, folgte bei Nasse und Jacobi die Seele eher den Funktionen des Organismus. Psychische Grundfunktionen wurden von Psychikern wie Somatikern im Organismus lokalisiert, wobei die «niederen» triebhaften psychischen Vermögen insbesondere den Bauchorganen zugeordnet wurden. Unbestritten war ein immaterieller unsterblicher Seelenanteil, der in seinem innersten Kern nicht erkranken könne bzw. dem Einfluss der (schädlichen) Triebe nicht gänzlich erliege: Dieser Kern sei die menschliche Vernunft, der Geist des Menschen, der sich am Gewissen orientiere. Dabei argumentierten die «Somatiker» Nasse und Jacobi keineswegs organpathologisch im Sinne einer «Gehirnpsychiatrie» und lehnten sowohl Galls als auch Soemmerrings Gehirnlehren ab.

Ein wichtiges Anliegen waren die «Freiheit» der Seele und ihre Bedrohung durch die psychische Störung. Damit verbunden war die Schuldfrage. Im Hinblick auf Kants «praktische Vernunft» ging es den

Psychiatern beider Lager um eine moralische Bindung der geistigen Freiheit, eine sich selbst beschränkende Freiheit. Während Nasse und Jacobi in der psychischen Störung einen Ausdruck von biologisch-organismischen Vorgängen erblickten, bestand für Heinroth die seelische «Beschränkung» in einer vernunftlosen Entgrenzung, einer Schrankenlosigkeit der Seelenvermögen, die zur «Unfreiheit» führte. Heinroth stützte sich (eher implizit) auf die Auffassung, wonach Krankheit als Folge der Sünde zu verstehen sei (wobei der Begriff «Sünde» nur sehr vereinzelt in seinen Schriften auftaucht), und behauptete somit eine Verbindung von Krankheit und Laster. Doch ein solcher moralischer Aspekt ist bei allen psychiatrischen Richtungen festzustellen.

Heinroth charakterisierte die psychische Störung mehr als Folge einer Schwäche denn als Folge einer Sünde, wobei er interessanterweise den Vergleich mit dem Alkoholismus anstellte (vgl. Heinroth, 1834, S. 67 f.). Entsprechend waren seine therapeutischen Vorschläge nicht auf die persönliche Schuld, auf Reue und Buße ausgerichtet, sondern auf die Stärkung und Aufreizung der noch vorhandenen Seelenkräfte – auch durch somatische («indirekt-psychische») Mittel.

Im Hinblick auf die bekannten Zwangsmittel der sich etablierenden Psychiatrie orientierte sich Heinroth an den Kategorien der Reizlehre von John Brown (Brownianismus; s. o.). Er argumentierte hier somatischer als die «Somatiker»: Reizumstimmungen durch drastische Mittel sollten auf die Seele einwirken und das «Ich» wiedererwecken. Die «Somatiker» dagegen setzten die Zwangsmaßnahmen bzw. deren Androhung auch als Erziehungsinstrument ein und wirkten gewissermaßen sozialpädagogisch. Daneben sollten bestimmte Heilmethoden auf den Organismus so einwirken, dass durch Umstimmungen insbesondere der «vegetativen Sphäre» auch das kranke Gemütsleben gebessert werden könne. Der Irre erscheint bei Psychikern wie Somatikern als ein – zum Teil auch krimineller – Zögling, um den sich der Psychiater wie ein (strenger) Vater zu kümmern habe.

Die Kontroverse zwischen Psychikern und Somatikern wurde bis zur Mitte des 19. Jahrhunderts besonders heftig in Deutschland, aber auch in anderen Ländern ausgetragen. Mit dem Werk Griesingers war diese Debatte überholt. Die spätere «Gehirnpsychiatrie» hatte mit der alten Kontroverse kaum mehr etwas zu tun. Meynert, Westphal und Wernicke waren nicht Somatiker im alten Sinn, sondern biologistische Psychiater. Einen Gegenpol, sozusagen auf der Seite der Psychiker, gab es jahrzehntelang nicht, bis Jaspers seine Psychopathologie dagegensetzte

(s. Kap. 16), so dass die Psychiatrie anscheinend in zwei Lager gespalten war (auch in der Sicht anderer Mediziner): die biologischen versus die psychopathologischen Psychiater. Später hieß die entsprechende Dichotomie: medizinisch (speziell psychopharmakologisch) gesinnte Psychiater versus psychotherapeutisch (psychoanalytisch) eingestellte Psychiater. Wer das so sah, berief sich gerne – allerdings zu Unrecht – auf die alte Gegenüberstellung «Somatiker versus Psychiker».

Traum und romantische Naturphilosophie (G. H. Schubert, C. G. Carus)

Der ideologische Kontrast zwischen Aufklärung und Romantik wird besonders auf einem Gebiet deutlich, für das die Aufklärung wenig Interesse zeigte und von dem die Romantiker fasziniert waren, nämlich dem Traum. Wohl kaum eine Epoche der europäischen Geistesgeschichte seit dem Mittelalter hat sich so intensiv mit der Traumproblematik auseinander gesetzt wie die der romantischen Naturphilosophie im frühen 19. Jahrhundert, insbesondere in Deutschland. Erst im Kontext der Romantik wurde die aus der Antike stammende und über das Mittelalter (vgl. Diepgen, 1912) bis zur Neuzeit überlieferte Traumdeutung tiefenpsychologisch gewendet: Das unbewusste Seelenleben als Rest der verborgenen Natur im Menschen wurde nun zum Gegenstand jener Seelenforschung, die sich im Kern als Naturforschung begriff und sich zum Beispiel auf neurophysiologische Modellvorstellungen berief.

Ein Schlüsselwerk zur Traumproblematik der romantischen Naturphilosophie stellt ohne Zweifel die Schrift «Die Symbolik des Traumes» von Gotthilf Heinrich Schubert (1814) dar.[20] Für Schubert war der Traum eine Botschaft der abgetrennten verborgenen Natur, die der heutige Mensch nur deshalb nicht mehr verstehen könne, da er sich in einer «babylonischen Sprachenverwirrung» befinde und die ursprüngliche Natursprache deshalb nicht mehr kenne. Er nannte dies auch die «große Sprachenkatastrophe».[21] Die «eingesperrte Psyche» arbeite im Traum wie ein «versteckter Poet». Schubert identifizierte diesen Traumschöpfer mit dem angeborenen Gewissen, dem «Organ jener ehehin dem Menschen eigentümlichen Sprache – der Sprache Gottes» (S. 57). Traumdeutung heißt demnach Entschlüsselung der rätselhaften Traumsprache, Übersetzung der Hieroglyphensprache in die Originalsprache der Natur. Das Gewissen – «ursprünglich ein Organ der Stimme Gottes im Menschen» (S. 57) – treibe uns zur Entschlüsselung der Naturoffen-

4. Ideen der Aufklärung und der Romantik   57

barung wie ein «guter Dämon» (S. 60), allein der ansteckenden Kraft der Wahrheit verpflichtet.

Somit wird deutlich, wie eng sich Schubert an jene Tradition der antiken Traumdeutung anlehnte, die sich als mantische Kunst begriff, gottgesandte (divinatorische) Träume zu dechiffrieren. Sein Begriff der «Hieroglyphensprache» war seinerzeit von großer Bedeutung: Abgesehen von Griechenland spielte vor allem Ägypten als Quelle der Weisheit und der Geheimwissenschaften im Geistesleben des 18. und 19. Jahrhunderts eine herausragende Rolle: Neben der Entschlüsselung der Hieroglyphen durch Champollion 1822 – der Stein von Rosette wurde 1799 gefunden, Schuberts «Symbolik des Traumes» erschien zwischen beiden Ereignissen, nämlich 1814 – sind die Auseinandersetzung mit dem Hermetismus (*Hermes Trismegistos*) sowie die geheimen Rituale der Freimaurerei zu nennen.[22]

Einen anderen psychologischen Ansatz vertrat der «Spätromantiker» Carl Gustav Carus (1789–1869).[23] Während für Schuberts Traumtheorie die Entfremdung des Menschen von seinem Ursprung und die daraus resultierende Pathologie des modernen Alltagslebens im Mittelpunkt stand, war für Carus' Traumauffassung die Entwicklungsgeschichte der Seele vom Unbewussten hin zum Bewusstsein maßgeblich (s. Kap. 9). Er stellte sich diese wie den Aufbau einer Pyramide vor: das *allgemeine absolute Unbewusste* (embryonisches Dasein), das *partiell absolute Unbewusste* (nachgeburtliches Dasein bis zur Bewusstseinswerdung) und das *relativ Unbewusste* (sekundäre Unbewusste), «d. h. jener Bereich eines wirklich schon zum Bewußtsein gekommenen Seelenlebens, welcher jedoch für irgendeine Zeit wieder unbewußt geworden ist» (Carus, 1846, S. 66).

Der modern klingende psychologische Leitsatz von Carus lautet: «Der Schlüssel zur Erkenntnis des bewußten Seelenlebens liegt in der Region des Unbewußtseins.» (S. 56 f.) Für ihn war der Traum nur ein Beispiel für das Rückkehren des bewussten Seelenlebens ins Unbewusste, was rhythmisch im Wechsel vom Wachen zum Schlafen geschieht. Bei Carus finden sich alle wesentlichen Elemente der antiken Traumdeutung wieder. Wie Schubert verglich Carus die Traumbildung mit einem Poeten, «der auch die Bilder aufruft und zur größten Deutlichkeit zu bringen sucht, welche den Gefühlen, die ihn innerlichst bewegen, möglichst adäquat sind» (S. 237).

Traum und Somnambulismus

Mehr noch als für den Traum während des natürlichen Schlafs interessierten sich die Romantiker für die psychischen Phänomene während des «magnetischen Schlafs», der auch als «Somnambulismus» bezeichnet wurde.[24] Als typisches Beispiel für die romantische Traumauffassung sei ein 1855 erschienenes populärwissenschaftliches Buch genannt: «Die Mysterien des Schlafes und Magnetismus, oder Physiologie des natürlichen und magnetischen Somnambulismus in Erzählungen und Anekdoten: Prophetische Träume – Ekstasen – Visionen – Hallucinationen u. s. w. ... Magie und Wunder auf ihre natürliche Ursache zurückgeführt». (Debay, 1855) Der zweite Teil dieses Buches unter der Überschrift «Physik des Tischrückens» befasst sich bezeichnenderweise mit der seinerzeit neuesten Sensation der Klopfgeister und tanzenden Tische, die erstmals 1848 in den USA zu verzeichnen waren. Der Traum wird in diesem Buch als Ausdruck der Gehirnerregung verstanden, die durch zweierlei *Agentien* hervorgerufen werden könne: «(1.) durch physische, als Kälte, Wärme, [...] Druck auf einzelne Organe, krankhafte Einflüsse u. s. w.; (2.) durch moralische, als lebhafte Eindrücke, welche das Nervensystem erschüttern und wovon das Gehirn während des Schlafes einen Wiederhall [sic!] behält.» (S. 84) Letztere Einwirkung könne dann auch alle wunderbar oder göttlich erscheinenden Träume als «natürlich» erklären.[25]

Interessanterweise griffen viele Naturforscher und Ärzte unter dem Eindruck des Mesmerismus noch in der Mitte des 19. Jahrhunderts auf die Tradition der antiken Traumdeutung zurück. Sie erblickten im animalischen Magnetismus, den der Wiener Arzt Franz Anton Mesmer um 1775 begründet hatte, eine (quasi) naturwissenschaftliche Theorie, welche scheinbar auch und gerade die weissagenden, divinatorischen Träume zu erklären vermochte. Sie experimentierten mit dem animalischen Magnetismus, um entsprechende Phänomene im somnambulen Zustand hervorzurufen. Als Beispiel sei ein Buch genannt, das 1849 in Weimar unter dem Titel erschien: «Die prophetische Kraft des magnetischen Schlafes oder wunderbare Enthüllung der Zukunft durch Somnambulen physiologisch dargestellt» (Angelhuber, 1849). Regelmäßig finden wir in den einschlägigen Abhandlungen historische Kapitel, welche auch die Traumphänomene und ihre Deutbarkeit in die Perspektive von natürlicher Magie, Magnetismus und Astrologie rücken und die eigene Position explizit in dieser Weise mit der antiken Tradition verknüpfen. Als Musterbeispiel wäre hier das umfangreiche Werk «Geschichte der Magie» von Joseph Ennemoser (1844) zu nennen, in welchem auch die antike Traumdeutung ausführlich dargestellt wird (S. 112–141).

5. Französische Schule

Die Begründung der Psychiatrie als ein wissenschaftliches Fachgebiet ist in besonderer Weise mit der «französischen Schule» verbunden. Aufklärungsphilosophie, pädagogischer Anspruch ärztlicher Therapie, Fortschritte der naturwissenschaftlichen Forschung und politisch-philanthropische Impulse erhielten durch die Französische Revolution eine starke Schubkraft und machten sich gerade auf dem Gebiet der Irrenheilkunde bemerkbar. Hier sind in erster Linie Philippe Pinel und sein kongenialer Schüler Jean Etienne Dominique Esquirol zu nennen, die als Anstaltsdirektoren, akademische Lehrer und medizinische Autoren hervortraten und die gerade entstehende Psychiatrie nachhaltig beeinflussten. Im frühen 19. Jahrhundert war diese französische Schule für die internationale Entwicklung der Psychiatrie richtungweisend. Zahlreiche deutsche Psychiater der ersten Generation besuchten die französischen Kollegen, um sich von ihnen – vor allem bei der Planung neuer Anstalten – anregen zu lassen.

Pinel

Pinel handelte bewusst im Sinne der Aufklärung und des «*traitement moral*». Er berief sich auf John Locke (1632–1704), auf den englischen Philosophen George Berkeley (1685–1753) und auf den französischen Philosophen und Arzt Pierre Cabanis (1757–1808).[26] Philippe Pinel (1745–1826) sollte zuerst Priester werden, studierte aber Mathematik und dann Medizin und schloss beide Studien jeweils mit einer Promotion ab (zu den Jugendjahren s. Lechler, 1959). Nach verschiedenen beruflichen Tätigkeiten begann er 1786 in Paris in dem psychiatrischen Privathospital *Maison Belhomme* zu arbeiten. 1792 übernahm er die Leitung des Hospitals *Bicêtre*, 1794 auch die des Hospitals *Salpêtrière*, also der Anstalten, in denen die so genannte «Befreiung der Irren von den Ketten» stattfand. Pinel erhielt 1798 (oder 1795) einen Lehrstuhl für Hygiene. 1801 erschien sein grundlegendes Werk «*Traité médico-philo-*

sophique sur l'alienation mental». 1822 wurde er zwangsemeritiert, als man die Medizinische Schule von Paris von liberalen Elementen reinigte. Er verlor alle seine Ämter und starb vier Jahre später (1826). Pinels Bedeutung liegt nicht allein in der gerühmten Kettenbefreiung. Für die Entwicklung der Psychiatrie insgesamt ist sein Werk und nicht minder das seines Nachfolgers Esquirol von größter Bedeutung. Pinels Buch von 1801 ist eine Wendemarke in der Entwicklung der Psychiatrie. Pinel stellte sich gegen alle nicht klinisch begründeten, teils spekulativen psychiatrischen Theorien seiner Zeit, auch gegen manche Anschauungen von Paracelsus und von Gall. Er bevorzugte empirisches Arbeiten, auch für die Klassifikation und Statistik. Er beschrieb und benannte einzelne Krankheiten. Pinel erkannte, dass Krankheitssymptome auch sekundär entstehen können, nämlich als Reaktion auf inhumane Verhältnisse im Irrenhaus. Er sah, welche Bedeutung die Lebensgeschichte des Patienten für die Entstehung und Ausprägung der Krankheit haben kann.

Pinel war vermutlich der erste Psychiater des nach der Französischen Revolution sich etablierenden Fachs, der konsequent medizinische und psychopathologische Aspekte zu verbinden verstand: Er vertrat hirnpathologische Auffassungen, und er praktizierte einen humanen und therapeutisch orientierten Umgang mit den Kranken, u. a. förderte er als einer der Ersten die Arbeitstherapie.[27]

Ideengeschichtlich lässt sich Pinel eindeutig der französischen Aufklärung zuordnen. Er fühlte sich als Anwalt der Interessen und der «Moral» des «Dritten Stands». In seinen Leitbegriffen «*régime moral*» und «*traitement moral*» spiegeln sich seine psychiatrischen Auffassungen wider. Hierzu ist neben seinem frühen kurzen Artikel «*Observation sur le régime moral*» (Pinel, 1789) vor allem seine grundlegende Monographie «*Traité médico-philosophique sur l'aliénation mental*» (Pinel, 1801) hervorzuheben.[28]

«Philosophisch» bedeutet für Pinel eine an der Empirie ausgerichtete kritische Forschungsmethode. Für den Arzt kommt es darauf an, die Krankheit des einzelnen Kranken genau zu analysieren, um zur richtigen Therapie zu gelangen. Dies gelte vor allem für die Behandlung der «Geistesverwirrung» (*l'aliénation mental* = geistigen Entfremdung), wie seinerzeit Geisteskrankheiten bezeichnet wurden. Wichtig war für Pinel, dass die Irrenanstalten durch deren «Leitung und innere Polizey» (*la direction et la police intérieure*) nach genauen Regeln geführt wurden.[29]

Pinel hatte mit J.-B. Pussin als «*directeur de police intérieure*» und seiner Frau offenbar ideale Partner, deren geschickten Umgang mit den Kranken er mehrfach unterstrich. Zur «inneren Polizey» gehörten vor allem die Krankenwärter, auf deren Disziplin und menschliche Fürsorge es beim «*régime moral*» besonders ankam. Denn Misshandlungen von Kranken sollten unter allen Umständen vermieden werden. Bei aller notwendigen Strenge und Disziplinierung der Kranken war auf die unantastbaren Menschenrechte zu achten (*les droits sacrés de l'humanité*). Pinel formulierte das Ideal von der «reinsten und aufgeklärtesten Menschenliebe» (*philanthropie la plus pure et la plus éclairée*). Die aufgeklärte Menschenliebe sei gegen Willkür und Despotismus gerichtet und würde sich in einer «Freundlichkeit» (*la douceur*) ausdrücken.

Pinel war durch die schottischen Moralphilosophen (insbesondere Locke) und die französischen «Ideologen» (insbesondere Condorcet) beeinflusst: vom «*common*» oder «*moral sense*» einerseits und vom analytischen «*ésprit de la recherche*» andererseits. Bei den Ursachen der Geisteskrankheiten nahm er ein breites Spektrum an (u. a. gestörtes Gefühlsleben, verkehrte Erziehung, ungeregelte Lebensweise, krankmachende Affekte, «melancholische Konstitution», die Vererbung). Dies führte ihn zu einer entsprechenden Differentialdiagnose und differenzierten Therapie, die sich im «moralischen Regime», aber auch in der Architektur der Anstalt zum Ausdruck brachte. Pinel forderte deshalb programmatisch, entsprechend der psychiatrischen Nosologie spezielle Abteilungen zu schaffen. Er wollte eine Anstalt errichten, die alles übertreffe, «was in dieser Art die aufgeklärtesten Nationen besitzen» (zit. n. Schrenk, 1973, S. 57). Diesen Vorschlag sollte jedoch erst sein Nachfolger Esquirol mit der Anstalt in Charenton verwirklichen (s. u.).

Pinel betonte auch die Bedeutung der Diätetik als der Lehre von der gesunden Lebensführung. Dementsprechend sollte auch die psychiatrische Behandlung diätetische Grundsätze befolgen. Sein «*traitement moral*» verficht auch die «Isolierung» der Kranken, um sie von der krankmachenden Umwelt bzw. Mitwelt zu entfernen. Auch wird die Naturidylle als optimales Ambiente der Anstalt empfohlen, was an manche deutschen Anstaltsgründer, etwa Roller, erinnert. Einen wichtigen Stellenwert nimmt die körperliche Arbeit ein, die im Sinne des diätetischen Prinzips Arbeit und Ruhe (*motus et quies*) eine große «moralische» Heilwirkung entfalte.

Bändigung, Unterwerfung, Unterdrückung der Tobsüchtigen (*réprimer les furieux*) sei im äußersten Fall erlaubt, allerdings dürfe es nicht zu einer brutalen und unmenschlichen, d. h. entwürdigenden Behandlung kommen. Letztlich vertrat Pinel ein striktes Konzept der Erziehung mit dem Ziel der Heilung. «*Traitement moral*» bedeutet hier: Brechung des «Eigensinns», Einsicht in die stärkere Macht der Vernunft, die vom Regime repräsentiert wird. Hierzu zählen die verschiedensten Methoden, insbesondere auch die, welche gezielt Angst und Schrecken einjagen sollten, um Kranke von ihren «fixen Ideen» zu befreien. Pinel führt hierzu Fallbeispiele an, die den Erfolg seiner Behandlungsmethode belegen (vgl. Schrenk, 1973, S. 58 f.).

Die überragende Gestalt Pinels darf jedoch nicht die Tatsache verdecken, dass bereits vor ihm – ganz im Sinne der Aufklärung – Geisteskranke als Patienten ernst genommen und behandelt wurden. So wurden bereits vor 1789 Geisteskranke im Pariser *Hôtel Dieu* in speziellen Krankensälen mehrwöchigen Kuren unterzogen, vor allem humoralpathologisch motivierten Ableitungsmaßnahmen. Viele Geisteskranke seien dort genesen, berichtete ein Augenzeuge (vgl. Jetter, 1981, S. 126). Die unheilbaren Männer kamen dann ins *Bicêtre*, die unheilbaren Frauen in die *Salpêtrière*. In diesen letztgenannten Anstalten, also bei den so genannten Unheilbaren, setzte Pinel an.[30]

Esquirol

Einen ebenbürtigen Kollegen und Nachfolger fand Pinel in Jean Etienne Dominique Esquirol (1772–1840). Die biographischen Parallelen sind eindrucksvoll: Beide, Pinel und Esquirol, wurden in Südfrankreich geboren, stammten aus Arztfamilien, sollten eigentlich Theologen werden, studierten Medizin in Toulouse und Montpellier. Sie wurden Psychiater und arbeiteten schließlich an gleicher Stelle in den Pariser Spitälern. Esquirol kam 1799 nach Paris und suchte hier den Anschluss an Pinel. 1805 promovierte er mit einem Thema, das seine spätere Arbeitsrichtung bereits anzeigt: «Die Leidenschaften als Ursachen und Symptome der Geisteskrankheiten». Diese Arbeit wird als eine theoretische Grundlegung der moralischen Behandlung angesehen. Er erstellte 1818 einen Bericht über die Lage der Psychiatrie in Frankreich (s. u.). 1823 wurde Esquirol Generalinspekteur der Medizinischen Fakultät, 1826 übernahm er die Leitung des Psychiatrischen Hospitals *Charenton* (s. o.). 1830 verlor er alle seine Ämter im Zuge der Juli-Revolution, also ebenfalls aus politischen Gründen – wie Pinel. Er widmete sich nun ganz der wissenschaftlichen Arbeit.

1810 holte Pinel den jüngeren Kollegen als Kodirektor an die *Salpêtrière*. Esquirol begann als einer der Ersten in Frankreich mit der systematischen Ausbildung von Medizinstudenten in Psychiatrie (1817). Er gründete und leitete (neben seiner Haupttätigkeit) eine kleine Privatanstalt in Ivrey, in der er mit nur wenigen Patienten zusammenlebte und die «moralische Behandlung» (*traitement moral*) anwandte. Esquirol fußte auf Pinel, den er fachlich übertraf. Er war ein Meister des klinischen Beobachtens und Beschreibens und zugleich des personengerechten Umganges mit den Patienten. Er sah den sozialen Faktor noch deutlicher als Pinel und arbeitete konsequenter statistisch. So war er als Berater bei Planungen neuer Anstalten im In- und Ausland gefragt. In *Charenton* sorgte Esquirol konsequent für eine saubere und gepflegte Unterbringung, für Gemeinschaftsräume, in denen Gesellschaftsspiele, Musik und Tanz angeboten wurden. Auf Esquirols Vorstellungen zur Anstaltsführung wird an anderer Stelle (Kap. 31) einzugehen sein, auch auf die von ihm empfohlene Isolierung der Kranken. Andererseits bemühte sich Esquirol auch um die Angehörigen, um das soziale Feld des zu entlassenden Patienten vorzubereiten.

Esquirol war ein ausgezeichneter Kliniker, der eine sorgfältige Deskription pflegte. Die Behandlung begründete er so: «Um eine sichere Grundlage zur Therapie bei der Geisteskrankheit zu haben, müsste man alle allgemeinen und individuellen Merkmale der Krankheit kennen, durch sichere Zeichen den Herd, woher all diese Störungen entstehen, unterscheiden; bestimmen, ob das Physische auf das Geistige, oder das Geistige auf das Physische wirkt [...].» (Esquirol, 1838b, Bd. 1, S. 85) Er empfahl eine vielseitige Behandlung, die Physiotherapie und Arbeitstherapie einschloss. «Die Bearbeitung der Erde ersetzt für eine gewisse Klasse von Geisteskranken alle anderen Übungen. Man kennt die gute Wirkung, die ein schottischer Pächter von der Behandlungsweise der Geisteskrankheiten erlangt. Er zwang sie, seine Felder zu bearbeiten. Bourgoen bemerkt in seiner Reise durch Spanien, dass die reichen Geisteskranken aus der Anstalt von Saragossa nicht genesen, weil man sie nicht dazu zwingen kann, das Land zu bearbeiten, während die armen, die es thun, geheilt werden.» (S. 63) Der Garten diente nicht nur dem Spazierengehen, sondern auch der Beschäftigung, desgleichen Werkstätten.

Die ärztliche Einstellung charakterisierte Esquirol folgendermaßen:

«Solche, aufgrund einer inneren Entwicklungsgeschichte zustande gekommenen Krankheiten, in denen die irregeleiteten Selbstverteidigungsvorgänge zum Aufbau einer eigenen Welt im Bewusstsein oder aber, wenn sie nicht genügten, zur völligen Zertrümmerung des Bewusstseins führten, erforderten ein behutsames Begleiten, Eingehen, Mitgehen, Berichtigen, Helfen, die Wirklichkeit wiederzuerkennen und sich daran zu orientieren lernen, auch zur Arbeit anregen: man muß mit den Gestörten zusammenleben, um sich die richtigen Begriffe über die Ursachen, die Symptome, den Verlauf, die Krisen und Ausgänge ihrer Krankheitszustände zu verschaffen, und um die unendliche Sorgfalt und die unzählbaren Einzelheiten zu schätzen, die die Behandlung erfordert [...]. Es ist ohne Zweifel leichter, Systeme und glänzende Hypothesen über die Geisteskrankheiten aufzustellen, als die Geisteskranken zu beobachten und den Ekel zu unterdrücken, den diejenigen oft empfinden, welche durch Beobachtung die Natur dieser großen Gebrechlichkeit des Menschen studiren wollen [...].» (S. 114)

Esquirol wusste wie Pinel eine patientenorientierte und dabei verstehende Psychiatrie mit naturwissenschaftlichen, nämlich neuropathologischen Vorstellungen zu verbinden. Die Ätiologie sah er pluridimensional. «Die Ursachen der Geisteskrankheiten sind ebenso zahlreich als verschieden. Sie sind allgemein oder individuell, physisch oder psychisch, primitiv oder sekundär, prädisponierend oder auslösend.» (1838b/1968, S. 33) Die Ergebnisse der damaligen Neuropathologie betrachtete Esquirol kritisch, zumal er autoptisch bei Geisteskranken erhobene Befunde auch bei gesunden fand.

Auch die heutige Vulnerabilitätstheorie kannte Esquirol in Ansätzen. Er unterschied prädisponierende und excitierende Ursachen. «Ich bin überzeugt, daß die Ursachen in den Fällen nur ungestüm einwirken, wo die Individuen sehr zur Geisteskrankheit prädisponiert sind [...].» (1838b, S. 45) Die vielseitigen und differenzierenden Vorstellungen Esquirols wurden für die Psychiatrie der folgenden Generationen, auch für Griesinger, Kraepelin und Bleuler, wegweisend.

Beziehungen zur deutschen Psychiatrie

Pinels Hauptwerk «*Nosographie philosophique*» von 1798 erschien bereits 1800 in deutscher Übersetzung unter dem Titel «Philosophische Krankheits-Lehre des Bürgers Pinel». Zu Pinels und Esquirols Zeit besuchten deutsche Psychiater die Hospitäler in Paris, Griesinger zum Beispiel zweimal. Manche von ihnen arbeiteten auch eine Zeit lang dort, so etwa Horn, Langermann, Pienitz und Roller. Es gibt keinen Zweifel, dass die seinerzeit führende «klassische» französische Psychiatrie die entscheidenden Anstöße für die Entwicklung und Erneuerung auch der deutschen Anstaltspsychiatrie gab. Heinroth übersetzte das Hauptwerk von Esquirol (1938) ins Deutsche. In der 1844 gegründeten «Allgemeinen Zeitschrift für Psychiatrie» findet man besonders in den ersten Jahrgängen zahlreiche Rezensionen französischer Schriften.

Auch als die Führungsrolle gegen die Jahrhundertmitte auf die deutsche Psychiatrie überzugehen begann, pflegten französische und deutsche Psychiater weiterhin die wissenschaftlichen Beziehungen. So schrieb Griesinger 1865 in seinem Vorwort für die 1865 erschienene französische Übersetzung seines Lehrbuches «Die Pathologie und Therapie der psychischen Krankheiten»: «Geteilt durch Grenzen und politische Interessen hat sich die große europäische Familie durch die Wissenschaften zusammengeschlossen.» Das aber galt bald nicht mehr. Der Deutsch-Französische Krieg von 1870/71 und die Annexion französischer Gebiete beeinträchtigten auch die Beziehungen der Psychiater beider Länder so nachhaltig, dass lange Zeit kaum mehr ein Austausch zustande kam. Die französische Psychiatrie kapselte sich weitgehend auch gegenüber Impulsen aus anderen Ländern ab und pflegte ihre eigene Nosologie und Terminologie. Auch in der neurobiologischen Arbeitsrichtung geriet die französische Psychiatrie – trotz der Ansätze von Antoine Laurent Jessé Bayle (s. Kap. 7) – ins Hintertreffen. Die späteren Arbeiten bedeutender französischer Neurologen und Psychiater wie Babinski und Lasègue wurden in Frankreich nicht entsprechend gewürdigt.

Selbst Kraepelins Forschungsergebnisse, die weltweit anerkannt wurden, stießen in Frankreich auf eine reservierte Reaktion, obwohl er sich doch ausdrücklich auf französische Psychiater gestützt hatte. Erst in den 1930er Jahren gelang Henry Ey mit seiner *evolution psychiatrique* ein Brückenschlag zur internationalen Psychiatrie. Aber der Zweite Weltkrieg vertiefte die Gräben zwischen der deutschen und französischen Psychiatrie abermals, bis um 1950 französische Psychiater wieder auf ihre deutschen Kollegen zugingen.

6. Magna Charta der Psychiatrie: Griesinger

Zwischen den Anfängen der Psychiatrie um 1800 in der französischen Schule (Pinel und Esquirol) und der Begründung der modernen Psychiatrie um 1900 (Kraepelin, Freud, Bleuler) steht in der Mitte des 19. Jahrhunderts Wilhelm Griesinger (1817–1868), der eine Verfassung der Psychiatrie, eine Magna Charta, entwarf, auf die sich die Psychiatrie bis heute berufen kann (vgl. zu Griesingers Leben und Wirken Wahrig-Schmidt, 1991). Er legte den wissenschaftlichen und ärztlichen Standort der Psychiatrie fest, wies den biologischen Arbeitsweisen ihre Richtung, fand wesentliche tiefenpsychologische Erkenntnisse und entwickelte einen Reformplan der psychiatrischen Versorgung. Sein Psychiatrieverständnis trägt unübersehbar pluridimensionale Züge. Griesinger ist einer der meistzitierten Psychiater in der psychiatriehistorischen und auch klinisch-psychiatrischen Literatur; er wird allerdings oft missverstanden oder einseitig wiedergegeben. «Beim ersten wissenschaftlichen Auftreten Griesingers begann die deutsche Medizin ihren Umwandlungsprozeß», schrieb 1872 der Internist C. A. Wunderlich im Vorwort der von ihm herausgegebenen «Gesammelten Abhandlungen» Griesingers.

Biographische Aspekte

Wilhelm Griesinger (geboren am 29. 7. 1817 in Stuttgart) und seine Freunde, der gleichaltrige Wilhelm Roser (1817–1886) und der etwas ältere Carl August Wunderlich (1815–1877), wurden bedeutende Mediziner. Sie waren Nachbarskinder in der Stuttgarter Hospitalstraße, besuchten gemeinsam das Gymnasium, studierten in Tübingen Medizin und wurden Ärzte und Professoren: Wunderlich für innere Medizin, Roser für Chirurgie, Griesinger zunächst für innere Medizin, dann für Psychiatrie. In der Zeit des Umbruchs der Medizin, ungefähr von den 1840er Jahren an, vertraten sie die drei großen medizinischen Fächer und leisteten «Württembergs bedeutendsten Beitrag zur Medizin in neuerer Zeit» (v. Brunn, 1963, S. 338). Der Begabteste unter ihnen war offensichtlich Griesinger, auch in der Einschätzung Wunderlichs.

Als er 1834 in Tübingen das Medizinstudium begann, war er wie seine Freunde enttäuscht und bald verärgert über die veraltete Medizin, über die er in den Vorlesungen hörte. «Da lese ich lieber in Müllers Physiologie, als daß ich mir veraltete Ansichten diktieren lasse», so

Griesinger nach Wunderlich (S. 115).[31] 21-jährig bestand er Staatsexamen und Promotion (über Diphtherie). 1838 trafen sich die drei Freunde erneut in Stuttgart. Ein halbes Jahr lang kamen sie fast täglich zusammen, um über die Erneuerung der Medizin zu diskutieren, und legten so den Grundstein für ihr späteres Arbeiten.[32] Sie beriefen sich insbesondere auf Johannes Müller (1801–1858), welcher der Anatomie die Physiologie zur Seite gestellt hatte. Wunderlich und Griesinger waren scharfe Kritiker (vgl. Roser, 1878, S. 334), hatten fachlich gemeinsame Interessen und waren ausgezeichnete Internisten.[33] Beide beschäftigten sich mit Psychiatrie, Griesinger jedoch mehr als Wunderlich (s. Kap. 12). 1838 unternahm Griesinger eine Studienreise nach Paris,[34] danach war er vorübergehend als praktischer Arzt in Friedrichshafen tätig und ging dann 1840 (auf Rat von Wunderlich) als Assistenzarzt in die schwäbische Anstalt Winnenthal zu Ernst Albert Zeller (1804–1877). Der 36-jährige Chef und der 23-jährige Assistent lernten einander schätzen und befreundeten sich. Griesinger war beeindruckt von der naturwissenschaftlich-medizinisch fundierten Psychiatrie Zellers und auch von seiner Lehre der Einheitspsychose (die Griesinger später modifizierte). Obwohl Griesinger nur knapp zwei Jahre in Winnenthal arbeitete (vom 20. 2. 1840 bis 27. 12. 1841), gewann er hier die klinischen Grundlagen der Psychiatrie, die er 1845 in seinem Lehrbuch vertrat.

1842 war Griesinger noch einmal in Paris, was für seine Wertschätzung der französischen Psychiatrie spricht, dann kurze Zeit als praktischer Arzt in Stuttgart. 1843 wurde er Assistent an der Medizinischen Universitätsklinik in Tübingen, die Wunderlich kommissarisch leitete. Auch in diesem Arbeitsverhältnis verstanden sich beide gut (vgl. Roser, 1878, S. 336), Griesinger habilitierte sich und wurde 1847 außerordentlicher Professor für Allgemeine Pathologie, *Materia medica* und Geschichte der Medizin. Zugleich war er Arzt in der Anstalt für geistig Behinderte «Maria Berg» auf der Schwäbischen Alb. Griesinger arbeitete also wieder internistisch und publizierte bevorzugt im «Archiv für Physiologische Heilkunde», das Wunderlich und Roser 1841 gegründet hatten und dessen Redaktion Griesinger 1847 übernahm.[35]

In diesen Jahren publizierte Griesinger nur zwei psychiatrische Arbeiten, beide allerdings von weittragender Bedeutung: eine ausführliche Rezension (1844) eines Buches von M. Jacobi und die viel zitierte Arbeit über psychische Reflexaktionen (1843). Er arbeitete nun an dem umfassenden psychiatrischen Werk «Die Pathologie und Therapie der psychischen Krankheiten» (1845). Das Vorwort beginnt mit den Worten: «Ich übergebe hier dem ärztlichen Publicum die zusammengefaßten Resultate meiner Beobachtungen und meines Nachdenkens über die Geisteskrankheiten. [...] Wer den gegenwärtigen Stand der Psychiatrie kennt, wird die Schwierigkeiten dieses Geschäfts zu beurteilen vermögen.» Das Buch ist klar gegliedert, glänzend formuliert und inhaltlich so reichhaltig, dass Wunderlich (1869, S. 147) es als «ungeheuerlich [...] epochemachend [...] in einer noch nie dagewesenen Weise» beurteilte.[36] Von der damaligen Fachwelt wurde Griesingers Buch überwiegend zurückhaltend oder kritisch beurteilt, die epochale Bedeutung dieses Buches wurde nicht sogleich verstanden.

Gegen Ende der 1840er Jahre trennten sich die Wege der drei Freunde (ohne dass sie sich aus den Augen verloren): Roller wurde 1847 nach Marburg berufen, Griesinger 1849 nach Kiel und Wunderlich 1850 nach Leipzig.[37]

Den Kieler internistischen Lehrstuhl verließ Griesinger bereits nach einem Jahr, um in Kairo Direktor der dortigen Medizinischen Schule sowie Präsident der Gesundheitsbehörde und Leibarzt des Vizekönigs Aba Pascha zu werden. Hier erarbeitete er auch das Material für sein Buch über Infektionskrankheiten (1857), das lange Zeit Standardwerk war, ins Französische übersetzt wurde (1868) und noch posthum wieder aufgelegt wurde (1877). 1854 kam Griesinger als Ordinarius für Innere Medizin nach Tübingen zurück. Er war aber mit den dortigen Verhältnissen nicht zufrieden, wozu auch eine sehr schwere und langwierige Typhus-Erkrankung beigetragen haben dürfte.

1860 ließ er sich nach Zürich berufen, wo er nicht nur für die innere Medizin zuständig war, sondern auch für das psychiatrische Spital. In Zürich scheint Griesinger sich wohl gefühlt zu haben. «Wie konnte ich diesen Frieden verlassen», sagte er später (zit. n. Wunderlich, 1869, S. 127). Eine Berufung nach Göttingen lehnte er 1864 ab und folgte einem Ruf an die Charité in Berlin, wo er am 1. 4. 1865 sein Amt antrat.[38] Die äußeren Bedingungen waren ungünstig: Es bestand nur eine kleine klinische Abteilung. «[...] es giebt leider keine europäische Großstadt, die im Irrenwesen so zurückgeblieben wäre [...].» (Griesinger, 1868, S. 41) Er forderte daher sowohl eine Universitätsklinik wie auch ein Stadtasyl, aber angesichts der schon längeren und kontroversen Diskussion über die Irrenversorgung in Berlin kamen seine Pläne vorerst nicht zum Zuge. In Berlin waren Griesinger nur noch dreieinhalb Lebensjahre vergönnt. In dieser Zeit organisierte er die stationäre Behandlung in zwei Bereiche für Nervenkranke und für psychisch Kranke.

Nachdem er schon 1848 Reformpläne für den medizinischen Unterricht in Württemberg vorgelegt hatte, widmete sich Griesinger nun in Berlin sehr intensiv der studentischen Ausbildung und forderte auch zu diesem Zweck ein Stadtasyl.

Griesinger initiierte (in Verbindung mit dem «Deutschen Verein für Irrenärzte») die «Berliner Medizinisch-Psychologische Gesellschaft» (erste Sitzung am 29. Januar 1867); sie besteht als «Berliner Gesellschaft für Psychiatrie und Nervenheilkunde» bis heute. Außerdem gründete er zusammen mit Ludwig Meyer und Carl Westphal eine neue Zeitschrift, das «Archiv für Psychiatrie und Nervenkrankheiten», das für 117 Jahre die wissenschaftlich führende Psychiatrie-Zeitschrift in deutscher Sprache werden sollte.

Griesinger starb am 26. Oktober 1868 in Berlin. In einem Nachruf charakterisierte Wunderlich (1869, S. 136 f.) Griesinger als einen offenen Menschen mit «mannigfachen Gegensätzen»: «[...] nüchtern und zugleich phantasiebegabt, kalte verständige Überlegung neben weichem Gefühl, rücksichtslos aber auch mitfühlend.»[39]

In seinen letzten Lebensmonaten und -wochen war die Auseinandersetzung um die psychiatrische Versorgung zwischen Griesinger und den Anstaltspsychiatern in ihre schärfste Phase getreten. Aber auch wissenschaftlich war Griesinger in seiner Berliner Zeit keineswegs unumstritten. Das zeigten selbst die Gedenkreden und Nachrufe.

Wissenschaftliche Vorzeichen einer klinischen Psychiatrie

Griesingers Erfahrungen und Überlegungen sind so reichhaltig und umfassend, dass sie tatsächlich als Magna Charta der Psychiatrie gelten können. Sie sind im Wesentlichen bereits in der ersten Auflage von «Die Pathologie und Therapie der Psychischen Krankheiten» (1845) enthalten, aus der bevorzugt zitiert wird.

- Griesinger begründete den Anspruch der Psychiatrie, ein eigenes Fach der klinischen Medizin zu bilden. «So wird die Psychiatrie wohl noch lange ein eigener Wissenszweig innerhalb der Medizin bleiben [...].» (Griesinger, 1861, S. 10) Die klinische Methode, die Griesinger als Psychiater und in entsprechender Weise C. A. Wunderlich als Internist pflegten (s. Kap. 12), war das neue, gemeinsame Merkmal der klinisch-medizinischen Fächer. Griesinger konnte umso mehr hierzu beitragen, als er Internist und Psychiater war.
- Der Psychiatrie hat Griesinger ihren wissenschaftlichen Standpunkt

zugewiesen. Er hat wesentlich dazu beigetragen, dass spekulatives Denken von empirischer Arbeit abgelöst wurde. Eine Polarisierung somatisch versus psychisch gibt es in seinem Werk nicht mehr. Er wandte sich entschieden gegen jede Voreingenommenheit und Einseitigkeit.

- Griesinger lehrte, dass in der Psychiatrie Wissenschaft und Praxis zu verbinden sind. «Unterdrücken Sie die Seele und Bewegung nicht, die uns ergreift, wenn wir vor diesen Rätseln des Schicksals stehen, glauben Sie nicht, daß die menschliche Teilnahme erlöschen müsse, wo die wissenschaftliche Forschung beginnt. Weitgreifende Humanitätsfragen sind noch zu lösen auf dem Gebiete der Psychiatrie; die großen Gedanken kommen aus dem Herzen; besser, hilfreicher werden Kopf und Hand an diesem Werke arbeiten, wenn Sie sich ein warmes Gefühl für das Unglück bewahrt haben.»[40] (Griesinger, 1868/69c, S. 150 f.)
- In seinen Beiträgen zur Psychopathologie und klinischen Psychiatrie finden sich plastische und überzeugende Darstellungen psychischer Störungen (z. B. Griesinger, 1845, S. 50 ff.).

Medizinisch-naturwissenschaftliche Perspektive

- Der biologischen Arbeitsrichtung der Psychiatrie hat Griesinger zum Durchbruch verholfen und dem somatischen Faktor in Ätiologie und Diagnostik psychischer Krankheiten seinen Stellenwert zugewiesen. Die biologisch-psychiatrischen Thesen Griesingers werden im Allgemeinen als seine größte, wenn nicht einzige Leistung hingestellt. Der dabei häufig zitierte Satz «Geisteskrankheiten sind Gehirnkrankheiten» kommt jedoch in Griesingers Schriften nicht vor. Dieses Zitat ist zwar nicht eine grobe Verfälschung, wohl aber eine ungenaue und tendenziöse Wiedergabe.

Was Griesinger wirklich gesagt hat, soll hier anhand des Wortlautes und auch des Kontextes analysiert werden. Das Thema kündigt sich in Griesingers Rezension eines Buches von M. Jacobi (1844) an. Griesinger wandte sich gegen die Einseitigkeit der Somatiker. Eindeutige und unmissverständliche Äußerungen hierzu finden sich in Griesingers Lehrbuch (1845 und gleichlautend 1861). Im ersten Kapitel «Über den Sitz der psychischen Krankheiten und die Methode ihres Studiums» ist zu lesen: «Welches Organ muß also überall und immer notwendig erkrankt sein, wo Irresein vorhanden ist? [...] Zeigen uns physiologische und pathologische Thatsachen, daß dieses Organ nur das Gehirn sein kann, so haben wir vor allem in den psychischen Krankheiten jedesmal Erkrankungen des Gehirns zu erkennen.» (1845, S. 1) Hiermit grenzte sich Griesinger nicht nur von den «älteren ausschließlich psychologisierenden oder moralisierenden Schulen» (1861, S. 419), sondern auch von überholten somatischen Auffassungen ab, insbesondere von der Humoralpathologie. In diesem Sinne fuhr er fort, dass «nur das Gehirn der Sitz normaler und krankhafter geistiger Tätigkeiten sein kann» (1845, S. 3). Der Akzent liegt also auf *Gehirn*. Bezüglich der Kausalität macht Griesinger Einschränkungen: «Die inneren Hergänge des Vorstellens und Wollens sind so wenig als die des Empfindens aus der Organisation des Gehirns zu begreifen ...» (1845, S. 2) Später hat er diesen Gedanken verdeutlicht: «Frühere Versuche, die Geisteskrankheiten mit Zugrundelegung der ihnen entsprechenden anatomischen Veränderungen ganz in den Gehirnkrankheiten aufgehen zu lassen, zeigten sich durch ihr Mißlingen als verfrüht und unmöglich [...].» (1861, S. 10)

Griesinger hatte den Psychiatrieunterricht im Sinn, als er schrieb: «Da das Irresein eine Krankheit und zwar eine des Gehirns ist, so kann es für dasselbe kein anderes richtiges Studium geben, als das ärztliche.» (1845, S. 8) Griesinger wollte, dass psychisch Kranke wie andere Kranke angesehen und ärztlich behandelt werden; zur Begründung diente ihm das Argument «hirnbedingt». Er schrieb, dass «Geisteskranke hirn- und nervenkranke Individuen sind, an denen uns ganz die selben ärztlichen Aufgaben obliegen, wie bei allen übrigen Nervenkranken» (1868/69a, S. III), und an anderer Stelle: «Jede Anstalt ist nichts anderes als ein Hospital für Gehirnkranke, jede, ganz besonders aber die Heilanstalten, müssen durchaus den Charakter eines Krankenhauses und nicht etwa den eines Besserungsinstitutes, einer Fabrik oder gar eines Gefängnisses darbieten. Hiermit ist zugleich gesagt, daß die Anstalt durchaus unter ärztlicher Leitung stehe.»[41] (1845, S. 388)

Wenn Griesinger die Bedeutung der «Gehirnkrankheiten» herausstellte, dann in einem ätiologischen Gesamtzusammenhang (s. u.). Hierzu meinte Lazarus in seiner Gedenkrede (1868/69, S. 779): «Allein in seinen Händen hatte diese Auffassung keine Gefahr, hatte er doch überall ausgesprochen, dass sie ‹mit dem Verständnis der krankhaften Seelenstörung gepaart› sein müsse.» Zusammenfassend ist festzustellen, dass die Formulierung «Geisteskrankheiten sind Gehirnkrankheiten» die Auffassung Griesingers nicht vollständig wiedergibt. Warum dieser Satz dennoch in der Griesinger-Rezeption immer weiter benutzt wird, wird noch zu erörtern sein.[42]

Psychologische Beiträge

- Griesinger sah sein Hauptanliegen im psychologischen Vorgehen. Seine psychodynamischen, insbesondere ich-psychologischen Ausführungen enthalten ungeahnte neue Erkenntnisse, deren Lektüre bis heute den Leser bereichert (die wichtigsten Lehrbuchstellen hierzu sind: 1845: S. 37–42, 126–130, 363–374; 1861: S. 48–53, 168–173, 495–509). Sie sind in der Rezeption weit weniger gewürdigt worden als die biologischen Aussagen. «Laut genug sprechen freilich die Thatsachen für eine sehr häufige psychische Entstehungsweise dieser Krankheiten [...].» (S. 9) «Die psychischen Ursachen halten wir für die häufigsten und ergiebigsten Quellen des Irreseins [...].» (S. 126)

Für die Praxis betonte Griesinger, es seien nicht allein die aktuelle Situation und das Vorfeld der psychischen Erkrankung zu beachten, sondern die Anamnese insgesamt, zudem die Familienanlage, die körperliche Entwicklung u. W., um «so ein allseitiges Bild der Geschichte einer Individualität zu gewinnen [...]» (1845, S. 97). Mit dieser «Hauptaufgabe» akzentuierte Griesinger eine neue Dimension der Psychiatrie: die Psychodynamik, die auch die Subjektivität des Erlebens einschließt. Auch hierin war Griesinger mit seinem «vorahnenden Verständnis» (Alexander/Selesnick, 1969, S. 202) seiner Zeit weit voraus.[43]

Die Bedeutung der Griesinger'schen Psychodynamik wurde zu seinen Lebzeiten und auch in der folgenden Generation nicht erkannt. S. Freud hat sich zwar in der Traumdeutung (1900) ausdrücklich auf Griesinger berufen. Im Zusammenhang der Wunscherfüllung im Traum und einer psychologischen Theorie der Psychosen bezog sich Freud auf «eine feinsinnige Analyse von Griesinger» (Freud, 1900, Bd. II, S. 98). Freud ist aber nicht weiter auf Griesingers Tiefenpsychologie eingegangen. Die Psychiatrie hat erst von den 1930er Jahren an vereinzelt, von den 1980er Jahren an vernehmlicher diese Dimensionen Griesingers thematisiert.

Pluridimensionaler Ansatz

- Griesinger hat die Pluridimensionalität der Psychiatrie erkannt und eine entsprechende multimodale psychiatrische Behandlung gefordert. Er hat die biologischen und psychologischen Dimensionen des psychisch Krankseins zueinander in Beziehung gesetzt und an vielen

Stellen das ausgesprochen, was psychiatriehistorisch lange Zeit unbeachtet blieb. «Sie [die Psychiatrie] darf sich aber überhaupt nicht bloß mit den auffallenden körperlichen oder geistigen Ereignissen, die dem Irresein näher vorangingen, begnügen, sondern sie muß sich auf den Standpunkt stellen, wo der jetzige krankhafte Zustand als das endliche Ergebnis *aller* früher vorhandenen Lebenszustände erscheint [...]. Ein näheres Eingehen in die Ätiologie des Irreseins zeigt nämlich alsbald, wie es in der außerordentlichen Mehrzahl der Fälle *nicht eine einzige* spezifische Ursache, sondern einen *Complex* mehrerer, zum Theil sehr vieler und verwickelter schädlicher Momente war, unter deren Einfluß die Krankheit endlich zustande kam.» (Griesinger, 1845, S. 96 ff.; Hervorhebungen jeweils von G. selbst) In den folgenden Ausführungen über die ätiopathogenetischen Faktoren geht es um «mannigfaltige psychische Eindrücke und körperliche Störungen» (S. 98), und es folgt ein Kapitel über «Gemischte Ursachen» (S. 130–134). Danach erst schreibt Griesinger über die somatischen Ursachen. «Es ist keine Frage, daß Irresein in vielen Fällen durch rein körperliche Ursachen entstehen kann, daß andererseits unter ihrer Mitwirkung die psychischen Causalmomente weit eher und ganz vorzüglich zur Entstehung der Geisteskrankheiten führen. Eine erbliche oder erworbene Disposition lässt sich dann häufig, doch nicht gerade immer, nachweisen [...].» (S. 134 f.)

Hiermit ist *das* psychiatrische Modell angesprochen, das später mehrdimensionale oder pluridimensionale Psychiatrie genannt wurde.

Von dem ätiopathogenetischen Zusammenspiel der einzelnen Faktoren hatte Griesinger bereits eine überzeugende Vorstellung, der das heutige Vulnerabilitätsmodell entspricht. Er schrieb über die nervöse Constitution als Ursache von Geisteskrankheiten und fuhr fort: «[...] weit gewöhnlicher bildet die nervöse Constitution nur eine Disposition, zu der noch etwas anderes, eine wirkliche Ursache, sei es eine weitere körperliche Erkrankung oder ein psychisches Moment hinzutreten muß, damit die leichte Störbarkeit zur wirklichen Störung, die mäßigeren psychischen Abweichungen zu tieferem Irresein, zu einer wirklichen Geisteskrankheit werden.» (1845, S. 120) Später formulierte er: «Nicht alle diese Individuen sind schon geisteskrank oder hirnkrank; bei vielen bleibt es ihr Leben lang bei den Dispositionen, und es muß noch Anderes hinzutreten, bis die Disposition zur Krankheit wird.»[44] (1866; auch in 1872, Bd. I, S. 114)

Dem pluridimensionalen Ätiologie-Modell Griesingers entsprechen seine *therapeutischen Vorstellungen*: «Zunächst ist auch von der Thatsache des empirisch constatierten Erfolges auszugehen, indem für die *psychische* und *somatische* Heilmethode eine *absolut gleiche Berechtigung* in Anspruch genommen wird [...]. Trotz der Unabweislichkeit dieser praktischen Forderung aber wird es der Wissenschaft durch theoretische Voraussetzungen schwer gemacht, das Resultat der Erfahrung, das Bedürfnis eines unausgesetzten Zusammenwirkens psychischer und somatischer Therapie im Grunde seiner Notwendigkeit zu erkennen.» (1845, S. 342, sowie 1861, S. 471) Griesinger verkennt demnach nicht, wie schwer der pluridimensionale Ansatz in der Behandlung zu realisieren ist und wie leicht theoretische Annahmen und Hypothesen zur Einseitigkeit führen können.[45]

Anthropologische und philosophische Implikationen

- «Der Mensch, auch der sogen. Geisteskranke, ist keine lebendige Maschine, deren Function mit Befriedigung von Essen oder Trinken und kahler mechanischer Arbeit abgethan wäre; er hat Sinne, er hat Interessen, er hat ein Herz.» (1868/69b, S. 26) Sätze dieser Art finden sich in Griesingers Werk an verschiedenen Stellen. Sie zeigen, dass es Griesinger auf die Betonung der Individualität und Subjektivität des einzelnen Kranken mehr ankam als auf deduktiv verallgemeinernde anthropologische Theorien. «Nirgends ist das Bedürfnis strengen *Individualisierens* größer, als in der Irrenbehandlung, nirgends ist ein stetes Bewusstsein darüber nothwendiger, dass nicht eine Krankheit, sondern ein einzelner Kranker, nicht die Tobsucht, sondern ein tobsüchtig Gewordener das Objekt unserer Behandlung sei.» (1845, S. 344)

Wissenschaftstheoretisch hatte sich Griesinger gegen verschiedene andere Positionen abzugrenzen, was er mit eindeutigen Worten tat: «Wirkliche Auskunft über das Geschehen in der Seele vermag weder der Materialismus zu geben, der die Seelenvorgänge aus der körperlichen, noch der Spiritualismus, der den Leib aus der Seele erklären will. Wüßten wir auch Alles, was im Gehirn bei seiner Thätigkeit vorgeht, könnten wir alle chemischen, elektrischen etc. Processe bis in ihr letztes Detail durchschauen – was nützte es? Alle Schwingungen und Vibrationen, alles Electrische und Mechanische ist doch immer noch kein Seelenzustand, kein Vorstellen. Wie es zu diesem werden kann – dies Räthsel wird wohl ungelöst bleiben bis ans Ende der Zeiten.» (1861, S. 6)

Dass man ihn den Materialisten zuordnen würde, hat Griesinger vorausgesehen und sich dagegen verwahrt: «Die Bezeichnung ‹materialistisch›, die nicht ausbleiben wird [...].» (1845, S. V/VI) Schon in seiner ersten psychiatrischen Abhandlung bezeichnete Griesinger es als «irrthümlich» anzunehmen, «das Gehirn sei das Werkzeug, das materielle Substrat der Seele» (1843, auch in 1872, Bd. I, S. 44). Im Lehrbuch wird das ausgeführt: «Nicht genug aber ist bei der Annahme solcher Betrachtungsweise vor dem abstracten und seichten Materialismus zu warnen, der die allgemeinsten Thatsachen des menschlichen Bewusstseins über Bord werfen möchte, weil sie sich nicht im Gehirne mit Händen greifen lassen.»[46] (1845, S. 5)

Die Versuche einer theoretischen Grundlegung der Psychiatrie haben Griesinger den Vorwurf eingetragen (z. B. von Westphal, 1868), er sei zu viel Philosoph. Es ist aber nicht zu übersehen, dass es Griesinger nicht um eine Philosophie der Medizin oder der Psychiatrie an sich ging, sondern um das Bestreben, sich von veralteten oder einseitigen theoretischen Positionen abzugrenzen. Hierzu gehörten in seiner Sicht nicht nur die romantische Medizin und die Naturphilosophie Schellings (der Griesinger skeptisch gegenüberstand), sondern auch der Positivismus, gegen den er sich in den ersten Sätzen seiner ersten Veröffentlichung (1842) folgendermaßen wandte: «Theorien und Thatsachen» (1842) beginnt mit den Sätzen: «Thatsachen! Nur Thatsachen! Ruft ein Positivismus, der keine Ahnung davon hat, daß auf jedem Punkte die Wissenschaft zu einem neuen Schritte der Negation sich bedienen muß, der sich nicht klarmachen will, daß der jedesmaligen Reconstruction der Begriffe ihre Auflösung vorangehen muß. Von Ideen lebt einmal die kleine Welt der Medizin, wie die große der Wissenschaft und des Lebens [...].» (1842; in 1872, Bd. II, S. 3)

Krankenversorgung

- Für die Behandlung und Versorgung psychisch Kranker wies Griesinger neue Wege: heraus aus der Abgeschlossenheit des damaligen Anstaltswesens und hin zu einem differenzierenden Versorgungssystem. Gegen Ende seines Lebens, schon von der Todeskrankheit gezeichnet, schrieb Griesinger: «Mein psychiatrisches Leben zählt mehr als einen Tag, wo ich tief betrübt über das Gesehene mir innerlich gelobte, solchen Zuständen, wie ich sie gesehen, so viel meine schwachen Kräfte vermögen, entgegen zu wirken.» (1868, S. 28) Das war die Motivation zu großen Anstrengungen Griesingers mit dem Ziel, das damalige psychiatrische Versorgungssystem zu reformieren und das Los der Kranken zu erleichtern. Griesinger hat nicht nur die Mängel der damaligen Krankenversorgung deutlich ausgesprochen, sondern auch die Verbesserungsmöglichkeiten aufgezeigt. Seine Reformpläne, die Griesinger in den wenigen Berliner Jahren nicht mehr in die Tat umsetzen konnte, verdienen ihrer zukunftweisenden und bis heute aktuellen Bedeutung wegen der Erwähnung (vgl. 1868 und 1868/69b, 1868/69e, 1868/69 f). Den Anstalten empfahl Griesinger das *non restraint system* von Conolly, das er selbst in Zürich und Berlin praktizierte.[47]

Anstelle der immer noch einseitig propagierten relativ verbundenen Heil- und Pflegeanstalt (s. Kap. 31) empfahl Griesinger die gemischte Heil- und Pflegeanstalt. Dabei war ihm am wichtigsten, wie man sowohl den akut als auch den chronisch Kranken gerecht werden konnte. Die damalige Diskussion über heilbare gegenüber unheilbar Kranken war in eine Sackgasse geraten. Griesinger dachte und plante anders: Behandlungen seien von Langzeitbehandlungen zu unterscheiden (vgl. 1868/69 b; auch in 1872, Bd. II, S. 268 f.). Detailliert diskutierte er die Krankenhausreform und sparte dabei nicht mit Kritik an den «ländlichen Asylen» (S. 296). Er forderte: «Vor allem muß jede große Stadt in ihrer allernächsten Nähe einen solchen Ort zur richtigen Unterbringung und Behandlung acuter Fälle besitzen, und es muß die Aufnahme an diesen Ort in jeder denkbaren Weise erleichtert sein.» (S. 272) Hiermit war die gemeindenahe Behandlung angesprochen.

Als Alternativen zur stationären Behandlung in geschlossenen Anstalten propagierte Griesinger die freieren extramuralen Versorgungsformen wie agricole Colonie und familiale Verpflegung, die er in Gheel bzw. Devonshire kennen gelernt hatte. «Sie [die Familienpflege] gewährt, was die prachtvollste und bestgeleitete Anstalt der Welt niemals gewähren kann, die volle Existenz unter Gesunden, die Rückkehr aus einem künstlichen und monotonen in ein natürliches sociales Medium, die Wohlthat des Familienlebens.» (1868/69b; auch in 1872, Bd. I, S. 301)

Rezeption

Im Rückblick auf das 19. Jahrhundert wirkt Wilhelm Griesinger wie eine einsame Gestalt von genialer Größe, aber mit geringer Resonanz. Die Originalität und Vielseitigkeit seines Arbeitens, die Gründlichkeit und Voraussicht seiner Planungen sowie das fundierte pluridimensionale Psychiatrieverständnis lassen es berechtigt erscheinen, von einer Magna Charta zu sprechen. Aber sein Werk wurde zu seiner Zeit und in der folgenden Generation kaum verstanden, seine Pläne konnte Griesinger bis zu seinem frühen Tod nur ansatzweise realisieren, und in seinen letzten Lebenswochen unterlag er mit seinen Versorgungsplänen dem Widerstand der Anstaltspsychiater. In der Diskrepanz von Erkennen und Verwirklichen liegt die Tragik seines Lebens.[48]

Als 1845 Griesingers Hauptwerk erschien, stieß dieses Psychiatrie-Lehrbuch allgemein auf Unverständnis. In seiner letzten Lebensphase war Griesinger heftigen Angriffen ausgesetzt. Nach seinem Tod leitete sein Nachfolger C. Westphal eine einseitige, methodebezogene neuropathologische Periode der deutschen «Gehirnpsychiatrie» ein (s. S. 85), die – wenn man die Griesinger'sche Perspektive einnimmt – zumindest einseitig, wenn nicht rückschrittlich wirkt. Im letzten Drittel des 19. Jahrhunderts wurde es um Griesingers Psychiatriekonzeption auffallend still. Als um die Jahrhundertwende eine neue Psychiatrie aufkam, die in mancher Hinsicht den Griesinger'schen Vorstellungen entsprach, haben sich die Initiatoren nicht auf diesen berufen. E. Kraepelin hat Griesinger in einer psychiatriegeschichtlichen Schrift (1918a) und in seiner Autobiographie (1983) nur am Rande erwähnt. E. Bleuler, dessen Schizophreniekonzeption den Griesinger'schen Vorstellungen besonders nahe kam, führt ihn nicht einmal im umfangreichen Literaturverzeichnis seiner Monographie (1911) auf. Freuds punktuelle Griesinger-Rezeption wurde schon erwähnt. Selbst R. Gaupp, dessen psychiatrische Vorstellungen denen Griesingers wohl am meisten entsprachen, hat sich in seinen Publikationen kaum mit Griesinger befasst.

Zur Griesinger-Rezeption im 20. Jahrhundert ergab eine Literaturrecherche (Tölle, 2002) Folgendes: Die Autoren psychiatriegeschichtlicher und biographischer Publikationen über Griesinger (insgesamt 71, überwiegend deutschsprachige Veröffentlichungen) benannten zu 71,8 Prozent die biologisch-psychiatrische Dimension in Griesingers Werk, jeder Zweite von ihnen in der einseitig verkürzenden Version von «Geisteskrankheiten sind Gehirnkrankheiten». Die psychodynamische Dimension wurde deutlich seltener (42 Prozent) erkannt und gewürdigt, allerdings nicht so oft im monothematischen Sinn wie die biologische. Letzteres gilt auch für die sozialpsychiatrische Dimension des Griesinger-Werkes, die von nur 27 Prozent der Autoren thematisiert wurde.

Die Vielseitigkeit Griesingers erkannten nur 38 Prozent. Die Pluridimensionalität würdigten nur 25 Prozent, während fast drei Viertel der Verfasser eine unidimensionale Tendenz verfolgten, wenn sie Griesinger zitierten und für sich in Anspruch nahmen. Diese uneinheitliche Rezeption spiegelt die verschiedenen psychiatrischen Richtungen der Psychiatrie des 20. Jahrhunderts wider. Der eklektische Gebrauch von Griesingers Werk verrät das Prinzip des *suum cuique*: Man nimmt gern den Ahnen der Psychiatrie zum Zeugen für die eigene fachliche Ausrichtung, insbesondere wenn sie einseitig orientiert ist. Andererseits: Wenn Griesingers Werk «jedem das Seine» bietet, muss es ein reichhaltiges und grundlegendes Werk, eine Magna Charta der Psychiatrie, sein.

Wirkungsgeschichte: Erst eine Generation später, am Ende des 19. Jahrhunderts, wurde Griesingers Gedanke aufgegriffen, dass Psychiatrie nicht nur neuropathologisch orientiert sein könne. Die pluridimensionale Konzeption, die Griesinger vorgezeichnet hatte, wurde zu Beginn des 20. Jahrhunderts weiterentwickelt (Bleuler, Gaupp, Kretschmer), vernehmlich vertreten allerdings erst im späten 20. Jahrhundert. Nun wurden auch die psychodynamischen Erkenntnisse Griesingers beachtet. Seine Versorgungsplanung fand am spätesten Gehör, nämlich in den 1970er Jahren der Psychiatrie-Enquête, die Griesinger bereits 1868 angeregt hatte.

7. Naturwissenschaftliche Grundlegung

Bereits in der Antike wurden seelische Störungen somatisch erklärt und therapiert. Es sei hier nur an den klassischen Krankheitsbegriff der Melancholie im Kontext der Humoralpathologie (Säfte- und Qualitätenlehre) erinnert (s. S. 403). Diese traditionelle Lehre bestimmte bis weit in die Neuzeit hinein den Diskurs der akademischen und praktischen Medizin. Zugleich erschienen seelische Störungen – aber auch körperliche Krankheiten – in religiöser Perspektive zu allen Zeiten auch als Ausdruck dämonischer Besessenheit. Mit der Entstehung des medizinischen Faches Psychiatrie um 1800 wurden Geisteskrankheiten in erster Linie als Krankheiten von Gehirn und Nerven angesehen, die in jener Zeit zu einem Hauptgegenstand von medizinischer Anthropologie und Naturforschung geworden waren. In diesem Kapitel soll vor allem die Bedeutung von Hirnforschung und Neurologie für die sich entfaltende Psychiatrie im 19. Jahrhundert dargestellt werden. Diese naturwissenschaftliche Grundlegung der Psychiatrie entsprach der naturwissenschaftlichen Grundlegung der Medizin schlechthin.

Die Gall'sche Schädellehre («Organologie») als Ausgangspunkt

Während die Ärzte und Naturforscher bis ins 18. Jahrhundert hinein (zuletzt noch Samuel Thomas Soemmerring 1796) den Sitz des «Seelenorgans» im Inneren des Gehirns vermuteten (in Zirbeldrüse, Balken oder Hirnhöhlen), deutete sich um 1800 eine für die Psychiatriegeschichte bahnbrechende Wende an: Aufgrund verbesserter Methoden der Präparation bei Tieren und beim Menschen gelangte der Wiener Arzt Franz Joseph Gall (1758–1828) zur Ansicht, dass die seelischen Anlagen auf der Oberfläche der Hemisphären säßen. 1805 gab Gall seine Wiener Praxis auf und begab sich zur öffentlichen Demonstration seiner Schädellehre auf eine weithin beachtete «kranioskopische Reise», bevor er sich 1807 in Paris niederließ.[49]

Galls Lehre ging davon aus, dass das Seelische wesentlich vom Körperlichen mit beeinflusst werde. Es sei an gewisse Werkzeuge gebunden. Wie jede Körperfunktion ihr eigenes Organ besitze, so müssten auch die Fähigkeiten («Fakultäten»), seelischen bzw. geistigen Funktionen jeweils über ein unabhängiges Organ im Gehirn verfügen. Diese Organe glaubte Gall im Sinne seiner «Organologie» an bestimmten Stellen der Hirnrinde lokalisieren zu können. Jeder Grundfunktion musste demnach ein definierter Bezirk im Gehirn entsprechen.[50]

Galls plastische und sehr eingängige Lehre faszinierte nicht nur zahlreiche Gelehrte (so äußerte sich auch Goethe bewundernd), sondern begeisterte darüber hinaus ein breites Laienpublikum. Es schien nicht nur für Ärzte und Naturforscher verlockend, aus der Schädelform Eigenschaften und Fähigkeiten eines Menschen ableiten zu können: Das gegenseitige Betasten der Kopfform wurde schon bald zu einem modischen Gesellschaftsspiel. So konnte man beispielsweise das Organ des Geschlechts- oder Fortpflanzungstriebes am Hinterhauptshöcker abtasten und damit die Triebhaftigkeit des Menschen beurteilen, und die Musikalität konnte man an der Stärke des «Organs des Tonsinns» über dem äußeren Augenwinkel diagnostizieren. Im Gefolge der Phrenologie kam es zu einer regelrechten «Schädeljagd»: Nicht nur die Schädel berühmter Persönlichkeiten, insbesondere von Dichtern und Musikern, sondern auch die der eigenen Vorfahren wurden zu begehrten Deu-

tungsobjekten. Gall ließ sogar seinen eigenen Schädel in seine Spezialsammlung integrieren, wo er heute noch zu besichtigen ist.
Die physische Anthropologie in der zweiten Hälfte des 19. Jahrhunderts, ein wichtiges Element der späteren Rassenbiologie und Rassenhygiene (Kap. 11), trat das Gall'sche Erbe an und widmete sich vor allem dem Studium der Schädel.[51]

Obwohl Galls Schädellehre ab der Mitte des 19. Jahrhunderts in der Medizingeschichtsschreibung gegenüber dem Siegeszug der naturwissenschaftlichen Medizin als unhaltbares Konstrukt kritisiert und ihr Urheber als Spintisierer belächelt wurde, war sie aus heutiger Sicht für die naturwissenschaftliche Grundlegung der modernen Psychiatrie wegweisend. Denn erstmals wurde die hirnphysiologische bzw. anthropologische Bedeutung der Hirnrinde grundsätzlich anerkannt. Die phantastisch oder gar bizarr anmutende «Organologie» darf jedoch nicht vergessen machen, dass Gall selbst ein seriös arbeitender und tatsächlich begnadeter Naturforscher und Hirnanatom war, der den Weg für die Lokalisation von Gehirnfunktionen bahnte.

Progressive Paralyse als psychiatrisches Modell

Eine empirische naturwissenschaftlich-medizinische Fundierung der Psychiatrie setzte um 1800 in der französischen Schule ein. Antoine Bayle erhob die ersten Befunde zur Klärung einer Hirnkrankheit, die im späten 18. Jahrhundert aufgetreten war und später progressive Paralyse genannt wurde. Sie konnte erst 90 Jahre später auf eine syphilitische Infektion zurückgeführt werden. Das wurde in einem langen Forschungsprozess entdeckt. Die Syphilis anderer Organe war bereits seit dem Mittelalter bekannt, die cerebrale Manifestation hingegen scheint erst im letzten Drittel des 18. Jahrhunderts aufgetreten zu sein.

Mehrere Beschreibungen dieser neuen Krankheit im ausgehenden 18. Jahrhundert lassen retrospektiv die Progressive Paralyse erkennen. Sie begann teils mit akutem Größenwahn, teils entwickelte sich allmählich eine Demenz. Betroffen waren bevorzugt Patienten aus der Bürgerschicht, Männer mehr als Frauen. Von 1800 an wurde die Krankheit häufiger beschrieben, bis zu 10 Prozent der in Anstalten hospitalisierten Patienten sollen an der Progressiven Paralyse gelitten haben. Sie wurde dann zur «Krankheit des 19. Jahrhunderts», an der zu Ende des 19. Jahrhunderts ein Fünftel oder mehr der Anstaltspatienten litten und starben.

Die Erforschung dieser Krankheit nahm einen langen Zeitraum in Anspruch. Eine erste Entdeckung gelang im Hospital *Charenton* in Paris. Dort arbeitete Antoine L. J. Bayle (1799–1858), der 1822 in seiner Dissertation sechs Fälle von Arachnitis beschrieb, auf die er die psychischen Störungen dieser Patienten zurückführte. Seine Befunde wurden von anderen Autoren bestätigt. Die Ätiologie kannte Bayle aber nicht. Die syphilitische Verursachung der Progressiven Paralyse entdeckten Johann Esmarch und Peter Willers Jessen 1857.[52]

Den Erreger, das *Treponema pallidum*, identifizierte der Zoologe Fritz Schaudinn 1905. Die Serodiagnostik der Progressiven Paralyse fand August Paul von Wassermann 1906. 1913 entdeckte der Japaner Hideyo Noguchi Treponemen im Gehirn von Paralysekranken, bevorzugt in der Hirnrinde. An genaueren morphologischen Untersuchungen waren insbesondere Alois Alzheimer und Franz Nissl beteiligt.

1917 fand Julius Wagner von Jauregg in Wien die erste Behandlung, nämlich die Malariakur (Nobelpreis 1927).[53] Vorausgegangen war eine klinische Beobachtung: Wenn ein Syphiliskranker eine andere Infektionskrankheit bekommt, kann sich die Syphilis bessern. Man suchte nun nach einer steuerbaren Infektionskrankheit zur Behandlung der Patienten mit Progressiver Paralyse. Wagner von Jauregg hatte lange Zeit schon mit anderen Fieber erzeugenden Mitteln (s. S. 482) Erfahrungen gewonnen, bis die Malariaimpfung die vorgestellten Erfolge brachte (vgl. Wagner von Jauregg 1918/19).

Von den 1940er Jahren an wurde die Krankheit erfolgreich mit dem 1928 entdeckten Penicillin behandelt, und durch die Frühbehandlung syphilitischer Infektionen konnte eine Prävention der Progressiven Paralyse erreicht werden, die heute als ausgestorben gilt.

Diese Entdeckungen, beginnend mit den Befunden von Bayle, waren von grundsätzlicher Bedeutung. Erstmalig wurde zweifelsfrei nachgewiesen, dass eine psychische Krankheit auf erkennbare somatische Störungen zurückzuführen ist. Es kam somit die Hoffnung auf, die Hirnforschung könne generell die Psychosen als somatische Erkrankungen erklären. Das bestätigte sich bekanntlich nicht, ein solcher Nachweis konnte für den größten Teil der Psychosen nicht bzw. nicht vollständig geführt werden. Die Progressive Paralyse blieb aber das Modell der körperlich begründbaren Psychosen im Sinne der exogenen Reaktionstypen nach Bonhoeffer (s. S. 335). Die nächsten vergleichbaren Entdeckungen von Zusammenhängen zwischen Hirnbefund und Psychose gelangen um 1900 durch Arnold Pick und Alois Alzheimer.

Morphologische Grundlagenforschung

Anstatt von der pathologischen Anatomie erwartete man mehr Aufschluss von der mikroskopischen Histologie des Gehirns, als deren Begründer der französische Arzt Marie François Xavier Bichat (1771–1802) gilt. Er erkannte, dass es im Gehirn verschiedene Gewebetypen gibt.

Im Rückblick unterscheidet Nissl (1903) drei Perioden der psychiatrischen Hirnforschung. Auf die erste «histologische Periode der mikroskopischen Anatomie» (bis ungefähr 1860) folgte als zweite Periode die der «Faseranatomie» (1870er und 1880er Jahre). Hauptvertreter dieser Forschungsrichtung waren Theodor Meynert und Paul Emil Flechsig (1847–1927), der den *Tractus spinocerebellaris dorsalis* als die bestimmende Verbindung zwischen Kleinhirn und Rinde entdeckte und eine Differenzierung der Hirnrinde in Sinnes- und Assoziationsfelder fand. Eine dritte Periode lässt Nissl mit der Einführung der Golgi-Methode, einer bestimmten Färbung von Hirnpräparaten, und der Aufstellung des Neuronenbegriffs beginnen. Rudolf A. Kölliker (1817–1905) beschrieb 1880, dass Nervenfasern regelmäßig ihren Ursprung in den Nervenzellen haben, was zeitgleich auch August Forel entdeckte.[54] Diese Beziehung zwischen Nervenfasern und Nervenzelle bestätigte Wilhelm His (1863–1934).[55]

Den wichtigsten neuroanatomischen Beitrag leistete der spanische Histologe Santiago Ramón y Cajal (1852–1934), der ab 1892 die Neuronentheorie (Lehre von der Verschaltung der Nervenzellen) entwickelte und 1906 zusammen mit dem italienischen Pathologen Camillo Golgi (1843–1926) den Nobelpreis erhielt.[56]

Die Hirnstrukturen psychisch Kranker zu untersuchen, war im 19. Jahrhundert das wissenschaftliche Hauptanliegen vieler Psychiater. In den Anstalten gab es Laboratorien und Sektionsräume. Man gewinnt aus früheren Berichten den Eindruck, dass die wissenschaftliche Betätigung und die in sie gesetzten Erwartungen für manchen Psychiater ein wichtiger Ausgleich angesichts der schweren und oft vergeblichen Krankenbehandlung unter den damaligen Verhältnissen waren. Bei allem neuropathologischen Interesse waren nicht wenige Anstaltsdirektoren engagierte Kliniker, wie etwa Bernhard von Gudden, auch wenn er kaum eine psychiatrische Publikation aufzuweisen hatte (s. Kap. 34).[57] Noch bis zum späten 19. Jahrhundert war es für einen angehenden Psychiater mit wissenschaftlichen Interessen üblich, zunächst in einem (neuro-)pathologischen oder (neuro-)physiologischen Labor zu arbeiten; beispielhaft sind Sigmund Freud und Eugen Bleuler zu nennen.

Evolutionsbiologie

Der Aufschwung der biologischen Wissenschaften im 19. Jahrhundert blieb nicht ohne Folgen für die Entwicklung der Psychiatrie. Starken Einfluss auf die Psychiatrie nahm die Degenerationslehre von Bénédikt-Augustin Morel (1809–1873) und Jacques Joseph-Valentin Magnan (1835–1916); dies wird in Kapitel 10 beschrieben. Die Selektionstheorie von Charles Darwin (1809–1882) ging in die Degenerationstheorie der Psychiatrie ein. Von Darwin und von dem Philosophen und Soziologen Herbert Spencer (1820–1903) beeinflusst wurde der englische Arzt John Huglings Jackson (1835–1911). Er war Neurologe, erforschte erfolgreich Anfallsleiden und Aphasien und gab auch der psychiatrischen Theorienbildung wesentliche Anstöße. Er vertrat die Auffassung, dass im Falle einer psychischen Erkrankung die zentralnervösen Leistungen in umgekehrter Reihenfolge abgebaut würden, wie sie sich im Zuge der Evolution entwickelt hätten. Hieraus sei zu folgern, dass psychische Krankheiten nicht nur von der Art ihrer Schädigung abhängig seien, sondern auch von einem allgemeinen biologischen Prinzip: Der Abbau gehe von den höheren und komplexen Zentren zu den einfacher organisierten tieferen Zentren hin. Dieses Modell, mit dem sich auch Kraepelin (1920a), Kretschmer (1920) und Freud (s. Schott, 1981b) auseinander setzten, ist auch später immer wieder aufgegriffen und beispielsweise der Genese schizophrener Symptome zugrunde gelegt worden (Conrad, 1959). Auch die organodynamische Konzeption des französischen Psychiaters H. Ey (1952) bezieht sich auf Jackson.

Beiträge der Neurologie

Für die Entwicklung des medizinischen Faches Neurologie (s. Kap. 8) leistete Thomas Willis (1621–1675) wesentliche Vorarbeiten; unter anderem prägte er den Begriff Neurologie und fasste hierunter Neuroanatomie, Neurophysiologie und Neuropathologie zusammen. Willis war ein Pionier der neuroanatomischen Forschung («*Cerebri anatome*», 1664). So lokalisierte er den Ursprung der willkürlichen Handlungen in die Hirnrinde, den der unwillkürlichen in das Kleinhirn, und er beschrieb als Erster die Funktion des nach ihm benannten *Circulus arteriosus* an der Hirnbasis.[58]

Im 19. Jahrhundert waren es überwiegend französische Neurologen, deren Forschungsergebnisse auch die Psychiatrie angingen. Ein Beispiel ist Ernest Charles Lasègue (1816–1833) aus der Schule von Jean Pierre Falret in Paris. Er erforschte unter anderem Alkoholismus und Hysterie und erkannte bereits 1873, dass die Anorexie (Magersucht) entgegen allen internistischen Erwartungen eine psychische Störung ist. Im späten 19. Jahrhundert lehrten der Neurologe Jean Martin Charcot (1825–1893) und der Internist Hippolyte Bernheim (1840–1919), dass manche scheinbar neurologischen Störungen nicht somatogen, sondern psychoreaktiv zu erklären sind, nämlich die so genannten hysterischen Symptome (s. Kap. 41). Diese Formen psychischer Störungen waren bisher von der Psychiatrie kaum beachtet worden. Ein anderer Pariser Neurologe, Josef Babinski (1857–1932), nutzte das von ihm beschriebene und nach ihm benannte Zehenzeichen zur Unterscheidung organischer und hysterischer Störungen.

Neben den französischen ist an zwei russische Ärzte zu erinnern. Ivan Petrowitsch Pawlow (1849–1936), ab 1890 Professor der Physiologie in St. Petersburg, kam auf tierexperimentellem Weg zu der Lehre vom bedingten Reflex, die international anerkannt und 1904 mit dem Nobelpreis ausgezeichnet wurde. Pawlow versuchte, dieses Modell auch auf psychische Störungen anzuwenden, nämlich im Sinne fehlerhafter Verbindungen der Signalsysteme; seine psychopathologischen Experimente führten jedoch nicht weit. Elemente der Pawlow'schen Lehre sind später in die Lernpsychologie und Verhaltenstherapie in Form des klassischen Konditionierens eingegangen.

Pawlows Gegenspieler in St. Petersburg war der russische Neurologe und Psychiater Wladimir Michailowitsch von Bechterew (1857–1927), Professor an der Militärakademie ab 1893 und ab 1913 Leiter des Psychoneurologischen Institutes.[59] Mit seiner Reflexologie, die ebenfalls den Versuch einer objektivierenden Psychologie darstellt, geriet er in ausgesprochenen Gegensatz zu Pawlow. Während Pawlow von «bedingten Reflexen» ausging, die im Laufe des individuellen Erlebens erworben werden, vertrat Bechterew eine mechanistische Reflexlehre. Beide wurden Konkurrenten, und es entstanden zwei wissenschaftliche Lager. Nach dem Zweiten Weltkrieg wurde auf politischer Ebene eine Entscheidung herbeigeführt: Die sowjetische Führung erklärte die Pawlow'sche Theorie zur offiziellen Lehre. Das Pawlow-Modell wurde auch für die Psychiater der Sowjetunion und der DDR verpflichtend.

«Hirnpsychiatrie»

Die Erkenntnis, dass es bei psychischen Krankheiten – soweit ihre Entstehung somatisch erklärbar ist – in erster Linie auf das Gehirn ankomme, war noch um die Mitte des 19. Jahrhunderts nicht allgemein akzeptiert. Zwar hatte Wilhelm Griesinger, allerdings im Rahmen eines breiteren ätiologischen Gefüges einschließlich psychoreaktiver Faktoren, die Funktion des Gehirns betont und den somatischen Entstehungsbedingungen einen festen Platz in der psychiatrischen Lehre zugewiesen. Aber hiermit war Griesinger seiner Zeit weit voraus. Nach seinem frühen Tod (1868) fand seine psychiatrische Lehre längere Zeit wenig Beachtung, es begann vielmehr – in einem anderen Psychiatrieverständnis – eine Epoche der «Hirnpsychiatrie», die in den letzten Jahrzehnten des 19. Jahrhunderts dominierte. In diese Zeit ist das Aufkommen der Polarisierung somatisch versus psychisch zu datieren, nicht etwa in die Zeit der Diskussion der Psychiker und Somatiker zu Beginn des 19. Jahrhunderts. Die Hauptvertreter dieser neuropathologischen Ausrichtung der Psychiatrie waren Carl Westphal, Theodor Meynert und Carl Wernicke.

Westphal war naturwissenschaftlicher Positivist, widmete sich mehr der Neurologie als der Psychiatrie und sah die Zukunft der psychiatrischen Forschung ganz in der Neuropathologie, wie auch die Bände des von ihm mit herausgegebenen «Archivs für Psychiatrie und Nervenkrankheiten» zeigen.[60]

Ein anderer Repräsentant der Hirnpsychiatrie war Theodor Meynert (1833–1892) in Wien.[61] Er war mehr Pathologe als Kliniker.[62] Er konzentrierte sich ganz auf das Großhirn, wie auch Titel seiner Werke zeigen: «Der Bau der Großhirnrinde» (1868) und «Psychiatrie. Klinik der Erkrankungen des Vorderhirns» (1884).[63] Für Meynert war das Psychische nicht mehr als ein Epiphänomen somatischer Vorgänge. Seinem Anspruch, Psychiatrie sei aufgrund seiner Forschung nicht mehr nur beschreibend, sondern auch erklärend, konnten seine Ergebnisse nicht entsprechen. Seine Fachgenossen erkannten, was bei Meynert fehlte: Anatomie sei noch keine Psychiatrie (vgl. Anton, 1924).[64]

Über den ärztlich-klinischen Stil Meynerts äußerte sich einer seiner Assistenzärzte, der spätere Dichter Arthur Schnitzler (1918), so: «Er war ein großer Gelehrter, ein vorzüglicher Diagnostiker, als Arzt im engeren Sinne, im persönlichen Verkehr mit den Kranken [...] rang er mir keine Bewunderung ab. So überlegen er immer dem Krankheitsfall gegenüberstehen mochte – vor dem kranken Menschen erschien mir seine Haltung manchmal kühl, unsicher, wenn nicht gar ängstlich [...].» (S. 260) Assistenzarzt in der Meynert'schen Klinik war auch Sigmund Freud.

Schüler sowohl von Westphal als auch von Meynert war Carl Wernicke (1848–1905).[65] In Fortführung der Arbeiten des französischen Neurologen Pierre Paul Broca (1824–1880), der 1868 die *aphémie* (motorische Aphasie) beschrieben hatte, fand Wernicke 1874 die später nach ihm benannte sensorische Aphasie und ihre Lokalisation in der linken oberen Temporalwindung. Diese Entdeckung des erst 26-jährigen Wernicke und die entsprechende Forschungshypothese blieben für seine weitere wissenschaftliche Arbeit bestimmend: Veranlasst durch die seinerzeit vorherrschende Assoziationspsychologie, suchte er nach den Hirnrindenlokalisationen auch für psychische Störungen. Seine Annahmen ließen sich in dieser Form nicht bestätigen.[66]

Wernicke war der bekannteste Vertreter einer positivistisch-naturwissenschaftlich ausgerichteten Psychiatrie in den 1880er und 1890er Jahren. (Die Lokalisationslehre vertraten neben Meynert und Wernicke auch v. Gudden und Flechsig.) Wie groß der Einfluss war, der von seinen Lehren ausging, ist heute schwer vorstellbar. Ein Beispiel ist Richard von Krafft-Ebing, der sein «Lehrbuch der Psychiatrie» (1897) mit dem Satz beginnen lässt: «Die klinische Psychiatrie ist eine Erfahrungswissenschaft und Teilgebiet der Gehirn- und Nervenpathologie.» Seltener waren kritische Stimmen, wie z. B. Wille (1878a, S. 397): «Ich glaube demnach noch nicht, daß die Psychiatrie als Wissenschaft dadurch viel gewonnen hat, wenn wir die Bezeichnung psychische Störungen, Psychosen einfach mit der ‹der Krankheiten des Vorderhirns› vertauschen [...].» Wernickes Gegenspieler wurde von den 1890er Jahren an Emil Kraepelin, dessen breiter angelegte klinische Psychiatrie sich durchsetzte. Nach Wernicke wurde die «Gehirnpsychiatrie» kaum mehr fortgesetzt, abgesehen vielleicht von Karl Kleist (1879–1960), dem letzten Schüler Wernickes. Er schrieb die Lokalisationslehre fort bis zur Erstellung detaillierter «Hirnkarten».[67]

Klinische Psychiatrie und Hirnforschung

Die Lehre von Westphal, Meynert und Wernicke blieb nicht unwidersprochen. Die Kritik bezog sich einerseits auf die Vorgehensweise, insbesondere auf die Beschränkung auf die Hirnrinde und das Lokalisationsprinzip, andererseits auf die mangelhafte klinische Ausrichtung. Als Neuropathologe hat Franz Nissl dargelegt, wie wenig die Neuroanatomie an Wissensgewinn für die Psychiatrie erbracht habe. Es sei töricht zu verschweigen, «daß die Unsumme von Arbeitskraft, Zeit und Intelligenz, welche das Studium der Hirnanatomie seit Ausgang der 60er Jahre verschlungen hat, für die klinische Psychiatrie so gut wie verloren war». Nissl fährt fort: «[...] denn die damals allgemein anerkannte Meynertsche Lehre, daß die verschiedenen Funktionen der Zentralorgane einzig und allein auf die verschiedene Verknüpfungsweise lauter gleichgebauter und gleichfunktionierender Nervenzellen beruhen, war der denkbar größte Hemmschuh für die Entwicklung einer pathologischen Anatomie der Hirnrinde [...].» (Nissl, 1908, S. 520) Die neue Richtung, die Franz Nissl beschrieb, wurde insbesondere auch von Alois Alzheimer und Korbinian Brodmann vertreten, die alle drei – gewiss nicht zufällig – dem Arbeitskreis von Emil Kraepelin angehörten (s. Kap. 12).

Franz Nissl (1860–1919) war anerkannter Hirnforscher *und* klinischer Psychiater.[68] Er fand, dass nicht nur die Hirnrinde, sondern auch andere Hirnareale, nicht nur die Nervenzellen, sondern auch andere Strukturen des Gehirns (Glia, mesodermales Gewebe) pathologischanatomisch relevant seien. Nissl erkannte, dass weder eine bestimmte Lokalisation noch eine bestimmte Nervenzellveränderung spezifisch sei für eine einzelne seelische Störung. Anatomische Befunde seien nur «Äquivalente».

Alois Alzheimer (1864–1915) bearbeitete verschiedene neuropathologische und klinische Themen wie progressive Paralyse, Fetischismus und manisch-depressive Psychosen, bis er die Krankheit entdeckte, die auf Vorschlag Kraepelins nach ihm benannt wurde: die Alzheimer-Demenz.[69] Beim Psychiaterkongress 1906 in Tübingen referierte er hierüber, die schriftliche Publikation erfolgte 1907. Es handelte sich um eine Rindenatrophie mit eigenartigen Neurofibrillenveränderungen (*tangles*). Alzheimer beschrieb nicht nur diesen neuropathologischen Befund, sondern auch das klinische Krankheitsbild der betroffenen Patientin. Diese Vorgehensweise ist charakteristisch für einen neuen Forschungsansatz, der sich im ersten Jahrzehnt des 20. Jahrhunderts durchsetzte. Unbeschadet seiner neuropathologischen Leistungen sah Alzheimer in der Leitung einer psychiatrischen Klinik die größte Bestätigung seiner Arbeit.

Einige Jahre früher schon hatte Arnold Pick (1851–1924) in Prag eine andere Form der präsenilen Demenz gefunden.[70] Bei Arbeiten zum Aphasieproblem stieß er auf die später nach ihm benannte frontotemporale Systematrophie (Pick, 1892).

Korbinian Brodmann (1868–1918) arbeitete zunächst als Psychiater, dann in der Hirnforschung.[71] Er war erfolgreicher Neuroanatom und Begründer der vergleichenden zytoarchitektonischen Rindenfelderung. Klinisch arbeitete er über Hypnose und Merkfähigkeitsstörungen.

Diese Beispiele mögen genügen, um zu zeigen, wie im frühen 20. Jahrhundert die neuropathologische und die klinische Arbeitsweise miteinander verbunden wurden. Die krankheitsorientierte Neuropathologie wurde in die klinische Psychiatrie einbezogen. Noch einmal sei Nissl zitiert: «Damit fand die Periode der hirnanatomischen Forschungsrichtung ihren Abschluß. Anstelle der hirnanatomischen Forschung trat die pathologische Anatomie der Hirnrinde als Hülfswissenschaft der klinischen Psychiatrie [...]. Der große Fortschritt besteht vielmehr in der bewußten Erkenntnis, daß nur die klinische Forschungsmethode unter Kontrolle der pathologischen Anatomie zum Ziel führen kann [...].» (Nissl, 1908, S. 523) Über die Zusammenarbeit mit Nissl schrieb Kraepelin 1919: «Wir haben jede Woche eine Sitzung, in der Vorträge gehalten und Kranke vorgestellt werden.» (Zit. n. Steinberg, Hrsg., 2002, S. 117) So gelang es, einzelne Krankheiten klinisch zu beschreiben und neuropathologisch zu definieren. Das Ziel dieser Forschung war von Kraepelin vorgezeichnet worden: natürliche klinische Krankheitseinheiten zu finden. Hierzu schrieb A. Alzheimer aus neuropathologischer Sicht: «Wir kommen zu einer natürlichen Zusammenfassung der verschiedenen Krankheitsverläufe, wenn wir nicht die Lokalisation, sondern die Verschiedenartigkeit der krankhaften Gewebsprozesse zur Grundlage der Abgrenzung der einzelnen Krankheiten nehmen.» (Alzheimer, 1905, zit. n. Scholz, 1961, S. 74) Die Alzheimer-Demenz ist hierfür ein Muster.[72]

8. Neurologie und Psychiatrie

Psychiatrie und Neurologie weisen Gemeinsamkeiten und Unterschiedlichkeiten auf. Gemeinsam ist ihnen das zentrale Nervensystem als organisches Substrat zahlreicher Krankheiten. Von ihnen behandelt die Psychiatrie diejenigen mit vorwiegend psychischen Störungen, während diejenigen mit körperlichen Störungen, die teilweise auch dem peripheren Nervensystem zuzuordnen sind, zum Bereich der Neurologie gehören. Letztere umfasst somit auch bestimmte Muskelkrankheiten. Diese Abgrenzung zeigt, dass die Überschneidungsgebiete groß sein müssen. Die beiden Fächer unterscheiden sich freilich in ihren methodischen Ausrichtungen. Während die Neurologie organbezogen und überwiegend mit technischen Methoden arbeitet, betreffen diese Merkmale nur einen Teil des Aufgabenbereichs der Psychiatrie, deren Tätigkeit sich auch auf andere Krankheitskreise und Vorgehensweisen erstreckt. Neurologie und Psychiatrie stehen daher in einem komplementären Verhältnis zueinander, das – wie der historische Rückblick zeigt – nicht spannungsfrei ist.

Neurologie

Die Neurologie entstand wie alle medizinischen Fachgebiete aus der inneren Medizin. Lange Zeit wurde das Fach «Neuropathologie» genannt, worunter auch die klinische Neurologie subsumiert wurde, während heute Neuropathologie morphologische Hirnforschung bedeutet. In Deutschland und einigen anderen Ländern jedoch entwickelte sich die Neurologie in engem Zusammenhang mit der Psychiatrie. Diese Verbindung war nicht immer unkompliziert. Eigene neurologische Lehrstühle und Universitätskliniken wurden relativ spät eingerichtet, abgesehen von einigen frühen Gründungen in Wien (Moritz Benedikt 1874), Zürich (Constantin von Monakow 1894) und Hamburg (Max Nonne 1896).

Als Begründer der deutschen Neurologie gelten Moritz Romberg (1795–1873), der auch die Fachbezeichnung «Neurologie» prägte, die ab ca. 1840 üblich wurde, und der ebenfalls in Berlin tätige Hermann Oppenheim (1858–1919), der 1891 die «Deutsche Zeitschrift für Nervenheilkunde» herausgab und 1907 die «Gesellschaft Deutscher Nervenärzte» gründete. Diese Daten zeigen, dass Neurologie als akademisches

Fach jünger ist als die Psychiatrie. Im ersten Drittel des 20. Jahrhunderts kamen einige neurologische Lehrstühle hinzu: 1917 in München (Eugen von Malaisé), 1918 in Basel (Robert Bing), 1921 in Breslau (Otfried Foerster).

Um 1900 entstanden die Bezeichnungen «Nervenarzt» und «Nervenheilkunde», die zunächst die Neurologie betrafen, später aber in einem anderen Sinne verstanden wurden: als Zusammenfassung der Fächer Neurologie und Psychiatrie, mit dem Anspruch verbunden, beide zugleich vertreten zu können. Einige Jahrzehnte lang firmierten in Deutschland und anderen Ländern die Universitätskliniken als «Psychiatrische und Nervenkliniken» oder kurz «Nervenkliniken», was den Prozess der Verselbständigung und auch der Verständigung der Fächer untereinander hemmte; die niedergelassenen Ärzte galten als «Nervenärzte» schlechthin.[73]

Nach dem Zweiten Weltkrieg kam die Aufteilung der kombinierten Lehrstühle in eigene Professuren für Psychiatrie und für Neurologie an den deutschen Universitäten nur langsam voran. Nach Freiburg (1951), Tübingen (1957), Berlin (1958), Gießen und Göttingen (1963) und entsprechend in der DDR Rostock (1958) und Leipzig (1968) vollzog allmählich der Rest der deutschen Universitäten die fachliche Differenzierung. So wurde zum Beispiel in Bonn erst 1975 die Trennung der beiden Fächer beschlossen und 1981 schließlich ein Ordinarius für Neurologie berufen.

International gesehen war die Entwicklung der Neurologie in Beziehung zur Psychiatrie sehr unterschiedlich. In *Frankreich* begann die Neurologie mit Guillaume Armand Duchenne de Boulogne (1806–1875) in Paris ab 1850; dort war später Pierre Paul Broca (1824–1880) tätig. Ein Lehrstuhl wurde in Paris 1882 eingerichtet und von Jean Martin Charcot eingenommen. In *England* gilt James Parkinson (1755–1824) als erster Neurologe. 1860 entstand durch eine Stiftung eine neurologische Klinik für Nervenkranke und Epileptiker in London. Dort war John Hughlings Jackson (1835–1911) tätig, der als der eigentliche Begründer der englischen Neurologie gilt (im Einzelnen s. Rose, Hrsg., 1999). In den USA wurden erste neurologische Arbeiten durch den praktischen Arzt George S. Huntington (1851–1916) und durch Silas Mitchell (1829–1914) bekannt. Ein *Department of Neurology* entstand 1871 an der *University of Pennsylvania* in Philadelphia.

Unter dem Einfluss von Wilhelm Griesinger (Berlin) und Theodor Meynert (Wien) waren die kombinierten neurologisch-psychiatrischen Kliniken in Deutschland und Österreich wie auch in Belgien und Russland üblich geworden. Demgegenüber waren in der Schweiz, in den Niederlanden, in Frankreich, Schweden und England die Fächer von vornherein getrennt. Damit allerdings rückte die Psychiatrie mehr von der allgemeinen Medizin weg. Dieser Nachteil wurde erkannt und in die Waagschale geworfen, so kamen etwa in der Schweiz auch Tendenzen zur Zusammenfassung der Fächer auf.

Zwei Fächer?

Die Entwicklung der Fächer in Deutschland soll anhand dreier Beispiele erläutert werden. In *Berlin* setzte sich ab 1865 Wilhelm Griesinger (s. Kap. 6) für die Vertretung beider Fächer durch *einen* Professor ein. Er sah das Verbindende der Disziplinen in der Hirnforschung – ein Standpunkt, der auch heute noch begründet erscheint, wenn man bedenkt, dass für beide Fächer, Psychiatrie wie Neurologie, das Gehirn ein zentraler Forschungsgegenstand ist. Dementsprechend gründete Griesinger das «Archiv für Psychiatrie und Nervenheilkunde» (1887) und die Berliner «Medizinische und Psychologische Gesellschaft» (1887), die später «Berliner Gesellschaft für Psychiatrie und Nervenheilkunde» genannt wurde. Der Anspruch, beide Fächer zu vertreten, wurde von Griesingers Nachfolgern Carl Westphal (im Amt 1869–1889) und Friedrich Jolly (1890–1904) betont, sie waren allerdings bevorzugt als Neurologen tätig. Die folgenden Fachvertreter Theodor Ziehen (im Amt 1904–1912) sowie Karl Bonhoeffer (1912–1938) waren hingegen betont Psychiater, ohne aber die Verbindung mit der Neurologie aufzugeben. Erst 1910 entstand in Berlin eine eigene neurologische Abteilung (im Krankenhaus Berlin-Buch) und erst 1958 ein eigener Lehrstuhl für Neurologie (im Einzelnen Holdorff/Winau, 2001).

Ein anderes Beispiel ist *München*. Emil Kraepelin bestand bei seiner Berufung 1903 darauf, *nur* die Psychiatrie (in der ganzen Breite, wie er sie praktizierte) zu vertreten. Als 1922 seine Nachfolge geregelt wurde, sagte Karl Bonhoeffer ab, auch weil ihm die Neurologie fehlte. Sodann wurden Oswald Bumke Psychiatrie *und* Neurologie zugestanden. Erst 1970 wurden die Lehrstühle endgültig getrennt.

In *Heidelberg* hatte sich Kraepelin auf die Psychiatrie beschränkt, aus Überzeugung und auch, weil es in Heidelberg bereits eine neurologische Tradition gab (Nikolaus Friedreich und Wilhelm Erb). Später aber, in den 1920er Jahren, kam es zu heftigen Auseinandersetzungen um die Abgrenzung der Fächer Psychiatrie, Neurologie und Psychosomatische Medizin, wobei der Psychiater Carl Wilmanns für sich eine «Psychiatrische und Neurologische Klinik» durchsetzte. Solche Auseinandersetzungen gab es in vielen deutschen medizinischen Fakultäten; positionsbewusste Ordinarien der Psychiatrie waren auf ihre Zuständigkeit auch für Neurologie bedacht, ohne diese fachlich kompetent vertreten zu können. Eine ausführliche Darstellung der Auseinandersetzungen aus neurologischer Sicht gibt Pantel (1993). Die Neurologen hatten für ihre Selbständigkeit an einer zweiten Front zu kämpfen: Manche Internisten beanspruchten die Neurologie für ihre «Medizinische und Nervenklinik».

Nervenheilkunde

Im historischen Rückblick hatte die Zusammenfassung von Psychiatrie und Neurologie Vorzüge und Nachteile. Vorteilhaft war die Zusammenarbeit dieser fachlich verwandten Fächer. Nachteilig war vor allem, dass beide Fächer bald so groß wurden, dass ein Facharzt doch jeweils nur eines von beiden voll vertreten konnte und das andere vernachlässigen musste. Zunehmend wuchs die Erfahrung, dass die wissenschaftlichen Methoden von Psychiatrie und Neurologie allzu unterschiedlich seien und dass man bei der Krankenversorgung schwerlich in einem Haus psychisch Kranken und neurologisch Kranken mit ihren unterschiedlichen Bedürfnissen gerecht werden konnte. «Psychiatrie, Neurologie und Psychotherapie sind in vielen Kliniken unter einem Dach vereinigt. Es ist aber fraglich, ob dieses Dach auf einem einheitlichen Fundament ruht.» (Straus, 1963, S. 927)

Benachteiligt war mehr die Neurologie als die Psychiatrie; denn entsprechend ihrer längeren Tradition und Größe hatte Letztere in den kombinierten Nervenkliniken in der Regel das Übergewicht; die meisten Professoren der Nervenheilkunde waren hauptsächlich Psychiater. Die Verselbständigung gelang der deutschen Neurologie erst von den 1960er Jahren an, wobei sie nun die gesamte Hirnforschung an sich zog. Erst gegen Ende des 20. Jahrhunderts entstand wieder ein größeres Maß an Zusammenarbeit der nun eigenständigen und gleichberechtigten Fächer, insbesondere in den Gebieten der Neurochemie und der bildgebenden radiologischen Verfahren.

Diese problemreiche Entwicklung spiegelt sich in den deutschen Weiterbildungsbestimmungen wider. Die erste Facharztbezeichnung lautete ab 1934 «Arzt für Nerven- und Gemütskranke». Ab 1970 gab es neben dem traditionellen «Facharzt für Nervenheilkunde» neue Facharztgebiete für Neurologie, für Psychiatrie und für Kinder- und Jugendpsychiatrie. 1977 schien die Differenzierung so weit fortgeschritten, dass auf den «Nervenarzt» verzichtet wurde, der allerdings aber doch (ohne fachliche Gründe) 1992 wieder eingeführt wurde. In die Weiterbildungsordnung von 1992 wurde ein «Arzt für Psychiatrie und Psychotherapie» eingefügt.

9. Psychodynamische Orientierung

In diesem Kapitel wollen wir das Augenmerk nur auf die unmittelbare Vorgeschichte der psychodynamischen (tiefenpsychologischen) Orientierung der Psychiatrie richten. Diese beginnt nicht erst mit Sigmund Freuds Psychoanalyse, sie ist in Ansätzen bereits ab 1800 wahrzunehmen, erkennbar an der zunehmenden Berücksichtigung unbewussten Seelenlebens. Die «Entdeckung des Unbewußten» nennt Ellenberger (1973) sein umfangreiches Werk über «Die Geschichte und Entwicklung der dynamischen Psychiatrie» (so der Untertitel). Bevor im folgenden Kapitel die psychoanalytischen Entdeckungen und die Lehre Freuds dargestellt werden, soll hier von der Vorgeschichte die Rede sein. Dabei ist auch auf zwei fast vergessene Zeitgenossen und Antipoden Freuds einzugehen, auf Paul-Charles Dubois und Pierre Janet.

«Dynamisch» und «unbewusst»: zur begrifflichen Problematik

Es gibt wenige Begriffe, die so vieldeutig sind wie «dynamisch» (von griech. *dynamis* = Kraft, Vermögen). Dieses Adjektiv taucht in der zweiten Hälfte des 18. Jahrhunderts im Deutschen auf und bedeutet so viel wie «schwungvoll, voll innerer Triebkraft» und betrifft die «Dynamik» als Lehre von der Bewegung der Körper durch Krafteinwirkung (Pfeifer, Hrsg., 1993, S. 257). Der auf seelische Vorgänge angewandte Begriff «psychodynamisch» wird nicht einheitlich verstanden; es gibt keine überzeugende Definition. Pragmatisch gesehen bedeutet «psychodynamisch» in der klinischen Psychiatrie die Berücksichtigung tiefenpsychologischer (psychoanalytischer) Erfahrungen.

Der Begriff «dynamische Psychiatrie» ist jedoch aus mehreren

Gründen problematisch. Er könnte im Sinne einer Subdisziplin der Psychiatrie verstanden werden, was aber nicht zutrifft. «Psychodynamische Psychiatrie» wurde mit dem Anspruch einer neuen und besseren Psychiatrie verbunden, was aber allein deshalb schon nicht richtig sein kann, weil Psychiatrie auch andere Dimensionen umfasst. Die Annahme eines unbewussten Bereichs des Seelenlebens stellt eine besondere Herausforderung dar. Unbewusstes und Unterbewusstsein (in der substantivischen Form) bedeutet einen seelischen Bereich oder eine Instanz, entsprechend dem topischen Modell der psychoanalytischen Persönlichkeitslehre; dieses Modell blieb jedoch nicht unumstritten. Unterbewusstsein war eine frühe Formulierung von Freud, die er bald aufgab, sie wird heute nicht mehr wissenschaftlich verwendet. In der klinischen Psychiatrie wird im Allgemeinen die sprachliche Form «unbewusst» (also die adjektivische Form) bevorzugt und im funktionalen Sinne verstanden.

Unbewusst nennt man (seit Freud) Gedächtnisinhalte, die früheres Erleben (auch in den ersten Lebensjahren) betreffen und nicht mehr ohne weiteres spontan erinnert werden können. Psychiatrisch gesehen sind unbewusste Vorgänge insofern von Bedeutung, als auch komplexhaftes und konflikthaftes Erleben auf dem Wege der Verdrängung unbewusst, aber dadurch nicht unwirksam wird, sondern pathogen wirken, das heißt zur Entstehung psychischer Störungen beitragen kann. Diese Idee tauchte bereits um 1800 im Kontext neurophysiologischer Modellvorstellungen von der Wirkung der «Lebenskraft» bzw. des «Nervengeistes» auf. Insbesondere Reils Lehre vom «Cerebral-» und «Gangliensystem», zwei seelischen Bereichen, die in einem fundamentalen Kräfteverhältnis zueinander stehen, wäre hier hervorzuheben. Sie gab den Anstoß, um nicht nur die Wirkung des «Unbewußten» (der «bewußtlosen Seele» nach Reil) quasi neurophysiologisch zu erklären, sondern auch, um psychotherapeutische Interventionen zu unternehmen (vgl. Kap. 50).

Mesmerismus

Der «animalische Magnetismus» oder Mesmerismus erfuhr im Zusammenhang mit der romantischen Naturphilosophie eine tiefenpsychologische Wende, wobei Reils Modell große Bedeutung erlangte. Der Begriff der «Wechselwirkung» bzw. des «Rapports» beschrieb das Verhältnis von Arzt und Patient bzw. Magnetiseur und magnetisierter

Person als ein intersubjektives Kräftespiel, wofür sogar der Begriff «Neurogamie» (Nervenvermählung) geprägt wurde.[74] So heißt es in Kluges Lehrbuch: «Der Wirkende oder Magnetiseur ist gewöhnlich nur in so fern eines positiven Wirkens fähig, als er gegen den Magnetisirten ein Uebermaß an Energie oder Lebenskraft besitzt.» (Kluge, 1818, S. 58) Das Magnetisieren läuft darauf hinaus, dass der Wille des Magnetiseurs den Widerstand des zu Magnetisierenden überwindet: «Betrifft der Wille des Magnetiseurs nicht geradezu den Nachtheil des Kranken, so ist dieser im magnetischen Schlafe nicht vermögend, demselben zu widerstehen, wenn er gleich im wachenden Zustande sich dagegen gesträubt haben würde.» (S. 136)

Carus

Der Arzt und Philosoph Carl Gustav Carus (1789–1869) entwarf erstmals eine explizite Lehre vom «Unbewussten». Er führte diesen Begriff in seinem bekannten Werk «Psyche. Zur Entwicklungsgeschichte der Seele» (1846) in die Medizin ein.

Hauptsächlich war Carus als Arzt tätig, allerdings nicht in der Psychiatrie. Seine psychologischen Werke sind mehr theoretischen Ursprungs, sie wurzeln im Gedankengut der romantischen Medizin. Über das Unbewusste schrieb Carus ein halbes Jahrhundert vor Freud in der Einleitung seines Hauptwerks «Psyche»: «Daß fortwährend der bei weitem größte Teil des Reiches unseres Seelenlebens im Unbewußtsein ruht, kann der erste Blick ins innere Leben uns lehren. Wir besitzen zu jeder Zeit, während wir nur einiger wenigen [sic] Vorstellungen uns wirklich bewußt sind, tausende von Vorstellungen, welche doch durchaus dem Bewußtsein entzogen sind, welche in diesem Augenblicke nicht bewußt werden und doch da sind und folglich zeigen, daß der größte Teil des Seelenlebens in die Nacht des Unbewußtseins fällt. […] Schon dadurch also, daß der größte Teil der Gedanken unseres Bewußtseins immer wieder im Unterbewußtsein untergeht und nur zeitweise und einzeln wieder ins Bewußtsein treten kann, ist das unbewußte Seelenleben als Basis des bewußten charakterisiert.» (Carus, 1846, S. 1)

Carus war vom morphologischen Bildungsgedanken Goethes beeinflusst und versuchte, die Entwicklungsgeschichte des Nervensystems und des Gehirns mit der des Seelenlebens zu verknüpfen. Er orientierte sich dabei an der vergleichenden (Hirn-)Anatomie und Embryologie. Dabei kritisierte er Galls Organologie (Schädellehre), welche die seelischen Anlagen exakt auf der Hirnoberfläche lokalisieren wollte, und orientierte sich an Reils dynamischem Modell des Nerven- und Seelenlebens. «Die Vollendung der Seele [kann] nur als Resultat der harmonischen Ausbildung des ganzen Organismus betrachtet werden.» (1814, S. 303) Nerven- und Seelenstörungen können somit als Entwicklungsstörungen begriffen werden, als «Verharren auf einer tieferen Bildungsstufe» (S. 306). Carus parallelisierte nun die organische mit der seelischen Entwicklung vom absoluten Unbewussten im embryonischen Dasein bis hin zum Bewusstsein beim vollentwickelten Gehirn.[75]

Während nach Carus die Entwicklung an einem Idealtypus ausgerichtet ist, der von der unbewussten Idee (der «ursprünglich göttlichen Idee» im Sinne Goethes) angestrebt wird und dessen Verfehlen Krankheit bedeutet, beruhten die späteren Entwicklungsmodelle im Zeitalter des Darwinismus auf der Vorstellung eines Reflexapparates, der im Laufe seiner Entwicklung immer stärker und komplizierter gehemmt wird, das heißt immer weniger automatisch und immer willkürlicher funktioniert. Insbesondere der englische Neurologe John Hughlings Jackson nutzte dieses Modell und definierte (neurologische) Krankheit als Abbau des Gehirns (*dissolution*) und – da dessen Hemmungsfunktion wegfiele – als Rückkehr (*reduction*) zu einer niedrigeren Entwicklungsstufe, deren primitivere Reflexaktivität sich nun durch Symptome äußere. Jacksons Lehre beeinflusste – wie wir vor allem an Sigmund Freuds neurologischen und frühen psychoanalytischen Schriften ablesen können – maßgeblich die Erklärung von Aphasie, infantiler Cerebrallähmung (zerebrale Kinderlähmung), Geisteskrankheiten, Traum und Hypnose: Die Symptome bzw. Phänomene wurden als Regression vom Willkürlichen zum Automatischen interpretiert (vgl. Schott, 1987a).

Hypnotismus

Die psychodynamische Vorstellung war vor allem beim Hypnotismus und insbesondere bei dessen praktischer Anwendung von zentraler Bedeutung, wenngleich hier nicht mehr von der Verschmelzung zweier Seelenleben («Neurogamie») wie im Mesmerismus die Rede war. So betonte Bernheim, dass die Suggestion des Arztes nur dann wirksam werden könne, wenn sie die pathogenen Autosuggestionen des Kranken überwinde. Dort, wo diese Autosuggestion übermächtig sei, wo der

Patient nicht mehr in den «Rapport» eintrete, handele es sich um unheilbare «Autosuggestionisten», wozu er vor allem die Geisteskranken rechnete (vgl. Bernheim, 1886, S. 196). Übrigens waren «Suggestion» und «Übertragung» (transfert) für Bernheim Synonyme. So lesen wir in der Freud'schen Übersetzung: «Ich kann [...] durch Suggestion Transfert [Übertragung] machen [...]. Wenn ich ihm [der Versuchsperson] eine vollständige Taubheit suggerire, behauptet er, die Uhr nicht zu hören [...].» (Vgl. Schott, 1997a, S. 293) «Je transfère» und «je suggère le transfert» bedeuteten also bei Bernheim dasselbe. Bernheim führte in diesem Zusammenhang bereits den Begriff des Widerstands ein und sprach von «force des résistance» oder «résistance inconsciente» (Bernheim, 1884, S. 84), was Freud mit «unwillkürlicher Widerstandslust» übersetzte (Bernheim, 1888, S. 5).

Eigenständige psychodynamische Ansätze: Dubois und Janet

In ihrer ganzen Bedeutung wurde die Psychodynamik von Freud erarbeitet und in den Rahmen der psychoanalytischen Persönlichkeitslehre und Neurosenlehre gestellt. Gleichzeitig mit Freud arbeiteten zwei seiner Zeitgenossen an einer Neurosenlehre; sie wurden zu Antipoden Freuds: Paul-Charles Dubois und Pierre Janet.

Paul-Charles Dubois (1848–1918) war Neuropathologe und Psychotherapeut in Bern. Er war habilitiert und hoffte vergebens auf eine Professur. Er behandelte zunächst mit Suggestivmethoden, die er von Bernheim übernommen hatte, insbesondere mit dem Elektrisieren (hierzu schrieb er 20 Veröffentlichungen). Dann aber entwickelte er eine Psychotherapie eigener Art. Auch hierüber hat er viel geschrieben, seine Bücher erreichten hohe Auflagen und zahlreiche Übersetzungen. In seinem Hauptwerk «Psychoneurosen» (1904) beschrieb er seine Theorie und Methode: Die Psychoneurosen seien auf mangelhafte Werturteile zurückzuführen, die sowohl anlagebedingt als auch entwicklungsbedingt seien. Daher ziele die Behandlung auf Umwertungen ab. Diese «Persuasionsmethode» oder «Rationale Therapie» ist eine Art «sokratisches Gespräch» mit dem Patienten (vgl. C. Müller, 1993a, S. 165). Wirkfaktoren dieses Vorgehens waren neben dem Überzeugen auch suggestive Einflüsse und erlaubtes Regredieren, zumal Dubois die Behandlung mit Bettruhe einzuleiten pflegte, möglichst in einem komfortablen Krankenhaus.

An dieser Version von Psychotherapie hielt Dubois unbeirrt fest, seine Kritiker sagten: starr. Er blieb ungefähr da stehen, wo Freuds Neurosenlehre und Psychotherapie beginnen. Aber Dubois hat seinen Patienten nachweislich viel geholfen. Um 1910 war er neben Freud der meistgesuchte Psychotherapeut in Europa. Unter seinen Patienten waren zahlreiche prominente Künstler und Politiker. Seine Psychotherapie wurde eine Zeit lang insbesondere von praktischen Ärzten aufgegriffen, was nicht verwundert, wenn man bedenkt, wie wenige Voraussetzungen notwendig waren, um ein ärztliches Gespräch dieser Art, nämlich mit viel gesundem Menschenverstand, zu führen. Aber Dubois hatte keinen Nachfolger, und es entstand keine Tradition. Allerdings finden sich Elemente seines Vorgehens später in verschiedenen Psychotherapieverfahren wieder: in der direktiven Vorgehensweise, der paradoxen Intention, der Logotherapie und auch der Verhaltenstherapie. Insofern war Dubois ein Pionier der Psychotherapie (vgl. C. Müller, 2002).

Eine eigene tiefenpsychologische Lehre schuf Pierre Janet (1859–1947).[76] Als Student begann er bei Charcot in der *Salpêtrière* über die Psychologie der Hypnose zu arbeiten. Charcot übertrug 1890 Janet ein Laboratorium für Psychologie. Aber Janet ging eigene Wege. Im Mittelpunkt seiner Lehre stand ein Modell einer psychischen Spannung, welche die psychische Synthese gewährleistete. Wenn die Spannung vermindert sei, würden Störungen auftreten, die Janet Psychasthenie nannte. Er prägte auch den Begriff Dissoziation, der erst in jüngerer Zeit erneut aufgegriffen wurde.

Freud hätte Janet eigentlich ernst nehmen müssen (mehr als vergleichsweise Dubois), nachdem ihm von Gegnern vorgehalten worden war, er habe Janet persönlich gekannt, seine Schriften gelesen und hierauf die Psychoanalyse aufgebaut (vgl. Jones, 1960, Bd. 3, S. 236). Freud aber lehnte jeden Kontakt mit Janet ab und äußerte sich auch nicht, als dieser in einer Veröffentlichung Kritisches über Freud verlauten ließ. Freud überließ die Auseinandersetzung seinem Mitarbeiter (und späteren Biographen) Ernest Jones (vgl. Jones, 1960, Bd. 2, S. 126).

Janets Forschungsgebiet entspricht aus heutiger Sicht ungefähr dem der klinischen Psychologie und dabei hauptsächlich der Lernpsychologie. N. Hoffmann (1998) hat aus den Schriften von Janet eine verhaltenstherapeutische Konzeption der Behandlung von Zwangsstörungen und Depressionen herausgearbeitet. Im Übrigen aber hat Janet wenig Beachtung gefunden. Die Rezeption war gemessen an seiner Bedeutung recht dürftig. Seine Schriften füllen 20 Bände, «sind aber niemals neu gedruckt worden», wie Ellenberger (1973, Bd. 1, S. 560) beklagte. Dieser befasste sich intensiv mit Janet und widmete ihm ein Hauptkapitel in seiner «Entdeckung des Unbewußten», wobei er die einschlägige Studie von Leonhard Schwartz (1951) und dessen persönliche Mitteilungen einbezog (vgl. Ellenberger, 1973, Bd. 1, S. 517). Ellenberger resümiert: «Janet steht an der Schwelle der gesamten modernen dynamischen Psychiatrie. Seine Gedanken sind so verbreitet, daß ihr Ursprung oft nicht erkannt und auf andere zurückgeführt wird. Nur wenige wissen z. B., daß das Wort ‹unterbewußt› von Janet geprägt worden ist. Das Konzept Bleulers von der Schizophrenie, wonach diese primäre Symptome mit einer Herabsetzung der Assoziationsspannung aufweist und sekundäre Symptome, die sich aus den primären herleiten, war weitgehend eine Übersetzung des Janetschen Konzepts von der Psychasthenie mit ihrem Herabsinken der psychischen Spannung.» (Bd. 1, S. 555) In der Historiographie sei Janet von Lesmosyne, der Göttin des Vergessens, bevorzugt worden: «Und so wurde, während der Schleier der Lesmosyne auf Janet fiel, der Schleier der Mnemosyne gelüftet, um seinen großen Rivalen, Sigmund Freud, festlich zu beleuchten.» (Bd. 1, S. 560)

10. Degenerationslehre

In der zweiten Hälfte des 19. Jahrhunderts gewann eine eigentümliche Theorie starken Einfluss auf die Psychiatrie: die Lehre von der Degeneration oder Entartung. Sie war von verschwommenen biologischen, soziologischen und theologischen Vorstellungen abgeleitet und entbehrte einer überzeugenden wissenschaftlichen Fundierung, aber sie prägte einige Jahrzehnte lang die psychiatrische Krankheitslehre. Betroffen hiervon waren Psychosekranke und Psychopathen (Persönlichkeitsstörungen, speziell die mit strafbarem Verhalten), die psychisch auffälligen genialen Menschen, aber auch die Juden *per se*. Auch als um 1900 die Erbforschung aufkam und scheinbar die Degenerationslehre bestätigte, blieb Letztere im medizinischen wie im sozialpolitischen Denken wirksam und bahnte in Verbindung mit dem Sozialdarwinismus und der Rassenhygiene den Weg zu den Verbrechen der Zwangssterilisation, Krankenmorde («Euthanasie») und Judenvernichtung («Endlösung») im Nationalsozialismus (s. Kap. 19).

Degeneration – Entartung – Minderwertigkeit

Der ursprünglich biologische Begriff «Degeneration» wurde zuerst in Zoologie und Tierzucht des frühen 18. Jahrhunderts verwendet. Umgangssprachlich allerdings scheint der Begriff schon im 17. Jahrhundert benutzt worden zu sein, und zwar in einem moralistisch-abwertenden Sinne. So wurden schwächliche Kinder als «entartete» Kinder oder Kriminelle als «entartete» Menschen bezeichnet (die Entwicklung des Degenerations-Begriffes haben Chamberlin/Kolasander, 1985, dargelegt). In der Psychiatrie gewann das Degenerationsdenken ab der Mitte des 19. Jahrhunderts an Bedeutung, nachdem die pathologisch-anatomische Forschung nur für einzelne Krankheiten (wie die Progressive Paralyse) erfolgreich war, nicht aber für den größten Teil der Psychosen. Die Degenerationslehre schien diese Lücke auszufüllen.

Die Termini «degenerativ» und «genetisch» und die entsprechenden Denkweisen sind begrifflich und historisch kaum voneinander zu trennen. Degeneration bedeutete so viel wie progrediente Verschlechterung des menschlichen Erbgutes. Dabei ist der genetische Ansatz der eindeutig ältere. Allgemeinmedizinisch wurden pathologisch-anatomische Veränderungen wie auch funktionelle Gesundheitsstörungen ungefähr ab Ende des 18. Jahrhunderts (mit der Entfaltung der Embryologie) auf eine erbliche Grundlage zurückgeführt (ebenfalls psychische Erkrankungen spätestens seit Pinel und Esquirol). Auch die Anpassung an solche Anomalien im Sinne der «Vererbung erworbener Eigenschaften» sei erblich, meinte Jean Baptiste Lamarck (1744–1829). Jacques Joseph Moreau de Tours (1804–1884), der auch genetische Kreuzungsversuche mit Tieren durchführte, sprach von erblicher Veranlagung und von Degeneration. Ungefähr zur gleichen Zeit legte Prosper Lucas (1808–1885) ein Modell der Erblichkeit psychischer und psychopathologischer Merkmale vor. Genetische Erklärungen waren also geläufig, als das Degenerationsdenken aufkam.[77]

Bei der «Biologisierung des Menschen» im 19. Jahrhundert (Schott, 2001b) war die Idee der Minderwertigkeit entscheidend, die man vor allem an morphologisch-funktionellen Merkmalen diagnostizieren wollte: von der Gall'schen Organologie oder Schädellehre im frühen 19. Jahrhundert bis zu den systematischen Schädelvermessungen als Grundlage der physischen Anthropologie gegen Ende des Jahrhunderts. Dabei ging es bereits *vor* dem Darwinismus um die Minderwertigkeit bzw. Degeneration von Rassen, von Individuen und von einzelnen Organen, die man aus bestimmten morphologischen Parametern ableiten wollte.[78] Minderwertigkeit konnte demnach unterschiedliche Ursachen haben: Entweder war die betreffende Einheit (Rasse, Individuum, Organ) in der Entwicklung auf einer primitiveren Stufe stehen geblieben (z. B. die «Wilden»), oder sie war von einer höheren auf eine tiefere Stufe herabgesunken (z. B. die «Degenerierten»). Im Lateinischen bedeutet *degenerare* «abweichen», nämlich ein Abweichen von der Norm, wobei mehr die Idealnorm als die Durchschnittsnorm gemeint war. Darüber hinaus wurden Krankheiten bzw. deren Ursachen als degenerativ bezeichnet, z. B. in der Neuropathologie. Pathogenetisch führte man die Degeneration – abgesehen von einer Veranlagung – auf Hirnschädigungen, Gifte, andere Umwelteinflüsse und auch auf unmoralische Lebensweise zurück.

Als Folgen der Degeneration wurden nicht nur Krankheit und Tod eines Individuums, sondern auch der Niedergang von Familien (im Laufe von Generationen) gewertet. Auch in der scheinbaren Zunahme von Geisteskrankheiten im 19. Jahrhundert (tatsächlich handelte es sich wohl um eine größere Hospitalisierungsrate) sah man einen Hinweis auf Degeneration. Der Gegenbegriff «Regeneration» bedeutete Rückbildung von Degeneration, jedoch blieb «Regeneration» eigentümlich blass und harmlos verglichen mit dem gewichtigen und wertenden «Degeneration».

«Degeneration» war von jeher ein verschwommener Begriff. Die Degenerationslehre blieb eine Theorie ohne empirische Grundlegung. Das Registrieren so genannter Degenerationszeichen (Entartungszeichen) oder Stigmata kann nicht als wissenschaftlich-empirisches Vorgehen gewertet werden. Es handelt sich vielmehr um eine recht willkürliche Aufzählung körperlicher und seelischer Eigentümlichkeiten und Auffälligkeiten, beispielsweise ungewöhnliche Ohrmuschel, unregelmäßige Zahnstellung, Hasenscharte, auffällige Schädelform wie Asymmetrie, fliehendes Kinn, starke Behaarung, auffällige Geschlechtsmerkmale. Die psychischen Merkmale lesen sich wie eine Aufzählung schlechter menschlicher Eigenschaften. Schließlich waren 110 Degenerationsmerkmale beschrieben, was dann aber die entschiedene Kritik mehrerer Psychiater herausforderte (z. B. Sommer, 1893).

Das Degenerationsmodell der Psychiatrie

Der französische Psychiater Bénédict-Augustin Morel (1809–1873) führte das Degenerationsmodell in die Psychiatrie ein.[79] Morel hatte bereits 1857 seinen «Traité des dégénérescences» veröffentlicht, in welchem er die Verfallsstufen im Erbgang charakterisierte: von der Nervosität über den Alkoholismus bis zum Blödsinn.[80] Er verstand Degeneration weniger im biologischen als im theologischen Sinn. Belastungen von den Eltern her (insbesondere wenn beide Eltern Degenerationsmerkmale aufwiesen), mehr aber noch soziales Milieu und insbesondere falscher Lebenswandel (Alkoholismus) würden zu Entartung führen, die dann über Generationen hinweg fortschreite. Diese Progression sei zuerst an charakterlichen Anomalien festzustellen, dann an Schlaganfall und anderen körperlichen Störungen, schließlich an schweren geistigen Störungen. Seiner scheinbar kausalen Erklärung psychischer Störungen und Krankheiten gab Morel eine religiöse Deutung: Es handele sich um Abweichungen vom gottgewollten Menschenbild («type primitif»), nämlich infolge des Sündenfalles (Erbsünde). Durch Häufung solcher progressiver Familienniedergänge, so Morel, komme es zu einer Degeneration des Menschengeschlechtes. Diese düstere Perspektive wurde nur wenig aufgehellt durch einen philanthropischen Ansatz: Degeneration sei zu mildern (oder auch zu heilen) durch eugenische, sozialhygienische und pädagogische Maßnahmen.

Diese «üppig wuchernden Theorien» (Ackerknecht, 1967, S. 55) hatten großen Einfluss auf die psychiatrischen Konzeptionen im letzten Drittel des 19. Jahrhunderts. Gewisse Modifikationen führte Jacques Joseph-Valentin Magnan (1835–1916) ein.[81] Wie die meisten Psychiater seiner Zeit übernahm Magnan nicht Morels religiöse Deutungen, er bezog sich vielmehr auf die Evolutionslehre von Darwin, dessen Buch «Ursprung der Arten» (1859) inzwischen erschienen war. Degeneration war für Magnan weniger Abweichung von einer Norm als ein pathologischer Zustand schlechthin (vgl. Magnan, 1890; 1895). Degenerationskrankheiten seien die (in der heutigen Sprache) affektiven Psychosen und Wahnkrankheiten, insbesondere aber Alkoholismus, der zugleich als Folge und Ursache der Degeneration angesehen wurde (vgl. Magnan, 1874).

Degeneration und Endogenität

In die deutsche Psychiatrie hat Paul Julius Möbius (1853–1907) die Degenerationslehre eingebracht.[82] Er übersetzte Magnan, von dem er aber insofern abwich, als er degenerativ nicht mit erblich gleichsetzen wollte. Möbius führte den Begriff «endogen» ein und verstand ihn im genetischen Sinne, also sozusagen vergangenheitsbezogen, während er Degeneration zukunftsbezogen verstand und damit auf Morel zurückkam. Auch er konzedierte eine Regeneration als Rückgang der Degeneration.
Das Endogenitäts-Denken, das die Psychiatrie fortan intensiv beschäftigte (s. Kap. 38), entstand also aus der Degenerationslehre. «Daß einer an einer endogenen Krankheit leide, ist nur unter der Voraussetzung möglich, daß er entartet sei. Die Entartung ist *‹conditio sine qua non›*.» (Möbius, 1900a, zit. n. Mechler, 1963a, S. 221) Kraepelin beurteilte die Lehre von Möbius kritisch: «Seine Stärke lag mehr in der geistigen Verarbeitung als in der naturwissenschaftlichen Forschung.» (Kraepelin in Kirchhoff, Hrsg., 2. Bd., 1924, S. 279)
Welchen Einfluss die Degenerationstheoretiker auf die Psychiatrie ihrer Zeit nahmen, ist in den zeitgenössischen Lehrbüchern nachzulesen, zum Beispiel in den weit verbreiteten Büchern von Krafft-Ebing (1879) und Schüle (1878a). Auch Kraepelin hat in den frühen Auflagen seiner «Psychiatrie» die Degenerationsidee aufgegriffen, später aber kritisch hinterfragt.[83] Bereits Kahlbaum (1874, S. 99) hat sich gegen ein Subsumieren von der von ihm beschriebenen katatonen und hebephrenen Psychosen unter die Degenerationspsychosen verwahrt.

Kulturhistorische Bedeutung der Degenerationslehre

Allgemein sei hier angemerkt, dass Missbildung, Krankheit und Behinderung in der Kulturgeschichte traditionell zu vielfältigen Formen der psychologischen Abwehr, sozialen Diskriminierung und religiösen bzw. abergläubischen Verteufelung geführt haben. Der entsprechende Umgang mit «Monstren», «Wechselbälgern» und «Missgeburten» legt hiervon Zeugnis ab (vgl. Schott, 1992b). Eine besondere Form des Abwertens und Preisgebens von Menschen, welche die vermeintlichen Stigmen des Bösen bzw. Abartigen aufwiesen, war ihre zirkusmäßige Vorführung. So wurden noch um 1800 Irre zur Schau gestellt, zur Belustigung der Gaffer und gegen Geld (vgl. Schrenk, 1967), und zwar auch in den psychiatrischen Anstalten wie *Charenton* in Paris und *Bedlam* in London. Aber es waren nicht die «Irren» allein, die als Degenerierte vorgeführt wurden. Von dem Entartungsdenken betroffen waren auch Menschen anderer Rasse als der weißen.[84]

Gegen Ende des 19. Jahrhunderts war die Degenerationslehre in Westeuropa (und teilweise in Nordamerika) untrennbar verknüpft mit dem Sozialdarwinismus, der Eugenik und der Rassenhygiene. Hieraus resultierten biologische Untergangsängste im Kontext eines allgemeinen Kulturpessimismus («Untergang des Abendlandes»). Das Zeitalter von Nationalismus und Imperialismus war von der Konkurrenz um Kolonialbesitz und Hegemonie geprägt. In den mächtigsten Ländern Europas – England, Frankreich, Deutschland – herrschten analoge geistige Strömungen, die vom Degenerationsdenken bestimmt waren. Der Engländer Francis Galton begründete die *eugenics* (Rassenhygiene, s. a. Kap. 11). Sein Ansatz übte international eine ähnliche Faszination aus wie die These des Franzosen Gobineau über die «Ungleichheit der Menschenrassen» (vgl. Mann, 1985).

Die Kultur am *fin de siècle* war vom Degenerationsgedanken geprägt, wobei der Begriff «Dekadenz» (*décadence*) in Literatur und Kunst wichtig wurde. Friedrich Nietzsche benutzte ihn bereits in seiner Kritik Richard Wagners. Der Medizinhistoriker Gunter Mann hat als mentale Grundstimmung jener Epoche zutreffend die «Untergangsangst» hervorgehoben (vgl. Mann, 1985). Sie machte sich breit in einem «Zeitalter der Nervosität» (Radkau, 1998), in der das Gefühl der Lebensschwäche und der Angst vor dem Kulturverfall gepflegt wurde. Beispielhaft für die Schriftsteller, welche die «Dekadenz» literarisierten, sei auf Thomas Mann und Arthur Schnitzler verwiesen.

Der ideologische Einfluss solcher Autoren und ihrer Anhänger in den einzelnen europäischen Ländern – so popularisierte Ludwig Schemann (1931) «Gobineaus Rassenwerk» in Deutschland – auf die Ärzte und Naturforscher um 1900 ist kaum zu überschätzen. Gerade in der Psychiatrie und hier insbesondere beim Engagement der Psychiater für den Antialkoholismus spiegelt sich dieser Einfluss wider (Kap. 39). Wohl kaum ein Autor jener Epoche konnte sich diesem Zeitgeist völlig verschließen. So trat in England der führende Psychiater Henry Maudsley für die Degenerationslehre ein. Übrigens beriefen sich auch zionistische Ärzte, Schriftsteller und Rabbiner auf diese Lehre, um nun ihrerseits dem biologischen Verfall der Juden, ihrer «Entartung», entgegenzuarbeiten. Exemplarisch ist hier der zionistische Arzt und Publizist Max Nordau (1849–1923) zu nennen (vgl. Mann, 1985, S. 30).

Degenerationspsychosen und psychopathische Minderwertigkeiten

Die klinische Anwendung des Degenerationsprinzips betraf insbesondere zwei Bereiche psychischer Störungen: die so genannten endogenen Psychosen und die Persönlichkeitsstörungen. Allerdings wurden nicht alle «endogenen Psychosen» auf Degeneration zurückgeführt, sondern hauptsächlich die affektiven Psychosen, bei denen die familiären Häufungen eindeutiger auf Erblichkeit hinzuweisen schienen als bei den Schizophrenien, welche seinerzeit eher hirnorganisch zu erklären versucht wurden. In einem engeren Sinne wurden als Degenerationspsychosen die Krankheiten des Überschneidungsgebietes affektiver und schizophrener Psychosen bezeichnet, die später atypische, zykloide oder schizoaffektive Psychosen genannt wurden.

Des Weiteren sah man Wahnerkrankungen als Degenerationspsychosen an, und zwar die nichtschizophrenen Wahnkrankheiten im Sinne der Paranoia (s. Kap. 44). Längere Zeit noch galten die Psychosen inhaftierter Kranker (Haftpsychosen) als Degenerationspsychosen (vgl. Bonhoeffer, 1907; Birnbaum, 1908). Hier sah man in der minderwertigen Anlage die Hauptursache der Erkrankung; soziale Umstände und Haftbedingungen galten als Auslöser. Auch diese Konzeptionen ließen sich mangels empirischer Bestätigung nicht halten.

Der andere Schwerpunkt der Degenerationstheorie war die Lehre vom «degenerativen Charakter» oder den *dégénérés*. Was heute unter der Diagnose «Persönlichkeitsstörung» geführt wird, erfuhr eine erste und prägende Deutung als eine Abnormität der Persönlichkeit infolge Degeneration (im Einzelnen s. Kap. 42). Ein *dégénéré* zeige negative Eigenschaften, so genannte Degenerationsmerkmale psychischer Art, in Abweichung von einer fiktiven Idealnorm. Die französische Psychiatrie unterschied zwischen *dégénérés inferiurs* mit Intelligenz- und Charaktermängeln und *dégénérés superiuers* mit normaler Intelligenz, selbstbewusstem Auftreten, Neigung zum dilettantischen Verhalten und Besserwissen; dieser Typ wurde auch auf geniale Menschen angewandt. In beiden Fällen handelt es sich um soziale Abwertungen, welche die Psychiatrie später zu überwinden versuchte, die aber außerhalb des wissenschaftlichen Denkens lange erhalten blieben.

In Deutschland entstand als ein Modell für Persönlichkeitsanomalien die Psychopathielehre. Ihre Anfänge zeigen noch den Einfluss der französischen Degenerationstheorie: J. L. A. Koch schrieb über «Die psychopathischen Minderwertigkeiten» (1891). Eine wertfreie Persönlichkeitslehre haben Psychiater immer wieder versucht, ohne sie überzeugend zu erreichen (s. Kap. 42).

Als 1900 die Mendel'schen Regeln wiederentdeckt wurden, wäre hieraus ein gravierendes Argument gegen die Degenerationstheorie abzuleiten gewesen, denn deren Annahme einer polymorphen Vererbung war nun hinfällig. Jedoch setzte sich diese wissenschaftliche Erkenntnis nicht durch, man benutzte vielmehr die Erbforschung als Bestätigung, quasi «Unterfütterung» des Degenerationsdenkens. Die psychiatrischen Kliniker waren unterschiedlicher Meinung. Bleuler (1916) riet dazu, den Begriff Degeneration zu meiden. Andere führten das Degenerationsdenken fort. Das lassen einige Buchtitel bekannter Psychiater erkennen: «Degenerationspsychosen» (Bonhoeffer, 1907), «Psychosen bei Degenerativen» (Birnbaum, 1908). In der Diskussion über die Kriegsneurosen (s. Kap. 43) war viel von Degeneration die Rede. Kraepelin hielt lange an dem Degenerationsmodell von Morel fest. Gaupp schrieb noch 1934 über «Quellen der Entartung».

Degeneration: vom angeborenen Verbrecher bis zum Genie

Gerade auch außerhalb der Psychiatrie blieb die Degenerationslehre wirksam, so in der Kriminologie und Genietheorie, insbesondere in der Rassenhygiene. Asoziales und kriminelles Verhalten galt seit den Untersuchungen des englischen Arztes James Cowles Prichard (1786–1848) als psychische Störung. Verbrecher seien Degenerierte, das heißt hinter dem entwicklungsgeschichtlichen Stand des Menschengeschlechtes zurückgebliebene Individuen. Sie seien demnach in einem zweifachen Sinne degeneriert: als psychisch gestörte und als sozial auffällig gewordene Menschen. Diese Stigmata haften den psychisch kranken Tätern bis heute an.

Genialität wurde in der Degenerationslehre als eine biologische Abart gewertet. Dieses Denken zieht sich von Jacques Joseph Moreau de Tours (1804–1884) über Morel und Magnan bis zu den differenzierteren Auffassungen von Cesare Lombroso (1836–1910).[85] 1876 behauptete Lombroso in seinem wirkungsmächtigen Werk «L'Uomo delinquente» (dt. «Der angeborene Verbrecher»), dass Kriminalität und sexuelle Abweichung Zeichen einer angeborenen Degeneration, eines

«Atavismus», seien. Diese Einstellung spielte übrigens im antisemitischen Ressentiment der Psychiater eine wichtige Rolle, wonach die Juden wegen ihrer «Rasse und Religion» besonders für Geisteskrankheit, Kriminalität und sexuelle Abweichung anfällig zu sein schienen (s. u.). Voss (1914) diskutierte ausführlich, ob hierfür eher das «Milieu» oder der «Rassenfaktor» (vgl. S. 405) verantwortlich zu machen sei.

Lombroso hielt an der Degenerationstheorie fest und bezog sich auch auf Darwin: Phylogenetisch längst überholte frühe Stadien und Erscheinungsformen würden im Entartungsprozess wieder freigesetzt. Sowohl Verbrechen wie auch Genialität wurden auf dieselbe epileptoide Degeneration zurückgeführt. Auch wenn seine Theorie nicht im Ganzen anerkannt und in manchen Teilen schon von seinen Schülern korrigiert wurde, so bleibt es Lombrosos Verdienst, diese Themen der wissenschaftlichen Diskussion zugeführt zu haben. In der späteren Genieforschung, die mit dem Tübinger Psychiater Wilhelm Lange-Eichbaum (1928) beginnt, wurde der Degenerationsgedanke hintangestellt, vielmehr die biographische Analyse gepflegt, behutsamer zwischen der Person und dem Werk des Genies unterschieden, so dass – klinisch gesehen – die Auffassung entstehen konnte, dass es Genialität mit und ohne psychische Störungen geben könne.[86]

11. Sozialdarwinismus, Eugenik

Die Evolutionstheorie Darwins ist jünger als die Degenerationslehre und entstand ideengeschichtlich unabhängig von dieser. Trotz unterschiedlicher ideologischer Wurzeln konvergieren aber Degenerations- und Evolutionslehre insofern, als sie mit der Zielsetzung der Menschenzüchtung die Doppelstrategie von Auslese und Ausmerzung verfolgen. Die Evolutionslehre des britischen Biologen Charles Robert Darwin (1809–1882) veränderte in einem bis dahin ungeahnten Maße das biologische, medizinische und gesellschaftliche Denken und hatte weit reichenden Einfluss auch auf die Psychiatrie. Die Übertragung der Prinzipien der darwinistischen Biologie auf gesellschaftliche Verhältnisse führte zur Entwicklung des Sozialdarwinismus, der vor allem durch Ernst Haeckel propagiert wurde. Gegen Ende des 19. Jahrhunderts verbreitete sich das eugenische Denken in den fortgeschrittenen Industrienationen rasch, vor allem unter Ärzten, auch Psychiatern. Im frühen 20. Jahrhundert etablierte sich in Deutschland die so genannte

Rassenhygiene, die später eine unheilige Allianz mit dem Nationalsozialismus eingehen und diesem eine massive Stütze für seine menschenverachtende Rassenideologie liefern sollte.

Darwinismus

Darwins Evolutionslehre war bereits 1840 angelegt (nach der Forschungsreise 1831 bis 1836 mit der «*Beagle*»), sie wurde 1859 ausführlich dargestellt in Darwins Hauptwerk «*On the Origin of Species*». Darwin dachte zunächst nicht daran, seine Lehre auf den Menschen zu übertragen, er bedauerte jedoch später, dass bisher nur in der Tierzucht, nicht aber bei Menschen bedacht werde, wie nachteilig es sei, dass sich schwache Individuen fortpflanzen könnten, und sprach von der «Degeneration einer domestizierten Rasse» (1874, S. 171 f.).

Darwins Lehre breitete sich sehr rasch in England (die erste Auflage soll schon am Erscheinungstag ausverkauft worden sein) und in der ganzen Welt aus. Sie bezog sich zunächst auf Pflanzen und Tiere, wurde aber schnell auf das Leben der Menschen übertragen. Es ist hier nicht der Ort, allen Entwicklungen und Verästelungen der Evolutionslehre im Einzelnen nachzugehen, wir beschränken uns auf die wissenschaftsgeschichtlichen Vorgänge, die Bedeutung für die Psychiatrie im 20. Jahrhundert gewinnen sollten. Darwin ging von zwei Theoremen aus: *struggle for existence* (Kampf ums Dasein) und *natural selection* (Zuchtwahl). Die zweite Annahme war durch seine biologischen Beobachtungen weniger gut gesichert als die erste. Beide Thesen wurden forthin wissenschaftlich und populär stark beachtet und weiterentwickelt, einerseits in Richtung eines Sozialdarwinismus, andererseits in Verbindung mit der Eugenik. Viele Autoren griffen diese Gedanken Darwins auf, und zwar auch ausdrücklich im Sinne der Euthanasie.

Sozialdarwinismus

Der Sozialdarwinismus, der Kampf ums Dasein auch im gesellschaftlichen und politischen Leben, findet sich im Werk Darwins angelegt und geht im Übrigen auf den deutschen Zoologen und Naturphilosophen Ernst Haeckel (1834–1919), den wichtigsten Vertreter von Darwins Lehre in Deutschland, sowie auf den englischen Philosophen und Soziologen Herbert Spencer (1820–1903) zurück. Letztlich bedeutete Sozialdarwinismus, der Mensch solle in die Evolution eingreifen, um die Höherentwicklung der Menschheit voranzutreiben und sie von Minderwertigen zu befreien. Von dem so verstandenen Sozialdarwinismus war es nur ein Schritt zur Rassenideologie und Rassenhygiene, die mit dem Namen des deutschen Arztes Alfred Ploetz (1860–1940) verbunden ist, der 1895 das Buch «Die Tüchtigkeit unserer Rasse und der Schutz der Schwachen» publizierte.

Eugenik

Utopien der Menschenzüchtung sind wohl so alt wie die menschliche Kultur. Explizit finden wir sie bereits in der Antike, wobei insbesondere Platon hervorzuheben wäre. Auch auf der Schwelle zur Moderne stoßen wir auf entsprechende Vorstellungen: So forderte der Arzt C. A. Weinhold (vgl. 1827, S. 45 f.) Fortpflanzungsverbote für Bettler, Arbeitsunfähige und andere sowie für Kranke. Die *moderne* Eugenik, wörtlich die Lehre von den guten Erbanlagen, wurde 1883 von Francis Galton (1822–1911) begründet, der weder Biologe noch Arzt war, aber starken Einfluss auf das biologische und medizinische Denken ausübte.[87]

Galton, dessen Standardwerk «*Hereditary genius*» (dt. «Genie und Vererbung») 1869 erschien, verbreitete die Auffassung, die menschliche Rasse könne durch Steuerung der Zeugung höher gezüchtet werden: Insbesondere sei die Fortpflanzung geistiger Eliten zu fördern, die Fortpflanzung «Ungeeigneter» (engl. *unfit*) dagegen sei zu verhindern. (Aus heutiger Sicht ist einzuwenden, dass man zu Galtons Zeit kaum etwas Sicheres über die Vererbung von geistigen Begabungen bzw. von Minderbegabungen oder psychischen Störungen wusste.) Diese Lehre kam auch dem ärztlichen Denken in der Psychiatrie entgegen. Denn gerade die schweren psychischen Störungen, die Psychosen schizophrener und anderer Art, schienen erblich mitbedingt zu sein, wie die familiären Häufungen zeigten. Da diese Krankheiten seinerzeit therapeutisch praktisch kaum beeinflussbar waren, setzte man ärztlicherseits auf Prävention im Sinne der Verhinderung der Fortpflanzung kranker Menschen.[88]

Die Eugenik ging zudem eine andere nahe liegende Verbindung ein, nämlich mit dem Sozialdarwinismus und der Rassenhygiene. Das eugenische Denken war bereits stark verbreitet, als um 1900 die wissenschaftlich-empirische Erbforschung in Gang kam. Eugenik und wissenschaftliche Genetik waren bald eng miteinander verknüpft.

Rassenhygiene

Bereits 1895 gebrauchte der Mediziner und Privatgelehrte Alfred Ploetz (1860–1940) den Begriff der «Rassenhygiene» an Stelle des vor allem in den angelsächsischen Ländern verwandten Terminus «Eugenik» (*eugenics*). In Ausdehnung des eugenischen Denkens auf ganze Völker und Rassen ging es um das Vorhaben, die gesunde «Vitalrasse» zu erhalten und durch Selektionsmaßnahmen im Sinn der «natürlichen Auslese» das «Rassenwohl» zu fördern. Ab 1904 gab Ploetz das «Archiv für Rassen- und Gesellschaftsbiologie» heraus. 1905 gründete er zusammen mit dem Ethnologen Richard Thurnwald (1869–1954) in Berlin die «Gesellschaft für Rassenhygiene» mit der Zielsetzung, die Rassenhygiene als wissenschaftliches Fach zu institutionalisieren. In der Folgezeit kam es zur Gründung von verschiedenen Ortsgruppen. Auch in England bildete sich 1908 die «*Eugenics Education Society*» unter Vorsitz von Francis Galton, dem Begründer des Konzepts der (sozial-)darwinistischen «Eugenik». Ploetz sah eine gefährliche Vermehrung der Untüchtigen kommen. Verbunden mit völkischen Ideen entstand so die deutsche Rassenhygiene. Die Rasse der Arier wurde oben angestellt, da sie wertvoller sei als andere Rassen. Diese Auffassungen hatten bereits der französische Diplomat Joseph Arthur Gobineau (1816–1882) und der englische Kulturphilosoph Houston Stewart Chamberlain (1855–1927) vertreten. Nicht wenige Psychiater hingen der Rassenideologie an, und das nicht erst in nationalsozialistischer Zeit. Der schweizerische Psychiater August Forel etwa propagierte die Rassenhygiene und plädierte unter anderem in einem Vortrag 1910 für die «menschliche Zuchtwahl» (Forel, 1935, S. 247).

Der führende Kopf der rassenhygienischen psychiatrischen Erbforschung war Ernst Rüdin (1874–1952).[89] Seine genetische Forschung war von vornherein eugenisch sowie rassenbiologisch geprägt und politisch orientiert.[90] Rüdin trat durch Arbeiten zur Eugenik und Rassenhygiene hervor, war offizieller Kommentator des Sterilisationsgesetzes und wurde 1934 Beisitzer im Erbgesundheitsobergericht. Als 1935 die «Deutsche Gesellschaft für Psychiatrie», die «Deutsche Gesellschaft für Neurologie» und die «Gesellschaft für Rassenhygiene» zwangsweise vereinigt wurden, übernahm Rüdin den Vorsitz. 1937 trat er der NSDAP bei. Er war nicht aktiv an der T4-Aktion beteiligt, aber er schlug 1942 eine wissenschaftliche Untersuchung an «eliminationswürdigen» Kindern vor. 1945 wurde Rüdin vorübergehend interniert, später aber im Entnazifizierungsverfahren als minder belastet bzw. als Mitläufer eingestuft.

Rüdin, der den Nationalsozialismus als Gelegenheit genutzt hatte, eugenische und rassenhygienische Gedanken zu verwirklichen, hat wesentlich dazu beigetragen, dass sich Psychiatrie und Humangenetik in den Dienst des nationalsozialistischen Staates stellten. «Empirische Erbprognose» war der verführerische Begriff, der allerdings wissenschaftlich schwach begründet war, zumal differenziertere populationsgenetische Methoden noch nicht angewandt wurden. Rüdin hat sich auch nach dem Krieg von der Rassenideologie nicht distanziert. Der folgenreiche Missbrauch der Genetik im Nationalsozialismus führte dazu, dass die psychiatrische Genetik in Deutschland zum Erliegen kam (s. Kap. 19).

Japan und die «Rassenpsychiatrie»

Interessant ist der psychiatrische Blick auf die Japaner in der Perspektive der Rassenbiologie um 1900. Bei einer Sitzung der «Deutschen Gesellschaft für Natur- und Völkerkunde Ostasiens» in Yokohama am 2. Mai 1900 hielt der Japankenner Erwin Baelz einen Vortrag zum Thema «Über die Rassenelemente in Ostasien, speciell in Japan». In Japan stellte er drei Rassentypen fest, wobei die große Mehrzahl des Volkes aus einer Mischung dieser drei Typen bestehe: dem «mongolisch-malayischen Typus», dem «koreanisch-mandschurischen Typus» und den «Ainu» als «kaukasischem Element» (vgl. Baelz, 1900). Bei letzterem Volksstamm sei die starke Behaarung auffallend: «Zwar sind die Ainu nicht haariger als manche Südeuropäer, Juden, Indier, Parsi, aber die Behaarung ist bei allen Individuen stark, auch bei den Frauen.» Die «alpine» oder «keltoslawische» Rasse, die jetzt Zentraleuropa bewohne, sei früher aus Asien eingewandert und mit den Ainu mehr oder weniger rassenverwandt. Bereits wenige Jahre nach Erfindung der Röntgentechnik bedienten sich die Rassenkundler dieser Methode. So berichtet das Protokoll zur oben genannten Sitzung auch Baelzens Bemerkung zum «japanischen Knie»: «Bei Durchleuchtung mit Röntgen fand Redner, daß in der That die Patella weiter von den unterliegenden Knochen absteht als bei den Europäern [...].» (S. 235) Freilich solle man nicht zu viel Wert auf die alleinige Beachtung des Skeletts legen: «Wenn man feine und unfeine Typen der selben Rasse von der Seite durchleuchtet, so findet man, daß die Verfeinerung wesentlich an einer stärkeren Entwicklung der Weichteile besteht, und daß die Knochen relativ wenig Anteil daran haben.» (l. c.) Freilich war Erwin Baelz kein einseitiger Rassenbiologe. 1904 publizierte er in deutschen Zeitungen Artikel zum psychologischen Verständnis der Japaner. Auszüge daraus wurden 1937 von seinem Sohn Erwin Toku Baelz unter dem Titel «Über die Todesverachtung der Japaner» veröffentlicht. Darin argumentiert Baelz primär nicht rassenbiologisch, sondern psychohistorisch und schildert die Erschütterung der «japanischen Volksseele» durch die rasche Modernisierung gegen Ende des 19. Jahrhunderts.

Die rassenbiologische Betrachtung spielte gerade auch in der Psychiatrie jener Zeit eine erhebliche Rolle. Vor allem wäre hier Emil Kraepelin zu nennen, der «Volkscharakter und Klima» als eine «allgemeine Prädisposition» zu den «inneren Ursachen des Irreseins» rechnete. Einer vergleichenden Rassenpsychiatrie seien freilich Schranken gesetzt: «Nur dort können wir vergleichen, wo verschiedene Racen unter annähernd gleichen Verhältnissen zusammenwohnen. Wirklich verwertbar sind daher nur die Angaben über das Verhalten der Juden gegenüber der umgebenden Bevölkerung des anderen Stammes. Dieser Vergleich ergiebt, daß wenigstens in Deutschland die Juden in erheblich höherem Maaße zu geistiger und nervöser Erkrankung veranlagt sind, als die Germanen.» (Kraepelin, 1896, S. 80) Diese Auffassung wurde übrigens von den meisten Psychiatern bzw. Nervenärzten jener Zeit – insbesondere auch den jüdischen – durchaus geteilt. Kraepelins «vergleichende Rassenpsychiatrie», wie sie Uchimura bezeichnete, wurde in Lehrbüchern immer wieder – zum Teil auch kritisch – zitiert, etwa seine Beobachtung, dass die Bevölkerung Javas, überhaupt die «Angehörigen weniger kultivierter Rassen», weniger als diejenige Europas zu Selbstvorwürfen und Angst – auch innerhalb der sonst gleichen Krankheitsbilder der Psychosen – neige (Bumke, 1948, S. 238).

Vor diesem Hintergrund erscheint es interessant, wie der japanische Psychiater Yushi Uchimura die «*Imu*»-Krankheit der Ainu-Frauen darstellte.[91] Als Schüler Emil Kraepelins hielt er anlässlich des 100. Geburtstages seines Lehrers 1956 in München einen Vortrag, der sich ausdrücklich auf Kraepelins «vergleichende Rassenpsychiatrie» – «unentbehrlich für die psychiatrische Forschung» – bezog. Die Ainu bildeten auf der japanischen nördlichen Insel Hokkaido eine «Rasseninsel», sie hätten anthropologisch mit den mongolischen Rassen nichts gemein, sondern besäßen vielmehr Ähnlichkeiten mit den «Ariern».

«Das tragische Schicksal dieser Rasse prägt sich in der Vermischung ihres reinen Blutes mit den eigentlichen Japanern aus. Wegen der schwächeren Vitalkraft der ganzen Rasse und wegen des sehr reichlichen Besitzes von ethnologischen Eigentümlichkeiten stehen die Ainu seit mehreren Dekaden unter Regierungsschutz.» (Uchimura, 1956, S. 536) Die auslösbaren «*Imu*»-Anfälle bei den Frauen dieses Volksstamms werden mit der Theorie der «primitiven Abwehrreaktion» und der Kraepelin'schen Meinung in Verbindung gebracht, wonach bei den Naturvölkern «nicht selten hysterische Störungen vorkommen» (zit. n. Uchimura, 1956, S. 536). So wollte Uchimura zur «vergleichenden Rassenpsychiatrie» im Sinne Kraepelins beitragen, die von der Evolutionstheorie ausging. Er spekulierte, dass die *Imu*-Reaktion «gerade die Zwischenstufe zwischen der primitiven Abwehrreaktion der niederen Tiere einerseits und der hysterischen Erscheinung der Kulturmenschen andererseits darstellt» (S. 540).

Sozialdarwinismus und Euthanasie heute

Biologische und kulturelle Untergangsängste (Degeneration, Werteverfall), verbunden mit rassistischem Gedankengut und gepaart mit Wissenschaftsgläubigkeit (insbesondere mit großen Erwartungen an die Eugenik), prägten im frühen 20. Jahrhundert das gesellschaftliche Denken. Die unselige Verbindung von Darwinismus, Sozialdarwinismus, Eugenik und Rassenideologie, die im NS-Staat zu schrecklichen Konsequenzen führte, spielt bis heute in den medizin- bzw. bioethischen Debatten im Hinblick auf Reproduktionsmedizin und Gentechnologie vor allem in Deutschland eine große Rolle. Die Kritiker der rasanten Entwicklung befürchten analoge Ideen der Menschenzüchtung. Es genügt also nicht, in der Retrospektive die Verbrechen im Nationalsozialismus aufzudecken und, wenigstens versuchsweise, den Bedingungen und Motiven nachzugehen. Wenn dabei festgestellt wurde, dass Sozialdarwinismus und Rassenhygiene, Eugenik und Euthanasiebewegung die bestimmenden und treibenden Kräfte waren, ergibt sich konsequent die Frage nach den *heutigen* Einstellungen und Verhaltensweisen. Diese Frage geht mehr die Gesellschaft im Ganzen als die Psychiatrie speziell an.

Die sozialdarwinistische Doktrin ist im Lebensstil der Gesellschaft, wenigstens in den westlichen Ländern, allenthalben bemerkbar, wenn nicht bestimmend. Unter neokapitalistischen Verhältnissen fördert und belohnt der Markt die Starken, er benachteiligt oder bestraft die Schwachen. Die politischen Instanzen stehen dabei im Bann der mächtigen privatwirtschaftlichen, globalisierten Märkte. Die Auswirkungen sind nicht zu übersehen: Das Hungersterben von Millionen von Kindern und Erwachsenen in aller Welt ist eine Folge dieser Marktstrategie und wird wie etwas Unvermeidliches hingenommen. Allgemein befinden sich soziale Einstellung und solidarisches Handeln auf dem Rückzug.

Anders als man hätte erwarten können und anscheinend wenig beeinflusst durch die nationalsozialistischen Verbrechen, wurde die Euthanasiediskussion durch das Ende des NS-Regimes kaum unterbrochen. Bereits in den Nachkriegsjahren begannen wieder Äußerungen über den Gnadentod behinderter Babys. 1949 äußerte der anglikanische Bischof Barns: «Wir müssen diese liederlichen, lasterhaften und faulen Verschwender aus der Gemeinschaft loswerden.» (Zit. n. Wahl/Wahl, 1991, S. 256) Unmittelbar an die Diskussion über lebensunwertes Leben hat in der Nachkriegszeit der australische Philosoph Peter Singer angeknüpft, dessen utilitaristisches Modell der Bewertung des Menschen weit verbreitet ist. Die Forderung, behinderte Neugeborene der Euthanasie zuzuführen, ist durch die Verbrechen während der NS-Herrschaft anscheinend nicht zum Schweigen gebracht worden und wird bis heute erhoben und praktiziert, wenn auch in anderer Form.

Das «Ausmerzen» von Behinderten wurde sozusagen vorverlagert in die Embryonalzeit. Wenn die pränatale Diagnostik ein Down-Syndrom erkennen lässt, wird die Abtreibung als selbstverständliche Konsequenz angesehen. Wenn in den westlichen Ländern circa 90 Prozent dieser «Fälle» abgetötet werden, handelt es sich um eine geradezu systematische Aktion gegen so genanntes lebensunwertes Leben, was inzwischen «neue Eugenik» genannt wird. (Ob aber das Leben mit einem Down-Syndrom wirklich «lebensunwert» ist, kann aufgrund der Erfahrungen der letzten Jahrzehnte bezweifelt werden.) In Frankreich hat das höchste Gericht 2001 einem Behinderten mit Down-Syndrom eine Entschädigung dafür zugesprochen, dass er geboren und nicht abgetrieben wurde. Ein Gesetz, das diese Rechtsauffassung unterbinden sollte, fand keine Mehrheit im Parlament. In Deutschland erging 2002 ein entsprechendes BGH-Urteil.

Die zunächst ärztlich motivierte und individuell ausgerichtete Euthanasiediskussion und -praxis in den Niederlanden und anderen Ländern ist längst ausgeufert. Die aktive Sterbehilfe wurde auf Patienten mit heilbaren Krankheiten ausgedehnt, etwa als Suizidhilfe bei Depressionen; die Einwilligung Betroffener ist nicht mehr unabdingbar (vgl. Lauter, 2000). Dabei wird die Euthanasie in den Niederlanden und anderen Ländern inzwischen hauptsächlich mit Wirtschaftlichkeitsargumenten begründet.

Die Vorstellung, dass die heute so viel beschworene Menschlichkeit (in der Medizin wie allgemein im gesellschaftlichen Leben) wohl kaum an einer anderen Stelle sich mehr bewähren kann als bei der Toleranz gegenüber Behinderten, klingt inzwischen in den Ohren vieler altväterlich und überholt.

Moderne Begründungen, Entwicklungen und Irrwege

12. Klinische Psychiatrie: Kraepelin

Um 1900 setzte sich die *klinische* Psychiatrie durch, auch in der Forschung. Diesem Schritt ging ein längerer Prozess voraus, der das ganze 19. Jahrhundert durchzog, bis Kraepelin endgültig der Durchbruch gelang. Diese Leistung Kraepelins ist weniger gewürdigt worden als seine nosologische Konzeption einer dichotomen Systematik psychischer Krankheiten. Kraepelin inaugurierte zudem mehrere spezielle Arbeitsgebiete der Psychiatrie. Seine klinische Psychiatrie bestimmte die Weiterentwicklung des Faches in einem pluralistischen Verständnis.

Klinische Methode

Was «klinische Psychiatrie» besagt, ist für die Praxis einfach zu beantworten: die diagnostische und therapeutische Arbeit am Patienten.[92] «Klinische Forschung» bedeutete in der Psychiatrie: wissenschaftliche Arbeit am Patienten, besser gesagt mit dem Patienten, und zwar nicht a priori theoriebezogen und auch nicht hauptsächlich methodebezogen. Das heißt nicht, klinische Psychiatrie könne theoriefrei und methodelos arbeiten, aber sie ist nicht primär theorie- oder methodegebunden, sondern in einer möglichst unvoreingenommenen Weise phänomenorientiert und damit *patientenorientiert*.

Die klinische Methode der Psychiatrie wird im Allgemeinen Emil Kraepelin (1856–1926) zugeschrieben, der sagte: «Vor allem wird uns die Beobachtung am Krankenbette eine möglichst umfassende und eingehende Kenntnis der klinischen Krankheitsformen zu liefern haben. Wir müssen zunächst durch sorgfältige Sammlung immer neuer Tatsachen einen vollständigen Überblick über den gesamten Erfahrungsstoff zu gewinnen suchen, den uns die Natur liefert.» (Kraepelin, 1909, S. 3) Aber Kraepelin war nicht der Erste, der klinische Forschung forderte. Dieses Anliegen durchzieht die Psychiatrie des ganzen 19. Jahrhunderts, beginnend mit Pinel und Esquirol, die den Primat der «klinischen Beobachtung» erkämpft haben (vgl. Pichot, 1992, S. 319). Vor

12. Klinische Psychiatrie: Kraepelin   117

allem Pinel unterstrich die fundamentale Bedeutung der Beobachtung, die in der Psychiatrie genauso wichtig sei wie in den Naturwissenschaften und die zugleich der hippokratischen Tradition entspreche. In seiner «*Nosographie philosophique*» schreibt er: «Man hat dieselben Prinzipien der Wahrheitsfindung in der Medizin zu befolgen wie in den anderen Naturwissenschaften – dieselben Regeln, um einen reinen Eindruck und solide Kenntnisse zu erlangen [...].»[93] Unter französischem Einfluss griff Griesinger diese Bestrebungen auf. Dabei hatte er die klinische Psychiatrie gegen biologistische Tendenzen abzugrenzen: «Frühere Versuche, die Krankheiten mit Zugrundelegung der ihnen entsprechenden anatomischen Veränderungen ganz in den Gehirnkrankheiten aufgehen zu lassen, zeigten sich durch ihr Mißlingen verfrüht und unmöglich.» (Griesinger, 1861, S. 10) In Griesingers Schriften «Pathologie und Therapie der psychischen Krankheiten» (1845; 1861) liest man zwar nicht *expressis verbis* die Begriffe «klinische Forschung» oder «klinische Methode». Sein Werk ist aber von dieser Idee geprägt. Sein Freund, der Internist Carl August Wunderlich (1815–1877), der bei einem Studienaufenthalt in Paris von französischen Ärzten hierzu angeregt worden war, sprach ausdrücklicher von «klinischer Methode» und «klinischer Beobachtung»[94] (Wunderlich, 1841, S. 44 u. 48).

Unter den Hörern Wunderlichs in Leipzig war im Sommersemester 1853 ein Student namens Karl Ludwig Kahlbaum (1828–1899), der später einer der bedeutendsten Psychiater des 19. Jahrhunderts werden sollte. Vermutlich hat Kahlbaum von Wunderlich die ersten Anregungen zur klinischen Forschung erhalten. Hierfür spricht auch, dass Kahlbaums Werk den Einfluss des sonst in seiner Zeit wenig beachteten Griesinger und seiner klinischen Psychiatrie erkennen lässt.[95]

Im Gegensatz zu der noch populären Einheitspsychose entwickelte Kahlbaum aufgrund eingehender und systematischer klinischer Arbeit eine differenziertere Krankheitslehre, zu der er neben dem psychopathologischen Querschnitt auch den Längsschnitt des Verlaufes heranzog. So zeichneten sich in seinen Arbeiten «Krankheitseinheiten» ab wie Katatonie, Hebephrenie (zusammen mit Ewald Hecker), paranoide Psychose, cyclisches Irresein (so in den endgültigen Formulierungen von Kahlbaum, vorausgegangen waren andere Krankheitsbenennungen). Diese Beschreibungen wurden von Kraepelin übernommen, und auch Bleuler ließ sich von Kahlbaums «Spaltungsirresein» leiten, als er «Schizophrenie» formulierte.[96]

Kahlbaum sprach von «klinische Erweiterung» (1869); er erstellte ganze Patientenbiographien, da er die Bedeutung der Verlaufsforschung für die psychiatrische Krankheitslehre erkannte. Sein Ziel war es, klinisch begründete «Krankheitseinheiten» aufzuzeigen. So führt eine historische Spur der klinischen Psychiatrie von Pinel über Griesinger, Wunderlich und Kahlbaum zu Kraepelin. Die Abgrenzung der klinisch-psychiatrischen Forschung war immer noch in der gleichen Richtung vorzunehmen wie zu Zeiten Griesingers: Anatomie und Pathologie galten als Hilfswissenschaften der Psychiatrie.[97]

Kraepelin

Emil Kraepelin wurde am 15. 2. 1856 in Neustrelitz in Mecklenburg geboren.[98] Er studierte Medizin in Würzburg und arbeitete schon als Student wissenschaftlich, aber nicht in einem naturwissenschaftlich-medizinischen Labor, sondern in der experimentellen Psychologie. Um bei dem Psychologen Wilhelm Wundt tätig werden zu können, wechselte er 1875 nach Leipzig.[99] Kraepelin wäre lieber experimentierender Psychologe geworden, sah sich aber gezwungen, den einträglicheren Arztberuf anzustreben. Er beteiligte sich als Student erfolgreich an einer psychiatrischen Preisarbeit (ausgeschrieben von Hermann Emminghaus in Würzburg) über die Entstehung der Geisteskrankheiten durch allgemein-körperliche Krankheiten.

Die psychiatrische Ausbildung erfuhr Kraepelin in München (ab 1878) bei Bernhard von Gudden und in Leipzig (1882) bei Paul Emil Flechsig.[100] Trotz eines Konfliktes mit Flechsig konnte er sich 1883 habilitieren, und zwar aufgrund dreier veröffentlichter Arbeiten ohne eigentliche Habilitationsschrift. 1884 erfolgte die Umhabilitation nach München. Die Aussichten einer wissenschaftlichen Karriere, die ihm vorschwebte (Kraepelin hatte sich vorgenommen, mit 30 Jahren Professor zu sein), schienen schlecht. Seine berufliche und finanzielle Situation war ungewiss, so dass er sich entschloss, ein Compendium der Psychiatrie zu schreiben (1883 erschienen), aus dem eines der wichtigsten Werke der Psychiatriegeschichte entstehen sollte (s. u.).

Nach verschiedenen kurzfristigen Anstellungen wurde Kraepelin 1886 (also mit 30 Jahren) auf den Lehrstuhl in Dorpat berufen; seine Antrittsvorlesung (1887) enthält sein Forschungsprogramm. Der ungünstigen Arbeits- und Lebensbedingungen wegen nahm er 1891 einen Ruf nach Heidelberg an. Hier kreierte er mehrere neue Arbeitsgebiete der Psychiatrie (s. u.), zugleich nahm er sich der klinischen und Versorgungsprobleme an. In diesen Jahren entstanden die Konzeption der Dementia praecox (s. Kap. 39) und das dichotome Modell der Krankheitssystematik (s. Kap. 38), die sich im Lehrbuch «Psychiatrie» (6. Aufl. 1899) niederschlugen.

Als Kraepelin 1903 nach München wechselte,[101] war er bereits der international führende Psychiater. Ärzte aus aller Welt suchten ihn auf. Die Klinik wurde bald zu eng für die verschiedenen Forschungsaktivitäten. Daher begann Kraepelin ab 1913 eine eigene Forschungsanstalt für Psychiatrie zu planen und zu diesem Zweck Mittel auch von der Industrie im Inland und Ausland zu beschaffen. 1917 entstand die Stiftung «Deutsche Forschungsanstalt für Psychiatrie».[102] 1918 wurde die Forschungsanstalt eröffnet, zunächst noch in den Räumen der Universitätsklinik, aber doch schon mit sechs Abteilungen: zwei Abteilungen für Histopathologie (Franz Nissl, Walter Spielmeyer), je eine Abteilung für Histotopographie (Korbinian Brodmann), für Serologie (Felix Plaut), für Genealogie und Demographie (Ernst Rüdin) und eine Abteilung für experimentelle Psychologie, die von Kraepelin selbst zusammen mit Johannes Lange geleitet wurde.

In Größe und Vielfalt war das Institut weltweit einmalig (auch im Vergleich mit dem 1882 in Wien eingerichteten Forschungszentrum für Anatomie und Physiologie des Zentralnervensystems). Die Münchener Forschungsanstalt wurde 1924 der Kaiser-Wilhelm-Gesellschaft eingegliedert. Die Direktion des Forschungsinstitutes und speziell die Leitung der psychologischen Abteilung behielt Kraepelin über seine Emeritierung (1921) hinaus bis zu seinem Tod am 7. 10. 1926 bei.[103]

Pluralität der Psychiatrie

Kraepelin begründete mehrere Arbeits- und Forschungsrichtungen der Psychiatrie. Sein erstes und auch letztes Forschungsgebiet war die *experimentelle Psychologie* (Publikationen ab 1882). Von Wilhelm Wundts neuer Ausrichtung der physiologischen Psychologie (vgl. Wundt 1873/74) war Kraepelin fasziniert (vgl. Kraepelin, 1920b).[104] Die experimental-psychologische Methode auch für die Psychiatrie nutzbar zu machen, war Kraepelins Berufsziel (vgl. Steinberg, 2002, S. 109 f. u. 118 f.).

Aber Kraepelin hatte nicht nur Bedenken wegen seiner wirtschaftlichen Lage, sondern auch Zweifel an seinen Fähigkeiten (vgl. Steinberg, 2002, S. 44). Seine Skepsis, ob sich die experimentelle Psychologie auf die Psychiatrie übertragen lasse, hat ihn nicht getrogen: Seine Forschungen und die seiner Mitarbeiter betrafen mehr psychologische als psychopathologische Themen, etwa Bedingungen körperlicher und geistiger Arbeit, Einfluss von Ermüdung und Schlaf, Messung von Gedächtnis- und Aufmerksamkeitsfunktionen, Reaktionszeiten. Er richtete in den von ihm geleiteten Kliniken in Dorpat, Heidelberg und München psychologische Laboratorien ein und schließlich eine psychologische Abteilung in seinem Forschungsinstitut. Außerdem begründete er die Schriftenreihe «Psychologische Arbeiten» (8 Bände von 1896 bis 1923).[105]

Die arbeitspsychologischen Untersuchungen, die Kraepelin bei Wundt begonnen hatte, führten ihn zu der «Arbeitskurve», welche Menge und Güte einer Arbeit (z. B. im Kraepelin'schen Rechentest) in einer bestimmten Zeit wiedergibt; sie ist abhängig von Motivation, Aufmerksamkeit und Übung, aber auch von Ermüdung und pharmakologischen Einflüssen. Die Arbeitskurve hielt Kraepelin im Rückblick (1883) für seine bedeutsamste wissenschaftliche Leistung (also nicht etwa die klinische Methode oder das dichotome Modell). Mit der Arbeitskurve hatte sich die chronobiologische Forschung angebahnt, die auch zu einer systematischen Untersuchung der depressiven Tagesschwankung führte (Fleck/Kraepelin, 1922).[106]

Pharmakopsychologisch galt Kraepelins Hauptinteresse der Alkoholwirkung (Publikationen ab 1892). Die Probleme des Alkoholismus ließen ihn seit einer Begegnung mit August Forel (s. Kap. 14) nicht mehr los. Mit zunehmender Intensität betrieb er den Kampf gegen den Alkoholismus, auch wirtschaftspolitisch orientiert («Die Schildknappen des Weinkapitals an der Arbeit», 1911). Er entschloss sich selbst zur Abstinenz. Kraepelin war einer der ersten Wissenschaftler, der sich mit den psychotropen Effekten von Genussmitteln, Pharmaka und Drogen systematisch befasste. Er arbeitete über Alkohol, Schlafmittel, Coffein, Tee, Haschisch. Zu Recht gilt Kraepelin als Begründer der Psychopharmakologie (vgl. Oldigs-Kerber/Leonhard, Hrsg., 1922). Über die experimentelle Psychopharmakologie hinaus war Kraepelin aber nicht pharmako*therapeutisch* interessiert.

Als ein weiteres neues Arbeitsgebiet der Psychiatrie initiierte Kraepelin auch unter dem Einfluss von Wundt die *vergleichende Psychiatrie* (später auch transkulturelle Psychiatrie oder Ethnopsychiatrie genannt). Er unternahm ab 1904 ausgedehnte Reisen in Asien und

12. Klinische Psychiatrie: Kraepelin 121

Afrika. Auf Java untersuchte er die psychiatrische Prävalenz, die niedriger ausfiel als in Europa (vgl. Kraepelin, 1904).

Die *biologisch-psychiatrische Forschung* hat Kraepelin tatkräftig gefördert, indem er die bedeutendsten Forscher dieses Gebietes in seiner Klinik und Forschungsanstalt arbeiten ließ: Alois Alzheimer, Franz Nissl, Walter Spielmeyer, Korbinian Brodmann als Neuropathologen und Histopathologen sowie den Serologen Felix Plaut. Kraepelin sah voraus, dass die Zukunft biologisch-psychiatrischen Arbeitens in der neurochemischen Forschung liegen werde. Er stellte die biologischen Arbeitsrichtungen und auch die psychologische Forschung in den Rahmen einer pluralistisch verstandenen Psychiatrie.

Kraepelins größte Leistung liegt in der Durchsetzung der *klinischen Forschungsmethode*, die erst durch ihn allgemeine Anerkennung seitens der Psychiatrie erfuhr. Seine eigenen klinischen Forschungsarbeiten bezogen sich auf die Psychosen. Er konnte dabei Vorerfahrungen berücksichtigen (s. o.) und selbst das bis dahin größte und aussagekräftigste Material klinisch-psychiatrischer Forschung erarbeiten. Hierzu benutzte er vor allem die *Methode der Verlaufsuntersuchung.* «Jeder Irrenarzt erlebt zahlreiche Überraschungen, sobald er in die Lage kommt, die späteren Lebensschicksale seiner einstigen Patienten verfolgen zu können.» (Kraepelin, 1909, S. 4) Diese klinische Erfahrung setzte Kraepelin konsequent in systematisch wissenschaftliches Vorgehen um.[107] Hierzu diente ihm die «Zählkarte», in die alle wichtigen Daten eingetragen wurden. Die Zählkarten wurden in «Diagnosekästen» eingeordnet und immer wieder ergänzt, geprüft und ausgewechselt.[108] Indem er «den Schicksalen der […] behandelten Kranken im einzelnen nachzugehen» verstand, gelang ihm eine Neuordnung der Psychosen (Kraepelin, 1983, S. 142 u. 217; ausführlicher in Kraepelin, 1919, S. 239–246). Erst in der zweiten Hälfte des 20. Jahrhunderts wurden derartig große Verlaufsstudien erneut unternommen. Sie haben das Bild psychischer Krankheiten, insbesondere der Schizophrenien, revidiert.

Wie klinische Forschung realisiert wird, hat Kraepelin selbst in seinen Forschungsvorhaben gezeigt. «Er war nicht nur ein psychiatrischer Baumeister, er war ebensowohl ein psychiatrischer Handwerker.» (Plaut, 1927, S. 4) Diese Forschung führte auch zu einer neuen *Krankheitssystematik;* dabei kam es aber Kraepelin weniger auf das dichotome Modell an (s. Kap. 38) als auf die Konzeption «natürlicher Krankheitseinheiten», die sich klinisch unterbauen lassen.[109]

Zur Kraepelin-Rezeption

Kraepelin fand viel Zustimmung und Anerkennung. Er war unbestritten der führende Kopf der Psychiatrie, auch international gesehen. Andererseits fehlte es nicht an Kritik. Von manchen seiner Zeitgenossen wurde Kraepelin vorgehalten, er sei zu wenig naturwissenschaftlich orientiert. Tatsächlich hatte er als junger Arzt nicht in einem neuropathologischen oder neurophysiologischen Institut gearbeitet, was seinerzeit für einen angehenden Psychiater üblich war (z. B. für Bleuler und auch Freud). Er ist auch später nicht selbst in der biologischen Grundlagenforschung tätig geworden, aber er hat diese Arbeitsrichtungen in seiner Klinik und Forschungsanstalt wie kaum ein anderer gefördert. Dabei hat er überzeugend die Zuordnungen anzugeben gewusst. «Wie wir vielleicht hoffen dürfen, wird uns das Zusammenarbeiten von klinischer, anatomischer und psychologischer Forschung, unterstützt durch andere Hilfswissenschaften, allmählich auch dem letzten, höchsten Ziel unserer Wissenschaft näher bringen, der Aufdeckung der gesetzmäßigen Beziehungen zwischen den körperlichen und seelischen Veränderungen.» (Kraepelin, 1909, Bd. I, S. 9)

Zu den «Hilfswissenschaften» rechnete Kraepelin also auch die neuropathologische Forschung. Vielleicht war es diese Wertung, die ihm die Kritik eintrug. Wie oberflächlich und einseitig diese Kritik war, zeigte sich später, als (ungefähr von den 1960er Jahren an) die gegensinnige Version aufkam: Kraepelin sei in zu starkem Maße biologischer Psychiater gewesen.[110]

Mehr begründet erscheint ein anderer Einwand: Bei allem Sinn für neue Ansätze habe Kraepelin keinen Zugang zu der psychodynamischen Richtung gefunden. Man liest aus Kraepelins Schriften wohl ein Bemühen um eine verstehende Psychopathologie heraus, z. B. bei den psychopathischen Persönlichkeiten oder bei den Paranoiakranken, aber doch mit Einschränkungen: «Die Einfühlung ist ein recht unsicheres Verfahren […].» (1920, S. 5) Er lehnte Psychotherapie nicht generell ab, ließ aber nach der Hypnose, die er schon in jungen Jahren praktiziert hatte, kaum mehr als die kathartische Methode gelten. Für Freuds Psychoanalyse zeigte er wenig Verständnis. «Während die Lehre von der Verdrängung, wenn auch in allen möglichen Abwandlungen und Ausgestaltungen, Allgemeingut geworden ist, kann dies von den weiteren Aufstellungen Freuds nicht gesagt werden.» (Kraepelin, 1883/1927,

S. 881 f.) Letztlich hielt er, wie viele Psychiater seiner Generation, die Psychoanalyse für «Hirngespinste» (1920, S. 5).[111]

Viele Autoren halten Kraepelin vor allem für den großen Systematiker und Klassifikationsvertreter der Psychiatrie. Dabei ist die Bewertung wiederum uneinheitlich. Einerseits wird zustimmend angeführt, Kraepelins dichotomes Modell psychischer Krankheiten sei bis zur Gegenwart im Wesentlichen unverändert gültig geblieben. Wenn aber in diesem Sinne von einem Neokraepelinismus gesprochen wird, ist das nicht überzeugend. Denn Kraepelin hat sein Modell nicht als etwas Endgültiges angesehen.

Von anderer Seite wird Kraepelin als Systematiker kritisiert; seine Nosologie und Klassifikation habe zu einem patientenfernen, auf Zuordnungen und Etikettierungen ausgerichteten Psychiatriestil geführt. Die Kritik trifft aber eher auf die psychopathologische Arbeitsrichtung zu (s. Kap. 16).

In der Kraepelin-Rezeption wird nicht immer hinreichend gewürdigt, was als seine bedeutendste Leistung anzusehen ist: die klinische Methode und als deren unverzichtbares Instrument die Verlaufsforschung.

Auch wenn in der Psychiatrie des 20. Jahrhunderts immer wieder neue Ansätze von unidimensionalem, theorie- und methodebezogenem Arbeiten aufkamen (zunächst psychologisch, dann soziologisch und zunehmend biologisch orientiert), so ist doch die klinische Forschung nicht zum Erliegen gekommen (s. Kap. 26). Am Ende des 20. Jahrhunderts waren verstärkte Tendenzen in dieser Richtung zu erkennen, selbst in der amerikanischen Psychiatrie. Sabshin (1990) beispielsweise erwartet eine Renaissance der klinischen Psychiatrie.

Wegbereiter der Psychiatrie des 20. Jahrhunderts

Durch die klinische Forschung wie durch die Vielfalt neuer Arbeitsrichtungen hat Kraepelin ohne Zweifel die Psychiatrie des 20. Jahrhunderts nachhaltig geprägt. «Die allgemeinen Einrichtungen des Nervengewebes, der ererbte Niederschlag aus dem Erleben zahlloser Geschlechter, endlich die persönlichen Schicksale des Erkrankten wirken zusammen, um das durch eine bestimmte Ursache hervorgerufene klinische Bild weitgehend zu beeinflussen und ihm schließlich auch sein ganz persönliches Gepräge zu geben.» (Kraepelin, 1920, S. 2) In diesen Worten kündigt sich eine pluridimensionale Konzeption der

Psychiatrie an, die später in der Tübinger Schule und ähnlich in der Zürcher Schule formuliert und realisiert wurde.[112] Die Verdienste Kraepelins werden nicht geschmälert durch die Anmerkung, dass auch er Vorgänger und Mitstreiter hatte. Von seinen Vorbereitern in der französischen und deutschen Psychiatrie des 19. Jahrhunderts war bereits die Rede. Unter seinen Mitarbeitern ist außer den Erwähnten insbesondere Robert Gaupp zu nennen. Zu den Wegbereitern der Psychiatrie des 20. Jahrhunderts zählen neben Kraepelin auch Sigmund Freud und Eugen Bleuler (vgl. Tölle, 1996b).

13. Psychoanalyse: Freud

Der Wiener Nervenarzt Sigmund Freud begründete im Jahr 1900 die Psychoanalyse mit seinem Hauptwerk «Die Traumdeutung». Hier stellte er erstmals systematisch seine Lehre vom Seelenleben dar. Sie beruht auf der zentralen Kategorie des «Unbewußten», in dem die verdrängten Triebregungen weiter existieren und immer wieder die Rationalität des (Wach-)Bewusstseins stören bzw. gefährden: als Träume, Fehlleistungen oder neurotische Symptome. Seine psychodynamischen Erklärungsmodelle für solche psychopathologischen Phänomene begründete Freud sowohl aus seiner ärztlichen Erfahrung als auch aus seiner Selbsterfahrung, die er als Selbstanalytiker vor allem seiner eigenen Träume kennen gelernt hatte. Innerhalb weniger Jahre nach Erscheinen der «Traumdeutung» gelang es Freud, eine psychoanalytische Bewegung zu initiieren, aus der sich eine Reihe von psychotherapeutischen Schulen entwickelten, die sich zum Teil stark voneinander abgrenzten, bekämpften und auch von bestimmten Freud'schen Lehren distanzierten. Dennoch wurde und wird Sigmund Freud im Allgemeinen als «Urvater» der modernen Psychotherapie anerkannt. Wenngleich er selbst der klinischen Psychiatrie relativ fern stand, beeinflusste seine Theorie und Technik der Psychoanalyse nachhaltig den psychiatrischen Diskurs im 20. Jahrhundert. An erster Stelle ist hier sicher Eugen Bleuler zu nennen (s. Kap. 14).

Die Freud-Legende vom einsamen Schöpfer einer neuen wissenschaftlichen Heilmethode der Medizin ist nicht länger haltbar. Freud kristallisierte in seinem Werk verschiedene Strömungen des ausgehenden 19. Jahrhunderts (Neurologie, Darwinismus, Hypnotismus) im Rückgriff auf kulturhistorische Traditionen (griechische Mythologie, romantische Naturphilosophie) mit dem Ziel, nicht nur eine neue Behandlungsmethode und ein neues Menschenbild in die Medizin einzuführen, sondern zugleich auch ein kritisches Licht auf die kulturellen und sozialpolitischen Verhältnisse seiner Zeit zu werfen. Dabei hat Freud das Kulturleben des 20. Jahrhunderts wohl stärker beeinflusst als die Medizin, die sich nur in einem relativ kleinen Bereich – insbesondere Psychosomatik und (teilweise) auch Psychiatrie – auf die Psychoanalyse beruft.

Freud

Sigmund Freud wurde am 6. Mai 1856 in Freiberg (Mähren) als Sohn eines jüdischen Tuchhändlers geboren. Im Alter von drei Jahren siedelte er zusammen mit seiner Familie nach Wien über. 1873 immatrikulierte sich Freud an der Wiener Medizinischen Fakultät, trat 1877 in das Physiologische Institut von Ernst Wilhelm von Brücke ein und promovierte 1881. Ab 1882 war er als Arzt im Allgemeinen Krankenhaus in Wien tätig, u. a. auch bei Theodor Meynert in der Psychiatrie. Nach seiner Habilitation (Ernennung zum «Privatdozenten») im September 1885 unternahm er im Winter 1885/86 eine Studienreise nach Paris, um bei dem Neurologen J. M. Charcot («Pariser Schule») zu lernen. 1886 eröffnete Freud eine eigene Praxis in Wien und heiratete nach vierjähriger Verlobungszeit Martha Bernays (1861–1951), mit der er zusammen sechs Kinder hatte. Die jüngste Tochter Anna (1895–1982) setzte später als (Kinder-)Psychoanalytikerin das Werk ihres Vaters fort. Auch von Hippolyte Bernheim («Schule von Nancy») beeinflusst, wandte Freud in seiner nervenärztlichen Praxis die (hypnotische) Suggestivtherapie an. 1895 erschienen die mit Josef Breuer verfassten «Studien über Hysterie», in der die Psychoanalyse antizipiert wurde, die Freud in seinem Hauptwerk «Die Traumdeutung» (1900) erstmals umfassend begründete. Ab 1902 tagte die «Psychologische Mittwoch-Vereinigung» in Freuds Wohnung, der Ausgangspunkt der «psychoanalytischen Bewegung». 1908 fand der «Erste Internationale Psychoanalytische Kongreß» in Salzburg statt. 1910 wurden das «Zentralblatt für Psychoanalyse» sowie die «Internationale Psychoanalytische Vereinigung» (Präsident C. G. Jung), 1912 die Zeitschrift «Imago» gegründet. In der Folgezeit kam es nun zu ersten «Abfallbewegungen» unter Freuds Anhängern, darunter Alfred Adler, Wilhelm Stekel und C. G. Jung. Freud führte den «Todestrieb» in seiner Schrift «Jenseits des Lustprinzips»

(1920b) ein, behauptete einen Triebdualismus von Eros und Todestrieb und revidierte damit die ursprüngliche Wunscherfüllungstheorie. 1923 wurde bei Freud ein Krebs am harten Gaumen diagnostiziert, gegen den er bis zu seinem Lebensende kämpfte. 1930 erhielt er den Goethepreis der Stadt Frankfurt, 1933 wurden auch Bücher Freuds von den Nationalsozialisten in Berlin verbrannt. Nach dem Einmarsch der Nationalsozialisten 1938 in Österreich konnte Freud – von seiner Krebskrankheit schwer gezeichnet – mit seiner Frau und seiner Tochter Anna nach London emigrieren, wo er am 23. September 1939 starb.[113]

Der frühe Freud

Der Ansatz der (experimentellen) physiologisch-anatomischen Forschung in der zweiten Hälfte des 19. Jahrhunderts war dem Brücke-Schüler Freud vertraut. Die naturwissenschaftliche Haltung der zeitgenössischen Physiologen drückte eine Art Glaubensbekenntnis ihrer wissenschaftlichen Weltanschauung aus, der sich Freud zeitlebens verpflichtet fühlte. Neben seinen neurohistologischen Studien zur Erforschung der Struktur des Nervensystems versuchte sich Freud auch in der klinisch-anatomischen Methode und veröffentlichte drei klinische Fälle mit jeweiligen Obduktionsbefunden, etwa zur «akuten multiplen Neuritis der spinalen und Hirnnerven» (1886).

Freuds neuroanatomische Studien, die am Anfang seiner Forscherlaufbahn standen, lassen sich folgendermaßen kurz charakterisieren:
(1) Freud wollte mit anatomischen Mitteln die lebenden Elemente des Nervensystems erforschen. Entsprechend kritisierte er diejenigen Forscher, die nur totes Gewebe untersucht hätten.
(2) Freud wollte vom tierischen Gewebe Rückschlüsse auf das menschliche ziehen, also die Ergebnisse der «direkten Beobachtung» auf den Menschen übertragen.
(3) Bei aller Morphologie ging es ihm letztlich um die «Physiologie» des Nervensystems, um die Erregungsabläufe in den Nervenelementen. Die Morphologie sollte in die Physiologie einmünden.

Nach seiner Verlobung 1882 strebte Freud schließlich die ärztliche Weiterbildung an, die ihm eine Niederlassung ermöglichen würde. Bemerkenswert ist hier seine Tätigkeit als «Sekundararzt» von Mai bis September 1883 an der Psychiatrischen Klinik von Theodor Meynert. Diese Episode ist detailliert von Albrecht Hirschmüller (1991) analysiert worden. Meynert war ein Vertreter der so genannten «Gehirnpsychiatrie» und vertrat eine dogmatische Lokalisationstheorie (s. Kap. 8). Er fasste seelische Störungen als Folge lokaler Läsionen des Gehirns auf. Freuds Abwendung von der Psychiatrie und seine Hinwendung zur Neurologie war wahrscheinlich durch sein schwieriges Verhältnis zu Meynert mitbedingt.[114]

Durch Selbstanalyse zur Psychoanalyse: Der Weg zur «Traumdeutung»

Wir können annehmen, dass Freud bei seinen Selbstversuchen mit Cocain im Jahr 1884 erstmals intensiver mit dem Unbewussten als einer wahrnehmbaren Realität in Berührung kam. Er versuchte dabei, «die wunderbare Allgemeinwirkung dieses Alcaloids, welche in einer Hebung der Stimmung, der körperlichen und geistigen Leistungsfähigkeit und Ausdauer besteht, durch objektive Zeichen auszudrücken und gleichzeitig messend zu verfolgen» (Freud, 1885; vgl. Schott, 1985, S. 74). Er erfuhr durch das Cocain eine seelische Umstimmung, und insofern griff der physiologisch angelegte Selbstversuch in eine psychologische Dimension hinüber. Im physiologischen Experiment leuchtete eine Sphäre des Seelenlebens auf, eine Vorahnung jenes Unbewussten, das Inhalt seiner späteren Lehre werden sollte.

In den «Studien über Hysterie» (Breuer/Freud, 1895a, 1895b) war Breuers Krankengeschichte der Patientin «Anna O.» enthalten, mit deren Behandlung er bereits 1880 begonnen hatte. Ein neues Paradigma der Psychotherapie deutete sich an: Diese Patientin war nicht nur Entdeckerin ihres «schlimmen Ich», sondern zugleich Erfinderin der *«talking cure»*, des *«chimney sweeping»*. Sie diagnostizierte nicht nur ihre Krankheit, sie therapierte sie auch. Man kann hier von einer Art Selbstanalyse der Patientin sprechen, der Breuer in seiner Krankengeschichte zur Darstellung brachte. Die «kathartische Methode» geht von der Vorstellung aus, dass die hysterische Krankheit durch einen eingeklemmten Affekt bedingt ist und durch ein «Abreagieren» desselben therapiert werden kann. Dieses therapeutische Prinzip der «assoziativen Korrektur» hat sein Analogon in der assoziativen Leistung des normalen Menschen, wenn dieser eine Kränkung zu verkraften hat. So imponierte den Autoren die Hysterie als eine nicht verkraftete Kränkung, an deren Erinnerung der Affekt haftet: «Der Hysterische leidet größtenteils an Reminiszenzen» lautet die Formel von Breuer und Freud (1893, S. 86). Der Hysteriker kann den eingeklemmten Affekt nicht wie der Normale abreagieren und wird gerade durch dieses Unvermögen zum Hysteriker. Freud formulierte in diesem Zusammenhang erstmals ein wichtiges Moment seiner psychoanalytischen Technik, nämlich die Überwindung des «Widerstandes»: Er habe, wie er meinte, durch seine psychische Arbeit eine psychische Kraft bei den Patienten zu überwinden, «die sich dem Bewußtwerden (Erinnern) der pathogenen Vorstellungen widersetzte» (Breuer/Freud, 1895a, S. 268). 1895 begann Freud mit seiner Selbstanalyse im engeren Sinn. Er konnte erstmals den verborgenen Sinn des Traumes, nämlich die «Wunscherfüllung», durch die Deutung seines Traums «von Irmas Injektion» «enthüllen», wovon die Entfaltung der psychoanalytischen Lehre im Traumdeutungsbuch ihren Ausgang nahm (Freud, 1900, S. 110–126). Mithilfe der «Selbstbeobachtung» und «Selbstüberwindung» schritt er in seiner Selbstanalyse voran. Zunächst ist in der Traumdeutung die Rede von den Patienten, die Freud «unterweist», sich in den «Zustand der kritiklosen Selbstbeobachtung» zu versetzen. Dann spricht er plötzlich von sich selber: «Die meisten meiner Patienten bringen es nach der ersten Unterweisung zustande, ich selbst kann es sehr vollkommen, wenn ich mich dabei durch Niederschreiben meiner Einfälle unterstütze. Der Betrag von psychischer Energie, um den man so die kritische Tätigkeit herabsetzt, und mit welchem man die Intensität der Selbstbeobachtung erhöhen kann, schwankt erheblich je nach dem Thema, welches von der Aufmerksamkeit fixiert werden soll.» (S. 108) Der Sprung vom Patienten zur eigenen Person ist überraschend und nahe liegend zugleich. Die «kritiklose Selbstbeobachtung» übergreift die besondere Rolle des Arztes und des Patienten bei der Behandlung, sie ist ein Instrument, das beide gleichermaßen einsetzen können. Es ist die Aufgabe des Arztes, den Patienten im Gebrauch dieses Instrumentes zu unterweisen, anwenden muss Letzterer es selbst.

Im Sprung von der Patientenbehandlung zur Selbstanalyse distanzierte sich Freud bewusst von der Arztrolle: «Im Verlauf meiner Psychoanalyse bei Neurotikern habe ich wohl über tausend Träume zur Deutung gebracht; aber dieses Material möchte ich hier nicht zur Einführung in die Technik und Lehre der Traumdeutung verwenden.» (S. 108 f.) Freud mochte sich nämlich nicht dem Einwand aussetzen, «es seien ja die Träume von Neuropathen, die einen Rückschluß auf die Träume gesunder Menschen nicht gestatten». Damit rückte Freud zwar von der Arztrolle ab, übernahm aber – wenigstens nach außen hin – keineswegs die Patientenrolle. Im Gegenteil: Er rechnete sich den «gesunden» Personen zu. Seine eigenen Träume seien «ein reichliches und bequemes Material, das von einer ungefähr normalen Person herrührt und sich auf mannigfache Anlässe des täglichen Lebens bezieht» (S. 109). Für die Argumentation der «Traumdeutung» ist das Verhältnis von Deutungsarbeit und Traumarbeit zentral. Die Traumarbeit soll die Seelentätigkeit erklären, theoretisch einsichtig machen, wie aus den latenten Traumgedanken der manifeste Trauminhalt hervorgebracht, synthetisiert wird. Während die Deutung auf der unmittelbaren Selbsterfahrung beruht, besteht die Erklärung aus einer Konstruktion, die man auch als eine Art «Selbstsynthese» bezeichnen könnte, im Gegensatz zur «Selbstanalyse». Diese Selbstsynthese bedeutet eine Selbstvergegenständlichung: Das Seelenleben produziert den Traum (manifesten Trauminhalt) und stellt uns in unseren Träumen gleichsam sein eigenes Arbeitsergebnis, sein Arbeitsprodukt, vor. Es ist hier nicht näher auf die Traumarbeit einzugehen, die Freud im umfangreichsten Kapitel der «Traumdeutung» dargestellt hat. Die Hauptmomente der Verdichtung, Verschiebung, Rücksicht auf Darstellbarkeit und «sekundäre Bearbeitung» sollen die Kreativität des Unbewussten verdeutlichen. Freud vergleicht die Traumschöpfung mit der Arbeit eines Schriftstellers, der die politische Zensur überwindet, um unangenehme Wahrheiten von der Obrigkeit unerkannt mitteilen zu können.[115]

Am Ende der «Traumdeutung» definiert er die grundlegenden Begriffe der Psychoanalyse – ein Begriff, den er erstmals 1896 benutzte – und deren «Metapsychologie»: «Regression», «Primär- und Sekundärvorgang», «infantiler Wunsch», «Ödipus-(Hamlet-)Komplex» und das «Unbewußte» als psychische Realität. Damit war der Kern der Psychoanalyse begründet.

Die Entfaltung der psychoanalytischen Lehre

Die psychoanalytische *Behandlungsmethode* («Technik») beruht auf einer besonderen Arzt-Patienten-Beziehung. Der Analysand soll in der «Übertragung» von seinen Wünschen, Träumen und Erinnerungen in «freier Assoziation» unter Überwindung auftauchender «Widerstände» berichten, während der Analytiker mit «gleichschwebender Aufmerksamkeit» zuhören und schrittweise die unbewussten Wünsche erhellen soll. In den «Vorlesungen zur Einführung in die Psychoanalyse»

(1917), die eine systematische Zusammenfassung über den Stand der damaligen psychoanalytischen Lehre geben, differenziert Freud die verschiedenen Formen unbewusster Prozesse:
1. Die «Fehlleistungen» wie vergessen, versprechen, vergreifen etc. erscheinen als Symptome einer «Psychopathologie des Alltagslebens»; sie sind Ausdruck eines psychischen Konflikts, ohne eine manifeste Krankheit anzuzeigen.
2. Der Traum lässt sich, ohne dass die betreffende Person im Wachzustand manifest krank sein müsste, als ein psychopathologisches Symptom im Schlafzustand deuten, als Neurose ohne äußeren Ausdruck.
3. Die Neurose als offensichtliche Krankheit ist auf denselben psychischen Mechanismus zurückzuführen wie die Fehlleistungen und der Traum. Es handelt sich um die Unterdrückung infantiler (libidinöser bzw. sexueller) Triebregungen, die mit einer Verdrängung entsprechender lebensgeschichtlicher Ereignisse (Traumen) einhergeht.

In der analytischen Kur soll der Patient seine verdrängten neurotischen Konflikte auf die Person des Analytikers übertragen und sich dadurch von ihnen befreien. Generell geht es um die Aufdeckung des Unbewussten oder, um es mit einem Ausdruck aus späterer Zeit zu formulieren, um das Postulat: «Wo Es war, soll Ich werden.»

Freuds «Metapsychologie» bezeichnet die Lehre vom «psychischen Apparat», wie er sie erstmals in der «Traumdeutung» formulierte. Dieser «Apparat» ist aus drei Systemen oder «Instanzen» aufgebaut: «Unbewußt» (Ubw), «Vorbewußt» (Vbw) und «Bewußt» (Bw). Zwischen dem System Ubw und Vbw nimmt Freud eine «Zensur» an, die den unbewussten Inhalten und Vorgängen (Primärprozessen) nicht erlaubt, ohne vorherige Umwandlung im Sinne einer «Kompromißbildung» ins Vorbewusste zu gelangen. Die vorbewussten Regungen und Inhalte sind zwar nicht aktuell bewusst, jedoch ohne weitere Umwandlungen dem Bewusstsein zugänglich. Diese Theorie wird auch als «erste Topik» Freuds bezeichnet. Er argumentiert hier aus der Perspektive des Unbewussten, das er auch als kreative seelische Macht anerkennt, wie wir bei der «schöpferischen Traumarbeit» bemerkt haben.

Die «zweite Topik» von 1923 stellt Freud in seiner programmatischen Schrift «Das Ich und das Es» vor (Freud, 1923a). Die ursprüngliche Modellvorstellung vom «psychischen Apparat» wird dadurch modifiziert. Nun unterscheidet Freud die Instanzen «Ich», «Es» und «Über-Ich». Durch die Erkenntnis unbewusster Abwehrmechanismen im Dienste der Gesamtpersönlichkeit rückt nun das «Ich» ins Zentrum des Interesses.[116] In der Trieblehre machte Freud ebenfalls zu Beginn der 1920er Jahre eine bemerkenswerte Wendung. Während er zuvor vom Dualismus und Sexualtrieb und Ich- oder Selbsterhaltungstrieben (Hunger und Liebe) ausgegangen war, führte er 1920 (nach dem Tod seiner Tochter Sophie) in seiner Schrift «Jenseits des Lustprinzips» den «Todestrieb» ein, den er dem «Eros» gegenüberstellte. Allerdings stieß diese Spekulation in der psychoanalytischen «Gemeinde» (bis heute) kaum auf Resonanz.[117]

«Neurose»: Zu Krankheitsbegriff und Kulturkritik bei Freud

Freuds besondere Leistung war es, im Hinblick auf die «Neurose» einen neuen Krankheitsbegriff zu propagieren. Krankheit war nicht mehr allein ableitbar von einer organischen Läsion oder Störung, sie bedeutete nicht eine strukturelle Andersartigkeit, keine qualitative Verschiedenheit. Krankheit war Ausdruck eines bestimmten Kräftespiels im «psychischen Apparat», dessen Struktur bei allen Menschen prinzipiell gleich sei. Alle Menschen sind demnach demselben dynamischen Grundkonflikt ausgeliefert, wenngleich je nach der Quantität der beteiligten Kräfte dieser Konflikt in unterschiedlicher Form zum Ausdruck gebracht wird. Auch wenn der «normale» Mensch keine störenden Symptome im Wachleben aufweist: Im Traume erweise er sich gleichwohl als ein «Neurotiker». Freud schlug mit seiner Psychoanalyse eine Verständnisbrücke zu den Kranken, die er im Auge hatte. Denn durch Selbstanalyse konnte sich jedermann von der Realität des «Unbewußten» überzeugen und somit auch das Erklärungsmodell für die neurotische Symptomatik anderer Menschen nachvollziehen.[118]

Wir können hier Freuds Kritik von Kultur und Religion nur kurz streifen. Diese Kritik wurde für Freud umso wichtiger, je stärker seine Psychoanalyse rezipiert wurde. Die Kultur erschien ihm als unhintergehbare Quelle der Neurose schlechthin und die Religion als Ausdruck einer Art von gesellschaftlicher Neurose. Therapie sei an sich durch die Wissenschaft möglich, eine Wissenschaft nach dem Vorbild der analytischen Kur. Rückblickend schrieb er in einem Brief an Romain Rolland: «Sie wissen, meine wissenschaftliche Arbeit hatte sich das Ziel gesetzt, ungewöhnliche, abnorme, pathologische Erscheinungen des Seelenlebens aufzuklären [...]. Ich versuchte dies zunächst an der eigenen Person, dann auch an anderen, und endlich in kühnem Übergriff auch am Menschengeschlecht im Ganzen.» (1936, S. 250) Dieses umfassende Programm markiert drei Dimensionen seines psychoanalytischen Vorgehens: (1) die eigene Person, (2) den zu behandelnden Patienten und (3) die menschliche Kultur. Zur letzteren Dimension hat Freud wichtige Schriften verfasst, die bis heute nachwirken, u. a. «Massenpsychologie und Ich-Analyse» (1921), «Die Zukunft einer Illusion» (1927b) sowie «Der Mann Moses und die monotheistische Religion» (1937).

Freuds Einstellung zur Psychiatrie und zu den Psychosen

Als niedergelassener Nervenarzt hatte Freud sicherlich auch psychotische Patienten zu betreuen. So behandelte er die Patientin Mathilde S. 1888/90 wegen eines depressiven, dann in eine Manie umschlagenden Krankheitsbildes (vgl. Hirschmüller, 1991, S. 221; 1989). Diese Patientin wurde wegen einer Melancholie zunächst von Freud hypnotisch behandelt, dekompensierte aber dann mit einer manischen Psychose und musste in eine Privatanstalt eingewiesen werden.[119]

Freuds distanziertes Verhältnis zur klinischen Psychiatrie mag auch darin begründet gewesen sein, dass er sich selbst mit seinen auffallenden psychosomatischen Symptomen als ein «normaler» Neurotiker empfand, so dass «Übertragungsneurose» als Schlüsselbegriff auch Freuds eigene psychische Konstitution kennzeichnete. Die Übertragungsneurose, welche die Angsthysterie, Konversionshysterie und Zwangsneurose umfasste, wurde dadurch charakterisiert, dass die Libido immer auf reale oder imaginäre Objekte verschoben wird. In der psychoanalytischen Technik bedeutet dann Übertragungsneurose jene «künstliche Neurose», die aus der Beziehung zwischen Analytiker und Analysand hervorgeht und eine analytische Entdeckung der «infantilen Neurose» möglich macht.

Diese «Übertragungsneurosen» unterschied Freud kategorial von den «narzisstischen Neurosen», die etwa dem Begriff der (endogenen) Psychosen entsprechen sollten. Hierbei komme es zum Rückzug der Libido auf das Ich, so dass sich ein Narzissmus herausbilde, der es unmöglich mache, eine libidinöse Übertragung, etwa im Rahmen einer psychoanalytischen Behandlung, herzustellen (vgl. Laplanche/Pontalis, 1973, S. 323; 559 ff.). Mit der Metapher von der «Mauer» des Narzissmus will Freud die Unüberwindbarkeit der Geisteskrankheiten für die

Psychoanalyse zum Ausdruck bringen. «Bei den narzißtischen Neurosen ist der Widerstand unüberwindbar; wir dürfen höchstens einen neugierigen Blick über die Höhe der Mauer werfen, um zu erspähen, was jenseits derselben vor sich geht.»[120] (Freud, 1917, S. 438)

Bei der frühen Rezeption der Freud'schen Psychoanalyse durch die Psychiatrie sind vor allem zwei Psychiater hervorzuheben: Eugen Bleuler und C. G. Jung. «Zuerst sammelte sich in Wien ein kleiner Kreis von Schülern um mich; nach 1906 erfuhr man, daß sich die Psychiater in Zürich, E. Bleuler, sein Assistent C. G. Jung und andere lebhaft für die Psychoanalyse interessierten.» (Freud, 1925, S. 75; s. Kap. 14 u. 44)

Zur weiteren Entwicklung der Psychoanalyse

Die Entfaltung der psychoanalytischen Bewegung und der aus ihr resultierenden «Schulen» ist vielfach dargestellt worden, unter anderem kritisch von Paul Roazen (1976). Im Ausgang von Freud kam es im frühen 20. Jahrhundert zur Ausbildung verschiedener Schulen der Psychotherapie, auf die an anderer Stelle eingegangen wird (s. Kap. 51).

Durch den Nationalsozialismus kam es zu einem radikalen Bruch in der Entwicklung der Psychoanalyse, dessen Folgen heute noch spürbar sind. Die Freud'sche Psychoanalyse wurde 1933 in Deutschland und 1938 in Österreich verboten, die zumeist jüdischen Analytiker waren zur Emigration gezwungen. Zur Situation der Psychotherapie im NS-Staat, einschließlich der zwielichtigen Rolle C. G. Jungs, liegen einschlägige Studien vor (vgl. Lockot, 1985 u. 1994).[121]

Die Emigranten konnten die Psychoanalyse vor allem in den USA erfolgreich einführen und in vielfältig modifizierter Form weiterentwickeln. Zu erwähnen sind u. a. die psychoanalytische Ichpsychologie mit ihren Wortführern Heinz Hartmann, Ernst Kris und Rudolf Löwenstein sowie die Neopsychoanalyse mit Karen Horney und Harry Sullivan, die eine Brücke zum Behaviourismus schlugen. Die Psychoanalyse erreichte in den USA eine in Europa nie da gewesene wissenschaftliche und praktisch-klinische Akzeptanz, gerade auch im Grenzbereich zur Psychiatrie und Psychosomatischen Medizin. Zu letzterem Gebiet trug insbesondere das Werk Franz Alexanders bei. Psychiatrie und Psychoanalyse wurden teilweise als Synonyme gebraucht.[122]

In der frühen Nachkriegszeit spielte die Psychoanalyse in Deutschland zunächst keine nennenswerte Rolle. Im Gefolge der 1968er Studentenbewegung und den damit zusammenhängenden Veränderungen an den Universitäten fand sie jedoch in gesellschaftskritischer und sozialreformerischer Hinsicht («Marx und Freud») starke Beachtung (s. Kap. 24). In der Folgezeit kam es gewissermaßen zu einem Re-Import der Psychoanalyse aus den USA (weniger aus England) nach Deutschland. Die Psychoanalyse wurde in Form von Lehrstühlen und Klinikabteilungen institutionalisiert und erreichte in den 1970er und 1980er Jahren eine relativ starke Stellung. Bestimmte praktische Formen, wie etwa die Arbeit in «Balint-Gruppen», stärkten die Popularität der Psychoanalyse auch in außermedizinischen Bereichen (s. a. Kap. 50).

14. Zürcher Schule: Bleuler

Die klassische Zeit der Zürcher Psychiatrie begann um 1900 mit Eugen Bleuler, der zusammen mit Emil Kraepelin und Sigmund Freud die Grundlagen der modernen Psychiatrie legte. Bleuler bereicherte die klinischen Methoden um die vertiefende Psychopathologie und begründete eine neue Symptomatologie der Schizophrenien. Dabei griff er die Psychoanalyse auf und führte psychodynamische Aspekte in die Psychiatrie ein. Während in seiner Zeit klinische Psychiatrie und Psychoanalyse als unvereinbar galten, überbrückte Bleuler die Grenzen und bewies in seiner Schizophrenielehre die Nützlichkeit der Synthese. Bleulers Einfluss erstreckte sich auf die Arbeit zweier weiterer Psychiatergenerationen der Zürcher Schule.

Vorgeschichte

Die Zürcher Kantonale und Universitätsklinik Burghölzli wurde 1870 fertig gestellt und bezogen, nachdem 1869 der neu geschaffene Lehrstuhl besetzt worden war. An der Planung des Gebäudes hatte sich Wilhelm Griesinger beteiligt, der von 1860 bis 1865 in Zürich arbeitete, zwar als Professor für Innere Medizin, aber auch für die psychisch Kranken zuständig. Er hielt eine psychiatrische Vorlesung und edierte in dieser Zeit die zweite Auflage seines Lehrbuches.[123]

Von den ersten drei Ordinarien blieb keiner lange in Zürich: Bernhard von Gudden (s. Kap. 34) von 1869 bis 1872, Gustav Huguenin von

1873 bis 1874 und Eduard Hitzig von 1875 bis 1879 (er war wie von Gudden Deutscher). Danach gelang es, August Forel (1848–1931) zu gewinnen, mit dem eine kontinuierliche und fortschrittliche Psychiatrie in Zürich einsetzte, «eine glanzvolle Epoche der Anstalt» (Bleuler, 1951, S. 414). Forel hatte bei von Gudden in München und bei Meynert in Wien neuroanatomisch gearbeitet und unabhängig von His die Neuronentheorie entwickelt. Er erkannte aber bald, dass in der Psychiatrie mehr zu ergründen sei als hirnanatomische Strukturen. In seiner Zürcher Zeit förderte er die klinische Psychiatrie und bemühte sich, die moderne Psychiatrie auch in der Öffentlichkeit bekannt zu machen. Er führte die Arbeitstherapie und die Hypnose (1889) in die Klinik ein. Er war gegenüber der Psychoanalyse aufgeschlossen und übernahm die Lehre vom Unbewussten, wie er auch die kathartische Methode verwendete.[124]

Unter Forels Leitung des Burghölzli (1879–1896) entstand die Zürcher Tradition, in der Behandlung möglichst wenig Gebrauch von physischen Maßnahmen wie Drehstuhl, Wasserkur etc. und von wenig nützlichen Medikamenten zu machen, sondern Arbeitstherapie, Milieutherapie und Psychotherapie einzusetzen. Forel war der Vorbereiter der Zürcher Schule von Eugen Bleuler. Ein anderer Schüler Forels, Adolf Meyer, wurde (um die Jahrhundertwende) der Begründer der modernen Psychiatrie in den USA (s. Kap. 30).

Bleuler

Eugen Bleuler ist der Begründer der Zürcher Schule und stellte zusammen mit Emil Kraepelin und Sigmund Freud die Weichen für die Psychiatrie des 20. Jahrhunderts.[125] Eugen Bleuler, geboren am 30. 4. 1857 in Zollikon bei Zürich, beteiligte sich als Medizinstudent an neurophysiologischen Experimenten. 1881 bis 1886 war er Assistenzarzt in den Psychiatrischen Krankenhäusern in Bern und Zürich (bei Forel). Er unternahm eine Studienreise nach Frankreich zu Charcot und Magnan. 1886 wurde er Direktor der kantonalen Pflegeanstalt Rheinau. Nach dem überraschenden Rücktritt Forels 1898 folgte die Zürcher Behörde nicht dem Berufungsvorschlag der Fakultät, sondern berief den unhabilitierten Bleuler. In seiner Antrittsvorlesung sprach er über die «Behandlung der Geisteskrankheiten». 1927 wurde er emeritiert. Er starb am 15. 7. 1939 in Zollikon.

Die zwölf Jahre in Rheinau wurden zur Grundlage für Bleulers Arbeitsweise. «Er nahm aus dem Burghölzli acht junge Schizophrene mit sich und wollte versuchen, in Rheinau in enger Gemeinschaft mit ihnen eine Heilung zu erreichen. In großer Abgeschlossenheit, noch als lediger Arzt, widmete er sich in Rheinau jede Stunde des Tages diesen und seinen anderen Kranken [...]», berichtet M. Bleuler (1976, S. 2), der an anderer Stelle (E. Bleuler 1911/1988, S. VI) fortfährt: «Er lebte ununterbrochen mit seinen Kranken, arbeitete oft mit ihnen u. a. auch auf dem Felde, erfüllte ihre Freizeit mit Wanderungen, Theaterspielen, Tanzanlässen und anderem [...]. Er notierte sich täglich viele Beobachtungen an den Kranken und stenographierte Gespräche mit ihnen nach. Die Zahl seiner beschriebenen Notizblätter ging in die Zehntausende [einige Faksimile bei Scharfetter (2001, S. 23 ff.)]. Sie bildeten die Unterlage für sein späteres Buch [...]. In seiner Rheinauer Zeit gewann Eugen Bleuler die meisten Erfahrungen, die er in seiner Darstellung der schizophrenen Geistesstörungen verwendete [...].» Das war der Ursprung einer neuartigen Psychopathologie: Über die sorgfältige Beschreibung der schizophrenen Symptome hinaus gelang es Bleuler, Zusammenhänge und Bedeutungen der Störungen zu ergründen. Er zeigte, «wie bei dieser Krankheit [Schizophrenie] in allen Symptomen die persönlichen Bestrebungen und Lebenserfahrungen zum Ausdruck kommen und wie Verschlimmerungen und Besserungen oft psychologisch erklärt werden können» (M. Bleuer, 1951, S. 418). Diese aus dem täglichen Umgang mit den Kranken gewonnene Methode nannte Kretschmer später (1940, S. 2) eine «vertiefende Pathopsychologie». Mehrere von Bleuler geprägte Begriffe wie Autismus und Ambivalenz wurden sowohl in der Psychoanalyse wie in der klinischen Psychiatrie geläufig. Den Begriff Autismus verstand Bleuler nicht nur im engeren psychopathologischen Sinne (bei schizophrenen und frühkindlichen Psychosen), sondern auch im weiteren Sinne als ein unsachliches, rein gefühlsmäßiges Meinen versus realistischem und argumentativem Wissen in der Wissenschaft, wie er es in seiner Schrift «Das autistisch-undisziplinierte Denken» darlegte (Bleuler, 1919); Bleuler schrieb hierüber «nicht ohne Satire und Ironie» (1919, S. IV).

Bleuler und die Psychoanalyse

Bleuler hatte Freuds frühe Arbeiten gelesen und einige rezensiert, auch das Aphasie-Buch (1891) und die Hysterie-Studien (Breuer/ Freud, 1895a, 1895b). Weitere Besprechungen psychoanalytischer

Publikationen waren Freud aufgefallen, dem daraufhin an einer Zusammenarbeit mit dem nichtjüdischen schweizerischen Psychiatrie-Ordinarius sehr gelegen war. Freud wollte Bleuler zum Präsidenten des «Ersten Internationalen Psychoanalytischen Kongresses» machen. Das lehnte Bleuler ab, er fand sich aber bereit, mit Freud zusammen mehrere Bände des «Jahrbuchs für Psychoanalyse» (1908–1913) herauszugeben. Bleulers Einstellung zur Psychoanalyse war aufgeschlossen und wissenschaftlich-kritisch zugleich. Er akzeptierte die für die Psychiatrie wesentlichen psychologischen Erkenntnisse, ohne sich aber der psychoanalytischen Bewegung um Freud anzuschließen. In den Jahren seiner intensiven Beschäftigung mit der Psychoanalyse wurde Bleulers Einstellung zunehmend kritischer, wie die Titel einiger seiner Veröffentlichungen zeigen: 1910 schrieb er über «Die Psychoanalyse Freuds. Verteidigung und kritische Bemerkungen», 1912 über «Die psychologischen Theorien Freuds», und die umfangreichste Veröffentlichung aus dem Jahr 1913 ist überschrieben: «Kritik der Freudschen Theorien». Aber Bleuler hat sich nicht von Freuds Lehre abgewandt, sondern die Bedeutung der Psychoanalyse für die Psychiatrie gegenüber den ablehnenden und polemisierenden deutschen Psychiatern vertreten. Es kam ihm nicht auf Parteinahme, sondern auf das Trennen der Spreu vom Weizen an. (Umgekehrt hat sich Freud kaum um ein Verständnis der Bleuler'schen Psychiatrie bemüht.) Die Psychoanalytiker, die zunächst in Bleuler einen Bundesgenossen sahen, reagierten mit Enttäuschung, die bis heute nicht überwunden ist. Aus Sicht der klinischen Psychiatrie jedoch ist die Art, wie Bleuler die Freud'sche Lehre für die Psychiatrie nutzbar machte, beispielgebend.[126]

Bleuler war «Sympathisant» der Psychoanalyse (vgl. C. Müller, 1998, S. 227) und ihr Vermittler. Er hat sich auf sie eingelassen und konnte sie verstehen, ohne sich ihr zu verschreiben, und nutzte ihre Elemente, ohne die Psychiatrie insgesamt auf die Psychoanalyse zu gründen. Bleuler wollte mit Mitteln der Psychoanalyse das Verständnis für psychotische, insbesondere schizophrene Störungen und einen entsprechenden Umgang mit diesen Kranken fördern. Diese Einstellung und Vorgehensweise hat sich bis heute bewährt. Voraussetzung hierfür ist allerdings die Offenheit seitens des Psychiaters, die Eugen Bleuler und manche seiner Kollegen gezeigt haben, anstelle eines theoriegebundenen Psychiatrieverständnisses, wie es um 1900 in Deutschland stärker ausgeprägt war als in der Schweiz.

Bleulers Schizophrenielehre

«Die ganze Idee der Dementia praecox stammt von Kraepelin, auch die Gruppierung und Heraushebung der einzelnen Symptome ist fast allein ihm zu verdanken. [...] Ein wichtiger Teil des Versuches, die Pathologie weiter auszubauen, ist nichts als die Anwendung der Ideen Freuds auf die Dementia praecox. Ich denke, jedem Leser wird ohne weiteres klar sein, wie viel wir diesem Autor schulden [...]», so leitet Eugen Bleuler sein epochales Buch «*Dementia praecox* oder Gruppe der Schizophrenien» (1911, S. XV) ein. Er hatte ungefähr zehn Jahre lang hieran gearbeitet und 1908 die Formulierung «Schizophrenie» gefunden.

Diese Sätze werden im Allgemeinen im Sinne einer großen Bescheidenheit Bleulers verstanden. Wichtiger aber noch erscheint, dass Bleuler hiermit seinen Arbeitsstil kennzeichnete: Was in der psychologischen und psychiatrischen Forschung als richtig und wichtig erkannt wurde, wollte er gleichermaßen berücksichtigen, unabhängig von der Herkunft, von der einen oder anderen Arbeitsweise, von der einen oder anderen Ausgangstheorie, die sonst polemisierend einander gegenübergestellt wurden, weil sie als unvereinbar galten.

Im Einzelnen ging Bleuler über Kraepelins «*Dementia praecox*» hinaus. Er fand die Unterteilung der schizophrenen Symptome in Grundsymptome und akzessorische Symptome (nach ihrer diagnostischen Wertigkeit) bzw. in primäre und sekundäre Symptome (nach dem pathogenetischen Verständnis). Dem Schizophrensein liegt eben nicht nur ein Krankheitsprozess, sondern auch eine psycho-(patho-)logische Entwicklung zugrunde (s. Kap. 45). Zentrale Begriffe wurden «Lockerung der Assoziationsspannung» und «Autismus». Ein Teil der Symptomatik, insbesondere die sekundären bzw. akzessorischen Symptome, ließ sich psychologisch ableiten. Bleuler betonte die psychische Desintegration, bezweifelte aber zu Recht die frühe Verblödung, da weder früher Beginn noch progredienter Verlauf und Ausgang in Verblödung die Regel seien – ein Grund mehr, den neuen Begriff «Schizophrenie» einzuführen.

Über Freuds Lehre ging Bleuler insofern hinaus, als seine Psychodynamik weniger theoretisch und deduktiv, sondern betont klinisch und empirisch konzipiert ist. Bleuler wusste psychoanalytische Erkenntnisse auch auf Psychosen anzuwenden, die dem Freud'schen Denken verschlossen blieben. Bleuler verstand es, klinische Psychiatrie und Psychoanalyse zu verbinden, was weder Kraepelin noch Freud gelungen war.

Die *Rezeption* dieser Schizophrenielehre war zögerlich. Zwar begann Kraepelin sogleich, sich mit der «Schizophrenie» auseinander zu setzen («Psychiatrie», 8. Aufl., 1913). Aber in weiten Kreisen der Psychiatrie blieb noch längere Zeit die «*Dementia praecox*» bestimmend, teilweise auch da, wo der neue Terminus «Schizophrenie» übernommen wurde. Das gilt insbesondere für die deutsche Psychiatrie. In Frankreich war die Aufnahme von Bleulers Gedanken zunächst positiv, später mehr kritisch. In der englischen und amerikanischen Psychiatrie fand Bleuler lange Zeit auffallend wenig Resonanz (das Schizophreniebuch von 1911 wurde erst 1950 ins Englische übersetzt), auch in diesen Ländern war der Einfluss Kraepelins stärker.

Bleulers Arbeit zeigt eine Vielseitigkeit klinischer Themen, die an Kraepelins Arbeitsspektrum erinnert. Er war Arzt und Wissenschaftler, biologisch und psychopathologisch eingestellt, klinischer Psychiater und Psychotherapeut. Seine größten Leistungen sind die vertiefende und psychodynamisch verstandene Psychopathologie und die Überwindung des Grabens zwischen Psychiatrie und Psychotherapie im Sinne einer pluridimensionalen Psychiatrie.[127]

Zürcher Schule

Bleuler hatte einen größeren Kreis bedeutender Mitarbeiter. Zuerst ist Carl Gustav Jung (1875–1961) zu nennen, der von 1900 bis 1909 Bleulers Assistent und Oberarzt im Burghölzli war und sein Mitstreiter für die Öffnung der Psychiatrie zur Psychoanalyse wurde. Anders als Bleuler aber verschrieb sich Jung ganz der Psychoanalyse, wurde auch Präsident der «Internationalen Psychoanalytischen Vereinigung», brach dann aber mit Freud (der Briefwechsel ist publiziert; s. Freud, 1974) und begründete eine eigene tiefenpsychologische Schule, die «Analytische Psychologie».[128]

Jungs Hauptbeitrag zur Zürcher Schizophrenielehre war die Anwendung des Assoziationstests, der von Galton stammte und von Wundt und Kraepelin zu Bleuler gelangt war (vgl. Scharfetter, 2001, S. 53). Bekannt wurde sein gelungener Versuch, mittels des freien Assoziierens die Neologismen und den «Wortsalat» einer chronisch schizophrenen Patientin zu entziffern und mit ihrem früheren Erleben in Zusammenhang zu bringen. Das Assoziationsexperiment wurde von vielen Psychiatern angewandt, auch noch in den Generationen nach Jung.

Bleuler-Schüler waren auch die bekannten Psychoanalytiker Karl Abraham und Alphonse Maeder sowie Ludwig Binswanger und Jakob Klaesi.[129] Jener behandelte ab 1920 schizophrene Patienten mit der Somnifen-Dauerschlaf-Therapie (1922), um so dem Kranken eine Zäsur zu ermöglichen und einen Einstieg in die Psychotherapie zu finden. Die Beziehungen zwischen Somatotherapie und Psychotherapie waren das Anliegen von Max Müller, der die «Heilungsmechanismen in der Schizophrenie» (1930) herausarbeitete. Nachdem die Insulinkoma-behandlung eingeführt worden war, wurde Müller führend in der klinischen Vervollkommnung und psychotherapeutischen Fundierung dieser Behandlung (s. Kap. 52).[130]

Einer der begabtesten Schweizer Psychiater war der Bleuler-Schüler Hermann Rorschach (1884–1922), der mit seinem Formdeutverfahren (1921), später Rorschach-Test genannt, international bekannt wurde. Dieses Verfahren eignet sich hervorragend zur Psychodiagnostik von Begabungen, Leistungen und Emotionen, aber auch zum Aufdecken schizophrenen Erlebens. Schweizer Psychiater wie Walter Morgenthaler und Emil Oberholzer haben diesen Test mit großer Meisterschaft verwendet. Die Interpretationen waren von psychoanalytischen Erfahrungen und von künstlerischen Intuitionen getragen. Inzwischen gibt es über 3000 Publikationen über den Test. Erst im Zuge der modernen Psychopathometrie trat der Rorschach-Test in den Hintergrund, blieb aber bis zur Gegenwart in ostasiatischen Ländern viel gebräuchlich. Ein historischer Vorläufer des Rorschach-Versuches ist die Klexographie, die im 18. und 19. Jahrhundert weit verbreitet war, auch als Gesellschaftsspiel. Der Arzt-Dichter Justinus Kerner verfasste ein Buch «Kleksographien» (1857). Der Briefwechsel von Rorschach (2004) ist publiziert.[131]

Die Zürcher Psychiatrie wurde durch Bleuler und seine Mitarbeiter weltbekannt, das Burghölzli wurde ein viel besuchtes Zentrum der Psychiatrie, und der Bleuler'sche Stil setzte sich in Zürich in den zwei folgenden Psychiatergenerationen fort. Die Schizophrenieforschung wurde weitergeführt, daneben zunehmend die Erforschung anderer psychiatrischer Krankheiten. Die Arbeit der Zürcher Schule blieb nicht auf klinische Psychiatrie und Psychotherapie (s. Kap. 50) beschränkt, sondern erstreckte sich auch auf Hirnforschung, Psychoendokrinologie und andere biologisch-psychiatrische Arbeitsgebiete. Die Zürcher Schule hat die internationale Psychiatrie nachhaltig beeinflusst. Unübersehbar sind auch ihre Parallelen mit der Tübinger Psychiatrie-Schule (s. Kap. 15).[132] Was die Zürcher und Tübinger Psychiater verband, waren vertiefende Psychopathologie, psychodynamische Öffnung und pluridimensionales Psychiatrieverständnis.[133]

15. Pluridimensionale Psychiatrie: Tübinger Schule

In der Tübinger Schule von Robert Gaupp wurde in den ersten Jahrzehnten des 20. Jahrhunderts die pluridimensionale Psychiatrie praktiziert, die Griesinger vorgezeichnet und Kraepelin vorbereitet hatte. Klinische Forschungsmethoden wie introspektive Psychologie, die dem psychodynamischen Vorgehen nahe stand, Persönlichkeits- und Biographieuntersuchung bildeten zusammen mit somatisch orientierten Arbeitsweisen eine methodische Vielfalt, aus der die Pluridimensionalität in Krankenbehandlung und Forschung entwickelt wurde. Nach Robert Gaupp repräsentierte Ernst Kretschmer die Tübinger Schule und machte sie weltweit bekannt.

Gaupp

Was sich in Griesingers Magna Charta abzeichnete und was sich in Kraepelins pluralistischer Psychiatrie anbahnte, wurde in der Tübinger Psychiatrieschule von Robert Gaupp (1870–1953) realisiert, der die Psychiatrische und Nervenklinik der Universität Tübingen von 1916 bis 1936 leitete. Auf seinen Werdegang soll in Kapitel 26 eingegangen werden. Auf fachlich-beruflichen Umwegen war Gaupp 1900 zu Emil Kraepelin nach Heidelberg gekommen, der ihm den Weg einer modernen Psychiatrie wies. Die Tübinger Klinik wurde zum Ursprung der pluridimensionalen Psychiatrie. Nur die damalige Tübinger Arbeitsgruppe wird in der deutschen Psychiatriegeschichte unbestritten als eine «Schule» anerkannt (vgl. Tölle, 1994; 1996a). Worin ist das begründet?

Neue Wege

Ohne Bewährtes aufzugeben, wagte die Tübinger Schule neue Wege der psychiatrischen Forschung. Psychologie war seinerzeit entweder theoretisch-spekulative Disziplin oder aber als experimentelle Psychologie auf so wenige Methoden und Themen eingeengt, dass sie für die klinische Psychiatrie unergiebig blieb. Die Tübinger Psychiater setzten nun als Forschungsmethode eine *introspektive Psychologie* ein. «[...] die introspektive Psychologie wagt sich in subtiler Analyse an das Verständnis des scheinbar Unverständlichen und holt sich aus der karikierenden Verzerrung der seelischen Anomalie die Bausteine für eine verstehende Psychologie des Gesunden und Kranken [...].» (Gaupp, 1921a, S. I)

Die Psychopathologie wurde um den Entwicklungsaspekt erweitert, ein bewährtes Vorgehen beispielsweise bei katatonen Psychosen. Ein weiterführender Schritt war die konsequente Berücksichtigung der primären Persönlichkeit bei der Erforschung der Psychosenentstehung (Gaupp, Kretschmer u. a.). Zwar wurden auch zuvor Beziehungen zwischen prämorbider Persönlichkeit und Psychose beachtet, dabei wurde allerdings die Ausgangspersönlichkeit wie eine statische Größe angesehen und die Psychose als ein Krankheitsprozess aufgefasst. Die Tübinger gingen von der inneren Dynamik der Persönlichkeit vor und in der Psychose aus und verfolgten das Ziel, «alle Fäden aufzudecken, die von der gesunden Persönlichkeit in die Krankheit hinüberführen» (Gaupp, 1936, zit. n. Krauß, 1972, S. 85). Dieser Ansatz führte konsequent zur *biographischen Forschung*. Kraepelins Langzeituntersuchungen betrafen den Verlauf der Krankheiten. Gaupp und seine Mitarbeiter untersuchten Lebensläufe von Kranken, insbesondere von Wahnkranken (s. Kap. 44). Entsprechend wurden Pathographien historischer Persönlichkeiten erstellt, unter anderem von Wilhelm Lange-Eichbaum (1875–1949).

Neue Wege fanden die Tübinger Psychiater auch in der Psychotherapie. Während die überwiegende Mehrheit deutscher Psychiater die Psychoanalyse ablehnte, zeigten sich Gaupp und Mitarbeiter aufgeschlossen (s. Kap. 50). Psychotherapie blieb in Tübingen nicht auf Neurosekranke beschränkt, sondern wurde auch bei psychotischen Patienten angewandt (Gaupp, Kretschmer, Storch, Mauz, O. Kant, Krauß).[134]
Die Forschungsthemen zeigen ein breites Spektrum: Schizophreniestudien (Alfred Storch), Arbeiten über affektive Psychosen (Eduard Reiss), Untersuchungen zur Hysterie (Gaupp, Kretschmer, Mauz u. a.), Arbeiten über Epilepsie (Mauz) und über forensische Psychiatrie (Storch).[135]

Das Kernstück der klassischen Tübinger Psychiatrie war die *Wahnforschung* (s. S. 389), mit der der Durchbruch zu einer psychodynamischen Orientierung der Psychiatrie gelang. Kinderpsychiatrie wurde in

Tübingen früh und intensiv gefördert. Gaupp schrieb eine viel beachtete «Psychologie des Kindes» (1908, weitere sechs Auflagen). 1921 entstand hier die erste kinderpsychiatrische Abteilung an einer deutschen Universitätsklinik.

Mehr noch als die Themenbreite kennzeichnete die Tübinger Psychiatrie das breite Spektrum der angewandten Methoden. Von introspektiver Psychologie, biographischer Forschung und Psychotherapie war bereits die Rede. Die morphologische Hirnforschung war ein weiteres Anliegen der Klinik, vertreten durch Korbinian Brodmann, Willibald Scholz und Adolf Heidenhain.[136]

Mit der Konstitutionsbiologie, dem ersten klinisch-biologischen Verfahren der Psychiatrie, befassten sich Kretschmer, Mauz und Hermann Hoffmann. Zur phänomenologischen und daseinsanalytischen Grundlegung der Psychiatrie leistete Storch (1925) wesentliche Beiträge. Diese Vielseitigkeit von Forschungsrichtungen (heute würde man Methodenpluralismus sagen) wurde realisiert von einer größeren Anzahl von Wissenschaftlern in einem längeren Zeitraum.

Pluridimensionale Psychiatrie

Die Vielfalt von Forschungsthemen und -methoden entfaltete sich in der Tübinger Klinik nicht zufällig, sondern in einem bestimmten programmatischen Sinne, wofür Kretschmer den Begriff «mehrdimensional» prägte (hieran anknüpfend sprechen wir von «pluridimensional», um in *einer* Sprache zu bleiben, entsprechend der französischen Formulierung *«pluridimensionelle»*). Mehrdimensionalität lassen bereits die frühen Arbeiten von Gaupp erkennen (1903, 1907, 1910, 1914), und sie ist in Kretschmers «Sensitivem Beziehungswahn» (1918) angelegt. Ausdrücklich sprach Kretschmer aber erst von Mehrdimensionialität, nachdem er erkannt und beschrieben hatte, dass zu der bereits dargestellten Trias von Entstehungsbedingungen ein vierter wahnbildender Faktor hinzutreten kann, nämlich eine organische Hirnschädigung. «Was zwingt uns denn, ein psychiatrisches Krankheitsbild immer nur an einer einzigen Skala zu messen? Können wir es nicht zugleich in seiner biologischen und seiner psychologischen Relation verstehen und bezeichnen? [...] Schon jetzt aber können wir als Programm aufstellen, immer mehr von der abstrahierenden zur plastischen, von der eindimensionalen zur mehrdimensionalen Diagnostik überzugehen.» (Kretschmer, 1919a, S. 299; weiter 1922) Entsprechende Modelle wurden seinerzeit von mehreren anderen Autoren entwickelt, wenn auch weniger dezidiert ausgesprochen, etwa von Ferdinand Kehrer im Zusammenhang seiner Untersuchungen der Kriegsneurosen (1923, S. 433; s. Kap. 43) und von Karl Birnbaum in der «Strukturanalyse» (1920a; 1923). Des Weiteren ist der schweizerisch-amerikanische Psychiater Adolf Meyer zu nennen (s. Kap. 30).[137] Dieses Psychiatrieverständnis lehrten und praktizierten die Tübinger Psychiater in überzeugender Weise. Die einzelnen Arbeitsrichtungen waren teils seit längerer Zeit geläufig, teils wurden sie neu konzipiert. Nebeneinander wurden Psychologie und Psychopathologie, Hirnpathologie und Genetik, Konstitutions- und Persönlichkeitsforschung, verstehende Psychologie und Psychoanalyse praktiziert. «[...] so gilt es jetzt, die Einzelfeststellungen in ihren gegenseitigen Beziehungen und ihrer Aufgabenbedeutung für das Ganze der [schizophrenen] Erkrankung zu erfassen.» (Storch, 1925, S. 749) Storch bezeichnete sein Vorgehen als «psychobiologisch», vermutlich die erste Verwendung dieses heute viel benutzten Terminus.

Gaupp hatte bereits 1903 das Programm formuliert: «Nicht eine Ursache, sondern mehrere schaffen die Geisteskrankheit. Aber wir kennen meist nur eine, niemals alle, und darum wundern sich manche, wenn diese eine bei verschiedenen Wirkungen beteiligt ist und doch ist dies alles eigentlich selbstverständlich; denn es gibt in der ganzen Natur keinen Vorgang, der nur eine Ursache hätte.» (S. 6) Er übersah also nicht, wie schwer Pluridimensionalität zu verwirklichen ist. Im Rückblick seiner Abschiedsvorlesung 1936 konnte Gaupp sagen: «Klar über die Grenzen unserer psychiatrischen Erkenntnis, die uns nötigt, bald rein naturwissenschaftlich-induktiv, bald psychologisch-einfühlend vorzugehen, werden wir auf dem Wege exakter Beobachtung und Untersuchung und, wo angängig, auch Messung all dessen, was bei psychischen Erkrankungen vorkommt, unseren Weg fortsetzen, um immer vollständiger zu erfassen, in welchen Zusammenhängen es sich bei unseren Kranken äußert [...].»[138] (Gaupp, 1936, zit. n. Krauß 1972, S. 92)

Zur Rezeption: Aus heutiger Sicht wirkt die klassische Tübinger Psychiatrie vielleicht weniger repräsentativ als manche andere Arbeitsgruppe. Ihr Gedankengut ist jedoch in die Psychiatrie eingegangen und so integriert, dass es heute nur noch schwer erkennbar ist. (Manche Psychiater formulieren «multifaktoriell», andere «integrativ».) Die Tübinger Schule hat «das Gesicht der Psychiatrie dauerhaft verändert» (Schimmelpenning, 1994, S. 4). Neue Erkenntnisse, auch der gegenwärtigen Forschung, lassen sich zwanglos in diese Konzeption einfügen. Ein gerader Weg führt von der Tübinger Psychiatrie auch zu den heute geläufigen Vorstellungen des Diathese-Streß-Modells bzw. Vulnerabilitätsmodells (Zubin). Pluridimensionalität wird in der heutigen Psychiatrie nicht mehr bestritten, sondern im Prinzip anerkannt (bevorzugt unter Berufung auf das «*biopsychosocial model*» des amerikanischen Psychiaters G. L. Engel 1978), aber keineswegs durchgehend praktiziert. Immer wieder sind einseitige, unidimensionale Tendenzen aufgekommen.

Kretschmer

Ernst Kretschmer (1888–1964), der wiederholt genannt wurde, ist nach Robert Gaupp der bedeutendste Repräsentant der Tübinger Schule, die durch seine Publikationen weltweites Ansehen gewann.[139] Nach heutiger übereinstimmender Einschätzung ist das erste Buch Kretschmers, «Der Sensitive Beziehungswahn», sein bedeutendstes Werk. Es beinhaltet eine konsequente Fortsetzung der Gaupp'schen Paranoiaforschung. Obwohl die Zahl der Fälle, die Kretschmer in Winnenthal und Tübingen sammelte, begrenzt blieb und er gar nicht einmal alle Patienten selbst untersucht hatte, gelang ihm mit diesem Buch, dessen Niederschrift er schon im zweiten Assistentenjahr begann, ein großer Wurf. Was neu und fortschrittlich war, aber auch Kritik auslöste, wird im Kapitel über die Wahnlehre (s. S. 390) erörtert werden.[140]

Die erwähnte scharfe und persönlich kränkende Kritik aus dem Umkreis von Kraepelin (Kahn, 1920) besagte vor allem, Kretschmer habe die medizinische und naturwissenschaftliche Ebene verlassen. Hierdurch sah sich Kretschmer veranlasst, das biologische Element stärker hervorzuheben. Schon im folgenden Jahr veröffentlichte er eine Ergänzung, nämlich über entsprechende Wahnbildungen bei traumatischer Hirnschwäche (1919a) und eine grundsätzliche Abhandlung über die Fortentwicklung der psychiatrischen Systematik (1919b). Auch «Körperbau und Charakter» (1921) lässt Kretschmers Bemühen um eine biologische Fundierung erkennen.

In weniger als einem Jahrzehnt schrieb Kretschmer fünf bedeutende Werke: nach «Der sensitive Beziehungswahn» (1918) folgten in kurzen Abständen «Körperbau und Charakter» (1921), «Medizinische Psychologie» (1922a), «Hysterie, Reflex, Instinkt» (1923) und «Geniale Menschen» (1927). Alle diese Bücher erschienen in zahlreichen Auflagen und vielen Sprachen.[141] Mit «Körperbau und Charakter» erreichte Kretschmer Weltruf, in Fachkreisen wie in der Laienwelt; innerhalb von 40 Jahren erschienen 24 Auflagen.[142] Jedoch hat die Typologie von Beziehungen zwischen Körperbau und Charakter einer späteren statistisch kontrollierten Kritik nicht standgehalten; das einzige Werk Kretschmers, das nicht aus der klassischen Tübinger Tradition hervorgegangen war, hatte also keinen Bestand.

Der Psychoanalyse stand der junge Kretschmer aufgeschlossen, aber nicht unkritisch gegenüber (vgl. Kretschmer, 1922c, S. 2). Diese Einstellung teilte er mit mehreren führenden Psychiatern seiner Zeit (Gaupp, Bleuler, Kehrer). In den Sommersemestern 1922, 1924 und 1926 hielt Kretschmer als Tübinger Privatdozent Vorlesungen über «Psychoanalyse und Charakterlehre» (veröffentlicht 1973). Er erwähnte sie aber nicht im Rückblick auf seine Vorlesungen (1963, S. 117 ff.); denn in seinen späten Jahren war Kretschmer zur Psychoanalyse wesentlich kritischer eingestellt, er wandte sich insbesondere gegen die Lehranalyse. Er sah auch die Psychotherapie mehrdimensional und empfahl eine «zweigleisige Standardbehandlung», die aus einer psychodynamisch orientierten und einer übenden Psychotherapie bestand, Letztere in Form der von ihm inaugurierten gestuften *Aktivhypnose* (vgl. Kretschmer, 1949). Die psychoanalytische Behandlung Psychosekranker blieb jedoch auch in Kretschmers Zeit Thema der Tübinger Klinik, namentlich von Walter Theodor Winkler.[143] Welche Bedeutung der pluridimensionalen Vorgehensweise für die weitere Entwicklung der Psychiatrie im 20. Jahrhundert zukommt, wird in einem späteren Kapitel erörtert (s. Kap. 26).

16. Allgemeine und klinische Psychopathologie

Psychopathologie ist einerseits Teilgebiet der Psychiatrie, nämlich Symptomatologie (analog der pathologischen Physiologie in der somatischen Medizin), andererseits ein eigenes Arbeitsgebiet mit einer betont methodologischen Ausrichtung und philosophischen Orientierung. Die wichtigsten Repräsentanten der Psychopathologie waren die deutschen Psychiater Karl Jaspers und Kurt Schneider.

Allgemeine Psychopathologie: Karl Jaspers

Psychopathologie als die Lehre von den seelischen Krankheitserscheinungen, die zu beschreiben und zu benennen sind, gibt es seit den Anfängen der Psychiatrie. Hervorragende Beschreibungen stammen von Pinel und Esquirol, später von Kahlbaum, Magnan und Wernicke, von Kraepelin und Bleuler. Auch für Freud war der Begriff «psychopathologisch» selbstverständlich.

Zu einem eigenen Wissenschaftsgebiet wurde Psychopathologie zu Beginn des 20. Jahrhunderts mit dem Buch «Allgemeine Psychopathologie» von Karl Jaspers (1913). Jaspers bezog sich wohl auf die vorliegende psychopathologische Literatur, sein Buch ist geradezu ein Nachschlagewerk für die ältere Psychopathologie. Vor allem aber brachte Jaspers einen neuen methodologischen Ansatz.[144]

Karl Theodor Jaspers (1883–1969) promovierte mit einem psychiatrischen Dissertationsthema («Heimweh und Verbrechen», 1909) und war von 1909 bis 1915 unbezahlter Volontärassistent in der Heidelberger Psychiatrischen Klinik.[145] Jaspers verstand Psychopathologie als eine besondere Wissenschaft und betonte die eigene Methodik. «Während Psychiater vor Jaspers meist eine Sprache redeten, die anatomische, physiologische und psychologische Begriffe durcheinandermengten, hat dem Jaspers für jeden Denkenden ein Ende gemacht.» (Schneider, 1938, S. 281)

Jaspers' Methode war die Phänomenologie, die er im Sinne der frühen Schriften des Philosophen Edmund Husserl verstand. «Die Phänomenologie hat die Aufgabe, die seelischen Zustände, die die Kranken wirklich erleben, uns anschaulich zu vergegenwärtigen, nach ihren Verwandtschaftsverhältnissen zu betrachten, sie möglichst scharf zu begrenzen, zu unterscheiden und mit festen Termini zu belegen.» (Jaspers, 1913/1953, S. 47) Phänomenologie ist bei Jaspers hauptsächlich Deskription, allerdings methodisch reflektiert und auch hierdurch weitgehend frei von theoretischen Prämissen.[146]

Neu war an Jaspers' Ansatz, dass er der psychopathologischen Arbeit ein bestimmtes Methodenbewusstsein und eine Methodenkritik voranstellte, welche er der Philosophie entlehnte. «Statt ein System aufgrund einer Theorie möchte es [das Buch] eine Ordnung aufgrund methodologischer Besinnung bringen.» (1913/1953, S. III)

Wie sah Jaspers die Beziehung seiner Psychopathologie zur Psychiatrie? Im Abschnitt «Psychiatrie als praktischer Beruf und Psychopathologie als Wissenschaft» schreibt er: «Er (der Psychopathologe) will nur kennen und erkennen, charakterisieren und analysieren, aber nicht einzelne Menschen, sondern das Allgemeine. Er fragt nicht mehr nach der Brauchbarkeit seiner Wissenschaft. [...] Man hat betont, daß wir uns vielfach in der Psychiatrie noch nicht im Stadium der Wissenschaft befinden. [...] Wissenschaft verlangt begriffliches Denken. [...] Ein Buch über Psychopathologie kann nur Wissenschaft bieten. [...] Der Machtbereich der Psychopathologie erstreckt sich damit aber auch auf alles Seelische, das sich in Begriffe von konstanter Bedeutung und Mittelbarkeit fassen läßt [...].» (1913/1953, S. 1 f.)

Methodologie

Hauptmethode seiner Psychopathologie war das Verstehen, wobei Jaspers zwischen statischem Verstehen (Beschreiben, Abgrenzen, Benennen) und genetischem Verstehen (wie Seelisches aus Seelischem hervorgeht) unterschied.[147] Die Abgrenzung des Verstehens übernahm Jaspers wiederum von einem Philosophen, nämlich von Wilhelm Dilthey, der den Methodendualismus auf eine kurze Formel brachte: «Die Natur erklären wir, das Seelenleben verstehen wir.»

Von dieser Unterscheidung leitete Jaspers eine andere ab: Entwicklung versus Prozess. Dabei bedeutete Entwicklung so viel wie seelische Entstehung, Prozess aber körperlicher Krankheitsvorgang. In diesem Sinne polarisierte Jaspers zwei große Gruppen psychischer Störungen. Die Methodologie von Jaspers wurde weithin bekannt. «Die Relation zwischen den Eigenheiten einer Methodik und der Eigenart der durch sie sich erschließenden Wirklichkeit wurde von keinem Psychiater vor ihm auch nur annähernd so scharf erkannt und durchschaut.» (Blankenburg, 1991, S. 357)

Wenn Jaspers die Psychopathologie als eigenständige Wissenschaft herausstellte, wollte er sie von einer Psychiatrie abgrenzen, die er in Meynert, Wernicke, Bonhoeffer und vielleicht auch seinem Lehrer Nissl repräsentiert sah und als eine einseitig naturwissenschaftlich ausgerichtete Psychiatrie bewertete. Er übersah allerdings, dass es inzwischen andere Ansätze gab, die jene Einseitigkeit zu überwinden versprachen, nämlich von Kraepelin und insbesondere von Bleuler und Gaupp (s. Kap. 12, 14 u. 15).

Jaspers stützte sich ausgesprochen auf philosophische Lehren, neben den genannten Dilthey und Husserl auch auf Max Weber und Kant. In der 4. Auflage der «Allgemeinen Psychopathologie» (1946), die Jaspers während der Kriegsjahre abfasste und um 300 Seiten erweiterte, nahmen die philosophischen Ausführungen erheblich zu. Das blieb in der Psychiatrie nicht unwidersprochen. So kritisierte Gruhle (1947), eigentlich ein geistesverwandter Psychiater der Heidelberger Klinik, ein Zuviel an philosophischer Theorie und eine mangelhafte Berücksichtigung dessen, was inzwischen in der Psychiatrie neu aufgekommen war.[148]

Rezeption

Die Jaspers'sche Dichotomie von Verstehen und Erklären wurde in ihren genannten Folgerungen weder von naturwissenschaftlich noch von psychotherapeutisch orientierten Psychiatern akzeptiert. Denn auch bei erklärbaren «Prozessen» gibt es verstehbare Reaktionen des Kranken. Die Psychoanalyse versucht, das, was sie verstanden hat, auch zu erklären. Problematisch erschien es vielen Psychiatern, dass Jaspers – von der Dichotomie Verstehen versus Erklären ausgehend – ein diagnostisches Prinzip und einen nosologischen Dualismus folgerte. Die Auffassung von Jaspers, Neurosen könne man verstehen, Psychosen seien aber dem Verstehen nicht zugänglich, konnten in dieser apodiktischen Form klinische Psychiater nicht teilen.

Einwände wurden auch gegen den bei Jaspers verabsolutierten Begriff des Verstehens erhoben; denn Verstehen ist in der Arzt-Patient-Beziehung von vielen Faktoren abhängig und ständig veränderlich; Verstehen gibt es, woran zu Recht erinnert wurde, auch bei hirnorganisch oder schizophren Kranken.

Mit der neueren Psychiatrie, insbesondere der Tübinger und der Zürcher Schule, hatte sich Jaspers wenig auseinander gesetzt. Gegenüber der Psychoanalyse verhielt er sich zunächst reserviert. Das Unbewusste schloss er aus seiner Lehre aus. «Der Gegenstand der Psychopathologie ist das wirkliche bewußte psychische Geschehen.» (Jaspers, 1913, S. 4, und 1953, S. 2) Später wurde seine Einstellung zur Psychoanalyse zunehmend kritisch und polemisch. Er überging auch das Thema Sexualität. Jaspers bekämpfte nicht nur die Psychoanalyse, sondern auch die Daseinsanalyse. Aus seinen späten Schriften gewinnt man den Eindruck, dass es ihm nicht gelang, etwas anzuerkennen, was außerhalb seines Psychopathologieverständnisses entstanden war. Seine Rede vom «Machtbereich der Psychopathologie» (s. o.) weist darauf hin.

Die erste Auflage der «Allgemeinen Psychopathologie» (1913) wurde sehr positiv, teils enthusiastisch rezensiert. Bald aber wurden die Überbetonung philosophischer Prinzipien und das Fehlen der tiefenpsychologischen Perspektive bemängelt. Kurt Schneider sah sich schon 1938 (S. 282) zu der Feststellung veranlasst, die Allgemeine Psychopathologie von Jaspers habe nicht die verdiente Wirkung gehabt. Jaspers sei «einer der großen Außenseiter» gewesen, stellte Janzarik (1979, S. 9) fest.

Ausgesprochen skeptisch wurden die Äußerungen, als Jaspers 1946 die erwähnte erweiterte, aber nur philosophisch, nicht psychiatrisch angereicherte Fassung seines Buches herausgab, nachdem er selbst drei Jahrzehnte lang nicht mehr psychiatrisch tätig gewesen war. International wurde Jaspers insbesondere in den lateinamerikanischen Ländern und in Japan hoch geschätzt, während er in Frankreich, England und den USA weniger diskutiert wurde.

Was ist geblieben? Erhalten hat sich die Verpflichtung zu einem Methodenbewusstsein, zu einer sorgfältigen Reflexion des Vorgehens in der Psychiatrie – allerdings ohne jene scharfen Grenzziehungen, die Jaspers vornahm und mit denen er sich von anderen Strömungen der Psychiatrie abschnitt. Geblieben sind auch zahlreiche meisterhafte Beschreibungen einzelner kranker Erlebnis- und Verhaltensweisen. In der anschaulichen und präzisen Deskription psychischer Störungen ist Jaspers kaum übertroffen worden. Demgegenüber stehen die genannte Einseitigkeit und Überbetonung des Begrifflichen, was vom Leser jedoch leicht zu erkennen und von dem eigentlichen Gehalt des Werkes zu unterscheiden ist.

Klinische Psychopathologie: Kurt Schneider

Jaspers hat keine Schule begründet, allein schon weil er mit 32 Jahren aus der Psychiatrie ausschied. Dennoch hatte Jaspers einen Nachfolger, der zwar nicht mit ihm zusammenarbeitete, wohl aber das Jaspers'sche Werk zu seiner Richtschnur machte: Kurt Schneider (1887–1967). «Erst von diesem Buch an gibt es eine wissenschaftliche Psychopathologie.»[149] (K. Schneider, 1938, S. 28)

Schneider studierte Medizin und Philosophie, promovierte bei Gaupp in Tübingen, arbeitete an der Kölner Psychiatrischen Universitätsklinik bei Gustav Aschaffenburg, habilitierte sich dort 1919 mit einer kriminologisch-psychiatrischen Arbeit. Seine philosophischen Studien setzte er bei Max Scheler fort und promovierte 1922 zum Dr. phil. Von 1931 an leitete er die klinische Abteilung der Deutschen Forschungsanstalt für Psychiatrie in München, ohne sich in deren erbbiologische Tätigkeiten verstricken zu lassen. Während der Zeit des Nationalsozialismus lehnte er mehrere Berufungen ab. Von 1946 bis 1955 nahm er den psychiatrischen Lehrstuhl in Heidelberg ein.

Hauptwerk ist die «Klinische Psychopathologie», deren 1. und 2. Auflage unter einem anderen Titel («Beiträge ...») erschienen; die 3. Auflage (1950) wurde vervollständigt, die folgenden Auflagen jeweils «verbessert». Die 8. Auflage (1967) ist die letzte authentische. Hier wird aus der 7. Auflage (1966) zitiert. Das Buch wurde in sieben Sprachen übersetzt. Einflussreich war auch ein anderes Buch von Kurt Schneider: «Die psychopathischen Persönlichkeiten» (1923), 9. Auflage (1950).

Kurt Schneider teilte mit Karl Jaspers die philosophische Ausrichtung der Psychopathologie. Anders aber als Jaspers, bei dem sich eine psychiatrische und eine philosophische Arbeitsperiode unterscheiden lassen, war Schneider Philosoph und Psychiater in einer Person. Größeren Einfluss als sein psychiatrischer Lehrer Gustav Aschaffenburg übte der Philosoph Max Scheler auf Schneiders Denken und Publizieren aus, sein großes Vorbild aber war Jaspers.[150]

Was Schneider mit «Klinische Psychopathologie» (1950) meinte, definierte er nicht; es lässt sich aber unschwer erkennen: Das Buch beginnt gleich mit der Systematik der Krankheiten, die weniger empirisch als deduktiv konzipiert ist, und mit der Lehre vom empirischen Dualismus. Der Text handelt im Wesentlichen von Symptomatologie und Diagnostik, wobei pathologisches Erleben gegenüber objektivierbaren Symptomen zurücksteht. Es geht nur um das «Wie», nicht um das «Was». Schneiders kategoriale Gegenüberstellung von Form und Inhalt psychopathologischen Erlebens sowie von Dasein und Sosein psychotischer Phänomene bewährte sich klinisch nicht.

Aspekte des Verlaufes (die sich seit Kahlbaum und Kraepelin als besonders aufschlussreich erwiesen hatten) wurden kaum berücksichtigt. Die Ätiologie war, abgesehen von einigen prinzipiellen Ausführungen, kein Thema der «Klinischen Psychopathologie», auch nicht die Therapie. Größten Wert legte Schneider auf die Differentialdiagnostik und ihre Trennschärfe, bei Psychosen wie bei psychopathischen Persönlichkeiten. Nosologische Überschneidungen und klinisch-diagnostisch unklare Fälle hält er für extrem selten. Pichot (1983, S. 111) referiert eine

Äußerung von Schneider: Sein System sei ein «starrer Baum mit starren Ästen». Seine Krankheitensystematik wies eine triadische Struktur auf, die außerhalb eines Teiles der deutschen Psychiatrie nicht rezipiert wurde.[151]

Ein Vergleich von Jaspers' «Allgemeiner Psychopathologie» und Schneiders «Klinischer Psychopathologie» liegt nahe. Die philosophische Orientierung ging bei Jaspers als eine Methodologie der psychopathologischen Arbeit voraus, während sie bei Schneider weitgehend impliziert war. Schneider war mehr begrifflich-systematisch orientiert als klinisch-empirisch. Während die Jaspers'sche «Allgemeine Psychopathologie» sehr umfangreich ist, hat Schneider seine «Klinische Psychopathologie» äußerst knapp gehalten, was gelegentlich die Vollständigkeit und Eindeutigkeit des Textes gefährdet. Beide bieten einen Ausschnitt aus der Psychiatrie, der bei Schneider noch enger begrenzt bleibt als bei Jaspers (s. u.). Die lehrreichen Deskriptionen einzelner psychischer Phänomene, die das umfangreiche Jaspers-Buch auszeichnen, findet man in dem kurzen Text von Schneider weniger.

Einwände und Rezeption

Zahlreiche Einwände wurden erhoben: Schneider umgehe im Bestreben um begriffliche Schärfe inhaltliche Probleme; dem hohen Anspruch an Systematik entspreche nicht klinisch-empirisches Wissen; manche philosophische Prämisse würde weit von der Psychiatrie wegführen (z. B. das «metagene Verirren der Seele ohne somatische oder psychologische Ursache»); Diagnostik und Differentialdiagnostik würden überbetont, hingegen Aspekte des Verlaufs, der Ätiologie und der Therapie hintangestellt.[152] Die Beschränkung auf eine deskriptiv-begrifflich verstandene Psychopathologie ging bei Schneider so weit, dass er die Existenz von Neurosen nicht anerkannte, so wie er sich auch nicht mit der Psychoanalyse auseinander setzte.

Man sprach kritisch von einem Rückzug vom Patienten in abstrakte Systeme sowie von scholastischer Lehre. W. v. Baeyer, Heidelberger Ordinarius nach K. Schneider, schrieb: «Ich habe mich aber schon ziemlich früh an den Grenzen dieser begrifflich isolierenden, leib- und gesellschaftsfernen, kühl objektivierenden Forschungsrichtung gestoßen, ihren Mangel an Verständnis für die psychoanalytische Erschließung des Unbewußten und für anthropologisch übergreifende Aspekte, vor allem aber ihre therapeutische Unergiebigkeit bedauert.» (v.

Baeyer, 1977, S. 12) Bei Schneider fehlt es an der Auseinandersetzung mit anderen zeitgenössischen psychiatrischen Arbeitsrichtungen, insbesondere der Zürcher und Tübinger Schule. Mit Bleuler, Gaupp und Kretschmer hat sich Schneider kaum befasst.[153]

Eine Schule im Sinne weiterführender und richtungweisender Forschung hat Schneider nicht begründen können, wohl aber sind seinem Stil viele Psychiater gefolgt, in den 1950er bis 1970er Jahren sogar ein wesentlicher Teil der deutschen. Anhänger fand Schneider auch außerhalb der Psychiatrie, zumal bei Juristen, was nicht verwundert, wenn man bedenkt, wie sehr seine begriffliche Psychopathologie dem juristischen Denken entgegenkommt. In diesem Sinne hält Häfner (2000, S. 57) Schneiders Psychopathologie für «einflußreich und stilbildend». Schneiders Begriffs- und Systembildungen waren geeignet, Psychiater und andere Mediziner, Juristen und Laien anzusprechen, da sie Einfachheit, Ordnung und Verständlichkeit versprachen.

International gesehen blieb der Einfluss Schneiders begrenzt (so auch Pichot, 1983, S. 110), bis er in den 1980er Jahren für diejenigen amerikanischen Psychiater interessant wurde, die an dem Klassifikationssystem DSM arbeiteten; «*schneiderian*» wurde ein geläufiges Adjektiv.[154]

In der Retrospektive erscheinen die Psychopathologien von Jaspers und von K. Schneider als methodebezogene und unidimensionale Arbeitsrichtungen der Psychiatrie, die zwar beabsichtigten, einen einseitig biologischen Ansatz der Psychiatrie zu kompensieren, aber wegen der selbst aufgelegten Beschränkungen gerade hierzu nicht in der Lage sein konnten. Eine Zeit lang war die Gegenüberstellung von Psychiatern der so genannten «klassischen» Psychopathologie und denjenigen der biologisch-medizinischen Ausrichtung üblich geworden. Aber auch diese Polarisierung verfehlte das pluridimensionale Modell der Psychiatrie. Die heutige Psychiatrie versteht Psychopathologie in einem weiteren Sinne: Sie arbeitet zwar auch deskriptiv und kategorial, darüber hinaus aber psychodynamisch und interaktionell. Es geht um eine «Psychopathologie als Erlebnislehre», denn «psychopathologische Einsicht führt näher zum Menschen» (Scharfetter, 1985, S. 3).

17. Phänomenologie und Daseinsanalyse

Warum bedarf die Psychiatrie einer philosophisch-anthropologischen Grundlegung? Nicht nur, weil sie wie jede Wissenschaft nach einer grundlegenden Theorie ihres Erfahrungswissens sucht, ist eine theoretische Basis angezeigt. Die Vielfalt der psychiatrischen Methoden und die Vielzahl der so in unterschiedlichen Zusammenhängen und auf verschiedenen Ebenen erhobenen Befunde machen eine anthropologische Besinnung geradezu notwendig. Es kommt hinzu, dass die Psychiatrie ohnehin philosophisch «vorbelastet» ist, nämlich aus der Zeit vor ihrer erfahrungswissenschaftlichen Orientierung, als philosophische Erkenntnisse auf psychisches Kranksein übertragen wurden. In diesem Kapitel werden zwei philosophisch-anthropologische Ansätze im Vordergrund des Interesses stehen, die in den 1920er und 1930er Jahren für die Psychiatrie konzipiert wurden: die Phänomenologie und die Daseinsanalyse.

Anthropologische Fundierung

Vom Altertum bis zur Romantik wurde versucht, aus philosophischen Überlegungen heraus Modelle und sogar Verfahrensweisen für die Psychiatrie zu entwickeln (s. Kap. 1 bis 4). Im Verlaufe des 19. Jahrhunderts besann sich die Psychiatrie auf Erfahrungsgrundlagen und auf ihre Zugehörigkeit zur naturwissenschaftlich ausgerichteten Medizin. Es wurden sehr verschiedene Arbeitsweisen und Modelle entwickelt, aber es entstand keine einheitliche Theorie des Faches. Erst im 20. Jahrhundert suchte die Psychiatrie intensiver nach anthropologischer Grundlegung.

Entschiedene Bemühungen um eine anthropologische Fundierung zeichnen sich in den 1920er und 1930er Jahren ab. Was fanden die an diesen Initiativen beteiligten Psychiater vor? Eine Psychiatrie, die sich als eine medizinisch-naturwissenschaftliche Disziplin darstellte (s. Kap. 7 u. 10), ohne dass diese Position hinreichend reflektiert wurde. Daneben waren psychologische Arbeitsrichtungen entstanden: einerseits die Psychopathologie, die sich als eigene Wissenschaft verstand, ohne zu erkennen, dass mit Deskription und Taxonomie psychischer Störungen allein eine Psychiatrie nicht zu begründen ist, zum anderen eine Psychoanalyse, die beanspruchte, von der Psychiatrie *in toto* akzeptiert zu werden. (Neuere klinisch-psychiatrische und pluridimensionale Ansätze wie die von Bleuler und Gaupp waren noch zu wenig wahrgenommen worden.) Jede dieser Richtungen präsentierte ein Modell psychischer Störungen, das unidimensional entstanden war und unvollständig blieb. Denn keiner der bisherigen Versuche konnte überzeugen.[155] Nur wenigen Psychiatern gelangen klinisch relevante und überzeugende anthropologische Untersuchungen. Insbesondere sind Erwin Straus, Viktor von Gebsattel und Ludwig Binswanger zu nennen, deren Arbeit in den 1920er Jahren begann. Gemeinsam war ihnen, dass sie von der Phänomenologie Edmund Husserls ausgingen.

Phänomenologie

Von den philosophischen Strömungen des 20. Jahrhunderts hatte die Phänomenologie von Husserl den stärksten Einfluss auf die Psychiatrie.[156] Phänomenologie ist hier anders zu verstehen als in der deskriptiven Version von Jaspers. Husserl kommt es auf die Bedeutung der Phänomene, auf ihren Sinn und ihr Wesen an. Es geht darum, Phänomene nicht isoliert zu sehen, sondern auf dem Hintergrund einer Person und ihrer Biographie. Mit anderen Worten: Hinter den Phänomenen soll die Person erkennbar werden. Ganzheitlichkeit muss, wenn sie nicht ein Postulat ohne Folgerungen bleiben soll, auf eine anthropologische Grundlage gestützt werden. Hierzu bietet die Phänomenologie auch insofern Voraussetzungen, als sie Unvoreingenommenheit beinhaltet, das heißt psychische Phänomene erfassen will, ohne die Blickrichtung einer der genannten Einzelwissenschaften einzunehmen und ohne deren Sprache zu benutzen. In diesem Sinne werden geläufige Denkkategorien der Medizin wie Norm, Krankheit, Leib-Seele in Frage gestellt. Im Hinblick auf die Psychiatrie bedeutet das: Es genügt nicht, den einzelnen Arbeitsrichtungen der Psychiatrie folgend den Menschen jeweils nur unter einem Aspekt zu sehen, z. B. unter dem des physiologischen oder chemischen Apparates, des Instinktverhaltens, des Lernens oder der unbewussten Triebdynamik.

Ohne an dieser Stelle auf weitere philosophische Einzelheiten einzugehen, soll an einem Beispiel die Bedeutung der phänomenologischen Vorgehensweise gezeigt werden. Es handelt sich um eine spezifische Störung der melancholischen Depression, um die Veränderung des subjektiven Zeiterlebens. Erwin Straus und Eugène Minkowski fanden übereinstimmend folgende Differenzierung des subjektiven Zeiterlebens.[157]

Abgesehen von der *objektiven Zeit* der Physik (*kategoriale Zeit*) wurde unterschieden zwischen *erlebnistranseunter Zeit* (*Weltzeit*), die nach der Dauer und Veränderung der umgebenden Dinge gemessen wird, und der *erlebnisimmanenten Zeit* (*Ich-Zeit*), dem Maß für Entfaltung und Fortschreiten der Persönlichkeit.

Letztere unterteilte v. Gebsattel (1928, S. 278 ff.) in *erlebte Zeit*, die reflektiert ist, und *gelebte Zeit*, die elementar erfahren wird und auf die Zukunft gerichtet ist. Bei Melancholischen ist die erlebnisimmanente Zeit insbesondere in ihrer gelebten Form verändert: Die «innere Werdezeit» ist verlangsamt gegenüber der stetig fortschreitenden erlebnistranseunten Weltzeit. Diese Dissoziation ist für den Melancholiekranken quälend. Die vor ihm liegende Zeit erlebt der Kranke als endlos gedehnt (erlebte Ich-Zeit), während um ihn herum die Zeit (Weltzeit) unaufhörlich verrinnt. Die Zukunft ist für den Melancholischen verschlossen, daher lebt der Kranke hoffnungslos. Wenn «nichts mehr geht», muss Angst entstehen, auch Angst vor dem Alltäglichen und Banalen. Die Vergangenheit wird übermächtig, altes Schulderleben, das längst in den Hintergrund getreten war, kann aktualisiert werden. Wenn das Leben nicht mehr Entfaltung bedeutet, sondern nur noch Vergehen, erscheint der Suizid geradezu als Konsequenz.

Die abgewandelte Zeitlichkeit lässt die melancholische Hemmung als die zentrale Störung erkennen, was schon Griesinger und Freud angenommen hatten: «Das Werden wird als Entwerden erfahren. [...] Durch diese Hemmung, welche das Leben der Persönlichkeit selbst betrifft, steht der Fluß ihres Werdens still. [...] Der Kranke bildet inmitten der allgemeinen zeitlichen Veränderung des Weltgeschehens eine Insel der Unverständlichkeit. [...] Eigentlich möchte der Kranke leben, wirken, handeln, lieben, sich entwickeln, fortschreiten, und darum wird ihm sein Nichtkönnen, die eigene Gehemmtheit so fühlbar.» (v. Gebsattel, 1928, zit. n. 1954, S. 8) Hiervon ausgehend prägte v. Gebsattel[158] den phänomenologischen Begriff «Werdenshemmung» im Sinne einer Grundstörung des Melancholischseins.

Daseinsanalyse

Einen umfassenden und geschlossenen Entwurf einer anthropologischen Fundierung legte Ludwig Binswanger vor.[159] «Unter Daseinsanalyse verstehen wir eine anthropologische, d. h. auf das Wesen des Menschen gerichtete wissenschaftliche Forschung.» (Binswanger,

1947, S. 190) Er geht wie die genannten phänomenologisch orientierten Psychiater von Husserls Lehre aus, bezieht sich aber auch auf die Ontologie von Martin Heidegger (1889–1976), insbesondere dessen Hauptwerk «Sein und Zeit» (1927). Was Heideggers Daseinsanalytik für die Entwicklung der Daseinsanalyse (Binswanger) und damit für die Psychiatrie bedeutet, hat Straus (1963, S. 926 ff.) dargelegt. Beeindruckend ist an Binswangers Werk, dass er die Daseinsanalyse fest auf dem Boden der klinischen Empirie gründet. «So traten praktische Werkwelt und wissenschaftliche Welt miteinander in engste Berührung, um sich immer mehr zu durchdringen. Der geistige Mittelpunkt, um den beide Welten sich drehen, sind weder die Seele noch der Leib, noch beide zusammen, sondern der ‹Mensch› und die Problematik, die sich um sein praktisches und wissenschaftliches Verständnis, um seine Führung, Erziehung, Belehrung und Heilung auftürmt.» (Binswanger, 1957b, S. 36) Die Daseinsanalyse will die kartesianische Lehre der Subjekt-Objekt-Spaltung der Welt überwinden. Denn der Mensch sei weder ein Objekt noch ein «weltloses Rumpfsubjekt», stattdessen sei die «Einheit von Dasein und Welt» sichtbar zu machen (1947, S. 193).

Es ging Binswanger darum, wie die Person in der Welt existiert, wie der Weltentwurf ist und wieder von der Krankheit abgewandelt wird. Damit stellte er sich gegen die herkömmliche Psychopathologie, in der die Person gleichsam in der Krankheit verschwindet. Binswanger wollte zeigen, «worin sich der Geisteskranke oder Gemütskranke als Mensch [...] vom gesunden Menschen unterscheidet [...]» (zit. n. Kuhn, 1963, S. 868).

Mit der Einführung des Begriffes «Dasein» (übernommen von Heidegger) ist eine voraussetzungslose und unvoreingenommene Analyse beabsichtigt, in der nicht einmal die mit unterschiedlichen Theorien behafteten Begriffe wie «Person» oder «Psyche» eine entscheidende Rolle spielen. Binswanger suchte so einen neuen Zugang zum psychisch Kranken. Es handelt sich um «die Erfahrungsweise des Psychiaters [...], eine bestimmte Form der Begegnung des Arztes mit dem Kranken» (Kuhn, 1963, S. 854).

Nach Binswanger ist die Psychiatrie «im Grunde eine Wissenschaft vom Menschen, vom Dasein» (1955, S. 30). Aus dieser Sicht erschien Binswanger die Psychoanalyse, mit der er sich früh befasst hatte, in theoretischer Sicht ergänzungsbedürftig. Er setzte sich hierüber eingehend mit Freud auseinander. Persönlich verband Binswanger mit

Freud seit ihrer ersten Begegnung 1907 ein sehr positives, persönliches Verhältnis (vgl. Binswanger, 1956; der Briefwechsel wurde 1992 von Gerhard Fichtner publiziert). Dass Binswangers eigener Weg zur Daseinsanalyse führte, hat Freud toleriert, es kam nicht zu einem Zerwürfnis wie im Falle Freud–Jung (s. Kap. 13). Allerdings trat die Daseinsanalyse, die Binswanger als anthropologische Lehre verstand, nicht etwa im Sinne eines Psychotherapieverfahrens in Konkurrenz zur Psychoanalyse.

Daseinsanalyse hielt Binswanger nicht für eine philosophische Theorie (das wäre die Daseinsanalytik von Heidegger), sondern für eine «Erfahrungswissenschaft, [die] Aussagen über tatsächliche Feststellungen an faktisch vorkommenden Formen und Gestalten des Daseins» macht (1947, S. 191). Wie die Daseinsanalyse zu klinikrelevanten Ergebnissen führte, soll an einem Beispiel, wiederum aus der Depressionslehre, gezeigt werden.

Wenn die melancholische Depression ihren schwersten Ausprägungsgrad erreicht hat, der mit dem paranoiden Erleben des Nichtigkeitswahns einhergehen kann, handelt es sich um eine ungewöhnlich tief greifende, in anderen Zusammenhängen nicht vorkommende Erlebnisveränderung, die für den Gesunden nicht vorstellbar, geschweige denn einfühlbar ist. Weder der Patient findet hierfür erklärende Worte noch der Psychiater einen verstehenden Zugang. In daseinsanalytischer Sicht handelt es sich um eine «Befreiung [...] Loslösung von den konstitutiven Bedingungen der natürlichen Erfahrung» (1960, S. 18). In dieser Sichtweise kommt Binswanger der Daseinsveränderung in der Melancholie näher und findet Wege zu einer anthropologischen Verständigung über das Wesen des melancholischen Daseins. Ohne auf Einzelheiten einzugehen, ist zusammenfassend darauf hinzuweisen, dass derartige daseinsanalytische Erkenntnisse die Einstellung und den Verhaltensstil des Psychiaters beeinflusst haben, was dem Umgang mit dem Patienten zugute gekommen ist.

Ein anderes Beispiel ist die phänomenologische Untersuchung des Wahns, eines komplexen Phänomens (s. Kap. 43), das sich psychopathologisch nur schwer erschließt. Frühe Versuche der phänomenologischen Erhellung kamen aus der Tübinger Schule (O. Kant, 1933). W. von Baeyer hat in daseinsanalytischer Sicht ausgeführt, dass dem Wahn ein «eigentümlicher Schwund der vollen Begegnungsstruktur» zugrunde liege, und zwar «1. An die Stelle des Einander tritt die Einseitigkeit eines zunächst immer passiven Betroffenseins. Die von Martin Buber so genannte Sphäre des ‹Zwischen› fehlt, es konstituiert sich kein Wir. 2. In den meisten paranoiden Syndromen löst sich die Begegnungsstruktur ins Plurale, Anonyme, Kollektive auf. 3. Ein Schwund ist auch in der bekannten Indirektheit, Heimlichkeit, Maskiertheit, Zeichenhaftigkeit zu erblicken, in der sich die paranoiden Scheinbegegnungen anbahnen und fortzeugen. Hier ist das Aug' in Auge, die Unmittelbarkeit der echten wesenhaften Begegnung aufgehoben zugunsten eines ‹Sich-Entziehens›, und ‹Sich-Versteckens› […].» (v. Baeyer, 1958)

Rezeption

Die phänomenologischen und daseinsanalytischen Studien der genannten Autoren stießen in der deutschen Psychiatrie auf bemerkenswertes Interesse, das – unterbrochen durch die Kriegsjahre – bis in die 1960er Jahre anhielt. Von da an erschienen nur noch wenige Publikationen zu dieser Thematik. Einer der Gründe hierfür mag darin liegen, dass nun soziologische und später biologische Theorien und Modelle in den Vordergrund traten (s. Kap. 23 u. 25).

International stießen diese deutschsprachigen Autoren auf eine gewisse Resonanz in der Schweiz, in Großbritannien und auch in Lateinamerika, kaum aber in den USA, obwohl dort E. Straus lebte und publizierte. Binswanger wurde außerhalb des deutschen Sprachraumes unerwartet wenig bekannt; in Frankreich berief man sich mehr auf analoge Versuche von Jean-Paul Sartre, Philosophie und Psychoanalyse zueinander in Beziehung zu setzen. Jedoch war der französische Psychiater Henri Ey[160] wesentlich von der deutschen phänomenologischen Psychiatrie beeinflusst. Er holte in seiner organo-dynamischen Theorie das in der traditionellen französischen Psychiatrie lange versäumte Zusammenführen der verschiedenen Richtungen nach.[161]

Die Einwände, die gegen die Versuche anthropologischer Fundierung der Psychiatrie erhoben wurden, gehen hauptsächlich von der bekannten Skepsis von Medizinern gegenüber der «rein spekulativen» Philosophie aus. Die Rezeption wurde aber auch dadurch erschwert, dass die Lektüre der phänomenologischen und daseinsanalytischen Studien gewisse philosophische Kenntnisse voraussetzt und die philosophische Sprache teilweise nicht leicht verständlich ist. Schließlich wurde auch der Einwand erhoben, psychiatrische Anthropologie bleibe im Theoretischen stecken, es sei kein Nutzen für die klinische Psychiatrie zu erkennen. Diese Kritik trifft jedoch am wenigsten zu, wie die Wirkungsgeschichte zeigt.

Wirkungsgeschichte

Die Psychiatrie hat in den letzten Jahrzehnten nicht nur an therapeutischen Methoden und Versorgungsmöglichkeiten gewonnen, sondern sie hat sich auch in ihrem Selbstverständnis, in ihren theoretischen Reflexionen und damit auch im therapeutischen Umgangsstil mit den Patienten verändert. Diese Veränderungen sind – mehr als vielen Psychiatern bewusst wurde – auch auf die Einflüsse der Phänomenologie und der Daseinsanalyse zurückzuführen. Mehr als vor einigen Jahrzehnten gehen Psychiater heute davon aus, dass es in der Psychiatrie nicht allein auf die Behandlung einzelner und hervortretender Störungen ankommt (so wichtig deren überlegte und gezielte Therapie auch ist), sondern auch auf die gesamte Erlebniswelt des Patienten. Stärker als früher wird von Psychiatern reflektiert, dass es unbefriedigend bleibt, wenn sie sich in einer vorbestimmten Weise dem Patienten zuwenden, sei es, dass sie ihn als biologisches, genetisch und neurochemisch bestimmtes oder als ein tiefenpsychologisch bestimmtes Wesen ansehen. Es ist mehr in das Bewusstsein gekommen, dass man jedem Patienten möglichst unvoreingenommen gegenübertreten und ihn als etwas Eigenes bewerten soll. Das zeigt sich auch in der stärkeren Berücksichtigung personaler und biographischer Aspekte.

Die Aufmerksamkeit der heutigen Psychiatrie richtet sich nicht mehr so ausschließlich auf das Pathologische, sondern schließt das Gesunde im Kranken ein. Das Abnorme allein zu sehen, wäre eine unvertretbare Reduktion des Daseins. Die künstliche cartesianische Trennung von Außen und Innen, von Somatischem und Psychischem sowie von Objekt und Subjekt ist in der Phänomenologie und Daseinsanalyse überwunden worden. Auch auf die Psychoanalyse hat die Daseinsanalyse verändernd eingewirkt, erkennbar zum Beispiel an der stärkeren Berücksichtigung der frühen psychosozialen Beziehungen (und nicht mehr allein der Triebkonflikte), da sich ja doch das menschliche Wesen von vornherein als ein soziales Wesen konstituiert. Welchen Beitrag hierzu die Daseinsanalyse geleistet hat, wurde von Bally nachgewiesen (vgl. Bally, 1963, S. 314–325).

Das «In-der-Welt-Sein» der Daseinsanalyse schließt auch ein «Mitsein» ein. Die Psychiatrie hat gelernt, nicht nur die Krankheit zu sehen, sondern auch das Kranksein des Betroffenen, nicht nur die Symptome, sondern auch das Leiden des Patienten zu berücksichtigen, zugleich objektiv zu diagnostizieren und den subjektiven Aspekt zu wahren. Um wie viel anders die Beziehungen der Behandelnden zu den Behandelten heute sind, zeigt sich im Stil psychiatrischer Kliniken und fast mehr noch in der Atmosphäre extramuraler und komplementärer Einrichtungen.

18. Psychosomatische Perspektive

Der Begriff «psychosomatisch» bezeichnet in der heutigen Medizin Verschiedenes: die Lehre von den Leib-Seele-Beziehungen, die entsprechende ärztliche Einstellung im Sinne der Ganzheitsmedizin (holistisches Modell) und die Vorstellung einer Psychogenese somatischer Störungen. Zudem werden bestimmte Leiden psychosomatische Krankheiten genannt, z. B. *Asthma bronchiale, Colitis ulcerosa* und andere. Darüber hinaus befasst sich die psychosomatische Medizin auch mit funktionellen Organbeschwerden, Somatisierungsstörungen und Konversionssyndromen. Schließlich ist «psychosomatische Medizin» in Deutschland und einigen anderen Ländern eine eigene medizinische Disziplin.

Man könnte nun denken, Psychiatrie habe mit Psychosomatik kaum etwas zu tun, da ja definitionsgemäß das Arbeitsgebiet der Psychiatrie die psychischen Krankheiten sind, also nicht diejenigen, die körperlich in Erscheinung treten. Diese Annahme wäre jedoch voreilig, denn es gibt zwischen Psychiatrie und psychosomatischer Medizin ein Überschneidungsgebiet, zu dem u. a. die Somatisierungsstörungen gehören. Psychosomatische Ansätze haben die Entwicklung der Psychiatrie beeinflusst, auch wenn Psychosomatik mehr die innere Medizin und andere organbezogene Disziplinen angeht.

Psychosomatisches Denken lässt sich in der (vermodernden) Medizingeschichte vielfach in unterschiedlichen Konzeptionen feststellen, von der Antike bis in das 19. Jahrhundert hinein (z. B. bei Esquirol und Griesinger). Wir wollen uns in diesem Kapitel jedoch hauptsächlich der Psychosomatik im 20. Jahrhundert zuwenden, die wesentlich von der Psychoanalyse ausging.

Psychosomatische Modelle im frühen 19. Jahrhundert

Für die Entstehung der modernen Psychosomatik entscheidend war der Umstand, dass der Mesmerismus in Verbindung mit dem Somnambulismus für den medizinischen Diskurs keineswegs randständig war, sondern im Gegenteil sehr intensiv wissenschaftlich erforscht wurde (ausführliche Darstellung in Kap. 50). Es sei nur erwähnt, dass der aus Tirol stammende Arzt Joseph Ennemoser 1819 als außerordentlicher Professor für «tierischen Magnetismus» an die neu gegründete Universität Bonn berufen wurde. Im akademischen Raum wurden nun die magnetischen Phänomene mit der Neuroanatomie und Neurophysiologie in Beziehung gesetzt. Dabei tauchte nicht nur die Idee des Unbewussten auf, sondern diesem wurde auch ein organisches Substrat zugeschrieben, lange vor der Einführung des Begriffs «Unbewußtsein» durch Carl Gustav Carus (1843). Der berühmte Medizinprofessor Johann Christian Reil (1807) stellte dem «Cerebralsystem» (im Kopf) das «Gangliensystem» (im Bauch) gegenüber und charakterisierte Letzteres als Sitz der «bewußtlosen» Seele, als «Hauptquelle der Lebenskraft», dessen Übererregung zum magnetischen bzw. somnambulen Trance-Zustand führe.

Die Psychosomatik als Lehre vom Wechselspiel zwischen Leib und Seele spielt im Menschenbild der Medizin seit der Antike eine bedeutende Rolle. Gleichwohl nähert sich diese Idee unserem heutigen Verständnis erst im Laufe der Neuzeit an. Es wäre müßig, nach dem Ursprung des Begriffes selbst zu fahnden. Ob er wirklich von dem deutschen Psychiater Heinroth im Jahr 1818 geprägt wurde, sei dahingestellt (vgl. Schott, 1986b, S. 42). Jedenfalls tauchten im Diskurs der damals neu entstandenen Psychiatrie entsprechende Ausdrücke wie «somatopsychisch» und «psychisch-somatisch» auf. Die Einführung des psychosomatischen Modells kann man Heinroth wohl kaum zuschreiben, weil er nicht auf psychische Faktoren im heutigen Sinne abhob, sondern den Einfluss von Verfehlung und Sünde auf die Entstehung körperlicher Krankheiten im Sinne hatte. In der Psychiatrie des 19. Jahrhunderts war «psychosomatisch» kein geläufiger Begriff, wohl aber findet man das psychosomatische Denken im Ansatz bereits bei Pinel und Esquirol, ausgeprägt bei Griesinger.

Psychoanalytische Konzeptionen

Den Begriff psychosomatisch im heutigen Sinne benutzte vermutlich als Erster der Psychoanalytiker Felix Deutsch (1922a, 1922b).[162] Die Psychoanalyse hat sich in ihrer ersten Generation hauptsächlich mit den Psychoneurosen befasst, wenn auch bei den hysterischen Krankheitsbildern die somatischen Äußerungsformen Anlass zu psychosomatischen Fragen gaben, die bald unabweisbar wurden. Der Beginn der psychoanalytischen Psychosomatik wird im Allgemeinen mit der 1917 erschienenen Schrift «Psychische Bedingtheit und psychoanalytische Behandlung organischer Leiden» von Georg Groddeck angesetzt; sie enthält das Ergebnis seiner Selbstanalyse (vgl. Groddeck, 1917b; Schott, 1986a).[163]

In den USA entwickelte sich die Psychosomatik innerhalb der Psychiatrie, vorbereitet durch die Vielseitigkeit und Offenheit von Adolf Meyer (s. Kap. 30). Starken Auftrieb nahm die psychosomatische Arbeit in den Jahren des Zweiten Weltkrieges und in der folgenden Zeit durch den Einfluss emigrierter deutsch-jüdischer Psychoanalytiker. Außer dem schon erwähnten Felix Deutsch sind hier Karen Horney, Frieda von Reichmann und insbesondere Franz Alexander zu nennen.[164] Nach Alexander reagiert der Mensch auf «Außenreize» (psychische Einflüsse) dreifach: mit dem Verhalten, mit dem Ausdruck und vegetativ, das heißt psychosomatisch. Er postulierte spezifische Beziehungen zwischen Triebkonflikten und psychosomatischen Organkrankheiten, was allerdings die weitere Forschung nicht bestätigte.

Heidelberger Internistenschule, Viktor von Weizsäcker

Im 20. Jahrhundert haben nicht nur Psychoanalytiker die Entwicklung der Psychosomatik gefördert, sondern auch klinische Internisten, die angesichts der zahlreichen funktionellen und psychoreaktiven Störungen in ihrer täglichen Arbeit an dem herkömmlichen Krankheitsmodell zweifelten. An erster Stelle ist der Heidelberger Internist Ludolf von Krehl (1861–1937) zu nennen, ein maßgeblicher Vertreter der anthropologischen und Ganzheitsmedizin. Von ihm ist der Satz überliefert: «Wir behandeln nicht Krankheiten, sondern kranke Menschen.» Krehl hatte sich schon früh für Freuds Psychoanalyse interessiert und diese in seine Behandlungen einzubeziehen versucht, später jedoch mit größerer Zurückhaltung. In Heidelberg entstand eine psychosomatische

Schule der inneren Medizin, die von Krehls Nachfolgern Richard Siebeck (1883–1965), Viktor von Weizsäcker (1886–1957) und Paul Christian (1910–1996) fortgeführt wurde (im Einzelnen vgl. Eich, 1996). Im Deutschland der Nachkriegszeit waren es insbesondere Viktor von Weizsäcker und Alexander Mitscherlich, die sich – wiederum hauptsächlich in Heidelberg – der psychosomatischen Medizin annahmen.[165] Von Weizsäcker suchte zunächst in der Psychoanalyse Behandlungsmöglichkeiten für psychosomatisch Kranke. In seinen späteren Schriften entwickelte er eine medizinische Anthropologie. In seinem Hauptwerk «Der Gestaltkreis» (1940) entfaltete von Weizsäcker seinen wissenschaftlichen Neuansatz in systematischer Form. Auf der Grundlage physiologischer Experimente, neurologisch-klinischer Erfahrung und bestimmter philosophischer Reflexionen entwarf er eine Theorie der «Einheit von Wahrnehmen und Bewegen», die die «Einführung des Subjekts», eine Theorie der Selbsterfahrung und eine anthropologisch orientierte Krankheitslehre zum Ziel hat. Dabei schließt Wahrnehmen das Empfinden, entsprechend Bewegen das Verwirklichen ein. Einführung des Subjekts gilt auch für den Mediziner als Arzt und Forscher. Der «Gestaltkreis» versucht die Wechselwirkung zwischen Organismus (Ich) und Umwelt (den Gegenständen) darzustellen, die von Weizsäcker auch als «Begegnung» oder «Umgang» bezeichnet (vgl. Schott, 1981c). Praktisch gesehen ist die pathische Arbeitsweise von großer Bedeutung. «Pathisch» bedeutet hier (im Gegensatz zu ontisch), wie der Erkrankte sich selbst und seine Störungen subjektiv erfährt (Selbstwahrnehmung oder Selbsterfahrung).[166]

Von Weizsäcker, der selbst an den Erfolgen seiner Arbeit zweifelte, geriet in medizinischen Kreisen in den Ruf des Philosophen (zumal er seine medizinische Anthropologie auch «Pathosophie» nannte) und Außenseiters. Außerhalb Deutschlands ist er nur wenig bekannt geworden. Seine Schriften wurden weder ins Englische noch ins Französische übersetzt, wohl aber teilweise ins Japanische.

Andere psychosomatische Ansätze

Eine psychosomatische Lehre ganz anderer Art war in den osteuropäischen Ländern Pawlows Theorie von den bedingten Reflexen, die in den Nachkriegsjahrzehnten dominierend wurde. Auf lerntheoretische Grundlagen der Psychotherapie auch psychosomatischer Störungen wird noch einzugehen sein (s. S. 467).

Von größter Bedeutung für die Theorie und Praxis der Person-Umwelt-Beziehungen ist die Lehre vom Stress des österreichisch-kanadischen Biochemikers und Physiologen Hans Selye (1907–1982). Er beschrieb in einem wegweisenden Artikel das «Streß-Syndrom» (Selye, 1936) und bezog sich dabei auch auf den Begriff der Homöostase (1926) des Physiologen Walter B. Cannon (1871–1945) und auf den Begriff des «inneren Milieus» (1865) des französischen Physiologen Claude Bernard (1813–1878). Nach Selye antworten Lebewesen gegenüber allen schädigenden Einflüssen mit einer gleichförmigen Folge physiologischer Reaktionen, dem *«general adaptation syndrome»* (GAS, dt. allgemeines Anpassungssyndrom AAS). Das GAS verläuft in drei Stufen: Alarmreaktion, Stadium der Resistenz und Stadium der Erschöpfung, das erreicht ist, wenn die Adaptation zusammenbricht.

Der ursprünglich physiologische Stress-Begriff wurde bald auf psychische Vorgänge ausgedehnt und wird heute umgangssprachlich fast nur noch hierfür verwendet. «Psychischer Stress» bezeichnet psychische seelische Belastungen aller Art und kommt der akuten Belastungsreaktion bzw. posttraumatischen Belastungsstörung nahe (s. Kap. 43).

Psychosomatik heute

Die heutige psychosomatische Medizin, die mehr von Viktor von Weizsäcker beeinflusst ist, als vielen Fachvertretern bewusst wurde, befasst sich mit psychosomatischen Zusammenhängen in einem sehr weiten Sinne: In der praktischen Krankenbehandlung geht es längst nicht mehr nur um die Fragen nach seelischen Entstehungsweisen körperlicher Krankheiten (ohnehin werden manche Krankheiten, die von Mitscherlich, Alexander oder anderen als psychosomatische Krankheiten schlechthin bezeichnet wurden, heute im Wesentlichen als genetisch bedingt erkannt). Es geht der psychosomatischen Medizin nun verstärkt um das Erleben und Erleiden der Krankheit im pathischen Sinne, um die Krankheitsbewältigung durch die betroffene Person (*coping*) und um den Einfluss somatischer Faktoren auf das Erleben, etwa wenn ein Patient auf eine schwere Körperkrankheiten mit depressiven oder anderen psychischen Störungen reagiert.

Auch in der heutigen Psychiatrie ist der Einfluss der Psychosomatik zu erkennen. Das Interesse an der betroffenen Person und ihre Lebensgeschichte (Biographie), die Betonung des subjektiven und pathischen

Aspektes sind Elemente der psychosomatischen Medizin wie der anthropologisch orientierten Psychiatrie. Wissenschaftlich werden die somatisch-psychischen Beziehungen insbesondere in den Bereichen der Neurophysiologie, der Neuroimmunologie und – auch mittels neuroradiologischer Methoden – der cerebralen Repräsentation psychischer Vorgänge gesucht. Auf die Theorie einer neuronalen Plastizität wird noch einzugehen sein (s. S. 221).[167]

19. Psychisch Kranke im Nationalsozialismus

Was sich wissenschaftlich, ideologisch und gesellschaftlich in einem längeren Zeitraum vorbereitet hatte, wurde im Nationalsozialismus schreckliche Wirklichkeit. Degenerationslehre, Sozialdarwinismus und Rassenhygiene (s. Kap. 10 u. 11) bereiteten den Boden für die Gewalt- und Massenmordaktionen im «Dritten Reich» vor. Wie konnte dieses unfassbare Unrecht geschehen? Was waren die Bedingungen und Motive? Auf die Zwangssterilisation «Erbkranker» zu Beginn der nationalsozialistischen Ära und die «Euthanasie» behinderter Kinder und chronisch psychisch Kranker, die mit Kriegsbeginn einsetzte, folgte – in einer noch einmal gesteigerten Größenordnung – der Genozid an den Juden, beabsichtigt als «Endlösung».

Zwangssterilisation

Die Unrechts- und Vernichtungsaktionen der Nationalsozialisten begannen 1933/34 mit dem «Gesetz zur Verhütung erbkranken Nachwuchses» (Zwangssterilisationsgesetz). Bereits Jahrzehnte zuvor bestand in einer breiten Öffentlichkeit in Deutschland und in anderen Industrieländern die Auffassung, dass eine Sterilisation aus eugenischen Gründen unvermeidbar sei, um den allgemein gefürchteten biologischen Niedergang der Menschheit aufzuhalten. Die Sterilisationsgesetzgebung war nicht auf Deutschland beschränkt, sondern international verbreitet im Zuge des Untergangspessimismus aufgrund sozialdarwinistischer und eugenischer Denkweisen (vgl. Roelcke, 2002a, S. 1026).[168] Im Allgemeinen war dabei eine freiwillige Sterilisation gemeint, jedoch wurde die Grenze zur Zwangssterilisation nicht immer scharf gezogen. Die Zwangssterilisation ergab sich dann sozusagen konsequent aus der rassenhygienischen Bewegung.[169]

In der Psychiatrie ging das eugenische Denken so weit, dass manche Psychiater die eigentlich therapeutisch gebotene Frühentlassung schizophrener Patienten in Zweifel zogen, weil man diesen Kranken so die Gelegenheit zur Fortpflanzung und Vererbung ihrer krankhaften Veranlagung gebe. Aus gleichem Grunde wurden ab Ende der 1920er und in den 1930er Jahren wieder mehr Krankenabteilungen geschlossen geführt (sog. institutionelle Sterilisation). Es wurde auch argumentiert, die Sterilisation habe den Vorteil, dass den Betroffenen wieder Ausgang gewährt werden könne. Wenn viele Psychiater seinerzeit für die Sterilisation eintraten (die meisten allerdings beschränkt auf die freiwillige Sterilisation) und wenn sie diese Auffassung mit ärztlichen Überlegungen hinsichtlich der Unheilbarkeit genetisch bedingter Krankheiten begründeten, dann schien dies in ihrem Selbstverständnis durchaus mit der ärztlichen Ethik vereinbar zu sein.[170]

In Preußen wurde am 14. 7. 1933 ein Gesetzentwurf zur Sterilisation vorgelegt, der noch vor der nationalsozialistischen Machtübernahme erarbeitet worden war und nun von den Machthabern übernommen wurde, allerdings mit zwei wesentlichen Änderungen: Der Kreis der zu Sterilisierenden wurde weiter gezogen, und es wurde eine zwangsweise Sterilisation ab 1. 1. 1934 vorgeschrieben. Die Zwangssterilisation, die Hitler schon in «Mein Kampf» als «die humanste Tat der Menschheit» angekündigt hatte, war bestimmt für Patienten mit Schizophrenien, manisch-depressiven Psychosen, Schwachsinn, Epilepsie und auch Alkoholismus sowie für einige körperliche Krankheiten. Die «Schwachsinnigen» wurden mit unzulänglichen Tests diagnostiziert. Auch wo im Einzelfall die Erblichkeit nicht im Familienbild erkennbar war, galt als Faustregel: Wo keine exogenen Entstehungsbedingungen nachweisbar sind, soll sterilisiert werden.

«Zwang» war im wörtlichen Sinne zu verstehen: Die Ärzte hatten eine gesetzliche Meldepflicht, die Kranken wurden bei Widerspruch unter Zwangspflegschaft gestellt, und wer sich widersetzte, wurde durch die Polizei in den Operationssaal gebracht. Die Sterilisation wurde entweder operativ oder durch Röntgenbestrahlung vorgenommen. Das «Gesetz gegen gefährliche Gewohnheitsverbrecher» vom 24. 11. 1933 sah die Kastration von Triebtätern vor.

Da die Ärzteschaft einer Sterilisation an sich überwiegend positiv gegenüberstand, stieß die Zwangssterilisation nur auf geringe Bedenken. Es kam hinzu, dass durch die Arbeit von Rüdin und Mitarbeitern in der Deutschen Forschungsanstalt für Psychiatrie in München die

Erblichkeit der Psychosen scheinbar belegt worden war (vgl. dazu Roelcke, 2002b). Viele Psychiater machten mit Eifer die Meldungen zur Sterilisation, manche versuchten ihre Patienten zu bewegen, selbst den Antrag zu stellen; andere reichten erstinstanzlich abgelehnte Anträge dem Erbgesundheitsobergericht ein. Aber die meisten Ärzte waren keineswegs Scharfmacher. Nicht wenige leisteten Widerstand, indem sie Patienten nicht zur Sterilisation meldeten und ihnen eine «falsche», nämlich harmlosere Diagnose ausstellten, wie etwa Psychopathie.

Die Zahl der Zwangssterilisierten ist nicht genau bekannt, sie wird von den meisten Autoren mit 300 000 bis 400 000 angegeben (z. B. Bock, 1986; Faulstich, 1993). In Baden soll es nach den Berechnungen von Faulstich (1993, S. 201) ca. ein Prozent der Bevölkerung gewesen sein, das der Zwangssterilisation anheimfiel. An den Folgen des Eingriffes sind schätzungsweise 5000 Frauen und 600 Männer gestorben. Was die Zwangssterilisation für die Betroffenen bedeutete, für ihr Erleben und Selbstbild, für ihren Lebensentwurf und ihren Lebenslauf ausmachte, ist bemerkenswerterweise kaum untersucht worden, es gibt auch nur wenige kasuistische Mitteilungen.

Mit Kriegsbeginn 1939 gingen die Zwangssterilisationen erheblich zurück, Antragspflicht bestand nur noch in «besonders schweren Fällen». Im Laufe der Kriegsjahre kam diese Aktion praktisch zum Erliegen (vgl. S. 196), gleichzeitig wurde die Euthanasieaktion eingeleitet und durchgeführt. Die Beziehungen zwischen Sterilisations- und Euthanasieaktion sind unübersehbar, nicht nur in zeitlicher Hinsicht, sondern auch im Sinne einer «Logik eugenischen Denkens» (Roelcke, 2002a, S. 1026). Zum Teil waren es dieselben Ärzte, die erst die Zwangssterilisation, dann die Euthanasie unterstützten.

Im Nürnberger Ärzteprozess von 1946/47 stand die Zwangssterilisation nicht im Vordergrund, möglicherweise wegen der entsprechenden, international verbreiteten Doktrin. Das deutsche Sterilisationsgesetz wurde übrigens nach dem Krieg von den Besatzungsmächten nicht annulliert. Die Sterilisierten wurden nicht entschädigt. Als in den 1980er Jahren doch noch eine Entschädigung (in Höhe von 5000 DM) vorgesehen wurde, erreichte diese nur noch höchstens ein Viertel der Betroffenen.

Darüber, wie es diesen Männern und Frauen erging, ist kaum etwas bekannt. Von den unmittelbaren Reaktionen berichtete W. Villinger (1935) anhand seiner Betheler Fürsorgezöglinge. Sie reagierten auf die bevorstehende Sterilisation mit Bestrafungsgefühl, Angst vor dem operativen Eingriff, Kastrationsangst, auch religiösen Bedenken und Verzweiflung, manche mit Empörung, Widerstand und Flucht. Villinger berichtete hierüber nicht ohne Verständnis, aber ohne seine positive Einstellung zur Zwangssterilisation in Frage zu stellen. Er fuhr fort: Die Sterilisation habe bei den Betroffenen keine psychischen oder physischen Störungen hinterlassen.

«Euthanasie»

Hatte schon die Zwangssterilisation das ethische und juristische Prinzip der Unverletzlichkeit der Person missachtet, zielte die «Euthanasie» auf das Leben schlechthin ab, das nicht mehr als das elementarste Menschenrecht angesehen, sondern im Fall von chronisch psychisch Kranken als ein «lebensunwertes Leben» deklariert wurde.[171]

Der Begriff «Euthanasie», der für den nationalsozialistischen Massenmord benutzt wurde, bedeutete bekanntlich ursprünglich anderes. Im frühen 19. Jahrhundert verstand man unter «*euthanasia medica*», dem Sterbenden alle erdenklichen Hilfen zukommen zu lassen, unter anderem im Kreise seiner Familie zu sterben, von einem Arzt bis zum Tode begleitet zu werden, Linderung der Schmerzen zu erfahren – also keineswegs Lebensverkürzung (vgl. Schleker, 1995).[172]

In der zweiten Hälfte des 19. Jahrhunderts finden sich kaum Äußerungen zur Euthanasie. Die Medizin befasste sich bevorzugt mit den naturwissenschaftlichen Erfolgen, die es diagnostisch und therapeutisch auszuwerten galt. Mit dem 20. Jahrhundert kam der erwähnte Bedeutungswandel des Begriffes «Euthanasie» auf, ausgelöst durch die Diskussion über «lebensunwertes» Leben und Recht auf den Tod.

Bedingungen und Motivationen

Auf die drängende Frage, wie es überhaupt möglich wurde, dass viele tausende psychisch Kranke und Behinderte systematisch umgebracht wurden und dass hieran hunderte von Politikern und Verwaltungsleuten, Ärzten, Schwestern und Pflegern aktiv beteiligt waren, ist wohl keine erschöpfende und allgemein überzeugende Antwort zu finden. Wohl aber können wir versuchen, einzelne Bedingungen und Motivationen zu benennen und zu erörtern. Der geistige Hintergrund bestand in Degenerationslehre, Sozialdarwinismus, Eugenik und Rassenhygiene (s. Kap. 10 u. 12). In den 1920er Jahren herrschten Kulturpessimismus («Untergang des Abendlandes») und zugleich ein gewisser Wissenschaftsoptimismus vor, der von Rassenhygiene und Eugenik eine Menschheitsverbesserung erwartete.

Als 1920 das Buch «Die Freigabe der Vernichtung lebensunwerten Lebens» des Juristen Binding und des Psychiaters Hoche erschien, zeigte sich alsbald, dass diese These längst weit verbreitet war. Gemessen an dem ungeheuerlichen Inhalt («Ballastexistenzen» und «geistig Tote» seien auszumerzen) war die Reaktion auf diese Schrift eher schwach. In der medizinischen Fachpresse finden sich nur wenige Besprechungen und unter diesen noch weniger kritische Stellungnahmen. Das Gesagte war anscheinend bereits allzu geläufig. Seit der Verbreitung sozialdarwinistischer Ideen wurde das «Ausmerzen» von Geisteskranken, «Krüppeln» und anderen Behinderten, aber auch Alkoholikern, «Landstreichern» und «Arbeitsscheuen» kaum mehr in Frage gestellt. Die Rezeption des Buches von Hoche und Binding in der Weimarer Republik wurde eingehend von Fichtner (1976) analysiert. Einer der Befürworter des Buches von Binding und Hoche überschrieb seinen Artikel «soziale Psychiatrie» (Rehm, 1926).[173]

Auf der anderen Seite standen einzelne Ärzte, die diesen Trend aufzuhalten versuchten. Lehrreich ist das Beispiel des Obermedizinalrates Dr. H. Meltzer, Direktor einer Behinderteneinrichtung für Kinder. Nachdem es um 1925 still geworden war um das Buch von Binding und Hoche (1920), wandte er sich gegen die Abkürzung «lebensunwerten» Lebens und versuchte als stärkstes Argument die Einstellung der Eltern zu ihrem behinderten Kind anzuführen. Hierzu stellte er eine statistische Untersuchung an (Meltzer, 1925), und er musste zu seiner eigenen tiefen Enttäuschung feststellen, dass die Mehrheit der Eltern (119 von 162) sich für die Abkürzung des Lebens ihres Kindes aussprachen.

Neben ideologischen sind auch ökonomische Bedingungen zu beachten, welche die damalige öffentliche Stimmung prägten. Noch waren die Hungerjahre des Ersten Weltkrieges nicht vergessen. Das Gespenst erneuten allgemeinen Hungerns ging um. Ein großer Teil der Bevölkerung lebte in der Zwischenkriegszeit in Arbeitslosigkeit und Armut. Die Weltwirtschaftskrise ließ wenig Hoffnung aufkommen. Es wurde allgemein gespart, und man rechnete aus, wie viel ein über Jahrzehnte hospitalisierter Behinderter die Allgemeinheit koste. Viele Gesunde sahen daher die psychisch Kranken und Behinderten als unnütze Esser, wenn nicht als Parasiten an. Diese Einstellung war nicht neu; im Ersten Weltkrieg wurde von Psychiatern kritisch angemerkt, wie groß der Aufwand für die Behandlung der «Kriegsneurotiker» (s. Kap. 43) sei, während doch die tüchtigen Soldaten unter ungünstigen Bedingungen an der Front kämpften. Um wie viel mehr richteten sich nun Unwille und Unnützigkeitsdenken gegen die schwerer psychisch Kranken, die Psychosepatienten.

Haben auch die Zustände der psychiatrischen Versorgung den Weg zur Euthanasie gebahnt? Auch dieser Frage darf nicht ausgewichen werden. Die Absonderung der Kranken in entlegenen Anstalten, auf deren therapeutische Nachteile noch hingewiesen wird (s. Kap. 31), erwies sich auch unter den hier zu erörternden Aspekten als äußerst nachteilig. Innerhalb der Heil- und Pflegeanstalten wurden die chronisch Kranken und Behinderten in besonderen Abteilungen für Unheilbare zusammengefasst. Diese Aussonderung und Stigmatisierung verschlechterte, wie wir heute wissen, nicht nur die Krankheitsprognose, sondern auch die «Bewertung» dieser Menschen. Anstaltsintern galten die chronisch Kranken allzu sehr als Belastung des Anstaltsbetriebes. Als die Auffassung aufkam, es handele sich um «unnütze Existenzen», schlossen sich manche Psychiater dem allzu leicht an, etwa mit der Vorstellung: Wenn es schon so weit mit diesen Menschen gekommen sei, dann sei es nur noch ein kleiner Schritt bis zur Feststellung «lebensunwert» und zur Beendigung dieses Lebens. Nachdem die Patienten in der kustodialen Psychiatrie entmündigt worden waren (im juristischen wie im menschlichen Sinne), hatte man sozusagen leichtes Spiel mit ihnen.

Das zunehmend objektivierende Bewertungsdenken war ein Anzeichen für das «Aus-der-Sicht-Geraten des Menschlichen» (Krauß, 1988). Das gilt gewiss nicht für alle Psychiater dieser Generation, aber nur wenige äußerten sich im Sinne einer humanen Lebenserhaltung und Versorgung. Öfter stieß man auf ein eigentümlich zwiespältiges Verhalten: Während sie die Euthanasie vorbereiteten, legten ebendiese Psychiater ein ausgesprochen ärztlich-therapeutisches Engagement an den Tag, indem sie die in den 1930er Jahren entdeckten Behandlungsmöglichkeiten (s. Kap. 51) und die «aktivere Krankenbehandlung» (s. Kap. 48) propagierten. Wenn sich euthanasiebeflissene Psychiater wie Carl Schneider in Heidelberg oder Valentin Faltlhauser in Kaufbeuren so verhielten, ist ein geradezu makaber wirkendes Bemühen um Kompensation zu vermuten. Dieser Eindruck wird verstärkt durch damalige

Überlegungen einer Umstrukturierung der Anstaltspsychiatrie: Wenn durch die Euthanasie der große Anteil langfristig und angeblich unheilbar Kranker beseitigt sei, würde ein Weg zu einer verbesserten Versorgung und Behandlung der übrigen Patienten frei gemacht.

Es ist aber auch nach dem Welt- und Menschenbild der Medizin im Allgemeinen und der Psychiatrie im Besonderen während des Nationalsozialismus zu fragen. In der medizinhistorischen Literatur wird immer wieder auf die Rolle der «Schulmedizin» abgehoben, und zwar einerseits kritisch (sie habe durch ihre Einseitigkeit dem objektivierenden und wertenden Denken Vorschub geleistet), andererseits wird auf die ablehnende Stellung führender Nationalsozialisten gegenüber der Schulmedizin hingewiesen, welche sie für jüdisch durchsetzt hielten. Deshalb befürworteten sie eine «biologische Medizin» im Sinne der Naturheilkunde, besser gesagt, missbrauchten sie für ihre Zwecke und Ziele. Ob die naturwissenschaftlich-technische Denkweise, die biologistische Grundtendenz und das entsprechende Menschenbild der Ärzteschaft die Zustimmung zum Euthanasieprogramm gebahnt haben, diese Frage stellt sich aus heutiger Sicht, ist aber für die damalige Zeit schwer zu beantworten.

Geht man der Frage nach, wie es geschehen konnte, dass die Massen-Euthanasie reibungslos und fast widerspruchslos ablief, sind auch individuelle Motivationen zu bedenken. Der Hinweis darauf, Ärzte seien zu einem deutlich höheren Prozentsatz als vergleichbare Berufsstände Mitglieder der NSDAP gewesen (zu etwa 45 Prozent), führt kaum weiter. Was den Einzelnen zur aktiven Teilnahme an der Euthanasie bewogen haben mag, ist im Zusammenhang der damals vorherrschenden kollektivistischen Staatsauffassung (Das Volk ist alles, der Einzelne nichts) des Gefolgschaftsprinzips und Gehorsamkeitsdenkens («Führerprinzip») zu verstehen.

Für einzelne Ärzte und andere Beteiligte gilt gewiss auch die Verführung durch Omnipotenzphantasien: Die ideologische Stimmung, die politische Situation und auch die Machtfülle, mit der der Anstaltspsychiater ausgestattet war, ließen zu, «Herr über Leben und Tod» zu spielen, etwa in Form des gutachterlichen Abhakens der Meldebögen zur Euthanasie, wo ein Federstrich «lebensunwert» und damit Euthanasie bedeutete. Aggressive Impulse, vielleicht auch unbewusster Art, mögen bei manchem Täter hinzugekommen sein. Bei den späteren Versuchen, derartiges Verhalten zu ergründen, wurde die «innerartliche Vernichtung», die in der Menschheitsgeschichte nachzuweisen sei, herangezogen («Der Wolf in uns»). «Die Abgründe, die sich hier auftun, liegen offenbar in der Natur des Menschen.» (Degkwitz, 1985, S. 224)

Eine besondere Täterpersönlichkeit scheint es bei den nationalsozialistischen Verbrechen nicht gegeben zu haben; es spricht mehr dafür, dass es sich bei den Tätern nicht um kriminelle Typen, sondern um unauffällig erscheinende Juristen, Mediziner, Pfleger, Pfarrer, Techniker usw. gehandelt hat, die ein ihnen vorgegebenes Programm abwickelten. Aber führten die Psychiater nur aus, was ihnen von politischen Instanzen vorgegeben war? Kam die Initiative von politischer Seite und wurde sozusagen «von oben» durchgesetzt? Die historischen Tatbestände zeigen eher, dass leitende Ideen und Handlungsvorschläge bereits gegen Ende des 19. Jahrhunderts im Bereich der Medizin auftauchten und in den ersten Jahrzehnten des 20. Jahrhunderts massiv zur Geltung gelangten. Das NS-Regime konnte sie bestens in seine Ideologie integrieren und für seine Zwecke nutzen.

Wozu destruktive Tendenzen in Verbindung mit dem Gehorsamkeitsprinzip führen können, haben die Milgram-Experimente gezeigt. Der amerikanische Psychologe Stanley Milgram (1933–1984) untersuchte in den 1960er Jahren die Beziehungen zwischen Autorität, Gehorsam und Aggression. Dabei ging er von der Fragestellung aus, ob auch in einer Zivilgesellschaft Menschen auf Befehl zu ähnlich grausamen Handlungen fähig seien wie bei den nationalsozialistischen Verbrechen. Er forderte Versuchspersonen dazu auf, den Lernprozess von Probanden, die entsprechende Reaktionen simulieren sollten, dadurch zu intensivieren, dass sie ihnen für Fehlverhalten elektrische Stromstöße verabreichten. Zwei Drittel der Versuchspersonen ließen sich zur «Höchststrafe» verleiten (vgl. Milgram, 1974).[174]

Diese Versuche wurden später mehrfach repliziert, unter anderem in München (vgl. Mantell, 1971). Auf der Straße wurden beliebige Passanten angesprochen und angeworben, an einem solchen Experiment teilzunehmen. Die Probanden simulierten auch hier die zugefügten Schmerzen. Tatsächlich waren die angeworbenen Passanten die Versuchspersonen: Die meisten von ihnen befolgten die Aufforderung zu immer stärkeren Stromstößen; wenn sie zögerten, ließen sie sich von der Erklärung, das sei wissenschaftlich notwendig, erneut motivieren. Der Anteil der «Gehorsamen» war in München mit 85 Prozent höher als in der Milgram-Studie (66 Prozent).

Hungersterben

In den Jahren des Zweiten Weltkrieges starben ungezählte psychisch Kranke in den Anstalten an Unterernährung und deren Folgen wie Infektionskrankheiten. Das Hungersterben war nicht etwa ein neues, bis dahin unbekanntes Vorhaben der Nationalsozialisten (neu war allerdings die Systematik, mit der das Hungersterben nun betrieben wurde). Schon im Ersten Weltkrieg wurde das Verhungernlassen psychisch Kranker betrieben. Erste Anzeichen sind noch älter.

In einem Hospital in Neapel soll 1766 als eine Behandlung eine strenge Diät vorgeschrieben worden sein, «bis die Kranken bis zum Beängstigen mager wurden. Die Lebensgeister sind dann so vermindert, daß die Einbildung in eine erzwungene Ruhe fällt. Man vermehrt dann allmälig die Dose der Nahrungsmittel und die Kranken gewinnen dann an Beleibtheit und Kraft, wenn sie überhaupt die Kur überstanden haben, denn manche gehen daran zugrunde [...]». (Zit. n. Laehr, 1888, S. 299) Eines fraglichen therapeutischen Effektes wegen nahm man also das Risiko des Hungertodes des Kranken in Kauf. Auf die Empfehlung des Hungersterbens durch eine badische Kommission im Jahre 1829 wurde bereits hingewiesen.

Faulstich (1998), auf dessen umfangreiche und sorgfältige Erhebungen zurückzugreifen ist, hat unter anderem anhand der Sterberegister der Anstalten nachgewiesen, dass die Sterberate zu bestimmten Zeiten wesentlich höher als im Durchschnitt lag. Vor dem Ersten Weltkrieg ist nach Faulstich (S. 583 ff.) von einer jährlichen Sterberate von 16 Prozent auszugehen, welche im Ersten Weltkrieg auf bis zu 37 Prozent stieg. Das ist nicht anders als durch Hungernlassen und Hungersterben zu erklären, wie Faulstich im Einzelnen belegt. Erstaunlich ist, dass seinerzeit offen hierüber gesprochen wurde. Es schien selbstverständlich zu sein, dass die knapp gewordenen Lebensmittel zuerst den Gesunden, speziell den Soldaten, zugute kommen sollten. Demgegenüber schienen die hospitalisierten Kranken «Ballastexistenzen» zu sein. Schätzungsweise sind im Ersten Weltkrieg 70 000 psychisch Kranke an Hunger gestorben, die Anstalten leerten sich sichtlich. Hierzu merkte Hermann Simon (1929, S. 11) lakonisch an: «Die Hungerjahre 1917 bis 1919 hatten den Krankenbestand unserer [der westfälischen] Provinzialanstalten um etwa ein Viertel vermindert [...].»[175]

Nach dem Krieg wurde das Hungersterben psychisch Kranker gebilligt, als ob es selbstverständlich wäre. In der ersten Nachkriegssitzung des

«Deutschen Vereins für Psychiatrie» in Hamburg am 27. Mai 1920 sagte der Vorsitzende Karl Bonhoeffer, «daß wir in den Hungerjahren des Krieges uns damit abfinden mußten, zuzusehen, daß unsere Kranken in den Anstalten in Massen an Unterernährung dahinstarben, und dies fast gutzuheißen in dem Gedanken, daß durch diese Opfer vielleicht Gesunden das Leben erhalten bleiben könnte. In der Betonung dieses Rechts der Gesunden auf Selbsterhaltung, wie sie eine Zeit der Not mit sich bringt, liegt die Gefahr der Überspannung, die Gefahr, daß der Gedanke der opfermütigen Unterordnung der Gesunden unter die Bedürfnisse der Hilflosen und Kranken, wie er der wahren Krankenpflege zugrundeliegt, gegenüber den Lebensansprüchen der Gesunden an lebendiger Kraft verliert.» (Bonhoeffer, 1920/21, S. 598) Auch wenn Bonhoeffer vor und nach dieser Passage die Humanität anmahnt, ist damit ein Konflikt kaum angedeutet, vielmehr ist das sozialdarwinistische Denken bestimmend.

In der Zwischenkriegszeit war es nicht viel anders. Folgt man den Sterberegistern, so nahmen die Sterbezahlen 1922 und 1924 wieder zu, desgleichen ab Mitte der 30er Jahre, was Faulstich (1998) auf schlechte Ernährungsbedingungen, schlechte Unterbringungsverhältnisse, unzulängliche personelle Betreuung und ärztliche Versorgung zurückführt. Wahrscheinlich starben viele unterernährte Kranke an Tuberkulose.

Im Zweiten Weltkrieg wurden die Lebensbedingungen der hospitalisierten Kranken noch ungünstiger. Neben anderen Methoden des Tötens wurde das Hungersterben systematisiert, insbesondere nach Einstellen der planmäßigen Krankenmorde im Rahmen der T4-Aktion. Die so genannte E-Kost wurde offiziell eingeführt, das Hungersterben wurde in Bayern sogar durch einen ministeriellen Erlass (vom 30. 11. 1942) vorgeschrieben. 1945 betrug die Sterberate in den Anstalten 50 Prozent und mehr (vgl. Faulstich, 1998). In der Anstalt Bonn lag die Sterberate 1945 um 30 Prozent höher als in den Vorjahren im Vergleich zu einer Steigerung in der Stadtbevölkerung um 140 Prozent; das ist nach Hillebrand (2002) auf die «stille Euthanasie» via Hunger und Infektionskrankheiten zurückzuführen. In der Anstalt Haar bei München starben während der Kriegsjahre 400 Kranke den Hungertod.

Exkurs: Kindereuthanasie

Die Massentötungen behinderter und missgebildeter Kinder, die seit langem ideologisch vorbereitet waren, begannen 1939.[176] Nachdem schon früher in Einzelfällen behinderte Kinder getötet worden waren, gab folgende Begebenheit 1939 Anlass zum Beginn der Massentötung: An den Ordinarius für Kinderheilkunde in Leipzig, Werner Catel, wandte sich ein Elternpaar mit der Bitte, ihr behindertes Kind zu töten. Catel richtete ein entsprechendes «Gnadengesuch an den Führer». Anscheinend daraufhin wurde am 18. 8. 1939 eine Meldepflicht für behinderte und «schwachsinnige» Kinder bis zu drei Jahren verfügt, um sie der Euthanasie zuzuführen, und zwar ohne gesetzliche Grundlage und unabhängig vom Willen oder Antrag der Eltern.[177] Die Nationalsozialisten konnten damit rechnen, dass die Euthanasie behinderter Kinder von einer breiten Schicht der Bevölkerung und dabei insbesondere der Eltern dieser Kinder gebilligt wurde, wie die erwähnte Erhebung von H. Meltzer gezeigt hatte.

Der Kindereuthanasie, die im Allgemeinen mittels Morphium und Luminal durchgeführt wurde, fielen in vier so genannten Ausrottungsanstalten und in ca. 25 bis 30 «Kinderfachabteilungen» ungefähr 5000 behinderte Kinder zum Opfer.[178] Diese Zahl, die von den Tätern in den Prozessen der Nachkriegszeit genannt wurde, war in Wirklichkeit vermutlich deutlich größer. Die Tötungen liefen durch den ganzen Krieg weiter, auch über die Einstellung der T4-Aktion im August 1941 hinaus. Zur Bonner Situation hat Orth (1992) einschlägige Studien aufgrund der Archivalien der Rheinischen Landesklinik Bonn angestellt.

Die T4-Aktion

Der Planungsablauf dieser Krankenmordaktion ist bis heute nicht im Einzelnen geklärt (vgl. Benzenhöfer, 2001, S. 36). Wahrscheinlich wurde die Aktion im Zeitraum zwischen April und Juli 1939 – auch in der Gewissheit des kommenden Krieges – beschlossen und unmittelbar nach Kriegsbeginn in Gang gesetzt. Ein Grund für die Zeitwahl mag gewesen sein, durch die Kriegshandlungen die Euthanasieaktion zunächst zu tarnen, denn auf Geheimhaltung waren die Nationalsozialisten bedacht. Der Krieg hatte nun die Aufmerksamkeit der Bevölkerung auf sich gezogen. Es ist auch anzunehmen, dass Hitler von vornherein alle Maßnahmen treffen wollte, um Hungerzeiten wie im Ersten Weltkrieg zu vermeiden, wozu auch das «Ausmerzen unnötiger Esser» beitragen sollte. Die «besten» Deutschen, die Soldaten und die Kämpfer an der «Heimatfront», sollten nicht Hunger leiden, während ein Heer von «Ballastexistenzen» verpflegt würde. In einer Zeit, in der die «Besten» an der Front fielen, sollten nicht die «Schlechtesten» weiter ernährt werden, lautete die sozialdarwinistische Argumentation. Zu bedenken ist aber auch, dass mit dem Kriegsbeginn das allgemeine Morden einsetzte und damit der geeignete Zeitpunkt für die Krankenmorde gekommen schien. Kaum war Polen besetzt und die Kapitulation (am 29. 9. 1939) erzwungen worden, begannen die ersten Erschießungen psychisch Kranker in Polen, bald auch in Pommern und Westpreußen.

Ende Oktober 1939 verfügte Hitler mit einem Erlass (den er auf den 1. 9. 1939 zurückdatieren ließ), dass ab Oktober 1939 alle psychisch Kranken in Meldebögen zu erfassen seien.[179] Zentrale der Aktion war das Haus Tiergartenstraße 4 in Berlin (daher die Bezeichnung T4-Aktion). Ärztliche Leiter waren zuerst Prof. Werner Heyde sowie ab 1941 Prof. Paul Nitsche. Am 15. 8. 1940 fand eine T4-Gutachtersitzung statt, an der 39 Psychiater aus dem Anstalts- und Universitätsbereich teilnahmen. Nur wenige verweigerten sich der ihnen gestellten Aufgabe, die Meldebögen mit einem roten + oder mit einem blauen – (Euthanasie oder nicht) zu beurteilen. Betroffen waren die über fünf Jahre lang hospitalisierten Kranken, des Weiteren kriminell gewordene psychiatrische Patienten sowie Ausländer und natürlich nichtarische Patienten. Die Einzelheiten der Tötungsaktion waren bereits im Oktober 1939 festgelegt. An die Stelle der anfänglichen Erschießungen trat ab Januar 1940 die Tötung durch Gas.

Es wurden sechs psychiatrische bzw. Behinderten-Anstalten vorgesehen: Grafeneck, Brandenburg, Bernburg, Hadamar, Sonnenstein und Hartheim. Die Kranken wurden hierher transportiert, mittels Gas ermordet und die Leichen verbrannt. Aus dem Nachlass der Getöteten, auch aus ihren Goldzähnen, erzielte die NS-Verwaltung nicht unerhebliche Gewinne. In den späteren Kriegsjahren, nach der T4-Aktion, wurden die Kranken bevorzugt in östliche Vernichtungsstätten abtransportiert, eine Zeit lang unter dem Vorwand, sie sollten vor den Bombenangriffen im Westen geschützt werden. Diese Vorgänge gehören zur so genannten «Aktion Brandt», die von Faulstich (1998, S. 587 ff.) detailliert und systematisch dargestellt wurde.[180]

In der T4-Aktion wurde exakt Buch geführt. Von Januar 1940 bis August 1941 sollen 70 273 Patienten ermordet worden sein. In dieser Zahl nicht enthalten sind die erwähnten Kinder und Jugendlichen, die in den Ostgebieten durchgeführten Krankeneuthanasien und die geisteskranken Kriminellen, die in Konzentrationslagern umkamen. Die Gesamtzahl der Getöteten ist schwer zu ermitteln und löste immer wieder Kontroversen aus. Zurzeit gehen die Experten davon aus, dass im Deutschen Reich ca. 160 000, im deutschen Herrschaftsgebiet insgesamt mindestens zwischen 250 000 und 300 000 Opfer zu beklagen sind. Eine detaillierte Aufstellung der Opferzahlen nach dem derzeitigen Forschungsstand publizierte Faulstich. Sein Fazit: «Wenn schon bei diesem Stand der Untersuchungen von 296 000 Opfern des ‹Krieges gegen die psychisch Kranken› in Europa ausgegangen werden muß, dann wird die endgültige Zahl zweifellos die Grenze von 300 000 überschreiten.»[181] (2000, S. 228)

Unter den Betroffenen waren außer den psychisch Kranken und geistig Behinderten auch «Asoziale» und «Landstreicher», die von den Nationalsozialisten ab 1933 in Konzentrationslager verbracht wurden und zum Teil dort umkamen. Im Laufe der T4-Aktion wurde die Abgrenzung immer durchlässiger. So wurden bei den Transporten auch nichtgeisteskranke alte Menschen aus Heimen mitgenommen. Selbst Tuberkulosekranke und Fremdarbeiter wurden mit einbezogen. Anstaltspatienten, die wegen Schuldunfähigkeit hospitalisiert waren, wurden in der Zeit nach der T4-Aktion nicht selten in Konzentrationslager verschleppt. In der Zeit bis 1941, in der nur die T4-Aktion, aber noch nicht die Konzentrationslager über Gaskammern verfügten, wurden KZ-Häftlinge in die psychiatrischen Vernichtungsanstalten verbracht, etwa von Auschwitz nach Sonnenstein (so genannte Invalidenaktion). Wegen Homosexualität wurden in den nationalsozialistischen Jahren ungefähr 56 000 Personen verurteilt, ca. 15 000 kamen in Konzentrationslager. Wie viele von ihnen starben, ist nicht bekannt.[182]

Diese unbegrenzte Ausweitung der Euthanasie, weit über so genanntes «lebensunwertes» Leben hinaus, zeigt, dass es letztlich um das Morden schlechthin ging. Auf die Kindereuthanasie, die T4-Aktion und ihre Nachfolgeprogramme folgte nach den Vernichtungsaktionen gegen Polen, Russen sowie Sinti und Roma die größte Massenmordaktion: die Judenverfolgung und -vernichtung (s. Kap. 21).

«Wilde Euthanasie»

Die Absicht, die T4-Aktion geheim zu halten, gelang nicht lange. Sie war bald so bekannt, dass einzelne Behörden und Gerichte in Kenntnis gesetzt werden mussten. Erschreckend groß war die Anzahl der Mittäter oder doch Mitwisser der Euthanasieaktion, bis in die Reihen von Wissenschaftlern und Theologen. Demgegenüber waren kritische Stimmen und Proteste selten. Einzelne Kirchenleute protestierten in

Form schriftlicher Eingaben an Behörden und Parteistellen, so der württembergische Landesbischof Wurm (am 19. 7. 1940).[183] Weitere evangelische und katholische Geistliche wandten sich an Hitler oder an eine Parteistelle. Erfolg hatten diese Eingaben nicht. Öffentlich und nachhaltig protestierte der Bischof Clemens August Graf Galen am 3. 8. 1941 in einer Predigt in der Lambertikirche in Münster. Er prangerte mit eindeutigen Worten die Euthanasie als Mordaktion an. Seine Intervention trug dazu bei, dass die T4-Aktion eingestellt wurde. Es wird aber auch vermutet, dass die Nationalsozialisten inzwischen das Soll der Tötungen erreicht hatten, das sie sich für die T4-Aktion gesetzt hatten.

Die T4-Aktion wurde zwar beendet, die Euthanasie jedoch nicht. Sie wurde unter anderem Aktenzeichen und zum Teil vom gleichen Personal fortgeführt. Die Programme hießen nun u. a. «Sonderbehandlung 14f13» sowie – von dieser zu unterscheiden – «Aktion Brandt» (vgl. Schmuhl, 1992, S. 217 ff. bzw. S. 230 ff.), nach Hitlers Begleitarzt bezeichnet, der hiermit beauftragt wurde. Zunächst arbeiteten einige der Vergasungsanstalten weiter, in die aus Konzentrationslagern so genannte Asoziale, Unzurechnungsfähige und andere Häftlinge zur Euthanasie verlegt wurden.

Die Krankeneuthanasie verlief nun dezentral, die nationalsozialistische Führung erwartete von den Anstaltsdirektoren, dass sie sich hierfür einsetzten und die Ermordung der Kranken weiter betrieben. Fünfzehn psychiatrische Anstalten sollen nach Faulstich (1998, S. 659) besonders an dieser fortgesetzten, «wilden» Euthanasie beteiligt gewesen sein. Dem haben sich manche Anstaltsdirektoren dadurch widersetzt, dass sie sich pensionieren ließen bzw. eine angebotene leitende Stellung nicht annahmen. Auch von Schwestern und Pflegern ist bekannt, dass sie gegen die Euthanasie arbeiteten, Angehörige rechtzeitig benachrichtigten oder im Falle der Hungerdiät den Kranken doch mehr Essen zukommen ließen. (Zu den Krankenschwestern im Nationalsozialismus s. Choice, 1998.)

Die Tötungsmethoden hatten sich geändert. Anstelle des Gases, das nun bevorzugt in den Konzentrationslagern verwendet wurde, trat die tödliche Überdosierung von Medikamenten, insbesondere von Luminal (nach dem Nitsche-Schema): täglich ansteigende Dosierung, bis die Kranken nach ein bis zwei Wochen starben. Neben Luminal und anderen Barbituraten wurden auch Opioide verwendet (in der fünffachen der letalen Dosis) und selbst Zyankali. Die Kranken starben infolge dieser Vergiftungen umso eher, als sie geschwächt und in schlechter körperlicher Verfassung waren: Denn die Lebensbedingungen wurden systematisch verschlechtert, was Unterbringung, Heizung und Verpflegung anging.

Gegen Kriegsende wurden die Krankentötungen intensiviert. Für die bayerische Anstalt Kaufbeuren und deren Zweiganstalt Irsee wurden Einzelheiten, insbesondere des Hungersterbens, eingehend recherchiert und belegt (vgl. Klee, 1983; Faulstich, 1998; Cranach/Siemen, 1999). Das Hungersterben hielt hier sogar noch einige Monate über das Kriegsende hinaus an. Selbst während der Nachkriegsjahre, bis etwa 1949, erhielten die psychisch Kranken in diesen Anstalten nicht die krankenhausübliche Ernährungszulage (vgl. Faulstich, 1998).

20. Psychiater und Nationalsozialismus

Eine Antwort auf die Frage, wie sich die deutschen Psychiater zu den Sterilisations- und Euthanasieaktionen im Nationalsozialismus verhielten, bedarf der Differenzierung. Es genügt nicht, die Haupttäter namhaft zu machen, denn es waren mehrere hundert Ärzte in sehr verschiedener Weise an den verbrecherischen Maßnahmen beteiligt. Es ist zu unterscheiden zwischen Haupttätern und Mitläufern, aktiver Beteiligung und passivem Geschehenlassen, Befürworten und Nutznießen, Verhindern und Verweigern. Andererseits muss die Rede von benachteiligten, verfolgten und vertriebenen Psychiatern sein. Generell ist in diesem Kontext die so genannte Euthanasie immer in Anführungszeichen zu setzen, da es sich nicht um Sterbehilfe, sondern um Krankenmord handelte.

Vernichten – Mitmachen – Geschehenlassen

Offiziell mit der Euthanasieaktion beauftragt war der Psychiater Werner Heyde (1902–1964), Ordinarius in Würzburg und hoher SS-Offizier. Er war der medizinische Leiter der T4-Aktion. In gleicher Funktion tätig war Paul Nitsche (1876–1947), Leiter der Anstalt Sonnenstein, die zu einer der Vernichtungsanstalten wurde. Carl Schneider (1891–1946), Leiter der Anstalt Bethel, wurde als überzeugter und aktiver Nationalsozialist 1933 ohne Habilitation Ordinarius in Heidelberg; er war früh an der Euthanasieplanung beteiligt, und er führte Experimente mit geistig behinderten Kindern durch. Friedrich Mennecke (1904–1947), Leiter der Anstalt Eichberg, organisierte in großem Stil die Selektion als Gutachter.

Protagonisten der Kindereuthanasie waren Werner Catel (1894–1980), Ordinarius für Kinderpsychiatrie in Leipzig und nach dem Krieg in Kiel, sowie Hans Heinze (1895–1983), bis 1945 Direktor in Brandenburg-Görden, später nach einer Inhaftierung in der SBZ/DDR Leiter der Kinderpsychiatrischen Abteilung in Wunstorf. Werner Villinger (1887–1961) kam aus der Tübinger Schule und war einer der Mitbegründer der Kinder- und Jugendpsychiatrie in Deutschland. Über seine Rolle als Chefarzt in Bethel (ab 1934) bei der Zwangssterilisation Minderjähriger wurde bereits berichtet (s. Kap. 19). Er war vermutlich aktiv an Sterilisations- und Euthanasieaktionen beteiligt und möglicherweise auch an medizinischen Versuchen bei hospitalisierten psychisch Kranken (vgl. Schmuhl, 2002, S. 1062).

Nach dem Krieg wurde nur ein Teil der Euthanasie-Täter belangt, wenige wurden zum Tode verurteilt, andere begingen in der Haft Selbstmord. Einige sind zunächst untergetaucht und erst später belangt worden. Viele aber wurden freigesprochen, mit den immer wieder gleich lautenden Begründungen «Verbotsirrtum» oder «fehlendes Unrechtsbewusstsein». Von den an den NS-Verbrechen beteiligten Juristen wurde übrigens keiner verurteilt.

Vierzig oder mehr Psychiater aus dem Anstalts- und Universitätsbereich waren als Gutachter tätig und entschieden, wer getötet werden solle. Mehrere hundert Ärzte waren aktiv an der Masseneuthanasie beteiligt, indem sie Meldebögen ausfüllten, Abtransporte organisierten, Vernichtungsanstalten leiteten, manche öffneten eigenhändig den Gashahn. Einer beantragte die Euthanasie für seinen eigenen geisteskranken Bruder, ein anderer für seine Schwiegermutter.

Einige Psychiater haben die entstandene Situation ausgenutzt, um wissenschaftliche Untersuchungen an dem ihnen zur Verfügung stehenden «Material» auszuführen. Ernst Rüdin initiierte und finanzierte zwar nachhaltig solche Forschungen, führte sie aber nicht selbst in München durch. (Zur forschungspolitischen Rolle Rüdins vgl. Roelcke, 2000.) Aktiv waren dagegen Hans Heinze, Carl Schneider sowie zwei seiner Mitarbeiter in Heidelberg: Hans-Joachim Rauch (apl. Prof. für Forensische Psychiatrie in Heidelberg ab 1950) und Johannes Suckow (ab 1957 Ordinarius für Psychiatrie in Dresden). Der Nichtpsychiater Josef Mengele (1911–1979) stellte als Rassenhygieniker und SS-Arzt an ungefähr 2000 KZ-Häftlingen – diese waren jedoch keine Psychiatrie-Patienten – bestialische Versuche an, die sie das Leben kosteten. Neuropathologen, welche die Tötungsaktionen für ihre Forschung nutzten, waren Julius Hallervorden, Hans-Joachim Scherer und Bertholt Ostertag (vgl. Peiffer, 1997b).

Außer den «Tätern» gab es die «Geschehenlasser» (Peters, 1999a, S. 546), die sich nicht aktiv an den verbrecherischen Maßnahmen beteiligten, diese aber in ihrer Anstalt ablaufen ließen wie ein unvermeidliches Geschehen, sie waren nicht überzeugt, geschweige denn begeistert, leisteten aber keinen Widerstand. Dieses passive Teilnehmen erscheint heute ebenso schwer erklärlich wie die aktive Täterschaft.

Befürworten

Viele deutsche Psychiater waren an den NS-Verbrechen zwar nicht mit Taten beteiligt, wohl aber mit Worten, indem sie Sterilisation und zum Teil auch Euthanasie befürworteten. Der Häufigkeit dieses Verhaltens wegen sollen als Beispiele die Einstellungen dreier bekannter Psychiater ausführlicher gekennzeichnet werden, nämlich die von Robert Gaupp, Karl Bonhoeffer und Hermann Simon.

Robert Gaupp (1870–1953), Begründer der Tübinger Schule (s. Kap. 15), vertrat ab 1925 eine Sterilisation mit eugenischer Zielsetzung, allerdings beschränkt auf geistig Behinderte und ohne endogen Psychotische einzubeziehen. Später aber begrüßte er in einem Vortrag über «Die Quellen der Entartung von Mensch und Volk und die Wege der Umkehr» (1934) die nationalsozialistische Zwangssterilisation. Hiermit teilte er die Auffassung vieler, wenn nicht der meisten damaligen Ärzte.[184] Wie nahe Gaupp auch der Euthanasie stand, ist lange übersehen und erst 1991 erörtert worden. Als 1920 die Schrift von Binding und Hoche über die «Freigabe der Vernichtung lebensunwerten Lebens» erschien, ging Gaupp (1920b) in einer Besprechung zustimmend auf die Vorstellungen der Autoren ein.

Aus heutiger Sicht wirken die Einstellungen Gaupps widersprüchlich: Einerseits war er, wie seine Biographen übereinstimmend berichten, ein therapeutisch engagierter, patientenzugewandter und ausgesprochen gütiger Arzt, andererseits vertrat er Unfruchtbarmachung und auch Vernichtung «lebensunwerten» Lebens – eine keineswegs human zu nennende Einstellung.[185] Nach dem Krieg wurde der 75-jährige Gaupp, dessen Ansehen anscheinend ungetrübt war, zum Dezernenten für das Wohlfahrts- und Gesundheitswesen der Stadt Stuttgart berufen, das er drei Jahre lang leitete. Zweifel an seiner Einstellung kamen erst Anfang der 1990er Jahre auf.[186]

Sodann ist über Karl Bonhoeffer (1868–1948) zu berichten, ebenfalls einer der führenden Psychiater seiner Generation (s. Kap. 26). Zur Diskussion über seine Einstellung zur Zwangssterilisation kam es 1988 anlässlich einer Ausstellung zur Geschichte der Psychiatrischen Klinik in Berlin-Wittenau, die erst 1957 in Karl-Bonhoeffer-Klinik umbenannt worden war. Ein zur Ausstellung von der organisierenden «Arbeitsgruppe» (1988) herausgegebenes Buch war gegen Bonhoeffer gerichtet. Er hatte sich mehrfach zur Sterilisation psychisch Kranker geäußert, speziell zur Unfruchtbarmachung von manisch-depressiven Kranken (vgl. Bonhoeffer, 1924; 1934b u. 1936).

Seine Ausführungen wirken auch auf den heutigen Leser ausgesprochen sachlich. Er stellte die diagnostischen Probleme in den Mittelpunkt, kam dabei allerdings zu der schwer nachzuvollziehenden Auffassung, unter den Maniekranken bestehe bei den geistig Hochstehenden kein Grund zur Sterilisation, bei denen ohne besondere Begabung hingegen doch. Die Vermutung, dass Bonhoeffer hier im Sinne der Degenerationslehre (1907) vorging, drängt sich auf. Er mahnte eine sorgfältige Diagnostik an, um den Vorschriften der gesetzlichen Sterilisation nachzukommen. Er hat (nach Stertz, 1970) bis 1933 keine Sterilisation veranlasst, was er mit der Wahrung der ärztlichen Schweigepflicht begründete. Danach aber folgte Bonhoeffer dem nationalsozialistischen Erbgesundheitsgesetz, das er anscheinend als eine Gegebenheit hinnahm. Er wurde, wie zahlreiche Psychiatrieprofessoren, Obergutachter im Erbgesundheitsverfahren.

In den 1980er Jahren tauchten Gutachten wieder auf, die Bonhoeffer in Sterilisationsfragen erstattet hatte. Er hatte sie in der Wittenauer Anstalt hinterlassen, in der er 1946 vorübergehend als Berater tätig geworden war. Die meisten dieser 26 Gutachten lassen die Tendenz Bonhoeffers erkennen, Diagnose und Prognose schizophrener und manisch-depressiver Psychosen zu verharmlosen. Nur in wenigen Fällen fiel die Begutachtung verschärfend aus, wie dem Buch der genannten Berliner «Arbeitsgruppe» (1989) zu entnehmen ist.[187]

Nach dem Krieg griff Bonhoeffer als einer der Ersten das Thema Sterilisation auf (1949). Er beleuchtete das Problem auch im internationalen Vergleich. «Überblickt man die elfjährige Tätigkeit der Erbgesundheitsgerichte seit dem Erlaß des Gesetzes, so ergibt sich in der

Praxis der Gerichte eine zunehmende Einengung der Indikationsstellung zur Unfruchtbarmachung [...].» Bonhoeffer überlegte weiterhin, was vom «Ideengehalt der Eugenik» erhaltenswert sei. Zu einer kritischeren Stellungnahme sah er sich nicht veranlasst. Zur nationalsozialistischen Euthanasie hat sich Bonhoeffer, soweit bekannt, nicht geäußert, weder zustimmend noch kritisch. Allerdings hatte er das Hungersterben im Ersten Weltkrieg gutgeheißen (s. Kap. 19).[188]

Die Sterilisation war für Bonhoeffer, Gaupp und andere Psychiater eine Maßnahme zur Verhütung psychotischer Leiden. Wer diese ernsthaften ärztlichen Absichten bestreitet, verkennt den medizinischen und sozialen Kontext dieser Zeit. «Bonhoeffer wie Gaupp war jedoch rassenideologisch motiviertes Machtdenken völlig fremd und nationalsozialistische Haltung und Gesinnung schlechthin zuwider.» (Krauß, 1989, S. 157)

Der Anstaltsdirektor Hermann Simon (1867–1947), unser drittes Beispiel, der in Warstein und Gütersloh die «aktivere Krankenbehandlung» praktizierte (s. Kap. 48), war einerseits ein engagierter, patientenzugewandter Arzt, der auf die Humanisierung des Anstaltswesens bedacht war und die Psychotherapie der Psychosekranken empfahl, andererseits war er ausgeprägt sozialdarwinistisch orientiert. Er setzte sich für die Zwangssterilisation ein und befürwortete die Euthanasie. Er schrieb an seine vorgesetzte Dienststelle: «Denn ich bin der Überzeugung, daß man gerade durch diese starke Beachtung, die man allem Minderwertigen, Schwächlichen, Faulen, allen Taugenichtsen usw. entgegenbringt, diese Minderwertigkeit nicht etwa verhindert, sondern geradezu heranzüchtet. [...] Die notwendige Folge muß ein Überhandnehmen der Schwäche und der Untüchtigkeit sein. [...] Es wird wieder gestorben werden müssen. Es fragt sich nur, welche Millionen sterben müssen [...]. Auch die Kirche beginnt zu erkennen, daß die starke Rücksichtnahme auf die Kranken und Schwachen eine Grausamkeit gegen die Gesunden und Tüchtigen ist.» (Zit. n. Walter, 1996, S. 321) Dabei war Simon ebenso wenig wie Gaupp Nationalsozialist (er gehörte nur kurze Zeit der Partei an) – im Gegenteil: Auch er geriet 1933 in einen offenen Konflikt mit der «NS-Bewegung», die sich unter den Mitarbeitern ausbreitete.

Simon hat die Zwiespältigkeit seiner Einstellung, die er mit vielen Kollegen teilte, selbst erkannt: «Vom biologischen und vom bevölkerungspolitischen Standpunkt ist die Konservierung des Schwachen und Minderwertigen um jeden Preis zweifellos unerwünscht und sogar widersinnig. Aber vom Standpunkte der *heutigen* Zivilisation ist eine Änderung ebenso wenig diskutierbar, wie vom Standpunkt der geltenden ärztlichen Ethik.« (Simon, 1929, S. 147) Diese Widersprüchlichkeit ist charakteristisch für zahlreiche Psychiater seiner Generation.

Verhindern – Verweigern

In manchen Anstalten haben sich Schwestern, Pfleger und auch Ärzte schützend vor einzelne Kranke gestellt und sie vor der Euthanasie dadurch gerettet, dass sie Angehörige informierten, die den Kranken aus der Anstalt abholten. Wenig erfolgreich waren anscheinend die Versuche, Kranke als unentbehrliche Arbeitskräfte zu reklamieren (obwohl es doch im Krieg an Arbeitskräften fehlte). In einigen Kliniken und Anstalten wurden zum Schutz der Kranken falsche Diagnosen in die Papiere eingetragen, z. B. Neurose oder Psychopathie anstatt Schizophrenie.

Passiver Widerstand war anscheinend nicht selten, aktiver Widerstand aber die Ausnahme. Man muss bedenken, welche Sanktionen Abweichlern von der Linie des Nationalsozialismus drohten. Der Göttinger Psychiater Gottfried Ewald (1880–1963), der unter Protest die T4-Gutachter-Sitzung verließ, blieb zwar unbehelligt, wurde nicht als Gutachter bemüht, konnte aber nicht die Euthanasie von Patienten seiner Anstalt verhindern. Ausführlich wird dies von Ricarda Stobäus (1995) dargestellt.

Nach dem Krieg hat mancher Psychiater ausgesagt, er habe nur deshalb mitgemacht, um Schlimmeres zu verhüten. Das war gewiss ein nahe liegender Entlastungsversuch, hatte aber zuweilen doch eine reale Grundlage. So hat beispielsweise der münstersche Ordinarius Ferdinand Kehrer (1883–1966), der erklärter Nichtnationalsozialist war, sich aber zur Mitarbeit im Erbgesundheitsverfahren als beisitzender Richter bereit gefunden hatte, geäußert, er habe das nur getan, um Kranke zu retten. Das klingt heute wie eine Schutzbehauptung, erwies sich aber durch den Brief eines Betroffenen als zutreffend, der Kehrer dafür dankte, dass er ihn vor der Zwangssterilisation geschützt habe.[189]

Dem rheinischen Anstaltspsychiater Dr. Kreutz wurde vorgeworfen, dass er den Abtransport und damit den Tod von 2000 Kranken zugelassen habe, was er auch einräumte; zugleich konnte er aber nachweisen, dass er damit 3000 Kranke erfolgreich vor der Euthanasie geschützt hatte.

Manche Psychiater entzogen sich dadurch der Beteiligung und Mitverantwortung an der Euthanasie, dass sie sich vorzeitig pensionieren ließen oder eine angebotene leitende Stellung ausschlugen, also Karrierenachteile in Kauf nahmen. Wie oft das geschehen ist, ist nachträglich schwer auszumachen. Andere vermieden eine Verwicklung in die Verbrechen, indem sie sich zum Frontdienst meldeten.

Benachteiligte, Verfolgte, Vertriebene

Aus rassistischen oder politischen Gründen wurden in den Jahren nach 1933 Psychiatrie-Professoren amtsenthoben, so Gustav Aschaffenburg in Köln und Karl Wilmanns in Heidelberg. Der Psychopathologe Karl Jaspers verlor seinen Heidelberger Philosophie-Lehrstuhl. Benachteiligt waren auch Psychiater wie Hans Walter Gruhle, dessen Lehrstuhlberufung verhindert wurde, so dass er sich aus dem akademischen Leben zurückziehen musste (vgl. Peters, 1999a, S. 546).[190] Kurt Schneider schlug seinerseits Berufungen aus. Walter von Baeyer entzog sich den für ihn erkennbaren Konflikten (und damit auch dem akademischen Leben), indem er sich als Sanitätsoffizier meldete (vgl. v. Baeyer, 1977, S. 17).

Es ist auch der Psychiaterinnen und Psychiater zu gedenken, die als Juden in Konzentrationslager verschleppt und dort umgebracht wurden: Alfred Bass, Abraham Adolf Deutsch, Margarethe Hilferding, Salomea Kempner, Karl Landauer, Alfred Meisl, Ludwig Piek, John K. F. Rittmeister, Nikola Sugar und andere (nach Peters, 1999a, S. 546). Nur wenige überlebten das KZ, wie Viktor E. Frankl.

Die Emigration jüdischer Psychiater war ohne Zweifel ein großer Verlust für die deutsche Psychiatrie und speziell für die Psychotherapie. Das wird in der medizinhistorischen Literatur zu Recht betont. Zugleich aber muss bedacht werden, was die Emigranten verloren, nämlich ihre Heimat und ihr soziales Umfeld, ihren Beruf, Besitz und ihr Einkommen. Manche fanden sich in der neuen, teils fremden Umwelt und Sprache zurecht, andere blieben zeitlebens Fremde. Über die Einzelschicksale gibt es nur wenige Veröffentlichungen (vgl. Peters, 1992b; C. Müller, 1993a, S. 222). Exilländer waren bevorzugt die USA und Großbritannien; Durchgangsland war oft die Schweiz.

Neben Sigmund Freud und Anna Freud sollen einige weitere Namen – stellvertretend für viele – genannt werden, zunächst von Psychoanalytikern, deren Arbeit für die Psychiatrie bedeutsam war.[191] Sie trugen wesentlich dazu bei, die Psychoanalyse in die Psychiatrie der USA einzuführen. Mehrere von ihnen erreichten angesehene Stellungen und bereicherten die klinische Psychiatrie mit wesentlichen psychodynamischen Beiträgen. Karen Horney (1885–1952), Berliner Psychoanalytikerin, emigrierte nach New York und entwickelte eine eigenständige Neurosenlehre und Psychotherapie. Frieda Fromm-Reichmann (1889–1957) wurde durch ihre Arbeiten zur Psychodynamik und Psychotherapie der Schizophrenien weithin bekannt. Der ungarisch-deutsche Psychoanalytiker Franz G. Alexander (1891–1964) emigrierte 1932 von Berlin nach Chicago, wo er später den Lehrstuhl für Psychiatrie einnahm. Neben seinen grundlegenden Arbeiten zur Psychosomatik ist seine Psychiatriegeschichte zu erwähnen (Alexander/Selesnick 1966). Heinz Kohut (1913–1981), Wiener Psychoanalytiker, emigrierte 1939 nach England und ging 1940 weiter in die USA. Er kam in Chicago zu hohem Ansehen. Die Psychiatrie verdankt ihm eine Psychologie des Selbst. Arthur Kronfeld (1886–1941) gehörte zu den Psychiatern, die eine psychodynamische Psychiatrie vertraten, ohne sich auf die Lehre Freuds in allen Teilen festzulegen. Er emigrierte nach Moskau, wo er sich beim Herannahen der deutschen Truppen 1941 das Leben nahm.

Insbesondere die deutsche Schizophrenielehre, die bis zur NS-Zeit international führend war, erlitt durch Emigrationen nicht wieder gutzumachende Verluste (vgl. Peters, 1988). Der Berliner Psychiater Karl Birnbaum (1878–1950) wurde im Zusammenhang mit der Entwicklung der pluridimensionalen Psychiatrie bereits genannt. In Tübingen arbeiteten die Brüder Fritz (geb. 1894) und Otto Kant (geb. 1899), deren vielversprechende Schizophrenieforschungen nach ihrer Emigration in Vergessenheit gerieten. Der Heidelberger Schizophrenieforscher Willy Maier-Groß (1889–1961) emigrierte nach England, wo er in der Nachkriegszeit eine führende Rolle einnahm und ein einflussreiches Lehrbuch schrieb.

Erwin Straus (1891–1975) hatte sich bereits einen Namen in der phänomenologisch orientierten Psychiatrie erworben, als er 1938 Deutschland verlassen musste. Ebenfalls in die USA emigrierte Alfred Hauptmann, der Ordinarius für Neurologie und Psychiatrie in Halle gewesen war.

Die Zahl der Emigranten ist schwer auszumachen. Peters schätzt sie allein auf 70 «wissenschaftlich bedeutsame» Psychiater und Psychoanalytiker; insgesamt wurden über 400 emigrierte Psychiater bekannt (vgl. Peters, 1973 u. 1992b). Namentlich erinnert Peters an H. Hoff, L. Kanner, J. L. Moreno, E. Stengel, E. Guttman, E. Grünthal, H. Meng, W. Reich, E. Bergeler, E. Fromm, T. Reich, W. Jahrreis. Mehrere emigrierte Psychiater haben sich gleich nach dem Krieg erfolgreich bemüht, Kontakte zur deutschen Psychiatrie wiederherzustellen und internationale Verbindungen zu vermitteln. Beispielhaft zu nennen sind Heinz E. Lehmann[192] und Lothar B. Kalinowski[193]. Beide pflegten später intensive Beziehungen zu deutschen Psychiatern.

21. Juden und Psychiatrie

Die Diskriminierung und Verfolgung der Juden hat eine erschütternde Tradition in der Kulturgeschichte des «christlichen Abendlandes». Auch die Emanzipation der Juden und ihre Assimilierung unter dem Einfluss der Aufklärung in Westeuropa vermochte es nicht, die traditionelle Stigmatisierung des Judentums zu überwinden. Als gegen Ende des 19. Jahrhunderts Degenerationslehre und Rassenbiologie – insbesondere durch psychiatrische Ideen stimuliert – aufblühten, entstand in diesem Kontext zugleich der moderne aggressiv-rassistische Antisemitismus. Dieser gipfelte in der nationalsozialistischen Strategie einer rassenhygienischen «Ausmerzung», wie sie durch Zwangssterilisation und «Euthanasie» zunächst an Kranken und Behinderten, im Holocaust dann durch die Vernichtung der Juden als Rasse realisiert wurde. In diesem Kapitel soll der spezielle Bezug zur Psychiatrie dargestellt werden.

Medizinische bzw. psychiatrische Stigmatisierung der Juden

Im Verlauf der Neuzeit fand eine Stigmatisierung der Juden statt, die sich insbesondere auch in der medizinischen Literatur widerspiegelte und von dieser publikumswirksam propagiert wurde. Dabei waren im ausgehenden 19. und frühen 20. Jahrhundert insbesondere Psychiater beteiligt.[194]

Die Medizin der Neuzeit deutete die Stigmata der Juden als Krankheitszeichen. Diese Einschätzung ist nicht *per se* bereits als antisemitische Konstruktion zu begreifen, denn auch jüdische Ärzte und Psychiater attestierten, wie wir sehen werden, dem Judentum beispielsweise eine «nervöse Konstitution». Im Folgenden sollen die wichtigsten Angriffspunkte der Stigmatisierung kurz skizziert werden (vgl. Schott, 2001c).

Der jüdische Körper wurde in der europäischen Kulturgeschichte in vielfachen Varianten immer wieder als hässlich und abstoßend vorgestellt. So wurden in Literatur und Kunst – man denke an Wilhelm Buschs einschlägige Karikatur («krumm die Nase, krumm der Stock») – die Stigmata des Jüdischen entfaltet, lange bevor Rassenanthropologen «fleischige Ohrläppchen», «große, rote Ohren» oder hässlich gebogene «jüdische Nasen» diagnostizierten. Der Erbbiologe und Rassenhygieniker Otmar von Verschuer, der nach dem Krieg bis 1955 einen Lehrstuhl an der Universität Münster innehatte, zählte die «körperlichen Erbmerkmale» der europäischen Juden im Unterschied zu denen «von unserem deutschen Volk» auf, ein Panoptikum der Stigmata. Er schreibt u. a.: «Die mittlere Körpergröße der Juden liegt um etwa 5–9 cm unter derjenigen deutscher Vergleichsgruppen. […] Die Lippen sind häufig fleischig, oft wulstig. Vor allem fällt die vorhängende Unterlippe auf. Die ‹Judennase› ist dadurch gekennzeichnet, daß die Nasenspitze hakenförmig nach unten gebogen ist und die Nasenflügel aufwärts gezogen sind. […] Der Knorpel der Nasenspitze ist ziemlich stark. […] Die Haut ist oft wenig durchblutet und von hellgelblich-matter Farbe, die im Verhältnis zur dunklen Haarfarbe oft besonders helle erscheint. […] Die Juden sind auch an ihren Bewegungen und Gebärden zu erkennen.» (Verschuer, 1941, S. 127)

Das «jüdische Blut» wurde insbesondere im Kontext des modernen Antisemitismus als unrein angesehen. Zwar galten die Juden auch im aufgeklärten Absolutismus durchaus als «unreines unglükliches [sic] Volk», als «unreinste Menschen» (Frank, 1804, S. 878). Dies wurde aber nicht primär auf ihr ererbtes jüdisches Blut zurückgeführt, sondern auf ihre widrigen und ungesunden Lebensverhältnisse in den engen schmutzigen Judengassen. Erst die rassenbiologische Fixierung der Juden ab der Mitte des 19. Jahrhunderts erreichte jene verhängnisvolle Stigmatisierung, deren letzte Konsequenz die Ausmerzung und Vernichtung der unliebsamen Rasse darstellten. Das Blut wurde nun zum Symbol für die Qualität der Rasse. Das «jüdische Blut» galt als unrein, von ihm drohte den Deutschen, den Ariern, eine finale Blutvergiftung. Die größte aller Gefahren für die abendländischen Völker gehe vom «jüdischen Blut» aus, dem eine «Durchschlagskraft ohne gleichen» zukomme und der eigenen Rasse «ein Urfremdes» zuführe (zit. n. Becker, 1990, S. 113 f.).

Die Juden wurden seit dem Mittelalter als soziale Schädlinge, Parasiten, die ihre Wirtsvölker aussaugen würden, als Vergifter gebrandmarkt, etwa als «Brunnenvergifter» nach Ausbruch des Schwarzen Todes 1347/48. Es entspricht der traditionellen rhetorischen Technik, seinen Feind dadurch herabzusetzen und verächtlich zu machen, daß man ihn mit einem Tier vergleicht. Überwiegend wurden die Juden mit Parasiten und Ungeziefer verglichen, mit Krankheitsüberträgern, die sich am Menschen festhaken oder -saugen und die der vernünftige Mensch schon aus Selbstschutz zu vernichten trachtet: «Flöhe», «Läuse», «Zecken» boten sich für die Vernichtungsmetaphorik besonders an. Solche Redeweise, die sich übrigens erst im Zeitalter der modernen Bakteriologie und Hygiene entfaltete, sollte Jahrzehnte später im Nationalsozialismus ihre blutigen Konsequenzen zeigen.

Vor allem Psychiater schrieben dem jüdischen Nerven- und Seelenleben eine besonders psychopathische Konstitution zu. Die Juden schienen zwar auffallend immun gegen große Volksseuchen wie Tuberkulose oder Geschlechtskrankheiten und auch von anderen Krankheiten, wie etwa Krebs, weniger betroffen zu sein, wie zahlreiche Statistiken um 1900 scheinbar belegten. Die Anfälligkeit der Juden für Geistes- und Gemütskrankheiten aber schien auf der Hand zu liegen. Diese Auffassung wurde keineswegs nur von nichtjüdischen Autoren vertreten, sondern auch von jüdischen, so von Cesare Lombroso und Martin Engländer, der – eindeutiger als Lombroso – diese Anfälligkeit als Zeichen der Degeneration weniger auf rassische als vielmehr auf soziale Ursachen zurückführte – auf die neurasthenische Zerrüttung des Nervensystems im urbanen Milieu (vgl. Gilman, 1993, S. 101). In diesem Sinne hatte auch Sigmund Freud 1886 an Martha Bernays geschrieben, dass er im Familienkreis irritierte und angespannte Nerven beobachte, die das Erbe einer alten zivilisierten Rasse und des Stadtlebens seien.

An der besonderen Psychopathologie der Juden bestanden im «nervösen Zeitalter», in dem Hysterie und Neurasthenie Konjunktur hatten, keine Zweifel. So meinte der französische Neurologe Jean Martin Charcot, dass bei Juden Nervenkrankheiten aller Art häufiger aufträten als bei anderen Bevölkerungsgruppen, und zwar als Folge der Inzucht der Juden. Der deutsche Psychiater Richard Krafft-Ebing benutzte den Terminus «Neurastheniker» sogar synonym mit «Jude» und behauptete, dass der religiöse Enthusiasmus gerade der Ostjuden zu einer gesteigerten Sinnlichkeit, sexuellen Exzessen und somit zu psychischen Erkrankungen führe. Der italienische (jüdische) Psychiater Cesare Lombroso stellte die besondere Anfälligkeit der Juden für Geisteskrankheiten mit seiner speziellen Argumentation heraus. In seinem Werk «Genie und Irrsinn», das erstmals 1864 erschien, behauptete er eine Verwandtschaft der «Physiologie des Genies mit dem Wahnsinn». Die überragende Kulturleistung vieler namhafter Juden konfrontierte er mit der «sonderbaren» Tatsache, «daß eben die Juden eine verhältnismäßig vier- bis sechsmal größere Anzahl Geisteskranker liefern als ihre andersgläubigen Mitbürger», was er – in späteren Auflagen seines Buches – mit statistischen Zahlen belegte (Lombroso, 1887b, S. 70 f.). Lombrosos rassenbiologische Erklärung der Genialität der Juden konnte in den Antisemitismus nationalsozialistischer Prägung ohne Schwierigkeiten ebenso eingefügt werden wie seine Theorie vom «angeborenen Verbrecher», die in der Erbbiologie unter der Herrschaft des Nationalsozialismus zu großer Popularität gelangte.

Die Stigmatisierung der jüdischen «Rassenseele» bestand darin, den Juden psychologische Raffinesse, mentale Giftigkeit und kriminelle Hinterhältigkeit zu unterstellen. Die charakterlichen Stigmata der «jüdischen Seele», Hab- und Machtgier, stellten wohl das wichtigste Konstrukt des modernen aggressiven Antisemitismus dar, das auf eine lange Tradition verweist. In der Frühen Neuzeit kam es zu Polemiken gegen die «Judenärzte», die aus Eigennutz handelten, Lügner und Betrüger seien, Vorwürfe, die man auch in den Schriften des Paracelsus finden kann.[195]

Aggressiver Antisemitismus

In der Moderne wurden die jüdischen Ärzte nun nicht mehr als Quacksalber und Betrüger, sondern in erster Linie als Vertreter eines «volksfremden Denkens» und einer kalten, analytischen Wissenschaftlichkeit angeprangert. Im Hintergrund lauerte immer der Verdacht der Zersetzung des «gesunden Volksempfindens», der gleichsam pestilenzialischen Zersetzung der braven völkischen Seele. Der Gobineau-Adept Ludwig Schemann versuchte, die geistesgeschichtliche Bedeutung des Judentums, die es an das Christentum abgegeben habe, strikt von der «materiell-weltgeschichtlichen» abzugrenzen: Die «Herrschafts- und Habgier der Juden» sei übrig geblieben, sie begründeten ihre Weltherrschaft auf «rein Materielles […], das die germanische Sage mit einem Fluch belegt hat» (Schemann, 1931, S. 32). Er fürchtete die «Judenherrschaft», die «Keime der Zersetzung», die durch ein «Aufsaugen der Juden [...] in unseren seelischen Organismus eingeführt würden» (S. 33).

In dieser Weise argumentierte Walther Jaensch (geb. 1889), der als Internist an der *Charité* eine Abteilung für Konstitutionsmedizin leitete und eine spezifisch nationalsozialistische Konstitutionslehre in formaler Anlehnung an Ernst Kretschmer begründen wollte. Er konstruierte einen «Gegentypus der deutschen völkischen Bewegung», den «lytischen Typus» oder «Auflösungstyp», den er hinter dem «Bündnis französischer Machtentfaltung mit dem internationalen Judentum» vermutete. Diesem Typus sei es zu verdanken, «daß der natürliche, in seinen eigenen biologischen Bedingungen von Blut und Boden mit seinem körperlichen und geistigen Sein und auch mit seinem natürlichen Verstand verwurzelte Mensch es nicht mehr versteht, wenn die aus solchen erdachten Systemen entstandenen Mächte – wie Technik, Imperialismus, Weltkapitalismus und die Gehirnakrobatik [...] – schließlich die Menschheit in ihren natürlichen und biologischen Lebensbedingungen in die Irre führten und niederhalten» (Jaensch, 1934, S. 40 f.).

Die Juden erschienen dem aggressiven Antisemitismus, der im NS-Staat kulminierte, als «Agenten der Zersetzung und Verwesung», welche gemäß «Blutschutzgesetz» von 1936 die «Reinheit des deutschen Blutes» (Gütt u. a., 1936, S. 32) und damit die Einheit des deutschen Volkskörpers bedrohten. Das «Blutschutzgesetz» der Nationalsozialisten zog die «Rassengrenze» zwischen «Deutschtum und Judentum» unerbittlich, wobei nicht die körperlichen, sondern die seelischen Erbeigenschaften die wichtigsten seien, wie ein Kommentator anmerkte: «Denn letzten Endes beruht die Judenfrage auf dem Gegensatz zwischen deutscher und jüdischer Rassenseele», die dem «deutschen Wesen» fast immer zuwiderlaufe. Deutsch-jüdische Mischehen produzierten auf Grund der «Unverträglichkeit deutschen und jüdischen Erbguts [...] innerlich zerrissene Menschen» (Schäffer, 1938, S. 67). Vor dem drohenden «Rassentod» der Deutschen schien nur noch die «Ausmerze» des «fremden Blutes», der «bedingslos unerwünschten Rassen», insbesondere der Juden, retten zu können (vgl. Schultze, 1934, S. 12; Gütt, 1934, S. 117).

Die rassenbiologisch-antisemitische Stigmatisierung der Juden, insbesondere ihres Nerven- und Seelenlebens, sollte wesentlich zur Vernichtungsideologie beitragen, die den Holocaust ermöglichte. Der

Krankenmord («Euthanasie») von Kranken und Behinderten stellte hierzu die Vorstufe dar, die ebenso wie der Holocaust (soweit überhaupt möglich) geheim durchgeführt wurde und von der NS-Gesetzgebung zu keiner Zeit (offiziell) gedeckt war.

Nach der Aussage Karl Brandts im Nürnberger Ärzteprozess seien Juden von der «Euthanasieaktion» ausgenommen worden, weil «die damalige Staatsführung den Juden diese Wohltat nicht gegönnt hat [...] es sollte die Wohltat der Euthanasie nur Deutschen zugute kommen» (zit. n. Schmuhl, 1992, S. 115). Aus heutiger Sicht bestehen jedoch keine Zweifel, dass in diesem organisatorischen Kontext «der erste Massenmord an jüdischen Menschen unter dem nationalsozialistischen Regime geplant war» (l. c.). Die «Euthanasieaktion» wurde mit der sich anbahnenden «Endlösung» der Judenfrage gekoppelt, so dass die Ermordung jüdischer Anstaltsinsassen zugleich der «Auftakt zum Holocaust» war, dem bis 1942 mit Sicherheit mehr als tausend Menschen zum Opfer fielen (vgl. Schmuhl, 1992, S. 216).

«Endlösung»

Was sich in der aggressiven Abwertung der Juden angekündigt hatte, wurde im Nationalsozialismus schreckliche Realität. Nachdem von 1933 an ungezählte Gesetze, Verordnungen und Erlasse ergangen waren, um Juden zu enteignen, ihrer Berufsausübung und ihres Lebensspielraums zu berauben, wurden im Sinne einer «Endlösung», die ohne Gesetz ablief, schätzungsweise sechs Millionen Juden in der Zeit von 1941 bis 1945 vor allem in den Gaskammern der Konzentrationslager bzw. Vernichtungslager ermordet. (Die Kosten hierfür wurden aus dem zuvor beschlagnahmten Vermögen der Juden bestritten, um die Reichsfinanzen zu schonen.) Die Judenermordung folgte der Krankeneuthanasie in ideologischer Hinsicht und auch im zeitlichen und organisatorischen Ablauf. Die Judenermordung war der brutalste und perfekteste Völkermord im 20. Jahrhundert. «Der Tod ist ein Meister aus Deutschland», sagt Paul Celan in seiner «Todesfuge».[196]

Was die KZ-Haft zu einer Extrembelastung machte, waren nicht nur lange Dauer, schlechte hygienische Verhältnisse, mangelhafte Ernährung, Schwerstarbeit, Krankheiten und Misshandlungen. Die tief greifende seelische Schädigung ist vor allem auf die ständige Todesfurcht, das Miterleben der Selektionen und der Ermordung von Angehörigen, auf anhaltende hasserfüllte Schikanen und permanente Konfrontierung mit bürokratisch-kalten Vernichtungsmaßnahmen zurückzuführen. In den Konzentrationslagern kam es zu einer Art internen Hierarchie von Insassen, die auf perverse Art den Rassismus widerspiegelte. Arische Häftlinge fühlten sich den jüdischen Häftlingen überlegen, wie Augenzeugen berichteten.

Rassisch Verfolgte waren noch mehr belastet als andere KZ-Häftlinge. Für sie war das Schwerwiegendste die absolute Entwürdigung der persönlichen Existenz wie auch der Geschichte ihres ganzen Volkes und der Glaubensgemeinschaft, zudem die totale Sinn- und Wertberaubung und die Unaufhörlichkeit des Unerträglichen.[197]

Viele Häftlinge der Konzentrationslager erlitten schwere körperliche und auch seelische Schäden, wie sich nach dem Krieg an den Überlebenden zeigte. In der Folgezeit kamen der Verlust der Heimat, das Zurechtfindenmüssen in kulturell fremder Umgebung, wiederholte Versuche der Emigration und des Heimatfindens, anhaltende Eingliederungsprobleme hinzu. Viele blieben isoliert und konnten zum Beispiel nicht unter einem Vorgesetzten arbeiten, weil sie auf jeden Menschen, der irgendwie über sie verfügen konnte, mit Angst reagierten.

Seelische Schäden bei KZ-Überlebenden

Seelische Schäden, wie sie infolge der Extrembelastungen der KZ-Haft eintraten, waren zuvor nicht bekannt (s. Kap. 43). Die psychiatrische Lehrmeinung ging vielmehr dahin, dass äußere Belastungen zwar zu vorübergehenden, nicht aber zu bleibenden seelischen Störungen führen würden. Auch die psychoanalytische Lehre besagte hinsichtlich anhaltender seelischer Störungen, dass es auf die Persönlichkeit und ihr Schicksal in den ersten Lebensjahren mehr ankomme als auf spätere Belastungen.

Der deutsche Psychiater Karl Bonhoeffer (1947) war der Erste, der darauf aufmerksam machte, dass bei langjährig KZ-Inhaftierten schwere psychische Schäden zurückbleiben können. In der Arbeit «Vergleichende psychopathologische Erfahrungen aus den beiden Weltkriegen» (1947), welche die erste Veröffentlichung in einer deutschsprachigen psychiatrischen Zeitschrift zu dieser Thematik seit dem Kriege war, erörterte Bonhoeffer zunächst den Einfluss von Kriegshandlungen auf die Entstehung von Psychosen und anderen psychischen Krankheiten und bestätigte die gängige Lehrmeinung, dass dieser Einfluss gering sei. Es folgte eine neue Beobachtung, «daß es doch eine Grenze der psychischen Tragfähigkeit für das Individuum gibt bei einem Übermaß künstlich herbeigeführter quälender, die Persönlichkeit entwürdigender Prozeduren [...]» (Bonhoeffer, 1947, S. 3).

Unter den andauernden Persönlichkeitsveränderungen ist die chronische Angststörung die häufigste Symptomatik (daher auch KZ-Syndrom genannt). Die Betroffenen leiden an Angst (auch in Träumen), qualvollen Erinnerungen, depressiven Verstimmungen und psychosomatischen Beschwerden. Das Schuldgefühl des «unverdient Überlebenden» verhindert letztlich jeden Versuch einer Aussöhnung mit dem eigenen Schicksal. In ihrer Persönlichkeit besonders betroffen waren Kinder und Jugendliche, die den Extrembelastungen dieser Verfolgung ausgesetzt waren (vgl. Lempp, 1979). Kleinkinder, die während der Verfolgung untergetaucht waren und versteckt wurden, lebten so isoliert und erfuhren so wenig Zuwendung, dass viele später an schweren psychosozialen Störungen litten.

Nachdem von den 1950er Jahren an zahlreiche Untersuchungen, insbesondere im damaligen Palästina, in den USA und in Deutschland, diese Persönlichkeitsveränderungen als Folge der KZ-Extrembelastung aufgedeckt hatten, hat die Bundesrepublik Deutschland 1956 ein Bundesentschädigungsgesetz (BEG) verabschiedet, das neben dem Freiheitsentzug auch den erlittenen Gesundheitsschaden anerkannte und finanziell entschädigte.

Eine «Wiedergutmachung» im psychiatrisch-psychotherapeutischen Sinne gelang nicht. Es wurde wohl versucht, die psychischen Störungen, insbesondere die Angstsymptomatik, psychotherapeutisch zu beheben oder zu bessern; das war jedoch nicht oder allenfalls in geringem Maße möglich, wie die Erfahrungen von Psychotherapeuten in verschiedenen Ländern lehrten. Inzwischen sind die Geschädigten (soweit sie noch leben) alt geworden, und es hat sich gezeigt, dass die erlittene Traumatisierung zeitlebens nicht abklingt.[198]

22. Missbrauch der Psychiatrie

Missbrauch der Psychiatrie zum Schaden der Kranken gibt es alltäglich. Psychiatrie ist geradezu anfällig für Missbrauch. Schon die ständige Rede von «hysterisch» oder «schizophren» im allgemeinen und im politischen Sprachgebrauch kann sich nachteilig auf Kranke auswirken, weil deren Störung so bezeichnet wird. Auch die Stigmatisierung ist hier zu bedenken. Schwerwiegender ist die bei einer medienwirksamen Straftat voreilig ausgesprochene Vermutung, es handele sich gewiss um einen Geisteskranken. Verletzungen der Schweigepflicht, wie sie vom Psychiater immer wieder gefordert werden, können sich ungünstig für den Patienten auswirken. Im medizinischen Alltag werden Patienten, die in Krankenstationen irgendwie unangenehm auffallen, allzu leicht als «psychisch» tituliert und in die psychiatrische Abteilung abgeschoben. Eine Meldepflicht für psychiatrische Aufnahmen wurde immer wieder diskutiert. Leichtfertige, medizinisch nicht gerechtfertigte Zwangsunterbringungen waren und sind zum Teil noch keine Seltenheit. Nicht wenige Kranke werden länger als notwendig in geschlossenen Abteilungen festgehalten. Auch unnötig hohe Psychopharmakadosierungen können eine Form des Missbrauchs sein. In manchen Ländern wurde die richterliche Aufnahme ins Strafregister eingetragen. Das Extrem ist der *politische* Missbrauch der Psychiatrie. Ob auch im wilhelminischen Preußen Anstaltseinweisungen renitenter Bürger wegen geringer Straftaten, aber ohne psychopathologischen Befund vorkamen, wie Blasius (1980, S. 106 f. u. S. 134) vermutet, ist schwer zu beweisen. Erwiesen ist schwerer politischer Missbrauch der Psychiatrie in Staaten des ehemaligen Ostblocks.

Sowjetunion

In der Sowjetunion wurden während der Stalin-Zeit missliebige Dissidenten und Regimekritiker durch Todesstrafe oder Mord beseitigt bzw. durch Zwangsarbeit und Gulag aus dem Wege geschafft. Man vermutet, dass in dieser Zeit mancher Gefährdete durch Aufnahme in eine psychiatrische Anstalt gerettet wurde. In den 1960er Jahren wurde als eine weitere Repressionsmaßnahme die «Psychiatrisierung» politischer Gegner angewandt: Psychisch gesunde Menschen, die sich staatskritisch oder regierungsfeindlich äußerten, wurden in psychiatrischen Einrichtungen zwangsuntergebracht und zwangsbehandelt, auch ohne vorausgehendes Gerichtsverfahren. Ein Bericht der «*British Medical Association*» (1995, S. 94) bringt folgende Definition: «Mißbrauch der Psychiatrie (bedeutet) Mißbrauch psychiatrischer Verfahren, Methoden, Kenntnisse und Krankenhäuser mit dem Ziel, Personen wegen ihrer politischen, gesellschaftlichen oder religiösen Anschauungen und nicht aus wirklichen medizinischen Gründen zwangsweise zu internieren und zu ‹behandeln›.»

Dabei wurde normabweichendes Verhalten umgedeutet in psychisch krankes Verhalten, teilweise mit scheinbar fachlich-psychiatrischer Überzeugung: Wer sich gegen den angeblich segensreichen Sozialismus stelle, könne doch nicht normal sein. «Ein Verbrechen ist eine Abweichung von den allgemein anerkannten Standards des Verhaltens, das oft durch psychiatrische Krankheit verursacht wird.» (Nikita Chruschtschow 1959, zit. n. Helmchen, 1986, S. 345) Ein Betroffener, P. Grigorenko, soll ironisch zu einem Mitgefangenen gesagt haben: «Deine Schlußfolgerungen sind so wirklichkeitsfern, daß ich an Deiner Normalität zu zweifeln beginne.» (S. 345) In einem totalitären Staat wie der UdSSR wurden die Grenzen zum Missbrauch staatlicher Macht auch hinsichtlich der Psychiatrie leicht überschritten. Es kam hinzu, dass Ärzte in der UdSSR wenig Ansehen hatten und umso leichter politisch bestimmbar waren, als sie die Staatsideologie im Allgemeinen teilten.

Pjotr Grigorenko, ein General der Sowjetarmee, begann 1961 die Unzulänglichkeiten des Regimes zu kritisieren. Er wurde gerügt, suspendiert, degradiert und verbannt. Er setzte seine Kritik fort und wurde 1964 verhaftet und dem Serbski-Institut für Gerichtspsychiatrie in Moskau überstellt. Die dortige Diagnose lautete «Geisteskrankheit in Form einer paranoiden Persönlichkeitsentwicklung mit Wahnvorstellungen», begründet auf seine Ideen zur Umgestaltung des Staatsapparates. Grigorenko wurde in eine Leningrader Psychiatrieklinik eingewiesen, wo er ca. ein Jahr verblieb. Da er danach seine Proteste gegen Menschenrechtsverletzungen in der UdSSR fortsetzte, wurde er 1969 erneut verhaftet und wieder psychiatrisch begutachtet, zuerst in Taschkent, wo er für *nicht* psychisch krank befundet wurde, dann erneut in dem Moskauer Institut, das die gleiche Diagnose stellte wie fünf Jahre zuvor. Grigorenko wurde wieder in eine Psychiatrieklinik eingewiesen. Nun aber kamen Proteste auf. Weil er an den Vorgängen Kritik übte, wurde der Arzt Semjon Glusman verhaftet und zu zehn Jahren Haft sowie drei Jahren Verbannung verurteilt. Grigorenkos Diagnose wurde erst 1991 offiziell revidiert.

Grigorenkos Schicksal ist sorgfältig dokumentiert (u. a. Bloch/Reddaway, 1984). Wie oft Dissidenten «psychiatrisiert» wurden, ist aus einsichtigen Gründen nicht annähernd bekannt. Diese Maßnahme wurde bis in die 1980er Jahre praktiziert, dann aber eingestellt, denn in den 1970er Jahren war in der Sowjetunion eine Menschenrechtsbewegung gegen den politischen Missbrauch der Psychiatrie entstanden und der internationale Druck stärker geworden. In der Gorbatschow-

Zeit (ab 1985) wurden die Betroffenen aus den Gefängnissen, Lagern und Psychiatrie-Kliniken entlassen. Aus psychiatrischen Einrichtungen wurden in den Jahren 1987 bis 1989 ca. 60 Entlassungen registriert, die wirkliche Zahl liegt vermutlich höher, laut «amnesty international» können es ungefähr 2000 Personen gewesen sein (vgl. British Medical Association, 1995, S. 98).

In der westlichen Welt wurde der sowjetische Psychiatriemissbrauch Ende der 1960er Jahre bekannt und zunehmend kritisiert, so auch auf dem Kongress des «Weltverbandes für Psychiatrie» 1971 in Mexiko. Neben englischen und amerikanischen Psychiatrie-Gesellschaften engagierte sich auch die «Deutsche Gesellschaft für Psychiatrie» ab 1972. (In Deutschland entstand eine «Vereinigung gegen den politischen Mißbrauch der Psychiatrie».) Beim psychiatrischen Weltkongress 1977 in Hawaii wurde mit großer Mehrheit der sowjetische Psychiaterverband wegen dieses Missbrauches verurteilt. Die sowjetischen Psychiater waren nicht zu einer Prüfung der Verhältnisse bereit, ihr Verband kam einem Ausschluss zuvor, indem er 1983 aus dem «Weltverband für Psychiatrie» ausschied.

1989 stellte eine Delegation amerikanischer Psychiater bei der Untersuchung von zwölf entlassenen «Patienten», deren Diagnose Schizophrenie gelautet hatte, fest, dass diese Diagnose in neun Fällen falsch war; in drei Fällen bestanden relativ milde Krankheitssymptome, die keine Krankenhausbehandlung gerechtfertigt hätten (vgl. British Medical Association, 1995, S. 99). Es wurden auch medikamentöse Behandlungen zu Strafzwecken ermittelt. Der «Weltverband für Psychiatrie» beauftragte 1991 eine Psychiatergruppe mit einer Nachuntersuchung: Bei zehn angeblich schizophrenen Patienten wurde diese Diagnose nur einmal bestätigt (vgl. S. 99 ff.).

Deutsche Demokratische Republik

Die Vorwürfe, die gegen sowjetische Psychiater erhoben worden waren, wurden in der DDR von den politisch führenden Psychiatern abgewehrt; einzelne Psychiater aus den Satellitenstaaten schlossen sich den Vorwürfen an. Wie es im eigenen Land, der DDR, aussah, wurde nach 1990 eingehend untersucht. Die ersten Meldungen über einen Psychiatriemissbrauch, der dem in der Sowjetunion entsprochen hätte, wurden nicht bestätigt. Missbrauch gab es jedoch auch hier, nämlich Verletzungen der ärztlichen Schweigepflicht durch Psychiater gegenüber der

Staatssicherheit, auch Zusammenarbeit von Psychotherapeuten mit Stasi-Offizieren und Beeinflussung psychiatrischer Gutachter in politischen Verfahren. Zwangseinweisungen psychisch gesunder Dissidenten und Zwangsbehandlungen mit Neuroleptika und anderen Mitteln wurden nur in Einzelfällen nachgewiesen (vgl. u. a. Weise, 1992, S. 46 f.). Möglicherweise muss man mit einer Dunkelziffer rechnen. Erwiesen ist aber auch, dass sich DDR-Psychiater der Kollaboration verweigerten und zum Schutz ihrer Patienten handelten.

Die umfangreichste Dokumentation legte Süß (1999), gestützt auf Stasi-Unterlagen, vor. Die Bewertung der Autorin, Psychiatriemissbrauch sei wohl in Einzelfällen vorgekommen, aber nicht systematisch betrieben worden (das heißt, nicht von höchster Stelle angeordnet und nicht massenhaft durchgeführt), löste eine heftige Diskussion aus. Die einen sahen in dieser Beurteilung die große Mehrheit der DDR-Psychiater entlastet, die anderen den Psychiatriemissbrauch verharmlost, zumal die internationale Presse vereinfachend folgerte: kein Psychiatriemissbrauch in der DDR.

Andere Länder

Auch in Rumänien wurden psychiatrische Krankenhäuser zur Inhaftierung von Dissidenten benutzt. Entsprechendes wird für Kuba vermutet. Aus anderen Ländern wurden geduldete Missstände bekannt, die an beabsichtigten Missbrauch grenzen, etwa in den psychiatrischen Krankenhäusern der griechischen Insel Leros (um 1990). Ein anderes Beispiel ist Japan, wo noch in den 1980er und 1990er Jahren dreimal mehr psychisch Kranke hospitalisiert wurden als in den westlichen Ländern, und zwar zu 95 Prozent zwangsweise (vgl. British Medical Association, 1995, S. 106 f.).

Vermutlich ist auch in weiteren Staaten Psychiatriemissbrauch vorgekommen, so in Südafrika oder auch China, wo seit der Mao-Zeit Dissidenten der Psychiatrie überstellt wurden; auch 1999 wurden zahlreiche Anhänger der Falun-Gong-Bewegung in psychiatrische Anstalten eingewiesen.

23. Soziologische und sozialpsychiatrische Ansätze

«Zwischen Psychiatrie und Soziologie herrscht Funkstille. Man muß lange suchen, um psychiatrische Publikationen mit sozialwissenschaftlicher Fragestellung und Methodik zu finden, oder soziologische mit Psychiatrie oder psychischer Krankheit als Gegenstand.» Diese Feststellung von Finzen (1999, S. 62) gilt nicht nur für die Gegenwart; auch in der Vergangenheit war das Verhältnis von Psychiatrie und Soziologie eher von gegenseitiger Skepsis und Zurückhaltung bestimmt. Die Psychiatrie hat wenig von den soziologischen Theorien übernommen, wohl mehr dagegen von den Methoden der Soziologie. Die Erkenntnis der letzten Jahrzehnte, dass Psychiatrie in ihren Anwendungsfeldern immer sozial mit bestimmt ist, da sie das Umfeld nicht außer Acht lassen kann, könnte die Erwartung schüren, dass mehr soziologisch inspirierte, also sozialpsychiatrische Forschung aufgekommen wäre. Dies war allerdings nicht der Fall. Jedoch ist eine soziale Ausrichtung der praktischen Psychiatrie seit ihren Anfängen nachweisbar.

Sozialpsychiatrische Ansätze

Den Terminus Sozialpsychiatrie führte Georg Ilberg 1904 ein, er wurde aber erst in den 1950er Jahren fester Bestandteil der psychiatrischen Forschung und Praxis. Sozialpsychiatrie beinhaltet die Soziologie psychischer Störungen und die praktische Anwendung sozialwissenschaftlicher Methoden in der Psychiatrie.[199]

Älter als der Begriff ist die sozialpsychiatrische Orientierung. Das soziale Umfeld in seiner Bedeutung für die Entstehung und Behandlung psychischer Krankheiten zu beachten, war bereits in den Anfängen der französischen Schule der Psychiatrie für Pinel und Esquirol selbstverständlich. Die Auffassung, Psychosen würden sich infolge schädigender Verhältnisse im Umfeld, insbesondere in der Familie, entwickeln, war eine unangegriffene Lehrmeinung, die auch zu problematischen Formen der Isolierung beigetragen hat. Hinzuweisen ist auf die englischen Psychiater Conolly (1830) und Hill (1839), die die ungünstigen Wechselwirkungen von gestörtem Umfeld (Zwangsmaßnahmen in der Anstalt) und Verhalten der Kranken erkannten (s. Kap. 29). Auch deutsche Psychiater wie Damerow (1844b) und Griesinger (1845, 1865) betonten die sozialen Aspekte des psychisch Krankseins.

Die empirische Erforschung derartiger Zusammenhänge begann später. 1897 legte der französische Soziologe Émile Durkheim (1897) eine Arbeit über die soziokulturellen Einflüsse auf Suizidhandlungen vor. Georg Ilberg (1904) beschrieb «Sozialpsychiatrie» als die Lehre von den sozialen Umständen, die für die geistige Gesundheit verderblich sind. Max Fischer (1919) sah die «soziale Psychiatrie» im Rahmen einer sozialen Hygiene und allgemeinen Wohlfahrtspflege. Ein überzeugendes Beispiel ist Eugen Bleuler, der in seiner Schizophrenielehre (1911) und darüber hinaus in der gesamten Psychiatrie (1916) eine sozialpsychiatrische Orientierung erkennen lässt, ohne diesen Terminus zu benutzen.

Von den 1920er Jahren an geht der sozialpsychiatrische Ansatz in der dominierenden biologistischen Lehre von Eugenik und Rassenhygiene unter.[200] Nach dem Krieg brauchte die deutsche Psychiatrie besonders lang, den sozialpsychiatrischen Gedanken wieder aufzugreifen (s. Kap. 36).

Hygiene, Psychohygiene

Aus medizinhistorischer Sicht ist die Sozialpsychiatrie im Kontext der Hygienebewegung im ausgehenden 19. und frühen 20. Jahrhundert zu sehen. Interessant sind hier insbesondere die Arbeiten von G. Voss (1914) und B. Laquer (1913) über den Einfluss der sozialen Lage auf Nerven- und Geisteskrankheiten bzw. auf den Alkoholismus. Diese Publikationen lassen die Bedeutung statistischer Erhebungen für die sozialmedizinische Argumentation erkennen, auch wenn sie wesentlich vom rassenhygienischen Denken bestimmt sind.[201]

Die psychohygienische Bewegung entstand um 1900 und verfolgte das Ziel einer optimalen Anpassung des Menschen an sein soziokulturelles Umfeld. (Entsprechende Bemühungen liefen auch unter den Begriffen «soziale Hygiene» und «soziale Pathologie» [Alfred Grotjahn].) Sie stand dem sozialpsychiatrischen Denken nahe und betonte den präventiven Ansatz. Schwerpunkte lagen in der amerikanischen Psychiatrie von Adolf Meyer und seinem Patienten Clifford Beers (1908; s. Kap. 30) und später in der europäischen Medizin, wo der deutsche Arzt und Psychotherapeut Heinrich Meng[202] die psychohygienische Bewegung förderte. 1924 wurde ein deutscher «Verband für psychische Hygiene» unter Beteiligung von Robert Sommer gegründet. 1948 entstand eine «*World Federation for Mental Health*».

Die Psychohygiene war bemüht, ein breites und interdisziplinäres Arbeitsfeld zu erfassen und dabei nicht nur Ärzte, sondern auch Psychologen, Pädagogen und andere Mitarbeiter einzubeziehen. Die Psychiatrie hat sich die Aufgaben der Psychohygiene zu Eigen gemacht und in die sozialpsychiatrische Arbeitsrichtung integriert, so dass später nur noch wenig von «Psychohygiene» die Rede war.

Grundlegende Forschungen

Von den 1950er Jahren an wurde eine Reihe grundlegender soziologisch-psychiatrischer Untersuchungen durchgeführt. Modell hierfür stand die Chicago-Studie der Soziologen Robert E. Faris und Warren Dunham, die bereits 1939 gezeigt hatten, dass in benachteiligten Bevölkerungsgruppen das Risiko psychischer Erkrankung höher ist. Aus der Blütezeit der psychiatrischen Soziologie in den USA und in Großbritannien in der Zeit zwischen 1955 und 1975 sind unter anderem die Arbeiten von Stanton und Schwartz (1954), Cumming und Cumming (1964) und insbesondere die wegweisende Untersuchung von A. B. Hollingshead und F. C. Redlich (1958) zu nennen, die mit verbesserter Methodik die Beziehungen zwischen sozialer Schicht und psychiatrischer Prognose bewiesen.

Ein wesentliches Gebiet der soziologisch-psychiatrischen Arbeit war die Erforschung der Strukturen und Arbeitsweisen des psychiatrischen Krankenhauses, vor allem durch G. W. Brown (1959) und Erving Goffman (1961), worüber im folgenden Kapitel berichtet wird. Weitere soziologisch geprägte Themen der Psychiatrie waren und blieben *labeling* und Stigmatisierung, um nicht zu sagen Brandmarkung des Patienten durch die Diagnose Psychose und die hieraus resultierende Reaktion der Umwelt (Goffman, 1963; Thomas, 1965). In einer radikalen Ausprägung vertrat die *labeling*-Theorie die Auffassung, die psychiatrische Diagnose mache den Menschen überhaupt erst krank (s. Kap. 24).

Anwendung

Es blieb nicht bei Theorie und Kritik, soziologisches Wissen wurde in der Psychiatrie nutzbar gemacht. Untersucht wurden soziale Wahrnehmung (auch Stereotypien) und Einstellungen, Kommunikationsstile und Rollenerwartungen im therapeutischen Handeln, soziale Folgen des Krankseins und Rückkopplungsprozesse. Als soziologische Kleingruppe wurde die Familie zum Gegenstand empirischer Untersuchungen (u. a. Bateson et al., 1969, sowie Leff/Vaughn, 1984). Was die klinische Beobachtung über den Einfluss einschneidender Lebensereignisse erkannte, wurde in der *life event*-Forschung systematisch untersucht; es ergaben sich Hinweise für die Manifestation und Auslösung psychischer Krankheiten sowie Konsequenzen für die Versorgung und Prävention. Weitere soziologisch-psychiatrische Schwerpunktthemen waren subjektive Krankheitstheorien und Krankeitsbewältigung (*coping*) in Abhängigkeit von sozialen Bedingungen. Es wurden Untersuchungen an ganzen Bevölkerungsgruppen im Sinne der Versorgungsplanung durchgeführt (*public health*-Forschung). Aktuelle soziologisch-psychiatrische Themen sind Arbeit und Gesundheit (Arbeitsdruck, Arbeitslosigkeit), Wohnungslosigkeit und Krankheit, Heimatlosigkeit in Beziehung zu psychischen Störungen.

Transkulturelle Psychiatrie

Zur Sozialpsychiatrie in einem weiteren Sinne zählt die transkulturelle Psychiatrie, auch vergleichende Psychiatrie, Ethnopsychiatrie und *Cross Cultural Psychiatry* genannt. Theoretisch geht sie von der Ethnologie aus.[203] Entsprechend erforschte die Ethnopsychologie das Seelenleben von Angehörigen anderer Völker (zur Ideengeschichte Beuchelt, 1974). Ein Beitrag von S. Freud zur Ethnopsychologie und zugleich zur Neurosenlehre ist die Schrift «Totem und Tabu» (1912).

In der Psychiatrie entstand als eigenes Forschungsgebiet die transkulturelle Psychiatrie, die «die Einflüsse kultureller Gegebenheiten auf Entstehung und Symptomatik einer psychischen Krankheit, die verschiedenen Formen der Behandlung und Nachbehandlung sowie die Arten des Umganges mit Geisteskranken» untersucht (vgl. Peters, 1999b, S. 434). Vorausgegangen waren Mitteilungen über psychisch Kranke in anderen Kulturen durch Missionare und Reisende seit den Entdeckungen ferner Länder und auch frühere Berichte reisender Ärzte, etwa J. J. Moreau de Tours, der 1843 meinte, in «primitiven» Völkern gebe es weniger Psychosen, der Rasse oder der Kultur wegen. In diesem Sinne entstand später die These von der soziokulturellen Entstehungsweise psychischer Krankheiten in den «zivilisierten» Ländern (s. u.). 1903 besuchte Emil Kraepelin, angeregt durch W. Wundt, auf der Insel Java die Anstalt Boitenzorg (vgl. Kraepelin, 1983, S. 132). Seine Arbeit (Kraepelin, 1904) ist als der Beginn der transkulturellpsychiatrischen Forschung im engeren, nämlich vergleichenden Sinne anzusehen (s. a. Kraepelin, 1920a, S. 6). Kraepelins transkulturelle Psychiatrie wurde auch als «vergleichende Rassenpsychiatrie» bezeichnet. Sie ist vor allem im Hinblick auf die rassenbiologische Charakterisierung der Juden um 1900 bemerkenswert (vgl. Kap. 10 u. 21).

Erst nach dem Zweiten Weltkrieg kam es mit den zunehmenden Reisemöglichkeiten zu einer Intensivierung der transkulturellen Forschung. Einer der Pioniere war der deutsch-kanadische Psychiater Eric D. Wittkower (1958). Er stellte unterschiedliche Ausprägungen psychischer Störungen in Abhängigkeit von den soziokulturellen Lebensbedingungen fest, die Krankheiten hingegen waren in ihren wesentlichen Zügen weitgehend gleichförmig anzutreffen, und sichere Häufigkeitsunterschiede waren nicht zu beweisen. Schizophrenien zum Beispiel sind in den verschiedenen Kulturen aufzufinden (nicht etwa nur in den Zivilisationsländern), wobei soziokulturelle Einflüsse das Krankheitsbild mitprägen. Die transkulturelle Forschung wurde seit den 1970er Jahren dadurch gefördert, dass sich auch inländische Psychiater beteiligten.[204]

Epidemiologie

Krankheiten, symptomatische Merkmale, Bedingungen und Entstehungsweisen nach ihrer Häufigkeit auszuzählen, ist der Psychiatrie seit ihrer Etablierung um 1800 geläufig. Kraepelin erfasste statistisch ganze Krankenhauspopulationen. Lange Zeit bestand die Meinung, die psychiatrische Epidemiologie könne, verglichen mit der inneren Medizin und den Erfolgen der Epidemiologie zur Bekämpfung von Infektionskrankheiten, nur geringe Ergebnisse aufweisen.[205]

Eine Erweiterung und Intensivierung der psychiatrischen Epidemiologie ist von den 1950er Jahren an festzustellen. Auch das kann hier nur zusammenfassend referiert werden. Morris (1964) hat folgende Anwendungsmöglichkeiten der Epidemiologie zusammengestellt: historische Untersuchungen über Gesundheit und Krankheit, Diagnostik im unmittelbaren Lebensumfeld, Untersuchungen der Wirksamkeit von Gesundheitsdiensten, Bestimmung von individuellen Chancen und Risiken, Erkennung von Syndromen, Vervollständigung des klinischen Erscheinungsbildes von Krankheiten sowie Ermittlung von Krankheitsursachen. Mit dieser Aufgabenstellung reiht sich die psychiatrische Epidemiologie in die allgemein-medizinische Epidemiologie ein. Während in jüngerer Zeit die sozialpsychiatrische Orientierung aus der praktischen Behandlung, Prävention und Rehabilitation nicht mehr wegzudenken ist, sind auf dem Gebiet der psychiatrischen Forschung, abgesehen von epidemiologischen Themen, die sozialpsychiatrischen Arbeiten selten geblieben. Inzwischen hat sich die Epidemiologie, auch in Beziehung zur genetisch-psychiatrischen Forschung, zu einem großen psychiatrischen Forschungsgebiet entfaltet. Die deskriptive Epidemiologie untersucht Häufigkeit, Art und Schweregrade von Störungen, während sich die analytische Epidemiologie mit der Frage befasst, inwieweit Vorkommen und Verlauf psychischer Krankheiten Beziehungen zu Risikofaktoren, insbesondere sozialen Bedingungen, aufweisen.

Die heutige Epidemiologie dient dem exakten statistischen Erfassen von Einzelheiten psychischer Krankheiten, weiterhin dem Aufspüren von Risikofaktoren und Krankheitsbedingungen (wenn auch Folgerungen zur Ätiologie mit Vorsicht zu ziehen sind). Nicht zuletzt bilden die epidemiologischen Ergebnisse die Grundlage der Versorgungsforschung und -planung.

Sozialpsychiatrie heute

Sozialpsychiatrisches Denken und Handeln sind in der heutigen klinischen und komplementären Praxis fest verankert, was in den Einzelheiten zu beschreiben sein wird (s. Kap. 36). Wissenschaftlich gesehen ist die sozialpsychiatrische Forschung nach einer kurzen Blütezeit (s. o.) weit hinter die dominierende biologisch-psychiatrische Forschung zurückgetreten. Jedoch gibt es mehr als hinreichenden Forschungsbedarf für die Sozialpsychiatrie, insbesondere wenn sie sich mit der klinischpsychiatrischen Forschung verbindet.

«Sozialpsychiatrie» war in den 1970er und 1980er Jahren ein umstrittener Begriff. Für die einen bedeutete er entschiedene Kritik an den bestehenden Versorgungsverhältnissen und entschlossenes Arbeiten an deren Veränderung. Andere meinten, Psychiatrie sei doch immer sozial orientiert – eine verallgemeinernde Version, hinter der sich eher eine ablehnende Haltung verbarg. Inzwischen gibt es kaum mehr eine kritische Diskussion über «Sozialpsychiatrie»; der Terminus verflüchtigt sich allmählich aus dem psychiatrischen Vokabular. An seine Stelle ist teilweise der Begriff «ökologische Psychiatrie» getreten.[206]

So wie sich die Humanökologie mit den Beziehungen des Organismus zur Außenwelt (Natur bzw. Gesellschaft) befasst, will die ökologische Arbeitsrichtung der Psychiatrie den Einfluss von Lebensumständen auf psychische Gesundheit erfassen (z. B. Andresen et al., 1992) und unterscheidet sich somit nicht grundsätzlich von der «alten» Sozialpsychiatrie.

Die traditionelle Psychiatrie hat der Sozialpsychiatrie auch vorgeworfen, sie beanspruche, die Psychiatrie schlechthin zu repräsentieren. Das traf vielleicht eine Zeit lang zu; solche Selbsteinschätzungen und Einseitigkeiten waren jedoch bald rückläufig, während sie in der biologisch ausgerichteten Psychiatrie eher zunahmen. Entsprechendes gilt für den Vorwurf, Sozialpsychiatrie beanspruche, mit humaner Krankenbehandlung gleichgesetzt zu werden, während doch eine rein biologische Psychiatrie eher Gefahr läuft, die Person des Kranken aus dem Blickfeld zu verlieren (s. Kap. 53).

24. Antipsychiatrie

Mehr als andere medizinische Fächer ist die Psychiatrie seit ihrem Bestehen der Kritik ausgesetzt, und zwar von Außenstehenden wie von Psychiatern selbst. Anlass zur Kritik gaben insbesondere die Zustände in den Anstalten. In den Kapiteln über die Krankenversorgung wird wiederholt auf Einzelheiten einzugehen sein. Die Antipsychiatrie der Jahre 1965 bis 1975 ging aber weit darüber hinaus. Sie prangerte nicht nur Missstände, Fehlentwicklungen und Einseitigkeiten an, sondern stellte die Psychiatrie an sich in Frage, und zwar radikal, vehement und mehr mit gesellschaftskritischen und politischen als mit psychiatrischen Argumenten.

«Antipsychiatrie» um 1900

Gegen die offenkundigen Missstände in den psychiatrischen Institutionen entstanden zu Ende des 19. Jahrhunderts auch Laienbewegungen. Ein Beispiel ist der Aufruf der Kreuzzeitung zur Reform der Irrengesetzgebung, erschienen am 9. Juli 1892, der dazu führte, dass 1894 eine Konferenz in Göttingen stattfand, welche die «Göttinger Leitsätze» formulierte. Auf Seiten der Psychiater stieß diese Kritik auf Abwehr und Ablehnung; es sei ein Hohn, dass solche Broschüren vertrieben würden.

1909 erschien eine ungewöhnliche Zeitschrift: Die «Volkstümliche Zeitschrift des Bundes für Irrenrechtsreform und Irrenfürsorge».[207] Ziel dieser Bewegung war es, «wahrheitsgetreue und beweisbare Mitteilungen über schlechte Behandlung, ungerechtfertigte Internierungen angeblich Geisteskranker, Entmündigungsangelegenheiten etc. zu sammeln» (zit. n. Lomer, 1909, S. 273 f.). Anlass war die Behandlung eines erregten Kranken, der gleich nach der Aufnahme in eine Privatanstalt auf dem Zwangsbett angeschnallt wurde und vier Wochen lang blieb, da der Abteilungsarzt zufällig in Urlaub war. «Die Institutionen solcher Anstalten grenzen an die Folter des Mittelalters, und das Irrengesetz ist so mangelhaft, daß – ohne Übertreibung – es eine Leichtigkeit ist, einen beliebigen Menschen bei geistiger Gesundheit in das Irrenhaus zu befördern. [...] Nicht nur viele zugetragene Fälle, sondern auch ärztliche Autoritäten, selbst solche, welche zur Kategorie der Irrenärzte gehören, bestätigen dieses [...] weil die Irrungen solcher Irrenärzte keine Ausnahmefälle bilden, weil die Regierung, durch solche Irrenärzte irregeführt, nicht einschreitet [...], will der Bund für Irrenrechts-Reform zur Aufklärung beitragen und nebenbei die empfehlenswerten Anstalten und Ärzte hervorheben.» (S. 273)

Die psychiatrischen Stellungnahmen zu dieser Initiative erfolgten unter den Überschriften «Antipsychiatrische Skizze» (Beyer, 1909) und «Ein antipsychiatrisches Zentralorgan» (Lomer, 1909). Die Autoren gingen nicht auf die unbezweifelbaren Missstände ein, sondern reagierten mit Gegenkritik, mit Entrüstung darüber, dass ein solches Agitationsblatt verbreitet werden dürfe (zusammenfassend Kick, 1982). Wenn Beyer und Lomer hier von «antipsychiatrisch» sprechen, so ist eine nur allzu sehr berechtigte Kritik gemeint, nicht aber das, was später «Antipsychiatrie» bedeutete.

Psychiatriekritische Stimmen

Begründete Kritik an der damaligen Psychiatrie und antipsychiatrische Thesen, die psychisches Kranksein und Psychiatrie an sich in Frage stellten, waren in den bewegten Jahren um 1970 schwer voneinander zu unterscheiden, da sich die Motivationen und Zielrichtungen zum Teil überschnitten. Der Antipsychiatrie zugerechnet wurden mehrere seinerzeit viel diskutierte Autoren, die retrospektiv eher als konstruktive Kritiker gesehen werden. Zu ihnen gehören J. Foudraine, D. L. Rosenhan, F. Basaglia (s. S. 309) und E. Goffman.

J. Foudraine, ein niederländischer Psychiater, arbeitete mehrere Jahre in dem bekannten amerikanischen Hospital Chesnut-Lodge und führte dort als Alternative zur traditionellen psychoanalytischen Behandlung die therapeutische Gemeinschaft ein, ohne allerdings Spuren zu hinterlassen. Er wurde durch sein Buch «Wer ist aus Holz?» (1973) bekannt, das auch aufgrund der persönlich-biographischen Verknüpfungen und der flüssigen Schreibweise starke Resonanz fand und zu einem Impulsgeber der Psychiatriereform wurde.[208] In die Nähe der Antipsychiatrie geriet Foudraine, da er sowohl die biologische Psychiatrie als auch die herkömmliche Psychopathologie ablehnte.

Das Experiment von Rosenhan (1973) sollte die *labeling*-Theorie der Schizophrenie beweisen. Gesunde Versuchspersonen, die darin eingeübt worden waren, sich schizophrenieartig zu äußern, wurden in psychiatrische Institutionen eingeschleust, so dass sie als Schizophrene diagnostiziert wurden. Das wäre vorauszusehen gewesen, denn wie soll ein Psychiater unter derart gefälschten Voraussetzungen eine richtige Diagnose stellen?

Goffman prägte den psychiatriekritischen Begriff «totale Institution». Er war nicht Psychiater, arbeitete aber drei Jahre lang (1954–1957) im Auftrag des «*National Institute for Mental Health*». 1955 begann er seine Beobachtungen in psychiatrischen Stationen des *St. Elizabeth's Hospital* in Washington, D. C., die er als Assistent des Sportreferenten auf einer unbezahlten Stelle 18 Monate lang anstellte. Goffman verbrachte die Tage zusammen mit den Patienten und in lockerem Kontakt mit dem Personal, er registrierte kritisch die Methoden und Kommunikationsstile. Er publizierte eine Fülle von Beobachtungen in soziologischer Sicht, ohne dabei psychopathologische, tiefenpsychologische und diagnostische Aspekte zu berücksichtigen. In «*Asylum*» (1961/1972)[209] erklärt Goffman: «Eine totale Institution läßt sich als Wohn- und Arbeitsstätte einer Vielzahl ähnlich gestellter Individuen definieren, die für längere Zeit von der übrigen Gesellschaft abgeschnitten sind und miteinander ein abgeschlossenes, formal reglementiertes Leben führen.» (S. 11) Als Beispiele führt Goffman nicht nur psychiatrische Krankenhäuser an, sondern unter anderem auch Gefängnisse. Es gebe solche psychiatrischen Anstalten, weil die Gesellschaft sie brauche, weil sie zur Befriedigung gesellschaftlicher Bedürfnisse verwendet würden; mit solchen Interpretationen kam Goffman der Antipsychiatrie nahe. Wichtiger aber ist, dass sein Begriff der totalen Institution zur Grundlage der Reform der psychiatrischen Krankenhäuser auch in Deutschland wurde (s. Kap. 36).

Gesellschaftskritische Strömungen

Die antipsychiatrische Bewegung ist vor dem Hintergrund der (internationalen) Studentenbewegung («Studentenrevolte») der 1960er Jahre und ihren Auswirkungen zu sehen. Die so genannte 68er Bewegung verstand sich in erster Linie als eine Kritik des (Spät-)Kapitalismus. Ihre Gesellschaftskritik rückte das Spannungsverhältnis zwischen Individuum und Gesellschaft in den Mittelpunkt der Betrachtung und damit den Themenkreis «Marx und Freud» bzw. «Marxismus und Psychoanalyse», der in Westdeutschland bis dahin als «links» verpönt war. (Orthodoxe leninistische, stalinistische und maoistische Gruppierungen waren jedoch strikt gegen die Psychoanalyse als Inbegriff einer bürgerlichen Dekadenz eingestellt.) Hier sei nur kurz auf die zentrale Bedeutung der Frankfurter Schule (Horkheimer, Adorno, Marcuse [s. u.], Habermas u. a.) in jener Zeit erinnert, welche die gesellschaftskritische Potenz der Freud'schen Psychoanalyse hervorhob und die gesellschaftliche Emanzipation von der individuellen Befreiung abhängig machte – letztlich nach dem Vorbild des Freud'schen Paradigmas. Publizistisch wirkungsvolle Beiträge lieferte in dieser Hinsicht Alexander Mitscherlich, der für die Rezeption der Psychoanalyse, die er vor allem als Gesellschaftskritik verstehen wollte, im Nachkriegsdeutschland besonders wichtig war. Andere Autoren wie z. B. Alfred Lorenzer (1970; 1972) folgten ihm mit ähnlicher Zielsetzung. Die antipsychiatrische Bewegung, die in den 1960er Jahren aufkam, wurde auch durch gesellschaftskritische Schriften von Michel Foucault, Jacques Lacan und Herbert Marcuse vorbereitet.

Michel Foucault (1926–1984), französischer Philosoph und Schriftsteller, vertrat den aus Ethnologie und Anthropologie entwickelten Strukturalismus und stellte sich in Gegensatz zur traditionellen Philosophie. Er initiierte die gesellschaftskritische Perspektive der Geisteskrankheiten. Hierzu ging er von der psychiatrischen Literatur aus, einen direkten Zugang zu psychiatrischen Patienten oder Institutionen hatte er nicht. Bei der Lektüre stieß er auf die Isolierung der Kranken und die Gewaltanwendungen in den Anstalten und entwickelte ein Modell der Geisteskrankheit als Ergebnis der Geschichte des Einzelnen und der Gesellschaft. Foucault meinte, so die allgemeine Struktur der

Geisteskrankheiten gefunden zu haben, einschließlich derer mit organischer Pathologie. Von der Tiefenpsychologie des Unbewussten, speziell von der Psychoanalyse, hob er sich ausdrücklich ab, auch von der Phänomenologie.[210]

Jacques Lacan (1901–1981) war französischer Psychiater und Psychoanalytiker (Schüler von Clérambault), er verließ aber die Psychiatrie und auch die traditionelle Psychoanalyse und gründete eine eigene französische psychoanalytische Schule und eine eigene Theorie des Unbewussten, das er als einen besonderen Bereich der Sprache verstand (vgl. Lang, 1973). Ähnlich wie Foucault berief er sich auf die strukturale Anthropologie von Claude Lévy-Strauss und legte eine eigene Interpretation der Lehre Freuds vor. Weniger als Foucault nahm Lacan direkten Einfluss auf die Psychiatrie, wohl aber indirekten über die Psychoanalyse; denn es gab um 1970 Psychoanalytiker, die sich an der antipsychiatrischen Bewegung beteiligten.

Herbert Marcuse (1898–1979), Philosoph mit marxistischer Ausrichtung, gehörte der Frankfurter Schule an, emigrierte 1933 und lehrte an der Columbia- und Harvard-Universität. Er war nicht mit der Psychiatrie oder Antipsychiatrie befasst, nahm aber großen Einfluss auf die Studentenbewegung von 1968, indem er angesichts der bestehenden «repressiven Toleranz» und verschleierten Unterdrückung und Entfremdung einen radikalen Umbruch der bestehenden Ordnung propagierte (Marcuse, 1955; 1967) und somit auch die antipsychiatrischen Aktionen der jüngeren Generation stimulierte.

Repräsentanten und ihr Programm

Als Antipsychiater wurden vor allem David G. Cooper, Ronald D. Laing und Thomas S. Szasz bekannt. David Cooper (geb. 1931) hatte einige Jahre in einer psychiatrischen Klinik in London gearbeitet, bis er sich zusammen mit Laing der antipsychiatrischen Theorie und Praxis verschrieb (vgl. Cooper, 1967; 1968).

Ronald D. Laing (1927–1989) war ebenfalls in Londoner psychiatrischen Kliniken tätig gewesen. Später, nach der antipsychiatrischen Zeit, arbeitete er in einer psychotherapeutischen Praxis. Sein Buch «*The politics of experience*» (1967) wurde auch in der deutschen Übersetzung «Phänomenologie der Erfahrung» (1969) eines der meistgelesenen Bücher der antipsychiatrischen Theorie (zudem Laing, 1961).

Thomas Szasz (geb. 1920 in Budapest) war ein ungarisch-amerikanischer Psychiater und Psychoanalytiker, der 1938 emigrieren musste und Professor für Psychiatrie in New York wurde. Sein Hauptwerk war «The Myth of Mental Illness» (1961).

Die Antipsychiater wandten sich nicht nur gegen Missstände in den Heil- und Pflegeanstalten und gegen die dortigen hierarchischen Strukturen, sie zielten vielmehr auf die medizinischen und psychopathologischen Konzeptionen der Psychiatrie, letztlich auf das psychisch Kranksein an sich ab. Die Grundidee war: Psychose sei nicht Krankheit einer Person, sondern Prozess von Fehlentwicklungen sozialer Gruppen einschließlich der Familien. Die gesellschaftlichen Verhältnisse, zu denen auch die psychiatrischen Hospitäler gehörten, seien die Ursache dessen, was man Psychose nenne.[211] Psychische Krankheit, insbesondere Schizophrenie, sei ein Produkt sozialer Prozesse. So wurde in der antipsychiatrischen Zeit Schizophrenie zur alltagssprachlichen Metapher für Widersprüchliches, Missliches und Unbewältigtes in der Gesellschaft.[212]

Antipsychiater wandten sich nicht nur gegen medizinische Modelle und biologische Konzeptionen der Psychiatrie, sie lehnten auch die geläufige Krankheitseinteilung (daher wurde Kraepelin zur Zielscheibe) und darüber hinaus die deskriptive Psychopathologie ab. Eine Diagnose zu stellen, sei ein inhumaner Akt. Die psychiatrische Pharmakotherapie wurde scharf angegriffen, weit über berechtigte Kritik hinaus. Von den psychotherapeutischen Möglichkeiten ließ die Antipsychiatrie nur die mehr soziologisch konzipierte «therapeutische Gemeinschaft» gelten. Letztlich sei Behandlung nicht möglich oder nicht nötig, so wie Psychiatrie im Ganzen eine bestenfalls überflüssige, eigentlich aber schädliche Disziplin sei. Es ist nicht erst heute zu erkennen, dass mit diesen Thesen der Boden der Realität verlassen wurde. Antipsychiater argumentierten von theoretischen Positionen her in einer Weise, dass das Schicksal des Patienten und die Behandlung seiner Krankheit außer Acht blieben. Dass so weder dem Elend der psychotisch Kranken noch den Problemen der Psychiatrie abgeholfen werden konnte, zeigte die antipsychiatrische Praxis.

Praxis

Gemäß der These, Psychosen seien keine Krankheiten im Sinne der Medizin, entstand die Vorstellung, die Betroffenen würden nicht Behandlung benötigen, sondern man müsse sie nur aus den schädigenden

Verhältnissen herausnehmen und ihnen Gelegenheit geben, sich ihrer Störungen zu entledigen. Hierzu wurden Modelleinrichtungen geschaffen, von denen *Kingsley Hall* in London, eingerichtet von Laing und Cooper (zunächst *Philadelphia Association* genannt), am bekanntesten wurde. In den Jahren 1965 bis 1969 wurden hier Patienten, die zum Teil an Psychosen, größtenteils aber an anderen und leichteren psychischen Störungen litten, in «*households*» untergebracht.[213]

Psychopharmaka und andere psychiatrische Therapien wurden nicht angewandt, man vertraute ganz dem ungestörten Leben. Einen ähnlichen Versuch unternahm Cooper mit der «Station 21», gab aber nach noch kürzerer Zeit auf, da sich erwies, dass in diesem Modell die liberale Handhabung bald zum *Laisser-faire* verkam, das Pflegepersonal überstrapaziert wurde und von Behandlung kaum mehr zu sprechen war. Nach diesem Scheitern verließ Cooper seine Institution und bald auch England, während Laing sich in eine psychotherapeutische Praxis zurückzog.

Ähnlich verliefen andere Versuche der praktischen Anwendung antipsychiatrischer Vorstellungen. In Deutschland war in manchen psychiatrischen Universitätskliniken um 1970 eine ausgeprägte antipsychiatrische Aktivität entstanden. Sie wurde nicht nur von revolutionär gesinnten Studenten, sondern auch von Assistenzärzten und Psychologen getragen, teilweise wurden auch Patienten einbezogen. Das Hauptziel dieser «roten Kader» bzw. «Klinikräte» war das Zerbrechen der institutionellen Strukturen. Ihre Aktionen waren ausgesprochen politisch, zumeist marxistisch motiviert. Am bekanntesten wurde das Sozialistische Patientenkollektiv in der Heidelberger Universitätsklinik (vgl. v. Baeyer, 1977, S. 29 ff.). Die Agitatoren sollen mit der gewalttätigen «Rote Armee Fraktion» in Verbindung gestanden haben. Nach einigen Jahren verliefen sich diese Aktivitäten, nicht zuletzt auch unter dem enormen Druck der staatlichen Behörden («Repression» im Sprachgebrauch der Linken) und der ablehnenden Haltung der Öffentlichkeit gegenüber den (oft nur vermeintlichen) «Sympathisanten» der Terroristen. Es verdient aber auch erwähnt zu werden, dass an anderen Universitätsorten «revolutionäre» Studenten in die psychiatrische Klinik kamen, um angesichts der damaligen Personalnöte bei der Betreuung der Patienten zu helfen (und zugleich die Verhältnisse kritisch zu studieren).

Folgen

Die antipsychiatrische Welle war von kurzer Dauer, kaum zehn Jahre lang. In dieser Zeit hatte sie viele Anhänger unter den jüngeren Psychiatern und Psychiatrie-Mitarbeitern. Inzwischen gehört die Antipsychiatrie zur Geschichte der Psychiatrie (vgl. Double, 2002). Bereits 1979 formulierte Kisker einen Handbuchartikel über die Antipsychiatrie wie einen Nachruf. Die antipsychiatrischen Forderungen verschwanden aus der psychiatrischen Diskussion, sie hatten sich zu weit von der Realität entfernt.[214]

In der Zwischenzeit war die praktische Entwicklung über den theoretischen Diskurs hinweggegangen. Die meisten Psychiater, die zuvor der Antipsychiatrie nahe standen, wandten sich der anstehenden Psychiatriereform zu, wie die folgenden Jahrzehnte zeigten. Das Engagement, das hierzu erforderlich war, ging auch auf antipsychiatrische Anstöße zurück.

Auch wenn die Antipsychiatrie mehr theoretisch als praktisch ausgerichtet war, mehr Programmatisches schrieb als zur Krankenversorgung beitrug und insgesamt mehr politisch als therapeutisch konzipiert war – ihre Spuren sind in der Psychiatrie der folgenden Generation durchaus zu erkennen. Eine Zeit lang nur schieden sich die Geister an der Antipsychiatrie, die von vielen befürwortet und von sehr vielen abgelehnt wurde. Dann gingen die meisten Psychiater zur praktischen Arbeit über. Die Impulse zu einer durchgreifenden Änderung der Verhältnisse wäre ohne die antipsychiatrische Welle kaum vorstellbar. Man sah nun die Missstände in den Großkrankenhäusern schärfer, ebenso die Probleme im sozialen Umfeld der Patienten wie *labeling* und Stigmatisierung. Nosologie und Terminologie wurden kritischer gehandhabt. Das alles war auch von anderer als antipsychiatrischer Seite angemahnt worden (s. Kap. 35). Aber die Heftigkeit der antipsychiatrischen Bewegung trug dazu bei, Impulse zu wecken und grundlegende Versorgungsreformen anzuregen, auch wenn die antipsychiatrischen Kernthesen nicht übernommen wurden. Denn die Psychiatrie erwies sich nicht als überflüssig, wohl aber als veränderungsbedürftig und veränderungsfähig.

25. Neurobiologische Forschung

Hier ist an die Ausführungen zur naturwissenschaftlichen Grundlegung (Kap. 7) anzuknüpfen; drei Themenbereiche sind wieder aufzugreifen: morphologische Hirnforschung, evolutionsbiologische Lehre (Kap. 11) und Genetik. Über den Missbrauch der psychiatrischen Genetik im Nationalsozialismus wurde in Kapitel 19 berichtet. Neue biologisch-psychiatrische Arbeitsrichtungen im 20. Jahrhundert waren die Konstitutionsbiologie (s. Kap. 15), Neurophysiologie, Neurochemie, Neuroendokrinologie, Chronobiologie (s. Kap. 51). Ein aktuelles Thema ist die Neuroplastizität. Über alle diese Arbeitsgebiete kann an dieser Stelle nicht im Einzelnen berichtet werden (hierzu s. das umfangreiche Werk von Charney et al. [Edit.], 1999). Es soll aber auf das aufmerksam gemacht werden, was für die Psychiatrie relevant ist.

Neuroanatomie und -pathologie

Die neuropathologische Forschung hatte bis zum Beginn des 20. Jahrhunderts die morphologischen Grundlagen einiger Psychosen aufgedeckt, die symptomatische oder exogene Psychosen genannt wurden. Sie hatte aber die Ätiologie der großen Krankheitsgebiete der so genannten endogenen Psychosen nicht erklären können. Dennoch blieb die Vorstellung erhalten, auf dem Wege der morphologischen Hirnforschung die Natur des gesunden und kranken Seelenlebens erklären zu können.[215]

Einige Ergebnisse der Hirnforschung im 20. Jahrhundert sollen hier erwähnt werden: Hirnlokalisatorisch wurden nicht mehr nur kortikale, sondern auch subkortikale Strukturen untersucht, unter anderem im Zusammenhang mit der *Encephalitis-lethargica*-Epidemie (1916), beschrieben 1917 durch den Wiener Psychiater Constantin von Economo (1876–1931) («Economo-Krankheit»). Der Würzburger Neurologe und Psychiater Martin Reichardt (1874–1966) sprach von einer Stammhirntrias psychischer, vegetativer und motorischer Störungen. Tierexperimentell fand der Zürcher Neurophysiologe Walter Rudolf Hess (1881–1973), dass das Trieb- und Emotionserleben neuroanatomisch im Hypothalamus repräsentiert ist (Nobelpreis 1949). 1952 wurde die Funktion des Limbischen Systems insgesamt für emotionale Prozesse erkannt (McLean, 1952).

Die methodologischen Voraussetzungen hatten sich geändert, zunächst durch Einbeziehung biochemischer Methoden; die histochemische Arbeitsweise hatte schon Kraepelin gefordert. Man kam so pathologischen Abbauprozessen im Zentralnervensystem auf die Spur, auch enzymatisch bedingten Stoffwechselanomalien. Das gelang freilich nicht mehr mit der konventionellen Mikroskopietechnik, sondern mit der neuen Elektronenmikroskopie, die der deutsche Physiker Ernst Ruska 1931 entwickelte, und speziell mit der Kraftmikroskopie durch das Raster-Tunnelmikroskop (*Scanning Tunneling Microscope*, STM), das Gerd Binnig und Heinrich Rohrer 1981/82 entwickelten, wofür sie 1986 gemeinsam mit Ruska den Nobelpreis für Physik erhielten. Später kam die molekulare Histologie hinzu.[216]

Wesentlich erweitert wurden die Möglichkeiten der Hirnuntersuchung von den 1970er Jahren an durch die bildgebenden neuroradiologischen Verfahren. Eine wichtige Voraussetzung war die Einführung der Computer-Tomographie (CT) durch den britischen Elektroingenieur Godfrey N. Hounsfield im Jahr 1973. Nun konnten *in vivo* und dabei störungs- und schmerzfrei Hirnstrukturen und -funktionen näher untersucht werden. Hierzu dienen die Verfahren der cranialen Computertomographie (CCT), Magnet-Resonanz-Tomographie (MRT oder NMR), Positronen-Emissions-Computertomographie (PET), Single-Photonen-Emissions-Computer-Tomographie (SPECT) sowie funktionelle Magnet-Resonanz-Tomographie (fMRT) und Magnet-Resonanz-Spektroskopie (MRS). Klinisch ermöglichen diese bildgebenden Verfahren in Neurologie und Psychiatrie eine differenzierte Hirndiagnostik. Wissenschaftlich lassen sich so einzelne psychische Funktionen, beispielsweise des Denkens und Sprechens, und auch affektive Vorgänge bestimmten Hirnarealen zuordnen, die neuroradiologisch erkennbar aktiviert werden. Mittels fMRT wird gezeigt, welche neuronale Aktivität einem bestimmten kognitiven oder anderen psychischen Vorgang entspricht.

Brain mapping

Die genannten technischen Fortschritte gaben der lokalisierenden Hirnforschung (s. Kap. 7) erneut Auftrieb. Die Untersuchungen beschränkten sich nicht mehr allein auf die Morphologie, sondern erfassten auch Hirnfunktionen. Geändert haben sich, abgesehen von den technischen Voraussetzungen, auch die theoretischen Vorgaben: Es war nun von differenzierteren neurobiologischen Modellen auszugehen.[217] Ein Beispiel für die reichhaltigen Ergebnisse dieser Untersuchungen ist der Befund, dass das visuelle System in zahlreichen verschiedenen corticalen Arealen repräsentiert ist. Dass das Gehirn «Wohnsitz der Seele» sei (s. Kap. 2), diese antike Vorstellung wird also auf empirischer Ebene bestätigt.

Evolutionsbiologische Forschung

Im Sinne der Lehre Darwins entstand in der Biologie eine neue Disziplin, die Verhaltensforschung oder Verhaltensbiologie genannt wurde. Auch in der Medizin und speziell in der Psychiatrie war der Einfluss der Evolutionslehre zu erkennen, etwa bei Kraepelin und Kretschmer. Inzwischen kennt die Psychiatrie die Verhaltensforschung als eine Grundlagendisziplin (z. B. Ploog, 1999). Von den 1990er Jahren an kam eine «evolutionäre Psychiatrie» verstärkt in die Diskussion (vgl. Durham, 1992).

Evolutionsbiologisch wird versucht, die Funktionalität von Lebensphänomenen herauszuarbeiten, insbesondere die Anpassung an Lebens- und Umweltvorgänge, entstanden durch Mutation und Selektion. Evolutionspsychiatrisch werden psychopathologische Störungen phylogenetisch interpretiert. Tierexperimentell werden bevorzugt an Primaten stammesgeschichtlich erkennbare Verhaltens- und Erlebnisweisen bestimmt, die vermutlich genetisch mitbedingt sind und möglicherweise eine Prädisposition für psychische Störungen darstellen. Man versucht, über die Untersuchung der als biologisch angesehenen Mechanismen, insbesondere der Wahrnehmung und des Denkens, auch Einblick in die Entwicklung von Erleben und Verhalten sowie Konflikten und Störungen zu gewinnen.

Diese Vorstellungen gehen von dem biologischen Modell des Menschen als eines Mängelwesens aus. Das entspricht in gewisser Hinsicht dem medizinischen Denken, denn der Arzt ist mit gesundheitlichen Mängeln befasst. Auch die moderne Molekularbiologie bezieht sich auf dieses Modell, zumal sie in der Lage ist, Gendefekte als biologische Mängel zu erkennen. So werden psychiatrische Krankheiten als Übersteigerungsformen evolutionsbiologischer Anpassungsleistungen interpretiert. Das Prinzip «Anpassung» wurde inzwischen generalisiert und insbesondere auf alle affektiven Vorgänge angewandt; Prototyp ist die Trauerreaktion, die heute «Anpassungsstörung» genannt wird. «Evolutionäre Psychiatrie», ein Stichwort der aktuellen neurobiologischen

Forschung, wird im Allgemeinen synonym mit biologischer Psychiatrie verstanden.

Genetik

Die Geschichte der psychiatrischen Genetik, die Propping (1989) zusammenfassend beschrieb, beginnt in den Anfängen der wissenschaftlichen Psychiatrie, nämlich bei Pinel und Esquirol, die davon ausgingen, dass das Irresein auch durch Erbanlage (neben anderen Faktoren) bedingt sei. Obwohl sich diese Annahme noch kaum auf gesicherte Befunde stützen konnte, wurde sie zum Postulat der Psychiatrie des 19. Jahrhunderts, auch zu einer Prämisse der Degenerationslehre. Nachdem die Erbregel, die Gregor Johann Mendel 1865 gefunden hatte, 1900 von Carl Correns, Hugo de Vries und Erich Tschermak wiederentdeckt worden war, begann die Entwicklung der wissenschaftlichen Genetik auch in der Psychiatrie, insbesondere in der deutschen Psychiatrie, speziell in der Münchener Klinik und Forschungsanstalt. Diese Forschungen waren vom Degenerationsmodell und vom eugenischen Denken so sehr geprägt, dass in den 1920er Jahren international Kritik aufkam (vgl. Propping, 1989, S. 20 ff.).[218]

Die Kritik schloss auch die wissenschaftlich unzulängliche Begründung eines angeblich erbprognostisch günstigen Effektes von Sterilisation im großen Stil ein. Das verhinderte jedoch nicht deren spätere politische Umsetzung (s. Kap. 19); die Weichen waren bereits in Richtung des Missbrauchs der Genetik im Nationalsozialismus gestellt.

Die genetisch-psychiatrische Forschung bis zum Zweiten Weltkrieg haben Entres (1928) sowie Just (1939/40) zusammengefasst, der sich nicht von nationalsozialistischen Vorstellungen der Rassenhygiene beeinflussen ließ. Nach dem Missbrauch von Genetik und Eugenik zum Zwecke der Rassenhygiene im Nationalsozialismus war an eine Wiederaufnahme der zuvor führenden deutschen psychiatrisch-genetischen Forschung lange Zeit nicht zu denken. Die wissenschaftlichen Schwerpunkte lagen nun in Großbritannien (Eliot Slater), Schweden (E. Essen-Möller, T. Sjögren), Dänemark (Erik Strömgren) und in den USA (s. a. Propping, 1989, S. 8). Franz Kallmann arbeitete in Berlin und (nach seiner Emigration 1938) in New York mit der Zwillingsmethode, die noch in der Münchener Erbforschung vor dem Krieg entwickelt worden war. (Slater, Stroemgren und Kallmann waren zuvor bei Rüdin in München gewesen.) Dieses Verfahren bereicherte die Populationsgenetik, die bereits im 19. Jahrhundert das gehäufte Vorkommen von bestimmten psychischen Krankheiten in Familien und auch in der Bevölkerung erkannt hatte. Eine weitere differenzierende Methode war die Adoptionsforschung. So wurde ein Erbfaktor bei schizophrenen und affektiven Psychosen bestimmt (später auch in schwächerer Form bei Neurosen und anderen psychischen Störungen), ohne dass aber hiermit die Ätiologie voll erklärbar wurde.

Am Ende des 20. Jahrhunderts gewann die Erbforschung ungeahnte neue Möglichkeiten durch die molekularbiologische Methodik. Es konnte gezeigt werden, dass Erbvorgänge auf molekulare Prozesse im genetischen Material der DNA zurückzuführen sind. Die Sequenzierung des menschlichen Genoms ist inzwischen weitgehend abgeschlossen. Hinsichtlich psychischer Krankheiten gaben von den 1980er Jahren an Koppelungsuntersuchungen und Assoziationsstudien näheren Aufschluss (Zusammenfassung bei O'Donovan/McGuffin, 1999). Auf Sequenzvarianten werden Erkrankungen, auch psychische Krankheiten, bezogen. Die Aussichten, die sich hiermit boten, wurden zunächst enthusiastisch begrüßt, es folgte eine gewisse Ernüchterung, die insbesondere wiederum die großen Psychosenkreise der schizophrenen und affektiven Erkrankungen betraf. Die Psychiatrie hat gelernt, nicht mehr von Erblichkeit (als unausweichlichem Schicksal) auszugehen, sondern den Erbfaktor als einen Risiko- bzw. Vulnerabilitätsfaktor anzusehen.[219]

Für einzelne organische Psychosen konnte die genetische Ätiologie geklärt werden. Der *Chorea Huntington* (erblicher Veitstanz), die zuvor schon als eine rein erblich bedingte Erkrankung galt, liegt ein autosomal-dominanter Erbgang mit vollständiger Penetranz zugrunde. Der Genort ist erkannt: Locus 4 p 163 auf dem distalen kurzen Arm von Chromosom 4. Wenn die dortige verlängerte Trinukleotid-Sequenz mehr als 30–40 Wiederholungen (*triplet repeats*) aufweist, ist die spätere Erkrankung anzunehmen, wenn auch nicht ausnahmslos. Ein Teilergebnis wurde bei der Alzheimer-Demenz erzielt: Bei der seltenen familiären Form ist mit einem autosomal-dominanten Erbgang zu rechnen, und es konnten Mutationen von drei Genen identifiziert werden.

Neurophysiologie

Es lag schon in Griesingers Programm, die Medizin und damit auch die Psychiatrie stärker an der Physiologie zu orientieren. Tierexperimentell war längst die bioelektrische Hirnaktivität erkannt worden, und mancher Psychiater hatte Vermutungen über entsprechende elektrische Hirnpotentiale beim Menschen geäußert, als 1924 Hans Berger (1873–1941) das Elektroencephalogramm entdeckte.[220]

Die Entdeckungsgeschichte des EEG ist lehrreich. Berger arbeitete lange im Stillen. Am 6. Juli 1924 (laut Tagebuch, das er zeitlebens sorgfältig führte) stieß er auf folgendes Phänomen: «[Es gelang mir] zum ersten Mal nach zahlreichen Vorversuchen bei einem jungen Mann mit einer großen linksseitigen Entlastungstrepanation von der Schädellücke [...] ständige elektrische Potentialschwankungen zu erhalten. Ich habe, da mir die zahlreichen Fehlerquellen hinreichend bekannt waren, immer erneute Kontroll-Untersuchungen an Leuten mit geeigneten Schädellücken angestellt und meine Ergebnisse stets bestätigt gefunden. Ich fand aber auch, daß man diese elektrischen Potentialschwankungen vom unversehrten Schädel und sogar von der Kopfhaut ableiten kann [...].» (Zit. n. Schulte, 1964a, S. 344)

Die Entdeckung des menschlichen EEGs war ein überraschender Befund. Berger arbeitete weiter und publizierte seine Ergebnisse erst 1929. Seine Befunde wurden zunächst als Artefakte angezweifelt. Bis zu seinem Tod registrierte er 3567 Ableitungen. Obwohl er den damaligen Verhältnissen entsprechend mit einer sehr einfachen Technik arbeitete (direktschreibende EEG-Geräte gab es erst ab 1956), erforschte er das meiste von dem, was bis heute über das EEG bekannt ist. Hinzu kamen später unter anderem die Untersuchung ereigniskorrelierter Potentiale (EP), die Magnetencephalographie (MEG) und in der Grundlagenforschung die mikrophysiologischen Einzelableitungen zur Erfassung von Neuronenfunktionen. Von der modernen Neurophysiologie profitierte insbesondere die Epilepsieforschung. Berger erwartete auch Aufschluss über psychische Krankheiten, wurde aber von dem Ergebnis enttäuscht (Übersicht bei Jung, 1980). «Jedenfalls habe ich aber durch meine Entdeckung des menschlichen EEGs am 6. Juli 1924 Vorgänge im menschlichen Großhirn, die noch keines Menschen Auge erschaut hat, sichtbar gemacht und so ein bis dahin völlig unzugängliches Gebiet der Forschung erschlossen.» (Zit. n. Schulte, 1964, S. 348)

Neurochemie

Die «chemische Medizin» (Iatrochemie, Chemiatrie) entfaltete sich im Kontext der Alchemie und der von ihr inspirierten Naturforschung, wie sie in der Frühen Neuzeit vor allem durch den Paracelsismus propagiert wurde. Im Zentrum stand die Idee der Stoffverwandlung nach dem physiologischen Vorbild der Verdauung. Die Lebensvorgänge wurden analog der «Scheidekunst» im alchemistischen Labor vorgestellt, wobei die Natur selbst als eine Alchemistin, eine «Magierin» im Sinne der *Magia naturalis*, erschien. Obwohl sich diese «chemische Medizin» teilweise äußerst scharf gegenüber der Galenistischen Humoralpathologie abgrenzte, enthielt sie durchaus auch humoralpathologische Elemente. Sie war natur*philosophisch* begründet und keineswegs natur*wissenschaftlich*, wie die moderne «physiologische Chemie», «Biochemie» oder auch «Neurochemie» ab der zweiten Hälfte des 19. Jahrhunderts, die gänzlich auf spekulative Begriffe wie «Lebensgeist» (*spiritus vitae*), «Lebenskraft» oder «Nervengeist» verzichtete. Die Wende zur Naturwissenschaft deutete sich um 1800 an, nachdem Lavoisier den Sauerstoff entdeckt hatte und durch die elektrischen Experimente von Galvani und Volta die Neurophysiologie ins Zentrum der medizinischen Naturforschung gerückt war.

Um die Wende zum 20. Jahrhundert sahen Neurologen und Psychiater, unter ihnen auch Freud und Kraepelin, die Zukunft der somatischen Forschung in der Anwendung chemischer Methoden. 1928 entstand in der Deutschen Forschungsanstalt für Psychiatrie in München ein Labor für Neurochemie. 1937 wurde in der angloamerikanischen Psychiatrie der Begriff «*neurochemistry*» geprägt. Eine intensive Forschungstätigkeit kam erst mit den 1950er Jahren auf. 1952 entstand im Max-Planck-Institut für Psychiatrie in München eine experimentellneurochemische Abteilung. 1955 erschien ein erstes Buch «*Biochemistry and the Central Nervous System*» (McIlwhin, 1955). Eine Übersicht vermittelt Kanig (2002).

Die Anregungen für die moderne psychiatrierelevante neurochemische Forschung kamen weniger aus der Grundlagenforschung als aus der klinischen Psychiatrie. Sie gingen von den therapeutischen Effekten der in den 1950er Jahren entdeckten Psychopharmaka aus (s. S. 494) Nachdem die antipsychotische Wirkung des Neuroleptikums Chlorpromazin und seiner Verwandten gefunden war, führten eingehende pharmakopsychiatrische und neurochemische Untersuchungen zur Dopamin-Hypothese der Schizophrenie. Entsprechende Arbeiten mit antidepressiven Psychopharmaka ergaben die Serotonin- bzw. Noradrenalin-Hypothese der Depressionen. Es folgten neurochemische Untersuchungen bei der Verwendung von *Tranquilizern* (hauptsächlich Benzodiazepinen), die eine Wirkungsweise über das GABA-System ergaben, um nur die wichtigsten Gebiete zu nennen. Bei dem Bemühen um möglichst nebenwirkungsarme Psychopharmaka waren systematische neuropharmakologische Untersuchungen ergiebig.

Was neurochemisch bis zu den 1980er Jahren erkannt wurde, betraf hauptsächlich das Neurotransmittersystem und seine Bedeutung für die Psychopharmakaeffekte. Es entstand ein weitgehend geschlossenes Modell der intercellulären Signalisierungsprozesse und der *second-messenger*-Systeme. Auf der nun bevorzugten molekularen Ebene treffen sich die heutige Neurochemie und Genetik.

Neuroendokrinologie

In der traditionellen Humoralpathologie (Säftelehre) steckte sicherlich eine gewisse Vorahnung endokrinologischer Tatbestände, die großenteils erst im 20. Jahrhundert von der Forschung zu Tage gefördert wurden. Schon in der Antike wurden Wechselwirkungen zwischen verschiedenen, zum Teil weit voneinander entfernten Organen und ihren Funktionen beobachtet und mit einer «sympathetischen» Übertragung u. a. durch Säfte oder Dämpfe erklärt (s. Kap. 2). Erst die Fortschritte der naturwissenschaftlichen Forschung im 19. Jahrhundert, insbesondere durch die Erkenntnisse der «experimentellen Medizin», konnten die biochemischen und neurophysiologischen Zusammenhänge («Regelkreise») des hormonellen Systems im Einzelnen aufgedeckt und beschrieben werden. Seit Anfang des 20. Jahrhunderts kamen im Zusammenhang mit den zunehmenden endokrinologischen Erkenntnissen Fragen nach Beziehungen zwischen endokrinen und psychischen Vorgängen auf. 1954 setzte Manfred Bleuler[221] mit dem Buch «Endokrinologische Psychiatrie» einen Meilenstein. Er fasste später zusammen: «Als ‹endokrinologische Psychiatrie› kann man die Lehre von psychischen Veränderungen bei endokrinen Krankheiten und von endokrinen Veränderungen bei psychischen Krankheiten zusammenfassen. Sie schließt in sich die Lehre von endokrinologischen Behandlungsverfahren in der Psychiatrie und von psychotherapeutischen Verfahren in der Endokrinologie.» (Bleuler, 1979a, S. 258) In diesen Worten kommt das zum Ausdruck, was heute als gesicherte Kenntnis gilt: Das Gehirn ist sowohl Zielorgan endokriner Einflüsse wie auch selbst Produktionsorgan einzelner Hormone. Die für die Psychiatrie wichtigsten Forschungsergebnisse betrafen das Hypothalamus-Hypophysen-Nebennierenrinden-System bei Stress und bei Depressionen.[222]

Neuronale Plastizität

Mit diesem Begriff ist ein aktuelles Thema der neurobiologischen Forschung angesprochen. Gemeint ist die Veränderlichkeit der Funktionen kartierter Hirnareale, und zwar die Veränderbarkeit durch Einflüsse von außen. Verknüpfungen von Neuronen sind beeinflussbar durch Lernvorgänge und deren visuelle, auditive und taktile Voraussetzungen. Man vermutet auch entsprechende Einflüsse von Denken, Sprechen und Emotionen. Für Letzteres sprechen Tierversuche, nämlich Deprivationsexperimente mit einer chronischen emotionalen Belastung, die depressionsähnlich sein soll. Dabei gehen die Vorstellungen dahin, dass die evolutionär entstandene neuronale Aktivität, nicht der kognitive oder sonstige psychische Vorgang das Primäre sei.

Auch Einflüsse von Erfahrungen und Erlebnissen in der Vorgeschichte, namentlich in der Kindheit, wurden auf die Ausbildung von Hirnstrukturen und -funktionen mittels der genannten neuroradiologischen bildgebenden Verfahren untersucht. Demnach wird auch frühkindlichen abnormen Umwelterfahrungen ein Einfluss auf Hirnfunktionen im Sinne der Neuroplastizität zugeschrieben. Psychosoziale Faktoren aus den frühen kindlichen Lebensphasen könnten Hirnfunktionen verändern, womit möglicherweise eine erhöhte Vulnerabilität verbunden ist, welche zur Erklärung des späteren psychischen Erkrankens (möglicherweise erst im Erwachsenenalter) beiträgt. Es wird auch erörtert, ob psychotherapeutische Einflussnahme im Sinne der Neuroplastizität wirksam sein könnte. «Neurobiologie der Psychotherapie» und «Neuropsychotherapie» sind zu viel diskutierten Stichworten geworden. Eine neue Zeitschrift erschien unter dem Titel «*Neuropsychoanalysis*».

Das Modell «Neuronale Plastizität» beinhaltet die Vorstellung, dass Hirnstruktur und -funktion nicht allein von genetischen Bedingungen, sondern auch von Umwelteinflüssen abhängig ist. Diese faszinierende Idee ist sowohl von neurobiologischer wie von psychotherapeutischer Seite mit großen Erwartungen aufgenommen worden. Ob aber hiermit auch die Polarisierung somatisch versus psychisch, der psychophysische Parallelismus und der kartesianische Leib-Seele-Dualismus überwunden werden können (wie man inzwischen prognostiziert), bleibt abzuwarten.

Stand der neurobiologischen Forschung

Nach dem großen Forschungsaufwand in den genannten Gebieten und den hoch gespannten Erwartungen ist die Frage zu stellen, ob die Ergebnisse dementsprechend ausgefallen sind. Gewiss ist der technische Fortschritt gigantisch, und der Ertrag für die Grundlagenforschung (auch von Studien, die im Bereich der Psychiatrie angestellt wurden) ist unbezweifelbar. Für die klinische Psychiatrie aber ist das meiste nur wenig relevant; der Ertrag für die psychiatrische Therapie ist begrenzt geblieben. Zu fragen ist auch nach dem Sinn von Begriffen wie «biologische Psychiatrie», «evolutionäre Psychiatrie» oder «molekulare Psychiatrie». Handelt es sich um verschiedene Psychiatrien, um «moderne» Sinngebungen des Faches oder doch eben um Arbeitsrichtungen innerhalb der Psychiatrie?[223]

Damit ist das Problem der Biologisierung der Psychiatrie angesprochen. Sie reiht sich in die allgemein zu beobachtende Biologisierung des Menschen ein. Offenbar kommt es gegenwärtig im Gefolge der molekularbiologischen Wende der Medizin («molekulare Medizin») zu einer spürbaren Renaissance des biologischen Denkens, das bereits um 1900 unter anderen Vorzeichen einen Höhepunkt erreicht hatte.

26. Zwei Wege der Psychiatrie

Im Rückblick auf den zweiten Teil dieses Buches, in dem Begründungen und Entwicklungen (zudem auch Irrwege) der Psychiatrie im 20. Jahrhundert dargestellt wurden, fällt die Vielgestaltigkeit der Themen auf. Sie entspricht der Uneinheitlichkeit der wissenschaftlichen Tendenzen in dieser Zeit. Einerseits waren einzelne Richtungen und Arbeitsgebiete naturwissenschaftlich-biologischer, psychodynamischer, psychopathologischer, phänomenologischer und sozialpsychiatrischer Ausrichtung zu referieren. Jeder dieser Ansätze war auf eine bestimmte Methode bezogen, verstand sich unabhängig von anderen Arbeitsrichtungen und beanspruchte mehr oder weniger, die Psychiatrie zu repräsentieren. Andererseits war über klinisch orientierte, vielseitig konzipierte und auf Integration und Pluridimensionalität ausgerichtete Konzeptionen zu berichten, insbesondere in der Zürcher und Tübinger Schule. So zeichneten sich zwei Wege ab, die durch das 20. Jahrhundert zu verfolgen sind. (Die bisherigen Ausführungen haben auch gezeigt, dass die häufig bemühte Polarisierung biologisch versus dynamisch oder psychosozial die Entwicklungen der Psychiatrie allenfalls oberflächlich widerspiegelt.)

Bevor die folgenden Teile des Buches auf spezielle Bereiche wie Versorgung, Krankheiten und Behandlungen eingehen, soll an dieser Stelle noch einmal auf die grundsätzliche Frage nach den Wegen der Psychiatrie eingegangen werden: einerseits unidimensional-methodebezogenes, andererseits klinisch-pluridimensionales Vorgehen. In den anstehenden Erörterungen wird von den methodebezogenen Konzeptionen die neurobiologische Arbeitsrichtung der Psychiatrie gleichsam exemplarisch herangezogen, da sie sich durch ihre vergleichsweise starke und langfristige Ausprägung von den anderen genannten Konzeptionen abhebt. Um den Ursprüngen dieses Dualismus nachzugehen, bietet sich eine komparativ-biographische Perspektive an, nämlich ein Vergleich der beruflichen Wege und Lebenswerke von Karl Bonhoeffer und Robert Gaupp. Sie waren die bedeutendsten deutschen Psychiater der Generation nach Kraepelin und erlangten internationale Geltung. Bonhoeffer und Gaupp repräsentieren die beiden Wege, die in den Entwicklungen der Psychiatrie im weiteren Verlauf des 20. Jahrhunderts zu erkennen sind.

Gemeinsame Basis

K. Bonhoeffer und R. Gaupp waren ungefähr gleich alt (s. Zeittafel), sie waren schwäbische Landsleute und stammten aus angesehenen Familien der evangelisch-humanistischen Tradition (vgl. Bonhoeffer, 1969; Gaupp, 1978). Sie studierten Medizin in Tübingen, gehörten der gleichen Studentenverbindung an und entschlossen sich zur Psychiatrie. Nachdem Bonhoeffer 1893 in die Psychiatrisch-Neurologische Universitätsklinik Breslau eingetreten war, holte er den jüngeren Freund nach und wurde sein «einfühlsamer Lehrer» (Gaupp, 1943, S. 326). Die Breslauer Klinik unter C. Wernicke war in dieser Zeit das Zentrum der neuropathologisch orientierten Psychiatrie, die weitgehend die psychiatrische Forschung repräsentierte. Aufgrund seiner früheren Erfolge in der neurologischen Forschung, von denen die Lokalisation der sensorischen Aphasie am bekanntesten ist und nach ihm benannt wurde, war Wernicke auch als Psychiater Hirnforscher. Sein wissenschaftliches Interesse galt ganz den Funktionen der Hirnrinde und den lokalisierbaren Läsionen.

Zeittafel

KARL BONHOEFFER		ROBERT GAUPP	
*31. 3. 1868	in Neresheim/Württ. (Vater: Richter, Landgerichtspräsident) Gymnasium in Tübingen	*3. 10. 1870	in Neuenburg/Württ. (Vater: Amtmann, Staatsrat) Gymnasium in Stuttgart
1886–1892	Studium in Tübingen, München, Berlin		
		1888–1894	Studium in Tübingen, Genf, Straßburg
1. 1. 1893	Assistent in Breslau		
		1. 10. 1894	Assistent in Breslau
1897	Habilitation in Breslau	1897	Oberarzt in Zwiefalten
1897–1903	Station für Psychosekranke im Gefängnis Breslau	1897	Breslau: Poliklinik, LVA eigene Praxis
		1898	«Zentralblatt»
		1900	Oberarzt in Heidelberg
		1901	Habilitation
1903	Königsberg		
1904	Heidelberg	1904	Oberarzt in München
1904–1912	Breslau	1906–1936	Tübingen
1912–1937	Berlin		
1908	«Klassifikation der symptomatischen Psychosen»		
1909	«Exogene Psychosen»		
1910	«Die symptomatischen Psychosen»	1910	«Paranoische Veranlagung»
		1914	«Fall Wagner»
1917	«Die exogenen Reaktionstypen»		
		1936	Emeritierung
1938	Emeritierung		
		1942	«Fall Hager» Arbeiten zum Wahn, zur Psychiatriegeschichte
	«Erfahrungen aus den beiden Weltkriegen» (1947) «Auswirkungen des Sterilisationsgesetzes» (1949)	1945–1948	Dezernent Gesundheitswesen Stuttgart
† 4. 12. 1948	in Berlin	† 30. 8. 1953	in Stuttgart

Gaupp und Bonhoeffer waren zunächst von «Wernickes tiefwirkendem Einfluß» (Gaupp, 1938a, S. 208) beeindruckt. Sie arbeiteten und publizierten über neurologische und neuropathologische Themen und waren fasziniert von der «aus dem Aphasieschema abgeleiteten theoretischen Lehre von den Psychosen als Erkrankungen des Assoziationsorgans» (Gaupp, 1943, S. 327). Bonhoeffer führten seine Forschungen zu einer unerwarteten Entdeckung, die zwar nicht in das Wernicke'sche Lokalisationsschema passte, ihn aber als einen hirnorientierten Psychiater auswiesen. Ganz anders Gaupp: Er erkannte die Einseitigkeit und die Schwächen dieser Psychiatrie, die ihn nicht zufrieden stellte. Er fand die «hirnanatomische Denkweise überwertig» (Gaupp, 1949, S. 6).

Rückblickend berichtete Gaupp über eine klinische Erfahrung, die ihn stark beeinflusste: Eine Frau kam wegen Stupor und Mutismus, aufgetreten im Wochenbett, zur stationären Behandlung. Monatelang blieb sie in diesem negativistischen Zustand. Niemandem gelang es, mit ihr zu sprechen, dem Stationsarzt nicht und ebenso wenig dem Klinikleiter Wernicke. Keine Behandlung half – entgegen der Verlaufsprognose, die Wernicke aus seiner neuropathologischen Theorie ableitete. Schließlich holte der resignierte Ehemann die Frau gegen ärztlichen Rat nach Hause. Wie man später erfuhr, begann sie schon auf dem Heimweg zu sprechen und war bald gesundet. Dieser Verlauf schien mit dem damaligen Psychosenmodell nicht erklärt werden zu können. Gaupp suchte die Patientin zu Hause auf, da er den Verlauf nicht einfach als schwer erklärbaren Sonderfall abtun mochte, sondern die grundsätzliche Problematik erkannte. «Aber zeigt nicht jeder solche Fall die Unmöglichkeit, mit den physiologischen Methoden naturwissenschaftlicher Beobachtung und Deutung in das Wesen der abnormen seelischen Vorgänge auf dem von Wernicke gewählten Weg tiefer einzudringen?!» (Gaupp, 1943, S. 327 f.)

Verschiedene Wege

Bonhoeffer, der sich 1897 bei Wernicke habilitierte, hatte anscheinend seinen wissenschaftlichen Weg gefunden. Er übernahm für einige Jahre die Leitung einer psychiatrischen Gefängnisabteilung in Breslau, bis er 1903 seinen ersten Ruf nach Königsberg erhielt.[224]

Gaupp verließ Breslau, war 1897 drei Monate Oberarzt in der Anstalt Zwiefalten. Hierzu schrieb er später: «Ich kann es heute offen gestehen, ich war damals gegenüber der Fülle des Neuen, was ich da kennenlernte, was ich nie gesehen, von dem ich kaum eine dunkle Ahnung hatte, völlig ratlos und mußte erleben, daß ich mit Wernickes Symptomerfassung und Symptomanalyse [...] doch nur *eine* Seite der psychiatrischen Wissenschaft kennengelernt hatte [...].» (Gaupp, 1949, S. 5) Seine bisherige fachliche Basis erwies sich als zu schmal, und er geriet in eine «innere Auseinandersetzung» (Mauz, 1959, S. 140), die ihn an der Psychiatrie, so wie er sie kennen gelernt hatte, zweifeln ließ.

In den folgenden Jahren des Suchens (s. Zeittafel) übernahm Gaupp eine Tätigkeit, die für seinen Werdegang bestimmend werden sollte, nämlich die Arbeit am «Zentralblatt für Nervenheilkunde und Psychiatrie», zunächst ab 1898 als Mitherausgeber, dann ab 1900 als leitender Redakteur. Gaupps Rezensionen psychiatrischer Veröffentlichungen fanden ungewöhnliche Aufmerksamkeit und großes Interesse, zumal er sich durch eine «seltene Begabung zu einer positiven Kritik» (Mauz, 1959, S. 141) auszeichnete. Über ein halbes Jahrhundert begleitete er so den Gang seines Faches als «das lebende Gewissen der Psychiatrie seiner Zeit» (Villinger, 1950, S. 1732).

Auch Emil Kraepelin wurde so auf Gaupp aufmerksam. Kraepelin, der in Heidelberg eine Psychiatrie mit klinischer Ausrichtung und Vielseitigkeit praktizierte, hatte um 1900 wohl Mitarbeiter für verschiedene methodenbestimmte Arbeitsgebiete, suchte aber einen Psychiater, der «Lust und Fähigkeit zur Beschäftigung mit den klinischen Fragen hätte» (Kraepelin, 1983, S. 121). Er fand ihn in Robert Gaupp, und dieser fand in Kraepelin einen Lehrmeister, der ihm die ganze Differenziertheit der Psychiatrie zeigte (vgl. Gaupp, 1939). 1901 erfolgte die Habilitation. In seiner Antrittsvorlesung über die Paranoiafrage zeichnete sich bereits sein Hauptarbeitsgebiet ab.[225]

Bonhoeffer wurde nach einem Jahr in Königsberg nach Heidelberg als Nachfolger Kraepelins berufen, wo er aber nur ein Semester blieb, um als Nachfolger Wernickes nach Breslau zu gehen (1904). War das eine Entscheidung für die Wernicke-Psychiatrie und gegen die Kraepelin-Psychiatrie? Für diese Vermutung spricht eine spätere Äußerung Bonhoeffers (Bonhoeffer, 1969, S. 66): «Die Nachfolge Kraepelins habe ich nicht ohne Befangenheit angetreten [...]. Ich kam mir in dieser Situation etwas verloren vor und als Außenseiter nicht so recht geeignet, an dieser prominenten Stelle zu stehen.» Der damalige Oberarzt Gaupp äußerte hierzu: «Bonhoeffer blieb in den Grenzen der empirischen Welt, die ihm zugänglich war. Er empfand meine Abwendung von der Wernicke'schen [...] Deutung seelischer Gegebenheiten bereits als einen Verrat am System des Meisters von Breslau [...].» (Gaupp, 1949, S. 6)

Ihre wissenschaftlichen Leistungen von psychiatriegeschichtlichem Rang fielen bei beiden in die gleiche Zeit, bei Bonhoeffer in die acht Jahre seiner zweiten Breslauer Tätigkeit, bei Gaupp ins erste Jahrzehnt seiner Tübinger Arbeit (s. Zeittafel).

Bonhoeffers bleibendes Verdienst ist die Konzeption der symptomatischen bzw. exogenen Psychosen oder Reaktionstypen (s. S. 335). Die Konzeption Bonhoeffers ist in ihrer nosologischen Bedeutung vergleichbar der Systematik der endogenen Psychosen von Kraepelin. «Seine Darstellung hat Bestand gehabt, sie ist aus der Psychiatrie nicht mehr wegzudenken, ja sie ist für das psychiatrische Denken immer bedeutungsvoller geworden […].» (Zeller, 1969, S. 141) Bonhoeffer war ein «organischer» Psychiater. Seinen Hörsaal zierten zahlreiche Abbildungen von Hirnschnitten. Andere Richtungen der Psychiatrie, auch der Psychotherapie, sparte er aus.

Das Hauptthema von Gaupp, der von 1906 bis 1936 Ordinarius in Tübingen war, wurde die Paranoia. Die methodologischen Voraussetzungen erörterte er 1903. Eine Arbeit von 1910 enthält eine wesentliche Erweiterung der Kraepelin'schen Paranoialehre, nämlich um den psychodynamischen Aspekt (s. Kap. 44). Hiermit führte Gaupp die tiefenpsychologische Dimension und damit die Psychotherapie der Psychosen in die Psychiatrie ein.[226] Aus der vielseitigen klinischen Psychiatrie Kraepelins entwickelte Gaupp die pluridimensionale Psychiatrie (s. Kap. 15).[227]

Das unterschiedliche Psychiatrieverständnis von Bonhoeffer und Gaupp stellt sich zusammenfassend so dar: Nach dem gemeinsamen Beginn ging Bonhoeffer weiterhin von der Hirnfunktion aus und blieb neuropathologisch orientierter Neurologe und Psychiater. Gaupp wandte sich der klinisch orientierten Psychiatrie zu, auch in der Forschung. Bonhoeffer legte Wert auf die Verbindung von Neurologie und Psychiatrie. Gaupp pflegte unter Verzicht auf die Neurologie die ganze Breite der Psychiatrie. Bonhoeffer arbeitete methodebezogen-unidimensional, Gaupp konzipierte und praktizierte eine klinisch-pluridimensionale Psychiatrie. Die Gegenüberstellung von methodebezogen und klinisch bzw. unidimensional und pluridimensional kennzeichnet die verschiedenen Wege der Psychiatrie im 20. Jahrhundert.[228]

Eine weitere Erfahrung zeichnet sich bereits in den unterschiedlichen Psychiatriestilen von Bonhoeffer und Gaupp ab. Gaupp, der die Breite der Psychiatrie vertrat, hatte keine Schwierigkeiten, auch neurowissenschaftliche Arbeitsrichtungen anzuerkennen und in Laboratorien der eigenen Klinik zu fördern. Bonhoeffer hingegen fiel es sehr schwer (wie die referierten Heidelberger Begebenheiten zeigen), von seiner unidimensionalen Einstellung ausgehend einen anderen Psychiatriestil, in diesem Fall den von Kraepelin und Gaupp, nachzuvollziehen. Auch diese Erfahrung ist der Gegenwartspsychiatrie geläufig.

Pluridimensionales Vorgehen

Zu Beginn des 20. Jahrhunderts wurde die pluridimensionale Psychiatrie in der klinischen Arbeit wie in der Forschung konsequent in der Tübinger Schule von R. Gaupp (1903; s. Kap. 15) und in der Zürcher Schule von E. Bleuler (1911; s. Kap. 14) praktiziert. Sie ist jedoch bereits seit der Entstehung der modernen Psychiatrie in der französischen Schule nachweisbar. Esquirol (1838a) hat dieses Prinzip klar ausgesprochen, und in der deutschen Psychiatrie wurde es von Griesinger (1845) nachdrücklich gefordert (s. Kap. 6). In Kraepelins (1920a) pluralistischer Psychiatrie kündigt sich Mehrdimensionalität an. Aus dem frühen 20. Jahrhundert sind außer den Genannten der deutsche Psychiater F. Kehrer (1916; s. Kap. 43) und der schweizerisch-amerikanische Psychiater A. Meyer (1957; s. Kap. 30) anzuführen. Meyer formulierte «psychobiologisch», E. Kretschmer (1919b) «mehrdimensional». In den folgenden Generationen der deutschen Psychiatrie sind F. Mauz, W. v. Baeyer, J.-E. Meyer und andere zu nennen sowie unter den Kinderpsychiatern R. Lempp. In jüngerer Zeit ist das von G. L. Engel (1978) eingeführte Stichwort «biopsychosozial» allgemein bekannt geworden.

Auch das Vulnerabilitätsmodell (Zubin, 1977), das pluridimensionales Denken voraussetzt, zeichnet sich bereits bei Psychiatern des 19. Jahrhunderts ab, etwa bei Esquirol (1838a) und Griesinger (1845). Die Begriffsgeschichte des Vulnerabilitätskonzeptes erklären Stamm und Bühler (2001).

Das Prinzip pluridimensionalen Vorgehens liegt in der Erkenntnis, dass Pluridimensionalität mehr bedeutet als Vielseitigkeit oder Pluralität. Es geht nicht nur darum, dass der Arzt bzw. Wissenschafter verschiedene mögliche Perspektiven einnehmen kann, also nicht nur um Einstellungen des Psychiaters. Die *Dimensionen* des Menschseins und des Krankseins sind vielmehr als *gegeben* vorauszusetzen. Pluridimensionalität heißt, die verschiedenen Dimensionen zu erfassen, nachzuzeichnen und ihre Beziehungen zueinander zu erkennen und der Komplexität des seelisch Krankseins gerecht zu werden, statt sie zu verleugnen (vgl. Tölle, 1999d).

Im Rahmen einer pluridimensional verstandenen Psychiatrie hat jede unidimensionale Arbeitsrichtung ihre Berechtigung und ihren festen Platz. Wissenschaftlich muss jeder Forschungsansatz zunächst unidimensional-methodebezogen sein, das ist nicht anders denkbar. Bonhoeffers Leistung ist hierfür ein herausragendes Beispiel. Dabei sollte sich aber der unidimensionale Ansatz in den Kontext der psychiatrischen Wissenschaft einfügen, also die Pluridimensionalität des Faches berücksichtigen. Die Forschungsarbeit der Zürcher und der Tübinger Schule sind hierfür historische Beispiele.

In der praktischen Arbeit gibt es keine Alternative zum pluridimensionalen Vorgehen. Die Arbeit mit dem Patienten umfasst unabdingbar medizinisches Erklären *und* psychologisches Verstehen; in der Kindheitsanamnese kommt es auf biologische Schäden *ebenso* an wie auf psychische Traumata, situativ sind medizinische Befunde gleichermaßen wie psychische Konflikte und soziale Probleme zu berücksichtigen; therapeutisch müssen Somatotherapie, Psychotherapie *und* Soziotherapie ineinander greifen. Eindimensional vorzugehen, wäre nach Kretschmer (1919b) abstrahierend (heute würde man sagen: reduktionistisch). Bleuler (1919) sah im monokausalen Vorgehen einen Ausdruck des autistisch-undisziplinierten Denkens.

«Biopsychosozial» ist heute in aller Munde und doch nicht selbstverständliche klinische Realität. Zum Teil ist nur die Vielseitigkeit der Psychiatrie gemeint, nicht aber die zwingende Integration; zum Teil handelt es sich nur um den Ausdruck der Toleranz gegenüber anderen im Gegensatz zur eigenen Arbeitsrichtung; zuweilen bedeutet diese Rede nicht mehr als ein Lippenbekenntnis.

Gibt es ein «Paradigma» der Psychiatrie? Könnten die genannten Ansätze und beschriebenen Wege diesen Anspruch erheben? Nach T. S. Kuhn (1962), der ursprünglich von der Geschichte der Naturwissenschaften, insbesondere der Physik, ausging, ist ein Paradigma «eine Gesamtkonstellation von Überzeugungen, Wertungen, Verfahrensweisen usw., die von den Mitgliedern einer gegebenen Gemeinschaft geteilt werden». Die erste Forderung, nämlich nach einer Gesamtkonstellation, wird von den unidimensionalen Arbeitsrichtungen nicht erfüllt. Der pluridimensionale Ansatz geht wohl von einer Gesamtkonstellation aus, aber wird er von den Mitgliedern, also den Psychiatern insgesamt oder auch nur in ihrer Mehrheit, geteilt? Ein eindeutiges Paradigma zeichnet sich gegenwärtig nicht ab. Auch im 21. Jahrhundert bleibt die Psychiatrie zunächst uneinheitlich.

Krankenversorgung

27. Vorläufer im Orient und Okzident

Ende des 18. Jahrhunderts, auf der Schwelle zur Moderne, entstanden die «Irrenhäuser» als spezielle Einrichtungen der Krankenversorgung, welche das psychiatrische Anstaltswesen begründeten. In früheren Zeiten spielten die Hospitäler im christlichen Abendland im Kontext der Klostermedizin eine große Rolle bei der allgemeinen Versorgung von (armen) Kranken. Dabei waren weniger medizinische Wissenschaft und ärztliche Kunst gefragt als vielmehr Wohltätigkeit (*caritas*) und Barmherzigkeit (*misericordia*) im Sinne einer religiösen Motivation für die Krankenpflege. Gleichwohl darf die Unterscheidung von (vormodernem) Hospital und (modernem) Krankenhaus nicht außer Acht lassen, dass es auch im Mittelalter, vor allem im arabisch-islamischen Herrschaftsbereich, wissenschaftliche (d. h. in Verbindung mit Medizinschulen stehende) Zentren der Krankenversorgung gab. Hier sind bereits spezielle Abteilungen für Geisteskranke nachweisbar. Aber auch im christlichen Abendland kam es in Mittelalter und Früher Neuzeit vereinzelt zu besonderen Einrichtungen, lange bevor das «Irrenhaus» etabliert wurde. Freilich ist vielfach eine inhumane Verwahrung und Zurschaustellung der Irren zu beobachten.

Zur antiken Situation

Im Schrifttum der antiken Medizin finden wir die Schilderung von Symptomen, Krankheitsbegriffen, ätiologischen Erklärungsmodellen, die wir aus heutiger Sicht der Geschichte der Psychiatrie zuordnen können. Pigeaud (1987) hat für die Begriffsgeschichte der «Manie» eingehend den Übergang von der symptomatologischen Betrachtungsweise eines Hippokrates (ca. 460–370 v. Chr.) zu den systematischen Definitionen späterer Arztgenerationen wie Aretaeus und Celsus (beide 1. Jh. n. Chr.) oder Caelius Aurelianus (5. Jh. n. Chr.) aufgezeigt. Für die abendländische Tradition wurden drei Begriffe besonders wichtig: die Phrenitis (als akute Fieberkrankheit) sowie die Manie und die Melancholie (als chronische Zustände). Die therapeutischen Maßnahmen griffen auf das Arsenal der humoralpathologischen Medizin zurück: Reinigung bzw. Ableitung der krankhaften oder verunreinigten Körpersäfte, spezielle Diät, ärztliche Ratschläge zur Lebensführung (Diätetik im weiteren Sinne). Auch Vorformen der Psychotherapie werden erkennbar: Bereits Celsus (1. Jh. n. Chr.) empfahl in besonders schweren Krankheitsfällen das Einjagen von Furcht und Schreck sowie das Zufügen von Schmerzen, was die verwirrte Seele heilen sollte (vgl. Jetter, 1981, S. 2).

Obwohl Geisteskrankheit insofern durchaus von der Medizin thematisiert wurde, finden wir in der griechisch-römischen Antike keine institutionalisierte psychiatrische Krankenversorgung. Dies liegt auch daran, dass es – von den griechischen Asklepiostempeln und den römischen Militärlazaretten (*Valetudinarien*) abgesehen – keine Hospitäler oder Krankenhäuser gab. Es ist anzunehmen, dass auch Geisteskranke im Asklepiosheiligtum bzw. *Valetudinarium* behandelt wurden, von speziellen Abteilungen für Geisteskranke, die etwa ihrer Absonderung dienten, konnte jedoch keine Rede sein.

Arabisch-islamische Einrichtungen für Geisteskranke

Wenn wir einmal vom buddhistischen Kulturraum Asiens absehen, so lassen sich wohl erst im mittelalterlichen arabisch-islamischen Herrschaftsbereich eigene medizinische Einrichtungen für Geisteskranke feststellen. Seit dem 9. Jahrhundert liegen entsprechende Berichte vor. So wurde um 800 in Bagdad ein Spital errichtet, in welchem sich auch psychisch Kranke aufhielten. Freilich blieben neben solchen Einrichtungen wissenschaftlich hochstehender Medizinschulen noch dämonologische Reste des arabischen Heidentums erhalten, welche von einer Welt der guten und bösen Geister («*Dschinn*») ausging, die zur Besessenheit und Verzauberung führen konnten. Diese Geisterwelt entsprach durchaus der Dämonologie im christlichen Abendland. Demgegenüber stand die arabische Schulmedizin in der Tradition der antiken Medizin und pflegte eine rationale, somatische Betrachtung. «Irrenpflege war von Anfang an den islamischen Ärzten zur Standespflicht gemacht. Seit dem 10. Jahrhundert gab es profane Irrenhäuser. Unterbringung und Verpflegung waren oft üppig; Musik, Tanz, Theater und Bäder unterstützten den diätetischen Heilsplan.» (Schipperges, 1961, S. 10)

So heißt es in einem «*Itinerarium*» eines Besuchers des Irrenhauses zu Bagdad: «Ich besuchte dort auch einen Palast, der den Namen *dar al-marhama* trägt, was heißt: Haus der Barmherzigkeit. In diesem halten sich alle Wahnsinnigen der ganzen Gegend auf, in geschlossenen Abteilungen oder unter einer Kur. Vereinzelt hatte man sie auch angebunden, bis sie ihre Besinnung wiedererlangten. Wenn einer einigermaßen geordnet war, durfte er nach Hause gehen. [...] Dies hat die Obrigkeit aus Motiven der Barmherzigkeit und zu Zwecken der Wohltätigkeit errichtet. Sie soll allgemein denen zugute kommen, die an Wahnsinn und ähnlichem leiden.» (Zit. n. Schipperges, 1961, S. 11)

Geisteskranke wurden offenbar in kleinerer Anzahl auch im *Bimaristan*-Krankenhaus in Kairo (872 gegründet) und dem *Al-Nuri*-Krankenhaus in Damaskus (Mitte des 12. Jahrhunderts) aufgenommen. Abteilungen für Geisteskranke gab es am *Bimaristan* des Saladin in Kairo (1182), am *Al-Mansuri*-Krankenhaus in Kairo (1284) und am neuen *Bimaristan* von Aleppo (1354). Zwischen dem 14. und 16. Jahrhundert existierten unter islamischer Herrschaft eine Reihe von Irrenspitälern. Gerade in Spanien machte sich der maurische Einfluss bei der Gründung psychiatrischer Spitäler geltend: Granada (1375), Valencia (1409), Saragossa (1425), Sevilla und Valladolid (1436) und Toledo (1483) sind hier zu nennen (vgl. Payk, 2001, S. 241).

In der Medizingeschichtsschreibung wurden immer wieder der humane Umgang und die intensive medizinische Pflege der Geisteskranken im Islam hervorgehoben. Dies erklärt sich aus der religiösen Tradition (Koran) einerseits und der wissenschaftlichen Auseinandersetzung der arabischen Medizin mit dem Problem der Geisteskrankheiten andererseits (vgl. Schipperges, 1961). Aufschlussreich ist etwa eine Schilderung von Evilija aus dem Jahr 1651, der das Krankenhaus des Sultans Bajezid II. (1481–1512) in Adrianopel im Einzelnen beschrieben hat. Wasserspiele, wunderbare Gärten, Anblick schöner Blumen sollten zur Heilung von Geisteskranken beitragen, ebenso eine Art «Riechtherapie», welche die Düfte von Blumen und Sträuchern nutzte. Besonders wichtig war eine Art Musiktherapie mit Orchesterkonzerten, die als «Nahrung für das Gemüt» angesehen wurden. «Tag und Nacht werden dreimal den Irren [...], und zwar jedem seinem Leiden entsprechend, kostbare Speisen verabreicht. Die Jäger bringen alle Vögel bis zu Steinhühnern, [...] Fasanen, Tauben, Kleinholztauben, Gänsen, Enten und Nachtigallen dem Verwalter, und indem sie nach Wunsch und Intension der Ärzte gekocht werden, verabreicht man sie den Kranken.» (Zit. n. Staehelin, 1957)

Die Entstehung von speziellen Krankenanstalten an der Schnittstelle von islamischer und christlicher Welt in Spanien lässt sich auch am *Maristan* in Granada studieren, das als islamisches Hospital errichtet wurde (1365–1367) und nach der christlichen Eroberung von 1492 lange Zeit als Narrenhaus («*Casa de los Locos*») diente. Der Narr schien im Islam ein besonderes Verhältnis zu Allah zu haben, wurde vielfach wie ein Heiliger verehrt und als Orakel befragt. Die «Ehrfurcht vor dem Narren» wird vor den religiösen Vorstellungen der Muslime verständlich. Man könne zeigen, meint Schipperges, «wie der gebildete Muslim die Welt des Narren sieht, wie er sie differenziert, auch relativiert, wie er dennoch reserviert, ja devot bleibt, immer aber um das ‹humanum› sich müht, mit dem der Narr uns anspricht» (Schipperges, 1961, S. 5).

Zwischen Fürsorge, Verwahrung und Zurschaustellung

Als ältestes Irrenhaus der Welt («*primer manicomio del mundo*») wird oft das Haus der Narren («*Casa de Orates*») des Mönches Gilabert Jofré deklariert, das 1409 in Valencia eröffnet wurde. Es handelt sich hier um eine völlig selbständige, nur für Irre geschaffene Einrichtung. Der arabisch-islamische Einfluss in Spanien war hierfür wohl entscheidend (vgl. Jetter, 1981, S. 79).

Wenn wir auf die Entwicklung der Irrenversorgung in Deutschland schauen, so gab es – verglichen mit dem islamischen Standard – keine gleichwertigen Einrichtungen. In einem übersichtlichen historischen Abriss hat Jetter (1966, S. 53–62) die Irrenfürsorge durch Klöster und Städte dargestellt. Die ersten Anfänge sind mit dem Orden der Alexianer verbunden, der in seinem Aachener Kloster (1396 gegründet) wahrscheinlich Geisteskranke aufgenommen hat. Gegen Ende des 14. Jahrhunderts entstanden neben Aachen erste Niederlassungen auch in Köln und Antwerpen. Die Brüder waren in ihrer selbst auferlegten Armut so konsequent, dass sie zu einer Randgruppe (wie man heute sagen würde) wurden und wohl deshalb ein besonderes Verständnis für außenstehende und zurückgewiesene Menschen entwickelten. Sie bemühten sich um «Aussätzige» und «Irre», später auch um Pestkranke. Als die Pest in Europa erloschen war, wandten sich die Alexianer im 18. Jahrhundert ganz den Geisteskranken und Schwachsinnigen zu.

Daher wurden sie auch «Seelbrüder» genannt. Aus ihren klösterlichen Einrichtungen gingen zum Teil Irrenanstalten hervor. So übernahm der berühmte belgische Psychiater Joseph Guislain (1797–1860) 1828 in Gent die Leitung des *Hospice des Hommes aliénés*, das ein Jahr zuvor im dortigen Alexianer-Kloster (*Cloître des Alexiens*) eingerichtet worden war (vgl. Jetter, 1981, S. 144). Von den 1860er Jahren an gründete der Orden in mehreren Städten des Rheinlandes, in den Niederlanden und dann in den USA psychiatrische Anstalten. Über die frühe klösterliche Irrenfürsorge sei allerdings, so Jetter, im Einzelnen kaum etwas bekannt (vgl. Jetter, 1966, S. 53).

Gut dokumentiert sind die Narrenkäfige («Dorenkisten»), die im 14. und 15. Jahrhundert in Hamburg, Braunschweig, Lübeck und Düsseldorf bezeugt sind. So wurde noch 1555 in Düsseldorf ein Holzkasten für Irre gebaut, in dem man sie an Hauptverkehrswegen ausstellte und der Spottlust der Vorbeikommenden auslieferte. Damit war die erste Methode gefunden, gefährliche oder störende Narren abzusondern, den Vorbeikommenden zu präsentieren und ihnen Gelegenheit zum Spenden zu geben. (Über das Zurschaustellen Geisteskranker bzw. behinderter Menschen s. Kap. 10.)

Die Unterbringung gefährlicher Irrer in Türmen der Stadtmauern war eine weitere Möglichkeit. Teilweise wurden, wie in Lübeck, insbesondere angesehenen Familien Gefängnisse in Türmen leihweise überlassen, um kranke Angehörige unterzubringen. Narrenhäuschen stellten eine weitere Form der spätmittelalterlichen Irrenfürsorge dar, wie sie 1460 in Nürnberg bei der Spitalbrücke und 1475 in Augsburg gebaut wurden.

Gerade ehemalige Leprosorien und Pesthäuser, die im 16. und 17. Jahrhundert zumeist leer standen, boten sich für die Unterbringung Geistesgestörter an. Zur sicheren Verwahrung eigneten sich freilich die Pesthäuser eher als die Leprosorien: Sie lagen stets vor der Stadt im freien Feld, abseits von Durchgangsstraßen und waren oft von breiten Wassergräben umgeben (vgl. Jetter, 1966, S. 54). So wurde der Pesthof in Hamburg seit 1683 für die Unterbringung von Irren benutzt, wobei Tolle und Narren unterschiedlich verwahrt wurden. Noch 1810 wurden hier 104 Wahnsinnige und 36 Epileptiker verwahrt. Ähnliches gilt für das Berliner Pesthaus, die spätere *Charité*.

In einer weiteren Entwicklungsstufe wurden die Geisteskranken in die Gebäude der Hospitäler selbst aufgenommen, was seit Ende des 15. Jahrhunderts festzustellen ist. Vermutlich handelte es sich jedoch hierbei um ruhige Geistesgestörte («Narren») und nicht um tobsüchtige und gefährliche Irre («Tolle»). Solche Räume für Geisteskranke gab es in den Heilig-Geist-Hospitälern in München und Frankfurt am Main. Doch offenbar bewährte sich diese Unterbringung der Irren in eigenen Zellen innerhalb eines Hospitals nicht. Man ging dazu über, isolierte Spitäler hinter dem Hauptspital zu errichten. Eine Abtrennung der Irrenfürsorge vom allgemeinen Spitalbetrieb wurde offenbar als notwendig angesehen. So berichtet Johann August Schmidt 1793 bei einem Besuch des Heilig-Geist-Hospitals in Augsburg, dass die Irren wohl in einem nicht mehr benutzten Turm der mittelalterlichen Stadtmauern untergebracht waren, der im Hospitalbezirk lag. «Neun [...] enge, schmutzige Löcher ohne Fenster», die sechs Kranke beherbergten, welche mit Fußeisen gefesselt auf Stroh lagen. Nachtstühle waren nicht vorhanden, und die Speisen wurden in angeketteten Näpfen verabreicht (vgl. Jetter, 1966, S. 56).

Indem man das Tollhaus aus dem Hospitalbezirk herausnahm, war der letzte Schritt hin zur Entwicklung selbständiger Tollhäuser getan. Bereits 1527 soll es in Frankfurt am Main zur Errichtung eines eigenständigen Tollhauses gekommen sein, das vermutlich direkt dem Rat der Stadt untergeordnet war. In der Folgezeit wurden Zucht- und Tollhäuser im Sinne des aufgeklärten Absolutismus eingerichtet, aus denen dann im Zuge der «Medikalisierung» der Gesellschaft die Irrenhäuser hervorgingen.

28. Arbeits-, Zucht- und Tollhaus: auf dem Weg zur Irrenanstalt

In Laufe der Frühen Neuzeit entstanden im Rahmen der Sozialpolitik der absolutistischen Staaten erstmals spezielle Einrichtungen, in denen die Irren zusammen mit anderen die Sicherheit und Ordnung störenden «Subjekten» untergebracht wurden: die Tollhäuser in Verbindung mit Zucht-, Korrektions- und Arbeitshäusern. Dadurch konnten zu Beginn der sich anbahnenden Industriegesellschaft nicht nur Unruhe stiftende Randgruppen wie Kriminelle, Landstreicher und Obdachlose diszipliniert, sondern zugleich auch billige Arbeitskräfte für die Manufakturen gewonnen werden. Die Aufklärung initiierte gegen Ende des 18. Jahrhunderts eine Medizinalreform und eine neue Bewertung der Irrenfürsorge, welche sich mit der Französischen Revolution endgültig durchsetzen sollte: Die Irren wurden nun als zu behandelnde Menschen anerkannt, die nach medizinischen Maßstäben ärztlich zu betreuen seien. Zur gleichen Zeit zeichnete sich erstmals die Psychiatrie als eigenes medizinisches Fachgebiet ab, das offenbar auch eigene Institutionen erforderte. So entstanden die so genannten Irren- bzw. Heil- und Pflegeanstalten. Die Anstaltspsychiatrie nahm Kontur an.

Frühe Irrenspitäler

Jetter betont, «daß es vor der Französischen Revolution (1789) und vor der halb-legendären Kettenabnahme durch Philippe Pinel in Paris (vor 1800) sehr wohl Zufluchtsstätten für Irre in fast allen europäischen Ländern gegeben hat. Die Vorstellung, böse Könige des finsteren Absolutismus hätten wie im Mittelalter Hexen verbrannt oder arme Irre gequält und im Keller mit Ketten gefesselt, ist unhaltbar falsch.» (Jetter, 1986, S. 194) Neben dem bereits erwähnten «ersten Irrenhaus der Welt» in Valencia (1409) wurde in Amsterdam ein «*Doll-Huys*» 1562 erbaut. Es gab hier Kammern für arme Irre, für Kranke, die einen Teil ihrer Lebenskosten selbst zahlen konnten, eine Abteilung für Unruhige und Unterbringungsmöglichkeiten für zwölf Tobsüchtige.

Aus heutiger Sicht erscheint William Battie in London, der das Konzept des «*moral management*» antizipierte, als Vorläufer der wissenschaftlichen Psychiatrie (vgl. Dörner, 1969, S. 61). Auch im vorrevolutionären Frankreich gab es eine Reihe von Anstalten, so etwa ein Irrenhaus in Marseille (um 1600) oder die zahlreichen ordenseigenen Irrenhäuser der «*Frères de la Charité*», wobei insbesondere *Charenton* zu nennen ist, das als Hospital aus den Ruinen einer calvinistischen Kirche entstand (1641; vgl. Kap. 30). In diesem Hospital wurden auch Epileptiker und Irre aufgenommen. Für arme Irre kam insbesondere das Pariser *Hôtel-Dieu* infrage, in dem sie mehrwöchigen Kuren unterzogen werden konnten. Dabei gab es einen Männer- und einen Frauensaal. Wegen zu geringer Bettenzahl wird auch berichtet, dass mehrere «Rasende» in einem «*grand lit*» lagen. An therapeutischen Methoden standen Bäder, Diät, Ableitungsmaßnahmen und Opium zur Verfügung. Konnte keine Besserung erzielt werden, wurden die Patienten in die Abteilungen für Unheilbare verlegt: Die Männer kamen ins *Hôpital de Bicêtre* und die Frauen in die *Salpêtrière*. Ausgerechnet der «Narrenthurm», der 1784 hinter dem Allgemeinen Krankenhaus in Wien gebaut wurde und auf den heutigen Betrachter einen finsteren, gefängnisartigen Eindruck macht, kann als Symbol der Medizinalreform gelten, die durch den aufgeklärten Absolutismus (Kaiser Joseph II.) vorangetrieben wurde (vgl. Kap. 30).

Arbeits-, Zucht- und Tollhäuser

In den kleineren deutschen Staaten des 17. und 18. Jahrhunderts kam es zur Einrichtung sozialer Auffangstationen, die als Arbeits-, Zucht- und Tollhaus – unter vielfach variierter Bezeichnung – bekannt wurden.[229]

Offenbar sollte das Land von arbeitsscheuem Gesindel, Dieben und gefährlichen Kranken befreit werden. Zusammen mit den kriminellen Elementen sollten auch die Irren sicher verwahrt und der Staatsräson unterworfen werden. «Im Zeitalter des Absolutismus wurden Irre, deren Zugehörigkeit zur menschlichen Gesellschaft im Mittelalter und in der Renaissance trotz aller Härte des Umgangs unbestritten war, von der Straße und damit aus dem öffentlichen Bewußtsein verbannt und gemeinsam mit Kriminellen, Bettlern und Landstreichern, Arbeitslosen, Dirnen, politisch Unliebsamen und Geschlechtskranken hinter Schloß und Riegel gebracht.» (Blasius, 1980, S. 21)

Bereits 1620 wurde in Hamburg ein Zucht-, Korrektions- und Arbeitshaus errichtet und damit eine Entwicklung eingeleitet, die sich erst nach dem Dreißigjährigen Krieg bis zum Ende des 18. Jahrhunderts entfalten sollte. Diese Tendenz setzte in England bereits früher ein: 1545 wurden Vorschriften zur Errichtung von «*houses of correction*» erlassen. Insbesondere in den Regionen der Industrialisierung wurden sie dann im 18. Jahrhundert etabliert (Dörner, 1969, S. 27 f.). Die Irren wurden solchen bereits bestehenden Zucht- und Arbeitshäusern zugewiesen.

Es ist nun höchst aufschlussreich, wie aus dem Zucht- und Tollhaus das Irrenhaus um 1800 entstand. Dies sei am Beispiel des «Armen-, Waysen-, Zucht- und Tollhauses» in Waldheim (Sachsen) erläutert, das 1716 eröffnet wurde. Das Kurfürstentum sollte von «diebischem und räuberischem Gesindel» gesäubert werden. Deshalb baute man ein altes Augustinerkloster um und eröffnete 1716 unter August dem Starken ein Haus, das zunächst für 182 Personen gedacht war, 1756 aber bereits 600 Insassen beherbergte. Die Sträflinge wurden dabei als Wärter der Irren eingesetzt (vgl. Kirchhoff, Hrsg., 1921, Bd. 1, S. 96). 1811 brachte man die Heilbaren in die neu eröffnete Anstalt Sonnenstein und 1829 alle Unheilbaren nach Colditz, so daß nur noch «Züchtlinge» übrig blieben (vgl. Jetter, 1971, S. 117). Bei der Trennung von Zucht- und Irrenhaus wurde meist Letzteres an einen anderen Ort verlegt (s. Kap. 31). Offenbar gab es im Sinne der Aufklärung eine allgemeine Neigung, lieber Geisteskranke als Strafgefangene aus dem vereinigten Zucht- und Tollhaus herauszunehmen und ihnen eine bessere Unterkunft zu bieten. Um 1800 kristallisierten sich also eigene Irrenanstalten heraus, die Einheit von Zucht- und Tollhaus zerfiel. Die zunehmende Zahl behandlungsbedürftiger (armer) Geisteskranker und die philantropisch-pädagogische Tendenz der Aufklärung motivierten zur Einrichtung eigenständiger Irrenhäuser.

Der Prozentsatz der Irren an der Belegschaft solcher kombinierter Zucht- und Tollhäuser ist schwer zu schätzen. Sicherlich gab es von Ort zu Ort große Unterschiede. Freilich hatten die Irren im Gegensatz zu den anderen Insassen eine Sonderstellung inne: Die Gefährlichkeit der Tobenden, Rasenden und Manischen lag für ihre Mitmenschen auf der Hand. So wurden viele Irre quasi als «Monstren» in Käfigen gehalten und zum Teil wie wilde Tiere vorgeführt. An den Irren glaubte man das «Tierische», die gefährliche Natur im Menschen, demonstrieren zu können, die soziale Gefahr, die von dieser Unvernunft ausgehe. Gleichzeitig konnte sich das Publikum von der Notwendigkeit der sozialen Sicherheit durch staatliche Ordnung überzeugen. Gerade an den Irren konnte man die Notwendigkeit der unter Umständen zwangsweisen Einordnung der Individuen unter ein Staatswesen demonstrieren.

«Das Zeitalter des Absolutismus war für den Irren ein Zeitalter massiver Repression. Erst die vom Geist der Aufklärung gestiftete und geprägte philanthropische Grundhaltung einer breiteren Öffentlichkeit durchbrach die herrschende administrative Reglementierung. Der Irre wurde im Heer der gesellschaftlich Abgeschriebenen neu entdeckt, und man drang auf menschenwürdigere Behandlung.» (Blasius, 1980, S. 21) Dies sollte jedoch keine Abschaffung des Ordnungs- und Unterwerfungsprinzips bedeuten, sondern nur dessen Einbindung in medizinische Behandlungsstrategien. So sehen wir gerade bei der Therapeutik der entstehenden Psychiatrie, wie die «physische» und «moralische» Behandlung unter dem Vorzeichen der «Beschränkung» (Heinroth) gewissermaßen die Zähmung der Widerspenstigen bezweckte (s. Kap. 47).

Zur Kritik an der unmenschlichen Behandlung der Irren

Die Armen-, Zucht- und Tollhäuser wurden vielfach als «bedrohliche Zwangsanstalten» und «verrufene Orte» wahrgenommen, in denen brutale Umgangsformen herrschten und das untergebene Personal – im Gegensatz zu den wenigen Anstaltsärzten, Predigern und Kommissaren – ebenso ungebildet und zur Gewalttätigkeit bereit war wie die Internierten selbst (vgl. Osinski, 1990, S. 42). Gegen Ende des 18. Jahrhunderts initiierten aufgeklärte Literaten, Philosophen, Prediger und «philosophische Ärzte» eine kritische Diskussion über die menschenunwürdigen Zustände in den zeitgenössischen Anstalten. Diese Bewegung wurde von dem englischen Geistlichen John Howard (1726–1790) angestoßen, dessen kritische Bestandsaufnahme über die Zustände in den Gefängnissen (erstmals 1777 publiziert) auf Deutsch unter dem Titel «Über Gefängnisse und Zuchthäuser» 1780 erschien und der 1791 einen Bericht über die wichtigsten Kranken- und Armenanstalten in Europa vorlegte. Von 1791 bis 1794 veröffentlichte Heinrich Balthasar Wagnitz seine «Historischen Nachrichten und Bemerkungen über die merkwürdigsten Zuchthäuser in Deutschland» mit einem Anhang über die «zweckmäßigste Einrichtung der Gefängnisse und Irrenanstalten» (vgl. Osinski, 1990, S. 43). Die Kritiker der inhumanen Situation plädierten für eine Reform, wobei nicht nur die Irren, sondern auch die Verbrecher als zu heilende Kranke erschienen.

Literaten machten sich auf, um die betreffenden Anstalten zu besuchen und die vorgefundenen Verhältnisse für die Öffentlichkeit zu schildern. Sie wollten im Sinne der Aufklärung der Vernunft einen Weg zur Auflösung der Unvernunft bahnen. Besonders hervorzuheben sind die «Biographien der Wahnsinnigen» von Christian Heinrich Spieß (1795–1796). Nach seinem Bericht über «Das Hospital der Wahnsinnigen zu P.» besuchte er, geführt von einem menschenfreundlichen gütigen Arzt, diese Anstalt: «Im Hintergrunde des Vorhofes stand ein großer, runder Turm vor meinem Blicke. Kleine vergitterte Fenster, das dumpfe Kettengerassel, welches daraus ertönte, gaben ihm das Ansehen eines Gefängnisses [...]. Ich schauderte zurück, als mir mein Freund kundmachte, daß in diesem Gefängnisse nur schuldlose Menschen schmachteten, welche meistens ohne Hoffnung die Beute des Wahnsinnes wären, oft hart gefesselt werden müßten, damit sie im Anfalle der Raserei nicht ihre Wohltäter und Wärter unglücklich machten. Nie fühlte ich's lebhafter als itzt, welch ein kostbares Kleinod die Vernunft sei. Nur sie unterscheidet den eingebildeten, stolzen Menschen vom reißenden, grimmigen Tiere!» (Spieß, 1795–1796, S. 274)

Bei diesem Besuch wurde ein junger Patient vorgestellt, der sehr überzeugend mitteilte, dass er gegen seinen Willen in der Anstalt festgehalten werde und in Wirklichkeit geistesgesund sei. «Er verhüllte sein Gesicht und weinte im Stillen. Auch meine Tränen flossen, ich sah's ungerne, als der Arzt mich bei der Hand ergriff und aus dem Gemach führte [...] es war grausam, daß ich ohne Abschied, ohne Trost scheiden sollte. Ich wollte wieder zurückkehren, mein Freund lächelte. Mir mißfiel dies Lächeln, es verriet Unempfindlichkeit.» Der Unwille und das Mitleid des Autors hätten sich jedoch als falsch erwiesen, denn der Arzt erzählte ihm die wahre Fallgeschichte: Dieser Kranke sei ein «Verschwender» gewesen und erst darüber melancholisch und dann wahnsinnig geworden. Der Erzähler möchte nun auch den Leser über die Gefahren des Wahnsinns aufklären und ausdrücklich vor ihnen warnen. Durch den richtigen Gebrauch der Vernunft sei der Wahnsinn zu verhüten.

Der Pädagoge und braunschweigische Hofrat Carl Friedrich Pockels (1757–1814) notierte in seinen «Beobachtungen im Zellischen Zucht- und Irrenhause»: «Mit den Empfindungen der tiefsten Wehmuth und einer noch nie so stark empfundenen Niedergeschlagenheit über den schaudererweckenden, mehr als fürchterlichen Anblick des höchsten Elends, der bis tief unter das Thier gesunkenen Menschheit komme ich diesen Augenblick aus einem Hause zurück, worin über eineinhalb hundert Menschen, die das größte Gut des menschlichen Lebens und die erhabenste Würde ihres Daseyns, – die gesunde Vernunft verlohren haben, eingesperret sind.» (Pockels, Hrsg., 1794, S. 148) «Als wir in den ersten großen Gefangenensaal traten, hielten just die still Wahnsinnigen, welche man auch hier, wie in anderen deutschen Zuchthäusern, unter die vernünftigen Gefangenen gesteckt hat, ihr Mittagsmahl, – ein Anblick, welcher wegen der unreinlichen und thierischen Art zu essen, wie ich an allen Verrückten beobachtet habe, höchst ekelhaft war. Gleich vorn an der Thüre stand eine unförmliche, stinkende, männliche, mit Lumpen nur halb bedeckte Fleischmasse, die nur noch wenige Züge der in ihr fast ganz thierisch gewordenen Menschheit an sich trug [...].» (S. 153 f.) «Auf unsrer Wanderung stießen wir auch auf die fürchterliche Zwangmaschine, die man sonst oft gebraucht hat, boshafte Gefangene und Rasende zu bändigen. Es ist ein festes hölzernes

Gestell, zwischen dessen untern Vorderbretern die Füße so eingeklemmt werden, daß sie sich ebensowenig als die Hände bewegen können, die gleichfalls zwischen harten Bretern festgehalten werden. Auf diese Weise bekommt der ganze Körper eine etwas gekrümmte Stellung, ohne daß er den Peitschenhieben, die von hinten auf ihn fallen, im geringsten ausweichen kann.» (S. 146)

Pockels kritisiert die unmenschliche Lage der Irren ebenso wie die der anderen Gefangenen. «Man darf überhaupt nicht in solche öffentliche Anstalten gehen, wenn man die Göttin der Gerechtigkeit lieb behalten will. Nach einer genauen Untersuchung würde oft der Richter und Kläger eher als der Beklagte ins Zuchthaus gesezt werden müssen.» (S. 159) Den schlimmsten Eindruck jedoch hinterlässt der «Tollgang» oder «Höllengang», in dem sich die Rasenden gegenseitig durch Kettengerassel, Kreischen und Fluchen, rasende Gesänge und wildes Geheul übertönen würden, «denn man hat die Unvernunft gehabt, alle diese Leute in einem einzigen Gang, freilich einen jeden in seinem eigenen Koben, aber doch ganz dicht als Nachbarn nebeneinander einzusperren» (S. 166). Pockels lehnt diesen Zustand radikal ab, da es ja bekannt sei, «wie leicht gerade diese Art von Seelenkrankheit andere ansteckt, sobald nur einige Anlage in dem Nervengebäude derselben zum Wahnsinn vorhanden ist. Einer von den Verrückten sagte uns nachher, als wir uns ihm näherten, sehr richtig: wer hier noch nicht toll ist, muß hier toll werden!» (S. 166)

Die Kritik an den unmenschlichen Zuständen in den Anstalten sollte die letzten zweihundert Jahre andauern: vom ausgehenden 18. bis zum ausgehenden 20. Jahrhundert. Der Ruf nach einer humaneren Behandlung der Irren bzw. Geisteskranken, ohne Zwang und Gewalt, wurde immer wieder laut. Zum ersten Mal sollte er im Kontext der Französischen Revolution zu einer grundlegenden Umwälzung in der Irrenbehandlung führen: Die Idee der gewaltfreien Behandlung war geboren.

29. Zwangsbehandlung und Unfreiheit

Einsperren und Einengen, Gewaltanwendung und Zwangsmaßnahmen waren in den Tollhäusern die Regel. Die Folgen waren Unfreiheit und Ohnmacht der Kranken. Reglementierung durch Gewalt und Zwang wurde – dem Zeitgeist entsprechend – in das um 1800 entstehende psychiatrische Anstaltswesen übernommen und danach erst allmählich in Frage gestellt, aber nicht vollständig überwunden.

Bevor hierauf eingegangen wird, ist daran zu erinnern, dass die Unfreiheit des Kranken nicht allein in «äußeren» Einschränkungen und Zwängen besteht. Bei jeder Erkrankung, bei psychischen Krankheiten mehr noch als bei körperlichen, entstehen Unfreiheit und Ohnmacht aus mehreren Gründen: Unfreiheit wird allein schon durch das Kranksein selbst und die gewandelten Lebensumstände bedingt, weiterhin durch das Patientsein, also durch Abhängigkeit vom Arzt. Zudem beschränken Gesellschaft und Wissenschaft die Autonomie des Kranken; Beispiele sind Dämonisierung und medizinische Stigmatisierung durch die Degenerationslehre. In der Unfreiheit sah Heinroth das Charakteristikum aller Seelenstörungen.

Hinzu kommt die Hospitalisierung, die selbst unter den heutigen Bedingungen Lebensmöglichkeiten und Freiheitsgrade wesentlich einschränkt, auch wenn es sich nicht um Zwangsunterbringung oder -behandlung handelt. Einschneidender als gegenwärtig waren die Freiheitsbeschränkungen in der Zeit vor der Psychiatriereform (also bis zu den 1970er Jahren), als die geschlossene Krankenabteilung die Regel war und die Zwangsbehandlung gar nicht in Frage gestellt wurde. Noch weiter zurück, nämlich bis zum späten 18. Jahrhundert, lagen viele Kranke buchstäblich in Ketten. Seitdem ist ein Prozess der Befreiung psychisch Kranker in Gang gekommen, der bis heute nicht abgeschlossen ist.

«Gefängnispsychiatrie»

Die «Gefängnispsychiatrie» ist älter als das psychiatrische Anstaltswesen. Ihre Regeln übernahm sie aus den Arbeits-, Zucht- und Tollhäusern (s. Kap. 28; weitere Einzelheiten in den Kap. 1, 30 u. 31).[230]

Was Gewalt in der psychiatrischen Krankenversorgung war, lehrt auch das Vorkommen der so genannten Ohrblutgeschwulst. Diese blutige und teilweise eitrige Schwellung der Ohrmuschel wurde nicht selten bei hospitalisierten Kranken beobachtet und ernsthaft in Fachaufsätzen als ein Krankheitssymptom diskutiert, bis Bernhard von Gudden (1863) dem ein Ende setzte, indem er die Ohrblutgeschwulst als Artefakt entlarvte. Nachdem auch Ludwig Wille (1863) anhand eigener Beobachtungen die traumatische Ursache erkannte und einen Wärter überführte, war dieses scheinbar wissenschaftliche Problem erledigt. Allerdings gab es auch ärztlich angeordnete schwere Traumatisierungen von Kranken, die als Therapiemaßnahmen legitimiert wurden. Hier wäre beispielhaft das «Siegburger Siegel» zu nennen, womit eine chronische Infektion der Kopfschwarte im Sinne einer humoralpathologischen Ableitung gemeint ist (vgl. Pelman, 1912, S. 35 f.).

Den Geist der «Gefängnispsychiatrie» zu überwinden, setzte sich eine Bewegung zum Ziel, die im Zuge der Aufklärung entstanden war und eine humanere Krankenbehandlung forderte: die so genannte «moralische Behandlung». Das hieß vor allem: möglichst wenig Zwang, möglichst viel Freiheit. Die ersten Initiativen entwickelten sich in der englischen Psychiatrie des 18. Jahrhunderts. Eine weitgehend von Zwangsmaßnahmen befreite Hospitalisierung versuchten William Battie von den 1750er Jahren an im *Saint Luke's Hospital* in London und der Quäker William Tuke ab 1796 in *The Retreat* in York zu erreichen (s. Kap. 30).

Befreiung von den Ketten: Chiarugi, Pinel

Die Befreiung der psychisch Kranken war kein singuläres Ereignis, sondern ein langwieriger Prozess des Aufgebens unnötig gewordener Zwangsmaßnahmen. Entschiedene und öffentlichkeitswirksame Befreiungsaktionen geschahen gegen Ende des 18. Jahrhunderts in Florenz und in Paris.

In der Zeit, als in Wien der Narrenturm (s. Kap. 30) errichtet wurde, arbeitete Vincenzo Chiarugi (1759–1820) in Florenz am *Ospedale di Santa Dorotea* (ab 1785) und später am *Ospedale San Bonifazio*. Begünstigt durch die sozialpolitische Einstellung des Landesherrn kamen in der Toskana Initiativen für die Irrenfürsorge auf. Chiarugi befreite 1786 seine Patienten von den Ketten, also schon vor der legendären Aktion durch Pinel. Aber weder in Florenz noch in Paris gelang es, jegliche Zwangsmittel zu vermeiden.

Was in Paris im *Hôpital Bicêtre* am 11. 11. 1793 (das Datum ist nicht sicher) durch die Initiative von Philippe Pinel (1745–1825) in Gang gesetzt wurde, hat sein Sohn Scipion, ausgehend von Pinels Tagebuch, in einer vielleicht etwas heroisierenden Darstellung folgendermaßen der Nachwelt übermittelt: «[...] es handelte sich darum, ungefähr 50 Tobende in Freiheit zu setzen, ohne daß diese Maßnahme für die anderen friedfertigen Irren schädlich oder gefährlich sein durfte. Er entschloß sich, zunächst nur zwölf Irren die Ketten abzunehmen. Die einzige Vorsichtsmaßnahme, die er für notwendig hielt, war die, die gleiche Zahl von Zwangsjacken mit langen Ärmeln bereitzulegen. Der erste, an den sich Pinel wandte, war der Älteste an dieser Elendsstätte. Es war ein englischer Hauptmann, der seit 40 Jahren dort angekettet war. Ob zwar niemand seine Geschichte kannte, wurde er als der furchtbarste aller Geisteskranken angesehen. Die Wärter nahten sich ihm nur unter größter Vorsicht, weil er einmal in einem Wutanfall mit einem schweren Schlag seiner Ketten einen Menschen auf der Stelle getötet hatte. Pinel trat allein in seinen Winkel und redete ihn ruhig an [...]. Ich gebe Ihnen die Freiheit, wenn Sie sich diese Jacke anstelle der schweren Ketten anziehen lassen [...]. Nach einigen Minuten waren seine Eisen völlig entfernt, und man zog sich zurück und ließ die Tür zu seiner Zelle offen [...]. Seine erste Bewegung bestand darin, den Himmel zu betrachten; er rief voller Begeisterung: Wie ist das schön. Während des ganzen Tages lief er unaufhörlich umher [...]. Er brachte noch zwei Jahre in Bicêtre zu und hatte keine Wutanfälle mehr [...].» (Nach Saussure, 1970, S. 221 f.)

Viel von dem, was über Pinel gesagt und geschrieben wurde, hat der historischen Forschung nicht standhalten können. «Wer hat die Geisteskranken von den Ketten befreit?», fragt C. Müller und macht diese Frage zum Titel eines Bandes von Vignetten der Psychiatriegeschichte (1998). Weder das genannte Datum der Kettenbefreiung ist belegt (es wird auch der 25. 5. 1793 angegeben), noch dass es Pinel persönlich war, der die Ketten abnahm. Eine andere Version besagt, die Krankenbefreiung sei durch die Hospitalverwaltung angeordnet und durch den Oberaufseher Pussin vorgenommen worden. Letztlich ist es unerheblich, ob diese oder jene Version mehr oder weniger zutreffend ist, denn es ist schwer vorstellbar, dass Pinel ohne Rückhalt bei seiner Krankenhausverwaltung und ohne Hilfe seines Personals hätte handeln können oder dass ein Oberaufseher ohne den verantwortlichen Arzt eine so weit reichende und möglicherweise gefährliche Veränderung vorgenommen hätte. Pinel selbst hat berichtet (1801), dass die Frau des Oberaufsehers besonders schwierige psychisch Kranke in hervorragender Weise betreute.[231]

Auch wenn der «Mythos Pinel» zu relativieren ist (Postel, 1981), so steht Pinels Bedeutung außer Frage (zu Pinel s. a. Kap. 5). Die Befreiung war nicht etwa nur eine symbolische Tat, sondern eine therapeutische Leistung mit weit reichenden Konsequenzen. Die Publizität, die

Pinel erlangte, ist den weiteren Befreiungsinitiativen zugute gekommen. Ein halbes Jahrhundert später urteilte W. Griesinger (1845, S. 383): «Pinels Bestrebungen wurden zum Anstoß für die Umgestaltung des ganzen Irrenwesens.» Die Befreiung psychisch Kranker ist eben nicht 1793 in Paris durchgeführt und abgeschlossen worden.[232]

Vielmehr handelt es sich um einen langwierigen Vorgang, der bis in die Gegenwart reicht. 1793 wurden zunächst die Ketten durch Zwangsjacken ersetzt, die allerdings nur noch auf ärztliche Anordnung verwendet werden durften. Dass Zwangsjacken und andere Zwangsmittel auch in den erneuerten Anstalten *Bicêtre* und *Salpêtrière* angewandt wurden, haben in den folgenden Jahrzehnten zahlreiche Ärzte, welche die Pariser Hospitäler besuchten, berichtet und unterschiedlich kommentiert (hierzu C. Müller, 1993a, S. 32 ff.). Noch in den 1830er Jahren waren in französischen Anstalten schreckliche Zustände (u. a. Zwangsstuhl) – wie in anderen Ländern auch – anzutreffen (z. B. Griesinger, 1845, S. 382 ff.).

Die Bemühungen um eine freiere Behandlung kamen zunächst nur wenig voran. Das hatte auch äußere Gründe: Überfüllung der Anstalten (s. Kap. 31), Mangel an finanziellen Mitteln, wenig geschultes Personal – häufig ehemalige Soldaten bzw. Offiziere – führten immer wieder dazu, Kranke zu isolieren (Zellen wurden bis in das 20. Jahrhundert hinein benutzt), mechanisch zu fixieren und anderen Zwangsmaßnahmen zu unterziehen. Der Hauptgrund aber lag in der zwiespältigen und zögernden Einstellung der meisten Psychiater, die traditionsverhaftet an den restriktiven Vorgehensweisen festhielten. Zugleich gab es gut beobachtende Ärzte, die eine möglichst zwangfreie Behandlung – abgesehen von Prinzipien der humanen Versorgung – auch aufgrund eigener Beobachtungen befürworteten: Zwangsmaßnahmen, die wegen Unruhe («Toben») eingesetzt wurden, können ihrerseits diese Störungen unterhalten und verstärken; der Verzicht auf Zwangsmaßnahmen kann zur Beruhigung beitragen. Diese Beobachtungen gehen schon aus Pinels Schilderungen hervor, wurden aber in der Folgezeit nur wenig wahrgenommen. Den meisten Psychiatern fiel es schwer, hieraus ein *Prinzip* der gewaltfreien Behandlung abzuleiten, das dann in den 1830er Jahren in England aufkam.

Non restraint system

Ein Todesfall gab den Anstoß. Als im englischen *Lincoln Lunatic Asylum* im Jahr 1829 ein an das Bett fixierter Patient ums Leben gekommen war, beschloss der soeben eingesetzte Direktor Robert Gardiner Hill (1811–1876), die zwangfreie Behandlung durchzusetzen. Er war überzeugt, dass bei geeigneten räumlichen Verhältnissen und ausreichendem Pflegepersonal mechanische Zwangsmittel unnötig seien. In den folgenden neun Jahren registrierte er jede Zwangsmaßnahme und legte eine Statistik an. Der eindrucksvollen Tabelle (s. Hill, 1839; veröffentlicht auch in Panse, 1964, S. 32) ist zu entnehmen, dass sowohl die Zahlen der zwangsbehandelten Patienten als auch die Gesamtzahl der Zwangsmaßnahmen von 1829 bis 1837 erheblich abnahmen und schließlich gegen null tendierten.

Nach Hill hat sich John Conolly (1794–1866) die zwangfreie Behandlung zur Aufgabe gemacht, er nannte sie: *non restraint system*.[233] Er kannte die Missstände in den Anstalten und hat sie drastisch beschrieben. 1839 übernahm er die Leitung der Anstalt *Hanwell* bei London. Dort gelang es ihm, Zwangsmittel praktisch ganz abzuschaffen, auch die Zwangsjacken und das Fixieren ans Bett. Abgeschlossene Stations- bzw. Zimmertüren gab es aber auch noch in Hanwell. Die Patienten konnten täglich spazieren gehen, wurden zu Arbeit, Sport und Spiel angeleitet; es existierte auch eine «Erwachsenenschule». Jeder Patient sollte ein Einzelzimmer bekommen. Auf reinliche und ordentliche Räumlichkeiten, auf gutherzige und verständige Pfleger (und nun auch Pflegerinnen) sowie auf tägliche Visiten wurde großer Wert gelegt. Conolly beschränkte sich also nicht auf das Abschaffen von Zwang, sondern förderte entschieden die aktiven Maßnahmen der Behandlung, die wir heute therapeutische Basis und Milieutherapie nennen (s. Kap. 49). Denn, so Conolly: «Zwang ist gleichbedeutend mit Vernachlässigung.»[234] (Zit. n. L. Meyer, 1863, S. 581)

Rezeption des *non restraint*

Die Reaktionen auf das *non restraint system* waren sehr unterschiedlich. In England folgte ein großer Teil der Anstalten dem Beispiel von Hill und Conolly (vgl. L. Meyer, 1863, S. 564). In Frankreich war das Echo uneinheitlich. Einen gewissen Einfluss gewann Bénédict-Augustin Morel, der bei Conolly gewesen war und 1860 ein Buch über *non restraint* geschrieben hatte. Die Schweizer Irrenärzte beschlossen 1868 die Abschaffung aller Zwangsmittel (s. Kap. 33). Die zwangfreie Behandlung einzuführen versuchte schon in den 1830er Jahren (also ungefähr zeitgleich mit Conolly) Christian August Fürchtegott Hayner in der sächsischen Pflegeanstalt Colditz (s. Kap. 31).

Die Schwierigkeiten bei der Akzeptanz, die unterschiedlichen Auffassungen und die Widersprüchlichkeiten sollen am Beispiel der deutschen Psychiatrie eingehender erörtert werden. Einige Psychiater folgten Conolly, andere lehnten ihn ab, rügten seine Humanitätsansprüche und verteidigten die herkömmlichen Disziplinierungen als therapeutische Maßnahmen. Manche vertraten eine kompromisshafte, scheinbar realistische Einstellung: Prinzipiell sei Zwangsfreiheit richtig, praktisch aber seien Zwangsmaßnahmen unvermeidlich. Auch hinter dieser Einstellung stand das Prinzip, die Kranken sollten mit Zwangsmitteln auf den richtigen Weg gebracht werden. Immer wieder argumentierten die Skeptiker mit der Darstellung besonders schwieriger Einzelfälle erregter Patienten, um so die Forderung nach allgemeiner Zwangsfreiheit zu unterlaufen. Ludwig Meyer (1863) hielt dem entgegen, dass unbeschadet der Anwendung von Zwangsmaßnahmen in extremen Ausnahmen die Statistik eindeutig zeige, dass die zwangfreie Behandlung nicht nur möglich, sondern nützlich sei.

Nicht wenige Psychiater waren, trotz eigener Bedenken, ernsthaft bemüht, das *non restraint system* zu akzeptieren und zu praktizieren. Zum Beispiel äußerte sich Wilhelm Griesinger zunächst (1845) noch zurückhaltend, vermutlich weil seine klinische Erfahrung begrenzt war, vielleicht auch mit Rücksicht auf die vorherrschende skeptische Meinung. Nachdem er aber 1861 eine Studienreise nach England unternommen hatte, befürwortete er die zwangfreie Behandlung entschieden: «Sage man jetzt nichts mehr von Unausführbarkeit! In Hanwell ist bei einer allmählich bis zu 1000 angewachsenen Bevölkerung seit 21 Jahren keine Hand und kein Fuß, weder bei Tag noch bei Nacht gebunden worden. Colney Hatch, ein ungeheures Asyl von 1200 Kranken ist a. 1849 eröffnet und noch nie bis heute ist in ihm ein Zwangsmittel angewandt worden; Bedlam und St. Lukes [...] haben zum größten Segen dieser früher so traurigen Anstalten das non restraint längst durchgeführt, und keine einzige der Anstalten, in denen das neue System eingeführt wurde, ist wieder zur alten Behandlung mit Beschränkungsmitteln zurückgekehrt. [...] Sage man auch nicht mehr davon, daß dieses System für Engländer passe, welche sich leichter der Ordnung unterwerfen und dergl., als die Irren auf dem Kontinent; vor Conollys Bemühungen [...] waren doch auch a. 1843 in Bedlam und St. Lukes die Kranken wegen ihrer vermeintlichen Wildheit reihenweise an die Mauer gefesselt! – Sage man mir auch nichts mehr davon, daß der Gebrauch löblich, nur der Mißbrauch tadelnswert sei. Niemand ist imstande zu sagen, wo bei den Beschränkungsmitteln der Mißbrauch beginnt; es scheint fast, der Mißbrauch ist hier unvermeidlich [...]. Betrete man lieber mutig die neue Bahn!» (Griesinger, 1861, S. 508) Griesinger führte die zwangfreie Behandlung 1864 in Zürich und 1865 in Berlin ein (vgl. 1868/69e, S. 317).

Ein anderes Beispiel anfänglicher Zurückhaltung und späterer Befürwortung gab Ludwig Wille, dessen Äußerung aus dem Göppinger Christophsbad 1863 noch recht zwiespältig war, der aber bereits 1868 die von ihm geleitete schweizerische Pflegeanstalt Rheinau als eine konsequent zwangfrei geführte Institution vorstellen konnte (s. Kap. 33).[235]

Als ein drittes Beispiel für Psychiater, die sich mit Conollys System auseinander setzten, sei Hermann Dick, Leiter der pfälzischen Anstalt Klingenmünster, genannt, der sich in einer ausführlichen Rezension der deutschen Ausgabe von Conollys Buch (1862) eingehend mit der neuen Lehre auseinander setzte und zu der Auffassung kam: *non restraint* sei nicht absolut durchführbar, aber doch weitgehend praktikabel. Hiermit dürfte er der Meinung nicht weniger Kollegen entsprochen haben.

Wer der erste deutsche Psychiater war, der Conollys System kompromisslos zu praktizieren begann, ist nicht sicher auszumachen. Im Allgemeinen wird Ludwig Meyer die Priorität zugeschrieben. Wahrscheinlich war aber Caspar Max Brosius (1825–1910), der eine Privatklinik im rheinischen Bendorf leitete, der Erste. Er hatte 1860 Conollys Buch übersetzt (vgl. Conolly, 1856) und führte selbst die zwangfreie Behandlung in seiner Klinik ein (s. Vorwort zu der deutschen Conolly-Ausgabe).[236]

Als Meyer 1858 nach Hamburg kam, fand er in der psychiatrischen Abteilung des Allgemeinen Krankenhauses St. Georg schreckliche Verhältnisse vor (vgl. Meyer, 1863, S. 575 ff.). Seine Reaktion darauf war, die Zwangsmaßnahmen abzuschaffen und die Zwangsjacken demonstrativ versteigern zu lassen. 1866 führte er in Göttingen das *non restraint system* konsequent durch. Nach 25 Jahren konnte er eindrucksvoll über die zwangfreie Behandlung in Göttingen berichten. Seine Erwartungen von 1863 hatten sich erfüllt. Es gab nur noch eine «verhältnismäßig» geringe Zahl von Ausnahmen, also Zwangsanwendungen, die Meyer (1891, S. 53 ff.) erwähnte. Ebenso detailliert beschrieb er die entsprechenden milieutherapeutisch erreichten Verbesserungen.

Aber Psychiater wie Wille, Brosius und Meyer waren nicht repräsentativ für die deutschen Anstaltspsychiater, die größtenteils reserviert auf Conollys Prinzip reagierten. Viele blieben bei der herkömmlichen Auffassung, Zwang sei, wo er notwendig werde, ein Heilmittel. Sie sahen also in Conollys System keinen Fortschritt. Angesichts der unbestreitbaren Erfolge Conollys meinten sie, das gelte allenfalls für englische Patienten. Entgegen allen Empfehlungen und Erfahrungen sei Zwangsfreiheit nicht zu realisieren. So äußerten sich Maximilian Jacobi (1844), Heinrich Neumann (1859) sowie die ebenfalls einflussreichen Heinrich Damerow, Carl Flemming und Bernhard Heinrich Laehr (s. Kap. 33). Ihre skeptische und von wenig Erfahrung zeugende Einstellung entsprach anscheinend der Meinung zahlreicher Psychiater der 1860er und späteren Jahre.

Viele deutsche Anstaltspsychiater vertraten die Ansicht, möglichst wenig Zwang sei ein gutes Prinzip, aber zwang*freie* Behandlung sei unrealistisch. Das Prinzip von Conolly, Griesinger und anderen, dass psychiatrische Behandlung *grundsätzlich* und *allgemein* zwangfrei sein müsse (seltene Ausnahmen zugestanden), konnten sie nicht akzeptieren. Diese Einstellung hatte zur Folge, dass in der Praxis Zwangsmaßnahmen nicht seltener, unter schwierigen äußeren Bedingungen sogar häufiger, wenn nicht gar zur Routine wurden.[237]

Zu den wechselseitigen Beziehungen zwischen Zwangsmaßnahme und psychotischer Störung hat E. Bleuler folgendes Beispiel berichtet: «Eine Kranke z. B. war seit langem in der Zelle gehalten, die wegen Lebensgefährlichkeit nie von einer Wärterin allein betreten werden durfte; wir nahmen sie einmal aus der Zellenabteilung direkt in eine Anstaltsfeier. Ein paar Tage später sang sie bei einem ähnlichen Anlaß Lieder zur Unterhaltung der Kranken; nach kurzem wurde sie auf die beste Abteilung versetzt, sie erhielt freien Ausgang. [...] Sie hatte sich draußen gehalten und ist nun sechs Jahre arbeitsfähig geblieben.» (Bleuler, 1904/05, S. 442)

Zwangsbehandlungen bis zur Gegenwart

Als die Ketten und Zwangsjacken längst der Vergangenheit angehörten, war das mechanische Fixieren (Ruhigstellen durch Angurten ans Bett) im späten 19. Jahrhundert und bis weit in das 20. Jahrhundert hinein in vielen Anstalten übliches Vorgehen. Die Zellen waren zwar abgeschafft, Isolierung im verschlossenen Einzelzimmer blieb aber eine häufig angewandte Maßnahme. Lange Zeit wurde das Dauerbad durchgeführt. Therapeutische Maßnahmen ohne Aufklärung und Zustimmung des Patienten waren das Regelvorgehen bis zur Gegenwartsgeneration. Es gab unnötig viele geschlossene Stationen in den Krankenhäusern.

Erst im 20. Jahrhundert kam es zu neuen Initiativen zur Überwindung von Unfreiheit und Zwang. Ungefähr hundert Jahre nach Hill und Conolly inaugurierte Hermann Simon die «aktive Krankenbehandlung» (s. Kap. 48). Zu Recht berief er sich auf Pinel und Conolly; denn sein Bemühen um eine aktive Krankenbehandlung zog konsequenterweise eine Reduzierung von Einschränkungen und Unfreiheiten der Kranken nach sich, so wie auf Befreiungsmaßnahmen von Pinel und anderen eine Aktivierung der Behandlung folgte. Die Psychiatriegeschichte lehrt, dass Gewaltverzicht und Behandlungsaktivität ebenso Hand in Hand gehen wie Gewalt und therapeutische Inaktivität, was schon L. Meyer (1863, S. 571) erkannte.

Aber auch Simons System setzte sich nicht durch. Es vergingen fast 50 Jahre, bis die Probleme von Gewalt und Zwang erneut tatkräftig angegangen wurden, nämlich im Zuge der Psychiatriereform der 1970er Jahre (s. Kap. 36). Inzwischen sind die Zwangsanwendungen auf ein Minimum zurückgegangen. Allerdings verzichten die meisten psychiatrischen Kliniken nicht auf *eine* geschlossene Abteilung für die vorübergehende Behandlung akut-erregter und suizidaler Patienten. Nur wenige Kliniken ersetzen die geschlossene Tür durch eine entsprechende personelle Aufsicht. Zur Diskussion steht immer noch Fixieren mit Gurten im Bett, eine Maßnahme, die allerdings in der Psychiatrie nur noch sehr selten und nur für wenige Stunden angewendet wird (in anderen Bereichen der Medizin, insbesondere in der Geriatrie, allerdings freizügiger). Ein anderes aktuelles Problem ist die Behandlung mit Psychopharmaka ohne Zustimmung oder gar gegen den ausdrücklichen Willen des Kranken.[238]

Die gegenwärtigen sozialpsychiatrischen Konzeptionen gewährleisten einen neuen Rahmen für Behandlung ohne Gewalt und Zwang. Das Rad ist nicht mehr zurückzudrehen, wie noch zu Zeiten von Pinel, Conolly und Simon. Denn die Psychiatrie gewann an Mut, an die Veränderbarkeit der Verhältnisse zu glauben. Hospitalisierung ist zwar nicht mehr die Regel in der Behandlung. Aber jede Krankenhausaufnahme, wann immer sie notwendig wird, bedeutet für den Betroffenen eine Einschränkung der Freiheit. Darin hat sich kaum etwas geändert, seit E. Bleuler (1904/05, S. 442) sagte, «für viele Kranke sei die Anstalt die empfindlichste Restraint, ich verlange nichts als Ausdehnung des No-Restraint auch auf dieses Zwangsmittel».

Viele Kranke, auch chronisch Psychosekranke, leben heute in der «normalen Umwelt», auch wenn sie nicht absolut gesund geworden sind. Viele von denen, die früher zeitlebens hospitalisiert blieben, existieren auf sich selbst gestellt und sind in der Lage, aus einem breiten Angebot psychiatrischer Hilfen diejenigen in Anspruch zu nehmen, die sie brauchen. Zu keiner Zeit konnten so viele chronisch psychisch Kranke und Behinderte mit einem so hohen Maß an Freiheiten leben wie heute, auch wenn der Prozess der «Befreiung» noch nicht abgeschlossen ist. Dennoch blieben die «Kerkerwände» der Psychose, die Fesseln des Krankseins, für viele dieser resozialisierten Kranken spürbar. Die heutige Psychiatrie hat ihnen zwar zu einem relativ gesunden Zustand und einer weitgehend freien Lebensform verholfen, andererseits schließt sie sie nach wie vor vom sozusagen normalen Leben aus und überlässt sie den sozialpsychiatrischen Zentren und dem zweiten Arbeitsmarkt. Eingeschränkt und behindert sind die meisten von ihnen auch durch die bittere Armut infolge eingeengter Sozialleistungen.

30. Anstaltspsychiatrie in einzelnen Ländern

In den vorausgegangenen Kapiteln wurde beschrieben, wie in der Frühen Neuzeit die psychisch Kranken in Arbeits-, Zucht- und Tollhäusern untergebracht wurden, in deren Arbeitsweise hauptsächlich disziplinarische und ökonomische, kaum aber psychiatrische Gesichtspunkte maßgebend waren. Erst gegen Ende des 18. Jahrhunderts wurden die «Irren» als medizinisch zu behandelnde Patienten wahrgenommen, die in eigenen Anstalten zu betreuen seien.

Nachdem um 1800 die Versorgung psychisch Kranker Anliegen der Ärzte und der Gesellschaft geworden war und man die Unterbringung der Patienten in eigenen Institutionen, die Asyle, Irrenhäuser oder Anstalten genannt wurden, allgemein gefordert hatte, entwickelte sich das Anstaltswesen in den einzelnen Ländern sehr unterschiedlich. In diesem Kapitel wird über die betreffenden Entwicklungen berichtet, über Fortschritte wie über Missstände. Im nächsten Kapitel werden die Probleme der Anstaltspsychiatrie zusammenfassend erörtert.

Großbritannien

Im 12. Jahrhundert wurde in London das *Saint Bartholomew's Hospital* erwähnt, um 1400 das *Bethlem Hospital*, im Volksmund bald «Bedlam» (Tollhaus) genannt. Im Übrigen aber waren bis weit in das 18. Jahrhundert hinein die psychisch Kranken, wie auch in anderen Ländern, in Gefängnissen und Arbeitshäusern untergebracht.[239]

Im 16. Jahrhundert kamen in London und außerhalb weitere Hospitäler hinzu. 1676 wurde wegen der ansteigenden Patientenzahl ein zweites *Bethlem Hospital* in London gegründet, das bis in das 19. Jahrhundert hinein von den Mitgliedern und Nachfahren der Familie Monroe geleitet wurde und wegen seiner Missstände berüchtigt war.[240] Was Köstler dort 1837 antraf, hat er ausführlich beschrieben und kritisch beurteilt (vgl. Köstler, 1839, S. 9).

Eine Änderung zeichnete sich ab, als 1718 in London das *Saint Luke's Hospital* eröffnet wurde. Initiator war William Battie (1703–1776), der im Sinne von Aufklärung und *moral treatment* eine humane Alternative zum *Bethlem Hospital* anstrebte. *Saint Luke's* wurde zur Reform-Irrenanstalt, die «erste Anstalt, welche ausdrücklich und ausschließlich den Heilzweck verfolgen sollte» (Griesinger, 1845, S. 382).[241] Was aber Köstler (1839) nach eingehender Besichtigung referierte, insbesondere über Unterbringung, Arbeitstherapie usw., klingt wenig günstig: «[Es] kann unmöglich die Einrichtung als musterhaft bezeichnet werden.» (S. 21)

Batties Einstellung klingt ausgesprochen optimistisch: «Irresein ist […] ebenso behandelbar wie viele andere Unpäßlichkeiten, die gleichermaßen schrecklich und hartnäckig sind und dennoch nicht als unheilbar betrachtet werden; diese unglücklichen Subjekte dürfen keinesfalls aufgegeben werden, und schon gar nicht darf man sie wie kriminelle oder gesellschaftliche Übel in ekelerregenden Gefängnissen zum Schweigen verurteilen.» (Battie, 1758, S. 93; zit. n. Shorter, 1999, S. 25) Aber auch Battie konnte nicht ohne Absonderung und ohne

Einsperren (als Heilmittel gedacht) auskommen. Er meinte, die Abschirmung von allen Reizen, selbst von den Besuchen der Angehörigen, sei eine Beruhigungsmaßnahme. Battie, der den klinischen Unterricht in Psychiatrie einführte, gilt als der Vater der englischen Psychiatrie.[242]

Ein tragisches Ereignis wirkte sich auf die weitere Entwicklung der Psychiatrie in England eher förderlich aus. Der britische König Georg III. erkrankte 1788 psychotisch. An seinem Schicksal und seiner Behandlung nahm die Bevölkerung lebhaften Anteil, so dass mehr Verständnis für psychisch Kranke aufkam. Der König wurde von dem Landgeistlichen Francis Willis behandelt, der erst später Medizin studierte, aber bereits ein Sanatorium für geistig Kranke leitete und die *moral treatment* vertrat. Neben diesem öffentlichen Interesse war wohl das staatliche Engagement bestimmend dafür, dass sich in England das Anstaltswesen früher entwickelte als in den kontinentaleuropäischen Ländern. Im ausgehenden 18. Jahrhundert ist eine nichtärztliche Initiative besonders erwähnenswert: die tatkräftigen Aktionen der Quäker. Als *members of the society of friends* waren sie aus christlichem Geist heraus zu der Überzeugung gelangt, dass auch im psychisch Kranken ein «göttlicher Funke» erhalten sei. Sie eröffneten 1796 vor den Toren der Stadt York die Anstalt *The Retreat* als eine Zufluchts- und Versorgungsstätte, zunächst nur für Mitglieder ihrer religiösen Gemeinschaft, später auch für andere Kranke. (Unmittelbarer Anlaß zu dieser Aktion soll der ungeklärte Tod einer Patientin, Mitglied der Quäkergemeinde, in einem Hospital gewesen sein.)

Initiator des Quäker-Hospitals war der Teehändler William Tuke (1732–1822), der einen neuartigen Umgang mit den psychisch Kranken einführte. Das wurde weithin bekannt, so dass zahlreiche Besucher aus aller Welt zu Tuke kamen, darunter auch der rheinische Psychiater Maximilian Jacobi, der einer der Pioniere des deutschen Anstaltswesens wurde. Nach dem Muster von York richteten amerikanische Quäker 1817 eine ähnliche Anstalt in der Nähe von Philadelphia ein. Tukes Stil zeigt Elemente der moralischen Behandlung. Unter anderem war er bemüht, den Tag des Patienten mit sinnvollen Aktivitäten, so mit Arbeitstherapie, auszufüllen. Tukes System des *self control* (nur wenn die Selbstkontrolle versagte, wurden Zwangsmaßnahmen als legitim angesehen), seine Betonung des biblischen Wortes und manches mehr ließen bald Kritik aufkommen; man sprach von *innerer* Zwangsjacke und bigotter Laienpsychiatrie.[243]

Mit dem beginnenden 19. Jahrhundert wurden die staatlichen Initiativen für die Irrenversorgung intensiver. Es kam zu zahlreichen Neugründungen von Hospitälern in England, Schottland und Irland.[244]

So bemerkenswert die frühen englischen Initiativen sind, blieben doch die Zustände der Unterbringung und Behandlung auch in einem großen Teil der englischen Anstalten (nicht anders als in den übrigen Ländern) unbefriedigend, teilweise geradezu katastrophal. (Der Gebäudetyp des panoptischen Irrenhauses, der in England bevorzugt wurde [vgl. Jetter, 1981], ist hierfür ein äußeres Zeichen.) Über die Zustände im *Bethlem Hospital* in London um 1800 berichtete ein Patient (nach Meyer/Meyer, 1969). James Tilly Matthews, der von 1798 bis 1813 dort hospitalisiert war, litt an einem Verfolgungs- und Größenwahn, unter anderem mit politischen Themen, und fühlte sich beeinflusst durch einen Apparat, den er detailliert gezeichnet hat. Seine schriftlichen Aufzeichnungen stellen eine der frühesten Selbstschilderungen eines psychotisch Kranken dar und sind psychopathologisch aufschlussreich. Der «Fall» erregte große öffentliche Aufmerksamkeit, auch durch die vergeblichen Bemühungen der Angehörigen um die Entlassung des Patienten.[245]

Joseph Frank (1771–1842) besuchte 1804 englische Anstalten und berichtete: «Es ist schrecklich, wenn man sich solch einem Orte des Unglücks und Jammers nähert. Wenn man einem aus Jauchzen und Geheule der Verzweiflung zusammengesetzten Gebrülle entgegengeht. Es ist entsetzlich, wenn man sich in den Ort selbst begibt und sich von diesen mit Schmutz und Lumpen bedeckten Unglücklichen bestürmen sieht, währenddessen andere nur durch Ketten und Bande oder Rippenstöße der Aufwärter abgehalten werden, ein Ähnliches zu tun.» (Frank, 1804, S. 418 f.)

Ein anderer Bericht betrifft die Zeit um 1830 und stammt von Conolly (1856/60, S. 13 f.), der schrieb: «In einigen privilegierten Provinzialanstalten wurden Männer und Frauen des Nachts in schlechten Hintergebäuden ohne Aufsicht gelassen, ohne Heizung oder sonstige Wärmemittel, ohne allen Schutz [...].» Von ärztlicher Behandlung war keine Rede. Die Zimmer in einigen Privatanstalten Londons werden «vollgepfropft, feucht, schmutzig, ungelüftet und wahrhaft ekelhaft genannt, die Schlafzimmer erzielten Luft und Licht durch unverglaste Öffnungen [...]. In einem Haus [...] waren unter 14 weiblichen Kranken nur einige *ohne* Fesseln, und nur drei befanden sich außerhalb ihres Schlafgemaches. In einer anderen großen Privatanstalt nahe London waren mehrere der unglücklichen Frauen an ihre Betten gekettet, nackt oder bloß mit einer hanfenen Decke versehen, und das im Monat Dezember. [...] Ein einziges Handtuch in der Woche war zum Gebrauch für 170 Kranke bestimmt [...].»

In den 1830er und 1840er Jahren führten Hill und Conolly die zwangfreie Behandlung in zwei englischen Anstalten ein (s. S. 247). Aber auch diese Reform setzte sich nicht allgemein durch, wie ein weiterer Bericht von Conolly lehrt. Er sah unzulängliche Ernährung, dürftige Bekleidung und ungeheizte Räume an der Tagesordnung. Erregte, suizidgefährdete und unreinliche Patienten seien «auf einem kolossalen Zwangsleibstuhl [angeschnallt gewesen] [...]. In einigen alten Asylen sah ich ganze Reihen solcher Stühle mit diesen armen Geschöpfen, in Zimmern mit geneigtem Fußboden und einer Ablaufrille; es waren aber Zimmer, schmutziger und unwohnlicher als Viehställe. Auf diesen Stühlen saßen die Kranken den ganzen Tag, und des Nachts lagen sie gebunden auf Stroh [...].» (Conolly, 1856/60, S. 35 f.)

Nach einer eingehenden Besichtigung mehrerer englischer Anstalten im Jahr 1837 schrieb der Wiener Psychiater Leopold Köstler (1839), dass man «in England öfters den Geist der Anstalt in großem Widerspruch mit ihrer äußeren Erscheinung findet»; er meinte den beklagenswerten Umgang mit den Patienten im Gegensatz zu neu errichteten schönen Gebäuden (S. 7).

Nach Hill und Conolly nahm Henry Maudsley (1834–1918) großen Einfluss auf die englische Psychiatrie.[246] Nach dem Münchener Vorbild von Kraepelin versuchte er, in London eine psychiatrische Institution mit Klinik, Unterrichtsstätte und Forschungslaboratorien in einem aufzubauen, die kriegsbedingt aber erst 1923 eröffnet und nach ihm benannt wurde.[247]

Frankreich

Der Aufschwung, den die französische Psychiatrie gegen Ende des 19. Jahrhunderts nahm, geht auf mehrere Einflüsse zurück: den Geist der Aufklärung und der moralischen Behandlung, die in diesem Sinne in England gewonnenen klinischen Erfahrungen und die Französische Revolution, die günstige Voraussetzungen für eine Humanisierung der Versorgung psychisch Kranker mit sich brachte.

In Paris waren zwei große psychiatrische Hospitäler entstanden: *Bicêtre* für Männer und *Salpêtrière* für Frauen (zeitweise waren hier über tausend Patientinnen untergebracht). Die Gründungen gehen auf Bemühungen Ludwigs XIV. um 1650 zurück, der für sozial störende Bürger, Kriminelle wie psychisch Kranke Unterbringungsmöglichkeiten schaffen ließ.[248] Erst im Verlauf des 18. Jahrhunderts wurden die beiden Hospitäler psychisch Kranken vorbehalten. Ein drittes Hospital ging aus einem Kloster der Barmherzigen Brüder hervor, das ab den 1780er Jahren vorwiegend psychisch Kranke betreute und in idyllischer Lage im Osten von Paris lag: *La Maison (Royale) Charenton*.[249]

In den genannten Hospitälern entstand die französische Schule der Psychiatrie. Hier waren Pinel, Esquirol, Bayle und später Charcot tätig. Von hier gingen in der ersten Hälfte des 19. Jahrhunderts die klinischen und wissenschaftlichen Impulse für die europäische Psychiatrie aus. Und hier kam es zu der beschriebenen Befreiung psychisch Kranker von den Ketten durch Pinel.[250]

Was in Paris für die Befreiung der psychisch Kranken und die Humanisierung der Versorgung geschehen war, fand zunächst nur wenig Nachahmung in der französischen Provinz, in der nach vereinzelten frühen Versuchen (z. B. 1681 in Avignon) erst spät psychiatrische Hospitäler eingerichtet wurden. Über diese schrieb Esquirol 1818: «Beinahe überall sind die armen Geisteskranken, und auch oft die, welche Kostgeld bezahlen, nackt oder mit Lumpen bekleidet; man gibt ihnen die Fetzen von den Kleidern der Armen, Gebrechlichen, Gefangenen, die mit ihnen in derselben Anstalt wohnen. Dies ist, sagt man, für Narren immer genug. Eine große Anzahl von ihnen hat nur Stroh, um sich vor Feuchtigkeit der Erde und Kälte der Luft zu schützen [...]. Diese Unglücklichen werden ärger mißhandelt als Sträflinge, und ihre Lage ist schlimmer als die des Viehs. Fast überall hat man die Geisteskranken in den feuchtesten ungesundesten Gebäuden untergebracht. Ich sah sie mit Lumpen bedeckt und nur im Besitz von etwas Stroh, um sich gegen die feuchte Kälte des Pflasters zu schützen, auf dem sie liegen. Ich sah sie bei grober Kost, der Luft zum Atmen, des Wassers zum Stillen des Durstes beraubt und der einfachsten Lebensmittel bar, der Gewalt und rohen Behandlung von wahren Kerkermeistern preisgegeben. Ich sah sie in engen stinkenden Winkeln ohne Luft und Licht, angekettet in Höhlen, in denen man sich scheuen würde, jene wilden Tiere einzusperren, die eine luxuriöse Verwaltung unter hohen Kosten in den Hauptstädten unterhält.» (Esquirol, 1818; zit. n. Schulte/Tölle, Hrsg., 1972, S. 6)

Aus den Berichten der General-Inspektionen der französischen Irrenanstalten gehen erschreckende Einzelheiten hervor, auch aus dem genannten Bericht von Esquirol. Der deutsche Psychiater L. Meyer (1863, S. 560 ff.) referiert: «In den 33 Anstalten lebten die Irren zusammen mit Venerischen, Bettlern, Verbrechern, in acht Departements war das Gefängnis der einzige Aufenthalt für Geisteskranke; in zwölf theilten sie den Raum der Detentionshäuser mit Bettlern und Landstreichern. Die Beköstigung, völlig der der Gefangenen gleich, bestand bis 1819 aus Brot und Wasser, das Lager so beschaffen, daß Einzelne den Kettenhund vor der Eingangspforte beneiden durften. Fünfundzwanzig Jahre nach Pinels Reformen im Bicêtre zählte man in ganz Frankreich nicht mehr als acht eigentliche Irrenanstalten [...].» Die Missstände hätten sich trotz der großen Anstrengungen von Esquirol und anderen zum Teil erhalten, fährt L. Meyer (1863, S. 569) fort, die deutschen Verhältnisse seien nicht besser.[251]

In Paris sorgte Esquirol im Hospital *Charenton* konsequent für eine saubere und gepflegte Unterbringung, für Gemeinschaftsräume, in denen Gesellschaftsspiele, Musik und Tanz angeboten wurden. Der Garten diente nicht nur dem Spazierengehen, sondern auch der Beschäftigung von Patienten; zu diesem Zweck wurden auch Werkstätten eingerichtet (erste Ansätze der Arbeitstherapie). Er bemühte sich auch um die Angehörigen, um sie so auf das auf die stationäre Behandlung folgende häusliche Zusammenleben vorzubereiten.

Über das stationäre Behandlungsprinzip schrieb Esquirol: «Die Ruhe, welche die Gestörten weit entfernt vom Getöse und Lärm genießen, sowie die gebotene Erholung des Gemütes, da sie von ihren Geschäften und häuslichen Problemen ferngehalten werden, ist ihrer Genesung sehr dienlich. Indem sie sich einem geordneten Leben, Disziplin, einer wohlaustarierten Lebensweise fügen müssen, werden sie gezwungen, über die Veränderungen in ihrem Leben nachzudenken. Die Notwendigkeit, sich zu zügeln, sich Fremden gegenüber wohl zu verhalten, mit ihren Leidensgenossen zusammenzuleben, sind mächtige Verbündete für das Wiederauffinden der verlorengegangenen Vernunft.» (Esquirol, 1816/38, S. 123)

In diesen Sätzen kommen therapeutisches Engagement und Milieutherapie zum Ausdruck, aber auch Elemente des Absonderns und Disziplinierens. Was in der Situation Esquirols den gegebenen Möglichkeiten entsprach, erwies sich bald unter verschlechterten äußeren Bedingungen als ein kritisch zu beurteilender Stil.

Deutschland

Unter den frühen Versorgungsanstrengungen sind die «Hohen Hessischen Landesspitäler» hervorzuheben, die seit 1533 in Haina psychisch kranke Männer sowie in Hofheim und Merxhausen Frauen pflegten. Im Nachbarland Bayern begann das Bürgerhospital in Würzburg ab 1589 auch psychisch Kranke aufzunehmen. Die dortige *Regulatio* (Pflegeanweisung) lässt deutlich humanitäre Zielsetzungen erkennen (vgl. Haisch, 1959).

In der ersten Hälfte des 19. Jahrhunderts entstand das deutsche Anstaltswesen: Bestehende Irreneinrichtungen wurden zu Heil- und Pflegeanstalten umgestaltet, und neue Anstalten wurden in rascher Folge gegründet: 1801 in Neuruppin, 1803 in München, 1804 in Pforzheim, 1805 in Bayreuth, 1811 in Sonnenstein in Sachsen, 1812 in Zwiefalten/Württemberg, 1814 in Marsberg/Westfalen, 1816 in Königsberg, 1820 in Arnstadt/Sachsen, 1821 in Jena, 1824 in Braunschweig, 1825 in Siegburg/Rheinland, 1826 in Heidelberg, 1827 in Hildesheim, 1834 in Greifswald und in Winnenden/Württemberg, 1842 Illenau in Achern/Baden, 1844 in Halle-Nietleben, 1846 in Erlangen, 1849 in Eichberg/Rheingau.[252]

Unter dem Einfluss der Erfahrungen der englischen und französischen Psychiatrie begann das deutsche Anstaltswesen, sich an dem Prinzip der moralischen Behandlung zu orientieren. So befreite Johann Gottfried Langermann (1768–1832) 1805 in Bayreuth die Kranken von den Ketten.[253]

Die unverkennbaren Fortschritte im frühen 19. Jahrhundert können nicht darüber hinwegtäuschen, dass es, nicht anders als in der englischen und französischen Psychiatrie, nach wie vor erschreckende Missstände in der Unterbringung und Pflege der Kranken gab, dass es an Personal und insbesondere an geeigneten Pflegepersonen fehlte und quälende «Behandlungen» angewandt wurden (beschrieben z. B. von L. Meyer, 1863, S. 553). Ausführliche und aufschlussreiche Dokumentationen, auch über das Ergehen von Patienten, liegen etwa für das westfälische Anstaltswesen vor (vgl. Walter, 1996; Küster, Hrsg., 1998). In dieser Zeit standen rückständige Verhältnisse und positive Entwicklungen nebeneinander. Die Missstände und Probleme werden im folgenden Kapitel zusammenfassend referiert; hier werden zunächst die *positiven* Entwicklungen dargestellt. Im Vergleich mit England, Frankreich und Belgien beurteilte Köstler (1839, S. 79) die Verhältnisse in den deutschen Anstalten günstig, sie nähmen «gegenwärtig den ersten Rang» ein.

Als «Musteranstalten» galten in der ersten Hälfte des 19. Jahrhunderts die Anstalten Sonnenstein, Siegburg und Illenau. In dem sächsischen Sonnenstein, bei Pirna gelegen, wurde in einer ehemaligen Festung 1811 ein Irrenhaus eingerichtet. Ärztlicher Leiter wurde Ernst Pienitz (1777–1853), der bei Pinel und Esquirol in Paris gewesen war (er hatte eine Nichte von Pinel geheiratet) und deren therapeutische Auffassungen übernommen hatte (vgl. Ilberg, 1924). Pienitz betonte die *Heil*anstalt (unweit in Waldheim gab es eine Anstalt für Unheilbare), er führte Betätigungsangebote für Patienten ein (Lesen, Musik, dazu Bäder und Wasserkuren) und erstellte Patienten- und Behandlungsstatistiken. Sein Alltagsleben teilte er weitgehend mit den Kranken.[254] Ein Jahrhundert später, in der nationalsozialistischen Zeit, wurde Sonnenstein eine der Tötungsanstalten der Aktion T4.

Die Anstalt in Siegburg im Rheinland wurde 1825 durch Maximilian Jacobi (1775–1858) gegründet.[255] Er war vom Geist der Moralphilosophie und der *moral treatment* geprägt, hatte die Quäker-Reformanstalt im englischen York und andere fortschrittliche Einrichtungen besucht, stützte sich insbesondere auf die französische Schule und übersetzte Esquirol ins Deutsche, weshalb er der «deutsche Esquirol» genannt wurde.[256] Jacobi leitete die Anstalt bis zu seinem Tod im Alter von 83 Jahren. Er sorgte für gepflegte Unterbringung der Kranken, Aktivitäten, Gestaltung des Tagesablaufes und intensive ärztliche Behandlung (vgl. Blasius, 1986, S. 49 ff.). Auswärtige Ärzte kamen nach Siegburg, um die neuartige Psychiatrie kennen zu lernen.[257]

Die Anstalt Illenau bei Achern in Baden wurde ausdrücklich als Musteranstalt konzipiert und 1842 eröffnet. Da es, anders als in den meisten deutschen Ländern, in Baden kaum leerstehende Schlösser und Klöster gab (viele waren in den vorausgegangenen Kriegen zerstört worden), betrieb das Land ein großzügiges Neubauprojekt. (Die psychotische Erkrankung des badischen Großherzogs Ludwig II. mag motivierend mitgewirkt haben.) Man sprach bald von einem «Narrenpalast». Ärztlicher Planer und erster Leiter war Christian Friedrich Wilhelm Roller (1802–1878). Die ländliche Abgeschiedenheit der Illenau, gleich weit von den Städten und Universitäten Heidelberg und Freiburg entfernt, war nicht zufällig, sondern geplant; einerseits waren dabei therapeutische Überlegungen bestimmend, andererseits Rollers Konflikt mit der Universitätsmedizin.[258]

Roller vertrat Vorstellungen der Psychiker, insbesondere von Ideler und Heinroth, und neigte zu der Ansicht, Krankheit sei Folge eines lasterhaften Lebenswandels. Er war «Moralist», der sich gern großer Worte bediente, zum Beispiel «Liebe, diene!» oder «Nicht Kunst, nicht Wissenschaft allein, Geduld will am Werke sein» (nach Fischer, 1921). Seine klinischen Verdienste sind unbestritten, er pflegte eine patientenorientierte Behandlung und Milieutherapie (die Ärzte aßen mit den Patienten zusammen, die Pfleger kegelten mit ihnen), er legte Wert auf die Schulung des Personals und richtete eine Wärterschule ein. Andererseits war er einer der autoritären und reformfeindlichen Psychiater.[259]

Unter der Leitung von Heinrich Schüle in den Jahren von 1880 bis 1916 wurde die inzwischen ein halbes Jahrhundert bestehende Illenau baulich und fachlich erneuert und konnte nun wieder als Musteranstalt gelten.[260]

Die Illenau nahm ein schreckliches Ende, als die Nationalsozialisten 1940 alle Kranken abtransportierten und die meisten von ihnen töteten. Die Anstalt wurde geschlossen und aus der Liste psychiatrischer Krankenhäuser gestrichen.[261]

Neben den staatlichen entstanden im 19. Jahrhundert konfessionelle und private Heilanstalten für psychisch Kranke. So gründeten 1848 im münsterländischen Telgte katholische Ordensschwestern das St.-Rochus-Hospital, das – als eines der Ersten – auch psychisch Kranke aufnahm und bald gänzlich psychiatrisches Krankenhaus wurde.

Weltbekannt wurde die evangelische Einrichtung in Bethel bei Bielefeld. Pastor Friedrich von Bodelschwingh (1831–1910) richtete 1867 zunächst die Rheinisch-Westfälische Anstalt für Epileptische ein, seit 1873 Bethel (Haus Gottes) genannt. Im Laufe der Zeit wurde die Anstalt erweitert und gegliedert in klinische und Pflegeabteilungen für psychisch Kranke, epileptische und geistig Behinderte sowie eine Kolonie für «Wanderarme». Allgemeine Krankenhausabteilungen und ein Forschungszentrum für Epilepsie kamen hinzu. Von Bethel gingen entsprechende Gründungen an anderen Orten aus.

Private psychiatrische Einrichtungen gibt es anscheinend seit sehr langer Zeit, in Deutschland wie in anderen Ländern spätestens seit dem 18. Jahrhundert. 1766 entstand in Rockwinkel bei Bremen ein privates Hospital. Ein Überblick ist schwer zu gewinnen, denn es ist wenig über die privaten Institutionen belegt. Sie entstanden aus dem Bedürfnis von Ärzten, ihre therapeutischen Ideale wenigstens an einer Stelle unbeeinträchtigt verwirklichen zu können. Das ist beispielsweise von Esquirol überliefert.[262]

Gerade angesichts des wachsenden Bedarfs im 19. Jahrhundert ist die Bedeutung der privaten Initiativen für die Erweiterung des psychiatrischen Angebotes nicht zu unterschätzen, und das nicht nur im Hinblick auf die Behandlung von Patienten gehobener Stände. So sah Damerow (vgl. 1862, S. 155) diese Entwicklung durchaus positiv. Im 19. Jahrhundert gab es alleine in Bonn und Umgebung mehrere private Heilanstalten. Franz Richarz (1812–1889), ab 1836 als zweiter Anstaltsarzt bei Maximilian Jacobi in Siegburg tätig, gründete als erster Psychiater in dieser Region 1844 in Endenich (Bonn) eine private «Anstalt für Behandlung und Pflege von Gemütskranken und Irren», die bis 1934 bestand. Richarz kritisierte die rheinische Irrenfürsorge und forderte kleinere öffentliche Irrenanstalten in jedem Regierungsbezirk.[263] Neben Endenich gab es im Raum Bonn noch fünf weitere Privatanstalten, darunter die von Friedrich und Werner Nasse 1847 sowie die von Carl Hertz 1849 gegründeten Häuser (vgl. Bradl u. a., 1989).

Das Christophsbad in Göppingen entstand im frühen 17. Jahrhundert. Das ursprünglich 1557 von dem württembergischen Herzog Christoph erworbene Anwesen war über einer Mineralquelle gegründet und mit einem ansehnlichen Gebäude des bekannten Baumeisters Schickard versehen worden (1610). 1852 richtete hier Heinrich Landerer (1811–1878), der bei Ernst Albert Zeller in Winnenden Psychiater geworden war, eine psychiatrische Privatklinik ein, genauer gesagt, eine Versorgungsklinik in privater Trägerschaft. 1859 kam der «Freihof» als erste landwirtschaftliche Kolonie in Deutschland hinzu.[264] Parallel zur Klinik Christophsbad in Göppingen entstand im nahe gelegenen Reutlingen die Gustav-Werner-Stiftung zur Versorgung von Behinderten, ebenfalls im christlichen Geist und von einem Mitglied der gleichen Familie gegründet.

Die private psychiatrische Anstalt in Görlitz, gegründet 1855, war zunächst eine Anstalt für Epileptische, vermutlich das erste Sonderkrankenhaus dieser Art. Dann wurde sie psychiatrisches Hospital. Hermann Andreas Reimer verkaufte die Klinik 1867 an Karl Kahlbaum, der hier unter anderem eine Abteilung für Jugendpsychiatrie einrichtete. 1862 gründete Ferdinand Wahrendorff (1826–1898) eine private psychiatrische Einrichtung in Ilten bei Hannover, und zwar zunächst für Familienpflege. 1872 entstand eine stationäre Pflegeabteilung, aus der 1876 eine Heil- und Pflegeanstalt wurde.

Schweiz

Die psychiatrischen Institutionen entwickelten sich in der Schweiz relativ spät, den Beginn kann man mit der Eröffnung der von F. J. A. Tribolet (1794–1871) geleiteten Anstalt Waldau in Bern 1855 ansetzen. Kantonale Heilanstalt wurde die Waldau 1884 unter R. Schärer (1823–1890). Es folgten entsprechende Gründungen in Zürich (1869), Lausanne (1873), Basel (1886) und Genf (1900).

Zwei Besonderheiten zeichnen diese psychiatrischen Spitäler aus: Sie waren und blieben zugleich Kantonskrankenhaus, also für eine definierte Region zuständig, und als Universitätsklinik auch Lehr- und Forschungsanstalt. Das erwies sich für die Fortentwicklung der klinischen Psychiatrie als günstig. Es entstand nicht jener tiefe Graben, der in Deutschland die Anstaltspsychiatrie lange Zeit von der Universitätspsychiatrie trennte. Ein zweites Merkmal der Schweizer Psychiatrie liegt darin, dass sie nicht jene komplizierte Verbindung mit der Neurologie einging, wie sie in Deutschland und anderen europäischen Ländern bestand (Kap. 34).

Ungefähr gleichzeitig mit dem Baseler Kantonsspital entstand 1857 als eine private Heilanstalt das *Bellevue* in Kreuzlingen, nahe Konstanz am schweizerischen Bodenseeufer gelegen.[265] Der Gründer Ludwig Binswanger sen. hatte in seinem ersten Informationsblatt geschrieben: «Außerdem steht der Zutritt zur Familie des Arztes den besseren Kranken jederzeit mit Liebe offen.» (L. Binswanger, 1957b, S. 17) Das *Bellevue* entwickelte sich in diesen hundert Jahren vom Asyl über eine Heilanstalt und Kuranstalt bis zu einer modernen psychiatrischen Klinik mit betont psychotherapeutischer Orientierung.

Von den 1890er Jahren an wurde die psychiatrische Kantons- und Universitätsklinik Burghölzli in Zürich führend in der schweizerischen Psychiatrie. Die Grundsteine hierfür legten August Forel und Eugen Bleuler. Während des Nationalsozialismus in Deutschland wurde die Schweiz Zufluchtsstätte für verfolgte Psychiater, wie M. Müller (1982, S. 274 ff.) und C. Müller (1998, S. 282 ff.) berichtet haben.

Österreich

Die medizinische Versorgung war in Österreich ein Anliegen der Kaiserin Maria Theresia (1717–1780), und auch ihre Söhne nahmen sich der psychisch Kranken an. Joseph II. (1741–1790) veranlasste den Bau einer Irrenanstalt in Wien, des berühmt-berüchtigten Wiener Narrenturms, der 1784 eröffnet wurde. Er war zwar eine erste psychiatrische Einrichtung in Österreich, bemerkenswerterweise in Nachbarschaft zum Allgemeinen Krankenhaus gelegen, aber die Bauform mit konzentrisch angelegten 139 Zellen für 200 bis 250 Patienten hätte schon damals als wenig patientengerecht erkannt werden müssen.

Kraepelin referiert eine Schilderung von Mahir über die Verhältnisse im Wiener Narrenturm im Jahr 1843: «Gänge und Keuchen sind dunkel, auf eine im höchsten Grade kerkerähnliche Weise, durch furchtbar massive eiserne Türen und Tore, Ringe und Riegel verwahrt, so daß es gewiß dem raffiniertesten Verbrecher oder Bösewicht nicht möglich wäre, zu entkommen. Die größte Unreinlichkeit, ein scheußlicher, unerträglicher Gestank, Heulen und Brüllen, ein entsetzendes, schauderhaftes Jammergeschrei vieler, noch an schweren Ketten und eisernen Reifen, an den Beinen und Armen, selbst am Halse auf die grausamste Weise gefesselter Irren sind Objekte, die dem besuchenden Arzt in diesem Turm entgegentreten [...]. Auf allen Gesichtern und in der ganzen Haltung der Irren sind gräßlicher Jammer, Schmerz und Verzweiflung ausgeprägt [...].» Mahir spricht dann weiter von den gewalttätigen Heilversuchen und von den schlechteren Lebensbedingungen dieser Kranken, verglichen mit inhaftierten Verbrechern. Er fährt fort: «Alle ärztliche Untersuchung und Behandlung geschieht in der Regel nur durch ein stark mit Eisen vergittertes kleines Loch der eisernen Tore, aus welchem Jammergeschrei und Gebrüll, Schimpfen und Fluch, dem besuchenden Arzt erwidert wird [...].»[266] (Zit. n. Kraepelin, 1918a, S. 163 f.)

Erheblich später erst entstanden die psychiatrischen Anstalten in Linz (1867), Graz (1873), Klagenfurt (1877), Salzburg (1898) sowie der Steinhof als zweite Klinik in Wien (1907). Die Anstalt in Hall in Tirol wurde ihrer Fortschrittlichkeit wegen bekannt, Zwangsmaßnahmen wurden hier kaum mehr angewandt. Wie schrecklich die Zustände in anderen Anstalten, etwa in Oberösterreich, waren, hat Knörlein 1863 mitgeteilt.[267]

Niederlande und Belgien

Aus dem 15. Jahrhundert sind mehrere Einrichtungen überliefert: 1405 ein Asyl in Delft, 1425 ein Irrenhaus in Zutphen und 1442 eines in Hertogenbosch; es folgten 1562 ein Tollhaus («*Doll-Huys*») in Utrecht und in Amsterdam. Zum Reformer der niederländischen Psychiatrie wurde Jacobus Ludovicus Conradus Schröder van der Kolk (1797–1862). Er war Professor der Anatomie in Utrecht (wo aber erst 1893 ein Lehrstuhl für Psychiatrie, der erste in den Niederlanden, errichtet wurde); später dann setzte er sich in Amsterdam für die Belange der Geisteskranken ein und vertrat eine möglichst zwangfreie Behandlung. 1841 initiierte er ein Irrengesetz und wurde Generalinspekteur für alle Irrenhäuser des Landes. Seine Musteranstalt wurde 1842 in Meerenburg eröffnet; Griesinger berichtete hierüber (vgl. Griesinger, 1861, S. 531).[268]

Über die belgische Psychiatrie informiert Liégeois (1991). Das Urteil des bereits zitierten Leopold Köstler (1839, S. 79) fiel ausgesprochen ungünstig aus, mit Ausnahme der von Guislain geleiteten Anstalt in Gent. In den Privatanstalten seien die äußeren Verhältnisse besser, aber sie würden von Menschen geleitet, «die keinen Begriff von der Behandlung der Irren haben». Vom 15. Jahrhundert an entwickelte sich in dem flämischen Dorf Gheel die psychiatrische Familienpflege (s. S. 280).

Italien

Aus der italienischen Psychiatrie ist insbesondere über zwei bedeutsame Initiativen zu berichten. Im 18. Jahrhundert entstand in dem von den Habsburgern regierten Großherzogtum Toskana ein relativ fortschrittliches sozialpolitisches Klima, ein Irrengesetz wurde 1774 erlassen und damit auch mehr Aufmerksamkeit für psychisch Kranke erreicht. In Florenz befreite 1786 Vincenzo Chiarugi (1759–1820) die Kranken von den Ketten. Chiarugi war auch einer der Ersten, der eine psychiatrische Vorlesung hielt.

Die Entwicklung des Anstaltswesens erfolgte dann jedoch sehr zögernd und erreichte kein höheres Niveau; als eine Ausnahme wird die Anstalt von Palermo geschildert. Auch im 20. Jahrhundert blieben die italienischen Psychiatrie-Hospitäler rückständig, was in den 1960er Jahren zu einer entschiedenen Psychiatriereform führte (s. S. 309).

Skandinavien

In Schweden entstanden 1305 ein Irrenhaus in Uppsala und 1551 ein Tollhaus in Stockholm. Als der dänische König Christian VII. (1766–1808) psychotisch erkrankte[269] (und zudem der Bruder seiner Frau, der englische König Georg III., geisteskrank war, so dass Bedenken bezüglich der Nachfolge aufkamen), wurde die Psychiatrie in der Öffentlichkeit stärker beachtet. Der Sohn des Königs, Frederik VI., ließ 1820 die erste psychiatrische Anstalt des Landes im damals dänischen Schleswig bauen. 1828 entstand in Oslo eine panoptische Irrenanstalt (sternförmig gebaut und somit absolut einsehbar); wenig später wurden Anstalten an anderen Orten gegründet.

Island

Einen interessanten Sonderfall stellt Island dar.[270] Abgesehen von Hospizen für Lepröse gab es keine Krankenhäuser, 1866 wurde erstmals ein Krankenhaus mit vierzehn Betten eingerichtet. Die Geisteskranken wurden zumeist bei (armen) Bauern einquartiert, die sich so ein Zubrot erwerben und über billige Arbeitskräfte verfügen konnten. Man kann das aber wohl kaum Familienpflege nennen; dagegen sprechen die Proteste von Seiten kritischer Ärzte, welche die inhumane Behandlung der Geisteskranken brandmarkten und die Errichtung einer Anstalt forderten. Die erste psychiatrische Anstalt des Landes wurde schließlich 1907 nach einem Beschluss des Parlaments (im selben Jahr wurde die Universität gegründet) in Kleppur außerhalb Reykjavíks mit vierzig Betten eröffnet.[271]

Am Beispiel Islands lässt sich nachvollziehen, wie erst die Urbanisierung und Industrialisierung die zwingende Notwendigkeit hervorruft, psychiatrische Anstalten zu schaffen. Als das rückständigste Land Europas lag Island auch auf dem Gebiet der psychiatrischen Krankenversorgung mindestens hundert Jahre hinter der Entwicklung in den anderen europäischen Ländern. Offenbar waren hier Ende des 19. Jahrhunderts in der Öffentlichkeit noch brutale Umgangsformen zu beobachten, die in Europa längst vergangenen Zeiten zuzurechnen waren: zum Beispiel Narrenkäfige mit Gucklöchern, die in Nebengebäuden untergebracht waren, damit die Kranken nicht stören konnten (vgl. Gudmundsson, 2000, S. 427).[272]

USA

Aus dem 17. und 18. Jahrhundert ist über die Zustände in den USA nur wenig bekannt geworden: 1644 soll in Quebec ein Irrenhaus entstanden sein, 1662 in Boston ein Armenhaus für Irre. Eine erste psychiatrische Anstalt wurde anscheinend 1773 in Williamsburg in Virginia eröffnet. Zum Vater der Psychiatrie erklärte die «Amerikanische Gesellschaft für Psychiatrie» (APA) 1965 Benjamin Rush. Wie ist das begründet? Benjamin Rush (1745–1813) studierte in Edinburgh bei Cullen, wurde 1769 Professor der Chemie, 1789 Professor der Medizin in Philadelphia, wo er das *Pennsylvania Hospital* leitete.[273] Er schloss sich der Bewegung des *moral management* an und kämpfte gegen die Misshandlung der Irren (und auch gegen Sklaverei und Todesstrafe), er förderte die Arbeitstherapie.[274]

Es dauerte lange, bis sich in den USA eine humane und therapeutisch eingestellte Psychiatrie durchsetzte. Im 19. Jahrhundert entstanden zwar neue Anstalten, aber anscheinend ohne überzeugende therapeutische Konzeption.[275]

Die Anstalten waren auch in den USA bald überfüllt. Das blieb so bis über die Mitte des 20. Jahrhunderts hinaus. In den 1950er Jahren gab es in den USA Anstalten mit mehr als 10 000 Betten. Sie blieben in organisatorischer und therapeutischer Hinsicht lange Zeit noch hinter den meisten europäischen Anstalten zurück. Zur Psychiatriereform in den USA wird in Kapitel 36 berichtet.[276]

Exkurs: Adolf Meyer

Eine herausragende Gestalt der amerikanischen Psychiatriegeschichte ist der Schweizer Adolf Meyer (1866–1950). Mit ihm nahm die europäische Psychiatrie der Jahrhundertwende entschiedenen Einfluss auf die amerikanische Psychiatrie.[277]

Meyer wurde 1910 auf den Lehrstuhl für Psychiatrie der *Johns Hopkins University* in Baltimore berufen, wo er ab 1913 auch Direktor der neu errichteten psychiatrischen Klinik war. Hier schuf er Laboratorien für Physiologie, Neuroanatomie, Neuropathologie und Experimentelle Psychologie, was an die Struktur der Deutschen Forschungsanstalt für Psychiatrie von Kraepelin in München erinnert. Meyer förderte die Psychohygiene (dieses Wort stammt von ihm). In erster Linie war er klinischer Psychiater.[278]

Bereits in den 1910er Jahren forderte Meyer psychiatrische Abteilungen an Allgemeinkrankenhäusern. Er legte großen Wert auf die psychiatrische Unterrichtung der Medizinstudenten, las selbst im ersten klinischen Semester über «Psychobiologie», förderte die Weiterbildung der Assistenten und schuf das *resident program*, das in seinen

Grundzügen bis heute erhalten geblieben ist. Meyer setzte die Facharztprüfung durch.[279]

Zwischen Ost und West: Japan

Auf die Besonderheit der japanischen Kultur- und Wissenschaftsgeschichte zwischen Ost und West kann hier nicht näher eingegangen werden. Sie ist jedoch prinzipiell auch für die Psychiatriegeschichte zu berücksichtigen.[280]

Asyle im Umfeld von buddhistischen Tempeln sind seit dem 8. Jahrhundert nachweisbar. Armen, Waisen, Alten und Irren wurde in solchen Einrichtungen Unterschlupf gewährt, die sich vor allem in den Kaiserstädten Nara und Kyoto befunden haben (vgl. Kume, 1979, S. 51 f.). Im Sinne des Shintoismus wurden Geisteskrankheiten traditionell als Fluch der bösen Ahnen oder Rachegeister angesehen, die mit bestimmten Ritualen abgewehrt wurden. Ab dem 11. Jahrhundert kam es in shintoistischen Schreinen zur Pflege von Geisteskranken. Das Baden in eiskalten Wasserfällen galt als natürliche Schocktherapie in akuten Stadien. Einer der bekanntesten Schreine ist der *Iwakura*-Schrein in der Nähe von Kyoto, in dem 1875 auch das erste psychiatrische Krankenhaus Japans mit 200 Betten eröffnet wurde (vgl. Nüssner, 1978, S. 18). Kure berichtet: «Seit einigen Jahrhunderten glaubte man, daß die Gottheit in diesem Tempel die besondere Gnade und Fähigkeit besitze, die Psychosen zur Heilung zu bringen, und es kamen daher die Leute dort zusammen, beteten, beichteten und benutzten einen Wasserfall bei dem Tempel, um für die körperliche und so auch für die geistige Reinheit zu sorgen. [...] Es war eine echte Kolonie, verbunden mit familiärer Pflege, natürlich aber ohne ärztliche Beaufsichtigung.» (Kure, 1903, S. 12)

Der deutsche Einfluss auf die Medizin im Allgemeinen und die Psychiatrie im Besonderen ist in jener Zeit kaum zu überschätzen. 1886 wurde Hajime Sakake zum ersten japanischen Professor für Psychiatrie ernannt. Er hatte hauptsächlich Psychiatrie bei Carl Westphal studiert. Zehn Jahre später wurde Shuzo Kure sein Nachfolger, der die moderne Psychiatrie in Japan begründete. Seine Aktivitäten umfassten die Forschung, die ärztliche Ausbildung, die Einrichtung und Reformierung von psychiatrischen Anstalten und seine Organisation von wissenschaftlichen Gesellschaften. Auch Kure hatte hauptsächlich in Deutschland studiert, und zwar bei Emil Kraepelin. Kure führte das Pavillonsystem aus Deutschland ein und versuchte mit aller Kraft, die Situation in den Anstalten zu verbessern. Auch heute noch wird von Japanern oft selbstkritisch Kures Äußerung zitiert, wonach japanische psychiatrische Patienten von zweifachem Unglück betroffen seien: einmal von ihrer Krankheit, zum andern von der Tatsache, dass sie in Japan lebten, einem Land mit ungenügender psychiatrischer Versorgung (vgl. Nüssner, 1978, S. 18). Über Kure konnte Kraepelins Psychiatrie in Japan rasch Fuß fassen, insbesondere auch durch die Vermittlung der 1902 gegründeten japanischen «Gesellschaft für Neurologie», die sich dann in «Japanische Gesellschaft für Psychiatrie und Neurologie» umbenannte. Die wichtigsten psychiatrischen Bücher jener Zeit, die ins Japanische übersetzt wurden, stammten von deutschen Autoren: Schüle, Krafft-Ebing, Ziehen, Sommer und Kraepelin (vgl. Shinfuku, 1977, S. 211).

Das psychiatrische Versorgungssystem ist in den letzten Jahrzehnten immer wieder kritisch betrachtet worden. Verglichen mit dem Standard der Versorgung in Deutschland nach den Reformbemühungen im Anschluss an die Psychiatrie-Enquête erscheint die Versorgungssituation wegen geringerer Ressourcen deutlich schlechter zu sein. Mitte der 1980er Jahre unterschied sich die japanische Lage grundsätzlich von der anderer Industrienationen: Es gab sehr große psychiatrische Krankenhäuser, eine Unterversorgung der extramuralen Dienste und wenig Sensibilität für die Rechte und Bedürfnisse von Geisteskranken. 1987 kam es zu einer Reform der psychiatrischen Versorgung (vgl. Mizuno/Rizzoli, 1995, S. 274).

31. Probleme der Anstaltspsychiatrie

Nachdem im vorangehenden Kapitel die Entwicklung des Anstaltswesens in den ersten Jahrzehnten des 19. Jahrhunderts beschrieben und dabei die erzielten Fortschritte hervorgehoben wurden, sollen nun – ausgehend von den deutschen Verhältnissen – die Probleme erörtert werden, die sich spätestens von den 1840er Jahren an immer drängender abzeichneten. Zunächst wird über die Zielrichtungen und Modelle der psychiatrischen Anstalten zu berichten sein, sodann über die Schwierigkeiten infolge von Überfüllung und Vergrößerung der Anstalten, über strukturelle und fachliche Probleme wie Isolierung, Zwangsmaßnahmen und Bettbehandlung, schließlich über den kustodialen Anstaltsstil.

Während des ganzen 19. Jahrhunderts wurde intensiv die Frage diskutiert, wie eine psychiatrische Anstalt einzurichten sei, welche Zielsetzung Prioriät habe und welche Kriterien bei der Beurteilung einer Anstalt anzulegen seien. Der Wiener Psychiater Leopold Köstler schrieb 1839 hierzu: «Möchten diese Blätter etwas dazu beitragen, eine lebhafte werkthätige Theilnahme für die Irren zu erwecken, damit in jedem Lande die Unglücklichen, die so noththuende Liebe und Sorgfalt finden, und ihnen Anstalten zur Heilung oder doch möglichsten Erleichterung eines leider oft unabwendbaren Übels eröffnet werden. Hierzu sind aber nicht außerordentliche Summen erforderlich; denn der Werth einer Irrenanstalt wird nicht durch ihre Größe und pomphafte Ausstattung bedingt, sondern Wissenschaft, Religion und Liebe sind es, welche hier die Früchte bestimmen, die dann am ehrlichsten und reichsten gedeihen, wenn jene ungehindert ihre Strahlen zu entfalten im Stande sind.» (S. 4)

Heil- und Pflegeanstalten

Zu Beginn des 19. Jahrhunderts hatte Reil den Zustand der Irrenhäuser folgendermaßen in Worte gefasst: «Sie [die Irrenhäuser] sind weder Heilanstalten noch Asyle unheilbarer Irrender, sondern meist Spelunken, in welchen die Gesellschaft absetzt, was ihr lästig fällt» (Reil, 1803, S. 454), nämlich Asoziale, Kriminelle und Irre. Reil hatte damit die Zielrichtung angegeben: Heilanstalten *und* Asyle standen auf dem Programm der Anstaltspioniere wie Johann Gottfried Langermann, Ernst Pienitz, Maximilian Jacobi u. a. Die Psychiater der ersten Generation waren in ihrer praktischen Arbeit dem Prinzip der moralischen Behandlung verpflichtet, sie lebten mit ihren Patienten weitgehend zusammen und nahmen an deren Mahlzeiten teil. Wissenschaftlich tendierten die meisten von ihnen zu dem naturwissenschaftlichen Modell der Psychiatrie, ohne aber Somatiker im engeren Sinne zu sein.

Die ersten psychiatrischen Anstalten, die diesen Namen verdienten, waren *Heil*anstalten, gemäß dem Leitsatz der Aufklärung: Irre sind heilbar. Es zeigte sich aber bald, dass diese Devise nicht auf alle Anstaltspatienten zutraf; denn ein nicht unwesentlicher Anteil der Kranken waren nicht bzw. nicht in absehbarer Zeit heilbar. Um auch sie zu versorgen, wurden verschiedene Modelle entwickelt, zunächst die parallel betriebene Pflegeanstalt, möglichst in räumlicher Nähe zur Heilanstalt. Diese Trennung von Heilanstalt und «Aufbewahrungsanstalt» hatte schon Reil (1803, S. 206 u. S. 453) empfohlen. Ein Beispiel war, unweit der Anstalt Sonnenstein in Sachsen, die Pflegeeinrichtung in Waldheim und ab 1829 eine neue Pflegeanstalt im Schloss Colditz, die unter der Leitung von Christian August Fürchtegott Hayner (1755– 1837) zu einer Musteranstalt wurde.[281]

Ein anderer Modus war das Verbleiben der nicht geheilten chronisch Kranken in den Anstalten, die damit zu Heil- und Pflegeanstalten wurden; es wurde ungefähr ab 1830 praktiziert. Für die chronisch Kranken wurden eigene Abteilungen eingerichtet, so dass man von *relativ verbundener Heil- und Pflegeanstalt* sprach. Damerow verfasste ein Buch eigens über diesen Anstaltstyp (1844a). Ein Beispiel war die badische Anstalt Illenau (s. Kap. 30). Aber diese Konzeption erwies sich als problematisch, allein schon weil die Anstalten viele Kranke nicht entlassen konnten und infolgedessen fortlaufend vergrößert werden mussten. Fachlich gesehen bereitete die Differentialdiagnose heilbar versus unheilbar so große Schwierigkeiten, dass eine *absolut verbundene* oder *gemischte Heil- und Pflegeanstalt* gefordert wurde, so nachdrücklich von Bernhard von Gudden (1859). Allerdings brachte man auch in diesen Anstalten die Kranken getrennt in Stationen für heilbare und für unheilbare Patienten unter.

Griesinger entwickelte ein neues Modell, in den Ansätzen schon 1845 (s. S. 282 f.), detailliert und nachdrücklich in den 1860er Jahren: Notwendig seien neben den ländlichen Anstalten zentral gelegene Stadtasyle für akut Kranke, zudem müsse das Anstaltswesen erneuert werden, insbesondere im Hinblick auf Zwangsbehandlungen. Der unglücklichen Dichotomie heilbar versus unheilbar ging Griesinger auf den Grund und ersetzte sie durch die Gegenüberstellung von kurzen und langen stationären Behandlungen (vgl. Griesinger, 1868/69b, S. 9 f.). Aber Griesinger konnte sich gegen den Widerstand der etablierten Anstaltspsychiatrie, nicht durchsetzen. Die «Anstaltspatriarchen», die in das bestehende Anstaltswesen hineingewachsen waren, sahen keine Notwendigkeit, etwas zu ändern oder weiterzuentwickeln, sie waren der Vorstellung der relativ verbundenen Heil- und Pflegeanstalt verhaftet und wandten sich gegen neue Behandlungsformen.

Von den genannten Anstaltstypen konnte keiner ganz überzeugen. Insbesondere die Versorgung chronisch Kranker blieb zweitrangig. Die Probleme waren unlösbar, solange die psychiatrische Versorgung ausschließlich anstaltsbezogen gesehen wurde, wie es bis weit in das

20. Jahrhundert hinein der Fall war (s. Kap. 36). Die gemischten Heil- und Pflegeanstalten blieben tonangebend, die chronisch Kranken waren weiterhin benachteiligt, auch wenn sie statt innerhalb der Anstalt in eigenen heimähnlichen Stationen am Rande des Anstaltsgeländes oder in weit abgelegenen Pflegeheimen (z. T. in privater Trägerschaft) untergebracht wurden.[282]

Überfüllung und Großkrankenhäuser

Die Anstalten waren bald nach ihrer Errichtung überfüllt. Zusätzlich eingerichtete Anstalten konnten dem steigenden Bedarf kaum mehr abhelfen (vgl. Damerow, 1862). Für diese Entwicklung hat man verschiedene Gründe angeführt. Dass die psychischen Krankheiten zunahmen, wurde vermutet, jedoch nicht bewiesen oder doch allenfalls für einzelne Diagnosen wahrscheinlich gemacht, wie Neurosyphilis, insbesondere Progressive Paralyse, Alkoholismus und vielleicht auch Alterspsychosen. Angeführt wurden auch der Bevölkerungszuwachs, der um die Mitte des 19. Jahrhunderts einsetzte, sowie die veränderten Lebensbedingungen im industriellen Zeitalter; immer weniger Familien sahen sich in der Lage, kranke Angehörige zu pflegen.[283]

Gewiss trug die genannte Stagnation in den relativ verbundenen Heil- und Pflegeanstalten zur Überfüllung bei, da immer mehr chronisch Kranke in der Anstalt verblieben. Gleichzeitig hatte das Angebot auch Auswirkungen auf die Nachfrage, da nun, nachdem die Anstaltsverhältnisse verbessert waren, die Möglichkeiten mehr genutzt wurden und die Familien eher bereit waren, kranke Angehörige in die Obhut solcher Einrichtungen zu geben als in der Zeit der Tollhäuser. Im späten 19. Jahrhundert kam ein staatliches Sicherheits- und Ordnungsbedürfnis hinzu, das die Einweisungszahlen ansteigen ließ (vgl. Blasius, 1986).[284]

Großkrankenhäuser lagen nicht in der Planungsabsicht der Psychiater. Reil (1803) hatte eine Größe von nur 120 bis 150 Betten empfohlen. Ernst Albert Zeller war stolz darauf, dass seine Winnenthaler Anstalt die Bettenzahl 200 nicht überschritt (vgl. Kirchhoff, 1921, Bd. I, S. 213). Jedoch erzwangen lange Verweildauer und Überbelegung immer mehr Erweiterungen und Anbauten in den Anstalten. Die Bettenzahlen erreichten im 20. Jahrhundert schließlich immense Ausmaße. In Deutschland gab es Landeskrankenhäuser mit mehreren tausend Patienten, in den USA sogar über zehntausend. Für solche Größenordnungen waren allerdings auch wirtschaftliche Gründe mit bestimmend (vgl. Küster, 1998, S. 358 u. S. 367). Die vergrößerten und dennoch überfüllten Anstalten ließen kaum mehr die wünschenswerte persönliche Atmosphäre und therapeutische Aktivität aufkommen. Hierzu fehlte es auch an finanziellen Mitteln, denn die Tagessätze wurden niedrig gehalten.[285] Umgangsstil, Milieutherapie und Behandlungsanwendungen verloren mehr und mehr an Qualität. Nachteilig wirkten sich auch das unverändert beibehaltene *Isolierungsprinzip* und die nun wieder zunehmenden *Zwangsbehandlungen* sowie die *Bettbehandlung* aus.

Isolierung und Zwangsmaßnahmen

Die *Isolierung* der Kranken in weit abgelegenen Anstalten war keineswegs zufällig entstanden und auch nicht allein ökonomisch bedingt.[286] Vielmehr führten therapeutische Überlegungen zum Prinzip der abgeschiedenen Anstalten und der Isolierung der Patienten. Ausgehend von der Beobachtung, dass der Ausbruch einer Psychose mit familiären Problemen zusammenhängen kann, wurde gefolgert, dass für die Genesung eine Absonderung von den Angehörigen unerlässlich sei.

Dieses Prinzip hatten bereits Pinel und insbesondere Esquirol vertreten: «Die erste Frage, die sich uns hier stellt, bezieht sich auf die Isolierung. Soll ein jeder Geisteskranke seinen Gewohnheiten, seiner Lebensart entzogen, von den Personen, mit denen er gewöhnlich lebt, getrennt werden, um an unbekannte Orte versetzt und fremder Sorgfalt anvertraut zu werden? Die englischen, deutschen, französischen Ärzte stimmen über die Notwendigkeit und Nützlichkeit dieser Trennung überein [...]. Lasset einen solchen Geisteskranken in der Mitte seiner Familie, und ihr werdet bald sehen, daß der gute Sohn, dessen Glück darin bestand, mit seinem Vater zu leben, aus dem elterlichen Hause entflieht [...]. Zuerst werden durch die Isolierung neue Empfindungen erweckt, der Kreis von Ideen, aus dem der Kranke nicht herauskommen konnte, wird gewechselt und gebrochen; unerwartete und neue Eindrücke frappieren und erregen die Aufmerksamkeit des Kranken und machen ihn für die Ratschläge, die ihn der Vernunft zurückgeben sollen, zugänglicher. Der Arzt findet den Kranken von dem ersten Augenblick seiner Isolierung an überrascht, erstaunt, außer Fassung; er bemerkt stets eine sehr wichtige Remission. Hier kann er leichter das Zutrauen des Kranken gewinnen [...]. Auch ist die Isolierung nicht minder nützlich, um die Störung der psychischen Neigungen des Kranken zu beschwichtigen [...].» (Esquirol, 1816/38b, S. 116 f.)

Esquirol und andere Psychiater des 19. Jahrhunderts sahen nur die Vorteile der Isolierung, nicht die Nachteile, die wir heute kennen. Besonders im späteren Behandlungsverlauf ist es für den Kranken förderlich, wieder mit seiner natürlichen Umwelt in Beziehung zu treten. Auch für die Angehörigen kann die Isolierung der Kranken nachteilig sein; denn Angehörige können – ärztliche Unterstützung vorausgesetzt – Helfer bei der Behandlung werden. Die nachteiligen Folgen des langen Abgeschnittenseins von den natürlichen persönlichen Bindungen waren Inaktivierung, Ausbildung so genannter Anstaltsartefakte und versäumte Rehabilitationsmöglichkeiten.

Die Isolierung, ursprünglich als therapeutische Maßnahme gedacht, wurde mehr und mehr zu einem unreflektiert angewandten Prinzip, zur Gewohnheit und Routine des Anstaltslebens. So wurden viele Kranke unnötig lange hospitalisiert und fristeten in den hinteren Abteilungen der Anstalten eine *Vita minima*. Insbesondere chronisch Kranke waren im mehrfachen Sinne isoliert: von der Gesellschaft abgesondert, von dem therapeutisch relativ aktiveren Bereich der Anstalt ausgeschlossen und zeitweilig in «Zellen» isoliert. Das Isolierungsprinzip bestimmte ungefähr anderthalb Jahrhunderte die stationäre Psychiatrie und wurde endgültig erst von den 1960er Jahren an korrigiert.[287]

Je größer und unübersichtlicher die Anstalten wurden, je mehr Überbelegung zu dranghafter Enge führte, desto schwerer wurde es, veraltete *Zwangsmaßnahmen* aufzugeben. Was Chiarugi, Pinel und andere schon im 18. Jahrhundert, sodann Hill und Conolly von den 1830er Jahren an nicht nur gefordert, sondern auch in der Praxis bewiesen hatten, dass nämlich psychiatrische Behandlung und Versorgung sehr weitgehend ohne Zwangsmaßnahme praktikabel sind, hatte sich in der deutschen Anstaltspsychiatrie kaum durchgesetzt. Nun aber, unter den geschilderten Bedingungen, nahmen Zwangsbehandlungen wieder zu.

Bettbehandlung

In den 1890er Jahren wurde die *Bettbehandlung* für psychisch Kranke propagiert. Die zugrundeliegende Vorstellung, körperliche Ruhe würde zur Gehirnruhe führen, entbehrte der empirischen Begründung. Allerdings waren «Ruhekuren für Nervöse» bereits üblich, und bekanntlich auch für Tuberkulosekranke. Es ist fraglich, ob man hiermit die psychisch Kranken den körperlich Kranken gleichstellen wollte. Was hauptsächlich beabsichtigt war, hat Clemens Neisser, der Inaugurator dieser Behandlungsweise, so erklärt: «Die Bettruhe ist das souveräne Mittel zur Bekämpfung der psychischen Erregungszustände! Die Bettbehandlung aller aufgeregten Geisteskranken verschafft der Irrenanstalt erst vollends den Wert und auch äußerlich das Ansehen eines Krankenhauses, das sie sein soll und will!» (Neisser, 1927, S. 232) Aus diesen Worten sprechen sowohl therapeutische wie ordnungsorganisatorische Motive.

Gewiss konnte die Bettbehandlung bei einzelnen Kranken und nur vorübergehend angewandt hilfreich sein im Sinne einer Entlastung, Entspannung, Geborgenheit und erlaubten Regression (z. B. L. Meyer, 1891, S. 52). Im Allgemeinen aber konnte die psychotische Unruhe mittels Bettbehandlung kaum beruhigt werden (vgl. Wille, 1878b, S. 32). Generell angewandt, erwies sie sich als eine allzu bequeme Methode, die Bedürfnisse der Kranken zum Schweigen zu bringen. Zwar versuchte Neisser zu differenzieren: «Sie [die Bettbehandlung] bietet für alle frisch Erkrankten und alle Aufgeregten denselben Segen wie andererseits für alle chronischen und ruhigen Kranken die Beschäftigung und die Bewegungsfreiheit!» (Neisser, 1927, S. 323) Die Bettbehandlung wurde aber bald zu einem unüberlegt eingesetzten Disziplinierungsmittel, welches die längst bewährten Maßnahmen der Anregung und Aktivierung, wie Arbeitstherapie und Milieutherapie, konterkarierte. Auch wenn aus heutiger Sicht nicht unterschätzt werden darf, wie schwer es war, unter den damaligen Bedingungen mit den Kranken «zurechtzukommen», wäre doch seinerzeit bereits abzusehen gewesen, wie ungünstig sich die Bettbehandlung für psychisch Kranke, insbesondere für schizophrene Patienten, auswirkt: Sie fördert Inaktivität und Isolierung, Regression und autistisches Verhalten.[288]

1924 gab die Bettbehandlung für Hermann Simon den Anstoß, mit seiner «aktiveren Krankenbehandlung» an die Öffentlichkeit zu treten: «Oft ist die angeordnete Bettruhe in Wirklichkeit gar keine ‹Ruhe›, da die innere, aus der krankhaften Angst erwachsene Unruhe den Kranken auch ins Bett hinein verfolgt. Sie äußert sich dort so, daß der Kranke gar nicht ruhig liegen bleibt, dauernd ängstlich umhersieht, in den Bettstücken kramt, sich halb oder ganz aufrichtet, aus dem Bett herausdrängt, sich entblößt. Die Pflege kämpft dagegen an und dieser oft lange fortgesetzte Kampf zwischen Pflege und Kranken steigert Unruhe und Angst. Hier haben wir nun die Erfahrung gemacht, daß wir mit dem Kranken weiterkommen, wenn wir ihn aus dem Bett herausnehmen [...].» (Simon, 1926/27, S. 450 f.) Diesen Vorwurf Simons auf die Bettbehandlung hat Neisser eine «Entgleisung» genannt. Wie befangen er dachte, zeigt folgende Äußerung: «Die Methode der Bettbehandlung bildet die Krönung und den Abschluß der idealen Reformen eines Pinel und Conolly!» (Neisser, 1927, S. 323)

Kustodiale Psychiatrie

Trotz der Nachteile der Überfüllung und Vergrößerung der Anstalten und der hiermit verbundenen Qualitätsverschlechterung fixierte sich die Anstaltspsychiatrie auf diesen einen Stil der stationären Behandlung, der letztlich mehr einschränkte als förderte, stärker inaktivierte als anregte, mehr aufbewahrte als behandelte. Es kam mehr auf das Wohlverhalten als auf das Wohlbefinden der Kranken an, auf das «Versorgen» anstatt auf die Sorge um den einzelnen Kranken (die Pfleger wurden Aufseher genannt). Der Kranke wurde zum Objekt des Ordnungsstrebens und des Krankenhausregimes, der Verwaltung des Elends.[289]

Dieser Verwahr- und Verwaltungsstil wurde später *kustodiale Psychiatrie* genannt, er war in den 1960er und 1970er Jahren der Hauptangriffspunkt der Psychiatriereform.[290] Zum kustodialen Stil trugen neben den genannten organisatorischen Bedingungen auch innere Bedingungen bei, die seit der Frühzeit des Anstaltswesens nachzuweisen sind, insbesondere das patriarchalische Leitungsprinzip, das dem Zeitgeist entsprach. «In einer Irrenanstalt muß von dem Vorsteher alles abhängen. [...] Wenn mehrere Direktoren vorhanden, die befehlen, so weiß der Kranke nicht, wem er gehorchen soll; er wird hierdurch verwirrt, hat kein Zutrauen, oder ohne Zutrauen ist keine Heilung möglich [...]. Der Arzt, der alles in der Anstalt leitet, dem alles über jedes Individuum referiert wird, sieht seine Kranken öfter, ist öfter von allem, was sie berührt, unterrichtet; unterbricht ihren Wortwechsel, ihren Zank, er führt sie durch unaufgeklärte und positive Grundsätze, leitet ihre Handlungen und läßt sie durch geübte Leute bewachen [...].» (Esquirol, 1816/38a, S. 122)

Aus diesen Worten sprechen nicht nur therapeutische Intentionen und Verantwortungsbewusstsein des leitenden Arztes, sondern auch der Anspruch des Direktors auf Unterordnung der Patienten und des Personals. Esquirol fährt fort: «Die Diener müssen ein Beispiel der Willfährigkeit und des Gehorsams gegen das Reglement und den Chef geben. Durch ihre Anzahl zeigen sie eine große Macht, wodurch die Anwendung derselben überflüssig und unnütz wird; sie überzeugen dadurch den widerspenstigsten Kranken, daß jeder Widerstand eitel sein würde, und da sie endlich mit den Kranken leben, so sind diese nicht allein, noch stets von unverständigen Personen umgeben. Das Beispiel, welches eine so große Macht auf die Bestimmungen des Menschen ausübt, ist von großem Einfluß auf die Geisteskranken.» (S. 123)

Hieraus sind sowohl therapeutische Intentionen abzulesen wie auch der Anspruch auf eine autoritäre Anstaltsführung, die zu den Merkmalen des kustodialen Stils gehört. Der Anstaltsdirektor, der ärztlicher *und* administrativer Leiter war und der sein Amt in der Regel bis zu seinem Lebensende ausübte, erhob sich zum Herrn über die Anstalt und ihre Menschen, Mitarbeiter wie Patienten, und über deren Verhalten bis ins Einzelne. Es klingt nur wenig übertrieben, wenn M. Schrenk (1976) in diesem Zusammenhang aus dem Alten Testament (Ex. 15,26) zitiert: «Ich bin der Herr, Dein Arzt [...].». «Was Freiheit ist, bestimmt der Chef», so interpretiert Schipperges (1975, S. 174) eine Schrift von C. Roller (1831).[291]

Die Hospitalisierung unter kustodialen Bedingungen hatte ungünstige Effekte auf den Verlauf psychischer Krankheiten, speziell schizophrener Psychosen, was schon L. Meyer (1863) ausdrücklich vermerkte. Manche Symptomgestaltungen sind als Anstaltsartefakte zu erklären, insbesondere die so genannten Residualzustände (so z. B. Wille, 1868/69, S. 364).[292]

Es wäre aber falsch, kustodial mit inhuman gleichzusetzen. Auch wenn der Stil einer Anstalt kustodial geprägt war, haben doch Ärzte, Schwestern oder Pfleger für eine sorgfältige Unterbringung und persönliche Betreuung des Kranken so weit wie möglich Sorge getragen. Der kustodiale Stil schloss patientenzugewandtes Arbeiten und verständnisvollen Umgang mit den einzelnen Kranken nicht aus, erschwerte ihn aber und unterdrückte die selbstverständlichsten Bedürfnisse und Rechte des Kranken.

Das zeigen beispielhaft die Erfahrungen des Malers Vincent van Gogh (1853–1890), der in Bild und Schrift über seine Anstaltserfahrungen berichtet hat. Während er 1889 wegen einer Psychose in der Anstalt von Saint-Rémy behandelt wurde, hielt er den Oberpfleger in einem Bild fest (heute im Museum in Solothurn). Der abgebildete Oberpfleger strahlt Ruhe und Gerechtigkeit, aber auch Strenge und Unnahbarkeit aus; er scheint die kustodiale Psychiatrie zu verkörpern. Van Gogh schrieb in einem Brief an seinen Bruder Theo vom 2. 9. 1889: «Gestern habe ich das Portrait des Oberaufsehers angefangen [...]. Ein sehr interessanter Kopf [...] ein Mann, der ungeheuer viel Sterben und Leiden gesehen hat; in seinem Gesicht liegt eine gewisse andächtige Sammlung. [...] Wäre sein Gesicht nicht – völlig – durch einen klugen Blick und einen Ausdruck von Güte gemildert, so wäre er ein richtiger Raubvogel [...].» (Erpel, 1989, S. 270) Trotz dieser letzten Anmerkung erlebte van Gogh, wie er schrieb, diesen Oberpfleger als einen persönlichen Helfer. Im Ganzen aber waren van Goghs Erfahrungen schrecklich: «Die Behandlung der Kranken in der Anstalt hier macht man sich leicht, [...] denn man tut absolut *nichts,* man läßt sie träge und untätig hinvegetieren und ernährt sie mit unschmackhaften, schon etwas verdorbenen Nahrungsmitteln. Und jetzt will ich Dir gestehen, daß ich mich vom ersten Tag an geweigert habe, dieses Essen zu mir zu nehmen [...].» (Brief an Theo vom 19. 9. 1889, in: Erpel, 1989, S. 217).

Es darf nicht versäumt werden, darauf hinzuweisen, dass es in diesem größtenteils erstarrten und verkrusteten System auch einzelne aktive und fortschrittliche Anstalten gab. L. Meyer hatte noch 1863 die Missstände im deutschen Anstaltswesen unverblümt ausgesprochen: «Verkommene Irrenanstalten mit allen Attributen konnte und kann noch jeder bei uns sehen, wer seine Instruktionsreisen nicht auf die so genannten mustergültigen Anstalten zu Bauzwecken beschränkt [...] später besichtigte ich eine größere, sich des besten Rufes erfreuende Anstalt, ich habe nie ein Gefängnis von einem so düsteren Charakter gesehen [...].» (L. Meyer, 1863, S. 561) Nachdem Meyer selbst die Anstalt Göttingen 35 Jahre lang geführt hatte, konnte er 1891 Imponierendes berichten; Entsprechendes findet sich auch bei Wille (1869a) über die Pflegeanstalt Rheinau sowie bei Landenberger (1866) über das Christophsbad in Göppingen. Neben den veralteten Klostergebäuden und den oft kasernenhaft wirkenden Neubauten entstanden von ca. 1870 an auch Anstalten im Pavillonsystem, um den Kranken mehr Freiheit und mehr Arbeitsmöglichkeit einzuräumen. Überwiegend aber blieb der Zustand der Anstaltspsychiatrie desolat.[293]

Fragt man, warum die geschilderten Zustände so lange und kaum verändert bestehen blieben, ist insbesondere auf die beschriebene Anstaltsstruktur hinzuweisen, die zum Credo der Psychiatrie wurde. Insgesamt blieb die Psychiatrie zu lange krankenhausbezogen und hat sich – in Deutschland und in anderen Ländern – sehr spät anderen Behandlungsmodalitäten geöffnet. Grundlegend änderten sich die Verhältnisse erst in der zweiten Hälfte des 20. Jahrhunderts. Alternativen zur Anstalt gab es aber bereits in der Mitte des 19. Jahrhunderts.

32. Extramurale Versorgung

Die psychiatrische Anstalt, die den hilflosen Kranken Schutz bot (die ersten Anstalten wurden «Asyle» genannt) und Behandlungsmöglichkeiten eröffnete, war im 19. Jahrhundert die dominierende Form der psychiatrischen Versorgung geworden. Sie blieb lange Zeit die einzige. Allmählich entstanden außerhalb der Anstalten, also extramural und der Bevölkerung näher, andere Versorgungsformen. Deren früheste ist die Familienpflege. Gemeint ist die Versorgung chronisch psychisch Kranker in einer Familie, die sich zu dieser Hilfe verpflichtet, nicht etwa die Rückkehr in die natürliche Familie. Oder die Patienten wohnten und arbeiteten außerhalb der Anstalt in einem offen geführten landwirtschaftlichen Betrieb, «agricole Colonie» genannt.

Frühe Beispiele der Familienpflege

Vereinzelt gab es die Familienpflege schon vor dem 18. Jahrhundert. Hierbei ist nicht nur an die Versorgung von Geisteskranken in fremden Familien zu denken, sondern auch an die Betreuung in den Haushalten von Ärzten oder anderen «professionellen» Personenkreisen, die sich wie etwa Pfarrer und Lehrer der sozialen Hilfe und Gesundheitserziehung verpflichtet fühlten. Allerdings ist diese Thematik bisher kaum erforscht worden, so dass hier auf einige berühmte Beispiele verwiesen wird, die auf eine gewisse Verbreitung extramuraler Behandlungsformen in der Vormoderne schließen lassen.

Zu erwähnen ist die Krankengeschichte von Jakob Lenz (1751–1792), dem Dichter des Sturm und Drang. Bei ihm brach nach seiner Ausweisung aus Weimar im November 1777 eine Psychose aus. Er fand 1778 Unterschlupf bei dem Pfarrer Johann Friedrich Oberlin in Waldersbach (Elsass): Diese Episode wurde von R. Weichbrodt (1921) psychiatrisch beschrieben (s. S. 394) und von Georg Büchner in der

Novelle «Lenz» literarisch verarbeitet. Oberlin (1740–1826) ist ein hervorragendes Beispiel für das philanthropische Bildungsbürgertum um 1800, das theologische, pädagogische, medizinische und naturwissenschaftliche Perspektiven zu vereinigen suchte und sich gerade mit Geisteskranken sensibel auseinander setzte.

Ein anderes, aus der Literaturgeschichte bekannt gewordenes Beispiel ist der Dichter Friedrich Hölderlin (1770–1843). Als er 1807 seiner schizophrenen Psychose wegen in der Tübinger Alten Burse stationär behandelt wurde, lernte ihn der dort als Handwerker tätige Tischler Zimmer kennen, der beschloss, Hölderlin in seine Familie aufzunehmen (s. S. 394). Dort, in dem Haus am Neckar, das bis heute Hölderlin-Turm heißt, verbrachte der Dichter unter der Obhut Zimmers und später dessen Tochter 36 Jahre bis zu seinem Tode.

Von großer psychiatriegeschichtlicher Bedeutung ist Justinus Kerners «Seherin von Prevorst» (1829), die ausführliche zweibändige Krankengeschichte einer geisteskranken jungen Frau namens Friederike Hauffe (1801–1829) (s. S. 28 u. S. 457). Sie lebte mehr als zwei Jahre lang im Kerner'schen Haushalt und wurde von ihm kontinuierlich ärztlich betreut. Hier haben wir es also mit dem wohl bekanntesten Sonderfall von Familienpflege zu tun, in dem eine Arztfamilie chronisch psychisch Kranke versorgte. Das geschah vermutlich nur vereinzelt und vorzugsweise unter dem Einfluss der romantischen Naturforschung im frühen 19. Jahrhundert. In der Psychiatriegeschichtsschreibung wird dieses Thema bisher nicht beachtet (vgl. Held, 1989).

Gheel

Der Ursprung der systematischen Familienpflege liegt in dem flämischen Dorf Gheel, unweit Antwerpen. Im Mittelalter war Gheel ein Wallfahrtsort, in dem Kranke, auch psychisch Kranke, Heilung am Grab der heiligen Dymphna suchten.[294] Die Dorfbewohner ließen die Pilger an ihrem Mittagstisch mitessen, wofür diese sich durch Mitarbeit bedankten. Ungefähr vom 15. Jahrhundert an blieben psychisch Kranke in Gheel, da sie in Familien aufgenommen wurden und dort besser, nämlich freier lebten als unter Hospitalbedingungen. Sie waren in Gheel wohlgelitten und wurden nicht wie anderen Orts von Kindern verspottet. Die Zahl der Pfleglinge wuchs; schließlich kamen auf einen Dorfbewohner vier bis fünf Kranke. So entstand die «*Rijkskolonie voor familiale verpleging van zenuwen geesteziken*». Am Ortsrand stand ein Achtungsschild: «GEZINS-VERPLEGING» (vgl. Panse, 1964, S. 73).

Im 18. Jahrhundert (ein genauer Zeitpunkt lässt sich nicht festlegen) wurde in Gheel die Familienpflege systematisiert und zentralisiert. Seit 1800 sind Zahlen bekannt: Erst waren es 400 bis 600 Pfleglinge, 1841 wurden 730, 1851 sogar 930 Kranke gezählt. Sie kamen zur Hälfte aus dem psychiatrischen Hospital in Brüssel (im Einzelnen s. Bufe, 1939). Zwei Drittel dieser Pfleglinge konnten arbeiten und bekamen ein Taschengeld. Es wurden auch Zahlen über Heilungen und über Komplikationen (z. B. Entweichen, Tätlichkeiten) mitgeteilt. Gheel ist, was den Umfang und die Kontinuität der Familienpflege angeht, einzigartig geblieben.[295]

Seit Gheel bestimmen folgende Prinzipien die Familienpflege: mehr Freiheit als in Anstalten, «normalere» Unterbringung, Umgang mit Gesunden, Arbeitsmöglichkeiten, Alternative zur Rückkehr in die Herkunftsfamilie mit den unvermeidbaren Belastungen und Rückfallrisiken. Mit den Worten Griesingers: «Das Wesentliche der Familienpflege besteht darin, daß der Kranke nicht mehr unter Kranken und Wärtern und in der nothwendiger Weise streng geordneten Disciplin der Anstalt sein Leben hinbringt, daß ein, zwei, bis höchstens vier Kranke in und mit einer ländlichen oder bürgerlichen Familie leben, an deren Arbeiten, Mahlzeiten, täglichem Thun und Lassen sie wie Glieder, wenn auch kranke Glieder, Theil nehmen, wie sie natürlichere freundlichere Gemüthseindrücke und die Wohlthat einer freien Bewegung finden [...].» (1868, S. 25) «Sie [die familiale Verpflegung] gewährt, was die prachtvollste und bestgeleitete Anstalt der Welt niemals gewähren kann, die volle Existenz unter Gesunden, die Rückkehr aus einem künstlichen und monotonen in ein natürliches sociales Medium, die Wohlthat des Familienlebens.» (1868/69b, S. 301)

Aber auch in Gheel blieben die Probleme nicht aus. Die Unterbringung in mancher Familie ließ zu wünschen übrig, insbesondere im Hinblick auf die hygienischen Verhältnisse. Es wurde auch erörtert, ob die Aufsicht der Kranken genug gewährleistet sei, was z. B. Conolly (1856) besorgt anmerkte. Schließlich wurde doch eine kleine Anstalt mit ungefähr hundert Betten errichtet, um schwere Rückfälle behandeln zu können (auch in Zellen). In Notfällen wurden Zwangsjacke und Fußkette angewandt. Ein Besucher berichtete, dass die Fußfessel von den Patienten auffallend gut toleriert werde (vgl. Droste, 1857, S. 488), ein anderer (Snell, 1864, S. 27 f.) sah auch Zwangsjacken und Exorzismen.

Cottage System

In anderer Form entwickelte sich die Familienpflege in Schottland vom frühen 19. Jahrhundert an. Auch hier ist die Familienpflege bodenständig gewachsen, wurde aber anders als in Belgien organisiert: Die Kranken waren über das ganze Land hin auf Bauernfamilien verteilt (oder auch in größeren Einheiten zu ca. fünfzig Kranken untergebracht) und behielten nur einen lockeren Kontakt mit der Anstalt. Man sprach von *Cottage System* oder *Dispersionstyp*. Hierfür wurde das *Devonshire County Asylum* weithin bekannt, das Griesinger (1865) auf einer Besichtigungsreise sehr imponierte. Von 1858 bis 1862 führte eine Kommission eine groß angelegte und exakte Erhebung durch: Von 8200 erfassten psychisch Kranken waren 3500 in Familienpflege (vgl. Bufe, 1939).

Agricole Colonie

Die Prinzipien einer freieren Unterbringung außerhalb der Anstalt wurden auch in der agricolen Colonie verwirklicht. So hießen landwirtschaftliche Betriebe, die überwiegend von Kranken betrieben wurden. Die Akzente lagen anders als bei der Familienpflege: In der landwirtschaftlichen Colonie blieb eine Gruppe von Patienten zusammen, allerdings wohnten sie ohne geschlossene Tür auf dem Bauernhof, und in der Arbeitstherapie sah man den bestimmenden therapeutischen Faktor (s. Kap. 48). Den Anfang[296] machten die Gebrüder Labitte in ihrer Privatanstalt in Clermont (Oise). Sie errichteten 1847 in einiger Entfernung von der geschlossenen Anstalt zwei landwirtschaftliche Kolonien, *Fitz-James* und *Willers* genannt. Die Zahl der Patienten, die hier relativ frei leben und arbeiten konnten, nahm mit der Zeit mehr und mehr zu, nach zwanzig Jahren waren es ungefähr 1500. Die arbeitenden Patienten erhielten ein kleines Taschengeld. Ihre Arbeit kam auch der Versorgung der Anstalt zugute und machte die Labittes zu reichen Leuten (nach G. Zeller, 1998). Allerdings soll hier das ökonomische dem therapeutischen Denken untergeordnet worden sein. Hervorgehoben wird die gute Ernährung der Patienten. Die Erfolge waren bemerkenswert, selbst von den als unheilbar geltenden Kranken wurde ein Teil resozialisiert und entlassen, es soll keine Suizide gegeben haben (L. Meyer, 1869/70, S. 20 f.).

Die erste landwirtschaftliche Kolonie in Deutschland war 1859 der

Freihof des Göppinger Christophsbades (vgl. Landerer, 1883). Die erste staatliche und im Einzelnen beschriebene Patientenkolonie wurde 1864 im hannoverschen Einum durch die Initiative von Ludwig Snell und nach dem Muster von *Fitz-James* eingerichtet.[297] In Einum waren 40 Kranke in drei Wohnhäusern offen untergebracht. Noch im gleichen Jahr berichtete Snell (1864) über die Gartenbaukolonie, und im nächsten Jahr führte er sie seinen Kollegen vom «Verein Deutscher Irrenärzte» vor; seine Ausführungen wurden zustimmend aufgenommen – aber es folgten seitens seiner Kollegen keine Taten (s. Kap. 33). In der Zeit 1865 bis 1870 wurden lediglich einige landwirtschaftliche Kolonien versucht, sie hatten aber eine kurze Dauer (vgl. Harlfinger, 1968, S. 166). 1869 befürwortete L. Meyer in einer Denkschrift über die Irrenpflege insbesondere die Einrichtung von «Irren-Kolonien».

Auch danach entstanden nur vereinzelte landwirtschaftliche Kolonien, so 1876 im sächsischen Altscherbitz und im gleichen Jahr im westfälischen Lengerich. Erst in den 1890er Jahren wurde die landwirtschaftliche Kolonie üblich.

Rezeption der Familienpflege

Nirgends sonst wurde die Familienpflege in dem Umfang und mit der Intensität wie in Gheel betrieben. Anzumerken ist die Initiative des österreichischen Arztes Dr. Jaromin Mundy, der auf der Weltausstellung in Paris 1867 ein Musterhaus für die psychiatrische Familienpflege vorstellte, ohne anscheinend viel Resonanz zu finden. In der Schweiz beschlossen die Psychiater 1868 bei ihrer Zusammenkunft auf der Rheinau (s. Kap. 33), dass die neuen extramuralen Versorgungsformen einzuführen seien. Es folgte ein entsprechender Beschluss des Kantons Zürich (um 1870), über dessen unmittelbare Umsetzung nichts bekannt ist. Im 20. Jahrhundert entstand in Zürich eine ausgedehnte Familienpflege, in den 1940er bis 1970er Jahren gab es mehrere hundert Patienten in Familienpflege (vgl. M. Bleuler, 1951, S. 394). C. Müller empfahl 1981 (S. 133) für die Versorgungsplanung in der Schweiz auch die Familienpflege, und zwar dreißig bis achtzig Plätze auf 150 000 Einwohner. In anderen Ländern scheint die Familienpflege kaum Fuß gefasst zu haben. In den USA und in Kanada wurde in den 1950er Jahren die Familienpflege auf breiter Basis, aber nicht von langer Dauer betrieben. Über die Familienpflege in Deutschland soll ausführlicher berichtet werden.

Familienpflege in Deutschland

Ab Mitte des 19. Jahrhunderts wurden die systematische Familienpflege und auch die agricole Colonie intensiv in der Sektion Psychiatrie auf den Versammlungen der «Gesellschaft deutscher Naturforscher und Ärzte» diskutiert.[298] Die Reaktionen der deutschen Anstaltspsychiater waren zwiespältig (z. B. Jessen, 1859).[299] Zwar waren nicht wenige nach Gheel, auch nach Schottland und nach Clermont gereist. So positiv ihre Berichte auch waren, die Verwirklichung der neuen Behandlungsformen stieß in Deutschland auf große Schwierigkeiten. Wo Familienpflege entstand, blieb sie kompromisshaft, nämlich in enger Verbindung mit dem Krankenhaus, so wurden Familienpensionen für zehn bis zwanzig Kranke eingerichtet (Adnextyp), oder sie bestanden nur für kurze Zeit wie in der Privatklinik Rockwinkel bei Bremen in den 1860er Jahren.

In Ilten bei Hannover unternahm Ferdinand Wahrendorf 1862 den Versuch, eine coloniale Verpflegung einzurichten, was ihm jedoch nicht recht gelang, so dass aus seiner Initiative schließlich eine Pflegeabteilung wurde (s. Kap. 30). Später, um 1900, wurde Familienpflege in vier umliegenden Ortschaften betrieben (vgl. Engelken, 1900).

Gegen eine durchgreifende Erneuerung der psychiatrischen Versorgung in Form der Familienpflege wehrte sich eine einflussreiche Gruppe deutscher Anstaltspsychiater (s. Kap. 33). Erst um 1900 wurde die Familienpflege in Deutschland stark ausgeweitet. Bestimmend hierfür waren nun aber weniger humanitäre und therapeutische Motive der freieren Versorgung als vielmehr organisatorische Zwänge, nämlich die dringende Notwendigkeit, die stets überfüllten Anstalten zu entlasten und die steigenden Kosten zu reduzieren. Führend wurde nun die brandenburgische Anstalt Uchtspringe unter Konrad Alt. Es folgte eine große Zeit der Familienpflege (vgl. Schmidt, 1983, S. 59). Mehrere internationale Kongresse wurden zu diesem Thema abgehalten, der erste 1902 in Antwerpen. 1903 wurden in Deutschland 1302 Familienplätze, in Berlin allein ungefähr 400 gezählt. Es wurde diskutiert, die Zahl der Anstaltsplätze zugunsten der Familienpflege zu begrenzen (vgl. Alt, 1903).

Mit dem Ersten Weltkrieg kam es zu einem rapiden Rückgang der Familienpflege und damit erneut zu einer verstärkten Konzentration auf die psychiatrischen Anstalten, obwohl diese mangels Investitionen baulich, aber auch therapeutisch mehr und mehr Missstände aufwiesen. Auch in anderen Ländern ging die Familienpflege zurück. Allerdings wurde sie nie ganz aufgegeben. In Berlin-Wittenau gab es bis zum Zweiten Weltkrieg Familienpflege. 1985 wurde Familienpflege in Bonn und in Ravensburg-Weißenau wiederbelebt (vgl. Schmidt-Michel et al., 1992). Versuche in Hannover (Lehrmann/Nussbaum, 1983) zeigten, wie schwer unter den heutigen gesellschaftlichen Bedingungen Familienpflege zu verwirklichen ist.

In Gheel blieb die Familienpflege in relativ großem Umfang bestehen (vgl. Laenen, 1977). Für 1945 wurden 3700 Pfleglinge angegeben, 1960 gab es in dem 11 000 Einwohner zählenden Ort 5800 Haushalte, von denen 2000 Kranke aufnahmen (vgl. Panse, 1964, S. 72); für das Jahr 1970 wurden 1600 Pfleglinge angegeben.

Ist die Familienpflege heute noch eine adäquate psychiatrische Versorgungsform? Diese Frage wird gegenwärtig wenig diskutiert und selten untersucht.[300] Im späten 20. Jahrhundert ist die extramurale psychiatrische Versorgung andere Wege gegangen, im Vordergrund stehen nun anstelle der Familienpflege das betreute Wohnen (s. Kap. 36) und anstelle der landwirtschaftlichen Kolonie zeitgemäße Arbeitstherapie und Arbeit in Einrichtungen des zweiten Arbeitsmarktes (s. Kap. 48).

33. Das Krisenjahr 1868

In den vorausgehenden Kapiteln wurden Probleme der Anstaltspsychiatrie dargestellt und die neuen extramuralen Behandlungsformen beschrieben, die im Deutschland der 1860er Jahre kaum akzeptiert wurden. Die Reformpläne, die vor allem Wilhelm Griesinger vortrug, lehnte die Mehrheit der Anstaltspsychiater ab. Die Auseinandersetzung eskalierte 1868 krisenhaft. Das Ergebnis war für die Entwicklung der psychiatrischen Versorgung denkbar ungünstig.

Die Situation in den 1860er Jahren

In den ersten Jahrzehnten des 19. Jahrhunderts war die Anstaltspsychiatrie aufgebaut worden. Diese Gründerzeit, die durch Persönlichkeiten wie Langermann, Jacobi und Pienitz geprägt wurde, dauerte bis ungefähr zur Jahrhundertmitte. Inzwischen aber waren, trotz großer Anstrengungen, die Verhältnisse in mancher Hinsicht ungünstiger geworden. Ein Grund hierfür war der rasch ansteigende Bedarf an stationärer Behandlung. Um dem abzuhelfen, wurden neue Anstalten eingerichtet und die bestehenden vergrößert. Trotzdem waren die Anstalten bald überfüllt. Größe und Fülle setzten der therapeutischen Arbeit engere Grenzen. Unter diesen Bedingungen schien es vielen Psychiatern unmöglich, die von Conolly erprobte zwangfreie Behandlung in deutsche Anstalten einzuführen. Auch der Baustil neuer Anstalten war der Kritik ausgesetzt; manche wirkten wie Kasernen, andere wie Anstaltspaläste (vgl. Griesinger, 1868/69b).

Der Führungsstil der Anstaltsdirektoren war – dem Zeitgeist entsprechend – patriarchalisch. Der Direktor sah sich als Vater aller Patienten und Mitarbeiter. Es entstand ein Stil des stationären Versorgens, bei dem es mehr auf das Aufbewahren ankam als auf das Behandeln.

Alternativen der psychiatrischen Versorgung waren in den 1860er Jahren durchaus im Gespräch. Es wurden andere Anstaltsmodelle gefordert, z. B. die getrennte Heil- und Pflegeanstalt, also Institutionen für heilbare und unheilbare Patienten oder – wie Griesinger pragmatischer unterteilte – für Kurzzeitbehandlungen und Langzeitbehandlungen (diese Unterscheidung ist bis heute geläufig). Neben den ländlichen Anstalten wurden innerstädtische Einrichtungen empfohlen. Extramurale Behandlungsformen wie die Familienpflege im belgischen Gheel und die agricole Colonie nach französischem Muster waren im Ausland längst bewährt, sie wurden in Deutschland diskutiert, aber kaum praktiziert (s. Kap. 32).

Der Konflikt

Die Missstände im Anstaltswesen und eine Ignoranz gegenüber neuen Behandlungsmöglichkeiten ließen in den eigenen Reihen der Psychiatrie wie in der Öffentlichkeit zunehmend Kritik aufkommen. Die führenden deutschen Anstaltspsychiater waren jedoch nicht innovationsfreudig, sie waren allein darauf bedacht, die Anstalt in der bestehenden, vermeintlich besten Form zu verteidigen, als den «Ausgangs-, Halt- und Mittelpunkt» (vgl. Damerow, 1862, S. 149). Entsprechend unverrückbar hielten sie am Prinzip der weit abgelegenen Anstalt fest.

Auf der anderen Seite standen wenige fortschrittliche Psychiater wie L. Meyer, L. Wille und insbesondere Wilhelm Griesinger. Ihr Programm lautete: Auch *Heil*anstalten seien angebracht, insbesondere in Form von Stadtasylen; die Infrastruktur der Anstalten sei zu verbessern, vor allem seien Zwangsmaßnahmen abzuschaffen; als extramurale Alternativen müssten Familienpflege und agricole Colonie hinzukommen. Aber Griesingers Forderungen stießen auf den erbitterten Widerstand der dominierenden Anstaltspsychiater.[301] Der Konflikt nahm immer schärfere Formen an. Persönliche Empfindlichkeiten verschärften die Auseinandersetzungen.[302]

Antipoden

Die einflussreichen und maßgebenden Vertreter der deutschen Anstaltspsychiatrie waren in diesem Zeitabschnitt: Heinrich Damerow (1798–1866), seit 1836 Professor in Halle und ab 1844 Direktor der dortigen Anstalt Nietleben; Carl Flemming (1799–1880), von 1830 bis 1854 Direktor der neu erbauten Anstalt Sachsenberg bei Schwerin; Christian Friedrich Wilhelm Roller (1802–1878), Direktor der badischen Anstalt Illenau ab 1842; und Bernhard Heinrich Laehr (1820–1905), der ab 1854 einer Privatklinik bei Berlin vorstand.

Die organisatorische Basis dieser Gruppe war der 1842 von Damerow angeregte «Verein der Deutschen Irrenärzte»,[303] Flemming war Vorsitzender (bis 1873); Roller und Laehr gehörten dem Vorstand an, Letzterer als Schriftführer. Das publizistische Organ der Gruppe war die erwähnte «Allgemeine Zeitschrift für Psychiatrie und Psychische Gerichtliche Medizin», die 1844 von Damerow, Roller und Flemming gegründet wurde; Laehr wurde 1856 Hauptredakteur.

Wilhelm Griesinger (1817–1868) machte keinen Hehl daraus, dass er diese Anstaltspsychiater nicht als die Autoritäten ansah, für die sie sich hielten. Wie aber sahen die Anstaltspsychiater ihren Kollegen? Gut 20 Jahre vorher war er durch seine ersten Schriften aufgefallen, den Anstaltspsychiatern allerdings nicht in angenehmer Weise. Griesinger hatte 1844 ein Buch des Nestors der damaligen deutschen Psychiatrie, Maximilian Jacobi, rezensiert und dabei praktisch alles kritisch kommentiert, was Jacobi wichtig war. Ein Jahr später erschien Griesingers Lehrbuch, das so viel Neues brachte, dass viele Anstaltspsychiater überfordert waren, wie Rezensionen durch Damerow (1846) und Flemming (1846) zeigten. Danach war Griesinger zwei Jahrzehnte lang hauptberuflich als Internist tätig, und das größtenteils im Ausland, so dass er kaum mehr als Psychiater wahrgenommen wurde, bis er 1865 den psychiatrischen Lehrstuhl in Berlin übernahm und eine neue Psychiatrie propagierte. Seine Vorstellungen hatte er

1861 in der zweiten Auflage seines Lehrbuches formuliert und 1865 in der Psychiatriesitzung der Naturforscher-Versammlung in Hannover vorgetragen.

Unter den genannten Anstaltspsychiatern war Heinrich Damerow (1798–1866) die angesehenste Persönlichkeit. Er war ein philosophisch gebildeter Mann, der sich (ausgehend von Hegels Geschichtsphilosophie) mit der historischen Methodik befasste und hierüber ein Buch verfasste.[304] Gewiss war Damerow ein konservativer Anstaltspsychiater, was die zitierte Äußerung und ein aufschlussreicher Leitartikel zur Lage der Psychiatrie zeigen: Damerow war gegen die alternativen Versorgungsformen wie gemischte Anstalt und gegen die Irrenkolonie (vgl. Damerow, 1862, S. 150). Aber er war psychiatrisch zu erfahren, als dass er nicht die Schwächen des damaligen Anstaltswesens erkannt und ausgesprochen hätte: «Mit den jetzigen öffentlichen Irrenheil- und Pflegeanstalten allein ist für die Zukunft nicht mehr aus- und durchzukommen.» (1862, S. 187) Diese kritische Äußerung hat Griesinger aufgegriffen (1868/69b, S. 267), als er sich mit den weniger einsichtigen Kollegen Flemming und Laehr auseinander zu setzen hatte.

Carl Friedrich Flemming zeigte sich als ein sehr vehementer Gegner der genannten neuen Behandlungsweisen, er war anscheinend gegen alles Neue eingestellt, selbst gegen das Medikament Chloralhydrat, als dieses längst gebräuchlich und bewährt war, wie hunderte von Veröffentlichungen bewiesen (vgl. Weber, 2001). Flemming wird persönlich als ein Anstaltspatriarch geschildert, dem es vor allem auf die Anstaltsordnung ankam (vgl. Baader, 1983).[305]

Auf Griesingers Lehrbuch (1845) hatte Flemming sehr empfindlich reagiert: «[…] wieder ein Lehrbuch […] jugendliches Ungestüm […] frühreif […].» (1846) In den 1860er Jahren kämpfte Flemming vehement gegen Neuerungen. Er kritisierte etwa die Familienpflege, ohne sie aus eigener Anschauung zu kennen. Er sprach sich gegen die agricole Colonie aus, und zwar mit dem erwiesenermaßen falschen Argument, es gebe hierfür nicht genug Patienten (vgl. Flemming, 1861). Er hatte 1960 bei der Eisenacher Tagung der «Deutschen Irrenärzte» einen Antrag auf Zulassung der Irrenkolonie zu Fall gebracht. Verbunden mit persönlichen Angriffen wandte er sich gegen die zwangfreie Behandlung und gegen Griesingers Reformvorschläge insgesamt. Von seinen Anfeindungen war der Vorwurf, Griesinger habe nichts Neues aufzuweisen, am wenigsten verständlich.[306]

Zu dieser Generation der deutschen Anstaltspsychiater gehörte auch

Christian Roller, Leiter der «Musteranstalt» Illenau. Seine zwiespältige Persönlichkeit ließ ihn zu den anstehenden Neuerungen in einer merkwürdig unbestimmten Weise Stellung nehmen. Anstatt Conollys zwangfreies Prinzip abzulehnen oder aber zu realisieren, propagierte er ein «relatives» *non restraint* (vgl. Geduldig, 1975). Er äußerte sich kritisch zur Familienpflege, obwohl auch er nicht in Gheel gewesen war (vgl. Roller, 1858). Er war Gegner jeglicher Reform. Für Roller blieb, wie für Damerow und Flemming, die relativ verbundene Heil- und Pflegeanstalt das Ein und Alles, der Maßstab jeglicher psychiatrischen Behandlung. In der Auseinandersetzung mit Griesinger hielt sich Roller auffallend zurück. Wie sehr er aber gegen alle Neuerungen war, zeigt auch eine spätere Publikation (Roller/Laehr, 1872).[307]

Bernhard Heinrich Laehr, der Jüngste in dieser Gruppe, war der schärfste Gegner Griesingers in der Auseinandersetzung von 1868. Er war Oberarzt bei Damerow gewesen, bis er 1854 eine private Krankenanstalt für psychisch kranke Frauen (hundert Betten), den Schweizerhof bei Berlin, eröffnete.[308]

Kontroverse 1868

Die folgenden Ausführungen können den Anschein einer überakzentuierten Polarisierung hervorrufen, die aber keineswegs beabsichtigt ist. Die Positionen und Auseinandersetzungen stellen sich tatsächlich in der referierten scharfen Form dar, wenn man von den Publikationen und Tagungsberichten ausgeht, deren Inhalt nur zum kleinen Teil wiedergegeben werden kann. Der Hintergrund persönlicher Anfeindungen, der hier skizziert werden muss, um die Eskalation der Kontroverse verständlich werden zu lassen, kann nicht darüber hinwegtäuschen, dass es sich um sehr grundsätzliche fachliche Auseinandersetzungen handelte.

Nachdem Griesinger Anfang 1868 seine Vorstellungen über die Weiterentwicklung der Irrenanstalten noch einmal in seinem neuen Archiv publiziert hatte (Griesinger, 1868/69b), ließ Laehr schon im März eine Broschüre erscheinen mit dem Titel «Fortschritt? – Rückschritt!» (1868a).[309] Er wandte sich gegen die agricole Colonie, gegen das zwangfreie Anstaltssystem und praktisch gegen alles, was seinerzeit zur Verbesserung der Krankenbehandlung in der Psychiatrie anstand. Zur extramuralen Familienpflege äußerte er: Ohnehin sei die Anstalt eine Familie und der Direktor der «allgemeine Familienvater»

(1868b, S. 58). Durch Familienpflege (auch Laehr hatte Gheel nicht besucht) und durch koloniale Versorgung würden der Anstalt die besten Arbeitskräfte entzogen (vgl. S. 55). Das kommentierte Griesinger so: «Diese Kranken sind also buchstäblich der Anstalt wegen da, nicht die Anstalt ihretwegen!» (Griesinger. 1868, S. 30) Laehr verstieg sich in merkwürdige Gedankengänge, Griesingers Reformideen seien nicht aus Erfahrungen hervorgegangen, sie würden die rasche Entwicklung, welche die Psychiatrie seit dem Anfang des Jahrhunderts genommen habe, zurückwerfen und die Fortschritte der Psychiatrie gefährden. Das *non restraint system* lehnte er ab; Zwangsmaßnahmen hielt er für therapeutische Mittel.

Laehr griff Griesinger persönlich an, auch mit dem Vorwurf, in Zeiten, in denen die Psychiatrie der Kritik ausgesetzt sei, könne man von einem Psychiatrie-Professor erwarten, dass er die Psychiatrie verteidige, statt selbst Kritik zu üben. Griesinger, der mit derart unqualifizierten und persönlichen Angriffen wohl kaum gerechnet hatte, ließ schon im April 1868 eine Entgegnung in Form einer Broschüre folgen. Sie fiel recht scharf aus, er sparte nicht mit Ironie und Polemik. Hier zeigte sich Griesinger streitbar wie in seinen jüngeren Jahren; die als richtig erkannte Sache vertrat er kompromisslos. Laehr reagierte umgehend im Juni 1868 mit einer zweiten Broschüre (unter dem gleichen Titel wie seine erste), in der er seine Argumente noch einmal, nun aber sichtlich irritiert vortrug.

So unverständig Laehrs Auffassungen auch erscheinen mögen, er sprach offensichtlich für eine Mehrheit der Anstaltspsychiater, wie sich bald zeigte. Während der Tagung der Sektion für Psychiatrie in der «Gesellschaft deutscher Naturforscher und Ärzte» 1868 in Dresden[310] (vgl. Laehr, 1868b) referierte Laehr in einer außerordentlichen Sitzung am 23. September 1868 «Über einige Reformvorschläge auf dem Gebiet der Irrenpflege», wieder einmal eine Rede contra Griesinger. Er brachte die bekannten Argumente vor und beklagte, Griesinger habe alles Bisherige (gemeint im Anstaltswesen) in Frage gestellt. Griesinger war krankheitsbedingt nicht anwesend. Westphal hatte zu Beginn der Sitzung Griesingers Grüße und Anregungen überbracht. In der Diskussion übernahm Flemming zum Schein Griesingers Rolle, indem er dessen Ansichten vortrug, aber mit unverkennbar negativer Tendenz. Zum Schluss formulierte Laehr drei Sätze, die er zur Abstimmung stellte: Irrenanstalten seien nur in der bisherigen Form zu dulden, und zwar nur auf dem Lande, und der dirigierende Arzt müsse verantwortlich sein und auf dem Anstaltsterrain wohnen. Im Protokoll, das Laehr für die «Allgemeine Zeitschrift für Psychiatrie» selbst verfasste, heißt es: «Über sämtliche Fragen haben sich keine entgegenstehenden Ansichten geltend gemacht; bei direkter Aufforderung durch den Vorsitzenden wird auch die dritte Frage allgemein bejaht.» (Vgl. Laehr, 1868b, S. 89) Entsprechend berichtete auch das «Archiv für Psychiatrie und Nervenkrankheiten» (Bd. 1, 1868/69, S. 742): «Die Versammlung spricht ihre Zustimmung zu diesen Sätzen aus.» Bei dieser Sitzung fehlten außer Griesinger auch L. Meyer und L. Snell.

In einer vorhergehenden Sitzung am 19. September 1868 unter dem Vorsitz von Flemming war bereits der Vorschlag Griesingers, klinische Asyle einzurichten, zur Abstimmung gebracht und abgelehnt worden (vgl. Laehr, 1868b, S. 65 ff.), «ohne daß eine eigentliche Diskussion stattfand», wie im «Archiv für Psychiatrie und Nervenkrankheiten» (Bd. 1, S. 741) hinzugefügt wird. Aber gerade eine Diskussion der «entgegengesetzten Meinungen» war Griesingers Wunsch gewesen, den Westphal überbracht hatte. So wurden Griesingers Reformpläne am 19. und 23. September 1868 per Abstimmung verworfen. Man kommt kaum umhin, dieses Vorgehen konspirativ zu nennen. Griesinger starb wenige Wochen später (am 26. Oktober 1868).

Folgen

Waren die reformfeindlichen Beschlüsse unvermeidlich? War Griesinger mit seinen Reformplänen seiner Zeit so weit voraus, dass er nicht verstanden werden konnte? Diese Überlegung könnte auf andere Themen Griesingers zutreffen, etwa auf seine Erkenntnisse über die psychischen Bedingungen seelischer Krankheiten, aber nicht auf seine Versorgungsplanung, die er sorgfältig mit Auslandserfahrungen begründete.[311]

Dass Griesingers Reformpläne eigentlich akzeptabel waren, zeigten die Reaktionen in den Nachbarländern, wo die deutsche Diskussion sorgfältig verfolgt worden war. In Österreich referierte Leidesdorf über die Dresdener Tagung, an der er teilgenommen hatte (vgl. Leidesdorf, 1868b). Schon vorher hatte er versucht, eine vermittelnde Position zwischen den Parteien einzunehmen (vgl. Leidesdorf, 1868a, S. 422, u. 1868b, S. 116–121): Er bedauerte den Streit, Griesinger hätte sich auf die Polemik nicht einlassen sollen; fachlich aber neigte Leidesdorf den fortschrittlichen Plänen zu.

Sehr entschieden äußerten sich die Schweizer Psychiater, als sie am 10./11. 9. 1868 in der Rheinau tagten. Auf der Tagesordnung stand die gleiche Problematik. Ludwig Wille, zugleich dortiger Anstaltsdirektor und Präsident der Tagung, bezog sich in seinem Referat (1869a) über «Irrenpflege und Irrenanstalten» ausdrücklich auf die deutschen Anstaltsverhältnisse und auf Griesingers Reformvorschläge (einschließlich die familiale Verpflegung und die agricole Colonie), auf die sich – wie es im Protokoll heißt – «die Versammlung einigte» (vgl. Wille, 1869b, S. 243; entsprechend «Archiv für Psychiatrie und Nervenkrankheiten», Bd. 1, 1868/69, S. 744). Bei der gleichen Tagung sprachen sich die Schweizer Psychiater einstimmig «für die gänzliche Beseitigung der mechanischen Zwangsmittel» aus (vgl. Wille, 1969b, S. 236; gleichlautend im «Archiv für Psychiatrie und Nervenkrankheiten», Bd. 1, 1868/69, S. 744).

Der Ausgang der 1868er Krise hatte weitreichende Folgen: «Verloren hatten alle» (G. Zeller, 1998): sowohl Griesinger, dessen Reformpläne scheiterten, als auch die deutschen Anstaltspsychiater, die in der folgenden Zeit ihre fachlich führende Rolle einbüßten. Hauptverlierer aber war die Sache der Psychiatrie selbst, letztlich der Patienten. Die Reform der Anstalten und die extramuralen Behandlungsformen kamen nicht oder allenfalls vereinzelt in Gang.[312]

Der Typ der Irrenanstalt der 1860er Jahre blieb im Wesentlichen unverändert als *das* Anstaltssystem bestehen und prägte das Bild der Psychiatrie insgesamt für ungefähr 100 Jahre. Erst von den 1960er Jahren an wurde die herkömmliche Anstalt («totale Institution» nach Goffman [1961]) ernsthaft in Frage gestellt. Die Psychiatriereform um 1970 führte schließlich mit Entschiedenheit die Veränderungen durch, die bereits 1868 anstanden. Zu den Hauptanliegen der Psychiatrie-Enquête (1975) zählten die einzelnen Vorschläge Griesingers: kleinere psychiatrische Kliniken, strukturelle Umgestaltung der großen Krankenhäuser, zwangfreie Behandlung, komplementäre extramurale Einrichtungen. Zu Griesingers Forderungen gehörte erstaunlicherweise auch eine Enquête. Er hatte 1868 eine «Enquête zur Untersuchung und Abstellung dieser Dinge» gefordert. 1971 beschloss der Deutsche Bundestag eine «Enquête über die Lage der Psychiatrie in Deutschland».

34. Universitätspsychiatrie

Psychiatrische Universitätskliniken sind später entstanden als die Versorgungsanstalten, die lange Zeit auch die Lehre im Fach Psychiatrie und zum Teil auch die Forschungsarbeit übernommen hatten. Eigene Universitätskliniken wurden erst im späten 19. Jahrhundert gegründet, noch später übernahmen die Universitätskliniken vereinbarte Pflichten in der Krankenversorgung.

Die Entstehung aus der Anstaltspsychiatrie

Aus der Anstaltspsychiatrie des 19. Jahrhunderts entwickelte sich in einem längeren Prozess die Universitätspsychiatrie. Rückblickend ist es kaum möglich, hierfür bestimmte Daten anzugeben.[313] Auch das Einsetzen der psychiatrischen Lehre markiert wohl kaum den Beginn einer akademischen Psychiatrie, wie noch zu zeigen sein wird.

Bis ca. 1870 konnte Psychiatrieunterricht mit Patienten nur in den Anstalten abgehalten werden. Hierzu wurde entweder ein Anstaltsleiter mit der studentischen Ausbildung beauftragt, oder es wurde einem Universitätsprofessor für Psychiatrie, wo es diesen bereits gab, die Möglichkeit des Psychiatrie-Unterrichtes in einer nahe gelegenen Anstalt eingeräumt. Nicht selten waren die Tätigkeiten des Anstaltsleiters und des Universitätsprofessors in Personalunion verbunden. Bevor hierzu eine Übersicht gegeben wird, sollen die damaligen Verhältnisse anhand des Werdeganges dreier psychiatrischer Fachvertreter erläutert werden, die aus der Anstalt Illenau (s. S. 260) hervorgingen.

Bernhard Alois von Gudden (1824–1886) arbeitete (ab 1849) zunächst in der Anstalt Siegburg bei Jacobi, ab 1851 in der Illenau. 1855 bis 1869 leitete er die unterfränkische Anstalt Werneck, wo er konsequent Conollys *non restraint* praktizierte; die Kranken bekamen ein für damalige deutsche Verhältnisse ungewöhnliches Maß an Freiheit eingeräumt. Gudden förderte auch insbesondere die Arbeitstherapie. Er wurde 1859 Direktor der Kreisirrenanstalt in München, wo er aber eine ihm angebotene Professur ablehnte. 1869 ging er nach Zürich als erster Direktor der kantonalen Anstalt Burghölzli, die zugleich als Universitätsklinik fungierte. Wegen Verwaltungskonflikten verließ er Zürich, kam 1872 wieder nach München an die Kreisirrenanstalt und wurde bald Universitätsprofessor.[314]

Dreizehn Jahre später verließ ein anderer Arzt die Illenau und wurde Universitätspsychiater. *Richard von Krafft-Ebing* (1840–1903) wollte praktischer Arzt werden, ein Zufall führte ihn aber 1864 in die Illenau. 1868 eröffnete er eine Praxis in Baden-Baden. Nach dem Krieg 1871 leitete er ein Lazarett mit einer elektrotherapeutischen Station. Es zeichnete sich eine Berufung nach Leipzig ab, jedoch wurde mit ihm der nun deutsche Lehrstuhl in Straßburg besetzt (1872). Ein Jahr später ging Krafft-Ebing an die Universtität Graz, wo er auch die Anstalt Feldhof leitete (seine Professur wurde 1886 auf Neurologie erweitert). Für seine zahlreichen ausländischen Patienten schuf er 1886 das Sanatorium Maria-Grün. 1889 kam er nach Wien, zunächst als Anstaltsleiter, dann 1892 als Lehrstuhlinhaber für Psychiatrie in der Nachfolge von Theodor Meynert.[315]

Ganz anders verlief der Berufsweg von *Heinrich Schüle* (1840–1916), der in der Anstalt Illenau Koassistent von Krafft-Ebing war. Mit 29 Jahren, noch als Assistent, erhielt er einen Ruf auf den Lehrstuhl in Zürich. 1873 wurde er Dr. h. c. in Freiburg. Es folgten Berufungen nach Marburg (1874), Basel (1876) und noch einmal (1879) nach Zürich. Alle Berufungen lehnte Schüle ab, er blieb der Illenau treu. Dort wurde er 1876 stellvertretender Direktor und 1890 Direktor. Dieses Amt übte er 26 Jahre bis zu seinem Tode (mit 76 Jahren) aus. Dieser ungewöhnlichen Karriere entspricht ein großes Werk in der Praxis und in der Forschung.[316]

Auch wenn Schüle Berufungen ablehnte, war er doch nicht der Universitätspsychiatrie gegenüber feindlich eingestellt (wie sein Vorgänger Roller und andere Anstaltspsychiater), vielmehr wirkte er an den Planungen der Universitätsklinik Heidelberg (eröffnet 1878) und in Freiburg (1886) mit. Schüle war sozusagen akademischer Psychiater in der Anstalt.

Die Reihe der akademisch arbeitenden Anstaltspsychiater ließe sich leicht verlängern. Zu nennen wären Ludwig Wille (1834–1912) und Carl Wilhelm Pelman (1838–1916), der nach langer Tätigkeit in verschiedenen Anstalten, zuletzt als Leiter der Bonner Anstalt, 1889 ordentlicher Professor wurde. Besonders ist auf den Leiter der Psychiatrischen Privatklinik in Görlitz, Karl Ludwig Kahlbaum (1828–1899), hinzuweisen, der, ohne je ein öffentliches, geschweige denn akademisches Amt bekleidet zu haben, zu einem der bedeutendsten Wissenschaftler des Faches im 19. Jahrhundert wurde.

Die folgende Übersicht zeigt, an welchen Universitätsorten in den deutschsprachigen Ländern und in welchem Zeitraum das akademische Fach Psychiatrie an einer Anstalt betrieben wurde:

1846 Erlangen bis 1963	1874 Breslau bis 1907
1859 München bis 1902	1875 Greifswald bis 1906
1863 Würzburg bis 1893	1876 Marburg bis 1914
1864 Frankfurt bis 1914	1878 Leipzig bis 1882
1866 Göttingen bis 1955	1879 Halle bis 1891
1870 Wien bis 1911	1889 Bonn bis 1945
1872 Graz bis 1912	1903 Königsberg

Diese Daten (die allerdings nicht in jedem Fall zweifelsfrei zu ermitteln sind) lassen erkennen, dass in den 1860er und 1870er Jahren der Psychiatrieunterricht an den meisten deutschen und österreichischen Universitäten durch eine Kooperation mit den bestehenden Anstalten geregelt wurde. Zuweilen wurde eine Anstalt bewusst am Universitätsort errichtet, etwa in Göttingen und Marburg. Was als Provisorium gedacht war, währte in der Regel einige Jahrzehnte lang. Eigene psychiatrische Universitätskliniken entstanden in dieser Zeit noch kaum, teils weil die finanziellen Mittel nicht gewährt wurden, teils weil die medizinischen Fakultäten wenig interessiert waren.

Was in Deutschland und Österreich als Behelf galt, nämlich psychiatrischer Unterricht in einer möglichst nahe gelegenen Anstalt, wurde in der Schweiz zum Programm: Die kantonale psychiatrische Anstalt wurde zugleich als Universitätsklinik eingerichtet; diese Verbindung besteht bis heute. So entstanden die Waldau 1855 in Bern, das Burghölzli 1869/70 in Zürich und die Friedmatt 1886 in Basel (hier anstelle einer älteren Irrenanstalt). Es folgten Lausanne (1873) und Genf (1900). Die Vorteile dieses schweizerischen Modells liegen auf der Hand: Die große Patientenzahl des Kantonspitals kommt der klinischen Forschung und Lehre zugute; zugleich profitiert die Patientenbehandlung von der wissenschaftlichen Arbeit; und es können auch chronisch Kranke (Langzeitpatienten) einbezogen werden. Auf diese Weise wurde in der Schweiz der tiefe Graben zwischen Anstaltspsychiatrie und Klinikpsychiatrie vermieden, der in Deutschland und Österreich ein Jahrhundert lang bestimmend war.[317]

Universitätskliniken

Erst gegen Ende des 19. Jahrhunderts bemühten sich die deutschen Universitäten verstärkt um die Vertretung des Faches Psychiatrie in den medizinischen Fakultäten. Zwar blieben noch zahlreiche Verbindungen mit Anstalten bestehen. Bei Neugründungen wurde nun aber mit der Berufung eines Fachvertreters und Aufnahme des Unterrichtes auch ein Klinikgebäude vorgesehen: Berlin 1865/67 (nachdem Carl Wilhelm Ideler bereits von 1840 bis 1860 als Psychiatrieprofessor in Berlin tätig gewesen war), Heidelberg 1878, Prag (Deutsche Universität) 1886, Freiburg 1887, Innsbruck 1891, Tübingen 1893, Gießen 1895, Rostock 1896, Kiel 1902.

Zu Beginn des 20. Jahrhunderts verfügten in Deutschland alle medizinischen Fakultäten über eine psychiatrische Klinik und einen Ordinarius für das Fach Psychiatrie. Genauer gesagt lautete die *Venia legendi* im Allgemeinen auf Psychiatrie *und* Neurologie, und die Kliniken wurden unter der Bezeichnung «Psychiatrische und Nervenklinik» oder kurz «Nervenklinik» geführt. Auf diese Kombination wurde an anderer Stelle eingegangen (s. Kap. 8).[318]

Zweiklassenpsychiatrie

Seit der Gründung eigener psychiatrischer Universitätskliniken verliefen die Entwicklungen der Anstaltspsychiatrie und der Universitätspsychiatrie weitgehend getrennt voneinander. Die Anstaltspsychiatrie verlor ihre Monopolstellung, und durch ungünstige äußere Verhältnisse geriet sie immer mehr ins Hintertreffen, während die Universitätskliniken die fachliche Führungsrolle übernahmen. So entstand vom Ende des 19. Jahrhunderts an jene Kluft zwischen Anstaltspsychiatrie und Universitätspsychiatrie, die «Zweiklassenpsychiatrie» genannt wurde.[319]

Im 20. Jahrhundert vertiefte sich der Graben zwischen Anstalt und Klinik desto mehr, je schlechter die Anstalten organisatorisch und finanziell gestellt waren. Wenigstens zum Teil fielen sie in eine Verwahrpsychiatrie (kustodialer Stil) zurück, während die Universitätskliniken an Zahl, Ausstattung und Bedeutung zunahmen. Diese Zweiklassenpsychiatrie erwies sich als für beide Seiten nachteilig. Die Universitätskliniken nahmen nicht an der allgemeinen Versorgung teil und klammerten insbesondere die chronisch psychisch Kranken aus; infolgedessen wurden das Spektrum der Forschung und die Breite der Lehre eingeengt.[320]

Auf Seiten der Anstaltspsychiatrie wirkte sich ungünstig aus, dass die wissenschaftliche Arbeit fast zum Erliegen kam und somit auch Impulse für die praktische Patientenbehandlung ausblieben. Von der studentischen Ausbildung abgeschnitten, wurde die Rekrutierung des ärztlichen Nachwuchses schwieriger. Die Krankenhäuser, insbesondere die Großkrankenhäuser, galten nun insgesamt als zweitklassig, was sich in ihrer institutionellen und personellen Ausstattung deutlich abzeichnete. W. Schulte (1964b, S. 2070) sprach von der «Kluft zwischen Erlahmung, Resignation und Bequemlichkeit auf der einen Seite und Aktivität auf der anderen, die zwischen Saturiertheit, Alles- und Besserwisserei auf der einen und immer wieder neuem Fragen, Zweifeln, rastlosem Durchforschen und somatopsychotherapeutischem Bemühen auf der anderen Seite» entstanden seien.

Die Kluft schien lange Zeit fast unüberwindbar. Es gab kaum Arztwechsel zwischen Anstalt und Klinik (nur zwischen 1977 und 1992 schrieb die Weiterbildungsordnung für den Klinikpsychiater ein Halbjahr Krankenhausarbeit vor). Wenige Universitätspsychiater hatten Anstaltserfahrung und umgekehrt, und es war eine Ausnahme, wenn ein Anstaltspsychiater in eine Professur berufen wurde. Wurde aber einmal diese Kluft überwunden, wie von W. Schulte, der als Universitätspsychiater zwischenzeitlich ein Großkrankenhaus leitete, dann wurden auch die Stärken der Anstaltspsychiatrie deutlich und darüber hinaus das gemeinsame Anliegen beider Krankenhaustypen. «Psychiatrisches Krankenhaus und psychiatrische Klinik sind nicht mehr oder weniger, nicht besser oder schlechter, sondern beide ganz und gar anders, von anderer Funktion, gleichzeitig aber geeint in dem Objekt der Behandlung, dem psychisch Kranken [...].»[321] (Schulte, 1964b, S. 2070)

Unterschieden sich aber Krankenhäuser und Kliniken hinsichtlich der Patientenbehandlung und -versorgung? Diesbezüglich ist eine Polarisierung nicht angebracht. Denn die Qualität der Patientenbehandlung war auf der einen wie auf der anderen Seite von Ort zu Ort höchst unterschiedlich. Aussagekräftige Untersuchungen gibt es hierzu kaum. Eine Studie von J.-E. Meyer et al. (1964) zeigte, dass in der Behandlung psychotischer Patienten in den Jahren 1930 bis 1960 in einer Universitätsklinik und in einer großen psychiatrischen Anstalt die Unterschiede hinsichtlich Behandlungsarten, Verweildauer und Ergebnissen erstaunlich gering waren.[322]

Die Zweiklassenpsychiatrie wurde im Zuge der Psychiatriereform (s. Kap. 36) von den 1970er Jahren an allmählich überwunden. Die Qualitätsunterschiede wurden weitgehend ausgeglichen. Diese Entwicklung ist auf eine Reihe von Veränderungen zurückzuführen: Die psychiatrischen Krankenhäuser wurden wesentlich verkleinert und baulich, technisch sowie personell besser ausgestattet. Die Vervollständigung des psychiatrischen Angebotes durch komplementäre Dienste entlastete die stationären Einrichtungen. Die Weiterbildung wurde schrittweise verbessert und in ihren Ansprüchen angehoben, so dass sich diesbezüglich Kliniken und Krankenhäuser kaum mehr unterscheiden. 1975 konnte Lauter ein Modell der Aufgabenteilung von Universitäts- und Anstaltspsychiatrie entwickeln.[323] Auch in der Leitungsebene kam es zu mehr Personalwechsel zwischen Krankenhäusern und Kliniken; und allmählich nahm auch das Interesse an Forschungsarbeiten zu.

35. Im Schatten der Anstaltspsychiatrie

Über die lange Zeitspanne vom Scheitern der Griesinger'schen Reformansätze bis zur Psychiatriereform der 1970er Jahre ist hier zusammenfassend zu berichten. Die Ausführungen gehen von den deutschen Verhältnissen aus und berücksichtigen auch die Entwicklungen der Psychiatrie in der Deutschen Demokratischen Republik in den Nachkriegsjahrzehnten. (Was über andere Länder in Kapitel 30 geschrieben wurde, soll im folgenden Kapitel im Zusammenhang mit der Psychiatriereform aufgegriffen werden.) Über diese rund einhundert Jahre ist aus heutiger Sicht erstaunlich wenig Positives zu berichten. Die Heil- und Pflegeanstalten haben sich wenig verändert, auch wenn die freie Fürsorge einen Teil der Behandlung aus der Anstalt herausnahm. Verglichen mit der stationären hatte die ambulante Behandlung wenig Bedeutung. Durch die beiden Weltkriege und die Nachkriegszeiten wurde die Krankenbehandlung zusätzlich stark beeinträchtigt.

Heil- und Pflegeanstalt

Im späten 19. Jahrhundert wurden immer mehr Heil- und Pflegeanstalten eingerichtet und die bestehenden erheblich vergrößert. Von 1880 bis 1910 stieg in Preußen die Zahl der Psychiatriebetten auf das Vierfache, was gewiss nicht allein auf die Bevölkerungsdichte zurückzuführen war, die nur auf das Anderthalbfache zunahm. Einen der Gründe für die zunehmenden Hospitalisierungen sieht Blasius (1980, S. 82) in dem ansteigenden Sicherheitsbedürfnis der Behörden. Einen wesentlichen Anteil der Versorgung machten die privaten und konfessionellen Krankenhäuser aus, in Westfalen im Jahre 1902 waren es beispielsweise 44 Prozent (vgl. Walter, 1996, S. 106). Die Entwicklung des psychiatrischen Krankenhauswesens blieb auf der Stufe der relativ verbundenen Heil- und Pflegeanstalten stehen, was auch für die nichtöffentlichen Anstalten gilt, die von Ausnahmen abgesehen ebenfalls wenig reformfreudig waren.

Die baulichen und personellen Verhältnisse waren im Allgemeinen desolat. Die Anstalten waren so überfüllt, dass die Behandlung des einzelnen Kranken behindert wurde. Die meisten Heil- und Pflegeanstalten lagen weitab von den Ballungszentren und waren von den Angehörigen schwer zu erreichen. Fast alle Stationen wurden geschlossen geführt. Das Leben der Kranken war reglementiert, ihr Tagesablauf eintönig. Noch um 1910 war es üblich, je nach den Platzverhältnissen, Patienten von einer Anstalt in die andere zu verschieben, ohne die Kranken oder ihre Angehörigen danach zu fragen (vgl. Faulstich, 1993, S. 40). Zwangsmaßnahmen wurden weiterhin eingesetzt.[324]

Durchgehend behinderte Ärztemangel die Arbeit (vgl. z. B. Kersting, 1996, S. 97). Ärztinnen gab es nach den Erhebungen von Kersting (S. 78) in den Heil- und Pflegeanstalten kaum, während zur gleichen Zeit in den amerikanischen Anstalten bereits zweihundert Psychiaterinnen tätig waren. Ebenso sehr fehlte es an Pflegepersonal, insbesondere an ausgebildeten und qualifizierten Pflegern (bis in das 20. Jahrhundert hinein wurden sie Aufseher oder Wärter genannt) und noch mehr an Krankenschwestern. Die Tages- und Wochenarbeitszeiten der Schwestern und Pfleger waren übermäßig lang, die Bezahlung schlecht, nämlich geringer als die eines Fabrikarbeiters (vgl. Faulstich, 1993, S. 56). Als ein großer Wirtschaftsbereich war die Anstaltspsychiatrie fest im Griff ihrer Trägerverwaltungen, was den Stil einer kustodialen Verwahrpsychiatrie unterstrich. Es wurde für die Kranken immer schwerer, aus einer Anstalt wieder herauszukommen, zum Beispiel, um zu Hause oder in Familienpflege weiter betreut zu werden.

Auch wenn von der psychiatrischen Versorgung in diesem Zeitraum insgesamt ein eher düsteres Bild zu zeichnen ist, waren doch an einzelnen Stellen Verbesserungen und Fortschritte zu verzeichnen. Von Familienpflege, Hilfsvereinen, offener Fürsorge und den Anfängen der ambulanten Behandlung wird noch die Rede sein. Was die Anstalten angeht, ist über reformfreudige Psychiater wie Ludwig Meyer (1827–1900) in Göttingen (ab 1866), Konrad Rieger (1855–1939) in Würzburg (dort von 1887–1925) zu berichten oder in den Nachbarländern über Max Leidesdorf (1816–1889) in Wien oder Ludwig Wille (1834–1912) in der Schweiz. Es gibt nur einzelne Untersuchungen, die positive Entwicklungstendenzen der Anstaltspsychiatrie in dieser Zeit belegen.[325]

Für die Anstalten im westfälischen Raum meint Küster (1998, S. 16), gewisse Verbesserungen der Lage der hospitalisierten psychisch Kranken in den Jahren vor dem Ersten Weltkrieg feststellen zu können.

Familienpflege, Hilfsvereine

Die anfänglich vielversprechende Familienpflege wurde, wie bereits gezeigt, nur zögerlich aufgegriffen. Vereinzelt setzten sich Psychiater im späten 19. Jahrhundert für die Familienpflege ein. So schrieb Wille (1878b, S. 31), «daß bei gegebenen günstigen Verhältnissen fast alle Formen psychischer Störung versuchsweise in Privatverhältnissen behandelt werden können, ohne daß, wenn die Behandlung von einem psychiatrisch gebildeten Arzt unternommen wird, ein Nachteil für den späteren Verlauf des Krankheitsfalles zu befürchten steht». Aber bei solchen Appellen blieb es. Als dann um 1900 die Familienpflege aktiviert wurde, waren weniger die therapeutischen Motive als die organisatorischen und finanziellen Aspekte bestimmend. Die Anstalten mussten entlastet werden. Nicht zu unterschätzen ist die mit der Familienpflege verbundene Erfahrung, dass es keineswegs unmöglich ist, in der Bevölkerung Interesse und Mitarbeit bei der Betreuung psychisch Kranker zu aktivieren.

Das zeichnete sich auch in den Hilfsvereinen ab. Derartige Bürgerinitiativen entstanden vereinzelt schon zu Beginn des 19. Jahrhunderts, etwa die «Unterstützungskassen» auf Anregung von Ernst Horn 1818 in Berlin, danach in den 1830er Jahren in Siegburg und in Illenau, in der gleichen Zeit auch in französischen Städten wie Paris und Straßburg. Von den 1870er Jahren an nahm die Zahl der Hilfsvereine zu. Ihre Aufgabe bestand in der finanziellen Unterstützung sowohl der Milieutherapie innerhalb der Anstalten (Beschäftigung und Unterhaltung der Patienten waren die Stichworte) als auch bei der Rehabilitation nach der Entlassung (im Einzelnen s. C. Müller, 1988,

S. 92 ff.). Diese finanziellen Förderungen waren besonders hilfreich in der Zeit, in der es noch keine durchgehende Krankenversicherung gab. In neuerer Zeit unterstützen Hilfsvereine, die nach der Enquête allgemein üblich wurden, insbesondere die sozialpsychiatrischen Initiativen. Ein historisch gut recherchiertes Beispiel sind die sozialpsychiatrischen Bestrebungen im Kanton Zürich (vgl. Ausfeld, 1977).

Freie Fürsorge und ambulante Angebote

Ambulante Behandlung spielt in der Psychiatrie des 19. Jahrhunderts praktisch keine Rolle, sie wurde nicht einmal in den sonst weit reichenden Reformplanungen Griesingers bedacht.[326] Was heute selbstverständlich erscheint, nämlich dass ambulante Behandlung an erster Stelle der Betreuungsformen steht, musste mühsam erkämpft werden. Eigentlich hätten schon die guten Erfahrungen der freien Versorgungsformen wie Familienpflege und landwirtschaftliche Kolonie Anstöße geben müssen. Jedoch dauerte es bis zum Beginn des 20. Jahrhunderts, bis die ambulante Behandlung allmählich in die Versorgungsdiskussion kam. Wissenschaftliche Grundlagen hierfür gab eine allerdings wenig beachtete Veröffentlichung von Eugen Bleuler (1904/05) über Frühentlassungen schizophrener Kranker.[327]

Die früheste Initiative wird dem bayrischen Psychiater Gustav Kolb (1870–1938) zugeschrieben, der Anstaltsdirektor erst in Kutzenberg, später in Erlangen war. Im Gegensatz zu den herkömmlichen Meinungen und Konzeptionen forderte Kolb, Psychiatrie auch außerhalb der Anstalt zu etablieren und diese Arbeit von Psychiatern wahrnehmen zu lassen, solange den Amtsärzten dafür die fachlichen und zeitlichen Voraussetzungen fehlten. Entsprechende Anregungen gingen von Roemer in Konstanz-Reichenau aus. Das Buch von Roemer, Kolb und Faltlhauser über «Die offene Fürsorge» (1927) wurde zum Standardwerk.

Die Termini offene Fürsorge, freie Fürsorge und Außenfürsorge sind synonym zu verstehen; sie zeigen, worauf es seinerzeit ankam: auf eine offene, frei zugängliche Sprechstunde außerhalb der Heil- und Pflegeanstalt. Die Psychiater der Außenfürsorge hielten nicht nur Sprechstunde ab, sie machten auch Hausbesuche und unterstützten damit die Familienpflege. Ihr Wirken war ausgesprochen rehabilitativ und präventiv ausgerichtet, also «sozialpsychiatrisch» im heutigen Sinne. Allerdings war den dort tätigen Ärzten keine Behandlung im medizinischen Sinne erlaubt. Aber wer hätte therapeutische Gespräche und soziotherapeutische Maßnahmen unterbinden können?[328]

1927 unterhielten 42 deutsche Anstalten eine Außenfürsorge (über die betreuten Patienten gibt es keine verlässlichen Zahlen). Neben der beschriebenen Form der freien Fürsorge, auch Erlanger Modell genannt, entwickelte sich in den 1920er Jahren im Ruhrgebiet das Gelsenkirchener Modell, eine psychiatrische Sprechstunde im Gesundheitsamt und wahrgenommen von Amtsärzten, die wenigstens zum Teil Fachärzte für Psychiatrie und Nervenheilkunde waren. Das 1934 erlassene Gesetz zur Vereinheitlichung des Gesundheitswesens, das die Sicherung psychisch Kranker betonte, war für die offene Fürsorge eher abträglich. In der Kriegszeit und in den Nachkriegsjahren wurde diese ambulante Betreuung fast eingestellt. Später wurde sie aktiviert, an manchen Stellen mit großem Elan, und kann somit als Vorläufer der Institutsambulanzen bzw. sozialpsychiatrischen Dienste (s. S. 316) gelten.

Ambulante Behandlung hat sich, wie gesagt, nur sehr langsam durchsetzen können. Zwar entstanden in den meisten deutschen psychiatrischen Universitätskliniken ambulante Einrichtungen, die so genannten Polikliniken; diese verbleiben allerdings innerhalb des Klinikgebäudes. Da aber die Universitätskliniken keinen Versorgungsauftrag wahrnahmen, blieben diese Ambulanzen in ihrer Aufgabenstellung und Betreuungsfunktion begrenzt, zumal sie ursprünglich eingerichtet worden waren, um das Lehrangebot zu vergrößern. In der Deutschen Demokratischen Republik entstanden in den Nachkriegsjahrzehnten zahlreiche innerstädtische «Polikliniken», über die noch zu berichten sein wird.

Frei praktizierende Psychiater bzw. Nervenärzte gab es erst seit dem Anfang des 20. Jahrhunderts in nennenswerter, gemessen an den Versorgungsnotwendigkeiten, allerdings sehr geringer Zahl. Quantitative und qualitative Verbesserungen wurden schließlich im Zuge der Psychiatriereform, hauptsächlich in den 1980er Jahren, erreicht (s. Kap. 36).

Kriegs- und Nachkriegszeiten

In der Zeit des Ersten Weltkrieges kam es erstmalig zu einer Verminderung der Zahl hospitalisierter psychisch Kranker, also zu einem Bettenabbau in den Anstalten und auch zur Schließung privater Krankenanstalten. Die Patientenzahlen verminderten sich auch durch das Hungersterben im Ersten Weltkrieg. Zugleich änderte sich die Einstellung der Allgemeinheit zu psychisch Kranken infolge der Kriegs- und Nachkriegsereignisse. Angesichts des Fronteinsatzes und Kriegstodes zahlreicher junger gesunder Soldaten (der besten Söhne des Volkes, wie es hieß) wurden Klagen darüber laut, dass die Kranken und Behinderten «durchgezogen» würden und am Leben blieben. Mit zunehmendem sozialdarwinistischen Denken hielt man sich in den Nachkriegsjahren für berechtigt, die Lebensverhältnisse der psychisch Kranken in den Anstalten noch mehr einzuschränken. Erst in der zweiten Hälfte der 1920er Jahre sollen sich, erkennbar an baulichen Investitionen und höheren Pflegesätzen, die Verhältnisse wieder etwas gebessert haben. Diese vorübergehenden und örtlich begrenzten Maßnahmen änderten aber nur sehr wenig an dem desolaten Zustand der Heil- und Pflegeanstalten. Unter diesen Bedingungen setzten sich auch die Versuche verstärkter therapeutischer Initiativen, insbesondere die «aktivere Krankenbehandlung» von Simon (s. Kap. 48), nicht allgemein durch. Neben den herkömmlichen Heil- und Pflegeanstalten gab es nur wenige innerstädtische psychiatrische Kliniken oder Abteilungen. Griesingers Idee der Stadtasyle blieb wach, allerdings nur in Form theoretischer Diskussionen ohne praktische Folgen (s. Kap. 36).

In der nationalsozialistischen Zeit wurde die psychiatrische Krankenversorgung insgesamt behindert, so wurden 1933 die Pflegesätze herabgesetzt. Zahlreiche Psychiater wurden vertrieben, eine unvorstellbar große Zahl von Kranken umgebracht. Die deutsche Psychiatrie wurde hierdurch in ihren institutionellen Möglichkeiten und auch in ihrem Selbstverständnis so schwer getroffen, dass nach 1945 zunächst kaum neue Impulse aufkamen. In den Heil- und Pflegeanstalten wurden nur vereinzelt und in kleinem Maßstab Verbesserungen der äußeren Verhältnisse und Reformen der therapeutischen Arbeit in Angriff genommen, was sich für die große Zahl hospitalisierter psychisch Kranker nur begrenzt auswirkte.

Vor der Psychiatriereform

Bis in die 1960er Jahre bestand in Deutschland die alte «Anstaltspsychiatrie» mit allen ihren beschriebenen Unzulänglichkeiten und Missständen praktisch unverändert fort.[329] 1970 noch hatte kaum ein

Krankenhaus-Patient ein eigenes Schrankfach, viele hatten keine eigene Kleidung, die meisten waren in großen Schlafsälen untergebracht (mit einer Nasszelle für alle). Die Zwangsmaßnahmen waren zwar zurückgegangen, aber immer noch waren Zwangsinjektionen, Festschnallen am Bett, Netz über dem Bett und Isolierzelle an der Tagesordnung. Die Mehrzahl der Hospitalisierten blieb länger als zwei Jahre im Krankenhaus. Die Aufenthaltsdauer wurde zwar von den 1950er Jahren an durch die Behandlung mit neuroleptischen Medikamenten verkürzt; da es aber an Möglichkeiten der Nachbehandlung und Rehabilitation fehlte, kam es zu gehäuften Wiederaufnahmen, was kritisch *revolving door* oder Drehtürpsychiatrie genannt wurde. Ärzte- sowie Schwestern- und Pfleger-Mangel wirkten sich auch in den 1950er und 1960er Jahren nachteilig aus, insbesondere fehlte es an ausgebildetem Pflegepersonal.[330]

Versorgung in der Deutschen Demokratischen Republik

Im anderen Teil Deutschlands, der DDR, waren nach dem Zweiten Weltkrieg die Ausgangsbedingungen für die psychiatrische Versorgung so wesentlich anders als in Westdeutschland. Einerseits waren die allgemeinen und politischen Lebensbedingungen schlechter, andererseits gab es in der Bevölkerung der DDR ein höheres Maß an Aufgeschlossenheit, Toleranz und Hilfsbereitschaft zugunsten der psychisch Kranken. Die sozialistische Doktrin sah zwar weiterreichende außerstationäre Hilfsmaßnahmen vor, führte zugleich aber zu einschneidenden Behinderungen von psychisch Kranken.[331]

In den Heil- und Pflegeanstalten, Bezirkskrankenhäuser genannt, herrschte der alte Stil von Missständen und kustodialem Milieu vor. Missbrauch der Psychiatrie gab es allerdings in der DDR nur vereinzelt (s. Kap. 22). Teilstationäre Möglichkeiten fehlten fast ganz. Psychotherapie wurde eingesetzt und geduldet, auch psychoanalytische Therapie; offiziell galt allerdings ab 1950 die Pawlow-Doktrin, auch als Grundlage einer verhaltenstherapeutisch orientierten Psychotherapie. 1968 bereits wurde ein relativ patientenfreundliches Einweisungsgesetz erlassen.

Günstig wirkte sich aus, dass psychisch Kranken und Behinderten gesetzlich ein Arbeitsrecht (s. Kap. 48) eingeräumt wurde. Es gab eine große Zahl rechtlich geschützter Arbeitsplätze (weniger allerdings für vorbereitende Arbeitstherapie). Entsprechend gab es ein Recht auf

Wohnen. Durch diese Maßnahmen wurde die Rehabilitation erleichtert; sie trugen auch dazu bei, dass es praktisch keine Heimverlegungen gab. Für die ambulante Behandlung waren die erwähnten Polikliniken von großer Bedeutung. (Sie wurden in der DDR nach dem Vorbild der UdSSR geschaffen, in der es seit ca. 1920 «Quartierpolikliniken» gab.)

«An den Polikliniken gab es Fachabteilungen für Psychiatrie und Neurologie mit multiprofessionellen Teams, bestehend aus Psychiatern, Psychologen, Fürsorgern, Arbeitstherapeuten, Physiotherapeuten und Schwestern, die einen komplexen und koordinierten Einsatz von medizinischen, psychologisch-psychotherapeutischen, sozialen, rehabilitativen und auch pflegerischen Interventionen gewährleisteten [...]. Hinzu kam, daß diese Fachambulanzen eine Versorgungspflicht [...] hatten.» (Weise, 1992, S. 43)

Zu Ansätzen einer Psychiatriereform kam es in der DDR relativ früh, nämlich mit den Rodewischer Thesen, die aus einer Tagung in Rodewisch im Vogtland 1963 hervorgegangen waren. Die Forderungen zielten insbesondere auf eine aktive therapeutische Einstellung (unabhängig von hypothetischen Vorstellungen über das Wesen der Psychosen), auf optimale äußere Bedingungen für eine optimale Therapie, nachgehende Fürsorge, Maßnahmen zu einer wirksamen Prophylaxe – also auf einen Katalog fortschrittlicher Maßnahmen im Sinne einer Psychiatriereform bereits zwölf Jahre vor der westdeutschen Psychiatrie-Enquête (ausführlich bei Waldmann, 2001). Rückblickend urteilt einer der Beteiligten, es sei eine «richtige Wegstrecke klar aufgezeigt» worden (E. Lange, 1979, S. 391); nicht alles, aber doch manches von den Forderungen wurde verwirklicht.

Gut zehn Jahre später wurden am 2. Mai 1974 die «Brandenburger Thesen» zur therapeutischen Gemeinschaft beschlossen. Mit diesem Stichwort war die therapeutische Infrastruktur der Bezirkskrankenhäuser insgesamt gemeint. Der verpflichtenden Staatsideologie gemäß wurde angemerkt, dass die sozialistische Gesellschaftsordnung die besten Voraussetzungen hierfür biete.[332] Ausgangsort dieser reformpsychiatrischen Ansätze war insbesondere die psychiatrische Universitätsklinik in Leipzig (vgl. Schwarz et al., Hrsg., 1971).

36. Die Psychiatriereform und ihre Folgen

Die Veränderungen und Erneuerungen der Nachkriegsjahrzehnte in der Psychiatrie verdienen den Namen Reform. Die Psychiatriereform begann, je nach Land, in den 1950er bis 1970er Jahren und ist bis heute nicht abgeschlossen. Der Vorgang wird hier zunächst für einzelne Länder beschrieben, sodann eingehender und unter verschiedenen Aspekten für Deutschland. Die Stichworte sind Großkrankenhaus und psychiatrische Abteilung, Tagesklinik und ambulante Dienste, gemeindenahe Versorgung und Deinstitutionalisierung.

Fragt man, was die Psychiatriereform in Gang gebracht hat, sind verschiedene Bedingungen und Initiativen zu nennen. Das Unbehagen an den herkömmlichen misslichen Verhältnissen im Anstaltswesen nahm zu. Neue Therapiemethoden, einerseits Psychopharmaka, andererseits Psychotherapien, drängten auf allgemeine Anwendung, die unter den gegebenen Versorgungsverhältnissen kaum möglich war. Zudem kamen politische Initiativen auf. Und schließlich war es die 1968er Bewegung, die sich gegen die herkömmlichen Verkrustungen in der Gesellschaft allgemein und auch in der Psychiatrie wandte und Schubkraft in Richtung einer Psychiatriereform entwickelte.

Großbritannien

In Großbritannien vollzog sich die Psychiatriereform unter den Bedingungen des 1948 eingerichteten Nationalen Gesundheitsdienstes (*National Health Service*), dessen Vor- und Nachteile hier nicht zu erörtern sind; er mag eine der Voraussetzungen dafür gewesen sein, dass in England die Psychiatriereform relativ früh begann. Die großen Krankenhäuser wurden in Frage gestellt, sie wurden, so gut wie in dieser Zeit möglich, renoviert und wenigstens abteilungsweise geöffnet. Das *open door*-System nahm Mitte der 1950er Jahre von Großbritannien seinen Ausgang. 1959 erging ein *Mental Health Act* als Versuch, die psychiatrische Versorgung und ihre Verbesserung auf eine einheitliche Basis zu stellen. Das Programm betraf bevorzugt die Verhältnisse in den Großkrankenhäusern, die im Laufe der folgenden Jahrzehnte allmählich größtenteils aufgegeben wurden, nachdem die Schließungen durch alternative Behandlungsangebote vorbereitet worden waren. Hierzu gehörten sowohl die verbesserte ambulante Behandlung und häusliche Betreuung als auch eine neue, teilstationäre Einrichtung: die Tagesklinik. Die britische Psychiatrie wurde mehr und mehr nach dem Prinzip der gemeindenahen Versorgung organisiert. Zurzeit gibt es ein *Care Programme Approach* als Grundgerüst der gemeindenahen Betreuung in 180 National Health Service Trusts. Die Qualität der Versorgung wird gegenwärtig jedoch kritisch beurteilt, auch im internationalen Vergleich.

USA

In den USA war die Ausgangslage nach dem Krieg anders als in Großbritannien. Es gab zwei Versorgungstypen: einerseits die staatlichen, übergroßen und rückständigen Krankenhäuser, andererseits die besser ausgestatteten Privatkliniken. Praxispsychiater gab es in größerer Zahl als in anderen Ländern, insbesondere Psychiater mit psychoanalytischer Arbeitsrichtung.

Als 1949 auf Einladung der amerikanischen Regierung der deutsche Psychiater W. v. Baeyer (1950) die amerikanische Psychiatrie eingehender kennen lernte, stellte er die herausragende Position der Psychiatrie im Kanon der medizinischen Fächer und entsprechend eine große öffentliche Aufmerksamkeit fest. Er führte das unter anderem auf die Impulse der aus Deutschland vertriebenen und eingewanderten Psychiater und auf die Erfahrungen an psychisch gestörten amerikanischen Soldaten im Zweiten Weltkrieg zurück. Das Versorgungssystem aber fand der Besucher erschreckend, die Verhältnisse in den psychiatrischen Anstalten noch rückständiger als im deutschen Anstaltswesen. Kritik hieran kam in den 1950er Jahren auf, später verstärkt durch das Buch «*Asylum*» von E. Goffman (1961).

In den Jahren 1945 bis 1961 erarbeitete eine *Action for Mental Health* einen Bericht, der zur Grundlage der Sonderbotschaft des Präsidenten John F. Kennedy 1963 wurde. Kennedy forderte eine Humanisierung der Psychiatrie, insbesondere eine Verkleinerung der psychiatrischen Krankenhäuser (viele hatten weit über tausend Betten), die Einrichtung psychiatrischer Abteilungen sowie ambulanter und teilstationärer Dienste. Nach dem Modell des *Community Mental Health Center* sollte die Versorgung gemeindenah organisiert werden. Große finanzielle Aufwendungen wurden vorgesehen. Diese Zentren umfassten stationäre, teilstationäre und ambulante Dienste sowie einen Bereitschaftsdienst rund um die Uhr. Bereits in den späten 1960er Jahren schwächten sich diese Initiativen ab, so dass nur etwa ein Viertel der notwendig erachteten Zentren zustande kam.[333]

In den 1970er Jahren wurde dann kritisch angemerkt, die Gemeindezentren würden, gemessen an den Erwartungen, zu wenig Versorgungsarbeit leisten und die alten Großkrankenhäuser zu wenig entlasten, geschweige denn sie überflüssig machen; zu viel werde der Blick auf das politische Gebilde Gemeinde gerichtet anstatt auf den Patienten selbst.

Die gegenwärtige psychiatrische Versorgungslage in den USA wird von Kennern übereinstimmend als sehr ungünstig beurteilt. Die Gesamtzahl psychiatrischer Betten ist auf ein Zehntel geschrumpft, ohne dass in ausreichendem Maße Behandlungsalternativen geschaffen wurden. Schätzungsweise 280 000 schwer psychisch Kranke befinden sich inzwischen in Gefängnissen, eine noch größere Zahl steht unter Führungsaufsicht oder Bewährungshilfe, über 200 000 sind obdachlos (vgl. Hobson/Leonhard, 2001). Eine große Zahl lebt in heruntergekommenen Unterkünften, berüchtigt wurden die auf Long Island. Zwei Fünftel der schwer psychisch Kranken finden keine Behandlung. Die Auflösung von Krankenhäusern durch den kalifornischen Gouverneur Ronald Reagan wurde als die folgenreichste Aktion *gegen* psychisch Kranke gewertet.

Die ungünstigen Entwicklungen, die sich auch auf die ambulante Versorgung erstrecken, sind unter anderem darauf zurückzuführen, dass die amerikanische Psychiatrie in den Nachkriegsjahrzehnten, wie von einem Modetrend getragen, der dann in den 1970er Jahren in sich zusammenfiel, einseitig auf ihre psychoanalytische Ausrichtung abhob, ohne dass ein besseres Versorgungssystem entstanden wäre. Vielmehr begann eine ebenso einseitig orientierte biologische Psychiatrie zu dominieren. Der Anteil von Medizinabsolventen, die Psychiatrie als Fach wählten, ging im Verlauf der 1970er Jahre auf etwa ein Viertel zurück.

Frankreich

Die Pionierleistung der französischen Psychiatrie war die Sektorisierung. Auf Vorschlag einer Gruppe von Psychiatern erging 1961 ein ministerieller Erlass, der die Sektorisierung, die Einteilung nach Standardversorgungsgebieten, einführte. Innerhalb festgelegter geographischer Grenzen wurde der Aufbau einer einheitlichen und kontinuierlichen psychiatrischen Versorgung vorgesehen. Diese Entwicklung verlief in Frankreich, verglichen mit anderen Ländern, relativ ruhig, ohne polemische Diskussionen und mit geringer öffentlicher Beteiligung. Die Sektorisierung wurde von anderen Ländern übernommen, auch von Italien und Deutschland.

Italien

In Italien begann die Psychiatriereform relativ spät und verlief dramatisch. Bis Ende der 1970er Jahre bestand die italienische Psychiatrie praktisch nur aus alten und großen, schlecht ausgestatteten und kustodial geführten Krankenhäusern, in denen mehr als 90 Prozent der Patienten zwangseingewiesen waren. Die meisten Kranken waren entmündigt und infolgedessen in das Strafregister eingetragen; ein Unterbringungsgesetz von 1904 erlaubte beinahe willkürliche Hospitalisierungen. Erst ein Gesetz von 1968 betonte die freiwillige Behandlung.

Der führende Kopf der Reform war Franco Basaglia (1924–1980).[334] Er wird zuweilen als Antipsychiater bezeichnet, war aber in seinen Zielsetzungen und im praktischen Handeln nicht den radikalen Antipsychiatern wie Laing und Szasz gleichzusetzen. Zwar vertrat auch er die Auffassung, die Anstalt produziere die Krankheiten. «Der Patient erkrankt in der Institution an etwas anderem, an einer Krankheit, die institutionsbedingt ist: Ihm wird die Rolle der Anormalität aufgezwungen, und zwar von der Norm selbst, für die sie eine ganz bestimmte Funktion hat.» (Basaglia, 1968/71, S. 366) Aber Basaglia war ein engagierter Arzt und Kliniker, wie seine Arbeit in Gorizia zeigte. Er wandte sich entschieden gegen den repressiven und kustodialen Anstaltsstil, gegen die oft abwertende Ausdrucksweise von Psychiatern und gegen die Einbindung der psychiatrischen Versorgung in das Wirtschaftssystem. Er arbeitete nicht antipsychiatrisch, sondern antiinstitutionell. Er sprach von einem «Feldzug gegen die Institutionen». Sein erklärtes Ziel war weniger die Erneuerung der Anstalten als letztlich deren Abschaffung. «Man kann jedoch nicht eine tragische, repressive Wirklichkeit umstoßen, ohne polemische Gewaltanwendung gegen das, was negiert werden soll.» (S. 7)

Basaglia, ein Mann voller Tatkraft und charismatischer Überzeugungsfähigkeit, konnte die Provinzverwaltung in Triest für seine Pläne gewinnen. Auch das italienische «Gesetz 180» vom 17. Mai 1978, das durchgreifende Änderungen vorsah, trägt seine Handschrift. Hauptinhalt dieses Gesetzes war die Schließung der psychiatrischen Anstalten (es wurde später ergänzt durch «Leitlinien für die psychische Gesundheit» von 1994). Es sollten ab sofort keine Patienten mehr aufgenommen werden, so dass die Anstalten auslaufen würden. Statt ihrer sollten psychiatrische Stationen in Allgemeinkrankenhäusern (streng beschränkt auf fünfzehn Betten) und insbesondere gemeindepsychiatrische Zentren entstehen. Psychisch Kranke seien körperlich Kranken gleichzustellen.

Die italienische Psychiatriereform erregte durch ihre unbedingte Radikalität internationales Aufsehen. In den folgenden Jahrzehnten wurde mehrfach von schweizerischen und deutschen Psychiatern das Fortschreiten der Reform untersucht, auch die nationale Gesundheitsbehörde in Rom führte sorgfältige Erhebungen durch (vgl. Girolamo, 2001). Was hierüber mitgeteilt wurde, erlaubt eine Zwischenbilanz: Bis zur Jahrhundertwende wurden die meisten italienischen Anstalten geschlossen; unnötige Zwangsmaßnahmen kommen praktisch nicht mehr vor; Patienten werden nun Gäste genannt; offene Behandlung wird gewährleistet; die Bettenzahl ist auf ungefähr ein Drittel geschrumpft; viele Behandlungen wurden auf ambulante Dienste verlagert; Hausbesuche haben sich anscheinend besonders bewährt; die Angehörigen werden mit einbezogen; es wurden zahlreiche «*centri*», gemeindenahe Psychiatriezentren, CPS genannt, geschaffen und mit einem Versorgungsauftrag für einen Sektor nach französischem Modell betraut; der Akutbehandlung dienen 15-Betten-Abteilungen an Allgemeinkrankenhäusern, so genannte *Servici psichiatrici diagnosi e cura* (SPDC). Allerdings wurden viele Funktionen von privaten Institutionen übernommen, über die es keinen Überblick, geschweige denn eine Kontrolle gibt. In Rom sollen die privaten Psychiatriekliniken über 1000 bis 1500 Betten verfügen, die hauptsächlich von der wohlhabenderen Bevölkerung in Anspruch genommen werden.

Insgesamt ist die Entwicklung uneinheitlich verlaufen; in den nördlichen Gebieten ist die Psychiatriereform weiter fortgeschritten als in den südlichen. Die Mängel sind nicht zu übersehen. Die traditionellen Anstalten wurden schneller geschlossen, als neue Behandlungsmöglichkeiten entstanden, die bei weitem nicht ausreichten, ebenso wenig die Tagesklinikplätze. Viele Patienten blieben nun außerhalb des Gesundheitssystems und ohne Behandlung. Auch schwer und chronisch Kranke werden von Angehörigen versorgt, die oft überfordert sind und inzwischen vernehmbar protestieren (vgl. Girolamo, 2001, S. 513). Es zeigte sich auch, dass die «*centri*» wohl den wünschenswerten Rahmen für eine gemeindenahe Versorgung darstellen, jedoch nicht durchgehend kompetente psychiatrische Behandlungen gewährleisten. Die Qualifikation der Mitarbeiter ist nach wie vor ein Problem der italienischen Psychiatrie, zumal es an Weiterbildungsstätten fehlt. Zusammenfassend ist im internationalen Vergleich festzustellen, dass die italienische Psychiatrie trotz ihrer Radikalität die Psychiatriereform nicht rascher oder besser vorantreiben konnte als andere Länder.[335]

Deutschland

Das späte Einsetzen der Psychiatriereform in Deutschland wurde zuweilen mit der allgemeinen Lähmung psychiatrischer Initiativen infolge der NS-Verbrechen an psychisch Kranken begründet. Dabei wurden die Missstände im Krankenhauswesen allzu einfach als Kriegsfolgen erklärt und fast entschuldigt. Demgegenüber ist zu fragen, warum es nach 1945 ungefähr ein Vierteljahrhundert dauerte, bis Reformanstrengungen zum Zuge kamen. Auch wenn es zuvor schon fortschrittliche und engagierte Psychiater gab, so bildeten diese doch eine kleine Minderheit, während die Mehrzahl der deutschen Psychiater konservativ anstaltsbezogen blieb. Es ist wohl nicht zufällig, dass zeitgleich mit der Psychiatriereform in den 1970er Jahren auch eine intensivere und öffentliche Beschäftigung der Psychiater mit ihrer NS-Vergangenheit begann.

Vorarbeiten und Voraussetzungen

Der deutschen Psychiatriereform, die auf das Einsetzen der Psychiatrie-Enquête (1971) datiert wird, gingen Initiativen und Vorarbeiten einzelner Psychiater voraus, worüber bereits berichtet wurde (s. Kap. 35).[336] Wie wenig aber die neuen sozialpsychiatrischen Ideen in der deutschen Psychiatrie Fuß fassen konnten, zeigt ein 1961 erschienenes Handbuch («Psychiatrie der Gegenwart», Band III), in dem die Beiträge zur sozialen und praktischen Psychiatrie weit überwiegend von ausländischen Autoren verfasst wurden (vgl. z. B. Merguet, 1961).[337]

Im Jahr 1970 sind die Vorbereitungen für die deutsche Psychiatriereform nicht mehr zu übersehen: Im Bonner Bundestag fand eine Anhörung statt; der Deutsche Ärztetag in Stuttgart machte die Psychiatrie zum Hauptthema, es referierte W. Schulte, Tübingen; bei einer Tagung in der *Akademie Loccum* wurde eine Resolution verabschiedet; die «Aktion Psychisch Kranke» wurde gegründet, im Jahr darauf die «Deutsche Gesellschaft für Soziale Psychiatrie» als Alternative zur traditionellen «Deutschen Gesellschaft für Psychiatrie und Nervenheilkunde».

Die Schubkräfte der deutschen Psychiatriereform wurden eingangs genannt. Zudem hatten mehrere psychiatriekritische Publikationen Fachwelt und Öffentlichkeit alarmiert. Neben dem erwähnten Buch «*Asylum*» von Erving Goffman (1961) übte in Deutschland das Buch «Irrenhäuser» von Frank Fischer (1969) starken Einfluss aus.[338] Die Reaktion war seitens der Psychiater keineswegs nur von Ablehnung und Abwehr geprägt; Fischer fand viel Zustimmung. Öffentlichkeit und Politik wurden wachgerüttelt, waren zum Teil auch schockiert. Eine soziologische Untersuchung ergab, dass durch diese Veröffentlichung das Vertrauen zu Ärzten und Pflegern der Psychiatrie nicht in dem befürchteten Maße beeinträchtigt worden war (vgl. Lennertz, 1972). Seit Fischers Buch gab es jedoch kein Zurück mehr zu den herkömmlichen Verhältnissen.[339]

Fast mehr als die «Irrenhäuser» von Frank Fischer wurde der «Psychiatriereport» von Ernst Klee (1978) in der Öffentlichkeit bekannt, obwohl er eine weniger fundierte und fast schon verspätete Psychiatriekritik vorlegte. Klee war als Schüler und Student vorübergehend Laienhelfer im psychiatrischen Krankenhaus gewesen, einmal auch einige Wochen in der Funktion eines Sozialarbeiters. Als schreiberfahrener Journalist nahm er sich auch des Themas Psychiatrie an. Sein «Psychiatriereport» ist ein streckenweise reißerisch geschriebenes Buch, das praktisch nichts anerkennt oder gelten lässt, auch nicht die genannten politischen Initiativen von 1970 (vgl. Klee, 1978, S. 123 ff.).

Psychiatrie-Enquête

Einen Bericht über die Lage der Psychiatrie in der Bundesrepublik Deutschland, kurz Enquête-Bericht genannt, in Auftrag zu geben, wurde im deutschen Bundestag am 5. März 1970 beantragt und am 23. Juni 1971 beschlossen. Die erste Sitzung fand bereits am 31. August 1971 statt. Ein Zwischenbericht wurde 1973, der Schlussbericht 1975 vorgelegt. Die politische Initiative war hauptsächlich dem Abgeordneten Walter Picard zu verdanken, Leiter der Enquête-Kommission war der

Psychiater Caspar Kuhlenkampff (1922–2002). In intensiver mehrjähriger Arbeit entstand ein umfangreicher Bericht über die Geschichte und Situation der psychiatrischen Versorgung sowie über Verbesserungsvorschläge, insgesamt eine auch im internationalen Vergleich einmalige Bestandsaufnahme und Psychiatrieplanung. Vier Hauptanliegen wurden herausgestellt: gemeindenahe Organisation, bedarfsgerechte Versorgung, Koordination der Angebote, Gleichstellung psychisch Kranker mit körperlich Kranken, und das sowohl in akuten Stadien wie in der Rehabilitation und Behindertenfürsorge. Praktisch vorgesehen war eine Vielfalt von Behandlungsangeboten einschließlich Tageskliniken, psychiatrischen Abteilungen an Allgemeinkrankenhäusern. Die Aus-, Weiter- und Fortbildung für Ärzte und andere in der Psychiatrie Tätige sollten gefördert werden. Eigene Einrichtungen für Kinder und Jugendliche sowie für Suchtkranke wurden geplant. Dieser kurzen Aufzählung ist zu entnehmen, welche Anregungen die deutsche Psychiatrie aus der britischen, amerikanischen und französischen Psychiatriereform übernahm.

Wie die folgenden Jahrzehnte zeigten, war die Kommissionsarbeit erfolgreich. Das war unter anderem darauf zurückzuführen, dass ca. zweihundert Psychiater und andere Mitarbeiter, die an der Psychiatrie-Enquête beteiligt waren, zu Vermittlern der Reform in ihren eigenen Arbeitsbereichen wurden, so dass vieles bereits angestoßen war, als der Enquête-Bericht fertig gestellt wurde. Für die anstehenden Diskussionen entstand eine eigene Zeitschrift («Spektrum der Psychiatrie», erschienen 1972–2001).[340] Zu welchen Ergebnissen die deutsche Version der Psychiatriereform führte, soll in den folgenden Abschnitten kurz dargestellt werden.

Krankenhäuser, Abteilungen

Auch in Deutschland wurde die Forderung laut, die veraltet und erneuerungsunfähig erscheinenden Großkrankenhäuser kurzfristig und ersatzlos zu schließen, was aber zu neuen Missständen und neuem Leid für die Betroffenen geführt hätte wie in Kalifornien oder Italien. Es setzte sich eine Mehrheit durch, die die Verkleinerung und Modernisierung der Krankenhäuser plante und realisierte. Gleichzeitig wurden komplementäre und ambulante Dienste angeboten (s. u.). Verglichen mit dem leichtfertigen Auflösen der Krankenhäuser war dies der mühsamere, aber auch erfolgreichere Weg. Nachdem um

1971 die Heil- und Pflegeanstalten zu 80 Prozent über fünfhundert bis tausend und zum Teil mehr Betten verfügt hatten, konnte der größere Teil dieser Betten aufgegeben werden, so dass um 2000 nur noch hundert bis fünfhundert stationäre Behandlungsplätze je Krankenhaus zu zählen waren. Zugleich wurden die Verweildauer gesenkt, die Personalstruktur quantitativ und qualitativ verbessert und die Krankenhäuser in Fachbereiche gegliedert (s. Kap. 37). Im Übrigen übernahmen neue Institutionen Versorgungsaufgaben. In der fachlichen Arbeit unterscheiden sich nun die «Großkrankenhäuser» kaum mehr von den neuen psychiatrischen Abteilungen am Allgemeinkrankenhaus (s. Kap. 49). Ihr größeres Bettenangebot dient auch dazu, bestimmten Krankengruppen ein spezielles Behandlungsprogramm anzubieten (z. B. für Gehörlose und andere Behinderte) und insbesondere die chronisch Kranken zu versorgen.[341]

Der Grundsatz, die psychisch Kranken den körperlich Kranken gleichzustellen, schließt ein, dass der psychisch Kranke eine stationäre Behandlungsmöglichkeit in erreichbarer Nähe findet und dass er das Krankenhaus sozusagen durch die gleiche Tür betritt wie andere Kranke. An Allgemeinkrankenhäusern neben anderen medizinischen Fachabteilungen auch eine psychiatrische Abteilung einzurichten, war schon im 19. Jahrhundert der Vorschlag weitblickender Psychiater wie Ernst Horn (1818) und später Wilhelm Griesinger (1868) in Berlin. In Hamburg war 1855 eine psychiatrische Abteilung am Allgemeinen Städtischen Krankenhaus geplant, doch sprachen sich die Ärzteschaft (vgl. Julius, 1855), desgleichen auch Anstaltspsychiater dagegen aus (vgl. Roller, 1855). Die Diskussion ging weiter, allerdings ohne Ergebnis. 1900 veröffentlichte der Illenauer Anstaltsarzt Max Fischer eine ausführliche und dabei behutsame Erörterung des ungelösten Problems «Stadtasyle und Irrenversorgung».

1933 brachte Johannes Lange «Die Errichtung psychiatrisch-neurologischer Abteilungen an Allgemeinen Krankenhäusern» bei der Jahresversammlung des «Deutschen Vereins für Psychiatrie» in Dresden zur Sprache. Er ging davon aus, dass es nur zwanzig derartige Abteilungen in Deutschland gebe, dass aber in anderen Krankenhausabteilungen zahlreiche psychiatrisch oder neurologisch Kranke (zehn bis 20 Prozent) gezählt würden. Lange und seine Nachredner errechneten übereinstimmend die notwendigen neurologisch-psychiatrischen Betten auf fünfzig je 100 000 Einwohner. Sie fanden bei den Anwesenden Zustimmung, bei den Anstaltspsychiatern allerdings sehr verhalten, nämlich unter der Bedingung, dass nur in Großstädten solche Abteilungen einzurichten seien und nicht in der Nähe bestehender Heil- und Pflegeanstalten, deren Interessen sonst geschmälert würden (vgl. Lange, 1933, S. 35). Widerstand kam auch von Seiten der Internisten, welche die neurologisch Kranken für ihre «Medizinische und Nervenklinik» beanspruchten (vgl. S. 36 f.). Aber auch diese Initiative blieb erfolglos, zumal die Zeit des Nationalsozialismus folgte.

Abgesehen von den Universitätskliniken gab es bis 1970 nur wenige städtische Psychiatrie-Kliniken, in geringfügig größerer Zahl Abteilungen an Krankenhäusern, allerdings im Allgemeinen für Neurologie und Psychiatrie. Von 1970 bis zur Jahrhundertwende entstanden ungefähr 160 psychiatrische Abteilungen in Allgemeinkrankenhäusern mit jeweils 80 bis 100 Betten. Damit halten sie ungefähr die Hälfte des stationären Angebotes vor.

Tagesklinik, Rehabilitation, ambulante Versorgung

Allzu lange hatte das herkömmliche Versorgungsmodell auf der Polarisierung von stationärer versus ambulanter Behandlung aufgebaut. Mit der Psychiatrie-Reform entstanden teilstationäre Institutionen, bevorzugt Tageskliniken. (Nachtkliniken wurden in England zunächst in gleicher Weise propagiert, diese Entwicklung war aber bald rückläufig, in Deutschland entstanden Nachtkliniken nur vereinzelt.) Die Tagesklinik war im Zuge der Psychiatriereform der erste große Schritt aus den Anstaltsmauern heraus. Sie wurde zum Signal der Erneuerung. Die ersten Tageskliniken entstanden 1946 in Montreal und 1948 in London (zur Entwicklung in Großbritannien: Farndale, 1961). Es folgten Gründungen in den Niederlanden und Skandinavien, auch relativ spät in Westdeutschland: Nach einer ersten deutschen Tagesklinik 1962 in Frankfurt am Main kam es erst in den 1970er Jahren zu einer höheren Zahl von Einrichtungen.[342]

Seitdem dienen Tageskliniken, die an der Schnittstelle von stationärer und ambulanter Behandlung stehen, sowohl der Nachbehandlung im Anschluss an einen Krankenhausaufenthalt wie auch bei primärer Indikation als Alternative zur stationären Therapie. Mit anderen Worten: Tagesbehandlung ist angezeigt, wo ambulante Behandlung nicht ausreicht und stationäre Behandlung nicht oder nicht mehr notwendig ist. Das kommt insbesondere schizophrenen Patienten zugute. Die Tagesbehandlung ist ökonomisch günstiger als die vollstationäre Versorgung, obwohl sie die therapeutischen Programme ungeschmälert anbietet.

Inzwischen gibt es in Deutschland ungefähr 250 Tageskliniken. Dabei liegt die Summe der teilstationären und stationären Behandlungsplätze niedriger als der Bettenbestand eine Generation zuvor. Soweit Evaluationsstudien vorliegen, ist die Tagesklinikbehandlung der Krankenhausbehandlung therapeutisch zumindest gleichwertig, wenn nicht überlegen (vgl. Eikelmann, 1991). Tageskliniken, die nach dem Prinzip der therapeutischen Gemeinschaft organisiert sind, haben einen persönlicheren Umgangsstil von Mitarbeitern und Patienten entwickelt.

Die teilstationäre Behandlung ist für viele Kranke ein erster Schritt der Rehabilitation, allerdings unter der Voraussetzung stabiler Wohnverhältnisse. Zur Rehabilitation im Bereich des Wohnens dienen heute Übergangshäuser, Wohngruppen und betreutes Einzelwohnen. Die Arbeitsrehabilitation, die mit der Arbeitstherapie in der Klinik oder Tagesklinik beginnt, wird in Selbsthilfefirmen, Zuverdienstfirmen und Werkstätten für Behinderte fortgesetzt. Für die Rehabilitation im sozialen Umfeld (auch Freizeitgestaltung) gibt es psychosoziale Zentren und ähnliche Einrichtungen.

Traditionell liegt der Hauptanteil der ambulanten Behandlung in den Händen von Praxispsychiatern. Ihre Zahl ist im Zuge der Psychiatriereform inzwischen auf das Vierfache angestiegen. Die Qualifikation wurde insbesondere dadurch verbessert, dass nun weniger niedergelassene Nervenärzte auch die Neurologie mit vertreten, eine wachsende Anzahl aber über eine psychotherapeutische Weiterbildung verfügt. Eine wesentliche Erweiterung des Indikationsgebietes wurde durch die Mitarbeit von Psychologen und Sozialarbeitern in der Praxis erreicht.

Möglichkeiten der ambulanten Betreuung finden psychisch Kranke auch in den Institutsambulanzen, über die inzwischen alle psychiatrischen Krankenhäuser und Abteilungen verfügen. Sie dienen der Voruntersuchung und Nachbehandlung und können als Nachfolgeorganisationen der offenen Fürsorge nach dem Erlanger Modell angesehen werden. Des Weiteren beteiligen sich die sozialpsychiatrischen Dienste der Gesundheitsämter an der ambulanten Behandlung. Sie wurden in den 1980er Jahren eingerichtet und entsprechen in etwa der offenen Fürsorge nach dem Gelsenkirchener Modell, allerdings mit weiterreichenden Aufgaben. Ambulante Krankenpflege wird mehr und mehr üblich. Ein Wochenendbereitschaftsdienst (mit Arzt und Schwester für Psychiatrie) wurde in einigen deutschen Städten organisiert. Insgesamt gesehen dürfte die ambulante psychiatrische Behandlung noch weiter zunehmen.

Organisation, Gemeindenahe Psychiatrie

Das skizzierte vielgestaltige psychiatrische Angebot kann nur bei sorgfältiger Koordination optimal genutzt werden. Hierzu wurde die psychiatrische Versorgung zunächst regionalisiert: In einem definierten geographischen Bezirk mit 100 000 bis 150 000 Einwohnern wurden die vorhandenen psychiatrischen Institutionen aufeinander abgestimmt und in ihrer Größe bedarfsgerecht bemessen (Regionalisierung). Der folgende Schritt war die Sektorisierung, die ein einheitliches Versorgungssystem anstrebte, in dem die Patienten ambulante, teilstationäre und stationäre Behandlungsangebote finden (wobei die Grenzen für den Bedarfsfall, z. B. spezialisierte Behandlungen, offen bleiben). Im «Gemeindepsychiatrischen Verbund», der jüngsten Variante, wird die Zusammenarbeit der psychiatrischen Dienste auch durch einen kommunal eingesetzten Psychiatrie-Koordinator gewährleistet.

Historisch gesehen war die Versorgung der «Irren» bereits in der «vorpsychiatrischen» Zeit Sache der Gemeinden, die allerdings mit dieser Aufgabe überfordert waren. Mit der Französischen Revolution übernahm der Staat (das Land, die Provinz) diese Aufgabe, auch um die Aufsicht zu gewährleisten. Die Rückbesinnung auf die Gemeinde begann in den 1950er Jahren mit einer Empfehlung der Weltgesundheitsorganisation (WHO), die den Schwerpunkt der Behandlung in die Gemeinde zurückverlagern wollte. Seit der Psychiatriereform bedeutet gemeindenahe Psychiatrie geographische Nähe der Behandlungsangebote, zum Beispiel anstelle des entfernt gelegenen Krankenhauses eine innerstädtische Abteilung sowie teilstationäre und ambulante Einrichtungen. Gemeindenah heißt letztlich patientennah und angehörigennah.[343]

Die Patienten und ihre Angehörigen sind in das Geschehen weit mehr eingebunden als früher. Angehörigenverbände vertreten die Interessen ihrer Familienmitglieder und ihre eigenen persönlichen Interessen. Für die Kranken gibt es neben Patientenclubs und Selbsthilfegruppen auch Vereine für «Psychiatrieerfahrene», die teilweise gewiss nicht unberechtigt Kritik an den psychiatrischen Verhältnissen üben. Im Sinne eines *empowerment* wird die Stimme der Betroffenen vernehmbar.

Deinstitutionalisierung

Die beschriebene Reduzierung des stationären Angebotes (Verkleinerung der Krankenhäuser, Betonung extramuraler Behandlungen) war ein erster Schritt. Über diese Enthospitalisierung hinaus strebt die Gegenwartspsychiatrie eine Deinstitutionalisierung an.[344]
Es geht darum, dass möglichst viele Patienten, unter ihnen auch chronisch Kranke, die psychiatrischen Stationen hinter sich lassen und ein möglichst freies Leben in der Gesellschaft führen, wenn auch die meisten nicht ohne ambulante Behandlung auskommen. Praktisch heißt das: mehr teilstationär als stationär, mehr ambulant als teilstationär, mehr betreutes Wohnen als Heimunterbringung. Letztlich sollen möglichst viele (ehemalig) Kranke das «psychiatrische Ghetto», den «Dunstkreis der Psychiatrie» verlassen.[345] Denn es hat sich gezeigt, dass viele (ehemals) Kranke ein freieres Leben führen und sozial mehr leisten können, als zunächst prognostiziert wurde. Andererseits ist nicht zu übersehen, dass es auch unter den gegenwärtigen Behandlungsmöglichkeiten nicht wenige chronisch psychisch Kranke gibt, die einer langfristigen intensiven Betreuung, teilweise auch unter stationären Bedingungen, bedürfen.

Zur Versorgungslage

In den letzten Jahrzehnten des 20. Jahrhunderts hat die Psychiatrie wesentliche Fortschritte in der Psychotherapie, Pharmakotherapie und Soziotherapie erzielt (zusammenfassend zur Sozialpsychiatrie Eikelmann, 1997). Mit der Psychiatriereform wurden die Behandlungsergebnisse und die Lebensbedingungen psychisch Kranker verbessert.[346] Dabei ist nicht zu übersehen, dass mit der Humanisierung der Behandlungs- und Lebensbedingungen auch ein anderer, «menschlicherer» Umgang mit den psychisch Kranken entstanden ist.[347]

Natürlich ist der Prozess der Psychiatriereform nicht abgeschlossen. Am wenigsten fortgeschritten ist die Sorge für die chronisch psychisch Kranken, die an Schizophrenien oder unheilbarer Sucht leiden. Die Unterbringung in Heimen ist, wie gesagt, eine Scheinlösung. Diese Kranken sich selbst zu überlassen, hat in mehreren Ländern zu unaussprechlichem Elend geführt (s. o.). Aber auch in Deutschland sind unter den Wohnungslosen, deren Zahl in jüngerer Zeit zugenommen hat, erschreckend viele, die an Schizophrenie oder/und Alkoholismus leiden.

An der Intensität und Sorgfalt der Bemühungen um chronisch Kranke wird sich erweisen, ob unser Versorgungssystem den Anspruch auf eine humane Psychiatrie rechtfertigt. Dem heutigen Marktdenken entspricht es, diese Fragen hauptsächlich unter Kostenaspekten lösen zu wollen. Es ist aber erwiesen, dass in diesem Bereich teurere Behandlungen die besseren Ergebnisse erzielen (vgl. Leff/Trieman, 1996).

37. Differenzierungen und Spezialisierungen

Wie andere medizinische Fächer wurde auch das große Gebiet der Psychiatrie im Laufe der fachlichen Entwicklung differenziert und spezialisiert. Die Kinder- und Jugendpsychiatrie ist zu einem selbständigen Fach neben der Psychiatrie (der Erwachsenen) geworden. Die Alterspsychiatrie (Psychogeriatrie, auch Gerontopsychiatrie genannt) hingegen ist im Verband der Psychiatrie geblieben, allerdings weitgehend mit eigenen Behandlungsinstitutionen. Zu einem spezialisierten Gebiet der Psychiatrie entwickelte sich auch die Behandlung und Versorgung der Suchtkranken; hierfür entstanden Krankenhäuser, Tageskliniken, Ambulanzen und Beratungsstellen. Dementsprechend sind die großen psychiatrischen Krankenhäuser in Deutschland aufgeteilt in Bereiche bzw. Kliniken für Allgemeinpsychiatrie, Gerontopsychiatrie und Suchterkrankungen.[348] Eigene Institutionen wurden auch für psychisch kranke Straftäter geschaffen, die forensisch-psychiatrische Kliniken bzw. Zentren genannt werden.

Wie diese Differenzierungen und Spezialisierungen bei der Entfaltung der modernen Psychiatrie entstanden, soll hier für die Gebiete der Kinder- und Jugendpsychiatrie, der Gerontopsychiatrie und der forensischen Psychiatrie beschrieben werden.

Kinder- und Jugendpsychiatrie

Der Umgang mit schwerbehinderten Neugeborenen und Kleinkindern in Antike, Mittelalter und Früher Neuzeit kann wohl kaum mit dem modernen Fachgebiet der Kinder- und Jugendpsychiatrie in Beziehung gesetzt werden. Kindstötung und -aussetzung werden für die Antike beschrieben (vgl. Nissen, 1994). Gerade in der Frühen Neuzeit galten die «Monster» («Missgeburten», z. T. auch Ausgeburten der Phantasie) als böse Vorzeichen, die Hunger, Kriege oder Seuchen als Strafe Gottes ankündigen sollten. Vielfach sah man auch den Teufel im Spiel, etwa bei den «Wechselbälgern» oder auch bei Kretins, deren Tötung durchaus erlaubt schien, wie Martin Luther in einer Tischrede 1541 darlegte (vgl. Schott, 1992b, S. 14 f.). Die Beschreibungen psychischer Störungen bei Kindern blieben in der Antike und im Mittelalter spärlich (vgl. Nissen, 1994). Paracelsus soll den Zusammenhang zwischen Kropf und Schwachsinn erkannt haben, sein späterer Nachfolger im Amt als Basler Stadtphysikus Felix Platter beschrieb wohl als einer der Ersten den erblichen Schwachsinn.

Die Erkenntnis, dass ein Kind nicht einfach wie ein kleiner Erwachsener anzusehen und zu behandeln ist, setzte sich wie in der Pädagogik so auch in der Psychiatrie relativ spät durch. Erst im 18. Jahrhundert, dem Zeitalter der Aufklärung, rückte das Kind ins Blickfeld der Medizin. Hierbei waren die Leitideen der Erziehung und Korrektur maßgeblich, wie sie sich insbesondere im neuen Begriff der «Orthopädie» (wörtliche Bedeutung: gerades Kind) niederschlugen (vgl. Andry, 1744).

Dementsprechend lässt die Entwicklung der modernen Kinder- und Jugendpsychiatrie erkennen, dass sie ein Standbein in der Medizin, das andere in der Pädagogik hat, speziell in der Heilpädagogik, die sich auf die Philosophen John Locke und Jean-Jacques Rousseau beruft und auf die Pädagogik von Johann Heinrich Pestalozzi und Friedrich Fröbel zurückgeht. Die Kinder- und Jugendpsychiatrie entwickelte sich fachlich und institutionell hauptsächlich innerhalb der Psychiatrie. Die Versorgung geistig behinderter Kinder, Jugendlicher und Erwachsener liegt nach wie vor im Berufsfeld der Pädagogik und Heilpädagogik. Wenn geistig Behinderte psychisch erkranken, wird die ärztlich-psychiatrische Behandlung notwendig.

Schon in der französischen Psychiatrie des frühen 19. Jahrhunderts erkannte Esquirol (1818) die Altersabhängigkeit psychischer Störungen: In der Kindheit sah er insbesondere die geistige Behinderung, im Erwachsenenalter hauptsächlich die Psychosen. Das bestätigte in der deutschen Psychiatrie Wilhelm Griesinger (1845), der auch registrierte, dass Psychosen bereits im Kindes- und Jugendalter vorkommen.[349] Maßgebliche Impulse für die fachliche Differenzierung gingen von Würzburg aus: Franz von Rinecker (1811–1883) und in seiner Nachfolge Hermann Emminghaus (1845–1908) können als die ersten deutschen Kinder- und Jugendpsychiater gelten.[350] In dem Buch «Die Psychischen Störungen des Kindes- und Jugendalters» beschrieb Emminghaus (1887) fast alle heute bekannten psychischen Krankheiten des Kindes- und Jugendalters.[351]

Bereits 1864 in Frankfurt eröffnete die Städtische Anstalt für Irre und Epileptische eine Kinderstation; ihr Initiator war der Arzt und Struwwelpeter-Autor Heinrich Hoffmann. 1881 entstand in Berlin eine Heil- und Erziehungsanstalt mit angeschlossener Sonderschule und Werkstatt. Kahlbaum richtete 1884 in seiner Privatklinik in Görlitz eine Jugendabteilung ein, medizinisches Pädagogicum genannt. Von 1900 an wurden zunehmend kinder- und jugendpsychiatrische Stationen in psychiatrischen Krankenhäusern eröffnet (allerdings zunächst hauptsächlich für geistig Behinderte). Um 1900 entstand der Terminus «Kinderpsychiatrie», ab etwa 1910 wurde die Arztbezeichnung «Jugendpsychiater» geläufig. Den Weg zu einer besseren Versorgung psychisch kranker Kinder und Jugendlicher ebnete das Reichsjugendwohlfahrtsgesetz von 1922.

Im universitären Bereich entstanden zuerst 1911 in Wien eine Abteilung im Verband der Kinderklinik und 1920 in Tübingen ein Klinisches Jugendheim als Abteilung der Psychiatrischen und Nervenklinik, danach 1921 Kinder-Krankenstationen an der *Charité* in Berlin und im gleichen Jahr am Krankenhaus Burghölzli in Zürich. Lehrstühle des Faches wurden an den deutschen Universitäten allerdings erst ab 1960 eingerichtet.

Kinder- und Jugendpsychiatrie ist heute ein eigenes Fach mit einem flächendeckenden und differenzierten Versorgungsangebot. Eine eigene Weiterbildung zum Arzt für Kinder- und Jugendpsychiatrie gibt es in Deutschland seit den 1950er Jahren, sie wurde 1969 arztrechtlich geregelt. Zugleich blieb die Kinder- und Jugendpsychiatrie insofern ein Teil der Erwachsenenpsychiatrie, als die von ihr gelehrte Entwicklungspsychopathologie auch für Erkrankungen im Erwachsenenalter von Bedeutung ist.[352] Im Einzelnen wird auf ausführliche Darstellungen von G. Nissen (2005) verwiesen.

Gerontopsychiatrie

Seit der Antike beschäftigt sich die Medizin mit dem Problem des Alter(n)s. Nach der humoralpathologischen Auffassung des Galen nehmen im Alter das Warme und Feuchte ab, und das Kalte und Trockene treten zu Tage. Zwar sei das Alter selbst keine Krankheit, dennoch unterscheide sich die Greisengesundheit von der Gesundheit jüngerer Menschen und sei als ein Mittelding zwischen Gesundheit und Krankheit anzusehen (vgl. Steudel, 1942, S. 2). Um Greisenkrankheiten zu vermeiden, wurden vor allem diätetische Mittel empfohlen. Besonders die *Dementia senilis*, die Altersdemenz, bedeutete eine große Herausforderung für die Ärzte.

Etwa zeitgleich zur Einrichtung von Irrenhäusern wurden auch Altershospize aufgebaut. 1799 schlug der spätere Wittenberger Professor für Anatomie und Chirurgie Burkhard Wilhelm Seiler vor, die Altershospize zur Erforschung von Alterskrankheiten zu nutzen, insbesondere im Hinblick auf entsprechendes Sektionsmaterial. So wurden im frühen 19. Jahrhundert z. B. an der Pariser *Salpêtrière*, wo neben geisteskranken auch alte Frauen untergebracht waren, aufschlussreiche geriatrische Forschungen (etwa im Hinblick auf Herz- und Gehirnerkrankungen) betrieben (vgl. Steudel, 1942, S. 22 f.).

Esquirol (1838a) definierte die Demenz im Greisenalter. Griesinger (1845) schrieb über den senilen Blödsinn. Aber die gerontopsychiatrische Arbeit kam nur langsam in Gang: «Während über die Psychosen des Kindesalters die deutsche psychiatrische Literatur manche gediegene Abhandlung aufzählt, fehlt in derselben eine spezielle Bearbeitung des Greisenalters», konstatierte 1873 (S. 270) der deutschschweizerische Psychiater Ludwig Wille (1834–1912), der als ein Pionier der Gerontopsychiatrie gilt. Er beschrieb recht vollständig und detailliert die psychischen Altersstörungen. In seinen «Grundzügen der Criminalpsychologie» behandelte Krafft-Ebing (1872) auch die «*Dementia senilis*»: Hier könne es zu einem «Wiedererwachen des Geschlechtstriebs» und «namentlich zur Unzucht mit Kindern» kommen (S. 97). Um 1900 entstanden die bis heute gültigen Krankheitsbeschreibungen von Pick (1892) und Alzheimer (1907). Die nach diesen Autoren benannten Krankheiten waren eindeutig als pathologische Altersprozesse zu definieren, auch wenn ihre Ätiologie bis heute nicht voll aufgeklärt ist. Zur Geschichte der Demenzforschung im Einzelnen kann auf Berrios und Porter (1995, S. 34 ff.) verwiesen werden. Es sei hier nur erwähnt, dass J. L. Nasher – in den USA als «Vater der Geriatrie» angesehen – 1909 den Begriff «Geriatrie» (*geriatrics*) prägte (vgl. Lüth, 1965, S. 219).

Verglichen mit der Krankheitsforschung in der Psychiatrie des mittleren Lebensalters bestand bis in die 1970er Jahre ein Forschungsdefizit in der Gerontopsychiatrie. Die nun verstärkte wissenschaftliche Arbeit, die auch in der Gründung einer europäischen Arbeitsgemeinschaft ersichtlich wurde, ergab unter anderem, dass die meisten im mittleren Lebensalter beobachteten psychischen Störungen auch im Senium vorkommen und dass Psychotherapie auch im Alter hilfreich sein kann.[353]

In den 1980er Jahren stieg das Interesse an einer biologischen Forschung, insbesondere der Alzheimer-Demenz, sprunghaft an; die Pharmakotherapie hatte erste Erfolge mit antidementiven Medikamenten aufzuweisen.

Die gerontopsychiatrische *Behandlung und Versorgung* ist heute in den westlichen Ländern besser gestellt als noch vor einer Generation, wozu in Deutschland auch zwei neue rechtliche Regelungen der 1990er Jahre beitrugen: das Betreuungsrecht und die Pflegeversicherung. Es gibt nun gerontopsychiatrische Krankenhausabteilungen sowie spezialisierte Tageskliniken und Tagesstätten, Ambulanzen und Konsiliardienste für psychisch Alterskranke, allerdings noch nicht in ausreichendem Umfang. In gerontopsychiatrischen Zentren werden ambulante und teilstationäre Dienste zusammengefasst, und dort wird auch die Planung weiter gehender Versorgungsmaßnahmen koordiniert. Zukünftig wird sich die Psychiatrie daran zu orientieren haben, dass mehr Menschen alt und sehr alt werden und damit die Häufigkeit psychischer Altersstörungen zunimmt. Es wird einerseits auf neue Behandlungsmöglichkeiten ankommen, andererseits auf die optimale Unterbringung und Pflege der Schwerstkranken.

Soll die Gerontopsychiatrie ein eigenes medizinisches Fachgebiet werden oder im Verbund der Psychiatrie bleiben? Diese Frage wurde in den letzten Jahrzehnten kontrovers diskutiert. Für beide Alternativen gibt es Argumente: Einerseits handelt es sich um die gleichen Krankheiten wie im mittleren Lebensalter, wenn auch in unterschiedlicher Häufigkeit, andererseits gibt es altersspezifische Akzentuierungen psychischer Störungen, so dass eine eigene Disziplin gefordert wurde. In den 1970er und 1980er Jahren wurde überwiegend die Tendenz zur Verselbständigung verfolgt, seitdem wird der Verbleib in der Psychiatrie bevorzugt. Dabei ist allerdings der Nutzen der genannten spezialisierten gerontopsychiatrischen Einrichtungen für Kranke mit Altersdemenz unbestritten, während alte Menschen, die an einer neurotischen oder psychotischen Störung erkranken, auch in allgemein psychiatrischen Institutionen behandelt werden können.

Forensische Psychiatrie

Psychisch Kranke, die straffällig wurden, sind ebenso sorgfältig zu betreuen und zu behandeln wie andere psychisch Kranke. Zugleich ist der Schutz der Allgemeinheit zu beachten, wenn von einem Kranken weitere Straftaten zu erwarten sind. Diese doppelte Aufgabe entspricht einem doppelten Stigma: Diese Patienten sind psychisch krank, und sie sind «kriminell». Offensichtlich deshalb blieben sie lange Zeit Stiefkinder der Psychiatrie und der Rechtspflege. Denn die anstehenden Probleme sind nicht leicht zu bewältigen: Die schuldmindernden krankhaften Umstände sind zu erfassen und für die juristische Bewertung zu erklären; Politik und Öffentlichkeit müssen für eine tolerante und hilfsbereite Einstellung gewonnen werden; in der Behandlung entstehen ungewöhnliche Probleme dadurch, dass sie größtenteils in geschlossenen Institutionen durchgeführt werden muss und dass es vielen dieser Patienten an der Behandlungsmotivation fehlt; die Rehabilitation wird dadurch erschwert, dass es bisher kaum verlässliche Prognosekriterien gibt. Angesichts dieser Probleme verwundert es nicht, dass die Behandlung dieser Kranken, Maßregelvollzug genannt, erst in jüngster Zeit Fortschritte erzielt hat.

In Antike und Mittelalter gibt es nur spärliche Hinweise zu einer forensischen Psychiatrie. Einflussreich war das römische Recht, namentlich das Werk des Dometius Ulpianus (um 170–228 n. Chr.). Der englische Kleriker und Jurist Henry de Bracton (Henry of Bratton; gest. 1268), der für England das wichtigste juristische Buch des Mittelalters verfasste, hat ausdrücklich die Auffassung vertreten, bei der Straftat eines psychisch Kranken müsse dessen Schuldfähigkeit geklärt werden.

Als Begründer der gerichtlichen Medizin und Wegbereiter der forensischen Psychiatrie (der Terminus «forensisch» kam allerdings erst später auf) gilt der italienische Arzt Paolo Zacchia (auch Zacchias; 1584–1659), der als Berater am Obersten Gerichtshof des Vatikanstaates tätig war. Fischer-Homberger (1983) untersucht umfassend die Entstehung der forensischen Psychiatrie in der Frühen Neuzeit. Sie ging einher mit einem Zurücktreten der Dämonologie und der zunehmenden Bedeutung der medizinischen Beurteilung abweichenden Verhaltens. Insbesondere die Geistesstörung als Ursache von Verbrechen rückte nun ins Blickfeld. So treibe die Melancholie die Kranken zu schrecklichen Gewalttaten, wie Felix Platter in Fallbeispielen berichtete. In ähnlicher Weise rückte Zacchia von dämonologischen Krankheitsvorstellungen ab. Er sprach unter anderem von «Demenz und anderen Gehirnleiden» und knüpfte an die traditionelle Vorstellung von primären und sekundären Gehirnkrankheiten an: Zu den primären zählte er unter anderem Demenz, *Insania, Furor,* Manie und Melancholie; zu den sekundären Koma, Schlaganfall, Epilepsie, hysterische und Gebärmutterleiden und die hypochondrische Melancholie. Zacchia beschäftigte sich auch mit der Frage der Zurechnungsfähigkeit und vertrat etwa die Auffassung, dass Straftaten, die im Zorn begangen werden, milder zu beurteilen seien.

Wie Fischer-Homberger hervorhebt, verlor die forensische Psychiatrie in der Zeit nach Zacchia ihre Bedeutung, da die betreffenden Patienten in medizinfernen Einrichtungen (u. a. in «Arbeits- und Zuchthäusern») untergebracht wurden (vgl. Fischer-Homberger, 1983, S. 159). Erst im späteren Verlauf des 18. Jahrhunderts kam es mit dem Fortschritt der wissenschaftlichen Medizin, gerade auf dem Gebiet der Neurophysiologie und -pathologie, zu einer Erneuerung der forensischen Psychiatrie.

Die Frage der Willensfreiheit spielte dabei eine zentrale Rolle. Sie wurde auch im Hinblick auf psychisch kranke Täter diskutiert.[354] Die Erörterungen der freien Willensbestimmung und des nicht zu verantwortenden Handelns konnten weder philosophisch noch psychopathologisch zu einem Abschluss gebracht werden. Wohl aber gelangen praktikable rechtliche Regelungen. In den deutschen Ländern wurde 1871 der § 51 in das Strafgesetzbuch eingefügt: Nicht schuldhaft handelt, wer im Zustand schwerer psychischer Störungen eine Straftat begangen hat. 1934 wurde die Bestimmung erweitert durch den Rechtsbegriff der erheblich verminderten Schuldfähigkeit (StGB § 51, Abs. 2). Im Zuge der Strafrechtsreform von 1975 wurden diese Paragraphen umformuliert (jetzt §§ 20 und 21 StGB) und erweitert: Neben Geistesstörungen und geistigen Behinderungen werden nun auch schwere neurotische und Persönlichkeitsstörungen berücksichtigt (juristisch «andere seelische Abartigkeit» genannt).

Die rechtliche Regelung der Behandlung (Maßregelvollzug) erfolgte in Deutschland 1933 mit dem § 42b StGB und entsprechend für Süchtige § 42c StGB. Die Strafrechtsreform hat auch diese Bestimmungen modernisiert (§§ 63 bzw. 64 StGB). Vorgesehen wurde auch die Unterbringung «schwer persönlichkeitsgestörter Täter» in einer sozialpsychiatrischen Anstalt, was jedoch nicht in die Praxis umgesetzt wurde.

In der «vorpsychiatrischen Zeit» wurden diese Kranken wie Kriminelle und andere asoziale Elemente zusammen mit diesen in speziellen Einrichtungen untergebracht bzw. inhaftiert. Psychisch Kranke wurden weniger als medizinisch bzw. psychiatrisch zu behandelnde Patienten wahrgenommen, sondern vielmehr als für das öffentliche Leben gefährliche Subjekte. Dies galt umso mehr für kriminell gewordene psychisch Kranke.

Für die *Unterbringung und Behandlung* wurden bereits im frühen 19. Jahrhundert spezielle Behandlungseinrichtungen gefordert und auch vereinzelt eingerichtet. Falret (1869) berichtet über solche Anstalten in London im Bedlam um 1800, in Dundrum bei Dublin um 1850, sodann 1863 im englischen Broadmoor und in Paris. Relativ spät entstand 1915 als erste deutsche Anstalt dieser Art der Hohe Asperg. Inzwischen gibt es forensisch-psychiatrische Krankenhäuser in praktisch allen westlichen Ländern. Aber erst in den 1980er Jahren gelang es, eine Gesamterhebung der deutschen forensisch-psychiatrischen Institutionen und ihrer Patienten durchzuführen. Das Ergebnis (vgl. Leygraf, 1988) war erschreckend. Die Missstände der Unterbringung und die Defizite der Behandlung dieser Kranken wurden nun allgemein bekannt. Allmählich wurden die Verhältnisse verbessert, ohne dass aber bisher der in der Allgemeinpsychiatrie gültige Standard erreicht worden wäre. Der Bedarf an solchen Behandlungsplätzen ist in jüngerer Zeit weiter angestiegen, so dass die Einrichtungen überfüllt sind, was sich ungünstig auf die Atmosphäre und auf das Behandlungsniveau auswirkt. Planung und Bau von neuen Anstalten der forensischen Psychiatrie lösen immer wieder heftige Bürgerproteste in den betreffenden Wohngebieten aus, da die Bewohner sich davon gefährdet fühlen – wie etwa in jüngster Zeit in Nordrhein-Westfalen zu beobachten ist.

Krankheiten

38. Krankheitslehre

Zu allen Zeiten richteten sich die ärztlichen Beschreibungen und Erklärungen von Störungen bzw. Krankheiten, die wir heute dem Fachgebiet der Psychiatrie zuordnen, nach den jeweils gültigen Lehren der Medizin. Die psychiatrische Krankheitslehre ist also auf den jeweiligen wissenschaftlichen und kulturellen Kontext zu beziehen. Damit sind wir mit einem Grundproblem der Medizingeschichtsschreibung konfrontiert. Sobald wir die Schwelle zur Moderne in der zweiten Hälfte des 19. Jahrhunderts nach rückwärts überschreiten, stoßen wir auf Menschen- und Weltbilder, Gesundheits- und Krankheitsvorstellungen, die aus heutiger Sicht zum Teil befremdend sind, «irrational», «unwissenschaftlich» oder «vorwissenschaftlich» erscheinen.[355]

Bis in die Zeit um 1800 stellte die Psychiatrie kein eigenes Fach dar. Die Krankheitseinteilung bzw. die Krankheitsbilder, welche die «Psychiatrie» betrafen, waren in die jeweilige allgemeine Krankheitslehre integriert. Wenn wir die Literatur von der Antike bis zur Neuzeit ins Auge fassen, so finden wir zunächst die Idee von der Einheit aller Geisteskrankheiten, die insofern nicht erstaunlich ist, als die Krankheiten überhaupt auf ein Verursachungsprinzip (z. B. humoralpathologische Disharmonie) zurückgeführt wurden. Diese traditionelle Auffassung wird in der neueren Psychiatriegeschichte als Theorie der «Einheitspsychose» bezeichnet. Zugleich erkennen wir aber auch, dass – gerade im Hinblick auf die Symptomatik – in der Regel von gegensätzlichen Krankheitsbildern ausgegangen wird, wobei insbesondere der Melancholie die Manie, der Niedergeschlagenheit die Tobsucht gegenübergestellt wird. Am Ende des 19. Jahrhunderts entspann sich im Diskurs der sich entfaltenden Psychiatrie eine Kontroverse zwischen Vertretern der «Einheitspsychose» (unizistisches Modell) und denen eines dualistischen (dichotomen) Modells, das sich vor allem in Kraepelins epochemachender Gegenüberstellung von *Dementia praecox* und manisch-depressivem Irresein ausdrückte. Weitere Klassifikationen folgten. Doch Klassifikationen bedeuten immer eine Gefahr der Stigmatisierung des Kranken, der sich in seiner Individualität vorgefertigten Rastern entzieht.

Traditionelle Krankheitskonzepte

Die Psychiatrie etablierte sich als Fachgebiet mit eigenständigen Institutionen um 1800. In diesem Kontext wurden erste psychiatrische «Klassifikationen» von Chiarugi (1793/94), Pinel (1800a), Heinroth (1818) und Esquirol (1827) aufgestellt. Eine Übersicht gab Kahlbaum (1863). Eine Reihe von Psychiatriehistorikern ist ausführlich auf die zahlreichen Namen und Definitionen von Krankheitsbildern, die damit verbundenen Hypothesen ihrer Verursachung und die Versuche einer systematischen Ordnung der psychischen Krankheiten eingegangen.[356] Ihre Darstellungen sollen hier nicht wiederholt werden. Bevor wir die Entstehung der modernen psychiatrischen Krankheitslehre im 19. Jahrhundert näher beleuchten, wollen wir wichtige Ansätze aus der Medizingeschichte kurz umreißen, die Theorie und Praxis der Psychiatrie beeinflusst haben.

Die antike Humoralpathologie (Säfte- bzw. Qualitätenlehre) begründete in der abendländischen Medizingeschichte die maßgebliche Krankheitslehre. Nach ihrer umfassenden Kanonisierung durch den griechischen Arzt Galen (2. Jh. n. Chr.) wurde der «Galenismus» bis weit in die Neuzeit hinein zur dogmatischen (durchaus auch flexiblen) Richtschnur medizinischer Theorie und Praxis. Die Mischung der vier Kardinalsäfte Blut, gelbe Galle, schwarze Galle und Schleim und ihre jeweilige Qualität («Reinheit») waren ausschlaggebend: Eukrasie (gute Mischung) bedeutete Gesundheit, Dyskrasie (schlechte Mischung) führte zur Krankheit. Psychische Störungen wurden primär als Gallenkrankheiten begriffen: Gelbe Galle (*chole*) wurde nach dieser Vorstellung in der Leber gebildet, hatte eine trockene und heiße Qualität und führte – vom Bauch in den Kopf aufsteigend – zu Tobsucht (Choleriker), während schwarze Galle (*melan chole*) mit der Milz korrespondierte, von trockener und kalter Qualität war und als Ursache der «Melancholie» angenommen wurde (s. Kap. 46).

Der psychiatriehistorisch bedeutendste antike Text stammt von Aretaeus von Kappadokien, der die Melancholie und Manie unter den «chronischen Krankheiten» abhandelte (Aretaeus, 1958, Ed. Mann, S. 48–54). Habe das Übel «seinen Sitz in den Hypochondrien, so zieht es sich um das Zwerchfell herum und den Kranken geht nach oben und unten Galle ab. Wenn aber auch der Kopf sympathisch afficirt wird und der übermäßige Zorn [als Ausdruck der Melancholie, der schwarzen Galle] in ausgelassene Lustigkeit und Lachen über die gewöhnlichsten Dinge ausartet, so verfallen die Kranken in Manie, die mehr eine Steigerung als ein Wechsel der Krankheit ist.» (S. 49) Vor allem Menschen mit zornigem und leicht aufreizendem Gemüt, so Aretaeus, verfielen eher in Manie, diejenigen, die träge und missmutig seien, eher in Melancholie (vgl. S. 52).[357]

Neben der Humoralpathologie ist eine weitere Krankheitslehre in Betracht zu ziehen, die in der Frühen Neuzeit zwar als ausgesprochenes Gegenprogramm zum Galenismus auf den Plan trat, aber ebenfalls das Hypochondrium, die Oberbauchorgane, als Quelle des «Lebensgeistes» in den Mittelpunkt der Krankheitslehre stellte: das naturphilosophisch-alchemistische Konzept des Paracelsismus. Seine große Bedeutung für die Ideengeschichte der Psychiatrie ist bisher kaum beachtet worden. Paracelsus formulierte die Idee, dass jede Krankheit aus einem spezifischen «Samen» entstehe und deshalb auch ein spezifisches Heilmittel benötige. Dieser «ontologische Krankheitsbegriff» bedeutete nicht nur eine Antizipation der bakteriologischen Lehre von den Krankheitskeimen, sondern implizierte auch eine Art psychosomatische Krankheitslehre.[358]

Im 17. Jahrhundert existierte (auch nach Descartes) keine klare Grenzlinie zwischen Psychischem und Somatischem, Geisteskrankheiten und anderen Krankheiten. Diese Krankheitslehre beruhte jedenfalls eindeutig auf dem Prinzip, dass Krankheiten wie eigene Lebewesen aus einem Keim hervorgehen und sich entsprechend entfalten. Ihr Begriff der Imagination verweist auf eine besondere Nähe zur Dämonologie. Es stellt sich die Frage, inwiefern sie die psychiatrische Krankheitslehre im 19. Jahrhundert beeinflusste, etwa die psychologisch-moralischen Deutungen der Geisteskrankheiten durch die «Psychiker».

Brownianismus und Reils «Seelenorgan»

In der Entstehungszeit der Psychiatrie um 1800 spielte ein neurophysiologisch argumentierendes Konzept eine große Rolle, welches die Theorie der Einheitspsychose stützte: die Lehre des deutschen Arztes Johann Christian Reil (1759–1813), der 1795 mit dem Schlüsselbegriff der «Lebenskraft» den so genannten Vitalismus begründete. Der Begriff des «Seelenorgans» spielt hier eine wichtige Rolle: das Gehirn sei «der Seele Wohnsitz» (Reil, 1811, S. 9).[359]

Als «Seelenorgan» bezeichnet Reil «das Gehirn oder dessen Theil, wo die Veränderungen der Sinnesorgane sich in Empfindungen verwandeln, wo die freywilligen Anordnungen der Seele, mit dem Körper vereinigt, die ersten Veränderungen des Körpers, zu den Bewegungsorganen fortgepflanzt, hervorbringen. [...] Dieses Organ, das auf den ganzen Körper einwirkt, und der ganze Körper auf dasselbe zurückwirkt, kann gleichsam als das Band der Seele und des Körpers, als der Mittelpunkt aller Lebenskraft und der ganzen thierischen Oekonomie betrachtet werden.» (S. 8) Im Unterschied zu Samuel Thomas Soemmerring, der in seiner Schrift «Über das Seelenorgan» (1796) dieses in die Hirnhöhlen verlegt hatte, macht Reil, der ja ebenfalls ein hervorragender Hirnanatom war, keinerlei Versuch, das Seelenorgan im Gehirn tatsächlich genauer zu verorten. Die Lebenskraft fließe durchs Nervensystem; bei einer Störung ihrer Verteilung, etwa durch eine «Kongestion», einer Erhöhung der Reizbarkeit in einem Organ, komme es in einem anderen zu deren Erniedrigung, einer «Derivation». Reils Krankheitslehre dreht sich um dieses Modell Energieverteilung, die insbesondere als theoretische Grundlage für seine psychiatrische Schrift «Rhapsodieen» (1803) diente: Das Seelenorgan wurde nämlich bei der «psychischen Kur» zum Gegenstand einer spezifischen Reiz- bzw. Reizentziehungstherapie, die sich an John Browns Lehre von den asthenischen und stenischen Krankheiten anlehnte (vgl. Schott, 1988a, S. 198 ff.).

An dieser Stelle muss auf das Heilsystem des schottischen Arztes John Brown (1735–1788) hingewiesen werden, das wie kein anderes vor allem die Praxis der frühen Psychiatrie beeinflusste, ungeachtet der klaren Ablehnung eines Pinel, der sich 1798 an die «finstern Zeiten des Abracadabra» erinnert sah und in einem Brief geschrieben hatte: «[...] früher oder später wird man die wenigen brauchbaren Gedanken dieser Lehre aussondern, das so genannte System aber nur noch in der Geschichte der Verirrungen des menschlichen Geistes seine Stelle behaupten.» (Vgl. Schott, Hg., 1998, S. 247)

Brown veröffentlichte 1780 sein Werk «*Elementa medicinae*», in welchem er sein bestechend einfaches Heilkonzept vorstellte. Ohne auf anatomische, physiologische oder biochemische Einzelheiten Rücksicht zu nehmen, entwarf Brown seine Grundsätze. Die dem menschlichen Organismus innewohnende Kraft, die Reil als «Lebenskraft» bezeichnete, nannte Brown «Erregbarkeit». Er leitete nun alle Krankheiten konsequent aus dem Missverhältnis von Reizstärke und Erregbarkeit des Organismus ab und teilte sie somit in zwei Gruppen ein: die «stenischen» Krankheiten (z. B. Phrenitis oder Hirnentzündung) durch zu starke Erregung und die «asthenischen» Krankheiten (z. B. Neurasthenie oder Nervenschwäche) durch zu schwache Erregung. Besonders bei der Behandlung der «Nervenkrankheiten», die gegen Ende des 18. Jahrhunderts immer stärker in das Blickfeld der Medizin rückten (Cullen prägte seinerzeit den Leitbegriff der «Neurose»), spielte Brownianismus eine große Rolle; in der sich etablierenden Psychiatrie wurde seine Argumentation zur Begründung bzw. Legitimierung der Psychiatriepraxis mit ihren zum Teil drastischen Methoden tonangebend.[360]

Reils neurophysiologisch angelegter Vitalismus war durchaus mit Browns System kompatibel. Er gewann durch den um 1800 aufblühenden Galvanismus, die Lehre von der «animalischen» oder «thierischen Elektrizität», in theoretischer wie experimenteller Hinsicht zusätzlich an Aktualität. 1807 erweiterte Reil sein neurophysiologisches Modell der Lebenskraft: Er stellte dem «Cerebral-System» (Zentralnervensystem) das «Ganglien-System» gegenüber. Während alle Nerven des Cerebral-Systems im Gehirn «als in ihrem Centrum» wurzeln, «hat das Ganglien-System seinen Heerd nicht im Gehirn, sondern in sich selbst, es hat nicht eigentlich ein contrahirtes, sondern ein disseminirtes, in der Synthesis der Theile zu einem Ganzen gegründetes Centrum» (Reil, 1807, S. 191). Reil zählt hierzu eine ganze Reihe von Nervengeflechten, die sich zum Teil mit den modernen anatomischen Vorstellungen vom negativen Nervensystem decken (z. B. Oberbauch, Leber-, Milz-, Magen-, Sonnengeflecht).[361]

Einheitspsychose – das unizistische Modell

Angesichts der Aussichtslosigkeit, aus der Unzahl von Krankheitsbeschreibungen und der wechselhaften Terminologien eine akzeptable Krankheitssystematik zu entwickeln, wurde die Frage wieder aufgegriffen, ob nicht den zahlreichen Erscheinungsbildern eine einheitliche seelische Störung zugrunde liege, die sich in verschiedenen Schweregraden, Stadien und Symptomgestaltungen äußere. So entstand im 19. Jahrhundert das Konzept der «Einheitspsychose», das bis heute diskutiert wird, auch wenn zwischenzeitlich andere Krankheitskonzeptionen in den Vordergrund traten.[362]

Als Begründer der Einheitstheorie in der psychiatrischen Krankheitslehre gilt der schwäbische Anstaltspsychiater Ernst Albert Zeller (1804–1877), der auf ältere Vorstellungen einer inneren Verwandtschaft verschiedener Formen des Irreseins und auf die Annahme zurückgriff, dass eine Krankheit in eine andere übergehen könne.[363]

Die unizistische Theorie findet sich auch im Werk des belgischen Psychiaters Joseph Guislain (1797–1860), der in Gent arbeitete und 1833 eine 1838 auch in deutscher Sprache erschienene «Abhandlung über die Phrenopathien oder neues System der Seelenstörungen» veröffentlichte, in der er die These *eines* seelischen Leidens vertrat. Allerdings beschrieb Guislain (1854) andernorts auch einzelne und verschiedenartige «Reaktionen». Er stellte den Leitsatz auf: «Im Allgemeinen ist Geisteskrankheit eine Gemüthsstörung und nicht eine Störung der Vernunft» und bemerkt in diesem Zusammenhang: «Die Melancholie klebt fast allen Geisteskrankheiten an. Sie ist es, die man in der Vorläufer-Periode der Krankheit findet; sie ist es, welche die erste Erscheinung bildet.» Dabei geht es ihm um die «Evolution der Erscheinungen»: «wie die Krankheit in ihrer Einfachheit sich mit neuen Vorstellungen verwebt und compliciert» (Guislain, 1854, S. 294).[364]

Zeller, der Guislain übersetzte, stand manchen seiner Vorstellungen kritisch gegenüber, positiv äußerte er sich aber zu dessen Krankheitsmodell: Seelische Krankheiten entwickeln sich aus Gemütsstörungen, im Übrigen seien die Erscheinungsformen Stadien des Irreseins. Er unterschied hauptsächlich zwei Stadien: Schwermut und Verrücktheit. Zellers Ansichten wurden von seinem Schüler Griesinger (s. Kap. 6) aufgegriffen und durch dessen Lehrbuch «Die Pathologie und Therapie der psychischen Krankheiten» (1845) bekannt. Griesinger vertrat Zellers Stadienlehre: Von den affektiven Störungen ausgehend entstehen Störungen des Wollens und Denkens, fortschreitend zu Verrücktheit und Blödsinn. Jedoch blieb er bei dieser Auffassung nicht stehen, sondern korrigierte sie, nachdem Ludwig Snell (1817–1892), Direktor der Anstalt Hildesheim, 1865 am Beispiel der Wahnkrankheiten belegt hatte, dass diese auch ohne vorausgegangene affektive Störung auftreten. Aufgrund dessen modifizierte Griesinger seine Lehre von den «Primordialdelirien» (gemeint waren Wahnsyndrome bei Paranoia und paranoider Schizophrenie) dahingehend, dass Verrücktheit auch primär auftreten könne (vgl. Griesinger, 1868/69c, S. 135).

Hiermit begann die Auflösung der «Einheitspsychose», was aber nicht das Ende der Diskussion über das unizistische Prinzip bedeutete.

Dieses wurde unter verschiedenen Aspekten weiterentwickelt. Ihr entschiedenster Vertreter war Heinrich Neumann (1841–1844).[365] Er fußte auf Zeller und Griesinger, formulierte die Einheitspsychose aber strenger: «Es gibt nur eine Art der Seelenstörung. Wir nennen sie das Irresein [...]. Das Irresein hat nicht verschiedene Formen, wohl aber verschiedene Stadien; sie heißen der Wahnsinn, die Verwirrtheit und der Blödsinn.»[366] (1859, S. 167)

Das dichotome Modell Kraepelins

Nach einer in der Psychiatrie weit verbreiteten Meinung beginnt die moderne psychiatrische Nosologie mit Kraepelin. Allerdings wird dabei übersehen, welche älteren Konzeptionen Einfluss auf Kraepelins Nosologie nahmen. Psychiatriegeschichtlich wird im Allgemeinen die Nosologie Kraepelins (das hier noch zu beschreibende dichotome System) als seine größte wissenschaftliche Leistung bewertet. Aber es ging Kraepelin, dem großen Neuerer auf vielen Gebieten der Psychiatrie (s. Kap. 12), nicht in erster Linie um Krankheitseinteilungen, sondern er wollte – anders als die «Hirnpsychiater» (s. S. 85) – die Krankheitslehre nicht allein auf neuropathologischer Basis aufbauen. Er forderte vielmehr eine «klinisch-psychiatrische Forschung unter Berücksichtigung der Ursachen, der Krankheitserscheinungen, des Verlaufes und Ausganges wie des Leichenbefundes» (Kraepelin, 1920a, S. 1).[367]

Kraepelin wollte «natürliche Krankheitseinheiten» erfassen, ein hochgestecktes Ziel, das er nicht absolut erreichen konnte, wie er selbst einräumte (vgl. Kraepelin, 1920a). Seine Methodik, die genetisches und neuropathologisches Vorgehen ebenso einschloss wie Untersuchungen der Symptomatik und insbesondere des Verlaufes, führte die Psychiatrie auf einen neuen Weg. Verlaufsuntersuchungen waren bis dahin kaum durchgeführt. Kraepelin kam zu dem Ergebnis, «daß einem Krankheitsvorgang eine bestimmte Art des Verlaufes entspricht, der eine Anzahl von wechselnden klinischen Bildern aufweisen kann» (1918b, S. 172).

Die Psychosen, die später endogene Psychosen genannt wurden, gliederte Kraepelin in zwei Formenkreise. Den einen nannte er *Dementia praecox* (später von Bleuler in Schizophrenie umbenannt). Namengebend waren die Merkmale Geisteskrankheit und ungünstiger Verlauf. Dieser Konzeption konnte Kraepelin Befunde des französischen Psychiaters Morel, der 1860 eine *démence précoce* beschrieben hatte, sowie Vorarbeiten von K. Kahlbaum (1874) über katatone Psychosen und E. Hecker (1871) über hebephrene Psychosen zugrunde legen. Den anderen psychotischen Formenkreis bezeichnete Kraepelin als manisch-depressives Irresein (später affektive Psychosen genannt) und stellte als deren gemeinsame Merkmale die überwiegend affektive Symptomatik und den phasischen Ablauf heraus. Bei dieser Krankheitsgruppe, die sich schon in den Schriften von Esquirol andeutete, konnte sich Kraepelin auf die Untersuchungen zweier französischer Psychiater stützen: Jean Pierre Falret (1854, 1869) hatte eine *folie circulaire* beschrieben, in ähnlicher Weise Jules Baillarger (1854) eine *folie à double formes*.[368]

Beide Autoren hatten die bipolaren Verlaufsformen erkannt und von den unipolaren abgegrenzt. In der deutschen Psychiatrie hatte als Erster Ludwig Meyer diese Erkenntnisse aufgegriffen und als «circuläre Geisteskrankheiten» (1873/74) beschrieben. Kraepelins Verdienst ist es, diese Teile zu einem Ganzen zusammengefügt und die Annahmen empirisch mittels der Verlaufsuntersuchungen verifiziert zu haben. So entstand die Kraepelin'sche Psychoseneinteilung, die er durch sein Lehrbuch bekannt machte und im Laufe der Auflagen immer wieder modifizierte. Das dichotome Modell der Psychosen wurde international akzeptiert und bestimmte die psychiatrische Nosologie im 20. Jahrhundert.

Weiterentwicklungen

Als Kraepelin 1920 seine Krankheitslehre resümierte, waren neue Erkenntnisse zu berücksichtigen: die Schizophrenielehre von E. Bleuler, die Paranoia-Lehre von R. Gaupp und die Neufassung der organischen Psychosen als exogene Reaktionstypen von K. Bonhoeffer (s. u.). Außerdem übernahm Kraepelin auch die Erfahrung, dass Überschneidungen der Formenkreise der schizophrenen und der affektiven Psychosen vorkommen, die so genannten schizoaffektiven Psychosen.[369]

Diese Einzelheiten werden hier referiert, um zu zeigen, in welcher Weise die klinische Psychiatrie im beginnenden 19. Jahrhundert unter der Führung Kraepelins vorging: nicht von einer Theorie zur anderen schwankend, sondern neue Ergebnisse der klinischen Forschung aufgreifend und gegebenenfalls die bisherigen Anschauungen modifizierend. Kraepelin selbst hat erkannt, dass die Konzeption «natürlicher Krankheitseinheiten» noch nicht weit reiche. Sie sind bis heute nicht zweifelsfrei bewiesen. Aber Kraepelins Konzeption ist nicht von einer anderen, die mehr überzeugen würde, abgelöst worden.

Die organischen Psychosen hatten weit weniger Beachtung in der psychiatrischen Krankheitslehre gefunden als die so genannten endogenen Psychosen, bis Karl Bonhoeffer Folgendes erkannte: «Der Mannigfaltigkeit der Grunderkrankungen steht eine große Gleichförmigkeit der psychischen Bilder gegenüber. Es ergibt sich die Auffassung, daß wir es mit typischen psychischen Reaktionsformen zu tun haben, die von der speziellen Form der Noxe sich verhältnismäßig unabhängig zeigen.» (Bonhoeffer, 1910, S. 123) Die Noxen sind verschiedenste Hirnschäden und Hirnfunktionsstörungen bei allgemein-körperlichen Erkrankungen. Die Reaktionsformen sind – weitgehend unabhängig von der *Art* der cerebralen Schädigung – einige wenige Syndrome (die deshalb exogene Reaktionstypen genannt wurden), nämlich Delir, amnestisches Syndrom, Demenz, später ergänzt durch E. Bleulers psychoorganisches Syndrom (1916).[370]

Die Methode, die zu diesem Ziel führte, nannte Bonhoeffer «symptomatologische Betrachtungsweise» und stellte sie in Gegensatz zu der Vorgehensweise seines Lehrers Carl Wernicke, der von verschiedenen Lokalisationen der Hirnschädigung ausgehend unterschiedliche psychische Folgezustände erwartet hatte (s. Kap. 7). Die organischen Psychosen sind in dieser symptomatologischen Bestimmung und nosologischen Abgrenzung bis heute unbestritten (nur die Terminologie wurde verschiedentlich abgewandelt).[371]

Das triadische Modell

In der deutschen Psychiatrie wurde in der Zeit der 1930er bis 1970er Jahre eine Einteilung der seelischen Krankheiten in drei Gruppen geläufig. Zur Bezeichnung dieser Gruppen dienten die Begriffe endogen, exogen und psychogen. Endogene Krankheiten wurden die schizophrenen und affektiven Psychosen genannt. Als exogen wurden Bonhoeffers organische Psychosen bezeichnet. Psychogen meinte hauptsächlich Neurosen und Erlebnisreaktionen. Dieses triadische System geht auf die «klinische Psychopathologie» von Kurt Schneider zurück. Es entsprach mehr dem Bedürfnis nach einer handlichen Ordnung der psychiatrischen Krankheitsbereiche als den wissenschaftlichen klinischen Erkenntnissen.

Die Kritik richtete sich auf die drei genannten Begriffe und auf das

Prinzip einer Einteilung nach *einzelnen* ätiologischen Faktoren. Von diesen Begriffen ist «endogen» am problematischsten. Er entstand in den 1830er Jahren in der Botanik und bedeutete: Wachstum von innen (z. B. des Baumstammes) im Gegensatz zu äußerem Wachstum (Sprossen). In der Geologie verwendete Alexander von Humboldt «endogen» im Sinne von: aus dem Erdinneren. Später wurde «endogen» in der Biologie ungefähr im Sinne von eigengesetzlich angewandt, insbesondere in der Ethologie und Chronologie, schließlich auch in den Sozial- und Wirtschaftswissenschaften.

Der psychiatrische Begriff «endogen» stammt aus der Degenerationslehre (s. S. 103) und wurde zuerst von dem Neurologen Möbius (1892), sodann von dem Psychiater Sommer (1893) benutzt. Endogene Psychosen wurden die Degenerationspsychosen, das Entartungsirresein genannt. Nachdem die psychiatrische Erbforschung in den 1890er Jahren starken Auftrieb erfahren hatte, erhielt der Begriff «endogen» mehr und mehr die Bedeutung von «genetisch».

Aber «endogen» blieb vieldeutig und missverständlich. Manche Psychiater verstanden hierunter «idiopathisch» oder «genuin» (d. h. irgendwie von innen heraus). Oder aber es war «kryptogen» gemeint, also ursächlich unbekannt, wobei man eine organische Verursachung zwar nicht erkennen konnte, aber doch postulierte. Schließlich verflüchtigte sich der Begriff ins Spekulative: Im «Endon» sah K. Schneider eine irgendwie geartete leiblich-seelische Abwandlung, ähnlich H. Tellenbach in dem Begriff «Endokosmogenität». Schließlich verstand man «endogen» in einem rein deskriptiven Sinne, nämlich als Oberbegriff für schizophrene und affektive Psychosen. Inzwischen ist «endogen» obsolet geworden.

Auch «exogen» blieb ein mehrdeutiger Begriff, obwohl er doch durch Bonhoeffer, dessen Lehre von den exogenen Reaktionstypen allgemein übernommen wurde, eindeutig definiert worden war: Psychosen, die körperlich bedingt sind (ausschließlich oder überwiegend). Dabei waren nicht nur von außen kommende Verursachungen gemeint (Infektionen, Traumen), sondern auch *innere* «Krankheiten» mit cerebralen Auswirkungen (Stoffwechselkrankheiten etc.). Unsicherheit entstand aber dadurch, dass «exogen» auch im psychischen, erlebnisreaktiven Sinne, also ungefähr wie psychotraumatisch, weiter benutzt wurde.

«Psychogen» bedeutete in einem weiteren Sinne die Entwicklung des Seelenlebens beim Einzelwesen und auch bei der Entwicklung der

Arten, also ontogenetisch und phylogenetisch verstanden. Psychiatrisch war mit «psychogen» die Verursachung oder zumindest Bedingtheit psychischer Störungen durch Lebens- und Erlebniseinflüsse gemeint. Aber auch dieser Begriff ließ sich hinsichtlich seiner nosologischen Verwendung nicht halten. Denn es zeigte sich, dass wohl kaum eine psychische Krankheit rein «psychogen», sondern in aller Regel multifaktoriell entsteht. Trotz dieser begründeten Kritik ist der Begriff «psychogene Erkrankung» bis heute nicht ganz aufgegeben worden. Die Bezeichnung wird allerdings kaum mehr ätiologisch, sondern nur noch deskriptiv als Sammelbegriff für einen Kreis von Neurosen und verwandten Störungen verstanden.

Jeder dieser drei Begriffe endogen, exogen und psychogen schrieb den so benannten drei Krankheitskreisen ein monokausales Ätiologiemodell zu, was sich als unzutreffend erwiesen hat. Die Erkenntnis, dass nicht *eine* Ursache, sondern das Zusammentreffen mehrerer verschiedener Bedingungen zur Manifestation psychischer Krankheiten führt, findet sich bereits bei Esquirol, Griesinger und anderen Psychiatern des 19. Jahrhunderts. Explizit entstand die multifaktorielle Konzeption um 1900 anscheinend ungefähr gleichzeitig in der Psychiatrie und in anderen Bereichen der Medizin. Hinweise auf das Zusammentreffen mehrerer Erkrankungsbedingungen gaben Studien verschiedener Krankheiten, modellhaft an der Tuberkulose: Konstitution, Disposition, Infektion und ggf. psychosomatische Bedingungen gehen in das Erkranken ein. Der Internist D. von Hansemann veröffentlichte 1912 ein Buch über «Das konditionale Denken in der Medizin». In der Psychiatrie wurde das multifaktorielle Modell aus dem pluridimensionalen Ansatz von E. Kraepelin, R. Gaupp und E. Kretschmer entwickelt. In dieser Sicht konnte das triadische System nicht überzeugen, auch nicht angesichts der nun aufkommenden Klassifikationssysteme.

Die Psychiatriegeschichte ist von dem Bemühen um eine Krankheitslehre durchzogen. Es gab aber auch die totale Negierung jeglicher Krankheitslehre, nämlich in der Antipsychiatrie der 1960er Jahre. Bekanntlich verleugnete die Antipsychiatrie die Existenz des psychisch Krankseins an sich, bewertete psychische Störungen als Folgen sozialer Missstände und sah in den psychisch Kranken Opfer gesellschaftlicher Repressionen. In der Konsequenz dieses Denkens lag es, dass Antipsychiater alle Krankheitsbegriffe und -systeme der Psychiatrie ablehnten. Zielscheibe der Kritik wurde insbesondere das dichotome System von Kraepelin, aber wohl nur, weil es das bekannteste war. Die Antipsychiatrie stellte die Frage, ob ein Begriff wie «Schizophrenie» eine Krankheit bedeute oder nichts anderes als eine Übereinkunft sei. Zu Recht monierte die Antipsychiatrie das *labeling*, das Etikettieren eines Menschen mit einem psychiatrischen Begriff mit der Folge einer Stigmatisierung und sozialen Diskriminierung. Wenn aber Antipsychiater in dem *labeling* die Ursache der Geisteskrankheiten sahen (was allerdings bereits in den 1930er Jahren diskutiert worden war), kann man diesem vereinfachenden Denken nicht folgen.

Klassifikation

Aus zwei Gründen sah sich die Psychiatrie in den letzten Jahrzehnten veranlasst, nach neuen Wegen der Krankheitsbenennung und -einteilung zu suchen: einerseits aufgrund des Misslingens der Versuche, eine allseits überzeugende Krankheitssystematik zu erstellen, andererseits aufgrund der Notwendigkeit verbindlicher Konventionen psychiatrischer Krankheitsbegriffe. Letzteres wurde für wissenschaftliche und statistische Zwecke notwendig, hauptsächlich für die globale wissenschaftliche Verständigung (z. B. bei der Zusammensetzung von Stichproben für pharmakotherapeutische Untersuchungen) und für die empirisch begründete Versorgungsplanung. So entstanden die heutigen Klassifikationen, die frühere Theorien und teilweise auch Begriffe hinter sich ließen, nur von operationalisierbaren deskriptiven Kriterien ausgingen und so einen unsystematischen Katalog von Erscheinungsbildern erstellten.[372]

In der Zeit nach dem Zweiten Weltkrieg entstanden unabhängig voneinander zwei Klassifikationssysteme: Die «Weltgesundheitsorganisation» (WHO) erarbeitete die «*International Classification of Diseases, Injuries, and Causes of Death*» (Internationale Klassifikation der Krankheiten, Verletzungen und Todesursachen, ICD), die 1968 auch für die Bundesrepublik Deutschland verbindlich erklärt und in der Folgezeit mehrfach revidiert wurde. In der «*American Psychiatric Association*» (APA) entstand das *Diagnostic and Statistical Manual* (DSM, erste Fassung 1952). Diese Systeme beinhalten Hunderte von Krankheitskategorien und verfolgen das gleiche Ziel. DSM I war eine Variante von ICD 6. Auch ICD 8 (1965) und DSM II (1968) stimmten weitgehend überein. In den 1970er Jahren kam es zu Divergenzen, wie der Vergleich von ICD 9 (1975) mit DSM III (1980) zeigt. Die jüngsten Fassungen, ICD 10 (1993) und DSM IV (1994), konvergieren nun wieder. Ein Vorzug von DSM ist die Standardisierung der einzelnen Merkmale, ein Vorteil von ICD ist die internationale Ausrichtung.[373] Nachteilig hat sich die Verwendung der Klassifikationssysteme für die klinische Diagnostik ausgewirkt; denn Diagnostik darf nicht von abstrahierten Merkmalen und vorgefertigten Krankheitsbegriffen ausgehen, sondern muss individuell und pluridimensional, unter Einschluss auch subjektiver und biographischer Befunde, erfolgen. ICD und DSM sind ausgezeichnete Instrumente der Klassifikation, aber keine diagnostischen Verfahren und kein Kodex der Psychiatrie. Der gewichtigste Einwand war schon von E. Kretschmer formuliert worden: «Was wir an Systematik gewinnen, verlieren wir an Verständnis.» (Zit. n. Lempp, 1997, S. 148)

39. Alkoholismus

Schon in der Antike spielten alkoholische Getränke als Genuss- bzw. Lebensmittel eine Rolle. Darüber hinaus erschienen sie manchen Ärzten – insbesondere in destillierter Form – als wertvolle Lebenselixiere, Arznei- und Stärkungsmittel. Die volkstümliche Wertschätzung des Alkohols hat hier eine ihrer historischen Wurzeln. Obwohl Ärzte zu allen Zeiten vor unmäßigem Alkoholtrinken warnten, wurde der «Alkoholismus» erst ab dem ausgehenden 19. Jahrhundert von der naturwissenschaftlich-biologischen Medizin als eine eigene Krankheitseinheit begriffen, wobei die Therapie maßgeblich an der Rassen- und Sozialhygiene ausgerichtet war. Die entsprechende Stigmatisierung der Alkoholiker wurde von der Medizin inzwischen überwunden, das Alkoholproblem jedoch besteht unvermindert fort. Warum konnten die antialkoholischen Bewegungen innerhalb wie außerhalb der Medizin den Alkoholismus bis heute kaum zurückdrängen? Eine Antwort könnte lauten: weil traditionelle positive Einschätzungen, etwa die Verwendung des Alkohols als eine heilsame und stärkende Wunderdroge, trotz aller Aufklärungskampagnen unterschwellig weiterwirken.

Ärztlich empfohlenes Heilmittel

Der Alkohol, vor allem der Wein, war bereits in den antiken Hochkulturen bekannt und wurde insbesondere im klassischen Altertum kultisch verehrt (Dionysos, Bacchus). Mehr oder weniger ausschweifende gelage – es sei hier nur an den Begriff «Symposion» erinnert – n als Gemeinschaft stiftendes Ereignis im kulturellen Leben. In medizinischen Schriften wurden von Anfang an heilsame, aber auch die schädlichen Wirkungen des Weins diskutiert (u. a. bei Plinius, Galen).

Die Destillation ist ein uraltes Verfahren und wurde – wohl schon lange vor unserer Zeitrechnung – von Chinesen und Indern zur Gewinnung ätherischer Öle betrieben (vgl. W. Schneider, 1985, S. 80). Für alchemistische Prozeduren, insbesondere zur Arzneimittelzubereitung, wurde die Destillation vor allem im Kontext der mittelalterlichen Alchemie der Araber und deren Weiterentwicklung in Europa nicht nur zu einem Meilenstein der Technik- und Pharmaziegeschichte, sondern auch zum Ursprung des neuzeitlichen Alkoholismus: etwa der «Branntweinpest» in Deutschland oder der «Gin-Epidemie» in England. In der Medizin wegweisende Autoritäten (z. B. Arnald von Villanova, 13. Jh.) priesen das «*aqua vitae*» (Lebenswasser) als Universalheilmittel, das als «*ens subtile*» (flüchtiges Wesen), «*ros solis*» (Sonnentau), «*balsamus universalis*» oder zu deutsch «Branntwein» für die alchemistische Bewegung und ihre Ausläufer bis an die Schwelle der Moderne ein Faszinosum darstellte. Die kulturhistorische Bedeutung der Destillation brachte William Faulkner einmal auf die zynische Formel: «*destillation is civilization*» (zit. n. Watzl, 2000, S. 277).

Der Begriff «Alkohol» geht auf das arabische «*kuhl*» (d. h. fein pulverisiertes Antimon; allgemein: durch Sublimierung oder Destillation gewonnene Substanzen) zurück und wurde von Paracelsus speziell auf «Weingeist» (*alcohol vini*) bezogen und auch als «Allerfeinstes» (*pulvis subtilissimus*) bezeichnet (vgl. Schadewaldt, 1985/86, S. 7). Der protestantische Reformationsprediger Sebastian Franck formulierte bereits 1532 die Zweischneidigkeit des Alkohols als Arznei und als Gift: «Wenig getruncken ist gesund, und ein arczney den menschen zu erhalten erschaffen [...]. Zu vil ist aber gyfft.» (Zit. n. Austin, 1981) Letztlich gilt diese Einstellung bis weit ins 19. Jahrhundert hinein, als das Alkoholtrinken (Wein, Bier) vor allem in Verbindung mit dem «Brownianismus», dem um 1800 weit verbreiteten Heilsystem von John Brown, als therapeutisches Stärkungs- und Anregungsmittel bei «asthenischen Krankheiten» (z. B. Hypochondrie, Melancholie) galt – neben Elektrizität, Gewürzen, heißen Getränken.

So erschien der Alkohol noch in der zweiten Hälfte des 19. Jahrhunderts als ein «*Remedium analepticum*», als wertvolles Erregungsmittel gegen Schwächezustände, der etwa in einem pharmakologischen Lehrbuch von 1868 zusammen mit dem Äther neben Kampfer und Moschus unter den «Remedia excitantia» aufgeführt wurde. Selbst bei der Kneipp-Kur des ausgehenden 19. Jahrhunderts war das (mäßige) Biertrinken keineswegs verboten, und in ärztlichen Diätempfehlungen – beispielsweise bei koronarer Herzerkrankung – spielt bis heute der Rotwein eine gewisse Rolle. Die Wertschätzung des Alkohols als Lebenselixier und wunderbares Heilmittel widerspricht ebenso wie der Konsum des Alkohols als Nahrungs- und Stärkungsmittel grundsätzlich der Abstinenzidee, wonach Alkohol als schädliches Gift, als lebensverkürzendes «flüssiges Feuer» (Hufeland) anzusehen sei.

Populäres Nahrungs- und Stärkungsmittel

Sicherlich hängt es mit der traditionellen Einschätzung des Alkohols als Lebenselixier und Heilmittel zusammen, dass er bis ins 19. Jahrhundert hinein nicht nur im Alltagsleben, sondern auch in manchen Bereichen der Medizin als allgemeines Nahrungs- und Stärkungsmittel angesehen wurde – ein Grund des verbreiteten «Glaubens an die Gesundheitsförderung durch den Alkohol» (Wlassak, 1922). Gerade die stark anwachsende Bewegung gegen den Alkoholismus im ausgehenden 19. Jahrhundert hatte gegen die «unzerstörbare Legende von dem Nährwert des Alkohols» und seinen Gebrauch als «Volksnahrung» anzukämpfen, die selbst von anerkannten Ärzten vertreten wurde. So meinte der Lungenarzt und Sanatoriumsgründer Hermann Brehmer, dass bei seiner Therapie der Lungenschwindsucht mittlere Mengen Alkohol den Eiweißzerfall um sechs bis sieben Prozent verhinderten, und sein Schüler Peter Dettweiler hielt den Alkohol als Eiweißsparer für ein gutes «indirektes Nährmittel» (vgl. Stubenvoll, 1906). Das Volk denke doch ganz logisch, heißt es in einer medizinischen Abhandlung von 1887, «wenn es sich sagt, dass eine Substanz, welche die Aerzte verordnen, doch unmöglich in geringeren oder ebensolchen Dosen dem Gesunden nachteilig sein könne» (Wehberg, 1887, S. 2).

Als Kaffee und Tabak in der Frühen Neuzeit in Europa importiert wurden, galten sie zunächst als harmlose Genussmittel, die dann vielfach auch als Heilmittel angewandt wurden. Erst später problematisierte man die gesundheitlichen Gefahren, die mit ihrem unmäßigen Konsum verbunden waren, und es entwickelte sich jene ambivalente

Einstellung, die auch gegenüber dem Alkohol bis weit ins 19. Jahrhundert hinein vorherrschte und selbst im 20. Jahrhundert noch nicht verschwunden ist. Noch am *fin de siècle* wurde ernsthaft die Frage gestellt, ob Lohnarbeiter überhaupt auf den Alkohol als vermeintlich notwendiges Nähr- und Stärkungsmittel verzichten könnten. Dagegen ergriffen Ärzte das Wort, etwa der namhafte Alkoholgegner Dr. med. Wehberg: «Indem die Arbeiter ihr Hungergefühl betäuben [...] trinken sie Schnaps und trinken ihn wieder, weil sie ein Stärkungsmittel vor sich zu haben glauben. Aber was für eines! Der legitime Trunk, von dem auch unser Reichskanzler Bismarck als für den Arbeiter unentbehrlich redet, existiert nur in der Phantasie. Es wird dem Arbeiter, wenn er sich ordentlich Nahrung zusetzen kann, gar nicht einfallen, den gewöhnlichen Fusel zu trinken. [...] Gebt den Arbeitern höheren Lohn, und ihr habt die Geissel der Menschheit besiegt.» (Wehberg, 1887, S. 16)

Orden und Vereine für Mäßigkeit bzw. Abstinenz

Bereits in der Frühen Neuzeit gab es Bestrebungen gegen den übermäßigen Alkoholgenuss. So stiftete der Landgraf Moritz von Hessen im Jahr 1600 einen «Temperenzorden», den seinerzeit berühmtesten Mäßigkeitsverein des Adels in Deutschland, der als Vorbild gegen die verbreitete Trunksucht im Volk gedacht war. Die Statuten verpflichteten die Ordensmitglieder unter anderem, sich zwei Jahre lang nicht «voll zu saufen» und nicht mehr als sieben so genannte Ordensbecher Wein zu einer Mahlzeit zu trinken. Bei der Betrachtung des Alkoholproblems in der Neuzeit ist freilich der Konsum von Bier und Wein einerseits und von Branntwein (Schnaps) andererseits voneinander zu unterscheiden.

So führte in bestimmten Epochen vor allem der Konsum von Branntwein zu großen sozialen Problemen. Dieser wurde weniger vom Bedürfnis oder Geschmack der Trinker bestimmt als vielmehr von der technischen Möglichkeit der Schnapsbrennerei einerseits und den Arbeits- und Lebensverhältnissen der Konsumenten andererseits. Die Einführung der Kartoffelbrennerei im ausgehenden 17. Jahrhundert trug in der Folgezeit wesentlich zur exzessiven «Branntwein-Pest» bei, die dann als der eigentliche Feind angesehen wurde, während demgegenüber das «maßvolle» Wein- und Biertrinken akzeptabel erschien. In England breitete sich zwischen 1685 und 1750 eine «Gin-Epidemie» aus: Der Ginverbrauch stieg um etwa das Zwanzigfache und konnte durch Gegenmaßnahmen der Regierung zurückgedrängt werden, ohne den ursprünglich geringen Verbrauch je wieder zu erreichen. Angesichts dieser Entwicklung gründeten Bremer Reeder 1844 einen «Verein zur Verminderung des Branntweintrinkens an Bord», wonach die Besatzung solcher Mäßigkeitsschiffe versprechen musste, sich «während der Dauer der Reise aller destillierter Getränke in jeder Form und Mischung» zu enthalten (vgl. Schadewaldt, 1975, S. 64).

Als im Laufe des 19. Jahrhunderts durch die industrielle Revolution und die damit zusammenhängende soziale Verelendung breiter Bevölkerungsschichten (Pauperismus) der Alkoholismus zu einem brennenden sozialpolitischen Problem wurde, organisierten sich die Alkoholgegner in den betreffenden Ländern in zahlreichen recht unterschiedlichen Vereinen und Verbänden. Insbesondere sind hier Laienbewegungen zu erwähnen, die sich zunächst in den USA etablierten: 1835 gab es dort bereits ca. 6000 Vereine mit ca. zwei Millionen Mitgliedern, die gegen den Branntweinkonsum ankämpften, das Bier- und Weintrinken jedoch duldeten. Ähnliche Vereinsgründungen sind auch in England und Irland zu registrieren. 1826 entstand der «Guttempler-Orden» in Boston, der eine strikte Abstinenz vertrat und sich schon bald in den USA und in Europa – zunächst ab 1832 in England – verbreitete.

Solche Organisationen hatten vor allem gegen Ende des Jahrhunderts Hochkonjunktur – zur selben Zeit, als nicht nur die moderne biologisch-naturwissenschaftliche Medizin, sondern auch die damit korrespondierenden Gegenbewegungen der Naturheilkunde und Lebensreform ihre Blüte erlebten. Dabei waren die Organisationen der Anti-Alkoholbewegung in zwei Lager aufgespalten: Die einen propagierten Mäßigkeit (mäßigen Alkoholgenuss), wie der 1883 in Kassel gegründete «Deutsche Verein gegen den Mißbrauch alkoholischer Getränke». Die anderen warben für Nüchternheit bzw. Abstinenz (völlige Enthaltsamkeit), wie der 1889 in Flensburg gegründete deutsche «Guttempler-Orden» als Teil des Jahrzehnte zuvor von den USA ausgehenden internationalen Guttempler-Ordens. Im Grunde setzten sich alle sozialpolitisch relevanten Organisationen mit der Alkoholfrage auseinander: die Arbeiter-, die Frauen- und die Jugendbewegung sowie religiös orientierte Vereinigungen, etwa die «Heilsarmee», die 1886 in Stuttgart eine Niederlassung in Deutschland erhielt (vgl. Krüger, 1989).

...ich im Bereich der christlichen Kirchen wurden entsprechende ...ichtungen zur Bekämpfung des Alkoholismus geschaffen. So ...ndete der evangelische Pfarrer Rochat 1877 das «Blaue Kreuz» in Genf, welches zu weiteren Vereinsgründungen anregte: so das «Blaue Kreuz in der evangelischen Kirche e. V.» oder der «Bund abstinenter Pfarrer», beide gegründet 1902. Auf katholischer Seite rief Pfarrer Neumann in Aachen 1896 den «Kreuzbund» ins Leben, eine Selbsthilfeorganisation und Helfergemeinschaft für Suchtkranke.

Die originellste und wahrscheinlich effektivste Laienorganisation entstand erst im 20. Jahrhundert: 1935 gründeten ein New Yorker Makler und ein ehemaliger Chirurg aus Ohio, die beide eine «Karriere» als Alkoholiker hinter sich hatten, die Selbsthilfegruppe «*Alcoholics Anonymous*» (Anonyme Alkoholiker = AA). Die AA veröffentlichten 1939 ihr «Zwölf-Schritte-Programm», das auch auf Anregungen des schweizerischen Psychiaters und Psychologen C. G. Jung zurückging. Der ersten beiden Schritte lauten: «Wir geben zu, daß wir dem Alkohol gegenüber machtlos sind und unser Leben nicht mehr meistern konnten. Wir kamen zu dem Glauben, daß eine Macht, größer als wir selbst, uns unsere geistige Gesundheit wiedergeben kann.» Ab 1939 verbreitete sich die Bewegung der AA rasch weltweit. Berufliche Stellung, Konfession und Nationalität zählen in der Gruppenarbeit nicht, die Mitglieder reden sich mit Vornamen an und bleiben anonym. Es gibt keinen strikten Gegensatz zwischen Therapeuten und Patienten: Therapierte können zu Therapeuten werden. Die erste deutsche AA-Gruppe wurde 1958 in München gegründet, heute existieren in der Bundesrepublik Deutschland rund 2700 Gruppen (Stand 2001). Solche Laienorganisationen sind größtenteils religiös geprägt und eine ernst zu nehmende Alternative zur ärztlichen Behandlung, heute mit etwa vergleichbaren Erfolgen. Allerdings halten sie am «Lasterkonzept» fest, jedoch mit einer positiven Tendenz: Überwindung statt Verurteilung.

Weniger effektiv waren politische Initiativen und gesetzliche Maßnahmen. Das Hauptbeispiel hierfür ist die Prohibition in den USA. Nachdem sich eine Temperenzbewegung seit den 1830er Jahren entwickelt hatte, erließen einige US-Bundesstaaten schon von den 1850er Jahren an ein Alkoholverbot, das jedoch jeweils nach wenigen Jahren aufgehoben wurde. 1869 wurde die «*Prohibition Party*» gegründet. Die allgemeine Prohibition in den USA wurde 1919 gesetzlich verabschiedet und trat 1920 in Kraft. Der Zeitpunkt schien auch deshalb günstig, weil während der Kriegsjahre zuvor die Alkoholproduktion in den USA fast eingestellt worden war. Doch trotz der Prohibition wurde auch weiterhin Alkohol – wenn auch sehr viel weniger als zuvor – in Umlauf gebracht, mit steigender Tendenz. Dies führte dazu, dass 1933 die Prohibition wieder abgeschafft wurde. Anscheinend spielten hierbei auch die Weltwirtschaftskrise und die aus der Alkoholsteuer zu erwartenden Einnahmen eine Rolle. 1945 hatte der Alkoholkonsum schließlich wieder das Volumen von 1915 erreicht. Dieser Misserfolg der Prohibition diente fortan als Argument für die resignierte Einstellung, jegliche Prävention gegenüber dem Alkoholismus sei letztlich wirkungslos.

«Rassenhygiene» – Ärzte im Kampf gegen den Alkoholismus

Gegen Ende des 18. Jahrhunderts, als in der Medizin der Alkohol allgemein noch als Heilmittel galt, traten Ärzte vehement gegen das «Laster der Branntwein-Völlerei» (Hufeland) auf den Plan. In diesem Sinne empfahl 1797 der berühmte amerikanische Arzt Benjamin Rush Bier und Wein als Gegenmittel gegen den Branntwein, und sein deutscher Kollege Christoph Wilhelm Hufeland schrieb 1802 ebenfalls im Sinne der Mäßigkeitsbewegung «Ueber die Vergiftung durch Branntwein». Die Begriffe «Trunksucht» und «chronischer Alkoholismus» tauchten nun in der medizinischen Literatur auf: So erschien 1819 C. von Brühl-Cramers Monographie «Ueber die Trunksucht und eine rationelle Heilmethode derselben» mit einem Vorwort von Christoph Wilhelm Hufeland, und 1849–1851 veröffentlichte der schwedische Arzt Magnus Huss sein von der französischen Akademie der Wissenschaften preisgekröntes Werk «*Alcoholismus chronicus*». Damit war das Alkoholproblem endgültig zu einem Gegenstand für Medizin und Gesundheitswesen geworden. Es ist deshalb nicht verwunderlich, dass gegen Ende des Jahrhunderts in erster Linie auch Ärzte in den Reihen der engagierten Alkoholgegner zu finden sind. 1896 wurde in Frankfurt am Main der «Verein abstinenter Ärzte des deutschen Sprachgebiets» gegründet. Prominente Psychiater waren hieran beteiligt: Erster Vorsitzender wurde August Forel, zum Vorstand gehörten Anton Delbrück, Emil Kraepelin und Paul Julius Möbius, später dann auch Eugen Bleuler (vgl. Bergmann, 1907).

Um 1900 diskutierten die Ärzte den Alkoholismus in erster Linie als Problem der «Rassenhygiene» (engl. *eugenics* = Eugenik). Gegen die Bekämpfung des Alkoholismus hatten englische Eugeniker den Einwand erhoben, dass dieser nützlich sei, da er nur Minderwertige ausmerze. Demgegenüber stellten deutsche Rassenhygieniker fest, dass auch «biologisch hochwertige Teile des Volkes» zu Schaden kommen: «Der Alkohol schadet zu viel und tötet zu wenig», lautete die Formel des Münchner Hygienikers Max Gruber (vgl. Wlassak, 1922). In erster Linie rückten die «alkoholischen Geistesstörungen» ins Blickfeld der Medizin, ebenso der Zusammenhang von Alkohol und Nachkommenschaft und der von Alkohol und Verbrechen. Psychiatrie, Erbbiologie und Kriminalanthropologie gingen auch in der Alkoholfrage eine enge Liaison ein. Gerade psychiatrische Patienten schienen den Beleg für eine zunehmende Degeneration des Erbgutes zu liefern, wobei der Alkohol als gefährliches «Keimgift» angesehen wurde. So demonstrierten Max Gruber und Emil Kraepelin in «Wandtafeln zur Alkoholfrage» die «grosse Kindersterblichkeit in Trinkerfamilien, sodann die Häufigkeit von Nerven- und Geisteskrankheiten wie von Missbildungen, endlich auch die geringere Widerstandsfähigkeit der Trinkerkinder gegen Tuberkulose» (Gruber/Kraepelin, Hrsg., o. J.). Die unter Alkoholeinfluss gezeugten Kinder kämen «nicht selten mit der Anlage zur Lebensschwäche, Fallsucht, Schwachköpfigkeit oder gar Blödsinn zur Welt», heißt es in einem vom «Verein abstinenter Ärzte» herausgegebenen Flugblatt (vgl. Krüger, 1989, S. 167). In Veröffentlichungen zur Sozialhygiene in der Weimarer Republik wird festgestellt, dass von den Trunksüchtigen etwa ein Drittel nicht mit Trunksucht, sondern mit Geistes- und Nervenkrankheiten erblich belastet seien. Ihre entsprechende Charakterisierung («Psychopathen», «geisteskranke Trunksüchtige», «Minderwertige») sollte die brutale Stigmatisierung der Alkoholiker im NS-Staat antizipieren.

Zur Behandlung

Seit 1841 gab es in den USA Institutionen zur Alkoholismusbehandlung, die Rush schon 1804 gefordert hatte. Im deutschsprachigen Raum wurden von den 1850er Jahren an, verstärkt ab ca. 1870, Trinkerheilstätten eingerichtet, zunächst überwiegend in evangelischer Trägerschaft. Modellcharakter hatte die Heilstätte Ellikon bei Zürich, wo August Forel ab 1888 arbeitete. Ebenfalls in Zürich wurde 1887 die «Internationale Konferenz gegen Alkoholismus» gegründet. Eine frühe Anstalt in Deutschland war die in Lintorf bei Düsseldorf (1857). Es folgten viele Gründungen; 1900 existierten 27 (drei Viertel davon in konfessioneller Trägerschaft), 1914 bereits 54 Anstalten. Aber mit dem Ersten Weltkrieg ging die Anzahl dieser Einrichtungen zurück; 1934 soll es nur noch 29 gegeben haben.

Die straffällig gewordenen chronischen Alkoholiker sollten gesondert betreut werden, wobei die «Umgestaltung von Arbeits- und Korrektionshäusern in eine Art Trinkerheilstätten» propagiert wurde (Wlassak, 1922). Diese wurden am *fin de siècle* zum probaten Ort der «Trinkerheilung» erklärt. Sie entstanden zur gleichen Zeit, als auch psychiatrische Universitätskliniken, Lungenheilstätten und Wasserheilanstalten gegründet wurden und das «Sanatorium» zu einer innovativen Einrichtung des Gesundheitssystems avancierte. Die Entziehungskur wurde nun – z. B. durch August Forels einflussreiche Schrift «Die Errichtung von Trinkerasylen» (1892) – zu einer zentralen Aufgabe ärztlicher Gesundheitspolitik erklärt. Die «Trinkerfürsorge», teilweise als «Psychopathenfürsorge» bezeichnet, sollte den biologischen, moralischen und ökonomischen Schäden des Alkoholismus entgegenwirken. Die ambulante Behandlung kam, wie zu erwarten, später in Gang. Ab 1902 gab es in Deutschland Trinkerfürsorgestellen, 1914 sollen es 69 gewesen sein.

Übrigens leerten sich in den 1930er Jahren die Trinkerheilstätten zusehends. Das ist kaum allein mit dem Rückgang des Alkoholismus im Gefolge des Ersten Weltkriegs und der nachlassenden Bereitschaft, solche Behandlungen von «Degenerierten» zu finanzieren, zu erklären. Vermutlich wirkte sich hier auch die zunehmende und begründete Angst aus, über die Behandlung erfasst und somit der Zwangssterilisation zugeführt zu werden.

Nach dem Zweiten Weltkrieg gab es kaum Behandlungsmöglichkeiten für den allmählich wieder zunehmenden Alkoholismus, bis nach 1950 einzelne Neuerrichtungen erfolgten, die dann nicht mehr als «Heilstätten», sondern als «Fachkliniken» bezeichnet wurden. Im Laufe der Nachkriegszeit definierte die Medizin den Alkoholismus im Sinne der «Alkoholabhängigkeit» – in Abgrenzung vom «Alkoholmissbrauch» – als ein komplexes Krankheitsbild. Kriterien sind das pathologische Trinkverhalten, die alkoholbedingten somatischen und psychosozialen Schäden sowie die körperliche und die psychische Abhängigkeit. So erkannte das Bundessozialgericht 1968 den Alkoholismus als Suchtkrankheit an, was zu einer entsprechenden «Suchtvereinbarung» der Sozialversicherungsträger führte. Nun konnte die gesundheitspolitische Leitidee einer medizinischen und sozialen (beruflichen) Rehabilitation von chronisch Kranken bzw. Behinderten auch für Alkoholabhängige in einem interdisziplinären Ansatz («therapeutische Kette») praktisch umgesetzt werden. Ein wichtiges Glied bilden hierbei Selbsthilfegruppen, insbesondere die oben erwähnten Anonymen Alkoholiker (AA).

Von den 1980er Jahren an wurde die Behandlung der Alkoholabhängigen differenzierter. Das Behandlungsangebot besteht aus einem Spektrum von Einzelpsychotherapie und Gruppentherapie, jeweils mit Betonung der Verhaltenstherapie. Zudem gibt es Medikamente, die *Anticraving*-Substanzen. Auch das therapeutische Setting ist vielfältiger geworden: Neben die mehrmonatige Behandlung in einem Fachkrankenhaus ist die kurze stationäre Behandlung mit nachfolgender ambulanter Behandlung in der gleichen Patientengruppe getreten. Es gibt auch primär ambulante Behandlungsprogramme und zudem Tageskliniken für die Entwöhnungsbehandlung.

Das wichtigste Prinzip ist heute der qualifizierte Entzug, das heißt die Entgiftung nicht in irgendeiner, sondern in der psychiatrischen Krankenhausabteilung, wo zugleich die Motivationsarbeit für die nachfolgende Entwöhnungsbehandlung geleistet werden kann. Die Behandlung der Alkoholabhängigen ist nach wie vor eines der größten Probleme der Psychiatrie. Diese Kranken machen den größten Teil der stationären Aufnahmen aus. Neben den Entwöhnungsstationen wurden Abteilungen für die Pflege der chronisch Alkoholkranken notwendig.

Den Hintergrund bildet die Verbreitung des Alkohols. Der Konsum (nach Vertriebsstatistiken), der um 1900 zehn Liter reinen Alkohols je Kopf der Bevölkerung betrug und in den beiden Kriegen erheblich zurückgegangen war, stieg 1950 bereits auf drei Liter und erreichte um 1970 erneut die Marke von zehn Litern; seitdem beträgt der durchschnittliche Alkoholkonsum in der Bundesrepublik ungefähr gleichbleibend um zehn bis elf Liter. Was die betroffenen Personen angeht, wird geschätzt, dass in der Bundesrepublik Deutschland (mit ungefähr 80 Millionen Einwohnern) ungefähr fünf Millionen riskanten Alkoholkonsum aufweisen, 2,7 Millionen einen schädlichen Gebrauch und 1,6 Millionen eine Abhängigkeit.

Der Alkoholismus bleibt also nach wie vor das größte Suchtproblem unserer Gesellschaft. *Ein* Grund hierfür ist sicherlich in der Kultur- und Wissenschaftsgeschichte zu suchen, in welcher der Alkohol immer wieder als reinste Wunderdroge und Lebensmittel *per se* (als «geist», «*spiritus*» etc.) verehrt wurde: offenbar ein im kulturellen Gedächtnis verankerter Glaube oder Aberglaube, der bis heute trotz aller gesundheits- und sozialpolitischer Aufklärungskampagnen dem Alkoholismus insgeheim immer noch eine gewisse ideologische Stütze bietet, auch bei nicht wenigen Ärzten.

40. Drogenabhängigkeit

Wie die Medizingeschichte lehrt, lassen sich zwischen Genuss-, Heil- und Suchtmitteln keine scharfen Grenzen ziehen. Als im frühen 17. Jahrhundert Tabak und Kaffee aus der Neuen Welt bzw. dem Orient (Ostindien) importiert wurden, schätzte man diese Mittel – ähnlich wie Tee und Schokolade – zunächst als Heilmittel ein. Sie entwickelten sich im Laufe eines Jahrhunderts zu teuren Genussmitteln, und es zeigte sich, dass übermäßiger Konsum gesundheitsschädigend wirkt und daher als Laster angesehen wurde. Andererseits ist auch den in der Medizin entwickelten Beruhigungs- und Schlafmitteln (s. Kap. 52) ein mehr oder weniger ausgeprägtes Suchtpotential eigen. Psychostimulantien (Hauptgruppe sind die Amphetamine) steigern Antrieb und Leistungsfähigkeit bei mäßiger Dosierung in angenehm empfundener Weise, bei höherer Dosierung (Doping) führen sie zu Missbrauch und Abhängigkeit. Der Begriff «Drogen» schließt diese und andere Medikamente ein (*drug*). Im engeren Sinne bezeichnet man als Drogen pflanzliche und chemische Mittel, die primär missbräuchlich verwendet werden und zur Abhängigkeit führen, aber auch ihnen sind therapeutische Effekte im medizinischen Sinne nicht abzusprechen. Die Hauptmerkmale des Abhängigkeitssyndroms sind der starke Wunsch nach der Substanz, die Toleranzentwicklung und Dosissteigerung, die Entzugssymptomatik, psychische Veränderungen und Organschäden. Insbesondere Letztere führten zu der heute weniger gebräuchlichen Bezeichnung «Sucht», abgeleitet von «siech» (= krank).

Tabak

Das Hauptbeispiel für ein Genuss- *und* Heilmittel ist – neben dem Alkohol – der Tabak. Von den Inhaltsstoffen der Pflanze *Nicotina tabacum* bzw. *Nicotina rustica* ist Nikotin eine psychotrope Substanz, die zur Abhängigkeit führen kann. Das aber wurde – hauptsächlich aus wirtschaftlichen Gründen – lange Zeit verheimlicht oder verleugnet. Nikotin bewirkt Gesundheitsschäden nur in geringerem Maße, andere Bestandteile des Tabaks aber, insbesondere Teer, bewirken erhebliche Gesundheitsstörungen, ohne zur Abhängigkeit zu führen. Diese Kombination von Wirkstoffen macht den Tabakkonsum gefährlich.

Die Tabakpflanze, die in Süd- und Mittelamerika bereits vor unserer Zeitrechnung angepflanzt und zu religiösen sowie medizinischen Zwecken verwendet wurde, kam durch die spanischen Eroberer nach Europa. Bereits 1622 verfasste Johann Neander eine umfassende Monographie über den Tabak, er beschrieb sowohl Heilwirkungen bei verschiedenartigen Krankheiten als auch Schädigungen durch das Rauchen. Die Einstellung zum Tabak war von vornherein zwiespältig: Auf große Begeisterung folgte bald Kritik. Die Kontroverse wurde auf medizinischer, ästhetischer, ethischer, politischer und wirtschaftlicher Ebene ausgetragen. Tabak wurde als Heilmittel hochgelobt, gegen Pest, Krebs und alle denkbaren Krankheiten. Andererseits hielt man das Rauchen für ekelhaft, für das Gehirn schädlich und für die Lungen gefährlich. Könige sahen sich genötigt, gegen das Tabakrauchen Stellung zu nehmen, Päpste schrieben Bücher gegen das Rauchen und verhängten Kirchenstrafen. Der Tabakanbau wurde in manchen Ländern verboten, andererseits aber – auch hier zeigt sich die Zwiespältigkeit – wurde der Tabakhandel erlaubt, so in England durch König Jacob zu Beginn des 17. Jahrhunderts, hauptsächlich der Zölle und Abgaben wegen. Tabakmonopol und Tabaksteuer wurden bald zu bedeutsamen Finanzfaktoren.

Der Tabakkonsum breitete sich vom 17. Jahrhundert an rasch aus, wozu auch Kriege beitrugen. Zu Beginn des 19. Jahrhunderts kam die Zigarre auf, 1862 entstand in Dresden die erste Zigarettenmanufaktur. Die Zigarette wurde als billiges, stets verfügbares Tabakprodukt rasch sehr beliebt und trat spätestens mit den Weltkriegen ihren Siegeszug an. Andererseits fehlte es nicht an Warnungen, die jedoch nicht viel bewirkten. Die Kontroverse hält bis heute an. Pro und Contra werden immer noch emphatisch vorgetragen.

Gegenwärtig rauchen in Deutschland ungefähr 40 Prozent der Männer (abnehmend) und ungefähr 25 Prozent der Frauen (zunehmend). Das Einstiegsalter sinkt. Insgesamt ist der Tabakkonsum bis in die 1990er Jahre gestiegen und bleibt seitdem konstant. Die tabakassoziierten Todesfälle in Deutschland werden mit 90 000 bis 140 000 jährlich angegeben (zum Vergleich 40 000 Alkoholtote und 2000 Drogentote). In der Bekämpfung des Tabakmissbrauchs liegt Deutschland weit zurück, verglichen etwa mit den skandinavischen Ländern und den USA, wo seit dem ersten *antismoking report* (1964) der Konsum rückläufig ist. Initiativen zur systematischen Raucherentwöhnung entstanden in Deutschland erst in den 1980er Jahren.

Opioide

Aus der Mohnpflanze (Papaver) wird Opium (Laudanum) als ein eingedickter und eingetrockneter Saft gewonnen. Die Mohnpflanze soll bereits im 6. vorchristlichen Jahrtausend in Zentralasien bekannt gewesen sein, in Europa vom Altertum an. Allerdings sind die historischen Informationen spärlich. Aus jüngerer Zeit gibt es eine Reihe anschaulicher literarischer Zeugnisse der Opiumwirkungen. Den Opiumrausch beschrieben unter anderem die englischen Dichter Thomas De Quincey (1785–1859), der 50 Jahre lang Opium nahm und einen Entwöhnungsversuch im Jahre 1822 darstellte, sowie William S. Borroughs.[374] Der deutsche Schriftsteller Hans Fallada (Pseudonym für Rudolf Ditzen) hatte außer Alkohol- insbesondere Opiumerfahrungen (1955). Jean Cocteau (1889–1963) kannte die Gefahren des Opiums und beschrieb eine Entziehungskur (1966).

Das Hauptalkaloid des Opiums ist Morphin (Morphium), das 1804 von dem Paderborner Apotheker F. W. Sertürner isoliert wurde (die synthetische Herstellung gelang erst 1946). Sertürner erkannte Morphium als den schlafinduzierenden Wirkstoff und führte den Beweis im Selbstversuch. Morphin wurde bald als Schlafmittel verwendet, von den 1870er Jahren an auch als Sedativum bei erregten Kranken in psychiatrischen Anstalten. Die Herstellung einer injizierbaren Form (1864) erlaubte die breitere Anwendung als Schmerzmittel. Bald aber wurden die Gefahren erkannt: Die Abhängigkeit breitete sich aus, insbesondere bei den Angehörigen der Heilberufe und bei den mit Morphin behandelten Verletzten des Ersten Weltkrieges. Nach dem Krieg entstand ein lebhafter Schwarzmarkt mit Opioiden, woran auch Ärzte und Apotheker beteiligt gewesen sein sollen. Entsprechend verlief die Entwicklung in anderen Ländern.

Die Abhängigkeitsentwicklungen häuften sich und wurden zu einem großen medizinischen und sozialen Problem, zumal sich zeigte, dass die Behandlung größtenteils nicht erfolgreich war. Neben Morphin kamen andere Derivate hinzu wie Codein und Heroin, das 1890 entwickelt und zunächst als ein nicht suchtgefährdendes Hustenmittel vermarktet wurde. Heroin wurde sogar als Mittel gegen Morphinabhängigkeit empfohlen, bis man erkannte, dass Heroin das noch stärkere Suchtpotential aufweist. Heute entsteht Opioidabhängigkeit hauptsächlich durch Heroinmissbrauch.

Das Risiko des Opiumgebrauchs, die Opiumabhängigkeit, wurde erstaunlich lange, nämlich bis in die zweite Hälfte des 19. Jahrhunderts hinein, nicht wahrgenommen bzw. nicht für problematisch gehalten. Wie schwer die Entwöhnung ist, wurde spätestens in den 1920er Jahren erkannt, als für Unheilbare eine Substitutionsbehandlung vorgeschlagen wurde. Diese war 1928 ein Thema des Deutschen Ärztetages, wo Robert Gaupp für nicht heilbare Abhängige die Dauerbehandlung empfahl (vgl. Gaupp, 1928). Auch in anderen Ländern, insbesondere in Großbritannien und in den USA, wurde die Langzeittherapie mit Morphin ernsthaft diskutiert. Heute ist die Substitutionsbehandlung insbesondere der Heroin-Abhängigkeit fast durchgehend anerkannt, allerdings als eine Therapie der zweiten Wahl, wenn eine abstinenzorientierte Therapie aussichtslos ist (im Einzelnen Uchtenhagen, 2000). Zur Substitution dient bevorzugt Methadon-Racemat, weniger das sonst zur Schmerzbehandlung eingesetzte Levomethadon («Polamidon»); es wird seit den 1960er Jahren angewendet, war zeitweilig aber in Deutschland durch ein restriktives Bundesgerichtshofurteil von 1979 in Frage gestellt. Die Wirksamkeit der Substitution ist seit den 1980er Jahren erwiesen: Sie führt zu weniger Infektionen mit Hepatitis und HIV, geringerer Mortalität, Abstand von Drogenszene und Kriminalität, oft auch zu Arbeitsfähigkeit und annähernd normaler Lebensführung.

Über die Substitution mit Codein liegen weniger Erfahrungen vor. Seit den 1990er Jahren wird die kontrollierte Langzeitmedikation von pharmazeutischem Heroin (Injektionen) unter anderem in der Schweiz und in den Niederlanden als Ersatz für Straßen-Heroin untersucht. Die Einwände und Widerstände gegenüber der Opioid-Substitutionsbehandlung wurden lange Zeit heftig diskutiert, aber wenig rational begründet. Sie gingen von der laienhaften Überlegung aus, dass man doch nicht den Missbrauch eines Opioids mit der Verordnung eines anderen Opioids beheben könne. In Fachkreisen sind solche Stimmen inzwischen fast verstummt.

Exkurs: Bilsenkraut

Die Verwendung des Bilsenkrauts lässt sich bereits in antiken Quellen nachweisen. Sie dürfte wohl ebenso alt sein wie die des Schlafmohns. So empfiehlt der römische Arzt Scribonius Largus (1. Jh. n. Chr.), den «Zahnwurm» durch Räuchern mit Bilsenkraut zu vertreiben: «Manchmal wird dabei etwas, was wie kleine Würmer aussieht, herausbefördert.» (Zit. n. Schott, 1993a, S. 32) Solche Räucherungen von kranken bzw. schmerzhaften Zähnen wurden bis in die Neuzeit durchgeführt, wobei im 18. Jahrhundert die Zahnwürmer als «eingebildete Würmer» entlarvt wurden. Psychiatriehistorisch wichtiger ist die vielfache Verwendung der Pflanze als bewusstseinsverändernde Droge. In der Antike galt sie als Schmerzmittel (Narkosemittel), Weissager versetzten sich mit ihrer Hilfe in Trance. In der mittelalterlichen Volkskunde spielte Bilsenkraut bei den Praktiken des Hexenkults eine wichtige Rolle, wo es zusammen mit Stechapfel und Tollkirsche als Ingredienz von Hexensalben verwandt wurde. Damit konnten Rauschzustände erzeugt werden, welche für die Szenarien des Hexenkults typische Erlebnisse produzierten (z. B. auf dem Besen durch die Luft fliegen).

Das (Schwarze) Bilsenkraut (*Hyoscyamus niger*) ist ein Nachtschattengewächs und enthält Giftstoffe (Hyoscamin, Scopola), die bei entsprechender Dosierung zu Symptomen führen, die der Vergiftung mit Tollkirsche ähneln. Im Vordergrund steht die narkotische Wirkung, wobei es aber auch zu Tobsucht, Weinkrämpfen und Rededrang kommen kann. Deshalb wird es auch als «Tollkraut», «Teufelsauge» oder «Schlafkraut» bezeichnet, was seiner langen Tradition als ein Zauberkraut – sowohl als Gift- als auch als Heilmittel einsetzbar – entspricht. Bilsenkraut gehört somit zu den ältesten und verbreitetsten Drogen mit halluzinogener Wirkung, allerdings ohne eine Abhängigkeit zu erzeugen.

Cocain

Im Inka-Reich wurde Cocain, gewonnen aus den Blättern des Coca-Strauches *Erythroylon coca*, bereits im 16. Jahrhundert verwendet; der Strauch galt als heilige Pflanze. Isoliert wurde Cocain 1855 (1900 synthetisiert). 1884 entdeckte Karl Koller die lokalanästhetische Eigenschaft des Cocain an der Cornea, angeregt durch Sigmund Freud, der noch im gleichen Jahr die psychotropen Effekte des Cocains im Selbstversuch erforschte (vgl. Freud, 1884b). Die so genannte Cocain-Episode Freuds ist im Hinblick auf die spätere Selbstanalyse bedeutsam (vgl. Schott, 1982; s. a. Kap. 13).

Nach dem Ersten Weltkrieg begann das Cocain-Schnupfen. Größere Ausbreitung fand der Cocain-Missbrauch von den 1970er Jahren an; er begann in Florida und war bald weit verbreitet, so dass die Herstellung zu einem bedeutsamen Wirtschaftsfaktor wurde. Cocain wirkt anregend und euphorisierend, reduziert Schlaf und Appetit, steigert die Leistungsfähigkeit und führt in höheren Dosierungen zu einer Cocain-Psychose meist deliranter Art. Cocain wurde auch zur Mitigierung des Morphin-Entzuges angewandt. Die somatischen Effekte sind erheblich, Todesfälle nicht selten.

Cannabis

Seit ca. 500 v. Chr. ist Haschisch allgemein verbreitet, zu allen Zeiten und in allen Erdteilen. Die Einzelheiten sind einer Zusammenfassung von Haenel (1970) zu entnehmen, der die erste Erwähnung in China im Jahre 2737 v. Chr. referiert. Cannabis (Tetrahydrocannabinol, THC) ist eines der Cannabinoide des indischen Hanfs (*Cannabis indica*). Haschisch ist das Harz aus den Blütenspitzen, Marihuana wird aus den getrockneten Blättern und Blüten gewonnen.

Wiederum ist auf lehrreiche literarische Darstellungen von Selbsterfahrungen hinzuweisen, die insbesondere, wenn auch nicht ausschließlich, von französischen Autoren des 19. Jahrhunderts stammen: Charles Baudelaire, Bayard Taylor (ein amerikanischer Schriftsteller, der die Wirkungen sehr hoher Dosierungen mitteilte), Victor Hugo, Honoré de Balzac, Gérard de Nerval und Théophile Gautier, der 1846 über den «Club der Haschisch-Esser» berichtete und Haschisch-Gelage anschaulich in den verschiedenen Stadien und Schweregraden beschrieb.

Cannabis führt bei mäßiger Dosierung zu einem leichten Rausch mit Entspannung, Euphorie, Nachlassen von Missbefindlichkeit und Unruhe, Bereicherung von Wahrnehmung und Denken. Das traumhafte Erleben beschrieb Baudelaire (1928) auch im Vergleich mit den ihm ebenfalls bekannten Wirkungen von Alkohol und Opium. Es kommt aber auch zu unangenehmeren Wirkungen. Bei höherer Dosierung treten schwere Psychosen auf (Horrortrip mit Aggressivität und Halluzinationen). Körperliche Abhängigkeit tritt in der Regel nicht ein, psychische Abhängigkeit allerdings häufig. Gegenwärtig ist Haschisch ungefähr so verbreitet wie Alkohol und Tabak, und zwar in allen Bevölkerungsschichten (auch und gerade bei Künstlern). Epidemiologisch werden 60 bis 80 Prozent der jungen Erwachsenen als zumindest gelegentliche Haschischkonsumenten angegeben.

Zu bedenken sind auch hier therapeutische Effekte; sie wurden früh erkannt und können auch heute noch genutzt werden. Cannabis wirkt analgetisch, antiemetisch, appetitanregend und muskelrelaxierend. Medizingeschichtlich ist bemerkenswert, dass über die therapeutische Verwendung bereits in der Mitte des 19. Jahrhunderts der französische Arzt Jacques Joseph Moreau de Tours berichtete (nach Hall, 1997, S. 306).

Der therapeutische Einsatz von Cannabis, etwa bei unheilbaren Kranken, ist allerdings bis heute umstritten. Das entspricht der allgemein kontrovers geführten Cannabis-Diskussion. Seit Jahrzehnten stehen die Argumente für und wider die Legalisierung einander gegenüber. Für die Legalisierung wird angeführt, dass die psychischen Wirkungen (bei den hier im Allgemeinen verwendeten relativ geringen Dosierungen) vergleichsweise mäßig sind, dass es kaum physische Abhängigkeit gibt, dass Cannabis nicht den harten Drogen zuzurechnen ist, sondern eher mit dem legalisierten Alkohol zu vergleichen ist, und schließlich, dass die therapeutische Verwendung durch eine Legalisierung erleichtert werden kann. Gegen die Legalisierung wird vorgebracht, dass Cannabis Psychosen bewirken kann, oft Einstiegsdroge ist und eine erhöhte Kriminalität bewirkt. Gegenwärtig ist in den meisten westlichen Ländern der Alkoholkonsum und auch Alkoholrausch toleriert, während Haschischgebrauch, auch gelegentlicher und mäßiger Konsum, bestraft wird.

Halluzinogene

Diese Stoffe führen zu Wahrnehmungsveränderungen (daher der Name), öfter zu optischen als zu akustischen Sinnestäuschungen; sie verändern das Ich-Erleben und das Zeiterleben und bewirken Enthemmung, aber auch Entleerung und Angst. Halluzinogene sind in zahlreichen Pflanzen enthalten, die anscheinend seit Menschengedenken und in allen Kulturen als Rauschmittel verwendet werden. Beispiele sind Psilocybin und Psilocin aus Teonanacatl-Pilzen, Atropin aus Tollkirsche und Stechapfel, Pellotin aus der Kakteenart Pelotte (bereits im

19. Jahrhundert isoliert und therapeutisch geprüft als Schlafmittel), Harmin aus der Pflanze Yage (experimentelle Psychose 1926). Mescalin ist ein Alkaloid aus dem Peyotl-Kaktus, es ist spätestens seit dem 16. Jahrhundert bekannt und wurde 1896 isoliert. Frühe Zeugnisse liegen aus der Maya-Zeit in Mexiko vor (3. bis 6. Jh.).[375] Im Gefolge der Eroberung Südamerikas kamen die Pilz-Halluzinogene nach Europa, spielten aber lange Zeit eine untergeordnete Rolle.

Wiederholt wurden Halluzinogene von Ärzten im Selbstversuch untersucht, insbesondere Mescalin (vgl. Beringer, 1927; v. Baeyer, 1977, S. 10). Der Halluzinogen-Rausch hatte auch insofern wissenschaftliche Bedeutung, als er derjenige Typ einer pharmogenen Psychose war, der nicht nur mit deliranten, sondern auch mit schizophreniformen Symptomen einhergeht und eine Zeit lang als «Modellpsychose» galt.

Das moderne Halluzinogen ist LSD 25 (D-Lysergsäure-Diäthylamid), das im Mutterkorn enthalten ist und 1943 synthetisiert wurde. Den Prozess der Entdeckung und die Wirkungen im Selbstversuch hat der schweizerische Pharmakologe Albert Hofmann (1979) beschrieben: Er arbeitete mit Mutterkorn-Alkaloiden in anderen wissenschaftlichen Zusammenhängen und erlebte unerwartete psychische Veränderungen an sich selbst, nachdem er unbeabsichtigt und unbemerkt minimale Mengen des Stoffes über die Haut der Finger in sich aufgenommen hatte (S. 28 ff.). Wenig später entschloss er sich zu einem Selbstversuch, der ihn in eine schwere, aber reversible pharmakogene Psychose führte, da er als Dosis 0,25 mg verwendet hatte, was er, ausgehend von bisherigen Kenntnissen, für sehr wenig hielt, was sich aber als eine sehr hohe Dosis von LSD erwies, das bereits in der Größenordnung von 0,001 mg psychotrop wirkt.

Auch LSD fand eine therapeutische Verwendung zur medikamentösen Unterstützung von Psychotherapie (psycholytische und psychodelische Behandlung). Angesichts der Entwicklung von Abhängigkeit wurde diese Indikation aber bald aufgegeben.

Rauschmittel werden in jüngerer Zeit vielfach synthetisiert und als so genannte Designer-Drogen oder Party-Drogen bezeichnet. Einer dieser Stoffe ist Phencycliden, das zunächst in den 1950er Jahren als Schmerzmittel verwendet wurde, von den 1960er Jahren an aber als Straßendroge in San Francisco und bald weltweit auftauchte.

Die Geschichte der Drogen, deren Spektrum von Alkohol und Tabak über Opioide bis zu den Rauschmitteln reicht, lehrt nicht nur die Gefahren von Missbrauch und Abhängigkeit für Individuum und Gesellschaft. Es hat sich auch gezeigt, dass alle Drogen, mehr oder weniger, therapeutisch verwendet werden können. Und es ist eine weitere Seite des Drogeneinflusses zu berücksichtigen: Drogen können zu kulturellen und künstlerischen Leistungen anregen. Um die Bedeutung und Attraktivität dieser Mittel richtig einzuschätzen, muss auch die dionysische Seite des Rausches bedacht werden, in dem Bereicherung des Erlebens und Möglichkeiten über die eigene Begrenztheit hinaus erfahren werden. In den Augen dessen, der den Rausch sucht, ist der ausschließlich nüchtern und geordnet lebende Mensch zu einem trockenen Dasein verurteilt und an seine Prinzipien gefesselt, die ihm Stabilität gewähren, ihm aber möglicherweise auch Entfaltung und Erfüllung vorenthalten. Einer Verherrlichung des Rausches sind die ärztlichen Bedenken und Hinweise auf Missbrauch und Abhängigkeit entgegenzuhalten.

41. Hysterie, Neurose, Neurasthenie

In der Frühen Neuzeit rückten durch die Fortschritte der anatomischen und physiologischen Forschung Gehirn und Nervensystem immer mehr in den Mittelpunkt des Interesses, wobei im 17. Jahrhundert vor allem Thomas Willis als Hirnanatom und im 18. Jahrhundert Albrecht Haller als experimenteller Physiologe hervorzuheben wären. In der zweiten Hälfte des 18. Jahrhunderts erschien der Zustand der Nerven ursächlich für Gesundheit und Krankheit. Der schottische Arzt William Cullen begründete eine Neuropathologie, wonach alle Krankheiten direkt oder indirekt als Nervenkrankheiten aufzufassen seien. Er prägte dabei den Begriff der «Neurose», der für die weitere Entwicklung von Psychiatrie und Psychotherapie von grundlegender Bedeutung werden sollte. Die «Nervenschwäche» (Neurasthenie) wurde im ausgehenden 19. Jahrhundert zur Schlüsselkrankheit einer Epoche («nervöses Zeitalter»). Die tiefenpsychologische Auseinandersetzung mit der «Nervosität» und vor allem der «Hysterie» führte Sigmund Freud zu seinem spezifischen Begriff der Neurose, der im Mittelpunkt der psychoanalytischen Lehre steht. Heute sind alle drei Begriffe umstritten und nur noch wenig gebräuchlich.

Hysterie: Gebärmutter- oder Nervenkrankheit?

Die Auffassung vom Uterus (griech. *hystera*) als quasi selbständigem Lebewesen, das bei der Hysterie im Körper der Frau umherwandere und ein «Mutterwürgen» (*suffocatio uteri*) hervorrufe, entsprach der Lehrmeinung der griechischen Medizin, die bereits in den hippokratischen Schriften zu finden ist. Die Menstruation galt mehr oder weniger als Symptom, wodurch die Unreinheiten der Frau auf natürlichem Wege ausgeleitet wurden. Insgesamt wurde der Frau eine feucht-kalte Konstitution zugeschrieben, und sie erschien daher als von Natur aus schwächer und krankheitsanfälliger als der Mann mit seiner trocken-heißen Konstitution. Während der Frau Erde und Mond («Materie») zugeordnet wurden, repräsentierte der Mann Himmel und Sonne («Geist»). Als wichtigste Quelle aller möglichen Frauenkrankheiten wurde die Gebärmutter angesehen. Dieses Frauenbild wurde in der Medizin von der Antike über Mittelalter und Renaissance bis weit in die Neuzeit hinein tradiert. Obwohl der englische Anatom Thomas Willis 1671 die Hysterie als eine Gehirnkrankheit erklärte, herrschte doch weiterhin die Vorstellung einer Gebärmutterkrankheit vor.

Im 18. Jahrhundert, als die Geburtshilfe als medizinisches Fach eingeführt wurde, gab es noch keine eigene Frauenheilkunde, man sprach allgemein von «Weiberkrankheiten», die im Wesentlichen als «(Gebär-)Mutterkrankheiten» erschienen.[376] Selbst Cullen, der den Begriff der Neurose prägte, beschrieb den klassischen hysterischen Anfall als eine Affektion der Gebärmutter. Explizit erwähnte er den *Globus hystericus*, der aus dem Unterleib bis zum Kehlkopf hochsteige und ein Erstickungsgefühl verursache. Doch er widersprach der Auffassung, dass nur Frauen von einem hysterischen Anfall betroffen seien, und thematisierte also hundert Jahre vor Freud die männliche Hysterie: «Unterdessen bemerkt man doch auch dergleichen bey Mannspersonen. Es geschiehet aber dieses nur selten und ich habe auch nie bemerket, dass dieselben [Zufälle, d. h. Symptome] bey Männern zu einem so heftigen Grade gestiegen wären, als es bei Frauenspersonen zu geschehen pfleget.» (Cullen, 1784, S. 306 f.)

Charcots Lehre

Der französische Neurologe Jean Martin Charcot (1825–1893) interessierte sich schon seit den 1870er Jahren für Beschwerden und Störungen der Hysterischen, für die er keine pathologische Ursache fand und die er somit nicht erklären konnte. So stellte er zum Beispiel eine Patientin mit hysterischer Harnverhaltung vor, die nur dieses eine Symptom ohne erkennbare Ursache lieferte, was er als «hysterisches Stigma» bezeichnete. Das häufigste Stigma fand er bei seinen Patientinnen beim «Eierstockschmerz» (Ovarie), also einer «hysterogenen Zone». Berühmt wurde Charcot vor allem in den 1880er Jahren, als er große hysterische Anfälle unter Hypnose demonstrierte. Er hielt die Hypnose für ein Krankheitssymptom, das nur bei Hysterischen ausgelöst werden könne. Nachdem die Suche nach der Ursache der Hysterie im Nervensystem negativ verlaufen war, postulierte Charcot psychische Faktoren: etwa «wiederholte Schrecken» und «Erinnerungen an Aufregungen aus der Jugend». Charcot unterteilte den großen Anfall (*«grande hysterie»*) in vier Perioden, wobei die ersten beiden auch fehlen könnten, die dritte immer vorhanden und die vierte selten sei: (1) epileptoide Periode, (2) Periode der großen Bewegungen (*arc de cercle*, hysterischer Bogen), (3) Periode der leidenschaftlichen Stellungen (*attaques*) und schließlich (4) terminales Delirium (*délire*). Charcot greift hier auf den bereits im 18. Jahrhundert geläufigen Begriff der «Hysteroepilepsie» zurück: Die voll ausgebildete *«grande hysterie»* erscheint als eine Mischform von Epilepsie und Hysterie (Charcot, 1875, S. 370 ff.; vgl. Peters, 1999b, S. 244 f.).

Charcots Kritiker sahen – zu Recht – in dieser experimentellen Hysterie jedoch nur theatralische Dressurakte. Der bedeutendste unter ihnen war der Internist Hippolyte Bernheim, der Begründer der «Schule von Nancy», der mit seiner psychodynamisch begründeten Suggestionslehre Charcot widerlegte und die Grundlage für die moderne Psychotherapie und Psychoanalyse schuf. Der Universitätsprofessor Bernheim hatte bei dem Landarzt Ambroise Auguste Liébeault (1826–1904) eine spezielle Methode des Hypnotisierens kennen gelernt, die für ihn maßgebend wurde: Dieser versetzte seine Patienten nur durch verbale Suggestionen in Hypnose, um sie dann therapeutisch zu beeinflussen. Anders als der Neurologe Charcot interessierten sich jedoch Liébeault und Bernheim als praktizierende Ärzte für das gesamte Spektrum funktioneller Störungen, die Hysterie spielte kaum eine Rolle.

Die «Neurose» als allgemeiner Krankheitsbegriff

Der schottische Arzt William Cullen (1712–1790) führte mit der Abgrenzung der Nervenkrankheiten als einer eigenen Krankheitsgruppe den Begriff der Neurose in die Medizin ein.[377] Somit erschienen tendenziell alle Krankheiten direkt oder indirekt als «Neurosen». Dieses Konzept war für die entstehende Psychiatrie um 1800 von herausragender Bedeutung. Denn mit der von Cullen geprägten Nervenpathologie erhielt die Humoralpathologie einen schwerwiegenden Widerpart, ohne dass sie freilich ihre dominierende Rolle im ärztlichen Alltag tatsächlich eingebüßt hätte. Cullens Lehre war für das Heilsystem seines Schülers John Brown («Brownianismus», s. S. 50) eine wichtige Voraussetzung, vor allem auch im Hinblick auf den Begriff der «Nervenschwäche» (Neurasthenie), der gegen Ende des 18. Jahrhunderts auftauchte und für einhundert Jahre zum Leitbegriff der Nervenheilkunde, ja der medizinischen Anthropologie schlechthin wurde (s. u.).

Cullen entwarf eine umfassende Lehre von den «Nervenkrankheiten» und lehnte eine Einschränkung auf die «hysterischen und hypochondrischen Krankheiten» ab. Im Folgenden sei seine maßgebliche Definition und Einteilung der «Neurosen» zitiert: Es gehe um «eine besondere Classe von Krankheiten, die ich mit dem Namen der *Nervenkrankheiten* oder *Nervenübel* (*Neuroses, Morbi nervosi*) belege. Da solche entweder in der Unterbrechung oder Schwachheit der Kräfte der Empfindung und Bewegung, oder in der Unregelmäßigkeit bestehen, mit welchen diese Kräfte ausgeübet werden, so theile ich sie dem zu Folge, auch wieder in vier Unterabtheilungen oder Ordnungen ab, die ich mit dem Namen 1) der *schlafsüchtigen Krankheiten* (*Comata*), d. i. eine Verminderung der willkürlichen Bewegung mit einer Betäubung oder Sopor, oder einer verhinderten Wirkung der Sinne; 2) der *Entkräftung* (*Adynamiae*); 3) der *Krämpfe* (*Spasmi*), und 4) der *Gemüthskrankheiten* (*Vesaniae*), belege, worunter ich die Verletzungen der Wirkungen der Seele verstehe, bey denen Fieber vorhanden ist, oder der Patient in einer Art von Schlafsucht (*Coma*) lieget.»[378] (Cullen, 1784, S. 4)

Gerade für die Psychiatrie war der Begriff der Neurose bedeutsam. So erklärte Pinel die *Nymphomania* – auch als *furor uterinus* oder «(Gebär-)Mutterwut» bezeichnet – als eine «Neurose der Geschlechtswerkzeuge»: «Diese Nervenreitzung der Geschlechtstheile ist das bey dem weiblichen Geschlecht, das die Satyriasis bey dem männlichen ist.» Er unterscheidet drei Perioden: (1) Die Einbildungskraft der Frau gebe sich wollüstigen Gegenständen hin; (2) die Frau übergebe sich ihren wollüstigen Begierden, und (3) in der letzten Periode seien ihre Verstandeskräfte völlig aufgehoben, es zeigten sich «alle Symptome der Manie» (Pinel, 1800, S. 143 f.).[379]

Neurasthenie

Während die Psychiatrie im 19. Jahrhundert ihr Interesse und ihre Arbeitskraft fast ausschließlich auf die schweren und schwersten psychischen Krankheiten – die «Psychosen» – zu richten hatte, entstand – weitgehend außerhalb der Psychiatrie – zunehmend im späten 19. Jahrhundert sehr deutlich das Interesse auch an der Diagnostik und Behandlung leichterer psychischer Störungen. Das waren vor allem die weit verbreiteten, sozusagen alltäglichen «nervösen» Störungen derjenigen Patienten, die deshalb nicht einer psychiatrischen Anstaltsbehandlung bedurften, wohl aber die Arztpraxen frequentierten. Hierfür bürgerten sich die Bezeichnungen «Neurosen» und insbesondere «Neurasthenie» ein. Natürlich waren diese Beschwerdebilder schon längere Zeit bekannt, aber doch weniger beachtet worden. William Cullen sprach schon von «nervöser Erschöpfung».

Ob im späten 19. Jahrhundert diese nervösen Erscheinungen zunahmen, ist ungewiss. Man sah sie als Folgen der modernen Zivilisation an und rechnete sie insofern zu den «Zivilisationskrankheiten» (vgl. Roelcke, 1999; s. a. Hofer, 2004). Jedenfalls wurden sie nun mehr beachtet, auch im Zusammenhang mit dem zunehmenden Interesse an psychodynamischen Fragen. Der amerikanische Arzt George Miller Beard (1839–1883) veröffentlichte 1869 die Abhandlung «*Neurasthenia or nervous exhaustion*», in der er ein typisches Krankheitsbild seiner Zeit beschrieb, die «Neurasthenie». Zu ihrer Symptomatik gehören Erschöpfung, allgemeine Schwäche, auch «geistige Schwäche», Müdigkeit, Schlafstörung, Kopfschmerzen, Neuralgien, Überempfindlichkeiten gegenüber Umweltreizen (Wetter, Lärm, Licht etc.) sowie verschiedene funktionelle Beschwerden von Seiten Herz-Kreislauf- und Magen-Darm-System, Urogenitalorganen etc.

Die Neurasthenie sei ihrem Wesen nach eine amerikanische Neurose, erklärte Beard, entsprechend seinem späteren Buchtitel «*American Nervousness*» (1881). Ursachen für die Zivilisationskrankheit seien jene fünf Faktoren, die gerade in den USA stärker ausgeprägt seien als irgendwo sonst auf der Welt: Dampfkraft, Telegraphie, Zeitungswesen, Naturwissenschaften und die geistigen Aktivitäten der Frauen. Die «Neurasthenie» erschien nun als die «moderne Krankheit» schlechthin. Beards Publikationen erlebten auch im deutschen Sprachraum eine stürmische Rezeption (vgl. Roelcke, 1999, S. 112).[380]

Ein anderer amerikanischer Arzt, Silas Weir Mitchell (1829–1914), beschrieb 1877 eine praktikable Behandlung, nämlich die Ruhekur (*rest-treatment*), verbunden mit guter Ernährung, welche auch Charcot für seine Hysteriepatienten übernahm.[381] So wurden die Neurasthenie und ihre Therapie bald weithin bekannt, auch in Europa und später in Ostasien; in China und Japan war Neurasthenie noch in der zweiten Hälfte des 20. Jahrhunderts eine beliebte Diagnose. Den Behandlungsbedürfnissen vieler Patienten kam die Gründung zahlreicher Privatkliniken bzw. Sanatorien in ebendieser Zeit zugute. Daher galt die Neurasthenie auch als Modekrankheit, aber sie war natürlich nicht auf die Begüterten beschränkt.

Ätiologisch wurde, wie oben erwähnt, die Neurasthenie auf Belastungen und Überforderungen in der technisierten Umwelt zurückgeführt. Es gab aber auch weitere Theorien, beispielsweise wurde eine spinale oder cerebrale Läsion vermutet; neurochemische Vorstellungen finden sich bereits bei Beard. Die Neurasthenie-Konzeption erwies sich bald als zu schmal und zu wenig begründet. Um die Jahrhundertwende 1900 ging das Interesse erheblich zurück, zumal S. Freud die Neurasthenie in sein Diagnosemodell übernahm, und zwar als *eine* Form der «Aktualneurosen» neben Angstneurose und Hypochondrie.[382]

Ursprünglich hatte das Konzept der Neurasthenie nichts mit der Degenerationslehre zu tun. Freilich geriet sie in deren Sog und spielte dann im Kontext der Rassenhygiene eine Rolle, nicht zuletzt bei der Stigmatisierung der Juden (als besonders anfällig für psychiatrische Erkrankungen).

Die Neurasthenie hat sich mit erstaunlicher Konstanz bis heute gehalten, wenn auch zum Teil unter verschiedenen Bezeichnungen wie Nervenschwäche, nervöse Erschöpfung, Erschöpfungssyndrom, psychovegetatives Syndrom, vegetative Dystonie, vegetative Neurose und neuerdings *chronic fatigue syndrom* und Somatisierungsstörung. Aber auch wörtlich findet sich «Neurasthenie» noch in der Klassifikation psychischer Krankheiten der «Weltgesundheitsorganisation» von 1991 (ICD-10); die Beschreibung stimmt hier im Wesentlichen mit der von Beard überein.

«Psychisches Trauma» – auf dem Weg zur Psychoanalyse

Bei der Entstehungsgeschichte der Psychoanalyse spielte die Hysterielehre eine wichtige Rolle. Dass sich Freud letztlich der Bernheim'schen Suggestionslehre anschloss, wird an anderer Stelle erörtert (s. S. 463). Für die Entstehung der Psychoanalyse war die Theorie vom «psychischen Trauma» als Ursache der Hysterie von großer Bedeutung; andeutungsweise findet sie sich bereits bei Charcot. In den «Studien über Hysterie» entwarfen Breuer und Freud (1895) ein grundlegendes Modell: Ein traumatisches Erlebnis, das der psychische Apparat nicht «erledigen», d. h. «abreagieren» könne, werde zurückbehalten («Retention»).[383]

Im Kontext der «Studien über Hysterie» (Breuer/Freud, 1895) erscheint als Quelle der Krankheit jener «pathogene Kern» (quasi Komplex), der von der allgemeinen (freien) Assoziation abgekapselt, dissoziiert sei. Insofern zielte die (psychokathartische bzw. psychoanalytische) Therapie auf die Überwindung der Dissoziation (vgl. Schott, 1980). Im Zusammenhang mit der gegenwärtigen öffentlichen Debatte des sexuellen Missbrauchs von Kindern wurde Freuds «Verführungstheorie» häufig diskutiert. Zunächst ging Freud (zwischen 1895 und 1897) von einem realen Trauma aus, wonach das Kind durch den Erwachsenen sexuell verführt wurde («Attentat»), dieses vorzeitige Sexualerlebnis dann nachträglich verdrängt worden sei und die spätere Erinnerung daran die Psychoneurose auslöse. Später erklärte Freud die sexuelle Verführung zu einem erfundenen Trauma, zu einer «unbewußten Phantasie», der gleichwohl «psychische Realität» zukomme – und sogar in phylogenetisch verankerten «Urphantasien» (Ödipus-Komplex) einen «Boden der Realität habe».[384]

Hysterie als Krankheitseinheit wurde in der klinischen Psychiatrie bald in Frage gestellt. Seit dem Beginn des 20. Jahrhunderts wird überwiegend die Auffassung vertreten, dass Hysterie kein definierbares Krankheitsbild sei. Vielmehr unterschied man hysterische Symptome im Zusammenhang von Neurosen und hysterische Persönlichkeitszüge im Rahmen der Psychopathielehre. Für die Symptome wurde die Bezeichnung Konversionssymptomatik (nach Freud) oder Dissoziationsstörungen (nach Janet) gebräuchlich.

Die Neurosen im Freud'schen Sinne wurden von der Psychiatrie nie uneingeschränkt akzeptiert, was unter anderem an der komplizierten Diskussion der Kriegsneurosen (Kap. 43) abzulesen ist. Bestimmend für die skeptische Einstellung vieler Psychiater war der (von Freud explizit kritisierte) «Widerstand» gegenüber der psychoanalytischen Lehre. Hinzu kam, dass sich die psychoanalytisch orientierte Medizin, in Deutschland meist unter der Bezeichnung psychosomatische Medizin geführt, außerhalb der Psychiatrie etablierte, so dass viele Psychiater geneigt waren, Neurosen und deren Behandlung den psychoanalytischen Psychotherapeuten zu überlassen. In den heutigen Klassifikationssystemen spielt «Neurose» kaum mehr eine Rolle, was – abgesehen von den genannten Widerständen – mit dem klassifikatorischen Prinzip, ätiologiefrei zu kategorisieren, zusammenhängt. Terminologisch sagt man statt Angstneurose Angststörung, statt Zwangsneurose Zwangsstörung, ohne dass sich inhaltlich Wesentliches geändert hätte.

42. Persönlichkeitsstörungen

Dieser große Bereich psychischer Störungen fand bereits in der Anfangsphase der wissenschaftlichen Psychiatrie Beachtung, vor allem in der klassischen französischen Schule. Es war unübersehbar, dass es Störungen mit wesentlichen affektiven Auffälligkeiten und auch mit Erregung gibt, die nicht mit geistigen Störungen einhergehen. Die meisten der von Pinel und Esquirol in diesem Sinne beschriebenen Formen werden heute zu den Persönlichkeitsstörungen gezählt.

Zur Begriffsgeschichte

Die Begriffsgeschichte dieses psychiatrischen Gebietes findet sich in der unten stehenden Übersichtstabelle skizziert (ausführlicher bei Saß/Herpertz, 1995). Die Termini sind aufschlussreich: Sie lassen größtenteils wertende, teils auch moralisierende Beurteilungen der Betroffenen erkennen. Die ersten Konzeptionen in der französischen Schule waren jedoch klinisch deskriptiv. Esquirol hat diejenigen Störungen, die heute als Persönlichkeitsstörungen bezeichnet werden, unter den Monomanien subsumiert, von denen schließlich über hundert Formen beschrieben wurden, die nur zum Teil den Persönlichkeitsstörungen entsprechen.

Von dem englischen Psychiater James Cowles Prichard (1785–1848) stammt die kennzeichnende und bekannt gewordene Formulierung *moral insanity* (1835), meist übersetzt mit «moralischer Schwachsinn». Prichard meinte damit nicht nur die forensisch relevanten dissozialen Formen, sondern Persönlichkeitsstörungen schlechthin. Es handele sich um «eine Krankheit, die in einer krankhaften Verkehrung der natürlichen Gefühle, Affekthandlungen, Neigungen, Stimmungen, Gewohnheiten und natürlichen Bestrebungen bestehen, jedoch ohne erkennbare Störungen von Intelligenz, Gedächtnis und Urteilsfähigkeit und insbesondere ohne krankhaften Sinnentrug und Halluzinationen [...]» (Prichard, 1835; s. Berrios, 1999).

Nach 1850 wurde *moral insanity* in die Degenerationslehre der französischen Psychiater Morel und Magnan einbezogen und wurde zum bevorzugten Gegenstand des Entartungsdenkens bis hin zu den Verbrechen der Sterilisation und Euthanasie im Nationalsozialismus.

Tabelle: Persönlichkeitsstörungen – begriffsgeschichtliche Übersicht

Pinel	(1801)	*manie sans délire*
Esquirol	(1838)	*monomanie* (z. T.)
Rush	(1812)	*moral alienation of the mind*
Prichard	(1835)	*moral insanity*
Morel	(1857)	*dégénéré*
Magnan	(1895)	*dégénéré – déséquilibré*
		dégénéré intérieur
Koch	(1891)	psychopathische Minderwertigkeiten
Kraepelin	(1896)	psychopathische Zustände
Möbius	(1900a)	Entartungsirresein
Kraepelin	(1903)	psychopathische Persönlichkeiten
Meyer, A.	(1903)	neurotischer Charakter
Freud	(1914)	neurotischer Charakter, Charakterneurose
Alexander	(1928)	neurotischer Charakter
Schneider, K.	(1923)	abnorme, psychopathische Persönlichkeiten
Cleckley	(1941)	*psychopathy* (Dissozialität, antisoziale Persönlichkeit)
Leonhard	(1964)	akzentuierte Persönlichkeiten
Hare	(1970)	*psychopathy* (Dissozialität, antisoziale Persönlichkeit)
DSM III	(1980)	*personality disorder*

Psychopathie

Von der Degenerationstheorie beeinflusst war auch der württembergische Anstaltspsychiater J. L. A. Koch (1891), der die deutsche Psychopathielehre begründete. Wenn er die Formulierung «psychopathische Minderwertigkeiten» benutzte, war er sich bewusst, biologisch zu werten, und zugleich bemüht, moralische Bewertungen zu vermeiden. Er betonte, dass «viele Minderwertige in ihrem psychischen Leben mehr wert sind als manche andere, die im vollen Besitz der Gesundheit stehen» (Koch, 1891). «Psychopathisch» bedeutete zuvor psychisch krank in einem allgemeinen und weiten Sinne, entsprach also dem heutigen «psychopathologisch». Nun aber wurde der Gebrauch des Wortes auf die gestörten Persönlichkeiten eingeengt. Psychopathie war bald ein abgegriffener und pejorativ besetzter Begriff, wurde aber fast ein Jahrhundert lang beibehalten.

Als Kraepelin begann, die psychischen Krankheitsgebiete zu ordnen, griff er Kochs Lehre auf und sprach zunächst von psychopathischen Zuständen (1883/96), später von psychopathischen Persönlichkeiten (1883/1903). Mehr als diese Vokabeln ist der Stil der Kraepelin'schen Beschreibungen zu beachten; er ist weit entfernt von der Degenerationslehre, kaum wertend und enthält stellenweise Ansätze des Verstehens. Seit Kraepelin wurde immer wieder versucht, den Psychopathie-Begriff wertfrei zu fassen, was aber nie ganz gelang, wie auch K. Schneider (1923) einräumte, der von abnormen Persönlichkeiten sprach. Ein weiterer Versuch, mit einem neuen Terminus den Altlasten zu entrinnen, war die akzentuierte Persönlichkeit (Leonhard, 1964). Manche Psychiater vermieden Bezeichnungen wie psychopathische Persönlichkeit ganz (z. B. Kretschmer, 1922b).

Inzwischen hatten Freud und A. Meyer sowie später Alexander die Grundlagen für eine psychodynamische Charakterlehre gelegt. «Charakterneurose» wurde ein feststehender Begriff der psychoanalytischen Neurosenlehre. Die beschriebenen Typen entsprechen den gleichnamigen Persönlichkeitsstörungen (z. B. anankastische, depressive, hysterische usw.); es sind die gleichermaßen betroffenen Menschen gemeint, wenn auch die Konzeptionen der Psychoanalyse und der klinischen Psychopathielehre sehr unterschiedlich sind. Die Psychopathie-Lehre insgesamt psychodynamisch zu durchdringen, war das Anliegen mehrerer deutscher Psychoanalytiker in der Nachkriegszeit (Schultz-Hencke, Dührssen, Riemann).

Im Übrigen wurde das Psychopathieproblem längere Zeit hintangestellt, wenn man von dem forensisch-psychiatrischen Bereich speziell in der angloamerikanischen Psychiatrie absieht. Es blieben Begriffe wie Dissozialität, antisoziale Persönlichkeitsstörung und – in Einengung der Bedeutung – *psychopathy* (s. o.: «Persönlichkeitsstörungen»); damit war Prichards *moral insanity* wieder aufgegriffen.

Persönlichkeitsstörung

Stärkere Bewegung kam erst wieder mit der amerikanischen Klassifikation DSM III (1980) auf. Mit der neuen Formulierung *personality disorder* war der Versuch verbunden, alte Termini und Theorien hinter sich zu lassen und eine unvoreingenommene, wertfreie diagnostische Bezeichnung durchzusetzen. In diese Klasse psychischer Störungen wurden zwei neue Formen eingebracht: *borderline personality disorder* (Spitzer et al., 1979) und *narcissistic personality disorder* (Kernberg, 1976; Kohut, 1977). Hiermit deutete sich auch eine Umkehr des nosologischen Denkens an, nämlich von der Neurose weg und zur Persönlichkeitsstörung hin. Was zunächst als psychodynamische Konzeption neurotischer Störungen (*borderline*-Struktur, Narzissmus) verstanden worden war, wurde nun in den Bereich der Persönlichkeitsstörungen verlagert. Hiermit ging ein bemerkenswerter Aufschwung der Psychotherapie bei Persönlichkeitsstörungen einher, allerdings hauptsächlich beschränkt auf die genannten zwei Formen.

Im Rückblick auf zwei Jahrhunderte scheinen die großen Probleme der Lehre von den Psychopathien bzw. Persönlichkeitsstörungen nur wenig der Klärung näher gekommen zu sein. Die nosologische Stellung der Persönlichkeitsstörungen sieht man nach wie vor zwischen Psychosen und gesundem Seelenleben. Dabei sind bis heute die zugrunde gelegten Konzeptionen uneinheitlich. Zum Teil sind psychosenahe Störungen gemeint, wie paranoide, hyperthyme und schizotype Persönlichkeitsstörungen, als ob es sich um Verdünnungsformen von Psychosen handele. Andere Typen sind reaktionspsychologisch zu verstehen (z. B. passiv-aggressive oder Vermeidungs-Persönlichkeitsstörungen). Zudem gibt es komplexere Konzeptionen von Persönlichkeitsstörungen bzw. Charakterneurosen, die sowohl deskriptiv als auch psychodynamisch definiert sind (depressive, anankastische, sensitive Persönlichkeitsstörungen etc.). Eine weitere Konzeption ist soziologisch bzw. kriminologisch geprägt: die dissoziale oder antisoziale Persönlichkeitsstörung, auch *psychopathy* genannt.[385]

Die ätiologische Fragestellung heißt bis heute: genetisch vorbestimmt oder psychisch entwickelt? Jedoch konnte zur Frage nach der Entstehung bisher nicht viel empirisch Gesichertes beigetragen werden. Nachdem eine Zeit lang die psychodynamische Richtung vorherrschte, dominieren nun ätiologisch das hereditäre Modell und klinisch das Klassifikationsdenken. Das Typisieren blieb ein Stein des Anstoßes, unter anderem weil die Validität der Typen zu wünschen übrig lässt und die Kategorien der Klassifikationssysteme zu viele Übergänge aufweisen. Anstelle kategorialer Typen wurden dimensionale Modelle eingeführt, die jedoch klinikfern wirkten. Auch das *labeling*-Problem ist geblieben: So wie die Begriffe Psychopathie, abnorme Persönlichkeit usw. ausgesprochen pejorativ gebraucht wurden, wirkt heute die Diagnose Persönlichkeitsstörung allzu leicht wie ein abwertendes Etikett; denn die Beschreibungen der Persönlichkeitsstörungen lesen sich – von Prichard bis Kernberg – wie Kataloge schlechter Eigenschaften.

43. Psychotraumatische Störungen

Im Ersten Weltkrieg (1914–1918) traten bei Frontsoldaten gehäuft psychische Störungen auf, insbesondere Zittern und «psychogene» Lähmungen nach Granatexplosionen. Diese so genannten Kriegsneurosen lösten seinerzeit eine lebhafte und zunächst kontrovers geführte wissenschaftliche Diskussion aus, die in der Medizingeschichte im Allgemeinen als eine Kontroverse somatogen (Oppenheim) versus psychogen (Nonne, Bonhoeffer, Gaupp) dargestellt wird. Aber diese Polarisierung trifft nicht den Kern des Problems Kriegsneurose. Die wissenschaftliche Argumentation war differenzierter. Hierüber soll unter verschiedenen Aspekten berichtet werden: der Erweiterung des Hysterie- bzw. Neurosebegriffs, des pluridimensionalen Modells der Ätiopathogenese, der Anfänge und Weiterentwicklung der psychiatrischen Traumatologie sowie der Psychotherapie in der Psychiatrie.

Zur Vorgeschichte

«Trauma» bedeutete ursprünglich Verletzung, Wunde (vgl. Zedler, 1749, Sp. 1533). Erst um 1900 wurde der Begriff auch auf seelische Vorgänge bezogen: zum einen als Verletzung der Psyche, als psychisches Trauma; zum anderen als Verletzung in Folge psychischer Einflüsse. Die Vorstellung, dass der Mensch durch schädigende Einwirkungen von außen auch seelische Störungen erleidet, gleichsam von ihnen infiziert wird – etwa durch «Dämonen», «Imagines», Schreckerlebnisse –, gehört zu den traditionellen Grundannahmen der Heilkunde von der Antike bis heute. Wir können sie paradigmatisch bei Paracelsus studieren, der die Metapher vom (astrologisch-dämonologisch gedachten) «hinein schießen» benutzte, um diese krank machende Traumatisierung zu erklären.

Angestoßen von der Aufsehen erregenden Problematik der *railway spine* entstand in der zweiten Hälfte des 19. Jahrhunderts eine intensive Debatte über die «traumatische Neurose», an der die psychiatrische Beschäftigung mit den «Kriegsneurosen» im 20. Jahrhundert anknüpfte (vgl. Fischer-Homberger, 1970 u. 1975).

«Kriegsneurosen»: Wissensstand 1914

Auf welchen Wissensstand konnte die Kriegsneurose-Diskussion zu Beginn des Ersten Weltkrieges zurückgreifen? Es gab mehrere wissenschaftliche Ansätze: die klinischen Erfahrungen mit so genannten traumatischen Neurosen, das Modell der Hysterielehre und der Psychoanalyse sowie das neuropathologische Modell der traumatischen Neurosen.

Zu den *klinischen Erfahrungen* gehörte die Erkenntnis, dass Psychosen unter Kriegseinwirkungen *nicht* an Häufigkeit zunehmen, das hatten schon Beobachtungen im Krieg 1870/71 gezeigt. Überzeugende statistische Untersuchungen von Militärpsychiatern ließen daran keinen Zweifel mehr (vgl. Lengwiler, 2000). Man nahm an, Psychosen würden in Kriegszeiten lediglich eher «ans Tageslicht gezogen» (Bonhoeffer, 1914b, S. 437). Mit zunehmender Häufigkeit traten bei Frontsoldaten 1914 vielmehr Störungen auf, die den hysterischen Erscheinungsbildern ähnelten. Diese Erfahrungen waren nicht ganz neu; aus dem amerikanischen Sezessionskrieg 1861–1865 und aus dem Deutsch-Französischen Krieg 1870/71 waren solche Störungen bekannt. Auch beim englischen Militär sollen im Burenkrieg 1899–1902 traumatisch-hysterische Störungen beobachtet worden sein.[386]

Eine zivile Variante war seit den 1860er Jahren bekannt, nämlich psychische Reaktionen bei Eisenbahnunfällen. Sie wurden «*railway spine*» genannt; denn man führte sie zunächst auf multiple Läsionen und chronische Entzündungen des Rückenmarkes zurück (vgl. Erichsen, 1867; Westphal, 1879).

Zudem basierte die Diskussion auf der *Hysterielehre* von Jean Martin Charcot, der die Suggestibilität der hysterischen Phänomene erkannte (insbesondere in der Hypnose), andererseits aber eine organpathologische Verursachung für wahrscheinlich hielt. Während Charcot noch *physische* (mechanische) Traumen als Ursache der hysterischen Lähmungen ansah, die nach einer «Inkubation» und psychischer Verarbeitung auftraten, behauptete Freud, dass alleine das (durch «Schreck» hervorgerufene) *psychische* Trauma ausschlaggebend sei. Der Traumabegriff war für die Freud'sche Begründung der Psychoanalyse fundamental, was hier nur kurz angedeutet werden kann. Als Freud gegen Ende des 19. Jahrhunderts die Psychoanalyse entwickelte, spielte dabei das «psychische Trauma» als Ursache der Hysterie bzw. Neurose eine Hauptrolle. Dabei hob Freud sowohl auf frühe Traumen ab, die sich zum Teil als Phantasie erwiesen, als auch auf aktuelle Belastungen.[387]

Ein drittes Modell der traumatischen Neurosen hielt sich weitgehend an die Auffassung, jedes psychopathologische Phänomen müsse *unmittelbar somatisch* begründet sein. Diesen Standpunkt vertrat Hermann Oppenheim (1858–1919), der ätiologisch von mikrostrukturellen Hinveränderungen auch bei Kriegsneurosen ausging. Mit seinem Buch «Die traumatische Neurose» (1889; weiterhin 1915; 1916) geriet er bald in Widerspruch zu den neuen Befunden der Hysterielehre, die er ablehnte.[388]

Krankheitsbilder

Das *Vorkommen* der Kriegsneurosen wurde übereinstimmend beschrieben: vereinzelt schon bei der Mobilmachung (vgl. Wollenberg, 1914, S. 2), hauptsächlich aber an der Front und am meisten im Stellungskrieg. Auslösend waren Granatexplosionen mit Erschütterungen und Mineneinschläge mit Verschüttungen.[389] Bei Kriegsgefangenen waren «Kriegsneurosen» sehr selten zu beobachten. In einem Lager für russische Gefangene kam es einmal zu einer «kleinen Epidemie» von motorischen Störungen (vgl. Liebermeister, 1917).

Die *Symptomatik* der Kriegsneurosen bestand bevorzugt in Zittern («Schütteltremor») einzelner oder aller Gliedmaßen und in Lähmungen eines Armes oder Beines oder halbseitig ausgeprägt. Selten war ein *Hemispasmus glossolabialis* mit Sprechstörung oder Stummheit, auch Hör- und Sehausfälle bis zur «psychogenen» Taubheit und Blindheit kamen vor (vgl. Kehrer, 1917). Häufiger waren Sensibilitätsausfälle. Des Weiteren traten «hysterische Anfälle», Delirien und Pseudodemenz auf – insgesamt also das Spektrum der Störungen, die heute Konversionsreaktionen oder dissoziative Störungen genannt werden. Zudem wurden «Neurasthenie» festgestellt, also schwere Erschöpfung, und «allgemeine nervöse Symptome» (Bumke, 1924/36), zum Teil verbunden mit depressiven Verstimmungen (so genannte neurasthenische Depression nach Wollenberg, 1914, S. 2185).[390]

Die *Diagnostik* war übereinstimmend, wenn auch unterschiedliche Formulierungen benutzt wurden: Kriegsneurose, Hysterie, Kriegshysterie, Schreckneurose, traumatische Neurose, funktionelle Erkrankungen. Mehrere Autoren versuchten, eine Einteilung der Kriegsneurosen zu finden und eine Systematik darzustellen, ohne überzeugen zu können. Kriegsneurosen wurden nur von einer Minderheit von Psychiatern als Simulation verkannt, ein Fehler, den unter anderem Freud (1920a) rügte.

Verursachung

Die *Ätiologie* der Kriegsneurosen wurde differenziert diskutiert; sie blieb keineswegs beschränkt auf ein Pro und Contra Oppenheim, wie das in psychiatriegeschichtlichen Darstellungen häufig falsch akzentuiert wird.

Eine angeborene Anlage im Sinne der psychopathischen Konstitution wurde von vielen Autoren hervorgehoben, z. B. von Bonhoeffer (1914a, S. 1777; 1914b, S. 438) und von Gaupp: «Es gibt Menschen genug (und es mögen dies im übrigen recht tüchtige und moralisch einwandfreie Menschen sein), deren Nervensystem für Strapazen und Grauen des modernen Krieges schlechterhin nicht ausreicht […]. Die hysterische Psyche weiß sich, wenn man Übermenschliches von ihr verlangt, Rat: sie verfällt von neuem in mitleiderregende Krankheit […].» (Gaupp, 1915a, S. 361 f.)

Als *aktuelle Faktoren* wurden Erschöpfung und Schlafentzug im Fronteinsatz herausgestellt und insbesondere Granat- und Minenexplosionen. Diese würden umso mehr pathogen wirken, als sie sich wiederholten und häuften; daher nähmen kriegsneurotische Reaktionen im Laufe des Krieges zu (Bumke, 1924/36, S. 200).

Hirnschädigungen waren von Oppenheim als *die* Ursache der traumatischen Neurosen und der Kriegsneurosen angesehen worden; er bezog sich dabei auch auf die psychischen Reaktionen auf Eisenbahn- und Arbeitsunfälle. Als demgegenüber die psychoreaktive Entstehungsweise unabweisbar geworden war, ohne dass Oppenheim sie hätte akzeptieren können, entwickelte er die Hypothese, dass eben durch *psychische Einflüsse* (wie Schreck) jene hirnorganischen Veränderungen bewirkt würden. Nach 1916 haben nur noch wenige Autoren die Oppenheim'sche Meinung vertreten, z. B. Liebermeister (1918) oder Sarbo (1917), dem Bonhoeffer (1917b) ausdrücklich widersprach.[391]

Natürlich wurde von erfahrenen Autoren eingeräumt, dass durch Granateinwirkungen eine *Commotio* oder *Contusio cerebri* eintreten und sich auch bei diesen Verwundeten eine Kriegsneurose einstellen könne (vgl. Gaupp, 1916, S. 378). Im Allgemeinen aber schlossen sich körperliche Verwundung und Kriegsneurose aus.

Die *Angst*, die bei einem Artillerieangriff mit zahlreichen Einschlägen entsteht, wurde nur von wenigen Autoren thematisiert (z. B. Gaupp, 1918, S. 493). Horn (1917) sprach von «Gemütserschütterung». Auffallend oft fehlen in den Veröffentlichungen Hinweise auf diese aktuelle Situation und auf die entsprechende Angst. Ob man das für selbstverständlich und nicht erwähnenswert hielt oder ob es als «unsoldatisch» angesehen wurde, von Angst zu sprechen, mag dahingestellt bleiben. Freud hat nach dem Krieg die psychodynamischen Faktoren prägnant formuliert: «Es ergab sich also leicht als die nächste Ursache aller Kriegsneurosen die dem Soldaten unbewußte Tendenz, sich den gefahrvollen oder das Gefühl empörenden Anforderungen des Kriegsdienstes zu entziehen. Angst um das eigene Leben, Sträuben gegen den Auftrag, andere zu töten, Auflehnung gegen die rücksichtslose Unterdrückung der eigenen Persönlichkeit durch die Vorgesetzten, waren die wichtigsten Affektquellen, aus denen die kriegsflüchtige Tendenz gespeist wurde.» (Freud, 1920a, S. 943)

Übereinstimmend wurde die Bedeutung bewusster oder unbewusster Begehrensvorstellungen (im Sinne eines sekundären Krankheitsgewinns) gewertet. (Simulation wurde hingegen kaum je unterstellt.)

Das tendenziöse Verhalten sah man insbesondere auf die finanzielle Entschädigung gerichtet. In auffallend geringerem Maße (obwohl es sehr nahe liegt) gehen die Kriegsveröffentlichungen auf die Tendenz ein, den grauenvollen Zuständen an der Front zu entgehen.

Iatrogene Faktoren wurden insofern angenommen, als Fixierungen der Störungen beobachtet wurden, wenn nicht rasch und intensiv genug Therapie erfolgte (z. B. Kehrer, 1918). Gelegentlich kam es zu «psychischen Infektionen und Induktionen», die Kehrer (1916, S. 258) für vermeidbar hielt.[392]

Kontroverse 1916

Diese Zusammenstellung der verschiedenen pathogenetischen Faktoren orientiert sich an den damaligen Publikationen und erfolgt dabei aus heutiger Sicht. Die damalige Auseinandersetzung betraf zunächst bevorzugt die Frage: organpathologisch oder psychoreaktiv? Diese Kontroverse wurde auf mehreren Tagungen mit zunehmender Heftigkeit diskutiert.

In der «Berliner Gesellschaft für Psychiatrie und Nervenheilkunde» trafen 1915 Oppenheim und Bonhoeffer aufeinander (vgl. Schmidt, 1915, S. 518). Weitere Tagungen zu diesem Thema fanden 1915 in Baden bei Wien und 1916 in Hamburg statt. Zu einem Höhepunkt und vorläufigen Abschluss kam die Auseinandersetzung bei der gemeinsamen «Kriegstagung» der «Gesellschaft Deutscher Nervenärzte» und des «Deutschen Vereins für Psychiatrie» am 22. September 1916 in München (ausführlich veröffentlicht in «Deutsche Zeitschrift für Nervenheilkunde», 56 [1917], S. 1–216). Die Referate hielten neben Oppenheim der Neurologe M. Nonne («Über Neurosen nach Kriegsverletzungen») und der Psychiater R. Gaupp («Über Kriegsneurosen», 1916). Zur Diskussion sprachen 34 Teilnehmer, nur drei der Diskutanten äußerten sich im Sinne Oppenheims, die anderen gegen ihn. Oppenheim wurde überstimmt, aus seinem Schlusswort sprach tiefe Resignation, er legte den Vorsitz der «Neurologischen Gesellschaft» nieder.

Die Auseinandersetzungen waren hitzig «wie Zank und Streit übereifriger Theologen» (Gaupp, 1916, S. 358); sie verlief so erregt, wie er es sonst nie wieder erlebt habe, befand Nonne (zit. n. Schliack/Hippius [Hg.], 1998, S. 16). Die Aufregung hatte ihre Gründe wohl nicht allein in den militärischen und politischen Implikationen,[393] sondern gewiss auch darin, dass die Erörterung der Kriegsneurosen Grundsatzprobleme der Psychiatrie berührte, indem sie Richtungskämpfe zwischen somatisch orientierter Konzeption und «psychologischer» Hysterielehre aktivierte, der sich die Psychiatrie nicht mehr verschließen konnte.

Behandlung und Prognose

Die *Behandlung* hat Gaupp zusammenfassend beschrieben: «Die akuten Symptome der Kriegshysterie sind leicht zu heilen, und sie verschwinden viel leichter, wenn die Angst vor der Wiederkehr des Kriegsungemaches wegfällt.» (Gaupp, 1915a, S. 362) Therapeutisch erfahrene Psychiater betonten, wie sehr es auf die persönliche Wirkung des Arztes ankomme (z. B. Gaupp, 1916, S. 388). Dazu gehöre es auch, eine «goldene Brücke zu bauen» (Wagner von Jauregg, 1917, S. 191), nämlich eine Brücke für den Rückzug vom Symptom ohne Gesichtsverlust. Gelinge dieses ärztliche Verhalten nicht, träten allzu leicht iatrogene Schäden ein. «Ein frischer therapeutischer Offensivgeist» (Kehrer, 1918, S. 51) müsse in den Behandlungen herrschen. Mehrfach nennt Kehrer das therapeutische Vorgehen «rigoros», an anderen Stellen aber pädagogisch oder psychopädagogisch; seine Ausführungen muten fast verhaltenstherapeutisch an. Die Persönlichkeit und die aktuelle Situation des Kranken seien zu berücksichtigen (Kehrer 1916). Das Prinzip war eine sehr energische und konsequente Behandlung. Der Behandlungsstil war gewiss nicht allein in militärischer Strenge und soldatischer Disziplin begründet (vgl. Fischer-Homberger, 1970; 1975), sondern von einer ausgesprochenen ärztlich-therapeutischen Einstellung geprägt, wie die zitierten Publikationen von Gaupp, Kehrer und anderen erkennen lassen. Übereinstimmend wurde die positive Erfahrung wiedergegeben, diese Behandlungen im Kriegslazarett hinter der Front durchzuführen, nicht etwa weit weg von der Entstehungssituation, also nicht im Heimatlazarett, was sich weniger bewährt habe.

Im Einzelnen empfahlen die Autoren – außer den Genannten auch Ritterhaus (1919), Schüller (1918), Stern (1918) – folgende Methoden: anfangs eine Schonungsphase mit körperlicher und geistiger Ruhe, teilweise Bettruhe, gedacht zur Erholung von der seelischen Traumatisierung; danach die symptomgerichtete Behandlung, insbesondere gegen die motorischen Symptome, wozu auch Dauerbad und Narkose verwendet wurden (ein Autor empfahl Zwangsexerzieren). Hauptsächlich wurden suggestive Methoden angewandt, wobei zwischen Wachsuggestion (auch durch Elektrisieren, z. B. mit dem «faradischen Pinsel») und Suggestion in Hypnose zu unterscheiden ist, für die sich unter anderem der Neurologe Nonne einsetzte.[394]

In Frankreich und in Deutschland geriet die Elektrotherapie nach dem Krieg in die Kritik, es kam zu Gerichtsklagen. Ob es sich um eine humane Behandlungsmethode handelte, hat Sigmund Freud als Gutachter in einem Prozess gegen den Wiener Psychiater Wagner von Jauregg 1920 erörtert und auch dabei die Absicht, die Soldaten doch wieder kriegstüchtig zu machen, kritisiert.

«Die *Prognose* der kriegsneurotischen Zustände hängt, wenn wir nur die wirklichen Neurosen ins Auge fassen, hauptsächlich von der seelischen Struktur des Erkrankten, seinem Charakter und seiner Stellungnahme zum Krieg, von unseren ärztlichen Maßnahmen, vom Gange und von der Dauer des Krieges, von der Gestaltung des Arbeitsmarktes und von der Lösung der Rentenfrage ab.» (Gaupp, 1916, S. 387) Damit wurden die Faktoren genannt, die den Verlauf der Kriegsneurosen bestimmten. Gegen Ende des Krieges war hinzuzufügen: «Die massiven Formen der Hysterie sind seltener geworden, nachdem die Neurologen gelernt haben, die Heilung durch energische Behandlung zu erzwingen.» (Gaupp, 1918, S. 294)

In der anfangs strittigen Frage nach der *Entschädigung* wurde weitgehend Übereinstimmung erzielt: Bei Kriegsneurose sei keine Berentung angebracht, allenfalls eine einmalige Entschädigung (z. B. Gaupp, 1916).[395] Bei Kriegsende 1918 verschwanden in kurzer Zeit Kriegszittern und andere kriegsneurotische Symptome («Genesungsepidemie»), wohl nicht nur weil die Belastungen wegfielen, sondern auch weil keine Entschädigung mehr zu erwarten war. Nur wenige Patienten behielten die kriegsneurotischen Symptome für einige Jahre bei.[396]

Politischer Hintergrund

Auch wenn die Beurteilung der Kriegsneurose von ärztlicher Nüchternheit und wissenschaftlicher Unabhängigkeit getragen war, so sind doch die *politischen und militärischen Hintergründe* zu bedenken. Was hierzu zum Beispiel die bekannten Psychiater K. Bonhoeffer und R. Gaupp sagten, erscheint bemerkenswert.

Bonhoeffer sprach unverblümt von «verdächtigen Individuen» (1914a, S. 1777), von «ungeeigneten Psychopathen […] [die] ausgemerzt werden müssen» (S. 1778), denen «die normale soziale Anpassungsfähigkeit abgeht» (1914b, S. 438). Gaupp äußerte: «Wo wir uns im Kreise unseres Volkes umsehen, überall machen wir die wehmütige Entdeckung, daß seine besten Söhne dahingesunken sind, während das Schwächliche und Kränkliche übrigbleibt. Noch nie, seit die Welt steht, hat ein Krieg eine so furchtbare negative Auslese getroffen [...].» (Gaupp, 1918, S. 494) «Soll die traurige negative Auslese, die der massenmordende Krieg trifft, noch dadurch verstärkt werden, daß hysterische Symptome, die auf der Basis der Angst und Willensschwäche ruhen, den derart Schwachnervigen von der Pflicht der Vaterlandsverteidigung befreien?» (Gaupp, 1915a, S. 362)

Der sozialdarwinistische Unterton ist in diesen und anderen Äußerungen nicht zu überhören. Wenn hier von Psychopathie die Rede ist, dann auch im Sinne von Minderwertigkeit und Degeneration. Die Erfahrung, dass die Nervenlazarette zu zwei Dritteln von Kriegsneurotikern eingenommen waren, bedeutete für viele Psychiater einen beruflichen Konflikt. Es erübrigt sich fast zu erwähnen, dass Einwände dagegen erhoben wurden, dass Kriegsneurotiker militärische Auszeichnungen erhielten (vgl. Loewy, 1918).

In solchen militärischen und patriotischen Äußerungen vermisst man den «menschlichen» Aspekt, und es stellen sich Fragen. Sind die weniger Stabilen, die so genannten Psychopathen, nicht vielleicht auch die empfindsameren Menschen, die sensibleren Indikatoren für unmenschliche Vorgänge? War das unbedingte Durchstehen des Schützengrabenkrieges oder die Begeisterung bei Kriegsbeginn 1914 «normal»? Selbst Bonhoeffer hielt diese Begeisterung für eine «überwertige Idee» (1914b, S. 435). Wenn die Kriegsneurose als «Flucht in die Krankheit» (z. B. Gaupp, 1915, S. 1120) bezeichnet wurde, ist zu fragen, ob diese Flucht als Schwäche zu werten ist oder als eine adäquate Reaktion auf die «Materialschlacht» des Ersten Weltkrieges gelten kann?[397]

Wissenschaftliche Erkenntnisse

Die Erfahrungen, die sich aus der Diagnostik und Behandlung der «Kriegsneurosen» im Ersten Weltkrieg ergaben, lassen sich so zusammenfassen:

- Es zeigte sich, dass nicht jede psychopathologische Symptomatik neuropathologisch erklärt werden kann.
- Die Hysterielehre wurde weiterentwickelt.

- Die Kriegsneurosen wurden als multifaktoriell bedingt erkannt. Nicht nur in heutiger Sicht zeigt die Diskussion um die Entstehung der Kriegsneurosen pluridimensionale Züge. Vielmehr waren damalige Autoren bemüht, verschiedene Bedingungen wirksam nebeneinander anzuerkennen (z. B. Ratner, 1916/17, und Ritterhaus, 1919). Gaupp sagte prägnant, diese Neurosen könnten «körperlicher oder seelischer Herkunft» sein (1916, S. 359), und an anderer Stelle: «Häufig ist auch die Überlagerung eines organischen Kernes» zu erkennen (Gaupp, 1915b, S. 1120). Im gleichen Sinne sah Kehrer (1917, S. 1251) ein «Entgegenkommen im Sinne Freuds». Kehrer hat die Mehrdimensionalität dieser Störungen eindeutig erkannt: «Bei der Entstehung der Kriegsneurosen wirken psychische, psychophysische und rein körperliche Momente in größter Variabilität in-, auf- und durcheinander» (1916, S. 259), und an anderer Stelle: eine «Mischung und Verflechtung organischer und seelisch begründeter Funktionsstörungen» (1918, S. 52; auch 1917). Den Terminus «mehrdimensional» verwandte Kehrer allerdings in diesen Arbeiten noch nicht, sondern erst 1923, nachdem dieser Begriff von Kretschmer in anderem Zusammenhang thematisiert worden war (s. Kap. 15).
- Mit der Behandlung der Kriegsneurosen wurde erstmalig, in großem Umfang und mit unbestrittener Indikation Psychotherapie in der Psychiatrie praktiziert; es handelte sich um eine störungsorientierte Psychotherapie, wie sie heute gefordert wird.
- Die Kriegsneurosen von 1914 bis 1918 waren ein erstes Modell für die heute so genannten posttraumatischen Belastungsstörungen. Für die Weiterentwicklung dieser Lehre gab das 20. Jahrhundert mit seinen Kriegen und Verfolgungen immer wieder Anlass.

Psychiatrische Traumatologie im 20. Jahrhundert

Noch im Ersten Weltkrieg zeichnete sich eine *Symptomverschiebung* ab. Häufiger als über die auffallenden Konversionsreaktionen wurde über Beschwerden der inneren Organe geklagt. Es handelte sich um einen Symptomwandel «von der Gebärde zur Beschwerde», der noch deutlicher wird beim Vergleich der Störungen von Soldaten des Zweiten Weltkrieges mit denen des Ersten Weltkrieges. Im Zweiten Weltkrieg waren Konversionsreaktionen sehr selten (extrem selten übrigens bei der Zivilbevölkerung nach Luftangriffen), eindeutig überwogen bei überstrapazierten Soldaten die verschiedenen funktionellen Organbeschwerden von Seiten des Herzens, Magen-Darm, Blase usw.; häufig waren allgemeine Erschöpfung und Schlafstörungen. In russischer Kriegsgefangenschaft wurden wenig neurotische und hysterische Reaktionen beobachtet, was Kornhuber (1961) damit erklärt, dass das allgemeine Elend und der andauernde Kampf um das Überleben alles andere zurückgedrängt habe.

Die deutsche Militärpsychiatrie hat im Zweiten Weltkrieg auffallend wenig publiziert. Mehr berichteten amerikanische Psychiater über die Belastungsreaktionen ihrer Soldaten. Bereits 1941 schrieb Kardiner über «*traumatic neurosis of war*», nämlich über dissoziative Störungen wie Amnesie, zudem über Schreckhaftigkeit, Reizbarkeit und Verstimmungen. Amerikanische Psychiater erkannten auch, dass eine Persönlichkeitsdisposition nicht Vorbedingung psychotraumatischer Störungen sein müsse. Es komme mehr, als früher angenommen wurde, auf die Stärke des Traumas an. Die Symptome würden keineswegs regelmäßig in absehbarer Zeit abklingen, sondern zum Teil sehr lange bestehen können. Das wurde in besonders ausgeprägter Form auch nach Extrembelastung rassisch Verfolgter im Konzentrationslager festgestellt.

Soweit Zahlen vorliegen und vergleichbar sind, waren Belastungsreaktionen nach traumatischen Erlebnissen bei amerikanischen Soldaten des Zweiten Weltkrieges häufiger als bei deutschen. Beschrieben wurden insbesondere Erschöpfung, Übermüdung und Versagenszustände (*combat exhaustion*) und infolge dessen «Kampfmüdigkeit» (*combat fatigue*). Dabei handelte es sich hauptsächlich um Angst und depressive Störungen. Die Behandlung in Frontnähe wurde auch jetzt empfohlen, wiederum um die Kampffähigkeit zu erhalten bzw. wiederherzustellen. Angewandt wurden hauptsächlich Suggestivmethoden, aber auch Halbnarkose (Narkoanalyse).[398] Konversionsreaktionen waren auch bei den amerikanischen Soldaten des Zweiten Weltkrieges selten.

Die Erfahrungen amerikanischer Psychiater im Zweiten Weltkrieg und auch im Koreakrieg (z. B. Kardiner, 1941; 1959; Grinker/Spiegel, 1945) führten zu neuen Krankheitsbegriffen wie *gross stress reaction*, was auch in die Klassifikation DSM I (1952) einging (der Begriff kommt dem Terminus Primitivreaktion der deutschen Psychiatrie nahe). Gemeint waren Zusammenbrüche, Weglaufen und auch Zittern. In DSM II (1969) wurde formuliert: *transient adjustment reaction*, was fast verharmlosend klingt. Dabei ist zu bedenken, dass es sich um die Zeit des Vietnamkrieges handelte, dessen Folgen, hier die psychopathologischen Folgen bei den amerikanischen Soldaten, schwer von der Gesellschaft zu akzeptieren waren. Mit der Zunahme der Zeitdauer und der Grausamkeiten des Vietnamkrieges wurde die Problematik mehr und mehr offen diskutiert, und man sprach von einem «Vietnam-Syndrom» oder «Post-Vietnam-Syndrom» (vgl. Baker, 1980, S. 183 ff.). Seit DSM IV (1980) wird der Begriff «posttraumatische Belastungsstörung» bevorzugt. Die Traumatisierungen sind zahlreicher und vielgestaltiger geworden; nicht mehr nur Krieg und Gefangenschaft, sondern auch Flucht und Haft (z. B. in der DDR), Verfolgung und Folter (2002 in 150 Ländern der Erde), aber auch Natur- und Brandkatastrophen (z. B. Lindemann, 1944) sind Schädigungsereignisse. Folgen sind zum Teil lang anhaltende Reaktionen, die sich in Angst, Teilnahmslosigkeit, Verstimmung und Schlafstörung äußern.

44. Wahn

Der Begriff «Wahn» bezeichnet in der Psychiatrie die Kernsymptomatik der Störungen, die als Verrücktheit, Irresein, Wahnsinn oder Irrsinn bekannt waren. «Die Geschichte des Paranoiabegriffs [ist] auf das engste mit der gesamten Entwicklung unserer psychiatrisch-klinischen Anschauungen verknüpft.» (Kraepelin, 1883/1915, Bd. IV, S. 1707) Wahn galt als das zentrale Problem, zugleich aber als das delphische Orakel der Psychiatrie. Was im Laufe der Psychiatriegeschichte zur Erhellung dieses Problems beigetragen wurde, ist paradigmatisch für die Entwicklung der psychiatrischen Lehre im Ganzen. Der Begriff «Paranoia» betrifft die Wahnkrankheit im engeren Sinn, nämlich den Wahn, der ohne weitere psychische Störungen auftritt. Hierauf wird insbesondere einzugehen sein, auch wenn Wahnsymptome bei anderen psychischen Krankheiten, insbesondere bei den so genannten endogenen Psychosen, aber auch unter Alkohol und Drogen auftreten.

In der Medizin- und Kulturgeschichte finden sich von Anfang an Zeugnisse über Wahnkranke, wobei etwa der Liebeswahn (Liebeskrankheit) ein zu allen Zeiten viel beachtetes Leiden darstellt. Die Abgrenzung eines «natürlichen Wahns», etwa der Dichter und Denker, von einem «krankhaften Wahn», typisch für die Irren, wie sie der romantische Psychiater Ideler (1838; vgl. Berner, 1986, S. 719) vornehmen wollte, verweist auf das grundsätzliche Problem, den Wahn im Hinblick auf seine möglicherweise enthaltene «Wahrheit» zu bewerten. Der «Massenwahn» in seinen verschiedenen Formen ist zwar nicht mehr Gegenstand der Psychiatrie, verweist aber auf die psychiatrisch bzw. psychiatriehistorisch durchaus interessante Fragestellung, inwieweit Kultur und Gesellschaft nicht selbst einem Wahn verfallen können.

Verhexung, Verzauberung, Erotomanie

Der Wahnbegriff ist alt und vieldeutig. Auch in der modernen psychiatrischen Terminologie gibt es keine allgemein gültige Definition. Die Etymologie des deutschen Wortes «Wahn» lässt sich bis zum 8. Jahrhundert zurückverfolgen. Dieses Substantiv bedeutete damals im Althochdeutschen so viel wie unbegründete Meinung, Ansicht, Vorstellung – nicht zu verwechseln mit dem ebenfalls aus dem Althochdeutschen stammenden gleichlautenden Adjektiv *wan*, das «mangelhaft, fehlend, leer» bezeichnete und im Begriff «Wahnsinn» oder «Wahnwitz» (ahd. *wanawizzi*) auftaucht. Im Mittelhochdeutschen erschien das Substantiv «Wahn» als Gegensatz von Wissen und Wahrheit, im 18. Jahrhundert schließlich als Kennzeichnung einer Selbsttäuschung oder fixen Idee und gelangte so um 1800 in die Terminologie der entstehenden Psychiatrie (vgl. Etymologisches Wörterbuch, S. 1531; Berner, 1986, S. 719). «Wahn» – im Deutschen synonym auch «Wahnsinn» oder «Verrücktheit» – heißt im Englischen *delusion*, im Französischen *délire* bzw. *monomanie* (Esquirol).

Heute wird die Hexenverfolgung in Renaissance und Früher Neuzeit auch oft als «Hexenwahn» bezeichnet. Wahnkrank waren nach diesem Sprachgebrauch allerdings nicht die angeblichen Hexen, sondern vielmehr diejenigen, die sie verfolgten und auf den Scheiterhaufen brachten. Manchmal gelang es Ärzten, die «Hexen» zu retten, indem sie sie für (geistes-)krank erklärten – allenfalls für Opfer teuflischer Besessenheit, keineswegs jedoch für Teufelsbuhlerinnen, die mit dem Satan einen Pakt geschlossen hätten. Als ein Pionier im Kampf gegen den Hexenwahn ist vor allem Johannes Weyer (auch Wierus oder Wier), der Leibarzt des Herzogs Wilhelm V. von Jülich-Kleve-Berg, zu nennen, der 1563 seine Aufklärungsschrift «*De praestigiis daemonum*» («Über die Blendwerke der Dämonen») veröffentlichte. Darin meint er, «daß die Hexen, auch durch den bösesten Willen, durch die gräßlichste Beschwörung niemandem schaden können, daß sie vielmehr in ihrer durch die Dämonen […] erhitzten Phantasie und wie von Melancholie geplagt sich nur einbilden, allerlei Übel erregt zu haben.» Die besondere Pathologie der Frau (z. B. Ausbleiben der «monatlichen Reinigung», d. h. Menstruation) mache sie anfällig für teuflische Phantasien, «deshalb verstört der Satan ihre Seele durch allerlei Gaukeleien» (zit. n. Schott, 1993a, S. 52). Für Weyer steht also nicht die Realität des Teufels außer Frage, sondern nur die der Hexerei.

Es liegt auf der Hand, dass sensitive Menschen in der Zeit der Inquisition in der Gefahr waren, entsprechende Wahnvorstellungen zu entwickeln, was wiederum die Hexenverfolger in ihren Vorannahmen bestätigte. Insofern bietet dieses medizin- und kulturhistorisch sehr weite Feld von (gesellschaftlich sanktionierter) Verteufelung, Besessenheit und Exorzismus eindrückliches Anschauungsmaterial für den «Wahn».[399]

Jenseits der dämonologischen Lehre wurde das Auftauchen einer Wahnidee gerade im Kontext der frühneuzeitlichen Medizin vielfach als Einschießen eines Fremdkörpers empfunden und als Einfließen («Beeinflussung») einer krank machenden Idee, als eine astrale «impressio» geschildert. Beispielhaft kann man hier Paracelsus nennen, der für diesen Vorgang den Begriff der «*imaginatio*» (Ein-Bildung) gebraucht. Gemäß der Vorstellung, dass der Wahn durch Fremdkörper im Gehirn verursacht werde, nahm man «Narrensteine» an, die sich chirurgisch entfernen ließen, oder Phantasiebilder (*phantasmata*), die mit Hilfe alchemistischer Prozeduren ausgetrieben werden könnten.[400]

Ganz anders, nämlich im Sinne der natürlichen Magie, argumentiert der Renaissancephilosoph Marsilio Ficino. In seinem wirkungsmächtigen Werk «Über die Liebe oder Platons Gastmahl» (erstmals gedruckt 1484) benutzte er den Begriff *fasciantio* (Bezauberung), um die sympathetischen Bande, welche die Liebe zwischen zwei Menschen stiftet, wissenschaftlich zu erklären. Er tut dies im vierten Kapitel der siebten Rede mit der Überschrift «Die gemeine Liebe ist Bezauberung» (*Amoris vulgaris est fascinatio quedam*), wobei er die so genannte gemeine Liebe als eine Art infektiöse Liebeskrankheit auffasst (vgl. Ficino, 1494, S. 320–329; vgl. Schott, 2002, S. 99 f.). Durch die Augenstrahlen werde der Lebensgeist ausgesandt, den der andere Mensch durch seinen Blick aufnehme und der sich dann in seinem Herzen in Blut verwandle. Das fremde «Blut» dränge zu seinem Ursprung zurück, so komme es zu einer Anziehung. So heißt es bei Ficino: «Das Blut des Phaidros befindet sich im Herzen des Lysias! Deshalb müssen beide gegeneinander in Rufe ausbrechen: ‹Phaidros, mein Herz, mein teuerstes Fleisch und

Blut!› und Phaidros: ‹O Lysias, mein Lebensgeist, mein Blut!›» (Ficino, 1484, S. 329) Die *fascinatio*, wie sie Ficino hier beschreibt, demonstriert äußerst prägnant, wie hier gewissermaßen ein «symbiontischer Wahn» (Scharfetter, 1976) erzeugt wird, insofern die induzierende Bewegung von einer Seite (von Phaidros) ausgeht.[401]

Während die *fascinatio* bei Ficino auf humoralpathologisch-vitalistischen sowie magischen Vorstellungen beruht, steht beim Mesmerismus um 1800 die Strahlenmetaphorik im Vordergrund. Diese ist auch deshalb so eindrucksvoll, da sich die betreffenden Strahlenwahrnehmungen mit sichtbaren und spürbaren Phänomenen der Elektrizität und des Galvanismus vermischten. Das damalige experimentelle Szenario faszinierte Naturforscher und Intellektuelle, insbesondere die Literaten um 1800 außerordentlich. Erinnert sei an Heinrich von Kleists «Käthchen von Heilbronn», das durch den direkten Einfluss des Naturphilosophen Gotthilf Heinrich Schubert deutlich mesmeristische Phänomene enthält (vgl. Schott, 2001a). Graf Wetter vom Strahl erscheint dem Käthchen als eine Art Lichtgestalt, mit der sie in engem Rapport steht. Schon der Name verweist auf die blitzende Elektrizität bei Gewittern oder die elektrischen Funken, die durch künstliche Elektrizität erzeugt werden. Erwähnenswert ist auch der «konsensuelle» Traum: Käthchen und der Graf vom Strahl träumen in derselben Silvesternacht weit voneinander entfernt, wie sie von einem Engel zusammengeführt werden, einer strahlenden Erscheinung: «Mit Flügeln, weiß wie Schnee, auf beiden Schultern, und Licht – oh Herr! das funkelte! das glänzte! – Der führt', an seiner Hand dich zu mir ein.» (Käthchen im 4. Akt, 2. Auftritt)

Sind wir hier mit einem Liebeswahn, einer Erotomanie konfrontiert? (Vgl. Giedke, 1983, S. 188 ff.) Hat Kleist nur eine zeitgenössische Krankengeschichte (von Eberhard Gmelin) literarisiert, wie das manche Interpreten vermuteten (vgl. Schott, 2000, S. 158)? Die Frage ist zu verneinen: Denn Käthchens Verhalten offenbart letztendlich einen unbewussten Rapport, eine innere («sympathetische») Beziehung zu Wetter vom Strahl. Die beiden sind durch ein geheimes Band miteinander schicksalhaft verbunden. So konstruiert Kleist keine solipsistisch-wahnhafte, letztlich autistische Projektion einer Kranken, ebenso wenig einen symbiontischen Wahn, sondern – im Sinne der romantischen Naturphilosophie – eine sympathetische Wechselwirkung zwischen einem füreinander bestimmten Paar. Folgerichtig endet Käthchen nicht im Irrenhaus, sondern entpuppt sich beim *happy end* als Kaisertochter.

In psychiatrischer Sicht ist der Liebeswahn eine Krankheit, die Esquirol Erotomanie nannte (vgl. Esquirol, 1815; vgl. Giedke, 1983, S. 129). Es handele sich um eine Krankheit, die sich im Gehirn abspiele und nicht in Unterleibsorganen wie die Nymphomanie oder Satyriasis: «*L'amour est dans la tête.*» Der Hirn- und Schädelforscher Franz Joseph Gall erklärte dagegen, dass ein zu stark entwickeltes Kleinhirn zur «*manie érotique*» führe. Er beobachtete, dass Patienten mit sexuellen Wahnideen ein vergrößertes Kleinhirn aufwiesen (vgl. Giedke, S. 128). Folgerichtig entsprach in der Gall'schen Schädellehre der Hinterhaupthöcker dem Organ des Geschlechtstriebs und zog bei den kranioskopischen Handgriffen besondere Aufmerksamkeit auf sich. Mehr als einhundert Jahre später erklärte Ernst Kretschmer die «Form der reinen autistischen Wunscherfüllung» zur einfachsten Grundform des Liebeswahns (Kretschmer, 1927, S. 187) und sprach von «Liebeswunschpsychose» und «autistischer Fiktion» (S. 197).[402]

Massenwahn: ein Geheimnis der *conditio humana*

Elias Canetti geht in seinem Werk «Masse und Macht» auf den psychiatriehistorisch überaus wichtigen «Fall Schreber» ein (s. nächster Abschnitt) und widerspricht vehement dessen psychiatrischer Deutung, insbesondere der Freud'schen These von der Homosexualität Schrebers (vgl. Canetti, 1960, S. 534): «Sein Wahn, in der Verkleidung einer veralteten Weltauffassung, die eine Existenz von Geistern voraussetzt, ist in Wirklichkeit das genaue Modell der *politischen* Macht, die sich von der Masse nährt und aus ihr zusammensetzt.» (S. 523) Für Canetti ist Schreber der Inbegriff, das «genaue Abbild» des Machthabers (S. 549), der die anderen in den Tod schicke, um selber vom Tode verschont zu bleiben (S. 326), ja, Schrebers «politisches System» habe es, schreibt Canetti in Anspielung auf den Nationalsozialismus, einige Jahrzehnte später zu hohen Ehren gebracht (S. 531). So erhellend Canettis Identifizierung des Führers mit einem Paranoiker erscheint, so wenig vermag sie tatsächlich den Massenwahn zu erklären, der die Individuen erfasst und zusammenschweißt.

In der Tat gibt es kaum einen größeren Gegensatz als zwischen einem isolierten Wahnkranken, der sich von aller Welt zurückgezogen hat und gemieden wird, und einem politischen Machthaber, mit dem sich alle Welt eins fühlt. Mittelalterliche Sekten bieten – abgesehen von den späteren Judenprogromen und Hexenverfolgungen – ein eindrucksvolles Beispiel für den Massenwahn, etwa die psychischen Epidemien im Zeitalter der Kreuzzüge und des aufstrebenden städtischen Bürgertums. «Dann allerdings konnte es zu einer ersten Form von Massenwahn kommen, wenn einzelne wortgewaltige Wanderprediger die erregten Massen durch den Aufruf zur Aktion, ohne rationale Argumentation, in Bewegung setzten, aus den Bindungen ihrer Heimat rissen und ihnen ein lebendiges Vorbild gaben.» (Borst, 1965, S. 183) Ein weiteres eindrucksvolles Beispiel sind die Kinderkreuzzüge im frühen 13. Jahrhundert. An einem Zug sollen 20 000 Menschen, Kinder und begleitende Erwachsene, teilgenommen haben, der von einem charismatischen Knaben aus Köln namens Nikolaus angeführt wurde (vgl. Habermann, 1965, S. 194).

Es ist zu fragen: Wie kann der Wahn des Einzelnen zum Wahn der Masse werden? Wie kann es zu einer «psychischen Ansteckung» kommen? Die Psychiatrie spricht von einem «induzierten Wahn» oder «induzierenden Irresein», wonach sich ansonsten psychisch gesunde Menschen von einem verrückten Führer anstecken lassen, woraus ein Massenwahn mit entsprechenden automatischen Massenhandlungen folgt (vgl. Janzarik, 1951). Gustave LeBon formulierte 1895 das Standardmodell der Massenpsychologie. Dabei stützte er sich auf zwei zentrale zeitgenössische Konzepte der Medizin: einerseits auf den Infektionsbegriff der Bakteriologie, zum anderen auf den Begriff der Suggestion mit nachfolgendem psychischen Automatismus, wie ihn die Reflex- und Hypnoselehre nahe legten. Freud bezeichnete in «Massenpsychologie und Ich-Analyse» die hypnotische Beziehung folgerichtig als eine «Massenbildung zu zweien» (1921, S. 126), ein Analogon zum psychopathologischen Begriff des «symbiontischen Wahns» (*folie à deux*).

Doch können uns solche Theorien die Phänomene des Massenwahns in der Kulturgeschichte wirklich erklären – zum Beispiel Kreuzzüge, Kinderkreuzzüge, Judenpogrome und religiöse Sekten im Mittelalter; den Hexenwahn in all seinen Spielarten, die Jagd auf Wehrwölfe («Lykanthropie») und Teufelsanbeter («Dämonomanie») in der Frühen Neuzeit (vgl. Leubuscher, 1848, S. 86, 107 bzw. 139)? Wie steht es mit dem Rassenwahn im 19. und 20. Jahrhundert? Eugen Kogon merkte hierzu an: «Paradoxerweise war es der Fortschritt der Wissenschaften, der die Voraussetzungen dafür schuf, daß der Wahn in ganz neuer Form virulent werden konnte.» (Kogon, 1965, S. 39) Wie steht es mit Nationalismus und Militarismus? In einem Kriegsvortrag versuchte der Freiburger Psychiater Alfred Hoche zu erklären, warum so viele deutsche Jünglinge im Herbst 1914 bereit waren, ihr Leben für Kaiser und Reich auf dem Schlachtfeld zu opfern: «Damals galt der Satz: das glücklichste Los, das einem Sterblichen zuteil werden kann, ist, in solchen Augenblicken aus dem Leben zu scheiden, in denen das Vaterland das Aufgehen einer neuen Sonne erwartet.» (Hoche, 1919, S. 21 f.) Bereits 1895 hatte Freud im Zusammenhang mit der hysterischen Symbolbildung angemerkt: «Der Soldat opfert sich für einen mehrfarbigen Fetzen auf einer Stange, weil dieser zum Symbol des Vaterlandes geworden ist und niemand findet das neurotisch.» (Freud, 1895, S. 429)

Und wie steht es endlich mit unserer postmodernen Angst vor einer ökologischen Katastrophe, einer finalen Umweltvergiftung, der Angst vor dem ubiquitären Elektrosmog, der radioaktiven Verseuchung durch Kernkraftwerke – und neuerdings vor massenmörderischen Terroranschlägen? Wo endet die berechtigte Sorge, wo beginnt die nicht mehr begründete Angst oder gar der Wahn? Wo liegt die Grenze zwischen Wahn und Wirklichkeit, zwischen neurotischer und real begründeter Angst?

Vielleicht war es die großartigste Leistung von Hippolyte Bernheim, dem Wegbereiter der modernen Psychotherapie, zu erkennen, dass wir als kommunizierende Menschen intrinsisch mit dem Problem der Suggestion imprägniert sind, dass wir unentrinnbar in einem suggestiven Zirkel stecken, der über keinen absoluten Kontrollpunkt verfügt, von dem aus wir feststellen können, ob wir einem Wahn verfallen sind oder nicht. Bernheim zitiert den von ihm verehrten Landarzt Liébeault: «Ohne sich davon Rechenschaft zu geben, eignet man sich moralische und politische Ansichten, Familien- und Rassenvorurtheile an, nimmt man die Vorstellungen in sich auf, welche die Atmosphäre, in der man lebt, erfüllten. [...] Es gibt eben für den menschlichen Geist Ideen, welche durch Nachahmung angenommen werden, mit denen trotz ihrer Sinnlosigkeit die Menschen verwachsen [...].» (Bernheim, 1886, S. 145) Bei Friedrich Nietzsche finden wir in «Jenseits von Gut und Böse» den prägnanten Spruch: «Der Irrsinn ist bei einzelnen etwas Seltenes – aber bei Gruppen, Parteien, Völkern, Zeiten die Regel.»[403] (4. Hauptstück, 54)

Der Fall Schreber

Der Senatspräsident am Oberlandesgericht Dresden Daniel Paul Schreber (1842–1911), Sohn des bekannten Arztes und Pädagogen Daniel Gottlieb Schreber (von ihm stammen die Schrebergärten), wurde 1894 bis 1902 wegen einer «*Dementia paranoides*» in der von Paul Flechsig geleiteten psychiatrischen Anstalt Sonnenstein bei Pirna behandelt. Er litt (in der heutigen psychiatrischen Terminologie formuliert) an einer paranoiden Schizophrenie. Kurz nach seiner Entlassung veröffentlichte er seine Erlebnisse in dem Buch «Denkwürdigkeiten eines Nervenkranken» (Schreber, 1903; vgl. Heiligenthal/Volk, Hrsg., 1973).[404]

Es ist bemerkenswert, dass wir auch bei Schreber auf den Gegensatz von guten und bösen Strahlen stoßen (vgl. Canetti, 1960, S. 526). Er beobachtete «der Pest angehörige Krankheitserscheinungen» am eigenen Körper, welche durch «nachfolgende reine Strahlen immer wieder beseitigt werden mussten. Man unterschied ‹sehrende› und ‹segnende› Strahlen; die ersteren waren mit Leichengift oder irgend einem anderen Fäulnisstoff beladen und trugen also irgend einen Krankheitskeim in den Körper hinein oder brachten eine sonstige zerstörende Wirkung in demselben hervor. Die segnenden (reinen) Strahlen heilten den Schaden wieder, den jene angerichtet hatten.» (Schreber, 1903, S. 68)

Schrebers autobiographische Selbstschilderung wurde von Sigmund Freud einer eingehenden Analyse unterzogen (vgl. Freud, 1911), der eine sehr lange Reihe weiterer psychoanalytischer Publikationen über Schreber folgten. Freuds Deutung jedoch, dies sei vorab gesagt, ist aus heutiger Sicht unhaltbar. Zu Beginn seiner Schrift betont Freud noch einmal, dass die Paranoiker nicht zur Überwindung ihrer inneren Widerstände gezwungen werden könnten und «ohnedies nur sagen, was sie sagen wollen». Insofern würde die gedruckte Krankengeschichte «als Ersatz für die persönliche Bekanntschaft mit dem Kranken» ausreichen (S. 240). Die «Verwandlung in ein Weib (Entmannung)» sei der primäre Wahn Schrebers gewesen, ein «sexueller Verfolgungswahn», der sich nachträglich zum «religiösen Größenwahn» umgebildet habe (S. 250 f.). Als Verfolger trat der behandelnde Arzt Flechsig auf, später trat Gott an seine Stelle. Ein Vorstoß homosexueller Libido sei Veranlassung dieser Erkrankung gewesen. (Auch Homosexualität und Transsexualismus wurden psychoanalytisch als Wurzeln der Wahnbildung erörtert.)

Freud versucht den «paranoischen Mechanismus» dahingehend zu erläutern, dass «zur Abwehr einer homosexuellen Wunschphantasie gerade mit einem Verfolgungswahn von solcher Art reagiert wird» (S. 295). Freud erklärt die Symptombildung der Paranoia durch den Mechanismus der Projektion: Eine innere Wahrnehmung werde unterdrückt und zum Ersatz eine Wahrnehmung von außen zum Bewusstsein: «Die Entstellung besteht beim Verfolgungswahn in einer Affektverwandlung; was als Liebe innen hätte verspürt werden sollen, wird als Haß von außen wahrgenommen.» (S. 303) Freud betont, dass der Paranoiker eine Aufbauleistung durch die «Arbeit seines Wahnes» vollbringt: «Was wir für die Krankheitsproduktion halten, die Wahnbildung, ist in Wirklichkeit der Heilungsversuch, die Rekonstruktion.» (S. 308) Der Rückschritt von der «sublimierten Homosexualität bis zum Narzißmus» gebe den Betrag der Regression an, der für die «Paranoia» charakteristisch sei (S. 309 f.).

Paranoia

Wahn ist ein komplexes, kaum definierbares psychopathologisches Phänomen. In der älteren Psychopathologie gebräuchliche Kriterien wie offensichtliche Verkehrtheit, verfälschte Urteilsbildung oder befremdliche Überzeugung reichen zur Bestimmung nicht aus. Aus heutiger Sicht sind die Hauptmerkmale des Wahns subjektive Gewissheit, Unwiderlegbarkeit und Unkorrigierbarkeit einer Auffassung, die der Wähnende nicht mit der Allgemeinheit teilt, die seine «private» Störung, seine «Nebenrealität» ist. Der Kranke ist nicht zu einem Überstieg aus der privaten Nebenrealität in die allgemeine Hauptrealität in der Lage; er kann das Bezugssystem nicht mehr wechseln, die «kopernikanische Wende» nicht vollziehen. Er wird damit zum Gefangenen seiner selbst. Kennzeichnend sind die Bedeutung, die der Kranke Angenommenem und Wahrgenommenem beimisst, sowie seine Ich-Bezogenheit. Wahn ist weniger Irrtum in der objektiven Welt als Störung in der personalen, mitmenschlichen Wirklichkeit, ein Glaubens- und Vertrauensverlust. Wahn ist das Ergebnis eines langwierigen Prozesses, in den auch Versuche der Abwehr bzw. Bewältigung inkompatiblen Erlebens eingehen.[405]

Was Wahn bedeutet, tritt am deutlichsten bei der Wahnkrankheit *sui generis*, der Paranoia, zutage, in der der Wahn isoliert auftritt und nicht durch andere Störungen überlagert wird. Der Krankheitsbegriff

«Paranoia» entstand in der zweiten Hälfte des 19. Jahrhunderts, nachdem vorher bereits, seit Esquirol, von Monomanie oder auch Primordialdelir die Rede war. Allerdings wurde diese Störung lange unter dem Oberbegriff der Einheitspsychose (s. S. 331) geführt, bis der Hildesheimer Anstaltspsychiater Ludwig Snell (1865) nachwies, dass diese reine Wahnpsychose auch ohne vorhergehende affektiv-psychotische Störungen auftreten kann. Mit dieser klinischen Beobachtung hat Snell nicht nur die Konzeption der Einheitspsychose zum Wanken gebracht, sondern auch die Paranoia-Lehre begründet (er selbst sprach zunächst noch von «Wahnsinn».) Eine erste umfassende klinische Beschreibung der Paranoia gelang Kahlbaum (1863). Darauf bezog sich Kraepelin, dessen Definition andere zuvor viel diskutierte Versionen hinfällig werden ließ: «Suchen wir den Begriff der Paranoia zu bestimmen [...], so würde es sich bei ihr um die aus inneren Ursachen erfolgende, schleichende Entwicklung eines dauernden, unerschütterlichen Wahnsystems handeln, das mit vollkommener Erhaltung der Klarheit und Ordnung im Denken, Wollen und Handeln einhergeht. Hierbei pflegt sich jene tiefgreifende Umwandlung der gesamten Lebensanschauung, jene ‹Verrückung› des Standpunktes gegenüber der Umwelt zu vollziehen, die man mit dem Namen der ‹Verrücktheit› zu kennzeichnen wünschte.» (Kraepelin, 1883/1915, Bd. IV, S. 1713) Dabei bedeutet «schleichende Entwicklung» einen meist sehr langen Vorverlauf, während dessen die Störung für die Umwelt noch nicht erkennbar ist. Im weiteren Verlauf kann, wie spätere Untersuchungen bestätigten, ein Übergang in eine Schizophrenie erfolgen. Bei einem Teil der Kranken bleibt es aber bei der reinen Wahnkrankheit, die dem Vorkommen nach selten, für die Entwicklung der Psychiatrie aber wissenschaftlich paradigmatisch ist.

In späteren Schriften Kraepelins tauchen Formulierungen auf, die psychodynamische Bedingungen der Paranoia (neben anderen Bedingungen) ahnen lassen: Man könne «seelische Ursachen [...] wenigstens andeutungsweise auffinden [...].» (Kraepelin, 1920a, S. 4) «[...] daß jeder Wahninhalt selbstverständlich seinen Ursprung in der Vorstellung des Erkrankten haben muß [...].» (S. 11) «[...] durch bestimmte Lebensumstände [...].» (S. 12) «[...] Die allgemeine Grundlage der paranoiden Denkweise ist anscheinend in der starken Beeinflussung der Gedankengänge durch Gemütsbedürfnisse und damit in der persönlichen Färbung der Lebensanschauung zu suchen [...].» (S. 16) Diese pathogenetischen Auffassungen Kraepelins standen ohne Zweifel unter dem Einfluss der Arbeiten seines Schülers Gaupp, der der Paranoiaforschung eine Wende gegeben hatte.

Tübinger Wahnlehre

In der Tübinger Schule haben Gaupp und Mitarbeiter (s. Kap. 15) eine neue Konzeption der Paranoia und damit des Phänomens Wahn erarbeitet. Die Tübinger Wahnforschung begann am 11. November 1913, als der Hauptlehrer Ernst Wagner zur Begutachtung kam, nachdem er seine Frau, seine vier Kinder und weitere neun Menschen getötet und elf schwer verletzt hatte. Da der «Fall Wagner» Psychiatriegeschichte gemacht hat, sei er hier in Kürze wiedergegeben (ausführlich in Gaupp, 1914).

Wagner war ein ausgeprägt sensitiver Mensch mit Empfindsamkeit und Selbstunsicherheit auf der einen und starkem Ehrgeiz sowie Weltverbesserungsideen auf der anderen Seite. Sein Sexualleben war konfliktreich, jahrelang führte er einen vergeblichen Kampf gegen die Masturbation. Einmal soll es nach Alkoholgenuss zu einer sodomistischen Handlung gekommen sein; ob dieser Darstellung Wagners ein reales Vorkommnis entsprach, blieb ungeklärt. Von da an setzte die Wahnentwicklung ein, das Schuldempfinden wurde in die Umwelt projiziert: Von den Dorfbewohnern fühlte sich Wagner verspottet und verachtet, er lebte in Angst vor einer Verhaftung. Der Beziehungswahn wurde zum Verfolgungswahn ausgeweitet. Zweimal ließ er sich versetzen, jedes Mal meinte er nach einiger Zeit feststellen zu müssen, dass auch in diesen Orten seine Taten bekannt geworden seien. Gegen sie, seine Verfolger, richteten sich seine Aggressionen, in die durch Projektion seine Selbstanklagen eingingen. An ihnen rächte er sich schließlich durch das Blutbad, das er für eine gerechte Sache hielt, für eine «Sache der Menschheit». Seiner Schuld wegen meinte er auch, seine Familienmitglieder ausmerzen zu müssen. Den Plan trug er vier Jahre mit sich herum.

Der Fall Wagner erregte in zweifacher Hinsicht Aufsehen: in der Öffentlichkeit, die nicht akzeptierte, dass der Massenmörder wegen Zurechnungsunfähigkeit straffrei ausging; Gaupp erhielt eine anonyme Postkarte mit den Worten: «Rindvieh, psychiatrisches». Und in der Fachwelt, der erstmalig die Ableitbarkeit eines Wahns demonstriert wurde. Beispielhaft ist der Fall Wagner auch für eine biographische Analyse, für die Gaupp u. a. Wagners Tagebücher verwendete, und für eine sorgfältige Katamnese (vgl. Gaupp, 1920a; 1938a), welche die Diagnose Paranoia als richtig erwies.[406]

Mit dem «Fall Wagner» wurde der Wahn zum zentralen Forschungsthema der Tübinger Schule. Das psychodynamische und biographische Vorgehen gewährte vertiefende Einsicht in die Psychologie der Psychosen. Die Jaspers'sche Dichotomie von Prozess und Entwicklung wurde hierdurch irrelevant. 28 Jahre später hatte Gaupp die Gelegenheit, wiederum einen Lehrer nach einem Tötungsdelikt zu untersuchen, das auf die Entwicklung einer Paranoia zurückzuführen war, der so genannte «Fall Hager» (vgl. Gaupp, 1942).

Ernst Kretschmer erkannte «die feingesponnenen Fäden, die von der Persönlichkeit, ihren Erlebnissen und dem Wirken ihrer Umwelt bis in die Wurzeln des Wahns hineinführen [...]. Man müßte zunächst einmal aufhören, in den seltsamen Erscheinungen, die man ‹Wahn› nennt, intellektuelle Irrtümer oder herablassend belächelte Narrheit oder auch nichts weiter als den Ausfluß erkrankter Hirnzellen zu sehen.» (Kretschmer, 1963, S. 85) Anhand der Verschränkung von Charakter, Erlebnis und Milieu (in der heutigen Terminologie: genetisch mitgeprägte Persönlichkeit, psychoreaktive und psychosoziale Faktoren) erklärte Kretschmer die «psychologisch-reaktive Entstehungsweise» der Paranoia. Er beschrieb 1918 den sensitiven Beziehungswahn als einen Prototyp der Paranoia. Damit entstand die «mehrdimensionale Diagnostik» (Kretschmer, 1919a).

Die Tübinger Wahnlehre blieb nicht unwidersprochen (s. Tölle 1999c), wurde aber überwiegend positiv, teils enthusiastisch aufgegriffen und stellt aus heutiger Sicht die bedeutendste Wahnlehre dar (so auch Kehrer, 1922a; 1922b).

Wahnforschung

Die Tübinger Autoren waren zu Beginn des 19. Jahrhunderts im deutschsprachigen Raum nicht die Einzigen, die sich der Wahnforschung annahmen. Karl Jaspers schrieb 1910 über «Eifersuchtswahn», Sigmund Freud veröffentlichte 1911 den Fall Schreber sowie weitere Wahnentwicklungen in seinen Vorlesungen (1917). Es ist bemerkenswert, dass diese drei Initiativen in der gleichen Zeit aufkamen und Übereinstimmungen in der psychodynamischen Ausrichtung der Wahnforschung zeigten. Sie traten aber kaum zueinander in Beziehung. Jaspers war gegenüber der Tübinger Wahnlehre zwiespältig und zunehmend skeptisch. Freud nahm gegen die Wahnlehre der Psychiatrie Stellung und bezog sich dabei auf Kraepelins frühe Paranoia-Version, ohne die neue Paranoialehre von Gaupp zur Kenntnis zu nehmen. Gaupp bezog sich nicht auf die Psychoanalyse.

Über die Deutung der Wahndynamik als Projektion ist die Psychoanalyse auch nach Freud kaum hinausgekommen. Die psychoanalytisch orientierte amerikanische Psychiatrie der Nachkriegsjahrzehnte erörterte die Paranoia relativ wenig. Ergiebiger waren psychoanalytische Ansätze, die von der Tübinger Schule ausgingen. Otto Kant (1927; 1933) versuchte einen Brückenschlag von der Tübinger Wahnlehre zur Individualpsychologie Adlers. Der Kretschmer-Schüler Walter Th. Winkler ergänzte die Tübinger Wahnlehre durch psychoanalytische Konzeptionen, durch das Modell der Externalisierung sowie später (was die schizophrene Wahnbildung angeht) durch die Konzeptionen Ich-Anachorese (1954) und Ich-Mythisierung (1959). Der holländische Psychiater und Psychoanalytiker Piet Kuiper (1972) berief sich ausdrücklich auf Gaupp und Kretschmer. Auf phänomenologische und anthropologische Untersuchungen des Wahns wurde bereits hingewiesen (s. Kap. 17).[407]

In den letzten Jahrzehnten ist die Wahnforschung beinahe zum Stillstand gekommen. Unter dem Begriff «*delusional disorder*», der der Paranoia weitgehend entspricht, wurden schwerpunktmäßig Klassifikation und neurobiologische Modelle erörtert (vgl. Dowbeggin, 2000).[408]

In organisch-psychischer Hinsicht fällt auf, dass Paranoiakranke, unter ihnen besonders Männer, nicht selten eine Hirnschädigung, meist leichterer Art, aufweisen, die als ein Bedingungsfaktor der Wahnbildung angesehen werden kann. Im Übrigen hat die neurobiologisch-psychiatrische Forschung bisher kaum einen wesentlichen Beitrag zur Wahngenese erbracht.

45. Schizophrenien

Was in mehreren Kapiteln dieses Buches über Irre, Geisteskranke und Psychosekranke, über die Konzeption und Probleme dieser Krankheiten sowie über die Methoden und Institutionen der Behandlung geschrieben wurde, betrifft größtenteils die Krankheiten, die man seit 1911 Schizophrenien nennt. Sie sollen in diesem Kapitel sowohl hinsichtlich ihrer theoretischen Begründung als auch ihrer Therapie von der Antike bis zur Gegenwart besprochen werden. Dabei darf der moderne Schizophreniebegriff nicht unkritisch auf Situationen rückprojiziert werden, die in einem völlig anderen historischen und kulturellen Kontext zu betrachten sind. Der Schwerpunkt liegt auf der Schizophrenieforschung und -behandlung im 20. Jahrhundert, die von Emil Kraepelin und Eugen Bleuler geprägt ist.

«Schizophrenie» vor Kraepelin und Bleuler

Bevor um 1900 die *Dementia praecox* (Kraepelin) bzw. Schizophrenie (E. Bleuler) definiert und hiermit der Grundstein für eine systematische Erforschung gelegt wurde, gab es natürlich bereits diese Psychosen. Ihr Erscheinungsbild ist immer wieder und im Wesentlichen übereinstimmend beschrieben worden, wenn auch unter verschiedenen Namen.[409]

Im «*Corpus hippocraticum*» wird das Verrückt-Sein mit einer Reihe von Begriffen bezeichnet: *paraphrosyne, paraphron, paraphos, parakoptein, mainesthai, ekmainein* etc. Diese sind zwar als Symptome psychischer Störungen zu verstehen, erscheinen jedoch nicht als Ausdruck einer chronischen Krankheit und sind daher wenig mit dem modernen Schizophreniebegriff in Verbindung zu bringen. Am häufigsten wird die «Phrenitis» genannt, die auf die krank machende Rolle der gelben Galle zurückgeführt und als ein akutes Krankheitsbild mit hohem Fieber charakterisiert wird (vgl. Leibbrand/Wettley, 1961, S. 35). Der Begriff der Manie gilt in der Antike allgemein als Bezeichnung für eine Geisteskrankheit, die mit Raserei und Tobsucht einhergeht und insbesondere auch bei Melancholikern auftreten kann (s. Kap. 46). Von den antiken Autoren haben sich insbesondere Celsus und Aretaeus (1. Jh. n. Chr.) sowie Soranus (2. Jh. n. Chr.) mit Geisteskrankheiten befasst. Im Unterschied zur heutigen Nosologie der Psychosen wurden Phrenitis, Manie und Melancholie rein somatisch im Sinne der Humoralpathologie gedeutet (vgl. Ackerknecht, 1958/85, S. 15 f.).

Die therapeutischen Maßnahmen in der Antike glichen übrigens weithin denen der entstehenden Psychiatrie des 18. Jahrhunderts: Im Sinne der Humoralpathologie waren abführende Maßnahmen (insbesondere Aderlass und Abführmittel) angezeigt, ebenso Zwangsmaßnahmen und so genannte Schocktherapien (z. B. Auspeitschen und plötzliches Untertauchen). Da es in der klassischen Antike – abgesehen von Asklepiostempeln und Militärlazaretten («Valetudenarien») – keine Spitäler gab, kann über die mögliche Unterbringung der Geisteskranken in jener Zeit nur vage spekuliert werden (vgl. Ackerknecht, 1958/85, S. 16).

Der Umgang mit den Geisteskranken im Mittelalter wird häufig im Sinne des «finsteren» Mittelalters einseitig negativ dargestellt. Nach Ackerknecht erfolgte «ein fürchterlicher Rückfall auf frühere Kulturstufen. Die Uhr der Zeit wurde um tausend Jahre zurückgestellt. Die Geisteskranken waren nun sehr oft wieder für mehr als tausend Jahre entweder vom Teufel und bösen Geistern Besessene oder Hexen und Hexenmeister, die die Krankheit auch bei anderen hervorriefen.» (S. 18) Dieses pauschale Urteil vernachlässigt die Tatsache, dass sich die medizinische Theorie und Praxis im Mittelalter sehr wohl auf der Grundlage der Antike weiterentwickelte. Kloster- und scholastische Medizin an den entstehenden Universitäten, die Modifikationen der antiken Medizin durch den Arabismus, das zunftmäßige Wirken von Heilberufen außerhalb der Universitäten haben mit Dämonologie und Hexenwahn primär nichts gemein (vgl. Kap. 47).

Sicherlich war manche «Schizophrene» unter denen, die man als Hexen oder Besessene einstufte. Keineswegs lassen sich diese jedoch auf die Symptomatik einer bestimmten Geisteskrankheit wie die der Schizophrenie reduzieren. In der Renaissance, als der Hexenwahn seinem Höhepunkt zutrieb, traten Ärzte auf den Plan, welche die angeblichen Hexen oder auch Besessene zu Geisteskranken erklärten, die nicht dem Inquisitor, sondern dem Arzt zu übergeben seien. Mit dem Begriff der «*imaginatio*», der insbesondere bei Paracelsus eine zentrale Rolle spielt, etablierte sich in der Frühen Neuzeit eine Art psychosomatische Theorie der Geisteskranken, die freilich noch tingiert war von Astrologie, Alchimie und Dämonologie. Wenn Paracelsus in seinem Buch «Von den Krankheiten, die der [!] Vernunft berauben» (1520 geschrieben; Bd. 2, S. 391–455) von den «unsinnigen leuten» (*lunatici, insani, vesani, melancholici*) spricht, so bedient er sich astrologischer und naturphilosophischer Erklärungsmodelle (S. 420 ff.). In anderen Schriften schließt Paracelsus die Einwirkung des Teufels keineswegs aus und hält auch an der Realität der Hexen fest.

Heutige Krankheitsbezeichnungen lassen sich nicht ohne weiteres auf ältere Krankheitsbeschreibungen und -konzepte übertragen. Das gilt auch für den modernen Schizophreniebegriff. Was im Mittelalter und in der Neuzeit als Phrenitis oder Manie beschrieben wurde, lässt nur zum Teil und nur annäherungsweise erkennen, dass es sich um Schizophrenie im heutigen Sinne gehandelt haben dürfte. Anscheinend gab es in allen Kulturen und Zeitaltern Psychosekranke. Dem entspricht auch der Befund der neueren epidemiologisch-psychiatrischen Forschung, dass Schizophrenien in allen Erdteilen und Kulturkreisen vorkommen, und zwar in etwa gleicher Häufigkeit und mit charakteristischer Symptomatik, wenn auch mit unterschiedlichen Symptomausprägungen und unterschiedlichen Bewertungen, die soziokulturell bedingt sind.

Geisteskranke Dichter

Von den zahlreichen literarischen Darstellungen schizophrenen Krankseins sei Georg Büchners «Lenz» (1839) erwähnt; die Novelle basiert auf einem authentischen Bericht des elsässischen Pfarrers Johann Friedrich Oberlin (1740–1826), der den offenbar schizophren erkrankten Dichter Jakob Michael Reinhold Lenz (1751–1792) im Januar 1778 in sein Haus aufgenommen hatte (vgl. Gersch, 1998).[410]

Oberlins und Büchners Texte wirken auf den heutigen Leser wie die Vorwegnahme des Krankheitsbildes Schizophrenie, das psychiatrisch erst mehrere Generationen später konzipiert wurde. Aus dem Bericht Oberlins (zit. n. Weichbrodt, 1921) geht unter anderem hervor: «Beim Nachtessen war er etwas tiefsinnig. Doch sprachen wir von allerlei. Wir gingen endlich vergnügt auseinander und zu Bett. Um Mitternacht erwachte ich plötzlich, er rannte durch den Hof, rief mit harter, etwas hohler Stimme einige Silben, die ich nicht verstand, seitdem ich aber weiß, daß seine Geliebte Friederike hieß, kommt es mir vor, als ob es dieser Name gewesen wäre, mit äußerster Schnelle, Verwirrung und Verzweiflung ausgesprochen. Er stürzte sich wie gewöhnlich in den Brunnentrog, patschte drin, wieder heraus und hinauf auf sein Zimmer, wieder herunter in den Trog, und so einige Male [...]. Herr L. tritt herein, mit vorwärts gebeugtem Leibe, niederwärts hängendem Haupt, das Gesicht über und über und das Kleid hier und da mit Asche beschmiert, mit der rechten Hand an dem linken Arm haltend. Er bat mich, ihm den Arm zu ziehen, er hätte ihn verrenkt, er hätte sich vom Fenster hinuntergestürzt [...].» (S. 169; s. a. Fichtner, 1977)

Die psychotische Erkrankung eines anderen Dichters, Friedrich Hölderlin (1770–1843), ist diagnostisch umstritten. Die Krankheit begann 1802 mit depressiven Störungen und nahm 1804 Züge der Psychose an, die heute Schizophrenie genannt wird. 1806/07 wurde Hölderlin im neuen Tübinger Klinikum Burse von Johann Heinrich Ferdinand Autenrieth (1772–1835) ein halbes Jahr lang behandelt.[411] Die Aufzeichnungen sind spärlich; daher ist nicht bekannt, wie die Behandlung im Einzelnen erfolgte.[412]

Von 1807 bis zu seinem Tod 1843 wurde Hölderlin von dem Tischlermeister Zimmer, seiner Frau und Tochter in deren Haus, einem ehemaligen Stadtturm am Neckar (heute «Hölderlinturm»), als Pflegling betreut. Über das Ergehen und Verhalten des «Hölderle» geben Briefe seiner Wirtsleute Auskunft. Dort lernte ihn der schwäbische romantische Dichter Friedrich Wilhelm Waiblinger (1804–1830) kennen. Waiblinger besuchte Hölderlin 1822 und 1823 regelmäßig und lud ihn zu Ausflügen ein, was in seinem Tagebuch verzeichnet ist. Aufgrund dessen verfasste Waiblinger einen Lebens- und Krankheitsbericht, der zwar erst 1827 oder 1828 niedergeschrieben (und 1831 posthum veröffentlicht) wurde, aber doch die älteste Quelle über Hölderlins Krankheitszeit ist.[413] Waiblingers Schrift ist in der Literaturwissenschaft umstritten; Bertaux (1981 und im Nachwort zu Waiblingers Schrift) sieht hier den Ursprung der «modernen Legende» von der Geisteskrankheit Hölderlins. Waiblinger, dessen Schrift psychiatrisch aufschlussreich ist, beschreibt unter anderem, wie Hölderlin «Tag und Nacht redete» (S. 131); er «zerfließt in Selbstgesprächen und Auf- und Abgehen in seinem Zimmerchen» (S. 40). Im Einzelnen wird die Zerfahrenheit des Redens (und Denkens) beschrieben, «einen fürchterlich kunterbunten sinnlosen Wortschwall» (S. 41). Eindrucksvoll werden die häufigen und heftigen Erregungen Hölderlins dargestellt, dass er nach denen, die ihn verspotteten, «mit Steinen und Kot [...] warf» (S. 35).

Diesen Eindruck charakteristischer schizophrener Denk- und Sprachstörungen gewinnt man auch aus Hölderlins Briefen an seine Mutter. Ein Beispiel (aus der Stuttgarter Hölderlin-Ausgabe 6, 1, S. 465): «Verzeihen Sie, wenn mein Ihnen ergebenes Gemüth Worte sucht, um damit Gründlichkeit und Ergebenheit erweisen zu wollen. Ich glaube nicht, daß meine Begriffe von Ihnen sehr irren in Rücksicht Ihrer Tugendhaftigkeit und Güte. Ich möchte aber wissen, wie das beschaffen wäre, was ich mich befleißen muß jener Güte, jener Tugendhaftigkeit würdig zu seyn. Da mich die Vorsehung hat so weit kommen lassen, so hoffe ich, daß ich mein Leben vielleicht ohne Gefahren und gänzliche Zweifel fortsetze [...].» (Zit. n. Volke, 1978, S. 62)

Außer Waiblinger zitiert Peters, der auf eine «Fülle unabhängig voneinander entstandener und völlig gleichlautender Berichte» verweist, den Philosophen und Schriftsteller Friedrich Theodor Fischer, der von «Zusammenhanglosigkeit des Denkens» schrieb (nach Peters, 1981, S. 262). Erst geordnet, dann unsinnig redend, wurde Hölderlin auch von Christoph Schwab beschrieben, der den alten Hölderlin 1841 besuchte (s. Peters, 1981, S. 267) und der mit seinem Vater, dem bekannteren Autor Gustav Schwab («Die schönsten Sagen des klassischen Altertums»), eine kurze Biographie Hölderlins verfasste.

Briefe und Besucherberichte zeigen, wie wechselhaft das Verhalten des Kranken war, der zuweilen geordnet sprechen konnte. Auch das ist ein bekanntes Merkmal schizophrener Psychosen. Angesichts dieser und weiterer Quellen erscheint die Auffassung des französischen Germanisten Pierre Bertaux (1978), Hölderlin sei nicht geisteskrank gewesen, sondern er habe simuliert, erstaunlich. Sie löste eine heftige Diskussion aus (u. a. Bertaux/Schadewaldt, 1980; Peters, 1982).

Zweifel an der schizophrenen Krankheit Hölderlins könnten dem psychiatrisch nicht Erfahrenen angesichts dessen «manirierten» Verhaltens und Redens entstehen, das geradezu gekünstelt wirkt. Aber auch dieses Merkmal ist in der Schizophrenieforschung geläufig und steht keineswegs der Simulation nahe, die ohnehin über einen Zeitraum von 38 Jahren nicht vorstellbar wäre. Auffällig ist in Hölderlins Biographie die psychoreaktive Auslösung seiner Erkrankungen 1802 und 1804 (worauf hier nicht näher eingegangen wird). Auch das spricht nicht gegen eine Schizophrenie. So wurde aus psychoanalytischer Sicht Hölderlins Diagnose Schizophrenie nicht bestritten, auch nicht aufgrund einer biographisch-tiefenpsychologischen Analyse (vgl. Joppien, 1998).[414]

Peters (1982) weist zu Recht darauf hin, dass Bertaux, der von der Stuttgarter Hölderlin-Ausgabe ausgehen konnte, das psychopathologische *Material* so ausgebreitet habe, dass seine Ausführungen einen Gewinn für die psychiatrische Forschung darstellen. Wie dennoch Bertauxs *Folgerungen* mangels psychiatrischer Kenntnisse fehlgehen, sei an einem Beispiel erklärt. Bertaux beruft sich bezüglich der psychiatrischen Hölderlin-Literatur bevorzugt auf Wilhelm Lange-Eichbaum, dessen Hölderlin-Pathographie (1909) längst als überholt gilt, zumal Lange-Eichbaum von Lombrosos These von «Genie und Irrsinn» ausging und damit dem psychiatrischen Degenerationsdenken nahe stand. Auch Bertaux ist dieses Denken nicht fremd, wenn er schreibt: «Ein Künstler sein, eigens ein Dichter, ist an sich schon pathologisch.»[415]

Die Hölderlin-Diskussion ist ein Beispiel dafür, dass dem literarisch-psychiatrischen Diskurs nicht gedient ist, wenn jede Seite ohne Kenntnis oder ohne Respektierung des jeweils anderen Faches argumentiert. Die Literaturwissenschaft sieht dann seitens der Psychiatrie die Achtung vor der betreffenden Person gefährdet und deren Werk unbesehen «psychiatrisiert». «Es stört mich, daß dieser Mann als Geisteskranker galt.»[416] (Bertaux, 1978, S. 10) Auf der anderen Seite vermisst die Psychiatrie die Berücksichtigung gezielten Fachwissens, wenn die Literaturwissenschaft eine Diagnose anzweifelt. Dass aber der Graben nicht unüberwindbar ist, zeigt das Buch «Hölderlins Echo» des Philologen und Psychiaters Klaus Schonauer (1993).[417]

Selbstschilderungen des Schizophrenseins, wie sie heute geläufig sind, entstanden in früherer Zeit verständlicherweise selten. Ein Beispiel aus der Zeit um 1800 ist die Selbstdarstellung von James Tilly Matthews, publiziert von J.-E. und R. Meyer (1969). Wenig später beschrieb Friedrich Krauß seine eigene Psychose (publiziert von Ahlenstiehl, Hrsg., 1967).

Von der *Dementia praecox* zur Schizophrenie

Die Bemühungen um die «Irren» waren *aus heutiger Sicht* dadurch erschwert, dass es lange Zeit an überzeugenden Vorstellungen dieses Krankseins und entsprechend an einer akzeptierbaren Definition einzelner Formen von Geistesstörungen fehlte. Das änderte sich für die Hauptgruppe der Geisteskrankheiten erst um 1900: Was Kraepelin (1883/96) und E. Bleuler (1908 und 1911) aufgrund eingehender Symptomatologie- und Verlaufsuntersuchungen als *Dementia praecox* bzw. Schizophrenie beschrieben, erwies sich als Grundstock für weiterführende Forschungen. Denn nun kannte man das Krankheitsbild, wenigstens hinsichtlich seiner Symptomatik und zum Teil auch seines Verlaufs, so dass sich wissenschaftliche Fragestellungen und Therapieversuche im Sinne der modernen Medizin entwickeln ließen.

Die von Kraepelin beschriebene *Symptomatik* wusste Bleuler zu ordnen und die Grundsymptome (unmittelbar krankheitsbedingt) den akzessorischen Symptomen (im Krankheitsprozess entwickelt) gegenüberzustellen.[418]

Die Kenntnisse des *Verlaufs* der Schizophrenien waren um 1900 noch sehr unvollständig. Kraepelins Annahme einer generell chronisch oder progredient, in Verblödung endenden Erkrankung erwies sich als falsch. Spätere Verlaufsstudien, insbesondere schweizerischer und deutscher Psychiater wie M. Bleuler, G. Huber, W. Janzarik und C. Müller, ergaben im Wesentlichen übereinstimmend: Der Verlauf der Schizophrenien ist nicht einheitlich, nur ein kleiner Teil führt zur frühzeitigen «Verblödung», viele Schizophrenien verlaufen günstiger (selbst ohne Therapie), und nicht wenige heilen aus. Durch diese Verlaufskenntnisse wurde das Bild der Krankheit Schizophrenie revidiert.

Die Situation der Kranken, ihre Lebensbedingungen und Behandlungsaussichten waren um 1900 denkbar ungünstig. Die Resignation, die in den Großkrankenhäusern herrschte, betraf insbesondere die Schizophrenen. Zur Erklärung wurde angeführt: Solange die Ätiologie dieser Krankheit nicht bekannt sei, könne sie auch nicht erfolgreich behandelt werden. Diese Überlegung, die sich auch auf die enttäuschenden Ergebnisse der Neuropathologie gerade bei diesen häufigen Psychosen bezog, entsprach nicht der medizinischen Empirie; denn Therapiefortschritte waren der Ätiologieforschung oft voraus. Aus heutiger Sicht wirkt diese Erklärung wie eine Rationalisierung der schwer einzugestehenden Hilflosigkeit infolge unzulänglicher Bedingungen der damaligen Psychiatrie. Die Missstände in der Organisation und Ausstattung der Krankenhäuser ließen therapeutische Initiativen kaum aufkommen. Wo dennoch neue und überzeugende Behandlungsweisen entwickelt wurden, blieben sie in der praktischen Anwendung auffallend eng begrenzt. Das gilt sowohl für die Familienpflege um 1900 wie auch für die Arbeitstherapie in den 1920er Jahren.

Behandlung

Da wir für die vormoderne Zeit die «Schizophrenien» kaum als eine eigene Gruppe von den Geisteskrankheiten abgrenzen können, ist auch eine spezifische Therapie nicht feststellbar. Gegen Ende des 18. Jahrhunderts wurden Betreuung und Behandlung der Geisteskranken intensiviert. Im Zuge der Aufklärung galt das Irresein als Krankheit, und zwar als eine überwindbare Krankheit. Als Voraussetzungen der Irrenbehandlung wurden eine humane Unterbringung und Versorgung der Kranken, die maßgebliche Rolle des Arztes in der Leitung der Anstalten und ein therapeutisches Engagement gefordert. Die Voraussetzungen wurden tendenziell zunehmend realisiert, wenngleich manche physische und moralische Behandlungen uns heute merkwürdig anmuten (s. Kap. 47).

Die Psychotherapie der Schizophrenen wurde in der Zürcher Schule auf eine psychopathologische und psychoanalytische (psychodynamische) Grundlage gestellt. E. Bleuler nutzte psychoanalytische Erkenntnisse für ein vertieftes Verständnis des schizophrenen Erlebens und für die praktische Behandlung der Kranken. Seine Mitarbeiter Carl Gustav Jung und Alphonse Maeder führten Psychoanalysen mit Schizophrenen durch. Die psychoanalytisch orientierte Schizophreniebehandlung wurde in den zwei folgenden Psychiatergenerationen der Zürcher Schule fortgesetzt und auch in der Tübinger Schule gepflegt. Auch somatische Verfahren wie Somnifen-Dauerschlafbehandlung und Insulinkoma wurden in einen psychotherapeutischen Zusammenhang gestellt.[419]

Die 1930er Jahre waren auch geprägt von der Entwicklung *somatischer Behandlungsverfahren* für Schizophrene. Nach zahllosen unwirksamen Versuchen wurde nun eine Gruppe wirksamer körperlicher Behandlungen entwickelt: zuerst die Insulinkomabehandlung (Manfred Sakel in Wien 1933), die durch den Schweizer Psychiater Max Müller weiterentwickelt wurde. Es folgten die Krampfbehandlungen, zunächst die Cardiazol-Behandlung (von Meduna 1934) und dann die praktikablere Elektrokrampftherapie (Cerletti und Bini 1938).[420] Nach eineinhalb Jahrzehnten Erfahrung resümierte M. Bleuler (1951), dass diese Verfahren nicht kausal und nicht spezifisch wirkten, aber doch nützlich seien, weil sie die Heilung beschleunigten.

In diesem Zeitabschnitt hatte sich die Lage der schizophrenen Patienten in den großen Krankenhäusern noch nicht gebessert. Unterbringung und Behandlung blieben äußerst unbefriedigend, großenteils waren sie inhuman. Unter den 70 000 psychisch Kranken und Behinderten, die im Nationalsozialismus umgebracht wurden, waren sehr viele schizophrene Kranke.

Nach dem Zweiten Weltkrieg nahm die Ich-Psychologie von Paul Federn maßgeblichen Einfluss auf die Schizophreniebehandlung. Paul Federn (1871–1950) gehörte zum engeren Wiener Kreis um Freud und musste 1938 in die USA emigrieren. Diese Ich-Psychologie, die an Griesinger erinnert, ermöglichte ein besseres Verständnis des schizophrenen Erlebens und einen Zugang zur psychodynamischen Psychotherapie.

Die Psychotherapie Schizophrener wurde insbesondere in der amerikanischen Psychiatrie gefördert, die von der Zuwanderung deutscher Emigranten profitierte. Bekannt wurden die «direkte Psychoanalyse» von John N. Rosen (geb. 1902) und die «personale Psychopathologie» von Harry St. Sullivan (1892–1949). Diese Initiativen wurden von europäischen Psychiatern aufgegriffen. Insbesondere sind G. Benedetti und C. Müller in der Schweiz sowie W. Bräutigam und W. Th. Winkler in Deutschland anzuführen, um nur einige Namen zu nennen. In den USA wurde das *Chestnut Lodge Sanatorium* bei Washington berühmt. Hier entwickelte Frieda Fromm-Reichmann (1889–1957), deutsche Psychoanalytikerin und 1934 in die USA emigriert, aufgrund der Zusammenarbeit mit H. St. Sullivan die «Intensive Psychotherapie» der Schizophrenen (sie wurde auch in Romanform beschrieben: «Ich habe Dir keinen Rosengarten versprochen» von Hannah Green). Die «schizophrenogene Mutter» (Fromm-Reichmann) war eine unglückliche, vielfach missverstandene Formulierung.[421]

Zu den erwähnten psychoanalytisch orientierten Methoden der Schizophreniebehandlung ist zusammenfassend zu sagen, dass keines dieser Verfahren in seiner ursprünglichen Form noch heute angewendet wird, dass aber Elemente dieser Vorgehensweisen unverkennbar und unverzichtbar als Bausteine in die heutige Schizophreniebehandlung eingegangen sind. Historisch gesehen haben die früheren psychoanalytischen Behandlungen gezeigt, dass auch schizophrene Kranke psychotherapeutisch erreichbar sind (entgegen der Auffassung der frühen Psychoanalyse), dass ihnen so geholfen werden kann und – hinsichtlich der Pathogenese – dass psychologische Vorgänge die Entstehung und den Verlauf schizophrener Störungen mit bestimmen.

In den 1950er Jahren wurden die ersten wirksamen *Psychopharmaka* gefunden, Neuroleptika oder Antipsychotika genannt. 1952 wurde Chlorpromazin entdeckt, dem weitere Phenothiazinderivate folgten. 1958 wurden das wirksamere Haloperidol und andere Butyrophenone eingeführt (s. Kap. 52). Diese Psychopharmaka reduzierten in bis dahin ungeahntem Maße die akuten und teilweise auch chronischen schizophrenen Störungen, sie mindern das Rückfallrisiko und verbessern die Möglichkeiten der Psychotherapie und Soziotherapie. Damit wurden auch die somatotherapeutischen Voraussetzungen für die Psychiatriereform mit dem Ziel der Humanisierung der Krankenbehandlung geschaffen.

Wissenschaftlich kam mit der Neuroleptikabehandlung auch die neurobiologische Schizophrenieforschung in Gang. Neurotransmitteruntersuchungen führten zur Dopamin-Hypothese der Schizophrenien. Zudem wurden im Laufe des 20. Jahrhunderts vielfältige hirnstrukturelle Veränderungen in frontalen, temporalen und limbischen Bereichen festgestellt, die anscheinend weniger mit der Symptomatik als mit der Verlaufstendenz korrelieren. Diese Veränderungen sind vermutlich entwicklungsbiologisch zu erklären, weniger im Sinne einer fokalen strukturellen Störung als im Sinne einer Netzwerkstörung mit lokaler Dyskonnektivität. Diese und weitere neuroendokrinologische, neuroimmunologische und molekulargenetische Forschungen konnten jedoch trotz großer weltweiter Forschungsintensität in den letzten Jahrzehnten des 20. Jahrhunderts die Ätiologie der Schizophrenien nicht aufklären.[422]

Eine neue Ära der Schizophrenieforschung und -behandlung

Die 1960er Jahre waren ein bewegtes Jahrzehnt der Psychiatrie der Schizophrenien, in das die zunehmenden Erfahrungen und Erfolge der Pharmakotherapie, der sozialpsychiatrische Aufbruch (und auch die Antipsychiatrie) sowie neue Initiativen der Psychotherapie Schizophrener fallen. Letztere gingen von der psychoanalytischen Familienforschung aus; die Ergebnisse der amerikanischen Psychiater wie Theodor Lidz (1965) und Lyman C. Wynne (1965) blieben hinsichtlich der Folgerungen für die Entstehung der Schizophrenien nicht unumstritten, die therapeutischen Erkenntnisse gingen aber in Verfahren der Familientherapie ein.[423]

Von den 1970er Jahren an wurden Lerntheorie und Verhaltenstherapie für die Schizophreniebehandlung nutzbar gemacht, beginnend mit dem Belohnungssystem *token economy* (vgl. Ayllon, 1968). Heute sind Verhaltenstherapien unverzichtbare therapeutische Bausteine der Schizophreniebehandlung, etwa das kognitive Training und das psychoedukative Training mit dem Ziel der kooperativen Pharmakotherapie.

Die 1970er bis 1990er Jahre sind geprägt von der Verbesserung der therapeutischen Möglichkeiten und der Entwicklung kombinierenden therapeutischen Vorgehens. Die pharmakologische Forschung führte zu neuen Neuroleptika mit besserer Verträglichkeit. Man lernte zunehmend, Pharmakotherapie mit anderen Verfahren, auch mit der Elektrokrampftherapie zu kombinieren. In der Psychotherapie Schizophrener verlor die Psychoanalyse ihre dominierende Rolle (am radikalsten war der Einbruch in den USA, wo sie ihre größte Blüte erreicht hatte). Für die Behandlung der großen Zahl schizophrener Kranker wurden praktikable Psychotherapieverfahren entwickelt, in die psychodynamische, lernpsychologische und andere Elemente eingingen.

Dabei wurden auch die Beziehungen zwischen pharmakotherapeutischer und psychotherapeutischer Einflussnahme untersucht mit dem Ergebnis, dass in der Regel ein multimodales Vorgehen indiziert ist (s. Kap. 52). Gegenwärtig ist es das Ziel der Therapieforschung bei Schizophrenen, möglichst patientenorientierte, störungsbezogene und situationsangepasste Vorgehensweisen zu entwickeln, die alle therapeutischen Einflussmöglichkeiten berücksichtigen, ohne eine auszuschließen. Die Leitgedanken der heutigen Schizophreniebehandlung sind die therapeutische Pluridimensionalität und die Orientierung an der Vulnerabilität des Kranken.

46. Melancholie, Depressionen

Die Melancholie gilt in der abendländischen Medizingeschichte als eine Hauptkrankheit, die nach der antiken Humoralpathologie (Viersäftelehre) von der (hypothetischen) schwarzen Galle herrührt. Die schwarze Galle sollte vor allem mit der Milz in Beziehung stehen und von «Hypochondrium» bzw. «Kardia» («Magenmund») aus auch andere Körperregionen affizieren. Die aus dem Bauch in den Kopf aufsteigende Melancholie (*melancholia hypochondriaca*) spielte in der allgemeinen Krankheitslehre bis ins 19. Jahrhundert hinein eine wichtige Rolle. Seit der «Schwarzgalligkeit» der griechischen Medizin hat es unzählige Vorstellungen und Begriffe im Zusammenhang mit «Melancholie» gegeben, die hier nicht vollständig dargestellt werden können. Vielmehr sollen einige Fragestellungen in historischer Perspektive verfolgt werden: Welche Vorstellungen, aber auch Probleme verbergen sich hinter dem Begriff der Melancholie im Kontext der unterschiedlichen historischen Ansätze? Was hat es mit der «Melancholie» der Dichter und Denker auf sich? Wie wurde die «Depression» von der «Melancholie» abgegrenzt, um schließlich den traditionellen Begriff weitgehend abzulösen? In welchen psychiatrischen Zusammenhängen stehen diese Krankheiten, wie werden sie symptomatologisch erfasst und differentialdiagnostisch definiert? Gibt es überhaupt Melancholie als Krankheitseinheit, und welche Ursachen kommen in Frage? Schließlich werden vor allem im Hinblick auf das 20. Jahrhundert die antidepressiven Therapien und der Stand der anthropologischen Forschung zu erörtern sein. Im Begriff der Melancholie spiegelt sich wie in keinem anderen die gesamte abendländische Medizingeschichte wider. Er ist gerade im Hinblick auf das Leib-Seele-Verhältnis, die medizinische Anthropologie und die psychiatrische Therapeutik höchst aufschlussreich.

Schwarze Galle und Melancholie: zur humoralpathologischen Tradition

Bekanntlich entstammt der Begriff der Melancholie der Terminologie der griechischen Medizin und lässt sich als «Schwarzgalligkeit» (gr. *melan* = schwarz; *chole* = Galle) übersetzen. Erstmals taucht er in einer der ältesten Schriften des «*Corpus hippocraticum*» auf, deren Entstehung auf das Ende des 5. Jahrhunderts v. Chr. datiert wird (vgl. Flashar, 1966, S. 21). In der Schrift «Über Lüfte, Gewässer und Örtlichkeiten» heißt es: «Wenn aber der Sommer im Zeichen des Nordwinds steht und trocken ist und weder zur Zeit des Aufgangs des Hundssterns (Sirius) Regen fällt noch beim Aufgang des Arkturos, nützt das den schleimigen Konstitutionen am meisten, ferner denen, die von Natur feucht sind, und den Frauen. Für die galligen Konstitutionen dagegen ist diese Entwicklung besonders ungünstig. Denn sie trocknen zu sehr aus, und es befallen sie trockene Augenkrankheiten und hitzige, langwierige Fieber, manche auch Melancholie.» (Hippokrates, 1962, Ed. Diller, S. 115) Allerdings ist hier nur von einer Schwarzfärbung der Galle die Rede und noch nicht von der «schwarzen Galle» als einem Kardinalsaft der Viersäftelehre. Diese wird erst in einer späteren Schrift des «*Corpus hippocraticum*» begründet, nämlich in «Über die Natur des Menschen», wo der Begriff «schwarze Galle» eingeführt wird: «Der Körper des Menschen hat in sich Blut und Schleim und gelbe und schwarze Galle, und das ist die Natur seines Körpers, und dadurch hat er Schmerzen und ist gesund.»[424] (Hippokrates, 1962, Ed. Diller, S. 169)

Dem Melancholiker werden verschiedene psychische Symptome zwischen Manie und Depression zugeschrieben, so dass man aus heutiger Sicht den Eindruck gewinnen könnte, «daß die verschieden gerichteten Affektäußerungen sich etwa im Sinne unserer zirkulären Psychose auch bereits für die hippokratischen Ärzte zum Bilde des Melancholikers vereinen» (Flashar, 1966, S. 46).

Auf weitere antike Melancholie-Lehren, wie z. B. die des Aretaeus von Kappadokien oder des Soranus von Ephesos, soll hier mit einer Ausnahme nicht näher eingegangen werden (vgl. eingehende Darstellung von Flashar, 1966): Das medizinhistorisch wichtigste Melancholie-Konzept stammt von Galen. Dieser unterscheidet drei Ursachen der

Melancholie, die er als eine Affektion des Gehirns durch schwarze Galle versteht: (1) Der ganze Körper kann von der schwarzen Galle im Blut betroffen sein, und damit auch das Gehirn; (2) das Gehirn ist lokal betroffen, wenn die schwarze Galle durch örtliche Hitze aus gelber Galle produziert wird; und (3) das Gehirn wird sekundär von der schwarzen Galle affiziert, wenn das Leiden von einer Verdauungsstörung im Magen ausgeht und es zu Blähungen, Flatulenz, Sodbrennen etc., das heißt zu einer Hypochondrie, kommt (vgl. Siegel, 1976, S. 89–94). Dann steigt vom Oberbauch eine entsprechende schwarzgallige, rußartige Ausdünstung zum Gehirn auf und erzeugt dort die entsprechenden Symptome wie Furcht, Mutlosigkeit, Wahnvorstellungen und Todessehnsucht. Galen erklärt insbesondere die beiden erstgenannten Symptome mit der Verdunkelung des Gehirns durch die schwarze Galle, analog einer äußeren Dunkelheit, die den Menschen fürchten macht (vgl. Siegel, 1976, S. 93).

Die Therapie reicht von Bädern und Diät bis hin zum Aderlass, der beim schwersten Krankheitszustand vorzunehmen sei, wo sich die schwarze Galle im Gehirn selbst angesammelt habe (vgl. Flashar, 1966, S. 105 ff.). Indem die Magengegend bzw. die Oberbauchorgane als Ursprungsort der Melancholie angesehen werden, erscheint ihre Nähe zur Hypochondrie plausibel. So erscheinen Melancholie und Hypochondrie seither eng miteinander verknüpft (*melancholia hypochondriaca*) und bilden bis zum 18. Jahrhundert eine Krankheitseinheit bzw. werden synonym gebraucht (vgl. Siegel, 1968, S. 302).

Galen knüpfte explizit an die Viersäftelehre in den hippokratischen Schriften an und begründete eine entsprechende Typologie, die jedoch von der später entstandenen Temperamentenlehre mit den charakteristischen vier Temperamenten (Sanguiniker, Choleriker, Melancholiker, Phlegmatiker) erheblich abweicht. Das traditionelle Viererschema ist in den überlieferten Zeugnissen erst ab dem 12. Jahrhundert belegt (vgl. Flashar, 1966, S. 117). Das Konzept der «*melancholia adusta*» führte die Krankheit auf den Ruß oder die Asche der «verbrannten Säfte» zurück. Auf der Basis der Humoralpathologie wurden nun vier Formen der krankhaften Melancholie voneinander unterschieden, wie sie Avicenna in seinem «Kanon» im 11. Jahrhundert erstmals vollständig darstellte: «Die Melancholie ist entweder natürlich oder ausscheidungsartig und unnatürlich [...]. Von der ausscheidungsartigen unnatürlichen Melancholie entsteht eine aus der zu Asche gewordenen Galle [...] eine andere entsteht aus dem zu Asche gewordenen Phlegma [...]

eine dritte wird aus dem zu Asche gebrannten Blut erzeugt [...] eine vierte endlich stammt aus der natürlichen Melancholie, wenn diese zu Asche geworden ist.» (Zit. n. Klibansky et al., 1990, S. 152)

Wie sehr der Begriff der Melancholie dann im Diskurs der Medizin der Frühen Neuzeit von einem kreativen Galenismus geprägt wurde, hat Kutzer (1998) überzeugend dargelegt. Dabei standen die somatischen Erklärungsmodelle im Vordergrund: Man unterschied (1) die ideopathische Form der Melancholie als Gehirnkrankheit (z. B. wegen der «Trockenheit und Härte» des Organs) von (2) der sympathetischen Form der *melancholia hypochondriaca*, «die von den Bauchorganen, dem Magen-Darmtrakt und seinen Gefäßen ihren Ausgang nahm», sowie (3) der Form, die auf der «Schwarzgalligkeit des gesamten Blutes» beruhte. Die erst- und letztgenannte Form galten als schwere, chronische, die hypochondrische Melancholie dagegen als leichtere, intermittierende Krankheit (vgl. S. 105).

Melancholie und Krebs

In der Psychoonkologie sowie in den psychosomatischen Theorien zur Krebsentstehung, die seit einigen Jahrzehnten entwickelt wurden, berühren sich psychiatrische bzw. psychologische und onkologische Fragestellungen. Darauf soll an dieser Stelle nicht eingegangen werden. Es ist bemerkenswert, dass «Melancholie» nach antiker Lehrmeinung «Krebs» erzeugen konnte. Freilich sind beide Begriffe im Kontext der Humoralpathologie zu verstehen und haben deshalb eine ganz andere Bedeutung als in der gegenwärtigen medizinischen Terminologie. Galen stellte den Zusammenhang von schwarzer Galle und Krebs folgendermaßen dar: «Ohne Sieden erzeugt die schwarze Galle die Krebse, und wenn sie schärfer ist, solche mit Geschwüren, diese sind nun schwärzer als die Farbe der entzündeten Teile und sehr wenig heiß; die Blutadern sind bei ihnen mehr gefüllt und gespannt als bei Entzündungen; denn die Flüssigkeit, welche die Krebse erzeugt, tritt infolge ihrer Dicke weniger aus ihren Gefäßen in das umgebende Fleisch aus.» (Galen, 1976, Ed. Richter, S. 17; zit. n. Schick, 1987, S. 5) Krebs erschien demnach als Konstitutionskrankheit, weswegen eine innerliche Behandlung angezeigt war. In dieser humoralpathologischen Tradition trat der Krebs im Allgemeinen als *apostema melancholicum* in Erscheinung, als melancholische Geschwulst, schwarzgallige Ablagerung.

In der Frühen Neuzeit wurde der Begriff «*Scirrhus*» für verhärteten Knoten oder Geschwulst benutzt, der in der «melancholischen Feuchte» seinen Ursprung habe (vgl. Wolff, 1907–1928, Teil 1, S. 46). Dieser aus der Sicht moderner psychosomatischer Krebstheorien sehr interessante Zusammenhang von schwarzgalligem Körpersaft, Melancholie und Krebs war noch im 18. Jahrhundert durchaus anerkannt (vgl. Schott, Hrsg., 1998, S. 132–137). So schrieb Boerhaave: «Da es nun die Erfahrung giebt, daß diese schwarzgallichte, und fast wie Pech zähe Materie durch die Länge der Zeit, darin sie stocket, scharf und fressend werden, und alsdann die größten Uebel verursachen kann; so wird sich ein gleiches auch in einem Scirrhus ereignen können, besonders bey Personen von einem melancholischen Temperament; er wird also auch hier allein durch sein Alter bösartig werden […].» (Boerhaave, 1765, S. 7) «Wenn edelmüthige Leute das ihnen widerfahrene Unrecht sich tief zu Hertzen gehen lassen, und einen immer eingedenkenden Zorn in ihrer Brust tragen, so pflegen sie oftmals in die größte Melancholie zu verfallen […]. Was Wunder also, daß davon Scirrhi entstehen, und, wenn dergleichen bereits da sind, diese in einen Krebs verwandelt werden […].» (S. 19)

Melancholie und Imagination: dämonologische und psychologische Vorstellungen

Psychiatriehistoriker neigen dazu, der mittelalterlichen Heilkunde generell eine dämonologische Interpretation der Geisteskrankheiten zu unterstellen, um sie somit von den rationalen Krankheitsmodellen der Antike und den naturwissenschaftlichen Erkenntnisfortschritten der Neuzeit abzugrenzen. Hier begegnet uns einmal mehr eine Variante der Legende vom «finsteren Mittelalter». Die Verallgemeinerung, dass im Mittelalter die somatische Grundlage der Melancholie zugunsten einer «dämonologischen Interpretation» aufgegeben worden sei, ist jedoch falsch (vgl. Hole/Wolfersdorf, 1986, S. 440). Zum einen spielte die Dämonologie nicht nur bereits in der Antike eine große Rolle, sondern auch in der (Frühen) Neuzeit. Zum anderen stand die Medizin des Mittelalters durchaus in der Tradition der antiken Lehre, die keineswegs *per se* zugunsten der Dämonologie aufgegeben wurde, wenngleich sie durchaus religiöse und teilweise auch dämonologische Anschauungen integrierte. Nach Hildegard von Bingen schien etwa bei der viel zitierten «Mönchskrankheit» (*acedia*) die schwarze Galle als Ausdruck der

Sünde (der mönchischen Nachlässigkeit) eine entsprechende Melancholie zu erzeugen, wie sie es schon in Adams Körper in Folge des Sündenfalls getan habe (vgl. Theiss-Abendroth, 2000, S. 110). Melancholie schwächte in dieser Sicht die Abwehrkräfte gegen Dämonen und disponierte somit zur «Besessenheit».

Auf der Grundlage der Theorie von den drei Hirnkammern wurde die Melancholie auch von der mittelalterlichen gelehrten Medizin als eine somatische Hirnerkrankung begriffen. Die physiopathologische Dynamik war dabei von den anatomischen Verhältnissen ableitbar. So entwarf Albertus Magnus ein plausibles Modell: Demnach sitze in der ersten (d. h. vorderen) Hirnkammer vorne der *sensus communis* (Gemeinsinn), weiter hinten die *imaginatio*, gefolgt von der *estimatio* und *phantasia*. Die ins Gehirn aufsteigende schwarzgallige Krankheitsmaterie kehre die Flussrichtung des in den Hirnkammern agierenden *spiritus animalis* (Lebensgeist) um. Er transportiere die in der *imaginatio* und *phantasia* liegenden Bilder nach vorne zum *sensus communis*, so dass diese inneren Bilder als von außen kommend wahrgenommen, das heißt nach außen projiziert würden. Die schwarzgalligen Ausdünstungen riefen auf Grund der dunklen Krankheitsmaterie dunkle und erschreckende Bilder hervor und verstopften darüber hinaus den Durchgang zum mittleren Hirnventrikel, in dem die *anima rationalis*, die «Fakultät» der Denk- und Urteilskraft, sitze, wovon der betroffene Kranke nun abgeschnitten sei (vgl. Theiss-Abendroth, 2000, S. 109).

Johann Baptist van Helmont (1579–1644), der bedeutendste Paracelsist des 17. Jahrhunderts und Wegbereiter der «chemischen Medizin» aus dem Geiste der Alchemie, hat den Zusammenhang von Melancholie und Imagination modellhaft beschrieben. In seiner Argumentation sind dämonologische, infektiologische und psychologische Momente kaum voneinander zu trennen. Sie dreht sich um die Funktionsweise des «Lebensgeistes» (*archeus*) mit seinem Hauptwohnsitz in Magen und Milz. Durch einen «Fehler des Lebens-Geistes» würden bei der Verdauung krank machende Bilder erzeugt, aus denen – gleichsam als «Wurzeln» – die Krankheiten wie Früchte hervorgingen, u. a. die «Miltz-süchtige Schwermüthigkeit» (*melancholia hypochondriaca*) (vgl. Helmont, 1683, S. 1052/32). Dabei spiele die Einbildungskraft (*imaginatio*), welche die krank machenden Bilder (*ideae morbosae*) erzeuge, eine entscheidende Rolle.[425]

Nach van Helmont kann sich aus der gelben keine schwarze Galle (die *melancholia adusta* durch Verbrennung) entwickeln (vgl. S. 373/

71), ebenso bestreitet er, dass sie in der Milz oder in der Leber produziert werde (vgl. S. 373/72). Überhaupt sei es ein Irrtum zu meinen, aus der schwarzen Galle entstünden die Krankheiten: «Nach dem ich aber gewiß versichert worden/daß keine schwartze Galle in der Natur vorhanden sey; so ist mirs gar leicht gewesen/so wol von den Feuchtigkeiten/als von dem Gebrauch und Nutzen der Glieder wie solchen Galenus beschreibet / abzuweichen/und die schwartz-gallichten Schulen zu verlassen.» (S. 847/28)

Van Helmont hält trotz seiner generellen Kritik der Mikrokosmos-Makrokosmos-Lehre des Paracelsus doch an der astrologischen Lehre fest, dass über die Milz der Saturn als «Irrstern» seinen üblen Einfluss ausübe. So entstünden dort durch die Einbildung und Phantasie krank machende Bilder (*ideae morbosae*), die (quasi als Krankheitssamen) den Lebensgeist im Magenmund so stark beeindruckten, dass eine «sämliche» Krankheit entstehe. In der epochemachenden kulturhistorischen Studie «Saturn und Melancholie» von Klibansky, Panofsky und Saxl (1990), die allerdings van Helmont nicht mehr einbezieht, werden die faszinierenden Berührungspunkte zwischen humoralpathologischen und astrologischen Traditionen im Melancholiebegriff umfassend dargestellt. Die «humanistische Aufwertung des Saturn» in der italienischen Renaissance (S. 309) knüpfte an jener positiven Wertschätzung der Melancholie an, wie sie Aristoteles als Erster formuliert hat.

Psychologische und tiefenpsychologische Überlegungen zur Entstehung der Melancholien sind mindestens ebenso alt wie biologische Konzeptionen. Dies lässt sich gerade auch in der Entstehungszeit der modernen Psychiatrie um 1800 erkennen. Pinel sah als Ursache der Melancholie ohne ursprüngliche Veranlagung (*sans une disposition primitive*) dieselben Umstände wie bei der Hypochondrie: «Traurigkeit, Schrecken, anhaltendes Studieren, die Unterbrechung eines thätigen Lebens, heftige Liebe, das Uebermaß in den Vergnügungen, Mißbrauch betäubender und narkotischer Mittel, vorhergehende Krankheiten, die unrichtig behandelt wurden, die Unterdrückung des Hämorrhoidalflusses». (Pinel, 1800, S. 66) Wir sehen hier das ganze Spektrum des Melancholieverständnisses im 18. Jahrhundert, einschließlich der «Gelehrtenkrankheit» und der traditionellen Wertschätzung der «güldenen Ader» (Hämorrhoiden). Esquirol bezeichnete später die Melancholie – in Abgrenzung zu Monomanie, Manie, Verwirrtheit und Blödsinn oder Kretinismus – als «*lypémanie*» (griech. *lype* = Betrübnis, Ärger, Schwermut): «Das Delirium bezieht sich nur auf einen oder eine kleine

Anzahl von Gegenständen mit einer vorherrschenden traurigen oder niederdrückenden Leidenschaft.» (Esquirol, 1816, S. 30 ff.) Pinel und Esquirol haben also psychologische und biologische Faktoren als mögliche Entstehungsbedingungen der Melancholie nebeneinander gestellt – eine Annahme, die für die Psychiater des 19. Jahrhunderts charakteristisch wurde.

Auch bei den «romantischen» Psychiatern ist eine interessante Verquickung von vitalistischen bzw. neurophysiologischen und psychologischen bzw. moralischen Anschauungen festzustellen. So führte der als «Psychiker» geltende Heinroth den Begriff der «Selbst-Verschuldung» ins Feld, um auf die seelische Eigenverantwortung des Menschen hinzuweisen. Er möchte die Ärzte überzeugen, dass «nicht die Seele das Instrument, und nicht der Leib der Spieler, sondern daß umgekehrt die Seele der Spieler und der Leib das Instrument sey; und daß ungeheuer viel dazu gehöre, um diese heilige Ordnung in der Länge der Zeit umzukehren, und daß diese Umkehrung [...] nur das Werk der Selbst-Verschuldung sey» (Heinroth, 1825, S. 114). Somit hat das Seelenleben gegenüber dem Körper Vorrang. Heinroth spricht hier von einer «persönlichen Krankheit» oder «Krankheit der Person», die ihren «unfreien Zustand durch eigenes Verschulden erzeugt» habe (S. 130). Gleichwohl werden die somatischen Ursachen der Geisteskrankheiten durchaus berücksichtigt, einschließlich der immer noch humoralpathologisch beeinflussten Theorie, dass die Depression aus krankhaften Zuständen der Verdauungsorgane herrühre. Konsequenterweise empfiehlt er die Beseitigung der krankhaften «organischen Reize» des Unterleibs, um die Erregbarkeit der Melancholischen wieder zu erwecken (S. 208 f.).

«Melancholie» und «Genialität» – eine problematische Verknüpfung

Wie viele Zeugnisse der letzten Jahrhunderte zeigen, wird der Begriff Melancholie außerhalb der klinischen Psychiatrie, insbesondere in der Literatur und Kunst, häufig und in einem anderen Sinne verwendet. Dabei handelt es sich nicht etwa nur darum, dass Dichter, Künstler und Philosophen an einer Melancholie litten (was immer damit gemeint war, autobiographische Zeugnisse sind relativ selten). Vielmehr wurde ein Zusammenhang hergestellt zwischen dem Melancholischsein und der künstlerischen Kreativität, ja sogar zwischen Krankheit und Genialität. Diese Überlegungen begannen, was wenig bekannt ist, bereits im Altertum.

Bei Aristoteles und seiner Schule finden wir erstmals die Verknüpfung der Melancholie mit außergewöhnlichen, genialischen Leistungen des Menschen. Die «*Problemata Physica*» enthalten die viel zitierte Abhandlung über die Melancholie und die Melancholiker, die dem Theophrast zugeschrieben wird. Hier erscheint das Pathologische zugleich als Voraussetzung für die schöpferische Leistung, eine Deutung, die an den modernen Terminus der «kreativen Krankheit» erinnert. Flashar fasste die aristotelische Auffassung, die mit dem Prinzip der Mitte verbunden sei, folgendermaßen zusammen: «Zwar bedeutet das Vorherrschen der schwarzen Galle über die anderen Säfte eine gewisse Abnormität, aber die positive Seite der Melancholie wirkt sich nur aus, wenn die schwarze Galle sich hinsichtlich ihrer Wärme in einem Mittelmaß befindet. Nur dieses Mittelmaß garantiert die Höchstleistung des Melancholikers, ein Zuviel oder Zuwenig an Wärme führt zu krankhaften Erscheinungen, und zwar die zu starke Wärme zu manischen und die zu starke Kälte zu depressiven Krankheitssymptomen. [...] [die] schnell dann das Stadium höchster Leistungsfähigkeit in pathologische Zustände, modern gesprochen: Genie in Wahnsinn umschlagen.» (Flashar, 1966, S. 63)

Trotz dieser aristotelischen Aufwertung der Melancholie dominierte deren krankhafter Aspekt im Diskurs der antiken und mittelalterlichen Medizin. Das Verhältnis von Melancholie und Genie wurde erst in der italienischen Renaissance im Rückgriff auf Aristoteles thematisiert (vgl. Flashar, 1966, S. 72), um dann zu einem zentralen Topos in der neuzeitlichen Wissenschaftsgeschichte zu werden, worauf wir noch zurückkommen werden.[426]

So entstand eine positiver wirkende Version von «Melancholie» verglichen mit dem Krankheitsbegriff. Später, im ausgehenden 19. und frühen 20. Jahrhundert, waren es gerade Psychiater, die noch einmal die kulturhistorische Tradition mit der neuen psychiatrischen Krankheitslehre versöhnen wollten. Vor allem ist der Italiener Cesare Lombroso zu nennen, der mit seiner 1864 veröffentlichten Antrittsvorlesung in Pavia «*Genio e follia*» (Genie und Irrsinn) der psychiatrischen Pathographie als neuer Literaturgattung den Weg wies (vgl. Lombroso, 1887b). Wilhelm Lange-Eichbaums Buch «Genie, ‹Irrsinn› und Ruhm» (1928) stellt den Höhepunkt der von Lombroso angestoßenen Entwicklung dar. Geniale Persönlichkeiten der Menschheitsgeschichte wurden nun mit den Kategorien der zeitgenössischen Diagnostik eingeordnet. Diese Art von Pathographie wurde jedoch aufgegeben, da sie die Kompetenz des Psychiaters überforderte und das Werk des Künstlers unzulässig der Pathologie unterordnete.

Auch im literarischen Verständnis ist «Melancholie» vieldeutig und unbestimmt geblieben. Fragt man nach Beziehungen zu der psychiatrischen Melancholie bzw. Depressionslehre, so sind kaum Übereinstimmungen zu erkennen. Die Melancholie der Dichter und Denker wird in einem sehr weiten Sinne von Gestimmtheiten und Lebensgefühlen verstanden, etwa von Schwermut, Unzufriedenheit (auch «Missvergnügen» genannt) und Weltschmerz – ein in der Wurzel menschlichen Daseins begründeter Gemütszustand (vgl. Klibansky et al., 1990).[427]

In der belletristischen Literatur kommt es zu einer fast schwärmerischen Verherrlichung der Melancholie mit Formulierungen wie «Heilige Melancholie», «intimes Verhältnis», «Lust abgewinnen», «Die Melancholie wird zur Muse» oder «Sei mir gegrüßt, Melancholie» (Gottfried Keller; vgl. Völker, 1983). Hier wird die große Entfernung zur Krankheit Melancholie deutlich. Fragt man aber weiter, ob die so gemeinten Gemütszustände mit einem anderen psychiatrisch-diagnostischen Begriff aus dem Bereich der Depressionen in Verbindung zu bringen seien, dann am ehesten zu dem der neurotischen Depression oder Dysthymie, von der noch die Rede sein wird.

Offenbar handelt es sich um unterscheidbare Verwendungen des gleichen Begriffes Melancholie. Das lehrt etwa die Selbstdarstellung des italienischen Dichters Giacomo Leopardi (1798–1837). Er kannte offenbar die Melancholie im philosophisch-literarischen Sinne, und er erlitt die Krankheit Melancholie: «Ich weiß genau um sie Bescheid, habe sie erfahren, erfahre sie aber jetzt nicht mehr, jene *sanfte* Melancholie, die heiterer ist als die Heiterkeit und die das Schöne veranlaßt, die, wenn ich so sagen darf, der Dämmerung ähnlich ist. Dagegen ist diese jetzige Melancholie dichte entsetzliche Nacht, ein Gift, wie Sie sagen, das die leiblichen geistigen Kräfte zerstört [...].» (Zit. n. C. Müller, 1993b, S. 92)

«Melancholie» versus «Depression»

Zwei Begriffe durchziehen die Psychiatriegeschichte: Melancholie und Depression. Ist die gleiche Störung gemeint? Lange Zeit wurden die Begriffe synonym verwendet, allerdings mit unterschiedlichen Akzentuierungen. Melancholie ist der ältere Begriff, mit dem während der mehr als 2000-jährigen Verwendung jeweils dasselbe Krankheitsbild gemeint war – allerdings nur im Hinblick auf das Erscheinungsbild der Krankheit, nicht bezüglich der Theoriebildungen. Heute spricht man nicht mehr von Melancholie, und auch das Adjektiv «melancholisch» wird nur noch wenig verwendet. Der Begriff «Depression» hingegen kam viel später, anscheinend um 1800, auf. Er soll auf eine Anregung des schottischen Arztes William Cullen zurückgehen.

William Cullen rückte die Nervenkrankheiten ins Zentrum der Krankheitslehre und bezeichnete sie als «Neurosen» (oder auch *Morbi nervosi*). Er definierte den Melancholiebegriff neuropathologisch und erklärte die Melancholie gewissermaßen zur Gehirnkrankheit. Er behauptete, dass sie «von einem trocknern [sic] und festern Bau der markigten Substanz des Gehirnes herrühret», was durch die anatomische Sektion nachgewiesen werden könne. Der «Grad der Festigkeit der Substanz des Gehirns» sei für das Krankheitsbild ausschlaggebend (Cullen, 1785, S. 57).

Im Laufe des 19. Jahrhunderts wurde der Begriff «Depression» häufiger benutzt, auf Kosten von «Melancholie». Der alte Begriff war nämlich mit so vielen verschiedenen Bedeutungen, Theorien und Problemen belastet – Peters (1999) zählt 31 historische Formen von Melancholie auf –, dass er ausgedünnt und unbestimmt wirkte. Es sei daran erinnert, dass Heinroth die «Depression» als einen übergeordneten Zentralbegriff benutzte, den er der «Exaltation» gegenüberstellte. Auf der Grundlage der Erregungslehre des Brownianismus (s. Kap. 38) definierte er die «Depression» als ein «Übermaß an Passivität», welche die Form von Melancholie, Blödsinn oder Willenlosigkeit annehmen könne. «Überall fehlt es theils an Lebensreizen, theils und hauptsächlich an Empfänglichkeit für dieselben.» (Heinroth, 1825, S. 118)

Die französischen Psychiater des beginnenden 19. Jahrhunderts sprachen noch von Melancholie (z. B. Esquirol, 1838), aber schon mit erheblichen Zweifeln. Wenn das Wort überhaupt noch benutzt wurde, dann gleichbedeutend mit Depression (z. B. bei L. Meyer, 1873/74). Das gilt auch für die Kraepelin-Zeit um 1900 und für das 20. Jahrhundert. Den Begriff «Melancholie» benutzten nur noch wenige Psychiater, etwa L. Binswanger und H. Tellenbach in anthropologisch orientierten Studien.

Im Laufe des 20. Jahrhunderts erfuhr der Begriff «Depression» einen Bedeutungsverlust (welcher dem der Melancholie im 19. Jahrhundert entspricht); er benannte schließlich nur noch irgendein Herabgestimmtsein ohne Differenzierung. So ist es auch in den gegenwärtig gebräuchlichen Klassifikationsmanualen zu lesen. Allerdings unterscheidet das amerikanische System DMS noch zwischen nichtmelancholischer und melancholischer depressiver Episode. Als einer der wenigen klinischen Psychiater, der den Begriff «Melancholie» nicht aufgab, hat Walter Schulte (1962) gezeigt, dass es zweckmäßig ist, mit diesem diagnostischen Begriff eine spezielle und definierbare Depressionsform zu bezeichnen.

Allen unterschiedlichen Theorien zum Trotz wurde die Krankheit Melancholie in ihrem Kern im Wesentlichen übereinstimmend beschrieben. Als ein Beispiel hierfür sei Paracelsus referiert, in dessen Melancholie-Verständnis sich humoralpathologische, magische und dämonologische Vorstellungen mischen. «Melancholia ist ein krankheit, die in ein menschen falt, das er mit gewalt traurig wird, schwermütig, langweilig, verdrossen, unmutig und falt in seltsam gedanken und speculationes, in traurikeit, in weinen etc., wie dan das gemüt an im selbs anzeigt.»[428] (Paracelsus, Bd. 12, S. 42)

Wenn die melancholische Symptomatik immer wieder und im Wesentlichen übereinstimmend beschrieben wurde, so blieb doch bemerkenswert lange unerkannt, dass die Krankheit in «Perioden» verläuft (heute spricht man genauer von Episoden). Das ist erst bei den psychiatrischen Autoren der 1860er Jahre selbstverständlich gewordenes Wissensgut.

Bipolare Störungen

Ebenso schwer war die *bipolare Verlaufsform* zu erkennen, die dieser Krankheit eigen ist: Melancholien und Manien, die in der Symptomatik gegensätzlich erscheinen, können in unregelmäßigem Wechsel auftreten, dabei sind Manien wesentlich seltener als Melancholien. Diese heutige Erkenntnis findet man schon angedeutet in Schriften des Altertums, etwa bei Aretaeus von Kappadokien (ca. 950 n. Chr.). Ein frühes Zeugnis eines Betroffenen ist die «Anatomie der Melancholie» (1621) von Robert Burton, Kanonikus in Oxford.[429]

Griesinger sah bereits die Bipolarität von Melancholie und Manie: «Übergänge in Manie und Wechsel dieser Form mit der Schwermut sind sehr gewöhnlich; nicht selten besteht die ganze Krankheit aus einem Cyclus beider Form [...].» (Griesinger, 1845, S. 175) Eindeutig erkannt wurde die Bipolarität von zwei französischen Psychiatern: Jean Pierre Falret (1785–1870), der von *folie circulaire* sprach (1854;

1869), und Jules Baillarger (1809–1890), der *folie à double formes* (1854) formulierte. Die melancholisch-manische Bipolarität wurde allmählich zum Allgemeingut psychiatrischen Wissens, so sprach Ludwig Meyer (1873/74) von circulärer Geisteskrankheit, K. Kahlbaum (1882) von einem cyclischen Irresein bzw. von Cyclothymie.

«Zyklothymie» wurde forthin zu einem uneinheitlich verstandenen Begriff: einerseits als Synonym für manisch-depressive Psychosen (so z. B. bei Kurt Schneider), andererseits speziell für die leichten Formen dieser Krankheit oder für konstitutionelle Varianten im Sinne einer Persönlichkeitsstörung (so bei E. Kretschmer). In der gegenwärtigen Klassifikation bedeutet Zyklothymia eine hyperthyme (überschwängliche) Persönlichkeitsstörung.

An dieser Stelle ist eine Anmerkung zur Begriffsgeschichte von «Manie» angebracht. Auch dieser Begriff, der spätestens seit Soranus von Ephesus (um 100 n. Chr.) bekannt ist, hat seit dem Altertum verschiedene Bedeutungen durchlaufen. Bis in das 19. Jahrhundert hinein war Manie Oberbegriff für psychotische Erregungszustände, wie die zahlreichen beschriebenen «Manien» zeigen; nach Peters (1999b) sind es siebzehn historische und fünfzehn mehr oder weniger aktuelle Bedeutungen von Manie, ohne die zahlreichen so genannten Monomanien.[430]

Kraepelin ließ die Melancholie, nun Depression genannt, und die Manie in dem manisch-depressiven Irresein aufgehen. Er meinte eine Krankheitseinheit mit beiderlei Störungen.[431]

Die depressiven Psychosen im Sinne der alten Melancholie, sowohl in unipolaren wie in bipolaren Verläufen, wurden forthin «endogene Depressionen» genannt. Auf die Problematik dieses Begriffes wurde bereits eingegangen.

Eine Änderung an der Kraepelin'schen Konzeption dieses großen manisch-depressiven «Formenkreises» wurde 1966 vorgenommen, als der Schweizer Psychiater Jules Angst und der italienisch-schwedische Psychiater Carlo Perris unabhängig voneinander zeigen konnten, dass sich im Bereich des manisch-depressiven Krankseins zwei Formen unterscheiden lassen: die monopolar verlaufenden Depressionen (Melancholien) und die bipolaren Verlaufsformen einschließlich der reinen Manien. Für diese Zweiteilung sprachen die in Familien- und Zwillingsuntersuchungen erhobenen genetischen Befunde (die allerdings bisher nicht voll bestätigt wurden) und einige Verlaufsmerkmale, nicht aber die Symptomatik, hinsichtlich derer sich Melancholien in unipolaren bzw. bipolaren Verläufen nicht voneinander unterscheiden. Trotz allen zusammengetragenen Wissens ist die nosologische Frage nicht gelöst.

Hypothesen zur Ätiologie

Die humoralpathologische Vorstellung von der «schwarzen Galle» reichte bis in das 19. Jahrhundert hinein. Allerdings gab es bereits im Mittelalter die Vorstellung, dass der Melancholie eine Hirnerkrankung zugrunde liege. Ein anderer Strang von Erklärungsversuchen reicht von den dämonologischen Interpretationen der psychischen Krankheiten im Mittelalter bis zur unheilvollen Konzeption einer Degenerationspsychose (s. Kap. 10) im späten 19. Jahrhundert. Als ein solches «Entartungsirresein» wurden sowohl Melancholien wie Manien und insbesondere die Übergangsformen dieser affektiven Psychosen zu den schizophrenen Psychosen angesehen. Diese Vorstellungen blieben wirksam bis zur Radikalisierung der Rassenhygiene und der «Euthanasieaktion» der Nationalsozialisten.

Die genetische Vorstellung dominierte im fachlichen Denken in der ersten Hälfte des 20. Jahrhunderts: Man unterstellte die Erblichkeit, ohne sie beweisen zu können, und postulierte eine «Somatose», die nicht durch empirische Befunde begründet war. Es kamen Theorien zur Erklärung affektiver Psychosen auf wie Biotonus, Vitaltonus, Diencephalose. Die seit langem postulierte Erblichkeit im Sinne einer genetischen Mitbedingung affektiver Psychosen harrt noch der Bestätigung durch molekulargenetische Befunde.

Eine wissenschaftliche Wende zeichnete sich in den 1960er Jahren ab, nachdem das erste antidepressive Medikament Imipramin entdeckt worden war (1957). Von den Wirkungen dieses Psychopharmakons ausgehend nahm die neurochemische Erforschung der antidepressiven Therapie und damit auch der Pathophysiologie der Depressionen (Melancholien) einen ungeahnten Aufschwung. Stichworte sind die Serotonin-Hypothese und die Neurotransmitter-Dysbalance-Hypothese der (endogenen) Depressionen. Auch neuroendokrinologische und chronobiologische Untersuchungen zeigten Störungen bei Depressiven (und Manischen); allerdings blieb bei den meisten Befunden (auch denen der Neuroradiologie) bisher offen, wieweit sie für die Ätiopathogenese relevant sind.

Die Psychoanalyse hat sich mit den affektiven Psychosen, speziell mit den Melancholien, relativ wenig befasst. Freud schrieb erst 1915 über «Trauer und Melancholie», er hielt die Melancholie für eine narzisstische Psychoneurose. «Die Melancholie ist seelisch ausgezeichnet durch eine tief schmerzliche Verstimmung, eine Aufhebung des Interesses für die Außenwelt, durch den Verlust der Liebesfähigkeit, durch die Hemmung jeder Leistung und die Herabsetzung des Selbstgefühls, die sich in Selbstvorwürfen und Selbstbeschimpfungen äußert und bis zur wahnhaften Erwartung von Strafe steigert.» (Freud, 1915, Bd. X, S. 429) Wieder imponiert hier die treffsichere Deskription der melancholischen Qualität des Depressivseins. Auch Freud spricht von der «Hemmung», die sich später als die Grundstörung der Melancholie erweisen sollte. An dieser melancholischen Gehemmtheit sah Freud die Grenzen der psychoanalytischen Interpretation der Melancholie bzw. die biologische Grenze des psychoanalytischen Verstehens überhaupt. Diese Auffassung Freuds prägte auch die weitere Einstellung der Psychoanalyse zur Melancholie (s. Loch, 1967).

Die psychoanalytische Therapie wurde bei Melancholiekranken zuerst von A. Maeder 1910 eingesetzt. Zusammenfassend ist zu den Erfahrungen, die bis zu den Behandlungsberichten von W. Bräutigam (1996) reichen, zu sagen, dass die Psychoanalyse den Verlauf der Melancholie sowie der bipolaren Erkrankung nicht zu ändern vermag, so hilfreich die Psychotherapie für diese Kranken in ihrer schweren Lebenssituation auch sein mag.[432]

Entwicklung der antidepressiven Behandlung

Bis in unsere Generation hinein gab es keine wirksame Behandlung der Melancholie. Es wurden unzählige physikalische und chemische Methoden versucht, jedoch ohne Erfolg. Zu erwähnen sind die klassischen diätetischen Verfahren gegen Melancholie bis hin zu den von ihnen abgeleiteten Maßnahmen im Bereich der «moralischen Behandlung» bzw. «psychischen Kur», wie sie beispielsweise Reil vorschlug.[433]

Auch die im späten 19. Jahrhundert entdeckten Sedativa, wie Opiumextrakt, Chloralhydrat, Paraldehyd (s. Kap. 52), die sich bei erregten Psychosekranken günstig ausgewirkt hatten (wenn auch nur palliativ), konnten gegen die melancholische Depression nichts ausrichten, außer vielleicht den Nachtschlaf etwas verbessern.

Die erste tatsächlich effektive Behandlung kam unerwartet 1938 auf, als die Elektrokrampftherapie entdeckt wurde, die eigentlich für Schizophrene gedacht war, sich dann aber bei Depressiven als besonders effektiv erwies und bis heute die wirksamste antidepressive Behandlung überhaupt geblieben ist. Der größte Schritt war die Entdeckung antidepressiver Psychopharmaka. 1957 erkannte der Schweizer Psychiater Roland Kuhn, dass Imipramin («Tofranil»), welches als Neuroleptikum eingeführt worden war, unerwartet antidepressive Eigenschaften aufwies (s. Kap. 52). Voraussetzung dieser Beobachtung war, wie Kuhn (1957b) ausdrücklich angemerkt hat, seine daseinsanalytisch geschulte klinische Einstellung. Diese Behandlungen wurden 1969 durch die Entdeckung der antidepressiven Wirkung eines begrenzten Schlafentzuges (Wachtherapie) ergänzt (s. Kap. 51).

Die Techniken der *Verhaltenstherapie*, die von den 1960er Jahren an auch bei Depressiven verwendet wurden, sind hier weniger wirksam als bei neurotischen und schizophrenen Störungen. Gegenwärtig werden hauptsächlich störungsspezifische Psychotherapieverfahren eingesetzt, die zunächst in einer partizipativen bzw. kommunikativen Psychotherapie bestehen (Benedetti, Schulte), aber auch konfliktverarbeitendes und verhaltensmodifizierendes Vorgehen kann indiziert sein.

Anthropologische Beiträge

Die Theorien, die sich bis in die Neuzeit hinein um die Melancholien rankten, waren in der ersten Hälfte des 19. Jahrhunderts weitgehend überwunden und hatten einer nüchterneren, klinisch orientierten und zum Teil biologisch ausgerichteten Betrachtungsweise Platz gemacht. Erst in den 1920er und 1930er Jahren kamen phänomenologisch-anthropologische Versuche einer Fundierung des melancholisch Verändertseins auf. Diese Bemühungen gingen von klinisch-psychiatrischen Erfahrungen aus und bedienten sich des Rüstzeuges der Philosophen Max Scheler, Edmund Husserl und Martin Heidegger.
Die wichtigsten Autoren sind der französisch-schweizerische Psychiater Eugène Minkowski (1885–1972) aus der Zürcher Burghölzli-Schule, der deutsche Psychiater Erwin Straus (1891–1975), der Bonhoeffer-Schüler war und 1938 in die USA emigrierte, der deutsche Philosoph und Psychiater Viktor Emil von Gebsattel (1883–1976) und der bereits erwähnte schweizerische Psychiater Ludwig Binswanger (1881–1966), der Begründer der Daseinsanalyse. Die Hauptthemen der phänomenologischen und anthropologischen Studien waren das verän-

derte Zeiterleben und die Hemmung von Melancholiekranken (s. S. 156). In phänomenologischer Sicht wurde eine Differenzierung des subjektiven Zeiterlebens vorgenommen.

Binswangers Daseinsanalyse nahm als eine anthropologisch-psychiatrische Methode von der Ontologie und Daseinsanalytik M. Heideggers ihren Ausgang. Sie befasst sich hauptsächlich mit den schwersten und wahnhaften Formen der Melancholie. Hierzu hatte bereits R. Gaupp formuliert, es handele sich um eine «Loslösung von den korrigierenden Erfahrungszusammenhängen» (1904, S. 443). Binswanger sprach nun von der «Loslösung von den konstitutiven Bedingungen der natürlichen Erfahrungen überhaupt» (1960, S. 18) und kam so dem Wesen der fundamentalen Erlebensveränderung, besser: Daseinsveränderung, in der Melancholie näher. Damit ist nicht der Versuch des Verstehens im psychologischen oder tiefenpsychologischen Sinne gemeint. Ein solches verstehendes Bemühen scheitert an der melancholischen Veränderung (die Kranken selbst empfinden solche Versuche als unangebracht). Vielmehr handelt es sich um den Versuch einer anthropologischen Verständigung über das Wesen des Melancholischseins. Was auf diesem Wege anthropologisch erkannt wurde, kann die Haltung und Einstellung des Psychiaters im Umgang mit melancholisch Kranken prägen.

Behandlung

47. Physische und moralische Behandlung

Die psychiatrische Behandlung der entstehenden Anstaltspsychiatrie um 1800 war inspiriert von den philosophisch-anthropologischen Ideen der Aufklärung, der Medizinalreform im Sinne des aufgeklärten Absolutismus und der Freiheits- und Gleichheitsideologie der Französischen Revolution. Die psychiatrische Praxis freilich griff auf zeitgenössische medizinische und pädagogische Methoden zurück, die als «physische» bzw. «moralische» Behandlung bezeichnet wurden und mit einer spezifischen psychiatrischen Behandlung im modernen Sinne wenig gemein hatten. Charakteristisch war die Kombination von Maßnahmen der Ableitung und Umstimmung sowie diätetischen Vorschriften, die sich an der traditionellen Humoralpathologie und der modischen Erregungslehre des Brownianismus gleichermaßen ausrichtete: Aderlass, kalte Duschen und Fixierung auf den Zwangsstuhl ließen sich damals recht plausibel mit medizinischen und pädagogischen Argumenten legitimieren. Was heute als besondere Folter und Unterdrückung der Geisteskranken erscheint, entpuppt sich im historischen Kontext – etwa mit Blick auf den Umgang mit Soldaten in den Kasernen und mit Sträflingen in den Arbeits- und Zuchthäusern – als ein Stück «normales» Elend. In diesem Kapitel soll das Zusammenspiel von therapeutischen Leitlinien und praktischen Methoden aus den Anfängen der Psychiatrie beleuchtet werden – in jener epochalen Umbruchzeit an der Schwelle zur Moderne.

«Moral» und «Physik»: therapeutische «Erschütterungen»

Esquirol, der bahnbrechende Anstaltspsychiater in Paris, teilte die Behandlung der «Seelenstörungen» in zwei Gruppen: in die «moralische» (psychische) und die «physische» (somatische) Behandlung. Er folgte dabei einem zeitgenössischen Schema: «Moral» und «Physik» (d. h. gesellschaftlich-psychische und individuell-organische Dimension) erschienen nämlich um 1800 als die beiden Hauptsäulen der Medizin schlechthin, ebenso tragfähig für die Irrenheilkunde wie für allgemeine Heilsysteme der Medizin, wie etwa den «animalischen Magnetismus». (In Mesmers Hauptwerk «Mesmerismus» [1814] sind die beiden Hauptkapitel mit «Physik» bzw. «Moral» überschrieben.) Die Zielsetzung der moralischen Behandlung war ganz dem Menschenbild der Aufklärung verpflichtet: Der Mensch als vernunftbegabtes Wesen habe in Freiheit und Selbstverantwortlichkeit am Gemeinschaftsleben teilzunehmen. Kants Vernunftbegriff wurde zum Fixpunkt, ja, zur fixen Idee auch innerhalb der Medizin. Der höchste Wert des menschlichen Lebens war damit vorgegeben, der Unwert der Seelenstörungen klargelegt. So schrieb Heinroth: «Daurende Unfreyheit und Vernunftlosigkeit, selbstständig und für sich, sogar bei scheinbarer leiblicher Gesundheit, als Krankheit [...] macht den vollständigen Begriff der Seelenstörungen aus.» (Zit. N. Jacobi, 1830, Bd. 1, S. 24)

Die moralisch-psychische Beeinflussung war ganz an diesem Menschenbild ausgerichtet. Heinroth formulierte sein Prinzip der «heilsamen Beschränkung» und meinte, damit «sey der Psychiatrie das Auge eingesetzt»: «Unfreiheit ist verlorne Freiheit, und die Freiheit kann nur durch Gesetzlosigkeit verloren gehen, folglich nur durch das Gesetz, die Schranke, wiedergewonnen werden.» (Heinroth, in: Esquirol, 1827, S. 597) Die Irren schienen grundsätzlich von demselben Unvermögen, nämlich in Freiheit vernünftig zu handeln, geschlagen wie die Wilden im fernen Afrika, die kleinen Kinder in der Kinderstube zu Hause oder die Verbrecher im Zuchthaus. Damit waren die wesentlichen Elemente der moralischen Behandlung vorgegeben, die keineswegs primär aus der Psychiatrie abgeleitet wurden, sondern vielmehr aus dem Strafvollzug und der Pädagogik: nämlich zum einen die «Beschränkung der Wildheit, des rohen Trieblebens durch Unterwerfung, Bändigung und Strafe», zum anderen, nach der Widerspenstigen Zähmung, die «Entwicklung ihrer körperlichen und geistigen Anlagen durch Arbeit, Lebensordnung und religiöse Einkehr». Vom Zwangsstuhl bis zum gemeinsamen Lesen in der Bibel erstreckt sich das zweischneidige Arsenal: von den «psychischen Erschütterungen» – nach dem Motto: «den Krampf durch den Krampf brechen» – bis zu den «Handarbeiten» («nähen und stricken») von kranken Frauen (vgl. Esquirol, 1838b/ 1968, S. 128 bzw. S. 136).

Die medizinisch-physischen Manipulationen sollten den Organismus unmittelbar angreifen: sei es durch Ableitung von Krankheitsstoffen, durch Umpolen der Lebenskraft oder durch Zuführen heilkräftiger

Substanzen. Doch niemals finden wir bei den Psychiatern der ersten Stunde eine rein medizinische oder eine rein moralische Begründung ihrer Maßnahmen: Erst die Verquickung von Medizin und Moral konnte ihren therapeutischen Umgang mit den Geisteskranken legitimieren. Als Beispiel sei Horn zitiert: Das kalte Sturzbad «kühlt den von Blutkongestionen stets heißen Kopf des Kranken, es befördert die Haltung, Folgsamkeit und Ordnung des Wahnsinnigen» (Horn, 1818, S. 223). Ähnlich doppelbödig begründete er das In-den-Sack-Stecken des Irren: «Das Tragen des Sacks vermindert den Einfluß des Lichts auf den Geisteskranken; erschwert den Anblick der Umgebungen; [...] Er [der Sack] imponiert dem Kranken; schreckt ihn durch das Gefühl des Zwangs.» (l. c.)

Wir werden sehen, dass die therapeutischen Techniken in den Anstalten keineswegs skurrile, abartige Spezialtorturen oder exklusive Sonderbehandlungen darstellten, sondern dass sie prinzipiell in der Allgemeinmedizin gang und gäbe waren und nun in Verbindung mit dem Irrenhaus, seinem innerpolizeilichen Reglement sowie seiner apparativen Ausstattung eingesetzt wurden. Diese fast unauflösbare Verquickung von «moralischen» und «physischen» (zeitgemäßer ausgedrückt: von sozialen und medizinischen) Zwecken macht die Brisanz der damaligen Irrenbehandlung aus.

Der Brownianismus zur wissenschaftlichen Legitimation der Behandlung

Die Logik der Irrenbehandlung wird uns erst dann plausibel, wenn wir das oberste Prinzip der physischen (d. h. medizinischen) Behandlung der Irren, nämlich den Brownianismus, kennen. Der schottische Arzt John Brown (1735–1788) begründete um 1780 eines der populärsten Heilsysteme der Neuzeit, das als Brownianismus rasch alle Bereiche der Medizin in Europa und Amerika eroberte (vgl. Brown, 1780 u. 1798). Er leitete die Krankheiten aus dem Missverhältnis von Reizstärke und Erregbarkeit des Organismus ab und teilte sie in zwei Gruppen ein: in die sthenischen Krankheiten (durch zu starke Erregung), wozu Manie und Tobsucht zählten, und die asthenischen Krankheiten (durch zu schwache Erregung), wozu Hypochondrie und Melancholie gerechnet wurden. Dementsprechend sah die Therapie aus: Reizentzug bei den Sthenikern, Reizzufuhr bei den Asthenikern. Der antike therapeutische Grundsatz *contraria contrariis* (Galen) fand in der Neuzeit im Brownianismus seinen überwältigenden Ausdruck und seine größte

Verbreitung. Es handelte sich hierbei um ein biologisches Modell: Der kranke Organismus sollte durch gegenläufige Reize aus der Umwelt wieder ins Gleichgewicht, in seine wohltemperierte Stimmung gebracht werden.

Nach Spurzheim, dem bekanntesten Schüler Franz Joseph Galls (1758–1828), habe die Ursache des Wahnsinns «im Gehirne ihren Sitz». Die Hirnfunktion könne durch zu großen Reiz gestört sein, «diesen Zustand des Gehirns werde ich den Hypersthenischen (evtl. auch den ‹entzündlichen›) nennen [...]. In Zufällen z. B. von Erotomanie und Nymphomanie leidet besonders das kleine Gehirn.» Spurzheim empfahl folgerichtig Blutausleerungen hinter den Ohren, kalte Umschläge um den Hals. «[...] In der hypersthenischen Erotomanie [...] wird die schwächende Methode aufs sicherste gelingen.» (Spurzheim, 1818, S. 315) Entsprechend gegenläufig «tonisch» (anregend) sollten die Mittel bei Asthenie wirken: «[...] etwa Opium und Digitalis, oder gut gehopftes Bier, Milch, wo sie verdaut wird.» (S. 323)

Ausgerechnet Heinroth (1773–1843), der erste offizielle Psychiater Deutschlands und Protagonist der «Psychiker», der die Geisteskrankheit als Folge der Sünde und Schuld des Menschen ansah, machte das Brown'sche Modell mit äußerster Konsequenz zur Grundlage der Therapeutik. Die «Lebenskraft» oder «Lebens-Energie» sei die Grundlage des psychischen Lebens. Damit bezieht er sich ebenso auf den Brownianismus wie die «Somatiker». Denn Heinroths «Prinzip der Beschränkung» sollte nicht nur für die moralische Behandlung zur Wiedergewinnung der Freiheit gelten, sondern gerade auch für die physische Behandlung: Denn «aller Gegenreiz wirkt beschränkend». Die Exaltierten (Tobsüchtigen) galten Heinroth als Stheniker, die «herabgestimmt» werden müssten. Die Deprimierten (Melancholiker) waren in seinen Augen Astheniker, deren Organismus durch entsprechende Reizung «aufgeregt» werden müsse (vgl. Schott, 1990b, S. 20 f.). Dieser rationale Ansatz bedeutete: Therapie bestand aus einer bestimmten Gegensteuerung von außen (Herabstimmung bzw. Aufregung). Wir sehen hier deutlich, wie irrelevant für die therapeutische Praxis der vielzitierte Gegensatz von Psychikern und Somatikern tatsächlich war, wie gleichsinnig ein Spurzheim und ein Heinroth dem Brownianismus gleichermaßen huldigten.

Übrigens hatte sich Pinel bereits 1801 in seiner «Philosophisch-medicinischen Abhandlung über Geistesverirrungen oder Manie» die Brown'schen Prinzipien zu Eigen gemacht: Bei sthenischen Seelenkrankheiten empfahl er die «schwächende Methode»: «Vor allem entferne man die gewohnten allzustarken Reitze», etwa durch dunkles Zimmer, Blutentziehung, kalte Kopfumschläge oder Sturzbäder (Pinel, 1801, S. 439 f.). Bei asthenischen Seelenkrankheiten empfahl er die «entgegengesetzte Methode», wie nahrhafte Diät, Kampfer, Arnica, Chinarinde (S. 441).

Die Vorteile des Brownianismus lagen auf der Hand: Er schaffte die Gleichschaltung der verschiedensten Ansätze und Auffassungen in der Irrenbehandlung. Er vertrat eine äußerst simple Aufteilung aller möglichen Krankheitssymptome und Behandlungsmethoden auf nur zwei Grundkategorien und forderte zudem zwingend zu einer aktiven Gegensteuerung auf, die ganz zum betriebsamen Anstaltsleben passte und für eine abwartende oder gar introspektive Haltung keinen Raum ließ.

Überdies beruhte der Brownianismus auf zwei Voraussetzungen, die ihn für die Irrenbehandlung geradezu prädestinierten: Zum einen orientierte er sich an der Neurophysiologie, rückte also jenes Organsystem in den Mittelpunkt der Betrachtung, das für die Theorie der Geisteskrankheiten zentrale Bedeutung erlangt hatte: nämlich Gehirn und Nervensystem. Zum anderen lehnte sich der Brownianismus an den Vitalismus an, in dessen Mittelpunkt die Vorstellung von einer psychosomatisch wirksamen Lebenskraft stand, die im Wechselspiel zwischen dem Seelenorgan und den Körperorganen über die Wege des Nervensystems im Organismus verteilt würde.

Die Gegenreiztherapie im Sinne John Browns diente als eine Art von Legitimationsraster für alle Behandlungsformen. Sie war die gemeinsame ideologische Klammer zwischen der moralischen und der physischen Kur. So rechtfertigte sie die Isolation im Irrenhaus medizinisch-rational: Denn die Entfernung der Sinnesreize war gerade in der Tobsucht geboten: «Je anhaltender die Dunkelheit, Stille und Einsamkeit, desto sicherer und früher erfolgt die Herabstimmung des Kranken.» (Heinroth, 1825, S. 138) Die Mauer wurde zur Metapher des Reizentzuges: Die Mauer um die Anstalt diente wie die Mauer der einzelnen Isolierzelle (gleichsam der Anstalt in der Anstalt) dazu, den Kranken von der Umwelt und ihren Reizen abzuscheiden. Die Anstaltspsychiatrie mauerte den Kranken gewissermaßen ein, setzte ihn fest: «Daher ist ein Raum mit starken Mauern und auf der Nordseite gelegen, vortheilhaft, damit im Sommer die Sonnenhitze die nöthige Kühle des Orts nicht verscheuche. […] Uebrigens schützt die Stärke

der Mauern auch vor dem Eindrange des Geräusches von außen [...].»
(S. 136)

Gerade solche Mittel der Isolation, der Unterwerfung und der Beschränkung des Irren wurden medizinisch mit dem Brownianismus gerechtfertigt, wie wir es schon beim In-den-Sack-Stecken gesehen haben. Ja, so meinte Horn, der Sack sei besser als alle anderen Zwangsapparaturen wie Zwangsjacke, Fesseln, englischer Kasten, «weil dieser Apparat das Licht [d. h. den Außenreiz] nicht zugleich entzieht» (Horn, 1818, S. 229). Auch der Zwangsstuhl wurde mit seiner reizentziehenden, herabstimmenden Wirkung medizinisch legitimiert.

So sagte Benjamin Rush, der Erfinder des Zwangsstuhls, den er als «*tranquillizer*» (Beruhiger) bezeichnete: «Der Beruhiger hat viele Vorzüge vor der Zwangsjacke oder dem Zwangshemde. Er hemmt den Andrang des Bluts gegen das Gehirn, er vermindert die Muskelkraft überall gleichmäßig, setzt die Kraft und Häufigkeit des Pulses herab, begünstigt die Anwendung des kalten Wassers und des Eises auf den Kopf, und des warmen Wassers auf die Füße, welches beides vorzügliche Mittel in dieser Krankheit [Manie] sind; er setzt den Arzt in den Stand, den Puls zu fühlen, und ohne irgend eine Störung zur Ader zu lassen [...].» (Rush, 1825, S. 147) Die psychische Wirkung, so betonen fast alle Psychiater, war positiv: Sie führte zur notwendigen Unterwerfung des Irren, oder, wie Horn (1818, S. 238) es formulierte: «Die neue und unangenehme Lage, in die er [der Kranke] versetzt wird, erregt seine Aufmerksamkeit und leitet ihn von außen nach innen [...] oft wird der Kranke dadurch geweckt, ruhig, besonnen, folgsam.»[434]

Der Brownianismus bot für alle mehr oder weniger drastischen, gefährlichen Heiloperationen die notwendige wissenschaftliche Legitimation (vgl. z. B. Haindorf, 1811, S. 9 f.). Nur insofern medizinische (d. h. physische) Heilmethoden als essentielle Faktoren der Irrenbehandlung Geltung erlangten, konnte die Medizin die Irren als Kranke (und eben nicht nur als Unvernünftige) für sich beanspruchen, konnten diese den Ärzten als Patienten zugewiesen werden – und nicht mehr den Gefängniswärtern, die in ihrer Funktion nicht immer von den Krankenwärtern zu unterscheiden waren. Die Pioniere der Psychiatrie wie Reil, Friedrich Nasse oder Heinroth wollten der Medizin ein neues Betätigungsfeld im Dienste des Staates und der Menschenliebe gleichermaßen erobern.

Unter der Vorherrschaft des Brownianismus bildete sich eine Hierarchie der unterschiedlichen therapeutischen Ansätze aus, die im

Folgenden kurz dargestellt werden sollen. An erster Stelle stand das traditionelle Konzept, die Humoralpathologie oder Säftelehre, die zahlreiche abführende und ableitende Maßnahmen legitimierte.

Humoralpathologie und die Manipulationen am Kopf

Die Lehre von den vier Körpersäften Blut, gelbe Galle, schwarze Galle und Schleim wurzelt in der hippokratischen Medizin der Antike. Um 1800 war jedoch dieses humoralpathologische Denken noch überall spürbar. Allerdings konzentrierte sich nun das Interesse zunehmend auf *einen* Saft, nämlich das Blut mit seinen krankhaften Stoffen («Schärfen»), die mit entsprechenden Methoden abgeleitet werden sollten. Aderlass, Blutegel und Schröpfen waren in der Allgemeinmedizin des 18. und 19. Jahrhunderts überaus verbreitet.[435] Insbesondere der amerikanische Psychiater Benjamin Rush (1800) propagierte die «ausleerenden Mittel» als «Reitz-Entziehung» allgemein gegen Fieber: Blutlassen, Brechmittel, Laxantien, Schwitzmittel, Speichelfluss, Blasenpflaster, Schröpfen.

Die ableitende Maßnahme *par excellence* war die «Blutentziehung» durch Aderlass, der um 1800 in der gesamten Medizin als Universaltherapie praktiziert wurde und sich gerade in der Psychiatrie größter Beliebtheit erfreute (vgl. Ideler, 1835, S. 960 f.; Heinroth, 1825, S. 144). So rühmte Rush den Aderlass als «Heilmittel» wider den Wahnsinn. Wegen der Hartnäckigkeit dieser Krankheit müsse «die Menge des entzogenen Blutes [...] größer sein, als in irgend einer andern organischen Krankheit» (Rush, 1800, S. 6). Da der Wahnsinn die «Wirkung einer chronischen Hirnentzündung sei», wie Benjamin Rush meinte, war folglich der Aderlass das antiphlogistische (entzündungshemmende) Heilmittel der Wahl.

Sehr häufig wurden zum Teil drastische Manipulationen am Kopf empfohlen, die auch für andere Körperregionen in Frage kamen: Schröpfen (an den Schläfen, hinter den Ohren, am Nacken), Haarseile (am Nacken), Blutegel (in der Nase). Letztere Methode verwandte offenbar Friedrich Nasse in Bonn (vgl. Rush, 1800, S. 154). Als besonders gravierende Maßnahme sei das «Siegburger Siegel» vorgestellt, wie es unter Maximilian Jacobi praktiziert wurde: «Das Verfahren war folgendes: Zunächst wurde auf der Höhe des Scheitels [...] ein talergroßes Stück ausrasiert und mehrmals täglich mit einer starken Quecksilbersalbe eingerieben. Dies wurde so lange fortgesetzt – etwa drei bis fünf

Tage –, bis die Haut des Schädels aufgetrieben, die Augen verschwollen und das Gesicht bis zur Unkenntlichkeit verstrichen war. Dann wurden die Einreibungen eingestellt und die Einreibungsstelle mit feuchtwarmen Breiumschlägen behandelt. Mittlerweile war das eingeriebene Stück der Kopfhaut schwarz und brandig geworden und fing an, sich [...] loszulösen, bis man es mit der Pinzette fassen und herausnehmen konnte. [...] die Einwirkung der Salbe war so gewaltig, daß ihr [der äußeren Schädelplatte] die innere Schädelplatte folgte. Die harte Hirnhaut lag alsdann frei, ohne jeden weiteren Schutz, und man konnte ihr Pulsieren sehen.»[436] (Pelman, 1912, S. 35 f.)

So grausam diese «Torturen» auf den heutigen Leser wirken – und tatsächlich für den Patienten waren –, so darf doch nicht übersehen werden, welche Heilerfolge mit einer Methode wie dem «Siegburger Siegel» erreicht werden konnten. So hat etwa Ludwig Meyer 1877 mitgeteilt, dass bei der Anwendung an 15 Patienten mit Progressiver Paralyse in acht Fällen eine wesentliche Besserung oder vollständige Heilung der Demenz zustande kam. (Um den Wirkungsmechanismus zu erklären, griff Meyer zur «Theorie des ableitenden Schmerzes» [1877, S. 2939], dachte aber auch an Wirkungen des Entzündungsvorganges, eine Vorstellung, die sich einige Generationen später bei der Malaria-Therapie der Progressiven Paralyse bestätigte.)

Als besonders geeignet für die Anwendung am Kopf erschien auch das Glüheisen, «um eine schon tiefer gesunkene Vitalität am eingreifendsten wieder anzuregen», ebenso auch lange Einschnitte in die Schädelhaut über der Pfeilnaht sowie die Anwendung von Brennzylindern («Moxa», vgl. Leupoldt, 1837, S. 347 f.).

Warum wurden Kopf und Nacken zur bevorzugten Körperregion für therapeutische Anschläge aller Art? Entscheidend waren wohl die Gleichsetzung des Gehirns mit dem «Organ der Seele» (vgl. z. B. Spurzheim, 1818, S. 119) und die Erklärung der Geisteszerrüttung mit einer Entzündung des Gehirns (Phrenitis). Unter dem Eindruck der zeitgenössischen Hirnforscher von Soemmerring bis Gall bahnte sich bereits um 1800 die spätere «Hirnpsychiatrie»» an. *Im Kopf saß das Übel.* Folglich mussten die Entzündungs- und Schadstoffe nach dem Modell des «Siegburger Siegels» *am* Kopf abgeleitet werden. Generell gehe es, wie Spurzheim sagte, um eine «herabspannende» Behandlung des hypersthenischen Zustandes des Gehirns: «Aderlässe sind hier das Hauptmittel, das Öffnen der Schläfenarterien, Schröpfköpfe in der Schlafgegend [Schläfe], hinter den Ohren oder am Halse, Blutigel [sic] an diesen Theilen angelegt, Aderlässe am Arme, Abscheren des Kopfes, Umschläge von kaltem Wasser oder Eis, Besprinkeln mit bloßem Wasser [...].» (S. 318 f.)

Durch den geschorenen Kopf werde die «Entleerung vom Gehirn durch die unmerkliche Ausdünstung» begünstigt, meinte Rush. Auch hier zeigt sich, wie wenig sich die Unterscheidung von Psychikern und Somatikern auf die therapeutische Praxis auswirkte: Der «Somatiker» Friedrich Nasse in Bonn setzte Blutegel in der Nase ein, der «Psychiker» Ideler machte «Gebrauch von der Anlegung einer hinreichenden Anzahl von Blutegeln oder blutigen Schröpfköpfen an den Kopf oder Nacken» (Ideler, 1838, S. 961), andere, wie Benjamin Rush oder Leupoldt, setzten jedoch die Blutegel lieber an die Hämorrhoidalgefäße am anderen Körperende an (vgl. Rush, 1825, S. 154). Nach heutigen Maßstäben wirken solche Prozeduren sadistisch und inhuman, aufgrund der skizzierten wissenschaftlichen Logik der Medizin erschienen sie in den Augen der Zeitgenossen als rational, «wissenschaftlich» begründbar.

Kaltes Wasser gegen Tobsucht

Besondere Wertschätzung erfuhr die Anwendung von kaltem Wasser auf den Kopf. Gerade Ideler, der als «Psychiker» gilt, pries das kalte Wasser zur «Herabstimmung des übermäßigen Erregungszustandes» als positives Verfahren: die Kälte vermindere die «Nerventhätigkeit, welche in der Tobsucht die Hauptrolle spielt». Er empfahl Sturzbäder, «[...] in rascher Zeitfolge 10–40 Eimer kaltes Wasser, [...] wobei der Kranke entkleidet in einer leeren Wanne sitzt, deren Boden von zahlreichen Löchern durchbohrt ist, durch welche das über seinen Kopf und Leib ausgeschüttete Wasser sogleich abfließen kann [...]» (Ideler, 1838, S. 963). In sehr hartnäckigen Fällen empfahl Ideler kalte «Douchen», «deren Strahl man auf seinem Kopf und Rücken spielen läßt, und welche sich insbesondere bei allen Wollüstigen sehr hülfreich beweiset, in dem die durch sie bewirkte Erschütterung des Rückenmarks die Nerven von der jedesmal nach wollüstigen Ausschweifungen zurückbleibenden Erschlaffungen befreit» (S. 964). (Inwieweit hierbei nicht gerade «wollüstige» Gefühle beim Behandelnden erzeugt wurden, sei dahingestellt.)

An diesem Beispiel sehen wir, wie widersprüchlich die Begründung ist: Einerseits soll kaltes Wasser antiphlogistisch die Erregung herabstimmen, andererseits aber die Nervenerschlaffung [z. B. nach Onanie] wieder anregen. Gleichzeitig sehen wir bei der kalten Dusche wiederum die unauflösbare Verquickung von physischer mit moralischer Behandlung: «Sie wirkt», so lesen wir bei Esquirol (1827, S. 161), «sympathisch auf die Organe der oberen Bauchgegend, und verursacht heftige Cardialgien und Neigung zum Brechen; die Kranken werden blaß und bisweilen gelb. Sie wirkt gleichzeitig moralisch, und genügt oft, um Wuthanfälle zu beruhigen, oder gefährliche Entschließungen Gestörter zu brechen, und deren Gehorsam zu erlangen, sie ist daher als ein nützliches Bändigungsmittel zu betrachten.»

Eine solche Kaltwasserkur stand – wie die Blutentziehung – als Behandlungsmethode in der Tradition der Qualitätenlehre, wie sie die Humoralpathologie vertrat. Überschüssige oder verdorbene Säfte mit heißer Qualität (Galle, Blut) mussten gekühlt bzw. abgeleitet werden. Kaltes Wasser und Aderlass waren die einfachsten Mittel, deren exzessiver Gebrauch unzählige Opfer auch außerhalb der Anstaltsmauern forderte. So schrieb Esquirol (1827, S. 165): «Es bildete sich in den Anstalten die Methode, nach deren Grundsätzen das zu reichliche Blut entzogen und erfrischt werden mußte; daher man auch im Frühjahre und Herbst Blut ließ, fleißig badete, und die Gestörten an Händen und Füßen gebunden ins Wasser warf.»

Um 1800 rückte die Kaltwasserkur – später auch «Hydriatik» oder «Hydrotherapie» genannt – aus verschiedenen Gründen in den Vordergrund der psychiatrischen Therapie: Zunächst folgte sie dem antiken Galenischen Gegensatz-Prinzip *contraria contrariis* und stand damit im Einklang mit dem modischen Brownianismus. Zudem stellte sie das wichtigste Element der neuen Naturheilbewegung dar, welches die «Naturärzte», ja die gesamte Naturheilkunde inspirieren und vor allem gegen die «schwachen Nerven» der Neurastheniker wirksam sein sollte. Es sei hier nur an den Landmann Vinzenz Prießnitz (1799–1851), den «Gräfenberger Wasserarzt» und den katholischen Pfarrer Sebastian Kneipp (1821–1897) in Wörishofen erinnert. Manche Bilder bzw. Zeichnungen von Duschen und Übergießungen mit kaltem Wasser in Irrenanstalten sind kaum zu unterscheiden von den entsprechenden Bildern aus den Wasserheilanstalten.

Mit kaltem Wasser wurde aber in der Irrenanstalt nicht nur der Kopf traktiert. Eintauchungsbäder seien, so Esquirol, «bei geschwächten, insbesondere durch die Selbstbefleckung entkräfteten Subjecten» nützlich. «Überraschungs-» oder «Plongierbäder», bei denen der Irre plötzlich ins kalte Wasser gestoßen wurde, seien durch den «heftigsten

Schreck» wirksam, kalte Begießungen wirkten beruhigend, Fußbäder seien zweckmäßig, «da sie durch einen Reiz an einer von dem afficirten Theile [d. h. vom Kopf] entfernten Stelle ableitend wirken» (Esquirol, 1827, S. 161). Die überraschenden Attacken mit kaltem Wasser und die «Dauerbäder» eher mit (lau-)warmem Wasser wurden lange Zeit angewendet – Letztere bis ins 20. Jahrhundert hinein.

Durch bestimmte Maßnahmen, wie etwa das Fußbad, sollten erregende Krankheitsstoffe über die Haut in gesunde Körperteile abgeführt werden. So schienen auch Blasenpflaster auf den Beinen die entzündlichen Energien der Geisteskrankheit vom Gehirn auf die untere Körperhälfte zu übertragen.

Entleerungen des Unterleibs

Die «sympathetische» Beziehung zwischen Kopf und Bauch – zwischen Gehirn und Organen des Unterleibs – war eine traditionelle Denkfigur der Medizingeschichte und geht auf die antike Krankheitslehre des Galen zurück. Demnach sollten die aus dem Bauch aufsteigende gelbe Galle oder entsprechende Dämpfe («*vapeurs*») cholerische Anfälle («Gichter»), die aufsteigende schwarze Galle Melancholie oder Epilepsie erzeugen.

Um 1800 wurde diese humoralpathologische Theorie angereichert durch eine neurophysiologisch begründete Wechselwirkung zwischen Kopf und Bauch. Bichat stellte als Erster dem zentralen Nervensystem das vegetative als selbständigen Lebensbereich im Organismus gegenüber. Diese Zweiteilung oder Verdoppelung des Nervenlebens in zwei getrennte Regionen übernahm Reil in seiner Gegenüberstellung von Cerebral- und Gangliensystem. So wurden nach dem Modell der Hypochondrie als einer nervösen Bauchkrankheit ein Teil der Seelenstörungen als «sympathische» (oder «sympathetische») Begleiterkrankungen des Gehirns aufgefasst, die durch eine entsprechende Behandlung der Bauchorgane (d. h. Verdauungs- und Geschlechtsorgane) zu heilen seien. Der «Psychiker» Ideler (1838, S. 968) schrieb: «Die mit der Melancholie vergesellschafteten pathologischen Zustände stimmen zwar in dem wesentlichen Charakter der Adynamie mit einander überein, und gehen von dem gemeinsamen Mittelpunkt der Gangliennerven aus.» Somatischer hätte sich auch kein «Somatiker» ausdrücken können.

Wichtigste Methode war die Entleerung der Verdauungsorgane, das «Purgieren»: die Entleerung nach oben durch die Ekelkur mit Erbrechen und diejenige nach unten durch Abführen mit Klistieren, der «Darmdouche» oder durch Abführmittel (Laxantien).

Mit einer vielsagenden Doppelargumentation empfiehlt Esquirol die Abführmittel: «Diese Mittel reizen eines Theils die Thätigkeit der Unterleibsorgane, andern Theils wirken sie durch ein Gefühl von Schmerz und Unruhe, die sie hervorbringen, auf die Aufmerksamkeit des Kranken.» (Esquirol, 1827, S. 163) Im psychiatrischen Diskurs des frühen 19. Jahrhunderts spielte die traditionelle Hypochondrie-Lehre, wonach viele psychische Übel aus dem Unterleib entspringen, noch eine wichtige Rolle. Gegen die Verstopfung der Eingeweide wurden – insbesondere in Frankreich seit dem 17. Jahrhundert – Klistiere eingesetzt. Kaempfs «Viszeralklistier» war gegen Ende des 18. Jahrhunderts eine viel beachtete Methode, um den «Infarktus», die «infarzirenden Blutausartungen», zu heilen (Kaempf, 1786, S. 2 f.). Er schildert zahlreiche Krankengeschichten, um die Wirksamkeit seiner «Viszeralklystiere» zu dokumentieren. In der psychiatrischen Literatur des frühen 19. Jahrhunderts wurde Kaempfs populärer Vorschlag immer wieder positiv erwähnt, um insbesondere anfalls- und krampfartige Leiden zu kurieren (vgl. z. B. Leupoldt, 1863, S. 301).

Seelenstörungen konnten nach damaliger Auffassung auch durch «unterdrückte» Hämorrhoiden oder fehlende Menstruation entstehen, folglich war in diesen Fällen die Blutentziehung am Unterleib angezeigt: Zur (therapeutisch gemeinten) Wiederherstellung der Hämorrhoiden diene «oft allein schon, nur länger fortgesetzt, täglich einen Blutegel an den After zu setzen» (Rush, 1825, S. 154). Auch zur Wiederherstellung der Menstruation «dienen bei kräftigen Individuen Blutegel in der Nähe der äusseren Schamtheile, jeweilige kleine Aderlässe warme und reizende Fußbäder, Warmhalten überhaupt […]» (Leupoldt, 1837, S. 300).

Diätetik für die Rekonvaleszenten

Auf die Phase der Beschränkung des akut Kranken folgte die der Kräftigung des Rekonvaleszenten. Hier kamen die diätetischen Maßnahmen ins Spiel. Sie dienten in der Irrenbehandlung zur körperlichen Kräftigung und zum seelischen Aufbau der Gebesserten. Die Diätetik als Lehre von der gesunden (naturgemäßen) und vernünftigen Lebensführung wurzelte in der antiken hippokratischen Medizin und wurde vor allem von der Klostermedizin des Mittelalters tradiert. Sie verwies auf die (sechs) nichtnatürlichen Dinge (*res non naturales*), auf die der Mensch im Alltagsleben zu achten habe: (1) Licht und Luft, (2) Speise und Trank, (3) Arbeit und Ruhe, (4) Schlaf und Wachen, (5) Absonderungen und Ausscheidungen und (6) Anregungen des Gemüts (auch als «Seelendiätetik» bezeichnet). Diätetik sollte in der Tradition der abendländischen Medizin die «Heilkraft der Natur» (*physis*) im Menschen, den «inneren Arzt», unterstützen. Im Kontext der Aufklärung und der Gesundheitspolitik des absolutistischen Staates erreichte das diätetische Denken in der Medizin um 1800 einen Höhepunkt. Christoph Wilhelm Hufelands (1762–1836) «Makrobiotik oder die Kunst, das menschliche Leben zu verlängern» (1805) wurde zum neuen Evangelium für die Bürger ebenso wie für die Ärzte und Irrenärzte.

Nicht die ärztliche Manipulation, sondern die Eigenaktivität des Kranken, wenn auch gegen dessen Widerstand, wurde nun gefordert und gefördert. Wir sehen hier erste Ansätze zur Milieu- und Arbeitstherapie (s. Kap. 48 u. 49), zu einer Art Psycho- und Soziotherapie, die keineswegs im Widerspruch zu den Bestrebungen der physischen und moralischen Behandlung standen. So schrieb Horn (1818, S. 243): Alle «verkehrten Bestrebungen und Neigungen werden gesteigert durch Geschäftslosigkeit. Sie ist die Wurzel dieser Übel.» Deshalb gehörten Beschäftigungen und Arbeiten aller Art «zu den kräftigsten Heilmitteln». Das ökonomische Motiv wird bei Roller (1831, S. 188) deutlich: «In einer zweckmäßig organisirten Irrenanstalt wird es nie [...] [an der Arbeit] fehlen.»

Der Schwerpunkt der Diätetik lag auf der gesunden Körpertätigkeit an frischer Luft. Als bedeutendstes diätetisches Mittel wurde die Garten- und Feldarbeit gepriesen: «Nichts ist für diese, zum großen Theil an einer fehlerhaften Blut-Bereitung und Vertheilung, an unregelmäßiger Thätigkeit der Unterleibsorgane, [...] an einer bald mehr verbreiteten, bald mehr partiellen Steigerung oder Herabsetzung des normalen Grades der Reizbarkeit und Sensibilität leidenden Kranken, so allgemein zuträglich als die Beschäftigung [...] von Garten- und Feldarbeit.» (Jacobi, 1834, S. 162) Daneben sind Holzsägen und Tischlern zu nennen, häusliche Arbeiten etwa in Küche und Waschstube für das «weibliche Geschlecht»; Spiel und Spazierenfahren zur «Ergötzung und Aufheiterung».

Insbesondere die Reisen wurden als diätetisches Mittel gepriesen. Sie wirkten, so meinte Esquirol, «durch ihren körperlichen Genuß auf die Seele zurück, in dem sie die Functionen des Organismus, vorzüglich die des Unterleibes erregen, und den Schlaf, Appetit und die Sekretionen herbeiführen» (Esquirol, 1827, S. 159). Aber auch an die «Diätetik der Seele» wird gedacht: Rechnen und Lesen, Musizieren und Malen, Theaterspielen und Tanz. An letzter Stelle steht der Gottesdienst, um die «schlummernden Funken des religiösen Gefühls [...] zu wecken und zu nähren» (Jacobi, 1834, S. 164 ff.). Kurzum: Es geht um die Beschäftigung als «Universal-Medizin der ruhig gewordenen, der wieder zu sich gekommenen exaltirten Kranken» (S. 189).

Therapeutische Randgebiete: Elektrizität, Mesmerismus, Homöopathie

Wie stand es nun um die Anwendung jener neuen, überaus illustren Heilmethoden in der Psychiatrie um 1800, die seinerzeit zu ungeheurer Popularität gelangten? Zu erinnern ist an die «elektrische Medizin» (Elektrotherapie) und den Galvanismus, an den mineralischen Magnetismus (mit Stahlmagneten), vor allem jedoch an den «thierischen Magnetismus» oder Mesmerismus mit seiner tiefenpsychologischen Wende in der Romantik, an die Gall'sche Schädellehre und die entsprechenden phrenologischen Manipulationen und schließlich an die Homöopathie. Welche Rolle spielten sie bei der Irrenbehandlung? Unsere Anwort mag zunächst überraschend klingen: Innerhalb der Anstaltsmauern spielten diese neuen Konzepte praktisch keine Rolle. So finden wir nur vereinzelt Hinweise auf die «Elektrisirmaschine», den «Apparat zum Galvanisiren» (vgl. Jacobi, 1834, S. 3), den Mesmer'schen Baquet (Roller, 1831, S. 257). Esquirols Einschätzung ist durchaus typisch: Zum Galvanismus und animalischen Magnetismus seien in Frankreich «keine genauen und guten Beobachtungen» gemacht worden. Seine eigenen Versuche mit dem tierischen Magnetismus zwischen 1813 und 1816 seien erfolglos verlaufen, «bei einer einzigen sehr hysterischen Person bemerkte ich einigen magnetischen Einfluß, ohne daß dadurch aber eine Veränderung ihres Deliriums erfolgt wäre» (Esquirol, 1827, S. 168).

Die moderne Elektrotherapie wurde erst Mitte des 19. Jahrhunderts nach der Entdeckung des Elektromagnetismus (Faraday) möglich. Bahnbrechend war hier die 1855 erschienene Schrift des französischen Arztes Duchenne de Boulogne «Über die lokalisierte Elektrisierung und ihre Anwendung in der Pathologie und Therapeutik». In der Psychiatrie spielte jedoch die Elektrizität erst sehr viel später und dann in anderer Form eine Rolle, nämlich als Elektrokrampfbehandlung. Faradisieren wurde lediglich eine Zeit lang in begrenztem Umfang angewendet, etwa bei den Kriegsneurosen.

Trotz der Schwärmerei mancher Psychiater für den Mesmerismus als dem «höchsten Heilmittel» (Haindorf, 1811, S. 262; vgl. auch Leupoldt, 1821, S. 387) und ihrer Spekulation, er könne das «deprimirte Gemeingefühl» der Melancholischen «am besten wieder beleben» (Haindorf, 1811, S. 121), hatte der Mesmerismus für die Anstaltspsychiatrie keinerlei Bedeutung. Ähnlich verhielt es sich wohl mit den «phrenomagnetischen» Schädelmassagen, über die sich die Psychiater ausschwiegen. Die Homöopathie wurde nur am Rande als wenig erfolgversprechend erwähnt (vgl. Leupoldt, 1837, S. 247).

Was sind die Gründe für die Ausklammerung gerade dieser Heilkonzepte, die in der Allgemeinmedizin und zum Teil auch – wie Mesmerismus und Phrenologie – in der Laienmedizin ein überaus großes Echo fanden? Der Grund liegt auf der Hand. Zum einen waren sie – wie Mesmerismus und Homöopathie – als relativ sanfte «Methoden», welche die Prinzipien einer «sympathetischen Heilkunde» vertraten, ungeeignet, drastische Gegenreize zu setzen. Zum anderen waren sie – wie etwa die Elektrotherapie – zwar zu drastischen Reizungen in der Lage, aber viel zu aufwendig und kompliziert für die Irrenanstalt. Elektrizität und Galvanismus konnten «zur Erregung des Schreckens, der Furcht und des Schmerzes benützt werden», meinte Roller (1831, S. 257). Indes gab es, wie wir etwa beim kalten Wasser sehen konnten, wohlfeilere Mittel, um solche Wirkungen zu erzielen.

Interessanterweise wurden somit gerade die psychologischen bzw. psychotherapeutischen Ansätze in unserem heutigen Verständnis aus der «psychischen Kur» ausgeklammert. Die Entdeckungen über die «Nachtseite» des menschlichen Seelenlebens, die wundersamen Visionen und magischen Heilkräfte der Somnambulen, die empirischen Studien zur tiefenpsychologischen Seelenforschung finden wir außerhalb der Irrenanstalten in der Praxis von naturforschenden Ärzten, die als «Magnetiseure» tätig waren. Beispielhaft ist auf Justinus Kerner in Weinsberg und sein zweibändiges Hauptwerk «Die Seherin von Prevorst» (1829) hinzuweisen. Es ist für uns heute schwer fassbar, dass zur selben Zeit, als die Irren in den Anstalten mit den drastischsten Maßnahmen traktiert wurden, bestimmte seelisch Gestörte als «Somnambule» von Ärzten wie Kerner mit äußerster Sensibilität und Hingabe beobachtet und behandelt und zum Teil wie Heilige verehrt wurden. Nicht die Irrenbehandlung in den Anstalten, sondern die magnetische

Kur der Somnambulen sollte zur «dynamischen Psychiatrie», nämlich zur Entstehung der «medizinischen Psychologie» von der Hypnose bis hin zur Psychoanalyse, führen (s. Kap. 9 u. 50).

Die psychologische Beeinflussung der Irren beschränkte sich auf Momente der Unterwerfung und seelischen Korrektur, die wenig mit der romantischen Bewegung gemein hatten. Zum einen sollte der Irrenarzt wie ein Dompteur durch seinen Blick und seine Sprache den Kranken bändigen. So lobte Benjamin Rush neben der «Macht des Auges über Irre» (was der späteren «Faszinationsmethode», d. h. der Induktion der Hypnose durch den fixierenden Blick des Hypnotiseurs, entspricht) auch die wundervollen Wirkungen der Stimme: «Selbst wilde Thiere fühlen dies und gehorchen ihr.» (Rush, 1825, S. 141 f.) Zum anderen sollte durch äußere Blockade der triebhaften Bewegungen, etwa auf dem Zwangsstuhl, die «Aufmerksamkeit» von außen nach innen gerichtet werden. Durch Versagung und Schmerz sollte der Irre klug gemacht und zur Verinnerlichung gebracht werden.

Behandlungsregime mit zwingender Logik

Zusammenfassend ist festzustellen, dass die unterschiedlichen Heilmethoden der Irrenbehandlung mit zwingender Logik angewandt wurden. Dabei wurde ein theoretisches Koordinatenkreuz zu Grunde gelegt. Die eine Koordinate wurde von der anthropologischen Lehre der moralischen Beschränkung gebildet: Das Prinzip der Beschränkung sei «fester Stand- und Haltpunkt» des Arztes, sagte Heinroth (vgl. Esquirol, 1827, S. 598). Die andere Koordinate wurde von der biologischen (vitalistischen) Lehre der physischen Gegenreizung (Brown) definiert. Bildlich gesprochen wurde dieses Fadenkreuz von Moral und Medizin zur Richtschnur der Psychiater. Moralische Behandlungsprinzipien legitimierten physische Behandlungspraxis, und diese wiederum sollten jene durchsetzen. In jedem Augenblick ihres Handelns konnten sich die Ärzte an ihm als einer psychiatrischen Zielvorrichtung orientieren, auch wenn die Situation des Kranken noch so chaotisch und ihr ärztlicher Eingriff noch so zweifelhaft schienen.

48. Arbeitstherapie

Der Begriff der Arbeit hat im Verlauf der Kulturgeschichte einen grundlegenden Bedeutungswandel erfahren. Gemäß der Gegenüberstellung von *poiesis, techne* versus *praxis* in der griechischen Antike ergab sich das grundsätzliche Problem, inwieweit Arbeit durch bestimmte Herrschaftsverhältnisse erzwungen und inwieweit sie freiwillig im Sinne der Selbstverwirklichung geleistet wurde, ob sie den Arbeitenden in ein vorgegebenes Zwangskorsett zweckrationalen Handelns presste oder aber Selbstzweck, eine schöpferische Tätigkeit darstellte. Der Arbeitsbegriff im modernen Industriezeitalter wurde, insbesondere in seiner Prägung durch Karl Marx, gesellschaftskritisch unter dem Blickwinkel der «entfremdeten Arbeit» diskutiert. Der Zusammenhang von Arbeit und Krankheit stellte für Medizin und Gesundheitswesen seit der Aufklärung eine der größten Herausforderungen dar: Einerseits schienen schlechte Lebens- und Arbeitsverhältnisse Krankheiten zu verursachen, zum anderen galten Erhaltung und Wiederherstellung der Arbeitskraft als eine wichtige Aufgabe der ärztlichen Krankenbehandlung. Die «gesunde» Arbeit wurde zu einer Leitidee der sich etablierenden Anstaltspsychiatrie um 1800. Das Konzept der Arbeitstherapie im 19. Jahrhundert erhielt seine medizinische Tragfähigkeit jedoch weniger aus der aktuellen zeitgenössischen Arbeitswelt als vielmehr im Rückgriff auf die Tradition der Diätetik, der aus der Antike stammenden Lehre von der gesunden Lebensführung sowie aus den sozialen und ökonomischen Belangen des Anstaltsbetriebes. Die gegenwärtige psychiatrische Arbeitstherapie wiederum orientiert sich an den Grundsätzen der modernen Rehabilitationsmedizin, wie sie nach dem Zweiten Weltkrieg entwickelt wurden.

Arbeitstherapie als diätetisches Mittel

Die hippokratische Schrift «Über die heilige Krankheit» («*De morbo sacro*») schildert wohl erstmals im Kontext der antiken griechischen Medizin ein Krankheitsbild, das gemeinhin als Epilepsie zu bezeichnen ist und der Psychiatrie im weiteren Sinn zugeordnet werden kann (vgl. Rütten, 1996). An dieser Stelle kann nicht näher auf die dort dargestellte Symptomatik und die Problematik der Ätiologie eingegangen werden, es sei hier lediglich auf die wenigen allgemein gehaltenen therapeutischen Vorschläge hingewiesen. Diese erschöpfen sich in allgemeinen diätetischen Ratschlägen, in denen freilich von Arbeit bzw. körperlicher Betätigung nicht ausdrücklich die Rede ist: «Wer aber in den Menschen durch die Regelung ihrer Lebensweise Feuchtes und Trockenes, Warmes und Kaltes hervorzubringen versteht, der kann, wenn er die angemessene Anwendung des Zuträglichen zu beurteilen vermag, auch diese Krankheit heilen ohne Entsühnungsriten und Zauberei.» (Hippokrates, Ed. Diller, 1962, S. 149)

Arbeit bzw. Beschäftigung als Heilmittel ist seit der Antike im Kontext der «Diätetik» als umfassende Lehre von der gesunden Lebensführung bekannt. (Gesunde) Arbeit lässt sich einem der «sechs natürlichen Dinge» (res naturales) zuordnen, nämlich dem ausgewogenen Verhältnis von Bewegung und Ruhe (motus et quies) (vgl. Engelhardt, 1996, S. 110). Diese diätetische Tradition, die sich insbesondere in den mittelalterlichen Klosterregeln widerspiegelt (ora et labora), zeigt sich dann vielfach in der neuzeitlichen Psychiatriegeschichte. Es steht außer Zweifel, dass – ideengeschichtlich gesehen – die Diätetik die wichtigste historische Wurzel der Arbeitstherapie darstellt.

In der Neuzeit tritt mit der Entstehung der modernen Industriegesellschaft eine weitere historische Wurzel in Erscheinung: die Arbeit als pädagogisches Ziel, zu dem der Mensch hingeführt und, falls nötig, gezwungen werden muss. Dass die ersten Irrenanstalten aus Arbeits- und Korrektionshäusern der Frühen Neuzeit hervorgingen, ist in diesem Zusammenhang aufschlussreich.

Die Entwicklung von «Zucht-, Toll- und Arbeitshäusern» zu Heil- und Pflegeanstalten in der Zeit um 1800 stellt in der Psychiatriegeschichtsschreibung ein vielbeachtetes Thema dar (vgl. Schott, 1993a, S. 265). Von Arbeits*therapie* im modernen Verständnis kann jedoch erst dann die Rede sein, wenn in den Irrenanstalten die körperliche Betätigung als therapeutisches Moment – im Kontext anderer diätetischer Maßnahmen – explizit von ärztlicher Seite empfohlen wird. Dies ist vor allem im ersten Drittel des 19. Jahrhunderts der Fall. Idealtypisch erscheint hier die Feldarbeit zu sein, die alle positiven Momente in sich vereint. So berichtet Pinel um 1800 von einer Anstalt in Saragossa: «Sie [die Ärzte] wollten eine Art von Gegengewicht den Verwirrungen des Geistes durch den Zauber und den Reiz entgegenstellen, welchen der Feldbau durch den natürlichen Instinkt einflößt, der den Menschen antreibt, die Erde fruchtbar zu machen und auf die Art für seine Bedürfnisse durch die Früchte seiner Industrie zu sorgen. [...]

Der Tag geht in immerwährender oder nur durch Zwischenzeiten der Ruhe unterbrochene Tätigkeit hin, und die bringt bei der Nacht Schlaf und Ruhe.» (Zit. n. Harlfinger, 1968, S. 143)

Pinel begründete als Pionier der Psychiatrie unter dem Vorzeichen von Aufklärung und Französischer Revolution die Wirkungen der Arbeitstherapie rational im Sinne des medizinischen Menschenbilds um 1800. Die Arbeit soll den Wahnsinnigen von irrigen Ideenverknüpfungen ablenken und die soziale Ordnung in der Anstalt festigen: «Eine erquickende Bewegung, oder eine mühsame Arbeit, hemmen die Ausschweifungen der Wahnsinnigen, verhindern Congestionen im Kopfe, machen den Kreislauf gleichfömiger und bereiten einen ruhigen Schlaf.» (Pinel, 1801, S. 211)

Arbeitstherapie als moralische und physische Behandlung

Reil bezog sich bei seinen Ausführungen zur Arbeitstherapie ausdrücklich auf Pinel (vgl. Schrenk, 1973, S. 74). «In allen Irrenhäusern müssen die Kranken zur Arbeit angehalten werden, welches man durch einen leichten Zwang bewerkstelligen kann, wenn sie erst unterjocht sind. Dadurch wird die körperliche Gesundheit, mit derselben frohe Laune und in dem Tollhause Regel und Ordnung erhalten. Allein ausserdem ist die Arbeit noch ein treffliches Mittel, den Irrsinn selbst zu heilen. Sie muss gesund, wo möglich in freier Luft und mit Bewegung und Abwechslung verbunden sein.» (Reil, 1803, S 240 f.) Reil formuliert auch die Idee einer abgestuften Kette von Tätigkeiten, die den Heilungsprozess fördern sollen: «Anfangs beschäfftiget man bloss den Körper, nachher auch die Seele; man schreitet von Handarbeiten zu Kunstarbeiten, und von da zu Geistesarbeiten fort.» (S. 242) Dieser Abstufung liegt die Vorstellung zu Grunde, dass der Geisteskranke zunächst mit äußerem Zwang von seiner krankhaften Fixierung abgebracht werden müsse, um dann immer eigenmächtiger zum eigenen Vernunftgebrauch zurückzukehren (vgl. S. 250). Die so verstandene Arbeitstherapie wurde im frühen 19. Jahrhundert in Deutschland in *den* Einrichtungen gepflegt, die als «Musteranstalten» galten. Als Autoren sind hervorzuheben: Langermann (1805) in Bayreuth, Jacobi (1834) in Siegburg und Roller (1831) in Illenau.

Die Anfänge der Arbeitstherapie liegen in der «freien Behandlung» und dem «*moral treatment*» der Geisteskranken, die in der ersten Hälfte des 19. Jahrhunderts ansatzweise die brutalen Methoden der

Zwangsbehandlung abzulösen versuchten.[437] Ein herausragender Vertreter dieser Richtung war Samuel Tuke (1784–1857). Er propagierte in seinem berühmten *Retreat* in York die «moralische Therapie» und empfahl in seinem Buch «*Description of the retreat*» (1813), das 1822 in deutscher Übersetzung von Maximilian Jacobi erschien, die Arbeitstherapie. Sie fördere Behandlung und Wohlbefinden des Patienten: «Unter allen Mitteln, die man anwenden kann, die Kranken zur Selbstbeherrschung zurückzuführen, ist eine regelmäßige Beschäftigung vielleicht das allgemein wirksamste, und solche Arten von Beschäftigung sind ohne Zweifel sowohl in moralischer als psychischer Hinsicht vorzuziehen, die beträchtliche körperliche Bewegungen erfordern, die dem Kranken am angenehmsten sind und die mit den Täuschungen seiner Krankheit am meisten in Widerspruch stehen.» (Zit. n. Harlfinger, 1968, S. 147)

Auch Esquirol bezieht sich auf seinen Lehrer Pinel und dessen Forderung, «daß jede Irrenanstalt eine Pächterei habe, damit die Kranken arbeiten können» (Esquirol, 1816, S. 136). Er berichtet, dass ihm durch Gartenarbeit die Heilung einiger Geisteskranker gelungen sei und in der *Salpêtrière* die Handarbeit kranker Frauen beste Wirkungen gehabt habe: «Diese Frauen sind in einem großen Saal vereinigt, wo sie nähen oder stricken; einige versehen den Dienst im Hause, andere arbeiten im Garten. Solche nützlichen Beschäftigungen fehlen leider bei Männern und auch bei den reichen Frauen.» (l. c.) Im breiten Spektrum der therapeutischen Ansätze spielt die Arbeitstherapie allerdings nur eine untergeordnete Bedeutung als eines der «Hilfsmittel der moralischen und physischen Behandlung» – neben Musik, Schauspiel und Reisen. Diese «Hilfsmittel» nehmen übrigens eine Mittelstellung zwischen der «moralischen» und «physischen Behandlung» ein, das heißt zwischen den psychologischen Beeinflussungen (z. B. durch Schreck) und medizinischen Manipulationen (z. B. durch Aderlass). «Indem man die Gestörten zur Arbeit anhält, verschafft man ihnen die nützlichste Zerstreuung, und den Ärmeren darunter die Möglichkeit, sich für die Zukunft etwas zu erwerben; nicht selten gehen die durch Übermaß gestört gewordenen Individuen geheilt [...] von uns fort.» (Esquirol, 1827, S. 155)

John Conolly, der 1839 in *Hanwell* das «*No-restraint*-Prinzip» einführte, erblickte in der Arbeit (*employment*) den wichtigsten therapeutischen Hebel (vgl. Conolly, 1847, S. 77 ff.). Als ein äußerst wichtiges Arzneimittel sei die Arbeit jedoch nur auf Anordnung eines Arztes anzuwenden, da andernfalls schwere Schäden für den Kranken entstehen könnten. Auch dürfe niemand zur Arbeit gezwungen oder gar bei Arbeitsunwilligkeit bestraft werden, eine Stigmatisierung von Kranken sei strikt abzulehnen.

Therapeutisches und ökonomisches Interesse an «nützlicher» Arbeit

Die Arbeitstherapie wurde in den psychiatrischen Anstalten des 19. Jahrhunderts offenbar mit unterschiedlichem Interesse angewandt, freilich durchweg nur für eine Minderheit der Patienten. Neben der therapeutischen Zielsetzung stand zumeist auch das ökonomische Interesse. Dieses zeigte sich in der verbreiteten Forderung, eine Anstalt müsse sich durch die Arbeit der Patienten selbst tragen und ohne finanzielle Zuschüsse auskommen. Therapeutische und ökonomische Interessen verbanden sich in der Vorstellung, dass die Patienten verantwortlich für sich selbst, für die Mitpatienten sowie für die sie beherbergende Anstalt sorgten (z. B. L. Meyer, 1869/70, S. 19). Griesinger musste anmahnen, dass die Anstalt der Patienten wegen da sei, nicht umgekehrt (vgl. 1868, S. 30).

Eine besonders erfolgreiche Form der Arbeitstherapie bildete die «agricole Colonie» (vgl. Kap. 32), die in Deutschland erstmals 1859 in der privaten Anstalt Christophsbad in Göppingen und 1864 in der staatlichen Anstalt Einum eingesetzt wurde. In Einum wurden 40 «ruhige» Kranke von fünf Wärtern überwacht, deren Leistung derjenigen von Tagelöhnern entsprach. Der Arzt Gustav Brandes schilderte die Einstellung der Kranken folgendermaßen: «Der Aufenthalt der Kranken im Freien, so wie ihre geringere Beschränkung im Vergleich mit ihrem früheren Aufenthalte hinter Schloss und Riegel, hinter Gittern und Mauern und die Vertauschung der Beschäftigung bei der Landwirtschaft gegen ihre frühere beim Strohseilflechten wird von den Irren mit lebhaftem Danke als eine grosse Verbesserung ihres Schicksals anerkannt. Jede in dieser Beziehung an die Irren gerichtete Frage wurde mir von ihnen in diesem Sinne beantwortet, und anscheinend ganz Blödsinnige, von denen man glauben sollte, daß ihnen ihr Loos gleichgültig sei, äusserten sich doch dahin, daß sie lieber hier bleiben als nach Hildesheim zurückkehren wollten.» (Zit. n. Benzenhöfer, 1992, S. 29)

In den bereits erwähnten «Musteranstalten» wurde die Arbeitstherapie mit großer Sorgfalt angewandt. C. W. F. Roller, der Begründer der Heil- und Pflegeanstalt Illenau, umreißt in seiner späten Schrift

«Psychiatrische Zeitfragen» (1874) im Kapitel «Beschäftigung und Unterhaltung» noch einmal das zeitgenössische Konzept der Arbeitstherapie. Er erwähnt an erster Stelle die Feld- und Gartenarbeit in den Irrenkolonien, sodann das zu allen Jahreszeiten mögliche Holzhacken, die Werkstätten, die nur für die Männer heilsamen «Exercir-Uebungen», das «Wasch- und Kochgeschäft» für die weiblichen Kranken und schließlich das Turnen als «Heilquelle reichsten Segens». Er berichtet stolz, dass in Illenau 1869 eine Turnhalle erbaut worden sei (vgl. S. 91 ff.).

Wie viele der Anstaltspatienten von der Arbeitstherapie profitierten, wird sehr unterschiedlich angegeben. 1863 sollen in 25 englischen Grafschafts-Anstalten 7000 von insgesamt 12 000 stationären Patienten regelmäßig beschäftigt worden sein (vgl. L. Meyer, 1863, S. 571 f.). Andererseits hat Griesinger, durchaus ein Befürworter der Arbeitstherapie, geäußert, für die Feldarbeit sei nur jeder fünfte Patient geeignet (vgl. Griesinger, 1845/61, S. 500). Schwarz (1903) hat die einschlägigen Stellungnahmen zur Arbeitstherapie seiner Zeit zusammengetragen: Offenbar waren sich die führenden Psychiater um die Jahrhundertwende über deren therapeutischen (und prophylaktischen) Wert weitgehend einig.[438]

Der deutliche Rückgang der Arbeitstherapie, der gegen Ende des 19. Jahrhunderts zu verzeichnen ist, hängt mit einem Stilwandel in der Anstaltsführung zusammen: Therapeutische Aktivitäten waren zunehmender Verwahrungspsychiatrie gewichen. Charakteristisch hierfür wurde die Bettbehandlung (s. Kap. 31).[439]

Es gab jedoch auch Stimmen, die weiterhin den großen Wert der Arbeitstherapie uneingeschränkt betonten. So sagte Eugen Bleuler (1911) im Hinblick auf schizophrene Patienten: «Am meisten wird die Arbeitstherapie allen [therapeutischen] Anforderungen gerecht. Sie übt die normalen Funktionen der Psyche, gibt unaufhörliche Gelegenheit zu aktivem und passivem Kontakt mit der Wirklichkeit, übt die Anpassungsfähigkeit, zwingt dem Patienten den Gedanken ans normale Leben draußen auf; und vor allem bietet die Arbeit die einzige Gelegenheit für das Wartpersonal, sich mit den Kranken eingehender zu beschäftigen [...]. Sogar im akuten Stadium ist die Arbeitstherapie oft anwendbar und nützlich. [...] Sehr wichtig ist, daß die Arbeit so organisiert sei, daß sie sich eigentlich für den Kranken von selbst versteht [...].» (S. 385)

Aktivere Krankenbehandlung nach Hermann Simon

Der Pionier eines neuen Stiles der Arbeitstherapie im 20. Jahrhundert war Hermann Simon (1867–1947) in den westfälischen Heil- und Pflegeanstalten Warstein und Gütersloh.[440] Simon hielt die «aktivere Krankenbehandlung», wie er formulierte, für eine Selbstverständlichkeit. Er war damit nicht an die Öffentlichkeit getreten und hatte auch nichts darüber geschrieben, bis er 1924 während einer Tagung einen Vortrag über Bettbehandlung hörte, der seine Kritik herausforderte. Diese wurde von den Anwesenden zurückgewiesen, aber Simon wurde 1926 zu einem Vortrag eingeladen, in dem er seinen Behandlungsstil erstmalig darstellte.[441]

Das Prinzip der aktiveren Krankenbehandlung hat Simon so skizziert: Schizophrenien (um die es ihm insbesondere ging) seien im Grunde somatisch bedingt und infolgedessen unheilbar. Den Patienten könne aber durch eine «symptomatische» Behandlung wesentlich geholfen werden. Ziel der Behandlung sei die Anpassung des Patienten, nämlich das Reduzieren störenden Verhaltens im Krankenhaus (Anstaltssozialisierung). Dieses Ziel sei zu erreichen durch eine «aktivere» Behandlung, speziell durch Arbeitstherapie. Die Behandlung müsse individuell orientiert sein und am Gesunden im Kranken ansetzen. Der Kranke solle sich als verantwortlicher Mensch ansehen, der zu einer geordneten Lebensführung in der Lage sei.

Simon hat für sein Vorgehen nie Originalität oder gar Priorität beansprucht. Er hielt sich nicht für den Erfinder der Arbeitstherapie, deren lange Tradition er kannte, und glaubte nicht, selbst etwas Neues geschaffen zu haben, sondern berief sich auf Pinel und Conolly sowie auf die deutschen Psychiater Reil, Jacobi und Griesinger. Sein Anliegen war nicht die Arbeitstherapie allein, sondern die größere therapeutische Aktivität angesichts der inzwischen erstarrten Formen der Anstaltsbehandlung, der Isolierung und Inaktivität der Patienten. Er wandte sich entschieden gegen die Bettbehandlung und gegen das Dauerbad.

Voraussetzungen der aktiveren Krankenbehandlung waren (in Warstein und Gütersloh) ansprechende Räumlichkeiten, milieutherapeutische Gestaltung sowie persönliches Eingehen auf den Kranken. Isolierungen waren nur noch in seltenen Notfällen und für kurze Zeit im Einzelzimmer erlaubt. Sedierende Medikamente wurden möglichst wenig angewandt. Arbeitstherapie war bisher auf Patienten beschränkt geblieben, die hierfür geeignet erschienen und willens waren, so dass ihre nützliche Arbeit dem Krankenhaus zugute kam. Neu an Simons Konzeption war: Arbeitstherapie für *alle* Krankenhauspatienten, wobei er Ausnahmen zuließ. Die Devise lautete also nicht mehr: möglichst viel Arbeitstherapie, sondern: Arbeitstherapie als *Regel*; nicht mehr eigens verordnet, sondern die Ausnahme sollte begründet werden. Simons neue Version von Arbeitstherapie war für die Fachwelt neu und unerhört. Viele Psychiater hatten große Mühe, ihm zu folgen.[442]

Nach Simon muss Arbeitstherapie «nützlich sein»: keine Arbeit «als ob», sondern ökonomisch zweckmäßige Arbeit, deren Nutzen der Patient selbst erkennen und von denen er überzeugt sein soll (anders als beim traditionellen Tütenkleben oder Mattenflechten). Arbeitstherapie müsse individuell abgestuft werden nach den Möglichkeiten des Einzelnen. Simon empfahl eine «sehr vorsichtig dosierte und ausgewählte Beschäftigung» (1926/27, S. 447). Er konzedierte, dass einzelne Patienten im Bett blieben, wenn ihnen die Ruhe sichtlich hilfreich sei. Für einen alten Mann sei auch Pfeiferauchen eine Tätigkeit.[443]

Die Arbeitstherapie war nicht Simons einziges Anliegen. Der Psychotherapie räumte er große Bedeutung ein. Zu der aktiveren Behandlung gehörte auch die Freizeitgestaltung: «Anregungen der Kranken zum Spielen, Lesen, Bilderbetrachten, zur Unterhaltung, zu Musik und Tanz. Wie bei aller Psychotherapie geht auch hier der Erfolg der persönlichen Erkenntnis, Regsamkeit, Anpassungsfähigkeit von Arzt und Personal parallel […].» (Simon 1926/27, S. 448)

Die *Ergebnisse* dieser konsequenten Behandlung waren überzeugend. Fast alle Patienten ließen sich irgendwie in das System der Arbeitstherapie eingliedern, laut Statistik von 1927 waren es 92 bis 96 Prozent (so genannter Beschäftigungsgrad), nach Abzug körperlich Kranker sogar 98 bis 99 Prozent. Entsprechend brauchten nur sehr wenige Patienten ein Sedativum; jede Medikamentengabe wurde im Gütersloher Tagesprotokoll festgehalten. Hieraus wird man sicherlich nicht pauschal folgern können: je höherprozentig die Arbeitstherapie durchgesetzt wird, desto besser für die Patienten.

Die Anstaltsatmosphäre besserte sich sichtlich (die arbeitsfreien Sonntage blieben jedoch problematisch). Das ließ sich auch an den Gewalttätigkeiten erkennen. Skeptiker hatten befürchtet, Gewalt durch Kranke werde unter den geschilderten neuen Bedingungen zunehmen. Das Gegenteil war der Fall: Störendes Verhalten wurde wesentlich seltener. Der «Beschäftigungsgrad» wurde zum Barometer für die Atmosphäre im Krankenhaus Gütersloh. «Hier herrschte Ruhe, Ordnung, Sauberkeit wie in keiner anderen Anstalt.» (Merguet, 1961, S. 91)

Die Gütersloher Arbeitstherapie wurde erst allmählich bekannt. Dann aber kamen Psychiater aus aller Welt, um das «Gütersloher System» kennen zu lernen. Die erste Reaktion der Besucher war großes Erstaunen, was z. B. aus dem anschaulichen Bericht des schweizerischen Schizophrenieforschers M. Müller hervorgeht, der in seinen Erinnerungen (1982) Gütersloh ein Kapitel widmet. Gütersloh wurde zur «Musteranstalt» in der ersten Hälfte des 20. Jahrhunderts. Man sprach vom «Gütersloher System» und vom «Mekka aller fortschrittlichen Psychiatrie» (Kehrer, 1961, S. 7).

Andererseits blieben Einwände nicht aus. Insbesondere wurde angemerkt, die generelle Durchführung der Arbeitstherapie würde den individuellen Bedürfnissen der Patienten und ihren persönlichen Ansprüchen zu wenig gerecht. Anscheinend hat Simon dieses Problem gesehen, er betonte das Persönliche und Individuelle und wollte die Arbeitstherapie «nicht nach einem starren Schema» durchgeführt sehen (vgl. 1926/27, S. 450). Er übersah nicht, dass bei dieser Konzeption die Einordnung des Einzelnen allzu leicht überbetont werden könne. Aber es war im Rahmen einer konsequenten «aktiveren Krankenbehandlung» in der damaligen Zeit wohl kaum zu vermeiden, dass die Patienten allzu pädagogisch gelenkt wurden und in der Anstalt ein gewisser preußischer Drill (vgl. M. Müller, 1982) aufkam. Allerdings konnte Simon (1929, S. 13) sagen: «Zwangsmittel für Beschäftigung wenden wir grundsätzlich nicht an, und wir brauchen sie auch nicht.»

Über die Simon-Zeit hinaus wurde in Gütersloh die aktive Krankenbehandlung weiter gepflegt (vgl. Schulte, 1962) und auch an anderen Orten, etwa in den Wahrendorff'schen Anstalten in Ilten bei Hannover und in der Anstalt Konstanz-Reichenau, mit der Simon'schen Entschiedenheit betrieben.[444] Aber die aktivere Krankenbehandlung wurde nicht durchgehend von den deutschen Anstalten übernommen. Mehr Interesse entstand in einigen anderen Ländern wie Holland, Schweiz, England und den USA. Jedoch hat sich die Gütersloher Arbeitstherapie, die eine Wende in der Anstaltspsychiatrie hätte sein können, nicht allgemein durchgesetzt.

Die Gründe hierfür sind nicht leicht zu erkennen. Man hat politische

Einflüsse angeführt, besonders im Deutschland der nationalsozialistischen Zeit. Es wurde vermutet, dass die in den 1930er Jahren aufkommenden Krampfbehandlungen (s. Kap. 51) dem Nachlassen der arbeitstherapeutischen Initiative Vorschub geleistet hätten. Insbesondere aber ist zu bedenken, dass Arbeitstherapie im Gütersloher Stil nicht allenorts gedeihen konnte, weil den meisten Psychiatern die Vitalität und Konsequenz, Gründlichkeit und Kompromisslosigkeit eines Hermann Simon nicht gegeben waren. Merguet (1961), ein Mitarbeiter Simons, gibt dessen Meinung wieder, mit aktiverer Behandlung sei nicht nur «die erhöhte Aktivität in den Muskeln der Kranken, sondern die im Gehirn der Ärzte gemeint» (S. 84). In diesem Sinne wird von den 1970er Jahren an der Hermann-Simon-Preis für sozialpsychiatrische Forschungsarbeiten vergeben.

Arbeitstherapie in Zeiten der Hochkonjunktur und Massenarbeitslosigkeit

Die arbeitstherapeutischen Aktivitäten gingen nach dem (begrenzten) Aufschwung im frühen 20. Jahrhundert wieder zurück, bis in den 1960er Jahren in England neue Impulse aufkamen (vgl. Bennett, 1970). Dem Wandel der Arbeitswelt entsprechend, wurden nun anstelle landwirtschaftlicher und handwerklicher Arbeit industrielle Fertigungen, auch am Fließband, favorisiert. In der Zeit der wirtschaftlichen Hochkonjunktur («Wirtschaftswunder») war es nicht schwer, von Unternehmern Arbeit für die Krankenhauspatienten zu erhalten, insbesondere in Form industrieller Teilfertigungen. Aus Arbeitstherapie wurde weitgehend Arbeit.[445]

In der DDR wurde die Arbeitstherapie nicht nur durch den ideologisch-politischen Stellenwert der Arbeit gefördert, sondern auch durch das gesetzliche Prinzip «Recht auf Arbeit». So durften Arbeitsverträge von psychisch Kranken nicht gegen deren Willen gekündigt werden. Um 1980 gab es ca. 40 000 Arbeitsplätze für psychisch Kranke (im Einzelnen Ernst, 2001, S. 87 f.). 80 bis 85 Prozent der in Frage kommenden Patienten sollen Arbeit gefunden haben. Nachdem das Gesetz anlässlich der «Wende» 1991 ersatzlos gestrichen wurde, gab es ein Jahr später ebenso viele arbeitslose psychisch Kranke wie im Westen. Therapeutisch wurden mit der Arbeitstherapie in der DDR die gleichen Ziele verfolgt wie in den westlichen Ländern (vgl. Presber/Katzenstein, 1969).

Nicht erst die nachlassende wirtschaftliche Konjunktur und aufkommende Arbeitslosigkeit ließen die Arbeitstherapie zurückgehen, sondern anscheinend auch das verringerte Interesse der Psychiater, die von den 1950er Jahren an ihre Aufmerksamkeit bevorzugt den neuen Psychopharmaka zugewandt hatten. «Aber ist das Thema [der Arbeitstherapie] nicht überholt? Befindet sich nicht die Psychiatrie in Forschung und Praxis in einem Stadium, in dem sie versucht, sich die Erkenntnisse auf dem Gebiet der [...] Psychopharmakologie [...] nutzbar zu machen, die Anwendung einer Arbeitstherapie aber als anachronistisches Relikt fallenzulassen?» (W. Schulte im Vorwort zu Harlfinger, 1968) Erst später wurde erkannt, wie vorteilhaft Pharmakotherapie und Arbeitstherapie einander ergänzen können (vgl. Reker, 1998a).

Von den 1980er Jahren an wirkte sich die Massenarbeitslosigkeit so verheerend auf die Arbeitschancen psychisch Kranker aus, dass Arbeitstherapie und Arbeitsbeschaffung zum größten soziotherapeutischen Problem der Psychiatrie wurden. Nun erst wurde die Bedeutung der Arbeit für die Gesundheit voll erkannt und auch in der Psychiatrie thematisiert. Arbeit ist nicht nur Fron und Belastung, sondern für die persönliche Entwicklung und den persönlichen Status in einer Gesellschaft praktisch unerlässlich; in Arbeit zu stehen, gewährleistet nicht nur finanzielle Unabhängigkeit und einen angemessenen Lebensstandard, sondern auch Sinnfindung, Geltung, Unabhängigkeit und Anerkennung. Das gilt für Kranke wie für Gesunde. Heute wissen wir, welche nachteiligen Folgen Arbeitslosigkeit für die Gesundheit hat.[446]

Die Reaktivierung der Arbeitstherapie in den 1980er Jahren war keine Rückkehr zur «klassischen» Arbeitstherapie. Entsprechend den neuen Anforderungen änderten sich Vorgehensweisen und Zielsetzungen. Die Arbeitstherapie ist nun nicht mehr «anstaltsbezogen», weder auf das Funktionieren des Krankenhauses ausgerichtet noch auf stationäre Patienten beschränkt. Arbeitstherapie wird jetzt bevorzugt im extramuralen Bereich angeboten, also für teilstationär und ambulant Behandelte.[447]

Für möglichst viele chronisch psychisch Kranke soll auf dem Wege der Arbeitstherapie und Arbeitsrehabilitation wenigstens ein Minimum an Betätigung erreicht werden. Die Entlohnung, ein altes Problem der Patientenarbeit, ist auch heute noch unbefriedigend geregelt. Wo sie erreichbar wurde, bleiben die Beträge auf ein Minimum beschränkt. Das wissenschaftliche Interesse an der Arbeitstherapie ist angestiegen; breit angelegte Untersuchungen haben die Effizienz der genannten Maßnahmen bewiesen (vgl. Reker, 1998a).[448]

49. Behandlungsbasis

Die Therapieverfahren, deren Entwicklung in den folgenden Kapiteln beschrieben werden soll, setzen eine Behandlungsbasis voraus. Die Gestaltung eines therapieorientierten Milieus ist seit den Ursprüngen der institutionellen Psychiatrie ein vorrangiges Aufgabengebiet. Musik- und Kunsttherapie sind Beispiele für die vielgestaltigen pädagogischen Initiativen, die auch in Verhaltenstherapien psychotisch Kranker zu erkennen sind. Entscheidenden Anteil an der Gestaltung eines therapiegerechten und humanen Milieus haben Schwestern und Pfleger, wie die historische Entwicklung dieses Berufsstandes zeigt.

Milieutherapie

In jeder Institution, in der Menschen zusammenkommen, entsteht eine Atmosphäre, die den Betreffenden mehr oder weniger nützlich und wohltuend oder aber abträglich und unangenehm ist. Die Entwicklung des institutionellen Milieus nicht dem Zufall zu überlassen, ist insbesondere in Institutionen wichtig, die der *Behandlung* von Menschen verpflichtet sind, im Falle des psychiatrischen Krankenhauses der Behandlung von Menschen mit psychischen Störungen. Dessen waren sich die Psychiater bewusst, die um 1800 die ersten psychiatrischen Asyle bzw. Anstalten einrichteten. Esquirol sah in der Milieugestaltung ein Genesungsinstrument. Reil (1803, S. 458) hat die Milieutherapie anschaulich beschrieben. Sie blieb als therapeutisches Prinzip bis in die Gegenwart unbestritten. Die Atmosphäre im Krankenhaus gilt heute als bedeutender therapeutischer Faktor.

Inzwischen gibt es eine vielseitige Praxis und verschiedene Theorien der Milieutherapie (vgl. Daniels, 1988; Heim, 1984). Der wesentliche Kern ist eine humane und den allgemeinen Lebensbedingungen angenäherte Unterbringung und Tagesgestaltung im psychiatrischen Krankenhaus, um so eine Basis für die Behandlungsmaßnahmen zu schaffen. Die Geschichte der Psychiatrie lehrt, wie wenig dieses Prinzip zunächst verwirklicht wurde und wie viel mehr Missstände, Defizite und Versäumnisse das Leben des hospitalisierten Patienten bis in die Gegenwart hinein bestimmen.

Die Psychiatriegeschichte zeigt aber auch, dass die therapeutische Milieugestaltung nicht eine Zielvorstellung blieb, sondern wenigstens an einigen Orten und bis zu einem gewissen Grade auch bereits vor der Psychiatriereform gelungen ist. Den Beginn machte das Prinzip *moral treatment* in der englischen Psychiatrie. Das therapeutische Milieu war erklärtes Anliegen von William Tuke im *Retreat* im englischen York um 1800 (s. S. 254) und ungefähr gleichzeitig von Benjamin Rush in den USA. Aus der deutschen Psychiatrie des 19. Jahrhunderts sind als Beispiele milieutherapeutisch orientierter Anstalten die in Siegburg (Maximilian Jacobi), in Illenau (Christian F. W. Roller, Heinrich Schüle) und später die Anstalten in Göttingen (Ludwig Meyer) und Görlitz (Karl Kahlbaum) zu nennen.[449]

In den meisten Anstalten war aber das Milieu von Uniformität, Reglement, Inaktivität und Entmündigung (im wörtlichen und weiteren Sinne zu verstehen) geprägt. An diesen allzu sehr gewohnten Anstaltsbedingungen hielt man bis weit in das 20. Jahrhundert hinein fest, wofür Mangel an Aktivität und Innovationskraft, aber auch Angst vor Neuem und selbst Angst vor der Aktivität vom Patienten bestimmend gewesen sein mögen. Man gab sich allzu lange damit zufrieden, dem psychisch Kranken ein Minimum geordneter Unterbringung und kaum mehr darüber hinaus zuzugestehen. Die Überfüllung der Anstalten und die schlechte personelle Ausstattung legitimierten scheinbar die vorherrschende resignative Einstellung, die eine bessere Milieugestaltung für praktisch unerreichbar hielt.

Durchgreifende Fortschritte wurden in der Milieutherapie erst nach dem Zweiten Weltkrieg erreicht, in angloamerikanischen Ländern früher, wenn auch nicht durchgehend (zusammenfassend Cumming/ Cumming, 1964; Gunderson et al., 1983). In Deutschland und den meisten anderen Ländern wurde die Milieutherapie erst später weiterentwickelt, nur an einzelnen Orten bereits in den 1950er Jahren (vgl. Merguet, 1961; Schulte, 1962).

Was im Zuge der Psychiatriereform erreicht wurde, lässt sich in folgenden Stichworten zusammenfassen: individuelle Kleidung, Zimmer für ein bis zwei Patienten mit ansprechender Möblierung ohne Gitter an den Fenstern, Türen mit normalen Klinken, sorgfältig gedeckter Esstisch, Grünanlagen im Krankenhausgelände, Sozialzentrum als Begegnungsstätte, übliche sprachliche Bezeichnung der Räume als

Schlafzimmer, Esszimmer, Wohnzimmer (anstatt Aufenthaltsraum etc.), im größeren Krankenhausgelände auch Straßennamen und Hausnummer als Adresse der Patienten. Das alles mag man als Selbstverständlichkeiten ansehen, es sind aber für hospitalisierte psychisch Kranke Errungenschaften erst der letzten Jahrzehnte.

Heute wissen wir (was schon lange vermutet wurde), wie sehr sich das Milieu auf das Verhalten der Kranken auswirkt: Wer nur einen Blechlöffel zum Essen bekam, verhielt sich auch «blechlöffelhaft». Wem alles Zerbrechliche vorenthalten wurde, der spürte, dass man ihm Gewalttätigkeit unterstellte, und verhielt sich gegebenenfalls aggressiv. Diese kurze Beschreibung soll zeigen, dass die Bezeichnung Milieu*therapie* gerechtfertigt ist. Soziologisch gesehen ist Milieutherapie die wirkende Umwelt bzw. die Soziotherapie im Krankenhaus. In der Gegenwartspsychiatrie kommt allerdings die Tendenz auf, Milieutherapie unter dem Eindruck somatischer Therapieverfahren einzuschränken.

Zwei Formen der Milieutherapie verdienen besondere Erwähnung: die therapeutische Gemeinschaft und das Soteria-Projekt. Im Konzept der therapeutischen Gemeinschaft (vgl. Main, 1946; Jones, 1953) werden ungünstige persönliche Beziehungen, die sich allzu leicht in der psychiatrischen Station entwickeln, umgeformt zu therapiegerechten Beziehungen und Verhaltensweisen; auch unvermeidliche Auseinandersetzungen werden aufgedeckt und therapeutisch genutzt. Die Station ist nicht mehr eine zufällige Ansammlung von Menschen, deren Interaktionen sich selbst überlassen bleiben, sondern eine Gruppe im therapeutischen Sinne.[450]

Die Soteria-Projekte (von griech. *soteria* = Rettung, Heil) für Schizophrene (in den 1970er Jahren in Los Angeles, in den 1980er Jahren in Bern, später auch in Deutschland) pflegen betont die Milieu- und Soziotherapie in kleineren stationären Einheiten und behandeln nicht oder sehr wenig mit Psychopharmaka. Bewusst wird auch unprofessionelles Personal eingesetzt. Dem Patienten wird ein hohes Maß an Autonomie zugestanden und abverlangt. Milieutherapeutisch gesehen sind Soteria-Kliniken vorbildlich (allerdings verbunden mit einem betonten Humanitätsanspruch); das Hintanstellen der Psychopharmakatherapie hat allerdings weniger überzeugt, da es Therapiemöglichkeiten ungenutzt lässt.

Musik und Musiktherapie

«Ich bin weder Philosoph von Fach noch Musikgelehrter, aber ich liebe die Freundin der Seele, die Tonkunst, ich danke ihr meine glücklichsten Stunden, und mein Beruf rechtfertigt mein Bestreben, seelische Vorgänge mir, soviel ich vermag, physiologisch und psychologisch klarzulegen.» Wenn man von diesen Sätzen des Psychiaters und Struwwelpeter-Verfassers Heinrich Hoffmann (geschrieben um 1890) ausgeht, darf Musik in der Milieutherapie psychisch Kranker nicht fehlen.

Bereits in der antiken Diätetik im Rahmen der Humoralpathologie spielte die Ausgewogenheit, das Mittelmaß der Gemütsbewegungen (*affectus*) als eine der «sechs nicht-natürlichen Dinge» (*res non naturales*) eine wichtige Rolle in der gesunden Lebensführung. Dabei galt die Musik als ein geeignetes Mittel, über die Seele auf den Körper einzuwirken, nicht zuletzt auch als ein Stimulans oder Sedativum bei Geisteskrankheiten. Hier sei auf die umfassende Studie des Medizinhistorikers Werner Kümmel (1977) hingewiesen, der die komplexe Thematik «Musik und Medizin» vorwiegend in Mittelalter und Früher Neuzeit analysierte. Er verweist auch auf antike Autoren wie Pythagoras, Platon, Martianus Capella und Cassiodor, die bis ins 18. Jahrhundert hinein immer wieder als Belege für die Affektwirkungen der Musik zitiert wurden. Demgegenüber gehöre die einzige biblische Geschichte, die im Zusammenhang antiker Beispiele immer wieder genannt wurde, der magischen Vorstellungswelt an: Die Vertreibung des bösen Geistes, der König Saul quälte, durch Davids Harfenspiel (1. Sam. 16,14–23) folgt dämonologischen und nicht humoralpathologischen Auffassungen (vgl. Kümmel, 1977, S. 266).[451]

Führende Psychiater des 19. Jahrhunderts empfahlen ihren Patienten Musik und Tanz, z. B. Ernst Horn, Ernst Albrecht Zeller, Heinrich Damerow. Nur wenige Fachkollegen schrieben der Musik ausdrücklich eine Heilwirkung zu wie Maximilian Jacobi oder Johann Reil, der anschaulich über die Musiktherapie berichtete und dabei auch über einen Fall von Heilung durch Musik (1803, S. 207 f.). Aber es überwiegen die eher kritischen Stimmen in der Beurteilung der therapeutischen Effektivität der Musik. So äußerten sich unter anderem Johann C. A. Heinroth, Jean E. D. Esquirol und Wilhelm Griesinger kritisch (vgl. Haisch, 1974).[452]

Zum Musizieren im weiteren Sinne gehören im psychiatrischen Krankenhaus Chorsingen, Instrumentalkreis, auch Musikunterricht in der Klinikschule und nicht zuletzt Tanzen. Musik*therapie* ist der systematische Einsatz des Musizierens als Handlungs- und Kommunikationsmittel, meist in einer Gruppe und angeleitet durch einen ausgebildeten Musiktherapeuten.

Kunst und Psychiatrie

Spätestens im 19. Jahrhundert begannen Ärzte, sich für das Zeichnen und Malen von Patienten zu interessieren. Die eingehende wissenschaftliche Auseinandersetzung mit der Thematik Bildende Kunst und Psychiatrie setzte mit Meunier und Morgenthaler ein. Der französische Arzt Paul Meunier (1873–1933), der unter dem Pseudonym Marcel Reja publizierte (1907), schrieb über Malerei, Prosa und Lyrik von Psychosekranken. Der schweizerische Psychiater Walter Morgenthaler (1882–1965) verfasste eine erste Monographie über den schizophreniekranken Künstler Adolf Wölfli (1921) und zeigte, wie eine schwere Psychose einen Menschen dazu bringen kann, Kunstwerke zu schaffen.

In der Heidelberger Psychiatrie-Klinik entstand von 1903 an eine Sammlung von Patientenbildern. 1920 veranlasste der Klinikleiter Karl Wilmanns den Kunsthistoriker und Arzt Hans Prinzhorn (1886–1933) zu einer systematischen Untersuchung. Prinzhorn bereiste deutsche Anstalten und fand eine überraschend reiche Fülle von Werken aus Patientenhand, über 5000 Bilder und Skulpturen von ungefähr 450 Patienten. 1922 erschien sein grundlegendes Werk «Bildnereien der Geisteskranken». Die Sammlung Prinzhorn wurde 2001 als Dauerausstellung in einem eigenen Gebäude des Heidelberger Klinikums untergebracht – allerdings nicht mit ungeteilter Zustimmung. Einwände, die unter anderem von Patientenvereinigungen erhoben wurden, erinnerten daran, dass die Bilder eigentlich Eigentum der Malerpatienten seien und dass mindestens neunzehn dieser Patienten der Euthanasie zum Opfer fielen. Kritisch wurde insbesondere eingewandt, dass die Prinzhorn-Stiftung unter der Leitung des Heidelberger Klinikdirektors Carl Schneider einen Teil der Bilder der Nazipropaganda für die berüchtigte Ausstellung «Entartete Kunst» (1938) zur Verfügung stellte. Für die nationalsozialistische Denkweise schloss sich so der Kreis: Die moderne Malerei sei eben verrückt, sie sei ebenso wie die Maler, seien es Gesunde oder Kranke, entartet. Dem pflichtete Carl Schneider in einem Aufsatz «Entartete Kunst und Irrenkunst» (1939) ausdrücklich bei, indem er die genannten Begriffe gleichsetzte und in seinen Ausführungen, getragen von der Degenerationslehre und eugenischen Vorstellungen, eine ebenso kunstfeindliche wie patientenfeindliche Auffassung propagierte. Auch wegen der Nähe zu diesem Geschehen wurde der Standort Heidelberg kritisch kommentiert.

Wissenschaftlich fand die Sammlung Prinzhorn von den 1920er Jahren an großes Interesse bei Kunsthistorikern und Psychiatern und beeinflusste namhafte Künstler. Die Nähe von Bildern schizophrener Patienten zum Surrealismus wurde erkannt (und dabei manchem Patienten-Bild mehr Originalität zugesprochen), und es wurden die Beziehungen zu der unverbildeten Kunst von Kindern und Hobbymalern (*art brut*) hergestellt. Die künstlerische Bewertung psychopathologischer Produktionen kann hier ebenso wenig erörtert werden wie die psychiatrischen Versuche, die Zusammenhänge von Krankheit und Kunstwerk zu erklären. Hingewiesen sei auf pathographische Studien, etwa über Vincent van Gogh (u. a. von K. Jaspers) und Alfred Kubin (W. Th. Winkler). In einer behutsamen Interpretation der «Charakterköpfe» des psychotisch erkrankten Wiener Bildhauers Franz Xaver Messerschmidt (1736–1783) betont Krauß (1986, Seite 134), «daß die psychiatrische Beurteilung eines Künstlers keinerlei Bedeutung für die ästhetische Bewertung seines Werkes haben kann. Die Anerkennung einer seelischen Krankheit und der in ihr und trotz ihr erbrachten menschlichen wie künstlerischen Leistung kann unsere Achtung vor der Persönlichkeit dieses Künstlers ja nicht mindern, sondern nur steigern.» Diese Sätze kennzeichnen die heutige Einstellung der Psychiatrie, die an die Stelle der Diskussionen über Krankenkunst, Irrenkunst, schizophrene Kunst getreten ist.

Es gibt verschiedene psychopathologische Erklärungsversuche für künstlerische Produktionen von psychiatrischen Patienten; interessant ist die These, die Psychose führe zu einem Ausnahmezustand, der kreatives Schaffen freisetze. Das entspricht der alltäglichen Erfahrung, nachdem Kunsttherapie und Malatelier in praktisch jeder psychiatrischen Klinik üblich geworden sind. Es gibt inzwischen mehrere, auch internationale Zeitschriften. Mit dem Terminus Kunst*therapie* ist allerdings das Thema Psychiatrie und Kunst nicht vollständig umschrieben, auch nicht in klinischer Sicht; denn mancher, der während seiner Behandlung zu malen begann, wurde ein anerkannter Künstler, auch mit eigenen Ausstellungen.

Psychiatrie und Pädagogik

Mit der Musik- und Kunsttherapie wurden pädagogische Elemente der Psychiatrie angesprochen. Auch das zur Milieutherapie und zum persönlichen Umgangsstil Gesagte berührt die Pädagogik, die aus der Psychiatrie seit ihren Anfängen nicht wegzudenken ist. In der Auffassung, der zu betreuende Mensch sei vom rechten Wege abgekommen und solle auf diesen zurückgeführt werden, begegneten sich Pädagogik und Psychiatrie des 19. Jahrhunderts. Karl Kahlbaum (1828–1899) sprach von «Psychagogik».

Pädagogik in der Psychiatrie umfasst des Weiteren Schulunterricht, und zwar nicht nur für psychisch kranke Kinder, was heute selbstverständlich ist (und der Schulpflicht entspricht), sondern auch für Adoleszenten (Sekundarstufe 2) und für Erwachsene (Bildungsangebote nach Volkshochschulart). Aber das sind nicht etwa neue Errungenschaften. Schon Conolly betrieb um 1845 in der englischen Anstalt *Hanwell* eine Erwachsenenschule (nach C. Müller, 1993a, S. 83). Entsprechendes ist aus der Anstalt Siegburg um 1860 mitgeteilt. In der Privatanstalt Görlitz gab es um 1885 ein Schulzimmer für den Patientenunterricht. 1821 heißt es in einem Bericht über die Westfälische Anstalt Marsberg: «Ein Hauptrequisit der Irrenanstalt scheint ein […] Lehrer […] zu sein.» (Küster, Hrsg., 1998, S. 79) Nur gelegentlich sind solche Aktivitäten publiziert worden, aber man kann damit rechnen, dass sie häufiger gewesen sind und im Sinne der Milieutherapie für selbstverständlich und nicht unbedingt mitteilenswert gehalten wurden.[453]

Pflege

Die Geschichte der Arbeit psychiatrischer Pfleger und Schwestern ist noch nicht geschrieben, obwohl doch gerade die Pflegekräfte, die dem Kranken täglich und stündlich am nächsten stehen, den entscheidenden Anteil an der Milieugestaltung haben. Wo in der psychiatriehistorischen Literatur von «Pflege» gesprochen wird, ist die «Irrenpflege» (z. B. Kirchhoff, 1890; Haisch, 1959) im Allgemeinen und weiteren Sinne gemeint, nämlich im Sinne von Versorgung, früher auch Verpflegung genannt (z. B. Roller, 1831; Richarz, 1844). Weit weniger wurde über die Tätigkeit der Pfleger (noch weniger die der Pflegerinnen) berichtet (z. B. Bergsträsser, 1844).

Als im frühen 19. Jahrhundert die ersten Anstalten entstanden, waren dort zunächst noch Aufseher aus den Tollhäusern und Narrentürmen tätig. Die Kranken wurden noch längere Zeit von Aufsehern gewartet, die zuvor Gefängnisaufseher oder Soldaten gewesen waren. Die Berichte der Anstaltsärzte sind quantitativ wie qualitativ voller Klagen über das Pflegepersonal. Es gab für den steigenden Bedarf nicht genug Interessenten und insbesondere nicht genug ausgebildetes Pflegepersonal. Dass in vielen Anstalten in Deutschland und in der Schweiz noch im 19. Jahrhundert die Wärter und Wärterinnen unter Zölibatzwang standen, also ledig bleiben mussten, dürfte die Motivation gewiss nicht verbessert haben. So konnte es nicht ausbleiben, dass Pfleger und Schwestern wesentlich zur Entwicklung der kustodialen Psychiatrie (s. Kap. 31) beitrugen. Denn abgesehen von der kurzen Zeit der ärztlichen Visite waren sie diejenigen, die für alle Belange der Kranken zuständig waren und das Milieu bestimmten. (Die «Herren der Klinik» überschrieben noch 1968 Hemperich und Kisker eine Untersuchung des Stationsmilieus.) Mit der Humanisierung, der Milieutherapie und zwangfreien Behandlung waren neue pflegerische Aufgaben entstanden, denen das im Allgemeinen schlecht ausgebildete und bezahlte Personal nur begrenzt nachkommen konnte. Erst ab 1879 erschien die Zeitschrift «Die Irrenpflege» (ab 1930 fortgesetzt als «Geisteskrankenpflege»), die ausdrücklich für das Pflegepersonal gedacht war.

Im Nationalsozialismus wurden die traditionellen Schwestern- und Pflegerverbände gleichgeschaltet und – wie kaum anders denkbar – waren nicht wenige Pfleger und Schwestern an der Euthanasie beteiligt. Mit der Frage, wie das geschehen konnte, setzte sich McFarland-Icke (1999) auseinander.[454]

Welch großen Belastungen die Schwestern und Pfleger im ständigen Umgang mit dem Leiden und mit den Störungen der Patienten ausgesetzt sind, braucht nicht erörtert zu werden. Bis zu den 1960er Jahren waren ihre Tages- und Wochen-Arbeitszeiten unangemessen lang.[455]

Der Verantwortung und Belastung entsprachen aber keineswegs Ansehen und Besoldung dieses Berufsstandes. Der schon erwähnte Ernst Horn beklagte 1818, dass Krankenwärter finanziell zu schlecht gestellt seien, schlechter als ein Kutscher (nach Haisch, 1959, S. 3172). Verbesserungen wurden nur sehr zögernd eingeführt. Noch in den 1980er Jahren wurde den weitergebildeten Fachschwestern und -pflegern die tariflich vorgesehene Gehaltszulage vorenthalten. Eine zahlenmäßig einigermaßen ausreichende Besetzung psychiatrischer Stationen mit Pflegepersonal wurde in Deutschland erst 1990 durch eine Psychiatriepersonalverordnung des Bundes gewährleistet.

Für den anspruchsvollen und anstrengenden Pflegeberuf ist eine sorgfältige Ausbildung und Weiterbildung von nicht zu überschätzender Bedeutung. Auch das wurde bereits in der Frühzeit der psychiatrischen Anstalten erkannt. Eine erste «Krankenwartschule» soll Ernst Horn 1821 an der Berliner *Charité* eingerichtet haben. 1822 wurden in der Westfälischen Anstalt Marsberg Prüfungsfragen für das Wartepersonal verwendet (vgl. Küster, Hrsg., 1998, Seite 121). Später haben viele Anstalten ihre Schwestern und Pfleger selbst ausgebildet. 1907 wurde in Preußen die Ausbildung einschließlich Abschlussprüfung staatlich geregelt. Lernmaterial in Form von Leitfäden und Büchern der psychiatrischen Pflege gibt es seit ungefähr 1900.

In jüngerer Zeit können ausgebildete Schwestern und Pfleger eine spezielle psychiatrische Weiterbildung absolvieren und als Fachkrankenschwestern und -pfleger abschließen (1963 entstand in Heidelberg die erste solche Weiterbildungsstätte). Ihnen werden, entsprechend ihrer größeren Kompetenz, mehr selbständiges und verantwortliches Handeln in der Krankenbetreuung zugestanden. Was durch die Qualifizierung des Pflegepersonals für die Patientenbetreuung und Milieugestaltung erreicht werden konnte, schlägt sich inzwischen auch in Umfragen zur Patientenzufriedenheit und in Patientenberichten nieder (z. B. Döll, 1981).[456]

50. Psychotherapie

Seit den Anfängen der Medizin, explizit seit der Antike, wurde die Therapeutik als eine Trias angesehen, bestehend aus (1) Chirurgie, (2) innerer Medizin und Arzneimittellehre sowie (3) «Psychotherapie» in Form von ärztlichem Rat und Verhaltensregeln für den Kranken. Die klassische «Diätetik» als Anleitung zur gesunden Lebensführung war für den letztgenannten Zweig der Therapeutik die Richtschnur. Der Begriff «Psychotherapie» als spezieller medizinischer Terminus – wobei hier von dem der «psychischen Kur» (Reil) einmal abgesehen werden soll – tauchte jedoch erst gegen Ende des 19. Jahrhunderts im Kontext des Hypnotismus auf: Der französische Internist Hippolyte Bernheim prägte ihn mit Hilfe seiner psychodynamischen Definition der «Suggestion» und gab Sigmund Freud damit in den 1880er Jahren entscheidende Anregungen.

Häufig wird jedoch die moderne Psychotherapie lediglich als eine Folgeerscheinung der Schöpfung der Psychoanalyse durch Sigmund Freud angesehen. In dieser Sicht erscheint die Zeit *vor* Freud als bloße Vorgeschichte und für uns heute wenig relevant. Eine solche Auffassung verkennt die Tatsache, dass sich in Freuds Werk die wissenschaftlichen und geistigen Strömungen des 19. Jahrhunderts kristallisiert und dieses geprägt haben. Für die Psychiatriegeschichtsschreibung besonders wichtig ist dabei der Mesmerismus zwischen Aufklärung und Romantik und das von ihm angestoßene Konzept des Hypnotismus. Die Psychoanalyse stand keineswegs im Gegensatz zur naturwissenschaftlichen Medizin, wie vielfach behauptet wurde, sondern bezog sich durchaus auch auf aktuelle Paradigmen der Medizin und Biologie, etwa Reflexlehre oder Darwin'sche Evolutionstheorie (vgl. Sulloway, 1982). Nach Freud wurde im 20. Jahrhundert die Psychoanalyse als Theorie und als Behandlungsverfahren weiterentwickelt und variiert (psychodynamische Therapien). Aber auch die Hypnose fand eine Fortsetzung in Form von Entspannungsverfahren. Aus andersartigen, nämlich lernpsychologischen Ansätzen wurden die Verhaltenstherapien entwickelt. Zusammen mit weiteren verschiedenartigen Verfahren entstand die heutige psychotherapeutische Pluralität. Die Beziehungen von Psychiatrie und Psychotherapie waren wechselhaft und uneinheitlich, bis die Psychotherapie zu einem ebenso festen Bestandteil der psychiatrischen Behandlung wurde wie die Pharmakotherapie.

Von der Elektrizität zum «animalischen Magnetismus» (Mesmerismus)

Die Produktion von Reibungselektrizität mit Hilfe bestimmter Elektrisiermaschinen – unterstützt durch die Leidener Flasche als Kondensator – wurde zum Inbegriff der Aufklärung (*Enlightenment*), als plötzlich in der Mitte des 18. Jahrhunderts allenthalben in unzähligen Demonstrationen und Experimenten elektrische Funken und künstliche Blitze die Menschen faszinierten. Sehr schnell fand die (künstliche) Elektrizität Eingang in die Medizin und wurde nun als *Medicina electrica* therapeutisch eingesetzt. Die «Elektrification» sollte die Stauungen der Körpersäfte auflösen, diese flüssig machen und die festen Teile instand setzen, «sich mit größerer Lebhaftigkeit zusammenzuziehen» (Krüger, 1945; zit. n. Schott, 1987b, S. 56). Das Elektrisieren wurde insgesamt als eine stimulierende Kur angesehen, die vor allem bei «gelähmten Gliedern» helfen sollte, indem sie den «Nervensaft» oder «Nervengeist» anrege. Schwächezustände, Lähmungen und insbesondere Sinnesstörungen wie Taubheit und Blindheit waren die Hauptindikationen. Selbst wenn wir uns gründlich in die zeitgenössischen Krankengeschichten vertiefen, erscheint es kaum möglich, die entsprechenden Krankheiten als «psychosomatische» einzustufen, da Krankheitsbegriff und Menschenbild, verglichen mit den heutigen, zu verschieden waren.[457]

1779 legten schließlich die beiden französischen Ärzte Andry und Thouret im Auftrage der *Société Royal de Médecine* einen umfassenden Untersuchungsbericht über den Gebrauch des Magneten in der Heilkunde vor. Sie kamen zu dem Schluss, dass der Magnetismus direkt auf die Nerven heilsam wirke und deshalb vor allem bei Nervenkrankheiten wie etwa Krämpfen, Konvulsionen und Neuralgien anzuwenden sei. Magnetische Armreifen, Amulette, Gürtel und Platten, deren Konstruktion und Anwendung detailliert angegeben wurden, erfreuten sich allgemeiner Beliebtheit.

Die elektrischen und magnetischen Kuren zwischen Barock und Aufklärung bildeten den Nährboden für eine spektakuläre Abwandlung, welche für die Geschichte der Psychotherapie von größter Bedeutung werden sollte, nämlich den «tierischen» oder «animalischen» Magnetismus, der später als Mesmerismus bezeichnet wurde. Der Wiener Arzt Franz Anton Mesmer (1734–1815) experimentierte selbst mit der Elektrotherapie und setzte auch ab 1774 Stahlmagnete in seiner Praxis ein.[458] Obwohl die Fachwelt seine Fluidumtheorie zurückwies und die beeindruckenden Phänomene des tierischen Magnetismus auf die «Einbildungskraft» zurückführte, hielt Mesmer an der (quasi-) physikalischen Fluidumtheorie fest.

Der Mesmerismus kannte keine Differentialdiagnose für seine therapeutische Technik. Krankheit entstehe durch eine «Stockung» der Säftezirkulation und äußere sich als «Widerstand» gegen die Wirkung der Heilkraft der Natur. Das Magnetisieren könne nun die Anstrengung der Natur durch eine «heilsame Krise» verstärken und somit die Krankheit heilen. Es gehe darum, «die Verrichtung der Natur durch eine fortgesetzte, gehörig schattierte, sanfte und harmonische Anwendung der magnetischen Ströme zu vermehren» (zit. n. Schott, 1982, S. 207). Es wäre ein großes Missverständnis, wenn man den Mesmerismus schlechthin als «Psychotherapie» interpretieren würde. Zum einen würde dieser Begriff keineswegs Mesmers Selbstverständnis entsprechen, der trotz naturmagischer Anklänge mechanistisch-physikalistisch argumentierte und keinen Begriff der Psyche oder der Seele benötigte. Zum andern therapierte er – entsprechend seiner Auffassung von einer einzigen Krankheitsursache – alle möglichen, auch körperlichen Krankheiten mit seiner magnetischen Kur.

Der Somnambulismus: das Unbewusste im Gangliensystem

Insbesondere die Ärzte und Naturforscher im Kontext der romantischen Naturphilosophie zu Anfang des 19. Jahrhunderts ließen sich von den vielgestaltigen Phänomenen des Mesmerismus inspirieren. Im Unterschied zu Mesmer hatten sie ein sehr sensibles Verständnis vom Seelenleben. Der «magnetische Schlaf», der auch als «Somnambulismus» bezeichnet wurde, entwickelte sich nun zum Gegenstand einer intensiven Seelenforschung und weit reichender tiefenpsychologischer Spekulationen. So genannte somnambule Patienten und vor allem Patientinnen sollten zum Schlüssel für ein ganz neues Verständnis des Seelenlebens werden. Im Mittelpunkt des Interesses standen nun nicht mehr die Technik des Magnetisierens und das Hervorrufen einer «heilsamen Krise», sondern die mitgeteilten Erlebnisse der somnambulen Patienten, die im Kontext der Romantik wie Naturoffenbarungen sorgfältig notiert und untersucht wurden.

Paradigmatisch können wir hier auf die psychiatriehistorisch sicherlich wichtigste Krankengeschichte in der ersten Hälfte des 19. Jahrhunderts verweisen: Justinus Kerners zweibändiges Werk «Die Seherin von Prevorst» (1829). Zwischen 1826 und 1829 behandelte Kerner die schwerkranke Friederike Hauffe aus Prevorst, die – «ein Bild des Todes, völlig verzehrt, sich zu heben und zu legen unfähig» – an täglichen Dämmerzuständen litt, in denen sie «Geister» sah. Im Mittelpunkt der ärztlichen Behandlung der Seherin stand das «Magnetisieren», was freilich auf ein Selbstmagnetisieren der Patientin hinauslief, da diese sich in der Regel selbst Art, Umfang und Zeitpunkt der «magnetischen Manipulationen» verordnete. Kerner und zahlreiche mit ihm befreundete Ärzte und Naturforscher studierten am Krankenbett im Kerner'schen Haus, wo die Patientin lebte und gepflegt wurde, das Verhalten und die Äußerungen der «Seherin» und führten zahlreiche Experimente (z. B. Metallfühlen, «Sehen mit der Herzgrube») mit ihr durch. Nirgends kann man wohl plastischer die Problematik von Übertragung und Gegenübertragung im Arzt-Patienten-Verhältnis studieren als hier. Angeblich konnte die Seherin sogar die Krankheitsgefühle anderer Menschen mitfühlen, also am eigenen Leib eine intuitive Diagnose bei anderen stellen: «Das Physische ging auf ihren Leib, das Psychische auf ihre Seele über.» (Zit. n. Schott, Hrsg., 1996, S. 321) Manche Ärzte bedienten sich damals solcher Somnambuler, die später von der Parapsychologie als «Medien» bezeichnet wurden, um mit ihrer Hilfe bei anderen Patienten Diagnosen zu stellen.

Vom Hypnotismus zur Suggestionslehre

In den ersten Jahrzehnten des 19. Jahrhunderts, als der Somnambulismus und mit ihm die «Seherinnen» Hochkonjunktur hatten, existierte der Begriff der Suggestion noch nicht. Allerdings war der Begriff der Imagination bzw. der Einbildungskraft präsent. Die «Imagination», die in der Tradition der magischen Medizin (Paracelsismus) eine zentrale Rolle spielte und die körperliche Macht geistiger Prozesse plausibel erklären wollte, wurde mit dem Begriff der Einbildungskraft in ihrer Reichweite eingegrenzt. Die klassische Kritik am Mesmerismus lautete denn auch, dass hier «nur» die Einbildungskraft am Werke sei. Im Kontext der romantischen Naturphilosophie freilich schien nicht die illusionäre Einbildungskraft die somnambulen Phänomene zu erzeugen, sondern die verborgene Natur im Menschen selbst. So waren die suggestiven bzw. autosuggestiven Momente im Arzt-Patienten-Verhältnis kein Thema, weil die dazugehörige wissenschaftliche Begrifflichkeit noch nicht existierte.

Der schottische Arzt James Braid (1795–1860) begründete mit seinem Buch «*Neurypnology*» (1843) das Konzept des «Hypnotismus»: Er definierte ihn als «*nervous sleep*» (nervösen Schlaf). Damit wollte er den Mesmerismus und Somnambulismus wissenschaftlich, das heißt neurophysiologisch, überwinden. Statt des «magnetischen Schlafs» sprach er vom «nervösen Schlaf», den er durch seine Methode der Augenfixation auf einen Punkt herbeiführen konnte. Während des nervösen Schlafs konnten die «nervösen Energien» vom Hypnotiseur im Organismus des Hypnotisierten so gelenkt werden, dass sie bestimmte physiologische Reaktionen hervorriefen (z. B. den Tonus der Muskulatur oder die kapillare Zirkulation betreffend). Braid verwarf die Fluidumtheorie des Mesmerismus und hatte auch mit dem tiefenpsychologisch orientierten Konzept des Somnambulismus wenig im Sinn. Er vertrat ein psychophysiologisches Programm als wissenschaftliche Grundlage für den Hypnotismus. Er war überzeugt, dass die hypnotischen Phänomene durch «Einfluß auf die Nervenzentren zustande kommen, ferner durch die körperliche und psychische Verfassung des Patienten, nicht aber durch die Ausstrahlung eines anderen» (zit. n. Schott, 1984, S. 40).

Charcots «Pariser Schule» verquickte die Hypnose mit dem Hysterieproblem: Die theatralischen Inszenierungen mit hypnotisierten Hysterikerinnen, die auch Sigmund Freud während seines Studienaufenthaltes bei Charcot 1885/86 faszinierten, verstellten jedoch die psychodynamische Einsicht und trugen keine tragfähige Erkenntnis zur Entwicklung der Psychotherapie bei (vgl. Ellenberger, 1973, S. 143 ff., s. Kap. 9).

Erst Hippolyte Bernheim (1840–1919), Professor für innere Medizin und Begründer der «Schule von Nancy», gelang es im Gegenzug zu Charcot, den Hypnotismus auf dem Boden seiner Suggestionslehre zu einer anerkannten Behandlungsmethode, ja zum Kernstück der Psychotherapie schlechthin zu machen. Seine Bedeutung für die Entwicklung der modernen Psychotherapie ist kaum zu überschätzen. Er war für Freud wahrscheinlich der bedeutendste Vordenker. Es sei hier nur erwähnt, dass Bernheim die Bedeutung der Wortsuggestion für die hypnotische Technik bei einem Kollegen in Nancy kennen lernte, nämlich dem praktischen Arzt Ambroise Auguste Liébeault (1823–1904), den Freud in seiner «Traumdeutung» als den «Erwecker der hypnotischen Forschung in unseren Tagen» bezeichnete (Freud, 1900, S. 576). Freilich war auch er nicht «der erste»: Bereits lange vor Braid und Bernheim hatte bereits der portugiesische Abbé Faria die moderne Erklärung der magnetischen Phänomene im Sinne der Neurophysiologie und Suggestionslehre antizipiert, wahrscheinlich beeinflusst vom indischen Brahmanismus, den er in Goa kennen gelernt hatte (vgl. Stubbe, 2000).[459]

Bernheim definierte die Suggestion als den «Vorgang, durch welchen eine Vorstellung in das Gehirn eingeführt und von ihm angenommen wird». Mit andern Worten: «Die Person muß sie glauben.» Eine solche suggerierte Vorstellung, die Bernheim als «zentripetales Phänomen» kennzeichnete, strebte danach, sich in «Handlung umzusetzen, zur Empfindung, zum Bild, zur Bewegung zu werden», das heißt, sich in einem «zentrifugalen Phänomen» zu manifestieren.

Somit bedeutet für Bernheim die Suggestion eine «Vorstellungsdynamik», die auch im Alltagsleben jedermann an sich erlebt, beispielsweise wenn die Vorstellung, dass man Ungeziefer an sich hat, wirkliches Jucken hervorbringt. Diese Dynamik der Suggestion sollte nun therapeutisch genutzt werden mit dem Ziel, «den Geist eingreifen zu lassen, um den Körper zu heilen». «Der menschliche Geist ist eine große Macht, und der Arzt, der heilen will, soll sich dieser Macht bedienen.» Hypnotisieren, jemanden in Hypnose versetzen, ist für Bernheim nichts anderes als rein spezifisches Suggerieren: nämlich, in welcher Form auch immer, die «Vorstellung des Schlafes» in das Gehirn einführen. Die Erfahrung lehre, so Bernheim, dass das Wort das einfachste und beste Mittel dazu sei: «Das Wort allein genügt.» (Zit. n. Schott, 1984, S. 43) Bernheim veröffentlichte zahlreiche Fallbeispiele aus seiner Klinik, welche die Wirksamkeit seiner suggestiven Therapie dokumentieren sollten und ein breites Spektrum von internistischen, neurologischen, gynäkologischen Beschwerden bzw. Krankheiten betrafen. Ohne Übertreibung können wir sagen, dass Bernheims internistische Klinik in Nancy dem modernen Verständnis einer psychosomatischen Klinik grundsätzlich entsprach. Es ist kein anderes Beispiel aus dem 19. Jahrhundert bekannt, bei dem in einer Klinik somatische Beschwerden bzw. Krankheiten primär mit Hilfe einer Psychotherapie behandelt wurden, die auf dem modernen Paradigma der Suggestion aufbaute. Vielleicht ist es im Falle Bernheims tatsächlich angebracht, von der ersten Psychotherapie und ersten psychosomatischen Klinik im modernen Sinn zu sprechen.

Hypnose in der Psychiatrie

Sicherlich gab es Momente der «Psychotherapie» im Konzept der physischen und moralischen Behandlung. Bereits in der Zeit vor James Braid, also bevor das Konzept der Hypnose überhaupt begründet war, finden wir in der Literatur quasihypnotische Techniken angedeutet. So meinte Benjamin Rush, der Irrenarzt könne mit der «Macht des Auges» oder der Wirkung seiner Stimme die Kranken bändigen (Rush, 1825, S. 141 f.). Gleichwohl spielten diese Versuche der mehr oder weniger subtilen psychischen Beeinflussung – ob diese sich nun mehr dem Mesmerismus oder mehr dem Hypnotismus zuordnen ließen – in der Psychiatrie des 19. Jahrhunderts keine nennenswerte Rolle.

Bernheim machte mit seinem psychodynamischen Konfliktmodell – Fremdsuggestion versus Autosuggestion – plausibel, warum Geisteskranke so schwer zu beeinflussen seien. Die bewusste Suggestion des

Psychotherapeuten kämpfe gegen die unbewusste (pathogene) Autosuggestion des Patienten. Dort, wo diese Autosuggestion übermächtig sei, wo der Patient nicht mehr in den «Rapport» eintreten und durch die ärztliche (Fremd-)Suggestion korrigiert werden könne, sei die Psychotherapie machtlos, die Kranken «stehen nur mit sich selbst im Rapport». Es handle sich hierbei um unheilbare «Autosuggestionisten», zu denen er insbesondere die Geisteskranken rechnete (Bernheim, 1886, S. 196; vgl. Schott, 1984, S. 44).

Die Anstaltspsychiater teilten die Skepsis der Protagonisten der Psychotherapie, die zumeist – wie der Internist Bernheim – aus anderen Fachgebieten kamen, hinsichtlich der Heilwirkung von Hypnose und Suggestion bei Geisteskranken. Ganz im Sinne Bernheims und explizit auf ihn Bezug nehmend erklärte Kraepelin: «So leicht es gewöhnlich gelingt, geistig gesunde Menschen dem Einflusse der Hypnose zu unterwerfen und sie dabei von allem möglichem Schmerz und Unbehangen zu befreien, so wenig zugänglich erweisen sich zumeist Geisteskranke für jenes Heilmittel. [...] So ist es z. B. nicht möglich, in der Hypnose etwa eingewurzelte Wahnideen auszureden, die wir gewissermassen als dauernde Eigensuggestionen auffassen können.» (Kraepelin, 1883/99, S. 330)

Unter den Psychiatern im ausgehenden 19. Jahrhundert setzte sich vor allem Forel intensiv mit der Hypnose auseinander. Nachdem er 1886 Bernheim in Nancy besucht und von ihm die Technik des Hypnotisierens bzw. Suggerierens erlernt hatte, war er von der Bedeutung der Hypnose als allgemeiner Heilmethode überzeugt.[460] Er wandte sie in seiner Anstalt an und propagierte sie auf Ärzteversammlungen. An einer Demonstration des Hypnotismus in Olten sollen sogar 300 Kollegen teilgenommen haben (vgl. Forel, 1935, S. 139). Im Wintersemester 1887/88 hielt er eine Vorlesung über den Hypnotismus «mit Krankendemonstrationen» ab, die so überlaufen war, dass er alle Hörer ausschließen musste, «die nicht Mediziner oder Juristen waren» (S. 138). Sein bald darauf veröffentlichtes Hypnose-Buch erlebte viele Auflagen (Forel, 1889; 1889/1919). Für Forel war die Hypnose auch aus weltanschaulichen Gründen wichtig: als Paradigma des wissenschaftlichen Monismus und der moralischen Erziehung (vgl. Wettley, 1953, S. 65 f.). Durch Bernheim sei ihm der «wahre Monismus respektive die Einheit zwischen Gehirn- und Seelenerscheinungen» schlagartig klar geworden (Forel, 1935, S. 132 f.).

Auch Forel schloss sich der Einstellung Bernheims an, dass Geisteskranke kaum zu hypnotisieren seien. Lapidar stellte er fest: «Die Geisteskranken sind von allen Menschen die durchschnittlich am wenigsten Suggestiblen; schwer Geisteskranke sind es gar nicht.» (Forel, 1889/1919, S. 176)

Ähnlich äußerte sich Eugen Bleuler, der durch seinen Lehrer Forel mit der hypnotischen bzw. suggestiven Therapie von Geisteskranken praktische Erfahrungen hatte sammeln, aber auch gewisse Selbsterfahrungen hatte machen können. Forel druckte in seinem Hypnose-Buch (1889) auch Bleulers hypnotische Selbstbeobachtungen mit dem Hypnotiseur Forel wieder ab, die dieser bereits kurz zuvor in der «Münchener medicinischen Wochenschrift» veröffentlicht hatte (vgl. Forel, 1889, S. 84 ff.).[461]

Im Hinblick auf die Therapie von Schizophrenen solle man, so Bleuler, auf die «gewöhnlichen Suggestivmittel bei der Schizophrenie so wenig verzichten wie bei anderen Krankheiten». Die «Suggestion durch das Milieu» einer Anstalt sei sehr wichtig – aber: «Die eigentliche Suggestivtherapie erreicht bei der Schizophrenie nicht viel. […] Die Therapie lohnt […] die angewandte Mühe nur selten.» (Bleuler, 1911, S. 387 f.)

Aus heutiger Sicht stellt die Hypnose keineswegs nur eine historische Vorstufe von Psychotherapie und Psychoanalyse dar, die längst überwunden wäre. Vielmehr hat die (ärztliche) Hypnose eine Reihe von Wandlungen durchgemacht und tauchte oft unter anderem Namen auf. Es sei nur an die weltweite Verbreitung des Autogenen Trainings von J. H. Schultz erinnert, der diesen Begriff anstelle von «Selbsthypnose» wählte, um den nach wie vor schillernden bzw. anrüchigen Begriff der «Hypnose» zu vermeiden. Hypnotische Verfahren – etwa bei der Schmerzbekämpfung – sind heute im Rahmen von therapeutischen Behandlungsstrategien durchaus anerkannt und gelten keineswegs mehr als unvereinbar mit anderen psychotherapeutischen Verfahren, insbesondere der Psychoanalyse.

So ist es nicht verwunderlich, dass die Hypnose seit den 1980er Jahren wieder zunehmend wissenschaftliches Interesse und verbreitet praktische Anwendung gefunden hat. 1982 wurde eine «Deutsche Gesellschaft für Hypnose», 1995 eine «Deutsche Gesellschaft für zahnärztliche Hypnose» gegründet. 2003 fand ein Weltkongress für Hypnose statt. Die Methodik hat sich inzwischen wesentlich geändert. Der Zustand der Hypnose (auch: Trance oder dissoziativer Dämmerzustand) wird nicht mehr allein durch die «klassische» direkte Technik erreicht, die mittels optischer oder akustischer Konzentration arbeitet, wobei der Patient passiv bleibt und fremdbestimmt wird. Die «neue» indirekte Methode weist dem Patienten eine aktivere Rolle zu: Im Dialog und durch verbale Induktion, aber auch durch Atemübungen wird (durchaus suggestiv) der hypnotische Zustand herbeigeführt (vgl. Erickson, 1967). Dabei sind Übergänge von der alten zur neuen Technik üblich. Betont wird gefordert, es müsse gewährleistet sein, dass die Psychotherapie im Wachzustand fortgesetzt wird, was hohe Kompetenz des Psychotherapeuten voraussetzt. Bisher gibt es keine zufrieden stellende Theorie der Hypnose, weder hinsichtlich des Vorgehens noch des Zustandes. Unbestreitbar ist aber die psychotherapeutische Effektivität.[462]

Dennoch war die Hypnose nie ganz anerkannt. Der Grund hierfür liegt nicht allein in dem Umstand, dass Hypnose auch als Bühnenspektakel angeboten wurde. Gewichtiger war, dass die Hypnose um 1900 als zu wenig wissenschaftlich begründet erschien (unter den Kritikern war der angesehene Psychologe Wilhelm Wundt) und dass sie in der Konkurrenz zur Psychoanalyse unterlegen zu sein schien. Sie galt lange als «zudeckendes» Verfahren, was allerdings auf die gegenwärtige Handhabung kaum zutrifft. Von erfahrenen Psychotherapeuten wird der Zustand der Hypnose als ein Weg zum Unbewussten und damit zu konflikthaftem Erleben genutzt, was «Hypnoanalyse» genannt und als «hohe Schule der Hypnose» (Hole, 1997) bewertet wird.[463]

Die Hypnose hat zahlreiche Abwandlungen erfahren, eine Zeit lang war die gestufte Aktivhypnose von E. Kretschmer und D. Langen bekannt. Von den verwandten Entspannungsmethoden und bildhaften Psychotherapieverfahren wird noch die Rede sein.

Von der «Suggestion» zur Psychoanalyse

Bernheims Leistung, die in der Psychiatriegeschichtsschreibung bis zum heutigen Tag viel zu wenig beachtet wird, war bahnbrechend. Seine Suggestionslehre ist ein grundlegendes Paradigma der modernen medizinischen Psychologie und Anthropologie geworden. Es beschreibt nach der Modellvorstellung der neurophysiologischen Reflexlehre exakt, wie psychische Inhalte in körperliches Handeln umgesetzt werden können. Sigmund Freud, der sich trotz seiner intensiven Auseinandersetzung mit Charcot letztlich der Bernheim'schen Suggestionslehre anschloss, modifizierte diese gründlich durch seine Selbstanalyse in den

Jahren vor der Jahrhundertwende. Mit dem Begriff der Übertragung integrierte er sie in die Psychoanalyse: «Wir müssen gewahr werden, daß wir in unserer Technik die Hypnose nur aufgegeben haben, um sie in der Gestalt der Übertragung wiederzuentdecken.» (Freud, 1917, S. 464)

Wenn wir die Entstehung der Psychotherapie im 19. Jahrhundert überblicken, so zeichnet sich eine entscheidende Kehrtwende ab: eine Wende von der äußeren zur inneren Welt des Menschen. Der Hypnotismus will nicht mehr eine sympathetische Harmonie zwischen den Menschen herstellen und dadurch eine Gemeinschaft stiften wie der Mesmerismus, sondern vielmehr den gestörten Funktionsablauf des einzelnen Organismus korrigieren. Der Arzt wird vom Magnetiseur als charismatischem Heiler zum kompetenten psychotherapeutischen bzw. psychoanalytischen «Techniker». Der Patient wird durch die Behandlung nicht mehr in seiner gesamten Person affiziert, sondern in seiner spezifischen Störung korrigiert.

Nicht mehr der globale Einfluss von quasiphysikalischen Kräften sollte die therapeutische Veränderung bewirken, sondern der gezielte und genau dosierte Eingriff durch das gesprochene Wort sollte den pathologischen Funktionsablauf im Organismus normalisieren. Mit dieser Wende meinten die Anhänger des Hypnotismus, den magischen Sumpf endgültig im Sinne der wissenschaftlichen Medizin trockengelegt zu haben. Dieser Kehrtwende entsprach eine allgemeine Wende in der Geschichte der Medizin in der Mitte des 19. Jahrhunderts, die auf dem Hintergrund der wissenschafts-, geistes- und sozialgeschichtlichen Bewegung dieser Zeit zu verstehen ist. Bernheim sagte einmal, dass der Hypnotismus im Magnetismus verborgen gewesen sei «wie die Chemie in der Alchymie», «versteckt wie eingesprengtes Gold in einer dicken Schicht von taubem Gestein». Freud, der den Hypnotismus seinerseits überwinden wollte, sprach davon, «in der Massenanwendung unserer Therapie das reine Gold der Analyse mit dem Kupfer der direkten Suggestion zu legieren» (Freud, 1919, S. 193). Bernheims Vergleich mit der Alchimie wurde also von Freud aufgenommen und fortgesetzt: Als Gold erschien ihm nicht mehr die (hypnotische) Suggestion, sondern die Psychoanalyse. (Freuds berühmtes Diktum von der «zudeckenden Therapie» trug wesentlich dazu bei, die Hypnose gegenüber der «aufdeckenden» Psychoanalyse zu diskreditieren.) Allgemein sei jedoch festgehalten, dass die Theoriebildung der Psychoanalyse nicht grundsätzlich im Gegensatz zur naturwissenschaftlichen Medizin stand, wie vielfach behauptet wurde, sondern sich durchaus an aktuelle Paradigmen der Medizin und Biologie, etwa Reflexlehre oder Darwin'sche Evolutionstheorie, anlehnte (vgl. Sulloway, 1982).

Psychoanalyse, psychodynamische Verfahren

An die Kapitel über die psychodynamische Orientierung (Kap. 9) und Freuds Werk (Kap. 13) anknüpfend ist nun über die weitere Entwicklung der Psychoanalyse im 20. Jahrhundert zu berichten. Dabei ist zu unterscheiden zwischen Psychoanalyse als Theorie, als Bewegung und als Behandlungsverfahren.

Freuds theoretischer Ansatz ist weitgehend Persönlichkeitslehre und erstreckt sich auf Sozial- und Kulturwissenschaften, Literatur und Kunstwissenschaften. Freud sah seine Entdeckung keineswegs nur unter ärztlich-therapeutischem Aspekt. «Wir halten es nämlich gar nicht für wünschenswert, daß die Psychoanalyse von der Medizin verschluckt werde und dann ihre endgültige Ablagerung im Lehrbuch der Psychiatrie finde, im Kapitel Neurosen, neben Verfahren [...].» (Freud, 1927a, S. 283) Auf Freuds theoretische Schriften aus den 1920er Jahren über Lustprinzip, Lebenstrieb, Todestrieb sei hingewiesen, ohne dass auf die Weiterentwicklung dieses Teiles der psychoanalytischen Lehre näher eingegangen werden soll.

Die Geschichte der Psychoanalyse als Bewegung war zunächst eine Geschichte von Abfallbewegungen, nämlich der Distanzierung einiger prominenter Freud-Schüler von ihrem Lehrer, namentlich C. G. Jung (s. Kap. 14), A. Adler, O. Rank und andere.[464] Die Geschichte der Psychoanalyse im 20. Jahrhundert ist durchzogen von Auseinandersetzungen zwischen den einzelnen Schulen und streitbaren Kämpfen der verschiedenen Gesellschaften gegeneinander (hierzu z. B. Dührssen, 1994).

Psychoanalyse als Behandlungsverfahren wurde sehr verzögert von der klinischen Psychiatrie akzeptiert. Führend wurde sie in den Vereinigten Staaten, nachdem Freud 1909 eine Vorlesungsreihe in Worchester gehalten hatte. Die Arbeit von A. Meyer (s. Kap. 30) wirkte vorbereitend. Verstärkt wurde die amerikanische Psychoanalyse in den 1930er und 1940er Jahren durch die zahlreichen jüdischen Psychoanalytiker, die aus Deutschland und Österreich vertrieben worden waren. In der Nachkriegszeit entstanden neue psychoanalytische Richtungen wie Ich-Psychologie (Paul Federn u. a.) sowie psychoanalytisch fundierte Familienforschung und Psychoanalyse von Schizophrenen. Psychoanalytiker nahmen die psychiatrischen Lehrstühle ein. Eine derartige Verflechtung von Psychiatrie und Psychoanalyse ist in keinem anderen Land entstanden.[465] Auf diese Blütezeit folgte etwa von den 1970er Jahren an ein rascher Rückgang der Psychoanalyse in Wissenschaft und Praxis. Das ist nur zum Teil dadurch zu erklären, dass inzwischen andere Psychotherapien entwickelt und die biologisch-psychiatrischen Arbeitsrichtungen ausgeweitet wurden. Ein Grund lag auch in dem Kontrast zu den Versorgungsrückständen, insbesondere zu dem desolaten Zustand der amerikanischen Großkrankenhäuser; diese drängenden Probleme ließen ein ausschließlich psychoanalytisches Engagement, das nur wenigen und dabei insbesondere begüterten Patienten zugute kam, fragwürdig erscheinen.

Auch in anderen Ländern ist, allerdings weniger ausgeprägt als in den USA, eine Periode psychoanalytischer Dominanz zu erkennen, so in Frankreich (hierzu Barande/Barande, 1975) und in Großbritannien, wo neben der klassischen Psychoanalyse, vertreten durch Anna Freud, auch andere Richtungen, angeregt durch weitere Emigranten, namentlich durch Melanie Klein und Michael Balint, aufkamen. In die Schweizer Psychiatrie war das psychoanalytische Vorgehen seit E. Bleuler zunehmend integriert worden.

In Deutschland waren die Verhältnisse vergleichsweise komplizierter. Eine frühe Pionierleistung für ein breites Angebot psychoanalytischer Therapie war die Gründung einer psychoanalytischen Ambulanz durch die AOK Berlin im Jahre 1920, geführt unter anderem von Karl Abraham (1877–1925) und später durch den Neopsychoanalytiker Harald Schultz-Hencke (1892–1953). In der nationalsozialistischen Zeit war die Psychoanalyse verfemt. Nach dem Krieg entwickelte sie sich weniger in der Psychiatrie als in der psychosomatischen Medizin, zunächst in privaten Ausbildungsinstituten und einigen wenigen psychosomatischen Abteilungen, dann zunehmend in psychosomatischen Kurkliniken und auch in Lehrstühlen an den Universitäten.[466]

Es gab in den Nachkriegsjahrzehnten auch Psychiater, die sich ernsthaft mit der Psychoanalyse befassten, ohne allerdings Psychoanalytiker zu werden, sondern bemüht waren, psychoanalytische Erkenntnisse für die Psychiatrie nutzbar zu machen. Es kam ihnen auf den Ertrag der Psychoanalyse für die Psychiatrie an, wofür der Begriff «Psychodynamik» bzw. «psychodynamisch» üblich wurde.[467]

Psychoanalytische Therapie breitete sich allmählich auch in der deutschen Psychiatrie aus, weniger in der Form des klassischen Standardverfahrens (Langzeitanalyse), mehr in Modifikationen, was die therapeutische Zielsetzung (fokale Psychotherapie), die Behandlungszeit (Kurz-Psychotherapie) bzw. die Frequenz (niederfrequente analytische Langzeittherapie) anbelangte. Diese psychodynamischen Therapien wurden zum festen Bestandteil der psychiatrischen Behandlungsmöglichkeiten. Sie wurden in Deutschland 1967 von den Krankenkassen anerkannt und zum Teil tiefenpsychologisch fundierte Psychotherapie genannt.

Ohne auf weitere Einzelheiten einzugehen, ist in diesem Zusammenhang auf ein wesentliches Ausbildungsinstrument hinzuweisen, auf die Balint-Gruppe. (Michael Balint [1896–1970] arbeitete in Budapest, bis er 1939 nach England emigrierte.) In kleinen Gruppen von Ärzten und anderen Psychotherapeuten werden, bevorzugt im Hinblick auf die Patient-Arzt-Beziehung, problematische Behandlungssituationen bearbeitet. Balints Ziel war es, «den Ärzten zu helfen, sensibler zu werden für das, was bewußt oder unbewußt in der Psyche des Patienten vor sich geht, wenn Arzt und Patient beisammen sind» (Balint, 1957, S. 403).

Verhaltenstherapie

Während die psychodynamischen Verfahren von Erleben, Emotionen und unbewussten Vorgängen ausgehen, setzen die Verhaltenstherapien an den bewussten seelischen Vorgängen des Lernens und Verhaltens an. Die Gegensätzlichkeit könnte kaum größer sein. Historisch fußt Verhaltenstherapie einerseits auf der experimentellen Physiologie (bedingte Reflexe, klassisches Konditionieren, s. Kap. 7), andererseits auf Behaviourismus und Lernpsychologie (operantes Konditionieren), die ebenfalls experimentell arbeiten.

Als Begründer des Behaviourismus gelten Edward L. Thorndike und John Broadus Watson.[468] Der Behaviourismus machte – ohne theoretische Vorgaben – das Verhalten des Menschen zum Thema der ausschließlich experimentellen Psychologie, arbeitet also rein naturwissenschaftlich. Er wandte sich gegen die subjektiven Vorgehensweisen der vorausgegangenen Psychologie und ging von einem Reiz-Reaktion-Schema aus (vgl. Watson, 1924). «Da die behaviouristische Psychologie mit greifbaren Dingen arbeitet, empfindet der Leser keinen Bruch zwischen seiner physikalischen, chemischen und biologischen und der ihm neu vorgeführten behaviouristischen Welt.» (Watson, 1924/30, S. 17) «Den Kontrast zwischen alter und neuer Psychologie kennzeichnet man wohl am besten, indem man sagt, dass alle Richtungen mit Ausnahme des Behaviourismus das ‹Bewußtsein› in den Mittelpunkt aller Seelenkunde stellen. Demgegenüber vertritt der Behaviourismus die Ansicht, daß die Verhaltensweisen oder Aktivitäten des menschlichen Wesens Hauptinhalt aller menschlichen Psychologie sind. Der Behaviourismus hält ‹Bewußtsein› weder für einen erklärbaren noch brauchbaren Begriff.» (S. 19) «Behaviourismus ist demnach eine Naturwissenschaft, die das gesamte Feld der menschlichen Anpassungsweisen als ihr eigenes betrachtet.» (S. 32)

Die Anwendung der Lerntheorie auf die klinische Psychologie ist die Verhaltensmodifikation oder Verhaltenstherapie (so Skinner, 1953),[469] die aber auch auf entwicklungs- und sozialpsychologische Erkenntnisse zurückgeht (vgl. Lefrançois, 1995).[470]

Heute werden vier lernpsychologische Konzepte unterschieden: klassische Konditionierung, instrumentelle Konditionierung, Lernen am Modell, erlernte Hilflosigkeit. Verhaltenstherapie wird seit den 1940er Jahren angewandt, zunächst bevorzugt von Psychologen, seit den 1960er Jahren auch in der Psychiatrie. Seit den 1970er Jahren werden schizophrene Kranke verhaltenstherapeutisch behandelt. Nach der klassischen Methode der Verhaltenstherapie, der systematischen Desensibilisierung (vgl. Wolpe, 1966; 1969), gewannen weitere Verfahren an Bedeutung: operantes Konditionieren, Reizkontrolle, Selbstsicherheitstraining, Lernen am Modell, psychoedukative Verfahren, um nur einige Vorgehensweisen zu nennen (vgl. Batra et al., 2000).

An Einwänden gegen die Verhaltenstherapie hat es nicht gefehlt, sie wurden insbesondere in der Anfangszeit, betont von psychoanalytischer Seite, erhoben: Es handle sich um eine Dressur, ähnlich wie bei Tieren, nicht um Psychotherapie im eigentlichen Sinne, sondern allenfalls um eine oberflächliche Beeinflussung. Diese Einwände sind verstummt, nachdem sich Psychiater von der humanen Anwendungsweise und Nützlichkeit überzeugt hatten. Ernster zu nehmen war der Einwand, Verhaltenstherapie gründe auf eine einseitig naturwissenschaftliche und kausal-mechanistische Konzeption. Aber auch dieses Stadium hat die Verhaltenstherapie hinter sich gelassen, sie schließt heute eine psychodynamische Sichtweise keineswegs aus. Ein wichtiger Schritt auf diesem Weg war der kognitive Ansatz des amerikanischen Psychiaters Aaron T. Beck, der nicht nur das «äußere» Verhalten, sondern auch «innere» Vorgänge, die Kognitionen (in einem sehr weiten Sinne verstanden), berücksichtigt. Kognitive Therapie hat sich besonders bei depressiven Störungen bewährt (vgl. Meichenbaum, 1995).

Spektrum der Psychotherapien

Neben den großen Bereichen der psychodynamischen und der Verhaltenstherapien entwickelte sich im 20. Jahrhundert eine Fülle von Psychotherapieverfahren, von denen hier nur die für die Psychiatrie wichtigsten referiert werden sollen. An die Stelle der klassischen Hypnose traten zunächst Entspannungsverfahren, hauptsächlich das Autogene Training des Berliner Nervenarztes Johann Heinrich Schultz (1884–1970), der von einem selbsthypnotischen, autoinstruktiven Verfahren sprach (vgl. Schultz, 1928; 1982). Diese relativ leicht erlernbare Entspannung besteht aus einer Unterstufe (Ruhe, Entspannung, Wärme) und einer nicht zwangsläufig anzuschließenden bildhaft-meditativen Oberstufe. Yoga-Erfahrungen sind hierin eingegangen. Fast gleichzeitig entstand die Progressive Relaxation des amerikanischen Psychologen und Physiologen Edmund Jacobson (1885–1976), die auch mit Verhaltenstherapie kombiniert wird (vgl. Jacobson, 1938). Über die Entspannung hinaus gehen andere Verfahren, beispielsweise die Konzentrative Bewegungstherapie, eine andere Variante stellen die bildhaften Verfahren im entspannten oder auch hypnoiden Zustand dar, etwa das katathyme Bilderleben, dessen Themen zum Teil der romantischen Literatur entlehnt sind (Wiese, Felsenhöhle etc. wie im Traum des «Heinrich von Ofterdingen» von Novalis).

Direktive Verfahren sind zum Beispiel die rationale Psychotherapie bzw. Persuasionsmethode von Paul-Charles Dubois und die Logotherapie nach Viktor E. Frankl. Sie werden in reiner Form kaum angewandt, ihre Elemente sind aber in andere Psychotherapien eingegangen. So sieht Binswanger (1957a, S. 31) den Einfluss Dubois', «von dessen Geist man, um ein rechter Psychotherapeut zu sein, einen Hauch gespürt haben muß». (Die Psychoanalyse hat nur in ihrer klassischen Form streng jeden Ratschlag für den Patienten zu vermeiden versucht.) Auch hinsichtlich der Suggestion (s. o.) ist zu sagen, dass Suggestivverfahren in ihrer ursprünglichen Form nicht mehr verwendet werden, dass aber suggestive Elemente legitimer Bestandteil jeder ärztlichen Behandlung sind.

In einen ausgesprochenen Gegensatz zum direktiven Vorgehen und auch zur puristisch verstandenen Verhaltenstherapie stellte sich der amerikanische Psychologe C. R. Rogers (1971) mit seiner klientenzentrierten Psychotherapie (in Deutschland häufig Gesprächstherapie genannt) als einem betont nondirektiven Verfahren. In der Praxis des

Psychiaters und ärztlichen Psychotherapeuten werden vielfach die genannten psychotherapeutischen Methoden und zudem auch supportive Elemente (führendes und stützendes Vorgehen) kombiniert. Je nach dem betreffenden *setting* werden Psychotherapien mit mehreren Personen bezeichnet, so die Gruppenpsychotherapie, die hauptsächlich von der britischen Psychiatrie der 1960er Jahre ausging. Sie kann psychodynamisch oder verhaltenstherapeutisch orientiert sein. Eine besondere Form ist das Psychodrama nach Moreno (1964). Gruppenpsychotherapie zeigt fließende Übergänge zur Gruppentherapie im weiteren, auch soziotherapeutischen Sinne, etwa zur therapeutischen Gemeinschaft und zur Arbeitstherapie. Paartherapie oder Partnertherapie arbeitet mit zwei Personen zugleich, Familientherapie mit mehreren Angehörigen des Primärpatienten aus zwei oder drei Generationen.

In anderen Kulturkreisen ging die Psychotherapie andere Wege, wie sich am Beispiel der japanischen Morita-Therapie darstellen lässt. Sie wird in allen einschlägigen psychiatriehistorischen Abrissen eigens erwähnt (z. B. Shinfuku, 1977, S. 211; Nüssner, 1978, S. 20; Mizuno/Rizzoli, 1995, S. 212 f.). Der Kure-Schüler Shoma Morita (1874–1938) entwickelte seine eigene Neurosenlehre (*Shinkeishitsu* = Nervosität), aus der er seine einzigartige Methode der Psychotherapie ableitete. Er meinte, die westlichen Modelle der Psychotherapie und Psychoanalyse ließen sich nicht auf Japan übertragen, da hier ganz andere kulturelle Traditionen (insbesondere wäre hier der Zen-Buddhismus zu nennen) im Sozialleben vorherrschten. Die Morita-Therapie, die in den 1920er Jahren entwickelt wurde, geht in vier Stufen vor: (1) eine Woche lang absolute Isolation mit Bettruhe, (2) eine Woche lang leichte Arbeit, (3) schwerere Arbeit für ein bis zwei Wochen und (4) Einübung in das Alltagsleben für zwei bis drei Wochen, um die Rückkehr ins normale Leben vorzubereiten. Im Unterschied zur Psychoanalyse beschäftigt sich die Methode nicht mit dem unbewussten Seelenleben und Ereignissen der Vergangenheit. Der Patient soll während der Therapie seine Gedanken aufzeichnen bzw. dem Arzt berichten, möglichst aber nicht über seine Beschwerden klagen. Ziel ist es, den Patienten zu einer leidenschaftslosen Annahme der Welt, «wie sie ist», zu bringen und die Krankheit zu akzeptieren (vgl. Nüssner, 1978, S. 20).

Psychiatrie und Psychotherapie

Es ist gängige Meinung der Medizingeschichtsschreibung, dass sich die Psychiatrie erst in jüngerer Zeit mit Psychotherapie befasst habe, nachdem mehrere Generationen lang Psychiatrie und Psychotherapie feindlich einander gegenübergestanden hätten. Das aber trifft nur bedingt zu. Es fällt auf, dass für diese Ansicht immer wieder die gleichen Psychiater zitiert werden: für die reservierte Haltung bevorzugt Kraepelin, für die ablehnende Einstellung Hoche und Jaspers. Gewiss gab es Lager auf Seiten der Psychiatrie und der Psychoanalyse, die sich polemisch auseinander setzten. Freud selbst hat hierzu Anstöße gegeben. Andererseits haben sich seit dem Beginn des 20. Jahrhunderts Psychiater auf die Psychoanalyse eingelassen und sie für ihre Behandlungen genutzt, beispielsweise in der Schweiz E. Bleuler und L. Binswanger und andere. Aber auch in Deutschland gab es in jeder Generation des 20. Jahrhunderts Psychiater, die sich für Psychotherapie einsetzten und diese praktizierten (worauf wiederholt hingewiesen wurde), darunter so namhafte Fachvertreter wie R. Gaupp, K. Birnbaum, E. Kretschmer, F. Kehrer, F. Mauz, W. v. Baeyer, W. Schulte, W. Th. Winkler, J.-E. Meyer.[471]

Der Einfluss, der von den genannten Psychiatern ausging, ist nicht zu unterschätzen. «Trotz aller dogmatischen Absperrungen aber wirkte das, was wertvoll an der Psychoanalyse war, unmerklich immer stärker umbildend auf das klinische Denken hinüber.» (Kretschmer, 1922c, S. 2) Mehrere deutsche Psychiater verfassten in den 1920er Jahren Lehrbücher der Psychotherapie. 1926 fand ein Erster Allgemeiner ärztlicher Kongress für Psychotherapie in Baden-Baden statt (vgl. Eliasberg, Hrsg., 1927). Eingeladen hatte ein Komitee, dem psychotherapeutisch tätige Ärzte verschiedener Richtungen angehörten, unter anderem die Psychiater E. Bleuler, L. Binswanger, K. Birnbaum. Mehrere hundert Ärzte nahmen daran teil. Den Einleitungsvortrag hielt der münstersche Psychiater Ferdinand Kehrer.[472] 1927 folgten ein zweiter Kongress und die Gründung der «Allgemeinen ärztlichen Gesellschaft für Psychotherapie» sowie 1928 der «Allgemeinen ärztlichen Zeitschrift für Psychotherapie und psychische Hygiene».

Im Nationalsozialismus war die Psychotherapie der feindlichen Ablehnung und Verfolgung ausgesetzt. Aber bereits in den Nachkriegsjahren setzten deutsche Psychiater ihre Bemühungen um die Psychotherapie fort; führend war nun E. Kretschmer in Tübingen, der 1947 in der psychiatrischen Klinik eine Psychotherapie-Station eröffnete. Der

Brückenschlag von der Psychiatrie zur Psychoanalyse wurde endgültig vollzogen durch die überzeugenden Arbeiten zur psychoanalytischen Behandlung Schizophrener durch Schweizer und deutsche Psychiater; so wurde das psychiatrische Dogma der Unverstehbarkeit schizophrenen Erlebens überwunden.[473]

Die Verhaltenstherapie einschließlich der kognitiven Verfahren wurde von der Psychiatrie wesentlich rascher akzeptiert, was vermutlich auch durch ihre naturwissenschaftliche Provenienz bedingt ist, die dem herkömmlichen psychiatrischen Denken weniger fremd war als die Psychoanalyse. Inzwischen wird Verhaltenstherapie in der Psychiatrie so sehr betont, dass sie den psychodynamischen Zugang zum Patienten, zu seiner Person und ihren biographischen Bezügen, zu verstellen beginnt.

Nachdem sich bis in die 1970er Jahre die meisten Psychiater zur Psychotherapie reserviert verhielten und nur eine Minderheit Psychotherapie vertrat, haben sich inzwischen die Verhältnisse umgekehrt. 1979 verständigten sich die deutschen Fachvertreter der Psychiatrie auf die wesentlichen Merkmale der *Psychotherapie in der Psychiatrie*. Unter diesem Titel fand 1980 der Jahreskongress der «Deutschen Gesellschaft für Psychiatrie» statt (vgl. Helmchen et al., 1982). Nachdem in der Weiterbildungsordnung der Ärztekammern von 1956 eine psychotherapeutische Weiterbildung mit der Zusatzbezeichnung «Psychotherapie» nahe gelegt wurde (für Psychiater und andere Ärzte), gilt seit 1992 die Bezeichnung Facharzt für Psychiatrie und Psychotherapie. In der Deutschen Demokratischen Republik war 1960 eine «Gesellschaft für ärztliche Psychotherapie» gegründet und 1978 ein Facharzt für ärztliche Psychotherapie eingeführt worden. Heute ist Psychiatrie ohne Psychotherapie ebenso wenig denkbar wie ohne Soziotherapie oder Pharmakotherapie.

Psychotherapie wird bekanntlich auch in der Psychosomatischen Medizin und in der klinischen Psychologie praktiziert. Die Behandlung der psychisch Kranken und dabei auch der schwer psychotisch Kranken weist Besonderheiten auf, so dass für die Psychotherapie in der Psychiatrie einige Grundsätze zu entwickeln waren: Sie soll methodisch möglichst vielseitig anstatt einer Lehre verpflichtet sein, die Indikationen sollen weniger theorie- oder methodebezogen als patientenorientiert gestellt werden. (Die sonst viel diskutierten so genannten Außenseitermethoden der Psychotherapie haben allerdings in der Psychiatrie keinen Platz.) Psychotherapie soll dem psychisch

Kranken je nach seinem Bedarf und seinen Möglichkeiten angeboten werden, anstatt wie zuvor Psychotherapie auf so genannte geeignete Patienten zu beschränken. Somatotherapie und Psychotherapie schließen einander nicht aus. Psychotherapie soll in die psychiatrische Versorgung, in das Angebot ambulanter, teilstationärer und stationärer Dienste einbezogen werden.

51. Insulin- und Krampfbehandlung, Psychochirurgie

In den 1930er Jahren wurden in rascher Folge die ersten wirksamen somatischen Therapien entdeckt und bei schizophrenen sowie affektiven Psychosen erfolgreich eingesetzt: Insulinkomabehandlung (1933), Krampfbehandlung mittels Cardiazol (1934), Elektrokrampftherapie (1938) und Psychochirurgie (ab 1935). Vorausgegangen war eine lange Periode mit untauglichen medikamentösen Behandlungsversuchen. Gemeinsam ist diesen neuen Behandlungen, dass sie nichtmedikamentöser Art sind (wenn man Insulin nicht als Medikament bezeichnen will) und dass sie ihre Wirkung indirekt entfalten, das heißt über eine therapeutisch gesetzte Störung (hypoglykämisches Koma, Krampfanfall, Hirnläsion). Diese Verfahren wurden größtenteils nicht in der theoriegeleiteten Grundlagenforschung gefunden, sondern durch Patientenbeobachtungen entdeckt und in der klinischen Forschung entwickelt. Als weitere nichtmedikamentöse Verfahren der Somatotherapie kamen später der antidepressive Schlafentzug und die Lichttherapie hinzu.

Insulinbehandlung

Schon bald nach der Isolierung des Insulins (1920) wurde das Hormon auch in der Psychiatrie eingesetzt. Bei Depressiven diente es zur besseren Ernährung und Kräftigung der Kranken und zugleich zur Beruhigung (vgl. Cowie et al., 1924). Dabei wurden theoretisch Beziehungen zwischen endogener Depression (Melancholie) und Diabetes diskutiert, die später bestätigt wurden. Bei Morphinisten wurde Insulin gegen die Entziehungserscheinungen verwandt (vgl. Sakel, 1933). Auch bei Delirien wurde Insulin eingesetzt mit der Vorstellung, die alkoholgeschädigte Leber zu schützen. Sodann galten Katatonien als Indikation.[474]

Wiederholt wurde beobachtet und beschrieben, dass im Falle eines unbeabsichtigten hypoglykämischen Komas unerwartet eine Besserung der Psychose eintrat. Aus dieser Erfahrung entstand die Insulinkomabehandlung, «Insulinkur» genannt (vgl. Sakel, 1935). Sie wurde für zwei Jahrzehnte neben der Elektrokrampfbehandlung das Hauptmittel somatischer Schizophreniebehandlung.[475]

Zu einem Zentrum der Insulinbehandlung wurde die schweizerische Anstalt Münsingen unter der Leitung von Max Müller. Hier wurde die Insulinbehandlung technisch und pflegerisch verfeinert und insbesondere in den Rahmen der Gesamtbehandlung Schizophrener gestellt. Einer der beteiligten Ärzte erprobte die Insulinbehandlung im Selbstversuch (s. Kap. 52). Dabei zeigte sich, dass auch psychische Faktoren bei der Wirkung der Insulinkomabehandlung beteiligt sind. 1937 berief M. Müller einen Fachkongress nach Münsingen ein, bei dem alle Fragen der Insulinbehandlung und darüber hinaus der Cardiazol-Krampfbehandlung besprochen wurden. Auch die noch ganz neue Elektrokrampftherapie wurde von Cerlettis Assistenten Bini vorgestellt, und selbst die Psychochirurgie kam zur Sprache (vgl. M. Müller, 1982, S. 10). Münsingen wurde auch insofern zur Drehscheibe dieser somatischen Behandlungen, insbesondere der Schizophrenien, als M. Müller immer wieder Psychiater, die aus politischen Gründen oder als Juden Deutschland verlassen mussten, in seinen Arbeitskreis aufnahm, bevor sie in andere Länder emigrierten und dort die Insulinbehandlung und die Elektrokrampftherapie bekannt machten.

Die Grenzen der Insulinkomabehandlung wurden bald deutlich: Die Durchführung war sehr aufwendig, es traten Komplikationen (insbesondere Hypoglykämien und Anfälle) auf, die Mortalität wurde mit ca. drei Prozent angegeben, und die erhoffte Langzeitwirkung stellte sich nicht ein. Die wenig später entdeckten Krampftherapien grenzten die Indikation der Insulinbehandlung ein. In den Kriegs- und Nachkriegsjahren wurde in Deutschland die Insulinkur rückläufig, auch weil Insulin für Diabetiker vorbehalten blieb. Nach der Einführung der Neuroleptika (1952) wurde die Insulinkomabehandlung bald aufgegeben.[476]

Pharmakologische Krampfbehandlungen

Während der Insulinbehandlung kam es zuweilen unbeabsichtigt zu einem Krampfanfall, dessen therapeutischer Effekt unübersehbar war. L. v. Meduna war einer der Ersten, der das erkannte. Zudem war aufgefallen, dass bei der Verwendung von analeptisch wirkenden Kreislaufmitteln gelegentlich Krampfanfälle auftraten, die als Komplikationen galten, aber im Falle einer Psychose die Symptomatik reduzierten. Die ältesten Mitteilungen betreffen Kampfer.[477]

Die Suche nach geeigneteren krampfauslösenden Mitteln führte schließlich zu Cardiazol, das in den 1920er Jahren als Kreislaufmittel weit verbreitet war. Es war auch bei melancholischer Depression gegen die Antriebsstörung versucht worden, des Weiteren zur Unterbrechung des psychiatrischen Dauerschlafes.

Ladislas von Meduna (1896–1964)[478] arbeitete zunächst ausführlich tierexperimentell mit Cardiazol, bevor er die ersten therapeutischen Versuche unternahm. Der therapeutische Effekt des Cardiazol-Krampfanfalls war unbestreitbar, von Meduna (1935) publizierte 110 Fälle. Er betonte dabei die persönliche und psychotherapeutische Betreuung des Kranken. Von Meduna ging von der Arbeitshypothese eines biologischen Antagonismus zwischen Schizophrenie und Epilepsie aus, was sich in dieser Form zwar nicht bestätigte, zunächst aber eine therapeutisch fruchtbare These war.

Die Cardiazol-Behandlung hatte erhebliche Nachteile. Zwar traten nicht so viele und quälende Nebenwirkungen auf, wie bei der Krampfauslösung durch Kampfer, aber dem Cardiazol-Anfall ging regelmäßig eine Aura voller Angst voraus. Auch war die Dosierung schwer zu steuern, und es kam im Anfall zu Frakturen. Bevor aber aus heutiger Sicht, nämlich aus der Perspektive der modernen pharmakologischen Möglichkeiten der Schizophreniebehandlung, der Cardiazol-Krampfanfall als ein inhumanes Verfahren bewertet wird, muss bedacht werden, dass in den 1930er Jahren praktisch keine anderen Möglichkeiten zur Behandlung akuter schizophrener und depressiver Zustände zur Verfügung standen und vielen Kranken mit der Cardiazol-Behandlung geholfen wurde. Von dieser Situation war von Meduna ausgegangen.[479]

Elektrokrampftherapie

Nachdem die Nachteile und Risiken der Insulinkoma- und der pharmakologischen Krampfbehandlungen bekannt waren, wurde nach anderen Methoden der Krampfauslösung gesucht, und es bot sich die elektrische Stimulation an.[480] Die entscheidenden Schritte in diese Richtung machten die italienischen Psychiater Ugo Cerletti (1877–

1963) und sein Assistent L. Bini in Rom (vgl. Cerletti/Bini, 1938). In der Absicht, Cardiazol durch elektrischen Strom zu ersetzen, arbeiteten sie zunächst zwei Jahre lang tierexperimentell, bevor sie den ersten therapeutischen Versuch im Mai 1938 unternahmen.[481]

Die Tierversuche hatten ergeben, was sich in der Patientenbehandlung bestätigte: Bei richtiger Handhabung wirkt die Elektrokrampfbehandlung nicht hirnschädigend. Vorteile gegenüber der pharmakogenen Krampfauslösung sind die leichtere Handhabbarkeit und Dosierbarkeit, die Verlässlichkeit des Anfalles und insbesondere, dass sofort Bewusstlosigkeit eintritt und keine Aura mit Angst den Patienten belastet. Die Wirkungsweise konnten Cerletti und Bini nicht klären, sie ist – wie bei vielen medizinischen Behandlungen – bis heute nicht bekannt. Sicher ist nur, dass es nicht allein auf die elektrische Stimulation an sich, sondern auf das Auslösen eines Krampfanfalles ankommt. Die Elektrokrampfbehandlung war zunächst für schizophrene Patienten gedacht, sie erwies sich aber schon bald (um 1940) als besonders wirksam bei schweren Depressionen.

In der Folgezeit wurde die Technik verbessert: Kurznarkose, Sauerstoffbehandlung, Muskelrelaxation zur Krampfmitigierung, Kurzpulstechnik, Monitoring (vgl. Folkerts, 1999). Unter diesen Bedingungen ist die Elektrokrampfbehandlung so gut verträglich, dass sie auch bei organischen Hirnkrankheiten, zum Beispiel bei Parkinson-Kranken mit Depression, und in der Schwangerschaft eingesetzt werden kann, etwa wenn Psychopharmaka vermieden werden müssen.[482]

Nach der Einführung der Neuroleptika und der Antidepressiva in den 1950er Jahren wurde der Indikationsbereich der Elektrokrampftherapie erheblich eingeschränkt, ohne dass sie entbehrlich geworden wäre. Die Elektrokrampfbehandlung, nach wie vor die wirksamste aller antidepressiven Therapien, wird immer noch bei sehr schwerer melancholischer Depression und außerdem bei vital gefährlichen katatonen Syndromen Schizophrener eingesetzt, aber auch auf Wunsch von Patienten mit vorausgegangener guter Erfahrung bei weniger schweren Krankheitszuständen.

Von ihrem Beginn an war die Elektrokrampfbehandlung ausgesprochenen Anfeindungen ausgesetzt. Diese sind bis heute nicht ganz verstummt. Medizinisch sind sie nicht begründet und rational nicht zu verstehen. Das Argument, es handele sich um einen sehr groben physikalischen Eingriff in das Gehirn (das allerdings nicht strukturell geschädigt wird), muss verstummen vor den signifikanten therapeutischen Effekten. Die mehr emotionale Einstellung mancher Psychiater, sie würden sich ungern mit einem solchen Verfahren abgeben, steht in eklatantem Widerspruch zu den Berichten und der Beurteilung durch Patienten selbst. Auch der Einwand, Depressionszustände seien psychotherapeutisch und nicht physikalisch zu behandeln, ist längst überholt. Keineswegs aber verstummt sind die irrtümlich negativen Stellungnahmen gutgläubiger, aber schlecht informierter Laien. Der Film «Einer flog über das Kuckucksnest» (Regie: Milos Forman; USA 1975) trug maßgeblich hierzu bei.

Animositäten gegen die Krampfbehandlung machten sich in den 1960er und späteren Jahren antipsychiatrische Autoren zunutze, manche auch mit der zuweilen absichtlichen Verwechslung der Elektrokrampftherapie mit dem «Elektroschock», jener Foltermethode in diktatorischen Staaten. Bis in die 1990er Jahre hinein publizierten die allgemeinen Medien über dieses Thema in destruktiver, teils agitatorischer Manier. Auch «Nazimethode» war eine der unbegründeten Vorwürfe. Die öffentliche Kritik ist weitgehend zurückgegangen, und die internen fachlichen Vorbehalte werden kaum noch geäußert – dennoch wird bis heute die Krampfbehandlung nicht in der wünschenswerten Breite und Konsequenz angewendet. Gegenüber allen Einwänden fallen die positiven Stellungnahmen ungezählter geheilter Patienten am meisten ins Gewicht.[483]

Exkurs: Antidepressiver Schlafentzug (Wachtherapie)

Eine Alternative zu den Krampfbehandlungen ist seit den 1970er Jahren der Schlafentzug. Er wurde klinisch entdeckt, genauer gesagt aber nicht von Ärzten, sondern von depressiven Patienten. Der Schriftsteller und Theologe Heinrich Hansjakob beschrieb 1894 seine Erfahrungen so: «Am Morgen wachte ich auf und mit mir die Schwermut. Und schon heute zeigte sich die spätere Regel, daß auf eine gute Nacht ein schlechter Tag folgte und umgekehrt [...].» (Im Einzelnen s. Tölle, 1996c) Nicht wenige Patienten machten diese Erfahrung, einige teilten sie ihrem Arzt mit, ohne dass hieraus therapeutische Konsequenzen gezogen wurden, bis diese Patientenerfahrungen unüberhörbar wurden (vgl. Schulte, 1969).

Es war nun zu prüfen, ob die beobachteten Beziehungen von Schlafdauer und Depressionstiefe nur zufällige Ausnahmen waren oder ob sich erweisen lasse, dass verordneter und systematisch durchgeführter

Schlafentzug unter kontrollierten Bedingungen eine nachweisbare Reduzierung der Depressionssymptomatik bewirkte. Diese Annahmen wurden bestätigt (vgl. Pflug/Tölle, 1971). Schlafentzug für eine Nacht oder auch nur eine halbe Nacht (bevorzugt der zweiten Nachthälfte) wirkt eindeutig antidepressiv, wenn auch oft nur kurze Zeit, so dass Wiederholungen angezeigt sind. Diese einfache und ungefährliche Therapie, deren Erfolge weltweit bestätigt wurden, hat die Depressionsbehandlung bereichert, ohne dass aber bis heute diese Möglichkeiten voll genutzt werden.

Um die Wirkungsweise zu ergründen, wurden unter der Hypothese eines bei Depressionen veränderten zirkadianen Rhythmus eingehende chronobiologische Untersuchungen angestellt, die zwar nicht den Wirkungsmechanismus des antidepressiven Schlafentzuges erklären konnten, wohl aber Anstöße zur Entwicklung einer weiteren nichtmedikamentösen somatischen Behandlung gaben.

Lichttherapie

Die therapeutischen Vorstellungen über den Einfluss des Sonnenlichtes auf den menschlichen Organismus gehen bis auf die Anfänge der Kulturgeschichte zurück. Licht, insbesondere Sonnenlicht, ist von jeher Symbol für die Heilkraft der (göttlichen) Natur. Die Naturheilbewegung im 19. Jahrhundert griff dieses Motiv auf, so etwa Arnold Rikli mit seiner «Thermodiätetik» (1869; vgl. Rothschuh, 1983, S. 90 f.), die u. a. das «Licht- und Luftbad» empfahl. Die moderne medizinische Lichttherapie mit Einführung der UV-Bestrahlung geht auf N. R. Finsen (1860–1900) zurück (vgl. Schott, 1993a, S. 336).

Nachdem chronobiologische Untersuchungen erkennen ließen, dass helles Licht den zirkadianen Rhythmus beeinflusst, entstand die Frage, ob Lichtexposition (Phototherapie) bei denjenigen Krankheiten wirksam sein könne, die eine Beziehung zur zirkadianen Rhythmik aufweisen, nämlich bei Depressionen. Das Ergebnis der Untersuchungen der 1980er Jahre war, dass der therapeutische Effekt zwar im Allgemeinen gering ist, aber sich deutlich abzeichnet bei einer besonderen Form der Depressionen, nämlich bei saisonaler Depression, die jeweils im Herbst oder Winter beginnt. Hier gehört die Lichttherapie neben antidepressiven Pharmaka zur Standardtherapie.

Psychochirurgie

Schädeltrepanationen mit Freilegung bzw. Operation des Gehirns sind so alt wie die Menschheitsgeschichte. Sie lassen sich zu allen Zeiten und in allen Kulturen nachweisen. Die Interpretation dieser Eingriffe ist schwierig und lässt sich nicht auf *einen* Nenner bringen. Dass hier teilweise auch psychische Leiden gelindert werden sollten, ist anzunehmen. Insofern könnte man die Trepanationen zur Vorgeschichte der «Psychochirurgie» rechnen; es sei hier nur an die legendäre Entfernung der «Narrensteine» aus dem Kopf erinnert, die karikaturhaft auf alten Gemälden dargestellt werden.[484]

«Psychochirurgie» ist eine verkürzte Formulierung. Genauer muss es heißen: Hirnchirurgie zur Behandlung psychischer Störungen. Als der Entdecker psychochirurgischer Möglichkeiten gilt der portugiesische Physiologe und Neurologe Egas Moniz (1874–1955), der nicht nur die Carotis-Angiographie einführte, sondern auch 1935 die Leukotomie entwickelte, wofür er 1949 den Nobelpreis erhielt. Leukotomie ist die operative Durchtrennung der Nervenbahnen zwischen Thalamus und Frontalhirn, angewandt bei schweren und sonst therapierefraktären Schizophrenien und Zwangsstörungen, auch unbeeinflussbaren Schmerzzuständen. Die Methode wurde zunächst viel verwandt, insbesondere in den USA, wo der Psychiater Walter Freeman und der Neurochirurg James Watts 1937 eine Variante entwickelten (bilaterale Hirnpunktion und präfrontale Bahnendurchtrennung) und an tausenden von Patienten anwandten. Die Leukotomie milderte wohl die Leidenszustände der Patienten, führte aber zu erheblichen organisch-psychischen Störungen, auch Persönlichkeitsveränderungen.

Zwei technische Neuerungen ließen in der Nachkriegszeit die Psychochirurgie wieder aufkommen: die stereotaktische Lokalisation und die Thermokoagulation des angezielten Hirngewebes. An die Stelle der Leukotomie trat 1964 die Subcaudatus-Traktotomie. Weitere Methoden sind die Cingulotomie (1951) und die anteriore Capsulotomie (1949) sowie als deren Kombination die limbische Leukotomie (1973). Diese psychochirurgischen Methoden haben gegenwärtig noch ein begrenztes Indikationsgebiet (vgl. Ecker/Henn, 2000) bei schweren affektiven Störungen, Zwangsstörungen und auch Angststörungen, wenn alle somatotherapeutischen und psychotherapeutischen Behandlungsmöglichkeiten ergebnislos angewandt worden sind.[485]

52. Psychopharmaka

Der Arzt gibt Arznei, der Mediziner verordnet Medikamente – der Sprachgebrauch deutet an, wo der Schwerpunkt der Krankheitsbehandlung liegt. Das scheint seit der Antike selbstverständlich zu sein, muss aber immer wieder hinterfragt werden, insbesondere wenn es um psychische Krankheiten geht. So wird am Ende dieses Kapitels auf die Beziehungen zwischen Psychotherapie und Pharmakotherapie einzugehen sein.

Die medikamentöse Behandlung wurde in diesem Buch immer wieder angesprochen: Im Rahmen der physischen und moralischen Behandlung war auch auf medikamentöse Versuche einzugehen (Kap. 47); Alkohol erwies sich als fragwürdiges Heilmittel (Kap. 39), verschiedene Drogen sind zugleich Suchtmittel und Heilmittel (Kap. 40); Insulin und krampfauslösende Mittel wurden zu psychiatrischen Therapeutika (Kap. 51). Die Geschichte der Krankheiten, insbesondere der Psychosen, ist durchzogen von medikamentösen Heilversuchen (Kap. 45 u. 46). Allerdings fand man jahrhundertelang nur Beruhigungsmittel, keine Heilmittel. Über zahlreiche untaugliche Versuche wird zu berichten sein, bis schließlich 1952 die moderne Psychopharmakotherapie einsetzte.

Das Wort «Psychopharmakon» findet sich vereinzelt bereits im Mittelalter und erscheint auch als Titel einer Sammlung von Trost- und Sterbegebeten, die 1548 von Reinhardus Lorichius herausgegeben wurde: «*Psychopharmacon, hoc est: medicina animae*» (vgl. Hall, 1997, S. 13; Hippius, 1986). Der moderne Terminus «Psychopharmakon» hat jedoch erst von den 1950er Jahren an seine pharmakologisch definierte Bedeutung und Berechtigung. Diese junge Epoche der Pharmakotherapie soll im Folgenden im Mittelpunkt der Betrachtung stehen.

Alkohol, Opium und andere Heilmittel

Alkohol ist lange Zeit therapeutisch eingesetzt worden und wird gelegentlich heute noch ärztlich empfohlen. In der Psychiatrie war Alkohol als Heilmittel immer umstritten (s. Kap. 39), heute ist er obsolet. Entsprechendes ist von Opium-Präparaten zu sagen (s. Kap. 40), die als Schlaf- und Schmerzmittel bereits im Altertum verwendet wurden. So wurden ab dem 10. Jahrhundert «Schlafmittelschwämme» (lat. *spongia somnifera*) aus Opiumsamen, Mandragora- und Schierlingsblätterextrakt hergestellt, die den Chirurgen als Betäubungsmittel dienten. Auch Paracelsus empfahl das Opium als «wirksamstes Mittel» und nannte es «Laudanum» (lobenswert). Von der Mitte des 18. Jahrhunderts an wurde Opium gezielt bei Erregung, insbesondere bei Manie eingesetzt; später waren schwere Depressionen das Hauptindikationsgebiet. Das Hauptalkaloid der Mohnpflanze, das Morphin, konnte der junge Apothekengehilfe Friedrich W. Sertürner (1783–1843) 1804 in Paderborn isolieren; er nannte es 1811 «Morphium», nach Morpheus, dem griechischen Gott der Träume. Ab 1844 wurde diese Substanz als Schmerzmittel eingesetzt. Mehr Verwendung aber fanden Extrakte mit dem Gesamt der Alkaloide (z. B. Pantopon ab 1910).

Während des 19. Jahrhunderts war Opium Hauptmittel der psychiatrischen Pharmakotherapie. Reil (1803, S. 183) empfahl «Wein und Mohnsaft», Letzteren in kleinen Gaben. Griesinger (1845/61, S. 488 f.) erwähnt Opium neben Äther und Chloroform. Nicht wenige Autoren haben dem Opium Heilungen zugeschrieben, zugleich aber die Indikationen kritisch diskutiert im Hinblick auf die Gefahr des Missbrauchs (z. B. L. Meyer, 1860, S. 534). Opium wurde von vielen Psychiatern den chemischen Sedativa oder «Narkotika» (s. u.) vorgezogen, so von L. Wille (1878b, S. 32), der die Nutzen-Schaden-Abwägung erörtert. Wie beliebt Opium blieb, zeigte sich auch später, als nach der Entdeckung der modernen Antidepressiva die Behandlung mit Opium-Tinktur nur zögernd aufgegeben wurde.

Neben Opium wurde eine Vielzahl wenig wirksamer Mittel gegen psychische Krankheiten eingesetzt. Was im frühen 19. Jahrhundert gebräuchlich war, hat P. J. Schneider (um 1824) auf 400 Buchseiten referiert. In seinem Werk ist der allmähliche Übergang von den «Torturen» zu den «humaneren» Heilmitteln zu erkennen. Erstaunlich ist, wie lange sich auch wenig bewährte Medikamente halten konnten. Ein Beispiel sind die Bromide. Als chemisches Element war Brom seit 1826 bekannt, Brom-Kalium wurde 1827 als Sedativum und 1858 als Antikonvulsivum eingesetzt. Brom-Harnstoffderivate (z. B. Bromural) vereinigten die scheinbar vielversprechenden Substanzen Brom und Baldrian. Sie wurden bis in die 1950er Jahre trotz der erheblichen Nebenwirkungen (Bromismus) verwendet.[486]

Heilung durch Krankheit?

Verschiedene Mittel sollten ihre Wirkung auf dem Wege über körperliche Gesundheitsstörungen entfalten, z. B. Emetika, Laxantien («Drastika») und Fiebermittel. Diesen Versuchen lag die klinische Beobachtung zugrunde, dass interkurrente körperliche Krankheiten die Symptomatik einer Psychose reduzieren, im günstigen Fall sogar aufheben können. Das war seit Beginn des 19. Jahrhunderts bekannt. «Reuss sah, daß Tobsüchtige durch die Einimpfung der Pocken; Chiarugi, daß Melancholische durch Friesel und Wahnsinnige durch Flechten an den Füßen und durch die Krätze geheilt wurden», referierte Reil (1803, S. 191) und brachte auch eigene Beobachtungen. Manche dieser Therapieversuche gehören noch zu den «Torturen», wie Reil selbst sie nannte.

Unter den interkurrenten Krankheiten schienen sich insbesondere fieberhafte Erkrankungen, etwa Typhus, günstig auf die Psychose des Patienten auszuwirken. Solche Beobachtungen sollen seit der Antike bekannt sein. Im 17. Jahrhundert wurde psychisch Kranken Lammblut infundiert, um Fieber zu erzeugen (nach Linde, 1988, S. 80). 1798 erwartete man Heilungen nach Pockenimpfung (vgl. Linde, 1988, S. 81 f.). In der Folgezeit wurden sowohl Vakzine als auch virulente Erreger verwandt. Großen Erfolg hatte die Malaria-Behandlung bei Progressiver Paralyse. Die Fiebertherapie wurde noch bis in die 1960er Jahre bei schizophrenen und depressiven Psychosen verwandt, die anders nicht beeinflussbar waren. Hierzu wurde ein Präparat von Eiweißstoffen, die aus Coli-Bakterien gewonnen waren, benutzt.[487]

Die Vorstellung, eine psychische Krankheit durch Hervorrufen einer körperlichen Störung therapeutisch zu beeinflussen, blieb bis in die Gegenwartspsychiatrie erhalten. Ein Beispiel ist die Schlafkur nach Klaesi, bei der der Autor über längere Zeit durch hoch dosierte Barbiturate Schwäche und Hinfälligkeit bewirken wollte.

Chloralhydrat und weitere Sedativa

1832 synthetisierte Justus von Liebig aus Äthanol und Chlor das Chloralhydrat, das aber erst wesentlich später als Schlafmittel erkannt und von O. Liebreich 1869 in der Berliner *Charité* als Beruhigungsmittel bei erregten Psychosekranken eingesetzt wurde. Dieses erste synthetisch hergestelle Sedativum (seinerzeit auch Narkotikum genannt) wurde ein großer Erfolg. Chloralhydrat wurde in großer Menge produziert und zu hohen Preisen verkauft. Binnen weniger Jahre wurden mehrere hundert Arbeiten publiziert, von denen die meisten zustimmend (z. T. mit Einschränkungen), einige enthusiastisch und einzelne skeptisch ausfielen.

Wenige Psychiater äußerten sich ablehnend, wohl weil die chemische Sedierung allzu neuartig war (z. B. Flemming, 1871, S. 265 f.).[488] Chloralhydrat ist heute noch verfügbar, während alle anderen Sedativa dieser und verwandter Stoffgruppen längst aus dem medizinischen Gebrauch verschwunden sind.

Die Vorteile des neuen Medikamentes lagen darin, dass es leicht herstellbar war, gut sedativ wirkte und wenig Nebenwirkungen aufwies, auch nicht den vom Chloroform bekannten und gefürchteten Rausch. Chloralhydrat wurde in der Bevölkerung bald sehr beliebt, trotz des unangenehmen Geruchs und Geschmacks. Missbrauch und Abhängigkeit, wie sie allen sedierenden Psychopharmaka eigen sind, blieben nicht aus. Wille (1878b, S. 31) warnte vor der allzu großzügigen Verwendung in manchen Anstalten, Rehm (1886, S. 36 f.) vor dem süchtigen Missbrauch.

Nach dem Erfolg des Chloralhydrats wurden weitere Sedativa synthetisiert und psychiatrisch verwandt.[489]

Paraldehyd wurde 1848 als halogenfreie Verbindung synthetisiert und 1882 in die Psychiatrie als Tagessedativum und Schlafmittel (Hypnotikum) eingeführt. Obwohl es über die Lunge ausgeschieden wurde und einen üblen Geruch über die ganze Station verbreitete, war es der Verträglichkeit wegen lange Zeit (bis in die 1970er Jahre) ein bevorzugtes Sedativum, zumal es auch rektal gegeben werden konnte.

Urethane wurden als Carbaminsäurederivate 1834 hergestellt und 1886 als Hypnotika eingesetzt. Weitere Schlafmittel waren Amylenhydrat (ab 1887 eingesetzt) und die (Di-)Sulfone. Der erste Vertreter dieser schwefelhaltigen Kohlenwasserstoffverbindungen war Sulfonal, das 1886 synthetisiert und 1888 als Schlafmittel eingeführt wurde. Es folgten Trional und Tetronal. Bemerkenswert erscheint, dass bei der Einführung von Sulfonal und Amylenhydrat erstmalig in der Psychiatrie der Blindversuch (mit der einfachen Methode) eingesetzt wurde (vgl. Rosenbach, 1888).

Die genannten sowie weitere Stoffe, die hier nicht aufzuzählen sind (s. Hall, 1997), wurden in der Psychiatrie allgemein verwandt. Kraepelin schrieb in den späteren Auflagen seines Lehrbuches (ab 1883) zunehmend über Pharmakotherapie. Es wurden aber auch ernst zu nehmende fachliche Bedenken erhoben, nicht nur wegen Missbrauchs und Abhängigkeit, sondern weil man befürchtete, die chemischen Sedativa würden als Zwangsmittel dienen. Diese Bedenken verstummten nicht und wurden hinsichtlich der modernen Neuroleptika erneut erhoben. Aus der Sicht des Patienten sah sich Hansjakob 1894 (S. 262 u. S. 316) veranlasst, Sedativa wie Paraldehyd (und auch Alkohol) gegen die Skepsis seiner behandelnden Psychiater zu verteidigen.

Barbiturate, Schlafkur

Barbitursäure wurde 1863 chemisch definiert, 1882 wurde als erstes Barbiturat Veronal (Diaethylbarbitursäure) synthetisiert und 1903 als Hypnotikum eingeführt, gefolgt von weiteren Barbituraten wie Luminal (1912), Somnifen (1920), Phanodorm (1925), Evipan (1932). Die Barbiturate waren bald weit verbreitet, in der Bevölkerung erfreuten sie sich großer Beliebtheit. Andererseits aber waren und blieben sie mit dem Makel von Risiken und Suizidhandlungen, Missbrauch und Abhängigkeit behaftet. «Barbituratfrei» wurde – zu Unrecht – wie ein Freibrief für chemisch andere Sedativa und Hypnotika verstanden. Barbiturate, die zu einem lukrativen Markt der Pharmaindustrie wurden, konnte die Psychiatrie erst nach der Entdeckung moderner *Tranquilizer* aufgeben, länger waren sie in der Neurologie zur Anfallsbehandlung unersetzlich.

Nachdem mit Sulfonal und Trional Versuche der Schlafkur unternommen worden waren, benutzte der Schweizer Psychiater Jakob Klaesi Somnifen, um psychotische Patienten für zwei Wochen in einen Schlafzustand zu versetzen und danach in der Phase des Aufwachens und der affektiven Lockerung einen psychotherapeutischen Kontakt herzustellen, der zuvor nicht möglich war. Die Erfolge, die Klaesi 1922 beschrieb, konnten von anderen Autoren nicht repliziert werden (zusammenfassend Windholz/Witherspoon, 1993), und auch wegen der häufigen Komplikationen (Letalität von 5 Prozent) wurde die Behandlung bereits in den 1930er Jahren aufgegeben. Die Vorstellung, durch Schlaf psychotherapeutischen Kontakt zu ermöglichen, blieb aber erhalten. So wurde in den Kriegs- und Nachkriegsjahren, zuerst bei psychotraumatischen Störungen amerikanischer Soldaten, die Narkoanalyse (auch Narkosynthese genannt) mittels Evipan-Injektionen durchgeführt, um im veränderten Bewusstseinszustand psychotherapeutisch vorgehen zu können. Auch als 1952 Chlorpromazin entdeckt wurde, war die erste Vorstellung, mit dem Medikament könne ein «Winterschlaf» herbeigeführt werden.

Traditionelle Vorstellungen vom «Heilschlaf» spielten sicher auch bei solchen Versuchen in der Psychiatrie eine Rolle. Die therapeutische Bedeutung des Schlafs wurde in der Medizingeschichte immer wieder hervorgehoben: vom Heilritual im Asklepioskult bis hin zum «magnetischen» oder «hypnotischen Schlaf» im 19. Jahrhundert, als dessen künstliche Erzeugung – auch in Form des «Somnambulismus» – für die ärztliche Behandlung im Sinne der Psychotherapie wichtig war.[490]

Chlorpromazin

Mit der Entdeckung von Chlorpromazin, dem ersten gezielt auf psychopathologische Störungen einwirkenden Medikament, begann 1952 die pharmakopsychiatrische Ära der Psychiatrie. Danach, noch in den 1950er Jahren, kamen die wichtigsten modernen Psychopharmaka hinzu: 1954 Reserpin, ein andersartiges Neuroleptikum, 1957 Imipramin als erstes tricyklisches Antidepressivum und zeitgleich Iproniazid als antidepressiv wirkender Monoaminooxydasehemmer, 1958 Haloperidol als ein sehr intensives Neuroleptikum, 1960 Chlordiazepoxid als erster *Tranquilizer* aus der Gruppe der Benzodiazepine.[491]

Hier soll nicht über Einzelheiten der Anwendung der Psychopharmaka, sondern über die Entdeckungs- bzw. Entwicklungsgeschichte berichtet werden.

Die Entdeckung dieses ersten Neuroleptikums war ganz unerwartet. Man hatte angesichts der zahlreichen Enttäuschungen mit vorher geprüften und verwandten Mitteln nicht viel Hoffnung auf besser wirkende Medikamente. Im Mittelpunkt der psychiatrisch-therapeutischen Diskussion zu Beginn der 1950er Jahre standen nach wie vor die Insulin- und Krampfbehandlungen.

Die Stoffklasse der Phenothiazine war 1883 synthetisiert und bald in die Medizin eingeführt und zu verschiedenen Zwecken verwandt worden: zunächst als Harndefizienz, später in der Veterinärmedizin gegen verschiedene Erreger und auch beim Menschen gegen Oxyuren. Als der französische Pharmahersteller Rhône-Poulenc nach Antihistaminika und vegetativen Stabilisatoren suchte, wurde 1950 neben anderen Stoffen auch ein Phenothiazin mit der Versuchsnummer 4560RP synthetisiert und geprüft. An eine psychiatrische Verwendung dachte zunächst niemand. Der französische Chirurg Henry Laborit verwendete die Substanz, die Chlorpromazin genannt wurde, zur Narkosepotenzierung und kontrollierten Hypothermie (Winterschlafbehandlung, sog. Hibernation).[492]

Dabei sah er dämpfende, speziell angstmindernde Wirkungen des neuen Medikamentes. Hiervon erfuhren die Psychiater der Klinik *St. Anne* in Paris, und bald verwandten Jean Delay und seine Mitarbeiter A. Dechamps, Pierre Deniker und J. M. Harl Chlorpromazin bei schizophrenen Kranken und erkannten rasch die neuartige, gezielt-antipsychotische Wirkung (vgl. Dechamps, 1952; Delay et al., 1952). Nachdem weitere Phenotiazine erprobt waren, prägten die Autoren die Gruppenbezeichnung Neuroleptika (später abgelöst durch Antipsychotika).

Chlorpromazin wurde als «Largactil» (in Frankreich) bzw. «Megaphen» (in Deutschland) und unter zahlreichen anderen Namen innerhalb kurzer Zeit weltweit vertrieben und erfolgreich eingesetzt. Die Wirkungen dieser Stoffklasse glichen nicht mehr denen der Opioide, Sedativa und Hypnotika (s. o.), sondern sie beeinflussten gezielt die Symptomatik von Schizophrenien, Manien, organischen Psychosen und anderen psychischen Störungen, ohne dass unter der Behandlung der Kontakt mit den Patienten abreißen musste (wie in der beschriebenen Schlafkur) und ohne dass ein Abhängigkeitsrisiko entstand. Insbesondere wurden Erregung und Affektivitätsstörungen, Wahn und Halluzinationen sowie Denkstörungen günstig beeinflusst, und zwar «ordnend», nicht nur sedierend. Über diese Akutwirkungen hinaus kann mit fortgesetzter neuroleptischer Behandlung der erreichte Zustand stabilisiert werden. Bei Langzeitbehandlung werden Rückfälle (und Wiederaufnahmen in die Klinik) wesentlich seltener; Psychotherapie und Rehabilitation werden begünstigt; der Langzeitverlauf wird insgesamt verbessert.

Weitere Neuroleptika

Während das Rauwolfia-Alkaloid Reserpin als Hochdruckmittel verwandt wurde, fielen psychotrope Effekte auf, die denen des Chlorpromazin so ähnlich waren, dass der amerikanische Psychiater N. S. Kline 1954 Reserpin als Neuroleptikum einsetzte.[493] Aber die Begleiteffekte des Reserpin waren so erheblich (schon bei den Hochdruckpatienten war die «Reserpin-Depression» aufgefallen), dass diese Substanz bald aufgegeben wurde (eine anschauliche Beschreibung z. B. bei Schroetter, 1956).

Weitere Neuroleptika wurden aus verschiedenen chemischen Gruppen synthetisiert: außer den Phenotiazinen auch Butyrophenone, Thioxanthene, Diphenylbutylpiperidine und Benzamine. Insbesondere die Butyrophenon-Neuroleptika erwiesen sich als stark antipsychotisch wirksam. Sie wurden aufgrund systematischer Forschungen des belgischen Pharmakologen und Unternehmers Paul Janssen entwickelt (hierzu Niemegers, 1988). Auf der Suche nach Amphetamin-Antagonisten stieß Janssen, der als pharmakologischer Forscher ebenso erfolgreich war wie als Unternehmer, auf das Butyrophenon R1625, später Haloperidol genannt, das im Tierversuch dämpfende Effekte zeigte, die an eine neuroleptische Wirkung denken ließen. Das wurde 1958 in einer ersten klinischen Prüfung bestätigt (vgl. Divry et al., 1958).

Alle Neuroleptika zeigten neben den genannten antipsychotischen Wirkungen auch unerwünschte Effekte, die zusammenfassend akinetisch-abulisches Syndrom genannt wurden. Es handelt sich um psychisch einengende Wirkungen, gewisse Beeinflussungen des Vegetativums (auch Gewichtszunahme) und vor allem um extrapyramidalmotorische Effekte wie Frühdyskinesien, hypokinetisches Syndrom (Parkinsonoid), Akathisie und nach längerer Behandlung Spätdyskinesien (tardive Dyskinesien), Letztere sind zum Teil irreversibel. Um diese Begleiteffekte hintanzuhalten, wurden Neuroleptika sparsamer dosiert als in der Anfangszeit (auf die um 1980 zeitweise üblichen Megadosen wurde verzichtet), es wurde als Antidot Biperiden hinzugefügt, und bei der Medikamentenwahl wurden nebenwirkungsarme Neuroleptika bevorzugt. Darüber hinaus suchte man nach andersartigen Neuroleptika und kam 1966 auf Clozapin, das bei guter therapeutischer Wirksamkeit fast keine motorischen Effekte aufwies. Trotzdem hielt sich noch eine Zeit lang die falsche Lehrmeinung, die motorischen Effekte seien Voraussetzung für die psychische Wirksamkeit. In diesem Sinne wurden die neuen und verträglicheren Verbindungen atypische Neuroleptika genannt. Aktuell gilt das Prinzip einer «nebenwirkungsgeleiteten Therapie».

Selbstversuche

Bald nach ihrer Einführung wurden Neuroleptika von Ärzten persönlich getestet. Solche Selbstversuche haben eine lange Tradition in der Medizin.[494] Sulfonal wurde bereits 1888 von Ärzten im Selbstversuch geprüft (vgl. Linde, 1988, S. 69). Kraepelin soll Chloralhydrat erprobt haben (nach C. Müller, 1993b, S. 199), um nur wenige Beispiele zu nennen. Die Insulinbehandlung ließ der schweizerische Psychiater Andre Weil (1938) an sich selbst durchführen. Auch mit der Elektrokrampfbehandlung wurden Selbstversuche durchgeführt (H. Bersot, 1942).

Für die Selbstversuche mit Neuroleptika waren einmal die überraschenden und anfangs noch wenig überschaubaren psychischen Wirkungen Anlass, zum anderen die bald erkennbaren Nebenwirkungen (s. o.). So erprobten K. Ernst (1954) Chlorpromazin, R. Degkwitz und Mitarbeiter verschiedene Neuroleptika (vgl. Degkwitz, 1964) und auch das Antidepressivum Imipramin (vgl. Degkwitz, 1962). Die psychischen Wirkungen der Neuroleptika beschrieben diese gesunden Versuchspersonen als Müdigkeit, Denkhemmung, Antriebs- und Interessenrückgang, emotionale Indifferenz und auch misslaunige Verstimmung, zusammengefasst als emotionale und motorische Einengung, aber meist nicht stark ausgeprägt. Allerdings ist zu bedenken, dass die Versuchspersonen das Neuroleptikum einige Tage oder auch einige Wochen lang einnahmen, während Patienten in Zeiträumen von Monaten und Jahren das Neuroleptikum brauchen, so dass aus den Selbstversuchen nur bedingt auf das Erleben von Patienten Rückschlüsse möglich sind.

Ablehnung der Neuroleptika

In Laienkreisen entstand ein ausgeprägtes Misstrauen gegenüber den modernen Psychopharmaka, insbesondere gegen die Neuroleptika. Medien und Politiker wetteiferten in Verunglimpfungen dieser Medikamentenklasse. Die Gefahr der Abhängigkeit wurde beschworen, obwohl es nie einen Anhaltspunkt hierfür gab (*Tranquilizer*, die je nach Stoffgruppe ein mehr oder weniger großes Risiko mit sich bringen, abhängig zu machen, zählen nicht zu den Neuroleptika). Chemische Zwangsjacke und Pillenkeule waren die medienwirksamen Stichworte. Hinzu kam der Vorwurf von Gehirnwäsche; ein hohes Gericht sprach von der «bekanntlich persönlichkeitszerstörenden Wirkung» der Neuroleptika, ein Magazin brachte die Schlagzeile «Der sanfte Mord». Angesichts der vorzüglichen Wirksamkeit und der sorgfältig evaluierten Behandlungen verwundern die heftigen Angriffe, die bis heute nicht ganz verstummt sind. Sie sind nicht allein durch das antipsychiatrische Programm der Jahre um 1970 erklärbar, zu dem auch die Ablehnung der Psychopharmaka gehörte. Sie griffen in einer unverantwortlichen Weise ein Wunschdenken der Betroffenen auf, das durchaus verständlich erscheint: Neuroleptika gibt man bei schweren psychischen Störungen; wenn ich kein Neuroleptikum nehme, bin ich nicht psychisch krank. Nahe liegend ist dann der Gedanke: Weil ich Neuroleptika nehme, werde ich krank.

Die Skepsis gegenüber Psychopharmaka teilten auch Ärzte und nichtärztliche Psychotherapeuten. Diese Einstellung ist keineswegs erst bezüglich Neuroleptika aufgekommen, sondern bereits gegenüber den sedierenden Mitteln, die im 19. Jahrhundert angewandt wurden (s. o.). Die Psychiater sahen sich schon früh den Vorwürfen pharmakafeindlicher Kollegen ausgesetzt. Die Ablehnung z. B. von Trional ging so weit, dass der Vorwurf «chemische Zwangsjacke» aufkam (vgl. Wolff, 1901).

Auch wenn die heftigen Angriffe auf Neuroleptika unsachlich und falsch waren, so muss doch nach ihren Ursprüngen gefragt werden. In erster Linie gaben Unerfahrenheit und Unachtsamkeit bei den Verordnungen, besonders in der Anfangszeit, Anlass zur Kritik, des Weiteren überhöhte Dosierungen. Lange Zeit wurde zu wenig beachtet, wie sehr der Patient unter Nebenwirkungen leiden kann, auch wenn seine Krankheitserscheinungen erfolgreich neuroleptisch bekämpft wurden. Hinzu kommt die Neigung vieler Patienten, Missbefindlichkeiten und Störungen der Behandlung anzulasten, auch wenn sie Krankheitserscheinungen sind. Erschwerend wirkte sich aus, dass manche Psychoanalytiker und andere Psychotherapeuten die Devise verbreiteten: Psychotherapie statt Pharmakotherapie, eine theoretisch wie praktisch unbegründete Polarisierung, die aber unter Laien weite Verbreitung fand. Im Hintergrund stand der Missbrauch von Neuroleptika in manchen Ländern des damaligen Ostblocks (s. Kap. 22).

Den Angriffen auf Neuroleptika liegen also verschiedene Umstände, Überlegungen und Motive zugrunde. Erst allmählich lernte die Psychiatrie, Nebenwirkungen mehr zu beachten und die Erfahrungen der Patienten zu berücksichtigen (z. B. Windgassen, 1989) und störende Nebenwirkungen zu vermeiden bzw. hintanzuhalten. Was die Patienten selbst angeht, stehen inzwischen den pharmakafeindlichen Repräsentanten der Vereinigungen von «Psychiatrieerfahrenen» ungezählte Patienten gegenüber, die eine sachliche Einschätzung gewonnen haben, ihren stabilisierten Gesundheitszustand auf Neuroleptika zurückführen und sich positiv über diese Behandlung äußern.

Antidepressiva

Unter den zahlreichen chemischen Verbindungen, die in den 1950er Jahren auf ihre neuroleptische Qualität geprüft wurden, brachte eine Verbindung eine Überraschung: Sie wirkte nur schwach neuroleptisch, zeigte aber ganz andere, nämlich antidepressive Effekte. Es handelte sich um das Iminodibenzylderivat G22355, das später Imipramin genannt und unter dem Handelsnamen «Tofranil» bekannt wurde. Der schweizerische Psychiater Roland Kuhn (1912–2005) schrieb hierzu im Jahre 1957, dass ihm diese unerwartete Entdeckung nur möglich gewesen sei, weil er mit unvoreingenommener Einstellung an die Prüfung herangegangen sei, wozu ihn seine daseinsanalytische Schulung befähigt habe. Es kamen ähnlich wirkende Medikamente hinzu, und die neue Gruppe wurde 1958 Thymoleptika, später Antidepressiva genannt. Diese Medikamente beeinflussen gezielt depressive Störungen wie Herabgestimmtsein, Antriebsminderung und Leistungsinsuffizienz. Bei melancholischer Depression ist dieser Effekt am deutlichsten ausgeprägt. Weitere Indikationen der Thymoleptika sind Angst- und Zwangsstörungen, Entzugssyndrome sowie Schmerzbehandlung.

Ungefähr gleichzeitig stieß man auf die antidepressive Wirkung eines ganz anderen Medikamentes, nämlich des Tuberkulostatikums Isoniazid. Eine chemische Weiterentwicklung dieses Stoffes, das Iproniazid, wurde 1957 in die psychiatrische Behandlung eingeführt. Ihrer neurochemischen Wirkung nach wurden diese Medikamente Monoaminooxydasehemmer (MAOH) genannt, denn sie hemmen den Metabolismus von Noradrenalin und Serotonin am Rezeptor und schützen so die freie Menge dieser Neurotransmitter, während die erstgenannten Antidepressiva diesen Effekt durch Hemmung der Wiederaufnahme von Noradrenalin und Serotonin in die Zellspeicher erreichen. Diese und weitere MAOH wurden bald verworfen, da sie nicht die antidepressive Wirksamkeit der Thymoleptika erreichten und wesentlich stärker ausgeprägte Nebenwirkungen aufwiesen, unter anderem Unverträglichkeit mit Nahrungsmitteln. Auf der Suche nach verträglicheren Mitteln wurde ein selektiv und reversibel wirkender MAO-Hemmer Moclobemid entwickelt.

Da auch die Thymoleptika zum Teil erhebliche Nebenwirkungen aufwiesen, die zwar größtenteils nicht gesundheitsschädlich, aber sehr unangenehm sein können, wurden von den 1980er Jahren an verträglichere Antidepressiva entwickelt, die so genannten selektiven Serotonin-Wiederaufnahmehemmer (SSRI).

Phasenprophylaktika, Lithium

Salze verschiedener Metalle, u. a. Magnesium, Arsen und Quecksilber, wurden als psychiatrische Medikamente versucht, aber ohne Erfolg. Eines dieser Elemente wurde jedoch zu einer der bedeutendsten Entdeckungen der modernen Medizin: Lithium-Salze wirken phasenprophylaktisch bei affektiven Psychosen. Im Allgemeinen wird die Entdeckung der Lithiumwirkung dem australischen Psychiater John Cade (1949) zugeschrieben, der im Tierexperiment sedative Wirkungen von Lithium-Carbonat sah und diese bei der Prüfung an manischen Patienten wiederfand. Diese sedative, antimanische Wirkung wurde aber wenig genutzt, weil kurze Zeit später die Neuroleptika (s. o.) eingeführt wurden, die leichter zu handhaben waren.

Die prophylaktische Wirkung des Lithium wurde nicht schon von Cade, sondern im Laufe der 1960er Jahre entdeckt, genauer gesagt: wiederentdeckt, denn sie war bereits gegen Ende des 19. Jahrhunderts erforscht worden, aber in Vergessenheit geraten. Der dänische Arzt Carl Lange referierte 1886 in der «Dänisch-Medizinischen Gesellschaft» über Lithium.[495] Er hatte in zwanzigjähriger Arbeit an ungefähr 2000 Patienten beobachtet, dass Lithium-Carbonat das Wiederauftreten manischer oder depressiver Phasen verhindern kann (vgl. Lange, 1886). Zur Erklärung führte er eine Theorie der harnsauren Diathese (Kopfgicht) an, die spekulativ war und abgelehnt wurde. Damit wurden auch die klinischen Beobachtungen verworfen, die so in Vergessenheit gerieten (vgl. Felber, 1987).

Die erwähnte antimanische Wirkung des Lithiums bestätigte der Pharmakologe Mogens Schou in Aarhus/Dänemark 1954 im Doppelblindversuch (das war die erste Anwendung dieser Methode in der Pharmakopsychiatrie). In längerfristigen Untersuchungen erkannte Schou, dass die eigentlich zu erwartenden Wiedererkrankungen ausblieben und dass durch Lithium nicht nur manische, sondern auch depressive Phasen verhindert werden konnten. Damit war eine bis dahin ungeahnte Behandlungsmöglichkeit entstanden: Bei einer überwiegend genetisch bedingten und scheinbar schicksalhaft verlaufenden Krankheit wurde durch einen so einfachen Stoff wie das Element Lithium eine Phasenprophylaxe möglich, das heißt, es wurden nicht nur

Rückfälle, sondern auch Wiedererkrankungen verhindert. (Der Wirkungsmechanismus blieb allerdings bis heute ungeklärt.) Ungefähr gleichzeitig mit Schou beobachteten in den 1960er Jahren der britische Psychiater G. Hartigan und der dänische Psychiater Poul Christian Baastrup diese Lithiumwirkung. Die Berichte wurden merkwürdigerweise zunächst wenig beachtet, bis eine gemeinsame Veröffentlichung den Durchbruch brachte (vgl. Baastrup/Schou, 1967). In den 1980er Jahren konnte gezeigt werden, dass auch gewisse Antikonvulsiva wie Carbamazepin und Valproinsäure phasenprophylaktisch wirken.

Tranquilizer, Anxiolytika

Alle Sedativa und Hypnotika, die bis ca. 1960 verwandt worden waren, zeigten wesentliche Nachteile: Sie wirkten lediglich global-sedierend, nicht aber gezielt auf die psychopathologische Symptomatik; die therapeutische Breite war gering und das Abhängigkeitsrisiko groß. In den Nachkriegsjahren 1946 bis 1950 wurden spezifisch wirkende Medikamente gefunden, und zwar unter Muskelrelaxantien. Mephenesin und dessen Weiterentwicklung Meprobamat zeigten beruhigende und dabei speziell angstlösende und schlafanstoßende Wirkungen. Die Stoffgruppe wurde *Tranquilizer* oder (weniger gebräuchlich) Anxiolytika genannt.

Es war rasch erkennbar, welche Bedeutung dieser Stoffklasse zukam, so dass eine intensive systematische chemisch-pharmazeutische Forschung entstand, deren wichtigstes Ergebnis die Benzodiazepingruppe war. Der erste Vertreter war 1960 Chlordiazepoxyd («Librium»), 1963 gefolgt von Diazepam («Valium»). Diese Entwicklungen gehen hauptsächlich auf den polnisch-schweizerischen Chemiker Leo Sternbach (1978/88) zurück. Die nach den Tierversuchen vermuteten therapeutischen Effekte wurden in klinischen Prüfungen bestätigt. Vorzüge der Benzodiazepine liegen auch in der großen therapeutischen Breite, minimalen Toxizität und dem, verglichen mit alten Sedativa, geringeren Abhängigkeitsrisiko. Indikationen wurden Angstzustände bei verschiedenen psychiatrischen Krankheiten, Schlafstörungen und auch bestimmte Formen epileptischer Anfälle. Die Wirkungsweise scheint über das g-Amino-buttersäure-System (GABA) zu verlaufen, ohne dass Einzelheiten geklärt sind. Benzodiazepine wurden von den 1960er Jahren unter zahlreichen Namen in unvorstellbarer Menge hergestellt und konsumiert. In den 1970er

Jahren an war Diazepam («Valium») das meistverschriebene Medikament überhaupt.[496]

Psychotherapie und Pharmakotherapie

Wie stehen Pharmakotherapie und Psychotherapie in der Psychiatrie zueinander: alternativ, konfrontativ, kooperativ oder multimodal? Ein kurzer Gang durch die Geschichte zeigt, dass jede dieser Versionen vorgekommen ist.

Reil hat 1803 die Richtung zu einer multimodalen psychiatrischen Behandlungskonzeption angegeben. «Welche Geisteszerrüttete müssen psychisch geheilt werden? Unter gewissen Bedingungen alle. Doch wird auch die körperliche Kurmethode erfordert; in welchen Fällen und zu welcher Zeit?» (S. 496) Reil stellt die «psychische Behandlung» gleichberechtigt neben die körperlichen Behandlungsweisen.

Da es im 19. Jahrhundert wohl zahlreiche Versuche, aber kaum Erfolge einer somatischen Behandlung gab, wurde der Akzent allgemein auf Psychotherapie gelegt. Das entsprach den ursprünglichen Bemühungen um eine «moralische Behandlung». Noch 1911 musste E. Bleuler schreiben: «Die einzige zur Zeit ernstzunehmende Therapie der Schizophrenie im Ganzen ist die psychische [...].» (Bleuler, 1911, S. 384) H. Simon (1929) gab der Psycho- und Soziotherapie in der Anstalt so entschieden den Vorzug, dass er und seine Mitarbeiter die medikamentöse Behandlung (allerdings zu der Zeit nur mit sedierenden Mitteln) ganz hintanstellten und möglichst zu vermeiden suchten.

Dieser Primat der Psychotherapie blieb auch bestehen, als wirksame somatische Behandlungsverfahren eingeführt wurden. So hatte Klaesi (1922) für seine Dauerschlafbehandlung zwar eine biologische Hypothese, sein Ziel war aber die Verbesserung der Voraussetzungen für Psychotherapie. Entsprechendes gilt für die Insulinbehandlung. Selbst die Wirkung der Elektrokrampftherapie wurde auch unter psychodynamischem und psychotherapeutischem Aspekt verstanden. Als in den 1950er Jahren die modernen Psychopharmaka aufkamen, galt es als selbstverständlich, sie so zu handhaben, dass der psychotherapeutische Kontakt erhalten bleibe, möglichst verbessert werde. Diese Einstellung ist allerdings inzwischen weitgehend in Vergessenheit geraten. In jüngerer Zeit sind viele Psychiater geneigt, alle Erfolge der psychiatrischen Behandlung einseitig auf Psychopharmaka zurückzuführen.

Von dem gegenwärtigen Stand der Forschung und Praxis ausgehend, lassen sich die Beziehungen zwischen Psychotherapie und Pharmakotherapie in zwei Thesen zusammenfassen:

(1) Somatotherapie schafft Voraussetzungen für Psychotherapie. Das haben schon die Untersuchungen von Hogarty et al. (1974) bewiesen: In vergleichenden kontrollierten Studien zur Rezidivprophylaxe bei Schizophrenen zeigte sich, dass Rückfälle unter Neuroleptika sehr viel seltener waren als unter Placebo oder unter Psychotherapie. Die wenigsten Rückfälle (also die besten Therapieergebnisse) waren aber in der Patientengruppe zu verzeichnen, die neuroleptisch und gleichzeitig psychotherapeutisch behandelt wurde. Demnach können schizophrene Patienten von Psychotherapie erst dann in optimaler Weise profitieren, wenn eine neuroleptische Behandlung die Basis bildet.

(2) Psychotherapie bildet die Basis für Pharmakotherapie. Wenn Pharmakotherapie von einem festen psychotherapeutischen Patient-Arzt-Kontakt getragen wird, wenn der Patient sich verstanden und akzeptiert fühlt, wird er eher auf die medikamentöse Verordnung eingehen und eventuelle Bedenken zurückstellen, wodurch die Effektivität der Pharmakotherapie verbessert wird. Das wird in der kooperativen Pharmakotherapie systematisch genutzt.

Zur Entdeckung und Auswirkung der Psychopharmaka

Die meisten Psychopharmaka wurden nicht durch systematische Laborforschung, sondern durch klinische Beobachtung gefunden: Chlorpromazin war als Antihistaminicum, Reserpin als Antihypertonikum gedacht, Iproniazid wurde als Tuberkulostatikum verwendet. Bei den *Tranquilizern* war zunächst die muskelrelaxierende Wirkung aufgefallen. Lithium hatte verschiedene Indikationen, bis in der klinischen Forschung die phasenprophylaktische Wirksamkeit auffiel. Erst in der späteren Neuroleptikaforschung wurden im pharmakologischen Tierversuch die Qualitäten der Butyrophenone entdeckt. Auch die Entwicklung der Benzodiazepine war das Ergebnis fortgesetzter pharmakologischer Suche nach *Tranquilizern*. Bemerkenswert ist, dass nicht die Entdeckung einer dieser Psychopharmaka-Gruppen mit dem Nobelpreis ausgezeichnet wurden, wohl aber die Arbeiten des schwedischen Pharmakologen Arvid Carlsson zur Einwirkung der Neuroleptika auf den Dopaminstoffwechsel im Zentralnervensystem.[497]

In der jüngeren Diskussion besonders der amerikanischen Psychiatrie spielt, bezogen auf die Entdeckung der Psychopharmaka, der Begriff *serendipity* eine große Rolle, der nicht ganz richtig mit «Zufälligkeit» übersetzt wird. Serendipity beinhaltet verschiedene Polarisierungen, zunächst: «gezielt versus zufällig». Die klinische Entdeckung von Psychopharmaka war, wie gezeigt, keineswegs zufällig, verlief aber auch nicht eigentlich gezielt. Ausgehend von einer anderen Polarisierung, nämlich «gesucht versus unerwartet», ist festzustellen, dass die meisten der genannten Entdeckungen eher unerwartet waren, allerdings auf der Basis einer sorgfältigen klinischen Beobachtung zustande kamen. Demnach ist *eine* Gegenüberstellung angebracht: klinische Forschung am Krankenbett versus Grundlagenforschung im Labor. In dieser Perspektive ist anzumerken, dass der chemischen und pharmakologischen Forschung, die seit den 1960er Jahren enorm intensiviert wurde, nur wenige Weiterentwicklungen von therapeutischer Relevanz gelungen sind und Neuentdeckungen ausblieben. Wichtige Fortschritte wurden aber bezüglich störender Nebenwirkungen erzielt (s. o.).

Die moderne Pharmakotherapie hat die Psychiatrie nachhaltig beeinflusst, im therapeutischen wie im wissenschaftlichen Sinne und auch bezüglich ihrer Stellung in der Medizin. Die therapeutischen Fortschritte wurden bereits skizziert: Neuroleptika, Antidepressiva und andere Psychopharmaka entfalten, wie sehr zahlreiche Doppelblindstudien gezeigt haben, eine wesentliche Reduzierung psychopathologischer Störungen. Zu den therapeutischen Erfolgen der modernen Psychiatrie haben Psychopharmaka und – in wechselseitiger Beziehung – Psychotherapie und Soziotherapie beigetragen.

Zudem hat die Pharmakotherapie die wissenschaftliche Entfaltung der Psychiatrie entscheidend gefördert. Neurophysiologie, Neurochemie, Neuroendokrinologie und Neuroradiologie gewannen zunehmend an Bedeutung und sind heute fest umrissene Arbeitsgebiete der Psychiatrie neben den traditionellen Bereichen der Neuropathologie und der psychiatrischen Genetik. Durch pharmakotherapeutische Impulse wurde auch die Methodik der klinisch-psychiatrischen Forschung verbessert, insbesondere hinsichtlich der psychopathometrischen Erfassung, Datenverarbeitung und Evaluierung langfristiger Behandlungsverläufe. Infolge dessen rückte die Psychiatrie, die zuvor von anderen Medizinern eher als randständig beurteilt wurde, mehr in den Kreis der medizinischen Fächer. Die Zusammenarbeit von Psychiatern mit Fachärzten und Fachwissenschaftlern anderer Disziplinen ist längst selbstverständlich geworden.

> Der Mensch, auch der sogenannte Geisteskranke, ist keine lebendige Maschine, deren Funktion mit Befriedigung von Essen und Trinken und kahler mechanischer Arbeit abgetan wäre; er hat Sinne, er hat Interessen, er hat ein Herz.
> (Griesinger, 1868/69b, S. 26)

Schluss

53. Der kranke Mensch und die Psychiatrie

In diesem Schlusskapitel sollen grundsätzliche Fragen aufgeworfen werden, die sich aus dem Blickwinkel des psychiatrischen Patienten ergeben und sein Leben, seine Bedürfnisse und Interessen betreffen. Freilich kann hier keine Psychiatriegeschichte «von unten» geschrieben werden, die eine eigenständige sozialhistorisch orientierte Forschung voraussetzen würde. Vielmehr geht es nun – vor dem Hintergrund des in diesem Buch erhobenen historischen Befundes – um das *Befinden* von kranken Menschen in der Psychiatrie. Damit werden jene Probleme angesprochen, die im Kontext der medizinischen Anthropologie von zentraler Bedeutung sind: das Verhältnis von (objektiver) Krankheit und (subjektivem) Kranksein, der Kranke als Objekt der Wissenschaft und Gefangener von Institutionen, der Arzt im Konflikt zwischen Individuum und Gesellschaft. Schließlich geht es um die Suche der Psychiatrie nach einer Anthropologie, die wissenschaftliche und sozialpolitische Vorgaben kritisch reflektiert sowie die Menschenwürde und das Wohl des Kranken vorrangig ins Auge fasst. Somit weist dieses letzte Kapitel auf eine unabschließbare Zukunftsaufgabe hin, nämlich die Menschlichkeit des Menschen gerade auf diesem überaus schwierigen Feld der Psychiatrie zu bewahren und zu fördern.

Es gab immer wieder Versuche, die Psychiatrie auf eine bestimmte philosophische bzw. theoretische Grundlage (wie etwa Daseinsanalyse, Psychopathologie) zu stellen. Diese spielen in der gegenwärtigen

Hochkonjunktur der Neurowissenschaften, denen sich in wissenschaftlicher Hinsicht im Allgemeinen auch die Psychiatrie zuordnet, keine große Rolle mehr. Es ist nicht unser Anliegen, eine bestimmte Schulrichtung wiederzubeleben, sondern vielmehr angesichts einer offenkundigen Geschichtsvergessenheit und Philosophieferne der gegenwärtigen Biomedizin einige Überlegungen zur medizinischen Anthropologie anzustellen. Der hier versuchte Aufriss will sich aus einer neuen Perspektive mit Theorie und Praxis der Psychiatrie kritisch auseinander setzen und auf die Notwendigkeit anthropologischen Nachdenkens hinweisen.

Krankheit: Diagnostik als Stigmatisierung

Dass Krankheitsdiagnosen – so unbestritten ihr Wert für die Therapie auch ist – für den betreffenden Kranken ein handfestes Stigma bedeuten können, ist unmittelbar einsichtig. Das sei an einem historischen Beispiel erläutert. Im Mittelalter hatte der festgestellte «Aussatz» für den betreffenden Kranken dessen «Aussetzung», das heißt Ausgliederung aus der Gemeinschaft, zur Folge. Denn der Leprose galt als unrein und gefährlich. Als Ausgestoßener verlor er seine angestammten Rechte und erlitt sozusagen den sozialen Tod. Sogar die Totenmesse wurde für ihn gelesen, wenn er ins Leprosorium geschickt wurde. Nachdem auch Kreuzfahrer an Aussatz erkrankt waren, kam es im 12. Jahrhundert zur Umdeutung der Lepra als «heilige Krankheit»: Die Leprösen sollten nun in christlicher Nächstenliebe in «Lazaretten» gepflegt werden, die ursprünglich vom St.-Lazarus-Orden – 1120 in Jerusalem gegründet – speziell für die Pflege Aussätziger eingerichtet worden waren. Das Auftreten der Lepra war im Mittelalter meldepflichtig, und vor der Aufnahme in ein Leprosorium musste der Kranke von einer Kommission von Ärzten und Chirurgen «besehen» werden. Diese «Lepraschau» glich einem Gerichtsverfahren, bei dem am Ende ein Urteil gefällt und eine entsprechende Urkunde ausgefertigt wurde, die beim Eintritt ins Leprosorium vorzulegen war. Insbesondere im Spätmittelalter sollte ein solches Verfahren verhindern, dass vagabundierende Arme in Leprahäusern Unterschlupf und Verpflegung fanden (vgl. Schott, 1993a, S. 94 f.).

Dieser Umgang mit den Leprakranken im Mittelalter verdeutlicht paradigmatisch die Stigmatisierung von kranken Menschen durch eine Diagnostik, die von Ärzten im Dienste sozialer bzw. öffentlicher Institutionen eingesetzt wird. Nirgends erscheint diese Stigmatisierung offenkundiger als in der Psychiatrie. Der autoritäre Umgang mit den «Irren» um 1800, die teilweise brutalen Zwangsmaßnahmen folgten einer bestimmten Logik der zeitgenössischen Aufklärung und der seinerzeit anerkannten medizinischen Heilsysteme. Die rassenhygienische bzw. rassistische Stigmatisierung tritt in aggressiver Form beim Antisemitismus hervor, wenn Juden als besonders anfällig für Geistes- bzw. Nervenkrankheiten angesehen wurden (s. Kap. 21).

Bis heute werden Psychosen in weit stärkerem Maße tabuisiert als körperliche Erkrankungen. Allerdings zeigt der gegenwärtige öffentliche Diskurs über die Depressionen, dass die Akzeptanz dieser Diagnose zugenommen hat. Hingegen wirkt die Diagnose Schizophrenie unvermindert stigmatisierend. Nach wie vor sind die Zwangseinweisung und die Behandlung auf einer geschlossenen Abteilung ein grundsätzliches ethisches Problem, das die Psychiatrie wie kein anderes klinisches Fach betrifft. Hier stehen Psychiater im Spannungsfeld von Individuum und Gesellschaft.

Der Begriff «Geisteskrankheit» setzte sich erst ab der Mitte des 19. Jahrhunderts im Kontext der naturwissenschaftlichen Medizin zunächst in der psychiatrischen Terminologie, dann auch in der Umgangssprache durch. Vor allem hatte er forensische Bedeutung und wurde in den einschlägigen Texten des Strafgesetzbuches und des Bürgerlichen Gesetzbuches verwandt. Ab 1900 wurde «Geisteskrankheit» (im Sinne von Verrücktheit) von der «Geistesschwäche» (etwa mangelnde Intelligenz) und der «Bewusstlosigkeit» (Bewusstseinsstörungen) abgegrenzt. Die Strafrechtsreform von 1975 geht von vier Kategorien aus, deren Formulierung weder der psychiatrischen Fachsprache noch der deutschen Umgangssprache entspricht: «krankhafte seelische Störung» (Psychosen), «tiefgreifende Bewusstseinsstörung» (z. B. bei Affekthandlungen), «Schwachsinn» (geistige Behinderung), «schwere andere seelische Abartigkeit» (Neurosen etc.). Diese juristischen Begriffe, die Allgemeingut wurden, haben wesentlich zur Stigmatisierung beigetragen.

«Geisteskrankheit» oder in der neueren Formulierung «Psychose» sind also Begriffe, sozusagen Etikettierungen, die – etwa im Hinblick auf die Frage der Verantwortlichkeit bzw. Schuldfähigkeit im Zivil- und im Strafrecht – weitreichende Konsequenzen nach sich ziehen, insbesondere unter der Formulierung «Zurechnungsfähigkeit». Man geht davon aus, dass der betreffende psychiatrische Befund objektiven Tatsachen entspricht und wissenschaftlich verbindlich festgestellt werden kann, obwohl es sich doch zum Teil weitgehend auch um Interpretationen handelt, die vom sozialhistorischen Umfeld abhängen und sich mit diesem ändern können.

Als Beispiel für die historische Relativität solcher Interpretationen sei hier die Ambivalenz gegenüber Heiligen und Hexen im ausgehenden Mittelalter und Früher Neuzeit genannt. Religiöser Enthusiasmus (im Sinne der charismatischen Erlebnismystik) und Besessenheit (im Sinne der «Teufelsbuhlschaft» von Hexen) werden heute als Ausdruck psychiatrischer Störungen (z. B. paranoide Schizophrenie) verstanden. In jener Zeit aber konnten sie einerseits als «Gottesverlöbnis», andererseits als «Dämonenpakt» erscheinen. In der einen Perspektive wurden bestimmte Phänomene als Merkmal einer Heiligen verstanden, in der anderen als Merkmal einer Hexe. Ein Beispiel bietet der Fall der Dorothea von Montau, die 1391 in Danzig als vermeintliche Hexe nur knapp dem Scheiterhaufen entkam, weil sie von anderen Zeitgenossen als Heilige verehrt wurde. Tatsächlich wurde sie 1976 (!) heilig gesprochen (vgl. Dinzelbacher, 1997, S. 508 ff.).

Die Stigmatisierung von Psychosekranken ist spätestens seit dem Buch von Goffman über die beschädigte Identität (1963) in das Sichtfeld der Psychiatrie gerückt (allerdings erschien die deutsche Übersetzung erst 1975). Sie blieb jedoch bis zu den 1990er Jahren ein randständiges Thema der fachlichen Diskussion. Inzwischen haben die «Weltgesundheitsorganisation» und der «Weltverband für Psychiatrie» eine Antistigmatisierungskampagne eingeleitet; in Leipzig fand 2001 ein erster internationaler Kongress zur Stigmareduzierung statt.

Stigmatisierung wirkt sich für die Betroffenen wie eine zweite Krankheit aus. Die sozialen Folgen der Stigmatisierung sind oft erheblicher als die der Krankheit selbst. Dabei sind die Vorstellungen schädlich, die Gesunde (und zum Teil auch Kranke) mit den stigmatisierenden Begriffen verbinden. Kein medizinisches Fach ist so sehr auf eine sachliche Berichterstattung, auf behutsamen Umgang mit Fachworten und eine wohlwollende Einstellung der Allgemeinheit angewiesen wie die Psychiatrie. Aber die Psychiater selbst müssen sich fragen, warum sie z. B. an dem Wort «Schizophrenie», das doch nicht unersetzbar ist, immer noch festhalten, während sie andere stigmatisierende Krankheitsbezeichnungen wie «Hysterie» und «Psychopathie» längst aufgegeben haben. Die Psychiatrie trägt zur Stigmatisierung bei und ist zugleich von der Stigmatisierung (von Seiten der Allgemeinheit einschließlich der Ärzteschaft) in ihrer fachlichen und sozialen Einschätzung mit betroffen.

Verstärkt wurde die psychiatrische Stigmatisierung durch eine geradezu bedingungslose Klassifikation der Diagnosen. Ursprünglich diente die Klassifikation nur der abschließenden Erfassung eines Krankheitsbildes zum Zwecke der Versorgungsstatistik und (in der Wissenschaft) zur Stichprobendefinition. Die Systeme DSM und ICD (s. Kap. 38) wurden aber zum Kodex der psychiatrischen Krankheitslehre und – noch folgenreicher – zur Richtschnur der Diagnostik, indem von vornherein die Klassifikationskategorien angewandt werden, wo es doch zunächst auf ein vielseitiges Erfassen der Individualität des kranken Menschen ankommt. Solches Vorgehen entspricht einem fachlichen Ordnungsdenken (und liegt speziell im Sinne der Pharmakopsychiatrie), nicht aber den Bedürfnissen des Patienten, der verstanden und behandelt werden möchte, anstatt durch ein Stichwort oder eine Ziffer kategorisiert und damit stigmatisiert zu werden.

Die Entstigmatisierung hat folgende Ziele: behutsamer Umgang mit Fachtermini, insbesondere im Gespräch mit dem Patienten und mit den Angehörigen; besser eine Krankheit erklären, als nur mit einem Begriff benennen; Öffentlichkeitsarbeit und dabei insbesondere Einfluss auf die Medien (auch wenn es noch so wenig erfolgreich zu sein scheint); soziologische Aufarbeitung von Stigmatypen, auch derer unter antipsychiatrischem Einfluss; Stärkung von Selbsthilfe- und Angehörigengruppen; Aufklärung über den Nutzen psychiatrischer Therapie, insbesondere der Psychopharmaka angesichts deren Verunglimpfung in der Öffentlichkeit. Wie schwer Entstigmatisierung ist, zeigt zusammenfassend ein Buch von Finzen (2000). Die Hauptgründe des Widerstandes liegen in Angst und Abwehr auf Seiten der Gesunden. Wenn etwa «schizophren» eine wohlfeile Vokabel im öffentlichen Sprachgebrauch, etwa von Politikern, geworden ist und nichts anderes bedeuten soll als widersinnig, wird dabei der psychiatrische Inhalt des Begriffs scheinbar vollständig verdrängt, wobei sich unterschwellig – durchaus im Kalkül des betreffenden Redners – die Assoziation mit einer unheilbaren Geisteskrankheit einstellen kann.

Kranksein: der Kranke als Subjekt

Gegenüber der «Krankheit» im Sinne psychiatrischer Krankheitslehre und Diagnostik verweist der Ausdruck «Kranksein» auf die subjektive Befindlichkeit des Kranken. Krank *sein* ist etwas anderes, als eine Krankheit *haben*: Der erste Gesichtspunkt betrifft den Kranken als Subjekt, der zweite seine Krankheit als Objekt. Hier soll zunächst dieses Verhältnis von Subjekt und Objekt eingehender angesprochen werden. Häufig wird in historischen Übersichten zu Psychosomatik und medizinischer Anthropologie die cartesianische Aufspaltung in Subjekt und Objekt als der entscheidende Wendepunkt herausgestellt, der die ganzheitliche Betrachtung des Menschen ausgeschlossen habe. Viktor von Weizsäcker charakterisierte in diesem Sinne Descartes als «erste[n] Verfertiger einer mechanischen Physiologie», der die Seele an einem Punkt im Organismus konzentriert denke, nämlich der Zirbeldrüse, während sein großer Gegenspieler Leibniz lehre, «daß es irgendeine Trennung von Materie und Seele nirgends und zu keiner Zeit gibt» (v. Weizsäcker, 1944, S. 11 ff.). Wenngleich der Vitalismus des 18. und 19. Jahrhunderts und insbesondere die romantische Naturphilosophie um 1800 noch lange nach Descartes dessen kategoriale Trennung von *res cogitans* und *res extensa* zurückwiesen und die Einheit von Leib und Seele sowie die kosmische Beziehung des Menschen betonten, setzte sich dessen Grundthese letztlich mit der modernen naturwissenschaftlichen Medizin in der zweiten Hälfte des 19. Jahrhunderts durch.

Die moderne Gegenüberstellung von Innen und Außen, von Subjektivem und Objektivem, ermöglichte es, Geisteskrankheit als Geisteszerrüttung zu begreifen und eindeutig vom gesunden Seelenleben abzugrenzen. Es sei jedoch daran erinnert, dass «Subjekt» in der Frühen Neuzeit noch anderes meinte: Es bezeichnete etwas, das fremden Einflüssen (von außen) unterlag, im wörtlichen Sinne also «Unterwurf» bedeutete. In diesem Sinne ist bei Paracelsus der (kranke) Mensch (als Mikrokosmos) Subjekt sowohl des Makrokosmos als auch des Arztes. «Dieweil die inner anatomei nichts anderst ist, dan subjectum der eußeren; was suchen ir dan im subject? Suchen indem, das das subject zu geweltigen hat.» (Zit. n. Schott, 1994 b, S. 135) «Subjekt»-Sein bedeutete also hier: magisch-astrologisches Beeinflusstwerden. Die *imaginatio* wurde in diesem Zusammenhang nicht als die Einbildung (d. h. Projektion) eines innerpsychischen Wahns begriffen, sondern als Introjektion (gewissermaßen Infektion) einer (objektiven) Kraft, deren Quelle außerhalb des eigenen Seelenlebens liege. Selbstverständlich widerspricht eine so verstandene Subjektivität dem modernen Menschenbild der Medizin und Psychiatrie.

Die oben erwähnte Ambivalenz zwischen Heiligen und Hexen macht deutlich, wie das subjektive Erleben einer Person eine ganz unterschiedliche, ja gegensätzliche Beurteilung erfahren kann. Dass man einmal Gott, das andere Mal den Teufel am Werke sah, war eine Interpretation, die den Anspruch eines objektiven, quasi wissenschaftlichen Urteils erhob. Subjektiv waren die betreffenden «Seherinnen» (und «Seher») von der unumstößlichen Wahrheit ihres Erlebens überzeugt, das sie nur, wenn überhaupt, unter der Folter widerriefen.

Im Kontext der Romantik ergab sich im frühen 19. Jahrhundert eine analoge Situation. Hier wurden bestimmte «Somnambule», die ihr visionäres Erleben mitteilten, von den einen als Medien der Naturoffenbarung verehrt, von den anderen dagegen als Geisteszerrüttete, als Irre, eingestuft. Die betreffende Problematik von Subjektivität und Objektivität trat gerade in dieser Auseinandersetzung mit dem «Somnambulismus» hervor: Im Falle der angenommenen Naturoffenbarung erschien die Subjektivität der Somnambulen als Medium einer (normalerweise verborgenen) Objektivität; im Falle der angenommenen Geisteszerrüttung entpuppte sich die Subjektivität als wahnhafte Projektion ohne objektive Grundlage.[498]

Der «Ungehorsam», die Widerspenstigkeit, die Fremdartigkeit im Verhalten des Kranken erschienen in der autoritär geführten Anstaltspsychiatrie als eindeutige Krankheitssymptome, als das Gegenteil von bedeutungsvollen, ja sogar schöpferischen Ausdrucksformen des Seelenlebens.

Beispiele sind Kunsttherapie und künstlerisches Schaffen. Auch nach der Psychiatriereform der 1970er Jahre erhebt sich die Frage, inwieweit der psychiatrische Patient in seiner Individualität und Subjektivität wahrgenommen und bei aller Notwendigkeit der objektivierenden Versorgungsplanung respektiert wird.

Der aktive Patient

Die Subjektivität des Patienten anzuerkennen, ihm als Person zu begegnen, bedeutet auch, ihm Möglichkeiten des aktiven Handelns einzuräumen. Traditionell und dem Wortsinn nach heißt Patientsein: leidend, passiv sein. Demgegenüber will die moderne Psychiatrie möglichst viel Aktivität des Patienten: Er soll sich selbst helfen, soviel er kann, und auch seinen Mitpatienten, soweit es möglich ist, beispielsweise in der Gruppenpsychotherapie und in der soziotherapeutischen Gruppenarbeit. Seine Pharmakotherapie gestaltet der Patient heute im Gespräch mit dem Arzt mit, und er verfügt über einen Spielraum der Dosierung.

Ohne Zweifel haben viele chronisch Kranke *nolens volens* Erfahrungen in der Psychiatrie gewonnen, was den Diagnoseprozess, den Verlauf in Abhängigkeit von situativen Bedingungen, die Auswirkungen der Behandlung und die Gestaltung der Institutionen betrifft. Sie können mitreden – werden aber immer noch nicht überall gerne gehört. So entstanden Organisationen von «Psychiatrieerfahrenen», die Kritik an den psychiatrischen Verhältnissen nicht scheuten, auch einmal über begründete Anliegen hinausgingen. Viele Psychiater reagierten hierauf zunächst mit Ablehnung und Abwehr, lernen aber inzwischen, was sie gewinnen können, wenn sie auf Patienten hören.

Manche Kranke sind zu lehrenden Patienten geworden, die Vorträge zu Fachtagen und Artikel zu Fachzeitschriften beitragen. Diese Erfahrung ist nicht neu. Auf Clifford Beers und auf Heinrich Hansjakob wurde schon hingewiesen (s. Kap. 30).

Psychiatrische Institutionen: der Kranke als Gefangener

Der psychisch Kranke erschien in den sich entfaltenden Institutionen der Psychiatrie seit der Zeit um 1800 zwar dem Anspruch der Aufklärung gemäß potentiell, von der Zielsetzung der Behandlung her, als mündiger Bürger, als autonomes Subjekt, tatsächlich aber schien dieses Ziel nur erreichbar zu sein, wenn er sich als Objekt den psychiatrischen Maßnahmen unterwarf bzw. ihnen als solches unterworfen werden konnte. Sein «Gehorsam» im Sinne der Pädagogik gegenüber dem psychiatrischen Regime war zugleich Maßstab des Heilerfolgs im Sinne der Medizin. Absonderung und Reglementierung, die von den Psychiatern des 19. Jahrhunderts als Therapiemaßnahmen eingesetzt wurden, ließen die Kranken weiterhin Gefangene bleiben (s. Kap. 29 u. 31). Die Isolierung erfolgte in zwei Stufen: Unterbringung in einer fernab vom Wohnort gelegenen Anstalt, in der Regel in geschlossener Abteilung; und Isolierung innerhalb der Anstalt, nämlich in Spezialabteilungen und, soweit nötig, im Einzelzimmer, wenn nicht in der Einzelzelle. Dahinter stand die Annahme, der Patient könne nur genesen, wenn er von den Lebensumständen, unter denen er krank geworden war, fern gehalten würde. Erst die letzten Jahrzehnte haben gezeigt, dass diese Vorgehensweise, die der Person des Kranken nicht gerecht wird, nicht therapeutisch indiziert ist. Entsprechendes gilt für die Maßnahme der Reglementierung.

Über das Einsperren und Einengen hinaus führten Gewaltanwendung und Zwangsmaßnahmen zur Unfreiheit und Ohnmacht der Kranken. Die Befreiung der Kranken, die im 19. Jahrhundert durch Pinel – in praktischer Hinsicht sicherlich fragwürdig –, Conolly und andere eingeleitet wurde, konnte erst in der zweiten Hälfte des 20. Jahrhunderts – unter gänzlich anderen sozialhistorischen Verhältnissen – allgemein und durchgreifend vollzogen werden. Aber selbst unter heutigen Bedingungen schränkt die Hospitalisierung die Freiheit und die Entfaltung des Patienten immer noch ein – eine kaum vermeidbare, wenn auch unabsichtliche Begleiterscheinung der Behandlung. Selbst die Betreuung in einem modernen sozialpsychiatrischen Zentrum, in einem «liberal» geführten Übergangshaus oder in einer Behindertenwerkstatt ist jeweils mit Bindung und Abhängigkeit verbunden. Hiervon ist auszugehen, wenn heute eine möglichst weitgehende Deinstitutionalisierung angestrebt wird.

Patienten im Bann psychiatrischer Modelle und Hypothesen

Modelle, wie sie jedes Fachgebiet aufgrund von Beobachtungen und Untersuchungen bildet, können der Patientenbehandlung dienlich sein, erweisen sich aber oft als Konstrukte von begrenzter Gültigkeitsdauer. Psychiatriehistorisch ist zu erkennen, wie sehr Patienten Krankheits- und Therapiemodellen ausgesetzt waren, zum Teil zu ihrem Nachteil, wenn diese zu wenig begründet waren oder zu lange aufrechterhalten blieben. Das gilt für einzelne physische Therapien («Schockbehandlungen») und körperliche Manipulationen im 19. Jahrhundert (s. Kap. 47). Aber auch die moderne Psychotherapie und Soziotherapie liefen Gefahr in dieser Richtung. So wurde aus dem klassischen psychoanalytischen Modell gefolgert, jede Psychose müsse psychotherapeutisch heilbar sein, da Kindheitserleben und Triebentwicklung generell für das Ergehen und die Gesundheit verantwortlich zu machen seien. Das führte unter anderem zu der diskriminierenden Hypothese von der «schizophrenogenen Mutter». In der Sozialpsychiatrie entstand das Modell einer Gemeindepsychiatrie, die präventiv das Entstehen psychischer Krankheiten verhindern könne, so dass die Behandlung des einzelnen Patienten nur noch als zweitrangig anzusehen sei – auch das zum Nachteil des Patienten.

Ein weiteres Beispiel ist die hypothetische Therapiefunktion des Schlafes, eine alte (aber wenig begründete) Vorstellung, die bereits in der Antike als Heilschlaf im Zusammenhang mit dem Asklepioskult auftauchte und in der Mitte des 19. Jahrhunderts im Konzept der «Hypnose» (*nervous sleep*, «hypnotischer Schlaf») besonders wichtig für die Entstehung der modernen Psychotherapie werden sollte. Die Behandlung Schizophrener mit Schlafkuren hatte wenig Erfolg, aber hohe Risiken. An der Vorstellung, dem Depressiven fehle der Schlaf, um gesund zu werden, wurde so lange festgehalten, dass hierdurch die Entdeckung der Schlafentzugsbehandlung verzögert wurde (s. S. 477).

Nach der Einführung der Neuroleptika zur Schizophreniebehandlung entstand bald eine Doktrin mit weit reichenden Folgen für die Kranken. Aus der Beobachtung, dass der antipsychotische Effekt häufig mit extrapyramidal-motorischen Begleiteffekten verbunden war, wurde voreilig gefolgert, Letztere seien die Voraussetzungen der therapeutischen Wirkung. Daher hatten viele Patienten unnötig motorische Einschränkungen zu ertragen.

In der Gegenwartspsychiatrie zeichnet sich eine Gefährdung ab: Wenn es zu einer weitgehenden «Biologisierung» der psychiatrischen Behandlung kommt, wenn neben der Pharmakotherapie andere Verfahren als zweitrangig angesehen werden, wird es auf längere Sicht eine kaum vermeidbare Folge sein, dass das Bemühen um einen persönlichen Umgang mit dem Kranken, die Pflege der Milieutherapie und die personelle Ausstattung der psychiatrischen Institutionen hintangestellt werden und in der Psychotherapie nur symptomgerichtetes, nicht aber das ebenso notwendige personenorientierte Vorgehen Bestand hat.

Psychiater: im Konflikt zwischen Individuum und Gesellschaft

Wem ist der Psychiater primär verpflichtet? In wessen Auftrag hat er zu handeln? Welche Interessen hat er zu wahren? Die Antwort kann je nach historischem Kontext sehr verschieden ausfallen. Vergleichen wir die Situation in der ersten mit derjenigen in der zweiten Hälfte des 20. Jahrhunderts. Die Psychiatrie im Zeitalter von Erbbiologie und Rassenhygiene war besonders an der Erhaltung und Verbesserung der Volksgesundheit interessiert und verstand sich weithin als Sachwalter sozialpolitischer bzw. politökonomischer Zielsetzungen. Besonders krass trat letzterer Aspekt bei dem von Binding und Hoche (1920) eingeleiteten Diskurs über das «lebensunwerte Leben» von «Ballastexistenzen» hervor, der ideologisch der verbrecherischen «Euthanasie» im Nationalsozialismus den Weg bereitete. Als «Volk und Vaterland» den höchsten aller Werte darstellten, war die Würde des einzelnen Menschen zu vernachlässigen. Er zählte nur als ein untergeordnetes Rädchen im Gesamtgetriebe, als eine Einzelzelle im «Volkskörper», die bei einem Defekt oder einer «Entartung» auszutauschen bzw. zu entfernen oder gar zu vernichten war. Gerade die Psychiatrie war wie kaum eine andere medizinische Disziplin in die nationalsozialistischen Verbrechen verwickelt.

Nach dem Zweiten Weltkrieg und dem Ende der NS-Diktatur entfaltete sich unter dem Eindruck der medizinischen Verbrechen im Dritten Reich eine kontinuierliche internationale Debatte über die ethischen Grundlagen ärztlichen Handelns. 1947 wurde der Nürnberger Kodex im Anschluss an den Nürnberger Ärzteprozess formuliert, der am Anfang einer langen Reihe von ärztlichen Deklarationen, Gelöbnissen und Stellungnahmen stand. Allerdings dauerte es Jahrzehnte, bis die Patientenrechte ethisch und juristisch gewährleistet wurden. In der Psychiatrie dauerte es bis zur Psychiatrie-Enquête von 1975, in der im Interesse einer adäquaten Behandlung des einzelnen Patienten eine grundlegende Reform des Anstaltswesens empfohlen wurde.

Gleichwohl ist das ethische Dilemma letztlich unaufhebbar, mit dem der Psychiater – wie jeder andere Arzt – bei der Krankenbehandlung konfrontiert ist: Wie kann er individuellen und gesellschaftlichen Interessen gleichermaßen gerecht werden? Wie stark kann er als «Anwalt des Kranken» gegen Sachzwänge vorgehen? Wo muss er notwendigerweise gesellschaftliche Interessen – z. B. bei der Frage der Gefährdung Dritter – gegen die des Kranken durchsetzen? Diese Problematik spitzt sich in der forensischen Psychiatrie zu, in der der Psychiater dem Wohl und dem Interesse des Einzelnen ebenso gerecht werden soll wie dem der Gesellschaft. Darin liegt ein Hauptproblem des psychiatrischen Maßregelvollzugs, in dem es etwa vorkommen kann, dass ein nicht aggressiver Exhibitionist Jahre und Jahrzehnte hinter Gittern verbringt, angeblich zum Schutz der Allgemeinheit.

Im Grunde kann kein praktizierender Psychiater sich diesem Spannungsfeld zwischen Individuum und Gesellschaft entziehen. Heute wird diese grundsätzliche Problematik oft nur noch im Hinblick auf besondere Grenzsituationen diskutiert, etwa wenn es um die Frage geht, unter welchen Bedingungen Menschenversuche an nichteinwilligungsfähigen psychiatrischen Patienten durchgeführt werden dürfen.

Aktuell ist die Frage, ob Alzheimer-Patienten zu wissenschaftlichen Untersuchungen, speziell zur Erprobung möglicherweise wirksamer Pharmaka, herangezogen werden dürfen, auch wenn sie nicht einwilligungsfähig sind. Von der Lösung dieses Problems hängt der therapeutische Fortschritt ab.[499]

In neuester Zeit werden eher wieder die gesellschaftlichen Interessen betont, die eine «fremdnützige Forschung» unter Umständen nicht nur erlaubt, sondern für bestimmte kranke Menschen sogar eine Verpflichtung darstellen könnten. Dies bedeutet: Die «Menschenwürde» erscheint manchen Fachleuten nicht mehr absolut unantastbar, in bestimmten Situationen kann sie relativiert, gegenüber anderen Gütern «abgewogen» werden.[500]

Die «Dialektik der Aufklärung», wie sie Horkheimer und Adorno (1947) formulierten, stellt nach wie vor ein Grundproblem dar, das gerade in der Psychiatrie virulent ist und auch in absehbarer Zukunft bleiben wird. In diesem Werk analysierten die beiden Autoren – Hitlerismus und Stalinismus vor Augen – die «Selbstzerstörung der Aufklärung», den «Rückfall der Aufklärung in Mythologie». Sie plädierten dafür, sich kritisch auf das «Destruktive des Fortschritts» zu besinnen. Im Hinblick auf Medizin und Psychiatrie gewendet, wäre hier vor allem auf die Dialektik von Heilen und Vernichten bzw. Wohltun und «Quälen» zu achten. Denn beide Aspekte sind oft nicht eindeutig voneinander zu trennen. Nicht nur verspürt der Patient die ärztlich vorgenommene Therapie mitunter nicht als Wohltat, sondern als Qual. Mehr noch: Der Arzt darf, ja muss den Kranken sogar vorsätzlich «quälen», wenn dies durch den höheren Zweck der Besserung oder Heilung zu rechtfertigen ist. Die schon angesprochene physische Behandlung, aber auch die Insulinkomabehandlung sind hierfür Beispiele. Gerade bei der unvermeidbaren Zwangseinweisung und Zwangsbehandlung von Geisteskranken oder anderen Patienten (z. B. Suizidalen) in psychiatrische Einrichtungen stellt sich das besagte Dilemma in aller Schärfe – ungeachtet aller ethischen Grundsätze, welche von der Autonomie des Patienten als oberstem Wert ausgehen.

Ob *voluntas aegroti* oder *salus aegroti* als das höherrangige Prinzip zu gelten hat, ist letztlich nicht generell zu entscheiden. Auch wenn in der Psychiatrie eine Hospitalisierung und gegebenenfalls Behandlung ohne die Zustimmung, im Extremfall gegen den ausgesprochenen Willen des Kranken durchgeführt wird, kann dieses Vorgehen, zu dem sich der Psychiater schwer entschließt, eine nachträgliche Rechtfertigung erfahren, wenn der Patient nach Überwindung der akuten Phase die Nützlichkeit der Maßnahmen erkennt und das ärztliche Handeln ausdrücklich gutheißt.

Medizinische Anthropologie: Ihre Bedeutung für die Psychiatrie

Die heutige molekulargenetische Biologisierung des Menschen kann möglicherweise dem überwunden geglaubten Sozialdarwinismus (im Gewande des Neoliberalismus) neuen Auftrieb geben und wiederum zu inhumanen Einstellungen gegenüber psychisch Kranken und geistig Behinderten führen. Während noch vor einigen Jahrzehnten im Kontext der wissenschaftlichen Literatur der Psychiatrie deren Verhältnis zu den Geisteswissenschaften, insbesondere zu Philosophie und Anthropologie, diskutiert wurde, findet inzwischen kaum mehr eine solche grundlegende Reflexion statt. Gegenwärtig lehnt sich die Psychiatrie an die Theoriebildung der Neurowissenschaften bzw. der Hirnforschung an, wobei die klassischen Fragestellungen einer medizinischen Anthropologie weitgehend ausgeklammert werden.[501]

Zu fragen ist nach dem Menschenbild der Psychiatrie. Wie begreift sie einen geisteskranken Menschen, wie stellt sie ihn dar? Inwiefern spielt medizinische Anthropologie eine Rolle? Der historische Rückblick lässt Rückfragen auf die Gegenwart zu, die ja weithin historische und philosophische Fragestellungen ausklammert und – wie auch die übrigen biomedizinischen Disziplinen – an Fragen der medizinischen Anthropologie kein Interesse hat.

Für die moderne Deutung der Geisteskrankheit war die Entfremdungstheorie wichtig, wie sie im klassischen französischen Terminus für Psychose direkt zum Ausdruck kam: *aliénation mental* (lat. *alienatio mentis*). Der deutsche Terminus «Entfremdung», der bei Hegel und (dem frühen) Marx als philosophische bzw. politökonomische Bestimmung auftauchte (z. B. die «entfremdete Arbeit»), entsprach der Kritik der Romantiker an einer blanken Rationalität im Sinne der Aufklärung, welche die verborgene Natursprache, etwa in Traum und Somnambulismus, nicht mehr verstehen könne. Dies wurde – z. B. von G. H. Schubert (1814) – auch theologisch als Abfall von Gott interpretiert (s. Kap. 4).[502]

Man kann bei der Deutung der «Geisteskrankheiten» zwei verschiedene Sichtweisen einnehmen: In der einen erscheint die Krankheit im Wesentlichen als ein Defektzustand, der sich im Vergleich mit der gesunden Normalität an der «Minussymptomatik» bemisst. Dies entspricht der Position der Aufklärung. In der anderen erscheint die Krankheit als Schlüssel für ein kritisches Verständnis der «Normalität», für deren Kehr- oder «Nachtseite». Dies entspricht der Position der Romantik. Diese beiden gegensätzlichen Perspektiven haben unterschiedliche Krankheitsbegriffe zur Folge.

Die Frage der Krankheitsursache impliziert *auch* die Frage nach der Schuld. Wer oder was hat die Geisteskrankheit verursacht, wer ist «schuld» an ihr? In der Psychiatriegeschichte gibt es vielfältige Antworten. Die erbbiologische Argumentation der Rassenhygiene wäre hierfür ein Beispiel: Die Minderwertigkeit bzw. Degeneration sei vererbt, das «Opfer» einer fehlgeleiteten Fortpflanzung sei sicher nicht schuld an seinem Elend, wohl aber die Eltern bzw. deren soziales Umfeld, welche die eugenischen Vorsichtsmaßregeln (und damit die «ehernen Naturgesetze») angeblich missachteten. Wenn heute nach den genetischen Bedingungen von psychischen Störungen gefahndet wird und die Erwartungen sehr hoch gesteckt werden, so zeichnet sich die Gefahr einer neuen Eugenik auf molekularmedizinischer Grundlage ab: Denn ein Missachten des genetischen Befunds – im Hinblick auf die «Reproduktion», Ernährung, Lebensführung – wird vielleicht schon in absehbarer Zeit als irrationales, schuldhaftes Verhalten gewertet, das entsprechende Sanktionen nach sich ziehen kann.

Zu einer anderen Schuldzuweisung gelangte die «Antipsychiatrie» im Gefolge der gesellschaftskritischen Studentenbewegung. Sie erblickte in den sozialen und insbesondere familiären Verhältnissen die Ursache der Geisteskrankheit. In radikalisierten Zirkeln predigte man die gesellschaftliche Revolution als ursächliche psychiatrische Therapie («Macht kaputt, was euch kaputt macht!»). Konsequenterweise negierte man die biologischen Krankheitsursachen und die Psychopharmakotherapie.

Die medizinische Anthropologie ist in Deutschland vor allem mit dem Namen des Internisten und Neurologen Viktor von Weizsäcker verknüpft. Er forderte programmatisch die «Einführung des Subjekts in die Medizin». Damit richtete er das Augenmerk auf die Person des Kranken, dessen Biographie, das Arzt-Patienten-Verhältnis, den «Sinn» der Krankheit und einen neuen Krankheitsbegriff, der sich gegen die Verengung in der naturwissenschaftlichen Medizin richtete. Mit der Kategorie des Pathischen und der Lehre von den fünf «pathischen Kategorien» (Dürfen, Müssen, Wollen, Sollen, Können) wollte er den – in der wissenschaftlichen Medizin einzig anerkannten – Bereich des Ontischen transzendieren: Es gehe nicht mehr um die Frage, «was etwas *ist*», sondern um die, «was jemand *möchte*» (v. Weizsäcker, 1951, S. 554). So plädierte er schließlich für eine «Pathosophie» als Grundlage einer medizinischen Anthropologie (vgl. v. Weizsäcker, 1956).

Von allen philosophischen Strömungen des 20. Jahrhunderts haben die existentiellen und phänomenologischen den größten Einfluss auf die Psychiatrie ausgeübt. Nachdem es um dieses Thema seit den 1960er Jahren stiller wurde, hat Blankenburg (1978) die Aufgaben einer «anthropologischen Psychiatrie» noch einmal umrissen und sich auch auf Viktor von Weizsäcker bezogen, der gezeigt habe, dass wir eine Gestalt nur durch die Gestaltung unserer Bewegung hindurch wahrnehmen könnten. Die wissenschaftlichen Methoden hätten dem Gegenstand «Mensch» zu «entsprechen» und ihn nicht reduktionistisch als Objekt zu unterwerfen (vgl. S. 22). Der Blick auf den kranken Menschen dürfe nicht verstellt werden. In ähnlicher Absicht hob Walter von Baeyer (1978) die Bedeutung «psychiatrischer Schlüsselwörter» hervor: Die Sprache der «phänomenologischen Anthropologie» unterscheide sich von der technischen, naturwissenschaftlichen Sprache ebenso wie von der Umgangssprache und der Sprache der Dichtung (vgl. S. 29). Solche Schlüsselwörter – wie «Identität», «Begegnung», «Entfremdung» – hätten gerade in der Psychiatrie eine unersetzliche Funktion: Sie leisteten etwas Eigentümliches, «das man vergleichsweise als Beschwörung benennen kann: Es stimmt uns mit einem Schlag empathisch in die Sphäre des Gemeinten ein» (S. 31).

Obwohl sich solche philosophischen Überlegungen, gerade in Verbindung mit psychodynamischen und sozialpsychiatrischen Konzepten, augenscheinlich auf den psychiatrischen Stil im Umgang mit den Patienten positiv ausgewirkt haben, werden sie in der gegenwärtigen psychiatrischen Forschung kaum als wissenschaftlich relevant angesehen und gewissermaßen ausgeklammert.

Viktor von Weizsäcker, dessen wissenschaftliche Entwicklung primär von Physiologie, innerer Medizin und Neurologie geprägt war, steht eher am Rande des psychiatrischen Interesses. Sein Postulat, das auf die ärztliche Kunst schlechthin gemünzt war, erscheint auch für die klinische Psychiatrie unserer Zeit nachdenkenswert: «Das Schwere soll leicht werden. Durch Sympathie, und das ist schon eine Halbierung der Last. Durch nützliche Unterstützung, und das kann schon der Entlastung nahekommen. Und durch Abwerfen von Ballast, und damit kann der Ballon steigen. Es handelt sich nämlich bei der pathischen Reise durch die pathische Landschaft nicht ums Schwere, sondern ums Leichtere, nicht ums Grobe, sondern ums Feine, nicht um den Ernst, sondern ums Heitere. [...] Also: hört auf die Nuance, hört nicht aufs Absolute. Werdet feiner, nicht gröber, werdet empfindlicher, nicht unempfindlicher.» (v. Weizsäcker, 1951, S. 578 f.)

Anhang

Anmerkungen

1 Shorter schreibt selektiv und urteilt subjektiv. Ein Beispiel für seine Unschärfe im Umgang mit historischen Quellen (bzw. für das Desinteresse daran) ist die saloppe Darstellung der «Hypnosegeschichte», in die er Mesmer undifferenziert mit einem einzigen Satz einordnet. Wer den Hypnosebegriff, der erst Mitte des 19. Jahrhunderts geprägt wurde, mit dem Mesmerismus derart vermengt, hat kaum etwas von der «Entdeckung des Unbewussten» (Ellenberger) verstanden.
2 Reil wird z. B. lapidar als ein «*German romantic psychiatrist*» vorgestellt (Berrios/Porter, eds., 1995, S. 197), ohne dass an irgendeiner Stelle des Werkes eine Auseinandersetzung mit der «Romantik» stattfindet.
3 In Mesters Studie tauchen jedoch Interpretationsmuster auf, die – wie oben erwähnt – in der Psychiatriegeschichtsschreibung verbreitet und historisch kaum haltbar sind. So werden «Teufelsbeschwörungen und Hexenverbrennungen» in einem Atemzug genannt (Mester, 1981, S. 111). Das traditionelle Konzept von Besessenheit und Exorzismus, das von der Antike bis heute in Kraft ist, ist keineswegs an die Hexenverfolgung gekoppelt. Insbesondere hatte Letztere ihre Hochkonjunktur nicht im «Mittelalter», wie Mester anzunehmen scheint, sondern in Renaissance und Früher Neuzeit. Eine Hexe galt nicht als Opfer des Teufels, als «Besessene», sondern als Buhlerin, die sich dem Teufel verschrieben und mit ihm einen Pakt geschlossen hatte. Eine Hexe sollte deshalb vernichtet, eine Besessene dagegen befreit bzw. geheilt werden.
4 Freilich werden die Symptome des Grand-mal-Anfalls recht plastisch geschildert, was einer verengten Interpretation des Textes als explizite «Epilepsie-Schrift» Vorschub leistete: «Wenn der Abfluß seinen Weg zum Herzen nimmt, ergreift den Kranken Herzklopfen und Atemnot, er wird engbrüstig […]. Wenn der Schleim von diesen Wegen abgeschnitten wird und seinen Abfluß in die oben von mir genannten Adern nimmt, verliert der Kranke die Sprache und leidet unter Erstickungsanfällen, Schaum fließt ihm aus dem Munde, die Zähne schlagen aufeinander, die Hände krampfen sich zusammen, er verdreht die Augen und verliert das Bewußtsein. Bei manchen geht auch Kot nach unten ab.» (Hippokrates, Ed. Diller, 1962, S. 140)
5 Die umfassende Darstellung der psychologischen bzw. «neurowissenschaftlichen» Lehre des Galen von Siegel (1973) sei besonders hervorgehoben.
6 Er stammte aus Ephesos und durchreiste als professioneller Deuter den Mittelmeerraum: «Er besuchte Kleinasien und die großen Inseln der Ägäis, Griechenland und Italien. Wie er im Vorwort zum ersten Buch erklärt, waren es besonders die Städte und Festversammlungen Griechenlands, die ihn anzogen, weil sie ihm Gelegenheit boten, mit öffentlichen Traumdeutern zusammenzukommen und empirisches Material über Träume und deren Erfüllung zu sam-

meln. Denn mit der Zeit war die Traumdeutung ein Geschäft wie mit jedem anderen Markenartikel geworden.» (Brackertz, in: Artemidor von Daldis, 1979, S. 357)

7 Wir sehen an folgendem Beispiel, dass es primär um eine Entschlüsselung, Entzifferung der Traumsymbole geht: «Im ersten Buch sagte ich, daß der Kopf den Vater des Träumenden bezeichne, im zweiten, daß der Löwe den Kaiser oder eine Krankheit versinnbildliche, und in dem Abschnitt über den Tod zeigte ich, daß das Sterben für Arme glückbringend und nützlich sei. Wenn nun ein armer Mann, der einen reichen Vater hat, träumt, sein Kopf sei ihm von einem Löwen abgerissen worden und der komme dadurch zu Tode, so steht zu erwarten, daß sein Vater sterben und ihn als Erben einsetzen wird, und auf diese Weise dürfte er sorgenfrei und wohlhabend werden, weil er nicht länger seinen Vater als Last noch drückende Not zu ertragen hat. Es bedeutet nämlich der Kopf den Vater, das Abreißen des Kopfes den Verlust des Vaters, und der Löwe die Krankheit, an der der Vater stirbt; der Tod hingegen bezeichnet den Wechsel in den Lebensverhältnissen und die durch den Reichtum erworbene Unabhängigkeit. Auf diese Weise hat man bei allen vielschichtigen Traumgesichten die Deutungen herauszufinden, indem man jedes einzelne Kernstück zu einem abgerundeten Ganzen fügt und verschmilzt.» (Artemidor, S. 242)

8 Dabei steht die Symboldeutung, wie wir sie bereits bei Artemidor kennen gelernt haben, im Vordergrund, wie an folgendem Beispiel deutlich wird: «Die Toten rein in weißen Kleidern zu sehen und etwas Reines von ihnen zu empfangen ist ein gutes Zeichen. Es bedeutet Gesundheit des Körpers und dessen, was er aufnimmt. Denn von den Toten kommt die Nahrung, das Wachsen und der Samen. Wenn das alles rein in den Körper eingeht, bedeutet es Gesundheit. Wenn aber jemand umgekehrt nackt oder in schwarzen Kleidern oder nicht rein sieht [...] ist es nicht gut. Das bedeutet Krankheit, denn dann ist das, was in den Körper eingeht, schädlich. Dann muß man mit Rundläufen und Spaziergängen reinigen und nach Erbrechen milde und leichte Nahrung in allmählicher Steigerung zuführen.» (Hippokrates, Ed. Diller, 1962, S. 260)

9 Herophilos beschrieb mindestens sieben Hirnnervenpaare und erkannte – wahrscheinlich als Resultat vivisektorischer Tier- und evtl. auch Menschenversuche – den Unterschied zwischen motorischen und sensorischen Nerven. Er nahm an, dass der herrschende Seelenteil im Kleinhirn (genauer gesagt: in der betreffenden Hirnkammer, dem heute so bezeichneten vierten Ventrikel) lokalisiert werden könne. Von diesem Zentrum aus gelange Pneuma über die vom Kleinhirn aussprossenden Nerven in alle Körperteile und kontrolliere diese. Das Seelenpneuma sei zwar nicht stofflich, interagiere jedoch mit dem Stofflichen des Körpers. Herophilos unterschied zwischen «natürlichen» Vermögen (oder Kräften; *dynameis*), die die unwillkürlichen physiologischen Prozesse bestimmen (wie Puls, Atmung, Verdauung), und den «seelischen» Vermögen, die der Willkür des Menschen unterworfen sind.

10 Die Interpretation, wonach Aretaeus die Manie bereits als Phase eines zyklischen Verlaufs erkannt habe, ist unzutreffend, wie Siegel (S. 273) hervorhob (zu Aretaeus s. a. Kap. 38).

11 Kaempf empfahl Klistiere mit bestimmten Ingredienzien («flüchtige Oele und

Salze»): «Diesem durchdringenden Dunst, dem keine Oeffnung zu enge, kein Zusammenhang zu fest, und kein Widerstand zu groß ist, kann wohl kein Auflösungsmittel an die Seite gesetzt werden, das ihm an gränzenloser Macht gleich käme.» (S. 179) Er empfahl, seine «inneren Bäder» (S. 193) mit kaltem Wasser anzuwenden, die angeblich von stärkender Wirkung seien. Sie könnten auch beim Gesunden «zu einem sicheren Vorbeugungsmittel» werden (S. 195).

12 Ähnlich wie das therapeutische Geschehen im Asklepioskult der Antike erscheinen auch Krankheitsverständnis und Heilmethoden der magischen (alchemistischen, astrologischen Medizin) der Frühen Neuzeit aus dem Blickwinkel der modernen Medizin in erster Linie als intuitive Formen der Psychotherapie im Umgang mit psychischen bzw. psychosomatischen Störungen. Diese Interpretation vernachlässigte jedoch die Tatsache, dass seinerzeit weder in theoretischer Hinsicht eine Trennungslinie zwischen psychischen und somatischen Störungen gezogen wurde noch in praktischer Hinsicht eine solche erkennbar ist. Dieser Befund ist durchaus interessant: Was uns heute als psychiatrische Erkrankung erscheint, wurde wie eine «normale» (körperliche) Krankheit wahrgenommen und behandelt – wie auch umgekehrt gilt: Was uns heute als körperliche Krankheit erscheint, wurde mit (quasi-)psychischen oder «magischen» Kräften in Verbindung gebracht und entsprechend therapiert.

13 Auf Stahls Bedeutung für den Pietismus im Zeitalter der Aufklärung, insbesondere auch im Kontext der besonderen Situation in Halle, kann hier nicht näher eingegangen werden. Es sei u. a. auf die Studie von Geyer-Kordesch (2000) verwiesen.

14 Die Korrektur widerborstiger Augenbrauen beim Neugeborenen illustriert den Ansatz: «Sobald mann wahrnimmt, daß ein Kind solche widersinnig-gedrehten Haare hat, so muß man sie ohn Unterlaß von der Nase an bis gegen die Schläfe mit den Fingern streichen und alle Tage ohne Ermüden fortfahren. Man muß auf ebendieselbe Art mit einer kleinen weichen Bürste darüber hinfahren dergleichen man sich zum Abreiben der Zähne bedient. Es ist keine ander Mittel als dieses […].» (Andry, 1744, S. 347 f.) Hier wird selbst die Zahnbürste zu einem Instrument der Orthopädie!

15 Als Beispiel für eine ideologische Abwertung der «Romantik» sei Ackerknecht (1977, S. 135) zitiert: «Während sich die englische und französische Medizin durch nüchterne Beobachtungen weiter entwickelte, ergingen sich die deutschen Ärzte unter Führung des Philosophen F. Schelling in ausgedehnten Spekulationen über das Wesen von Leben und Krankheit […].»

16 Kluge, Koreff und G. H. Schubert waren wichtige Vertreter des romantisch gewendeten Mesmerismus, der wegen seiner psychischen Phänomene für die zeitgenössischen Dichter ein Faszinosum darstellte.

17 Eine relativierend-kritische Einschätzung der Redeweise von den Psychikern und Somatikern findet sich u. a. bei Schrenk, der sich auf das Werk «Der Wahnsinn» von Leibbrand und Wettley (1961) beruft (Schrenk, 1973, S. 12) und betont, dass sich die Praxis der Psychiater und Somatiker «trotz der sehr verschiedenen psychopathologischen Konzept nicht oder doch nicht signifikant unterschieden» (S. 99). In einer umfassenden quellenorientierten Studie analysiert Benzenhöfer (1993) den Gegensatz Psychiker–Somatiker vor dem

Hintergrund des Verhältnisses von Psychiatrie und Anthropologie. Eine kritische Analyse des Gegensatzes hat Kutzer (2003) vorgelegt, an der sich die folgenden Ausführungen orientieren.

18 Weitere als «Somatiker» bezeichnete Psychiater: F. Bird, W. Richartz, C. F. Flemming, C. F. W. Roller, H. B. Friedreich, F. Groos, P. W. Jessen.

19 Auch Carl Wilhelm Ideler (1795–1860), langjähriger Direktor der Irrenabteilung der Berliner *Charité*, gilt als ein herausragender Vertreter der «Psychiker». Für diese war die Idee, wonach Krankheit als Folge der Sünde anzusehen sei, von besonderer Wichtigkeit. Als «romantische» Autoren sind hier Windischmann, Leupoldt und Ringseis zu nennen. Gewissermaßen als «Urvater» der «Psychiker» wird G. E. Stahl (s. Kap. 3) angesehen. Als «Psychiker» werden manche «romantischen» Ärzten eingeordnet, die sich mit psychiatrischen Themen auseinander gesetzt haben, ohne jedoch im engeren Sinne Psychiater (d. h. Anstaltsleiter) gewesen zu sein: Haindorf, Kieser, Eschenmayer, J. Kerner.

20 G. H. Schubert (1780–1860) studierte in Leipzig und Jena, war dann als Arzt und Pädagoge tätig und leitete von 1809 bis 1816 die Realschule in Nürnberg. Ab 1819 war er Professor für Naturgeschichte in Erlangen, ab 1827 in München. Mit seiner Schrift «Ansichten von der Nachtseite der Naturwissenschaften» (1808) gab er einen systematischen Überblick über die Naturforschung seiner Zeit und erreichte größere Popularität. Schubert, der sich vor allem mit der romantischen Naturphilosophie und dem Mesmerismus auseinander setzte und mit bedeutenden Gelehrten und Künstlern verkehrte, wurde von den Zeitgenossen als eine sympathische Persönlichkeit mit großer Ausstrahlung geschildert.

21 Schubert veranschaulichte diesen Zustand mit dem Mythos von *Echo und Narziss*: Die ohnmächtige Wörtersprache werde wie die Stimme der Echo, «als sie gegen den in seiner eigenen Liebe befangenen Narciß entzündet worden», körperlos, «ein armer Nachhall» (Schubert, 1814, S. 156). Die Wörter seien somit gegenstandslos geworden, erreichten ihr Objekt nicht mehr, seien von ihrem Ursprung abgeschnitten. Interessanterweise ordnete Schubert nun die von ihrem Ursprung abgeschnittene Echo-Sprache dem *Cerebralsystem* im Kopf zu, während er Narziss, die Ursprache der Natur im Menschen, in das *Gangliensystem* im Bauch verlegte. Dieses Gangliensystem sei einerseits Organ der Körperseele und habe vegetative Steuerungsfunktionen, andererseits sei es Organ der Gefühlssprache, das uns «über alle Beschränkung des Raumes hinüber, ungehindert von den Banden der Schwere und der Körperlichkeit, die lebendigen Einflüsse einer fernen und nahen, geistigen und körperlichen Welt zuführt» (S. 132 f.). Johann Christian Reil hatte im Jahr 1807 die kategoriale Gegenüberstellung von Cerebral- und Gangliensystem in die Medizin eingeführt (s. Kap. 9).

22 Sigmund Freud erwähnt Schuberts Werk «Die Symbolik des Traumes» mehrfach in seiner «Traumdeutung». In seiner Wertschätzung der poetischen «Traumarbeit» kommt er Gotthilf Heinrich Schubert sehr nahe und entpuppt sich gewissermaßen als ein Romantiker.

23 Carus war vielseitig ausgebildet. Er betätigte sich nicht nur als Arzt, Geburtshelfer und vergleichender Anatom, sondern auch als Naturphilosoph, Psycho-

loge und Landschaftsmaler. Nach seiner medizinischen Ausbildung in Leipzig wurde er 1814 Professor für Geburtshilfe an der Medizinisch-chirurgischen Akademie in Dresden, wo er zugleich die königliche Hebammenschule leitete. Von 1827 bis kurz vor seinem Tod war er Leibarzt des sächsischen Königshauses. Als Landschaftsmaler wurde er stark von Caspar David Friedrich beeinflusst, mit dem er befreundet war. Als großer Verehrer Goethes hielt Carus sowohl gegenüber spiritualistischen Spekulationen der Romantik als auch gegenüber dem naturwissenschaftlichen Umbruch der Medizin Distanz.

24 Auf die besondere Bedeutung von Justinus Kerners «Seherin von Prevorst» wird an anderer Stelle eingegangen (s. Kap. 50).

25 Es sei hier beispielhaft eine Passage zitiert, die an Schubert und Carus erinnert und typisch für die naturphilosophische Auffassung des Mesmerismus ist: «[…] wenn man über die erstaunlichen Eigenschaften des Gedankens nachdenkt, der einem Blitze gleich die Unermeßlichkeit der Zeiten und des Raumes durchzieht, sich über die Grenzen des Himmels erhebt und in den Schoß der Ewigkeit taucht; wenn man annimmt, daß die Einbildungskraft die abenteuerlichsten Wesen, die bizarrsten Combinationen hervorbringen […] kann, so wird man die Möglichkeit begreifen, nicht etwa die Traumphänomene vollständig zu erklären, sondern zu entdecken, welche Berührungspunkte sie unter einander haben […].» (Debay, 1855, S. 869)

26 Cabanis gehörte zur Schule der «Ideologen», die Aufklärungsphilosophie und Sensualismus miteinander verband. In seiner Gegenüberstellung von *physique* und *moral* versuchte Cabanis, psychologische Phänomene physiologisch zu erklären, wie er in seinem «*Traité du physique et du moral de l'homme*» (Cabanis, 1802) darlegte. Er war ein Freund und Förderer Pinels.

27 Bei allen Verdiensten Pinels für die entstehende Psychiatrie darf nicht vergessen werden, dass er bei seinen Zeitgenossen wohl eher als Internist bekannt war (vgl. Ackerknecht, 1958, S. 41). 1794 erhielt er an der neugegründeten *École de Paris* eine Professur für Hygiene («medizinische Polizey») und 1798 an deren Stelle eine Professur für interne Pathologie (innere Medizin). In seinem internistischen Hauptwerk «*Nosographie philosophique ou la méthode de l'analyse appliquée à la médicine*» (Paris 1798) plädierte er für die analytische Methode in der Medizin, die er als Zweig der Naturwissenschaften ansah. Eine Reihe von bedeutenden Naturforschern, welche die klinische Medizin vor allem durch experimentelle Physiologie auf eine naturwissenschaftliche Grundlage stellen wollten, wurden von Pinels Ansatz (mit) geprägt. Hier ist vor allem der berühmte (Gewebe-)Pathologe Bichat (1771–1802) zu nennen. Nicht nur die Psychiatrie, sondern auch die übrige klinische Medizin konstituierte sich in Paris um 1800 neu, wovon das Werk und Wirken Pinels eindrucksvoll Zeugnis ablegen.

28 Einen zusammenfassenden Überblick über Pinels Konzept gibt Schrenk (1973, S. 54–60), der hier als Orientierungshilfe dienen soll.

29 Die «Medicinische Polizey» wurde vor allem durch das gleichnamige sechsbändige Werk von Johann Peter Frank um 1800 zum Inbegriff der Staatsarzneikunde, d. h. der öffentlichen Gesundheit oder Sozialmedizin (*Public Health*). Es dokumentiert das Verständnis einer Sozialhygiene im Kontext des aufge-

klärten Absolutismus. Den Bürgern wurde ein Recht auf Gesundheit, aber auch eine Pflicht zur Gesundheit zugesprochen. Der Staat hatte im Hinblick auf die Kranken sowohl die Pflicht der Fürsorge als auch das Recht der Disziplinierung. Die von Pinel angestrebte «innere Polizey» (*police intérieure*) betraf nun die Bedingungen des Umgangs mit dem Kranken, seine Pflege und den Tageslauf in der Anstalt. Hierfür war ein Oberpfleger (*directeur de police intérieure*) verantwortlich.

30 Die Bemühungen um eine verbesserte Behandlung der unheilbaren Irren im *Ancien Régime* zeigt sich auch an dem Vorschlag, den der Chirurg Jacques René Tenon 1788 im Auftrag der Pariser Akademie der Wissenschaften ausgearbeitet hatte, nämlich in Paris eine spezielle Irrenanstalt zu errichten («*Projet d'hôpital pour les fous curables*»; vgl. Jetter, 1981, S. 128).

31 Auch Adolf Karl August Eschenmayer, der neben Philosophie und verschiedenen Gebieten der Medizin auch Psychiatrie las, konnte Griesinger anscheinend nicht überzeugen. Griesinger engagierte sich politisch, u. a. indem er von der Tübinger Museumstreppe aus ein Hoch ausbrachte auf das freie Deutschland (diese Szene wird unterschiedlich beschrieben, s. Wunderlich, 1869, S. 115 f.). Jedenfalls erhielt Griesinger das *Consilium abeundi*, er musste Tübingen für ein Jahr verlassen und studierte in dieser Zeit in Zürich, wo ihn der Internist Schönlein begeisterte.

32 Hierzu gehörte auch die gründliche und zeitintensive Untersuchung des einzelnen Patienten. «Diese drei großen Tübinger Kliniker in erster Linie haben die deutschen Ärzte gelehrt, mit der Untersuchung eines jeden Patienten vollkommen Ernst zu machen.» (v. Brunn, 1963, S. 341)

33 Wunderlich führte u. a. das regelmäßige Fiebermessen und die Fieberkurve ein. Den Infektionsspezialisten Griesinger zog er hinzu, als 1865 in Leipzig die Cholera zu bekämpfen war.

34 Dort traf er mit den Tübinger Freunden Carl August Wunderlich und Robert Mayer, dem später weltberühmten Physiker, zusammen; der Briefwechsel Mayer–Griesinger ist publiziert (vgl. Mayer, 1893).

35 In dieser Zeitschrift entstand ein «klares Programm klinischer Forschung und praktischer Krankenbehandlung [...]. Die Tübinger Kliniker gerieten in eine doppelte Abwehrstellung, erstens gegen die auf symptomatologischem Wege ihre Krankheitsspezies suchende Naturhistorische Schule, zweitens gegen gewisse Einseitigkeiten der vergleichend klinisch und pathologisch-anatomisch arbeitenden französischen Richtung [...].» (v. Brunn, 1963, S. 339 f.) Man sprach bald von einer «Tübinger Schule». Griesinger beschrieb im Vorwort zum 6. Band des «Archiv für Physiologische Heilkunde» ein Programm einer modernen Medizin, die sich nicht mehr nur physikalisch und morphologisch, sondern betont physiologisch verstand.

36 Die 2. Auflage dieses Buches und die unveränderte 3. Auflage von 1867 sind die geläufigen Quellen der Griesinger-Zitierung, zumal diese Ausgabe in einem Nachdruck 1964 erschien. Binswanger hätte sich aber auch auf die 1. Auflage des Griesinger-Buches von 1845 berufen können, die allerdings schwerer zu beschaffen ist; denn praktisch alle wesentlichen Aussagen und auch die Stellen, die Binswanger und andere Autoren zitieren, hat Griesinger

bereits 1845 formuliert. Im Übrigen ist das Werk überschaubar (s. Literaturverzeichnis). Es gibt erstaunlicherweise keine umfassende Biographie Griesingers. Die wichtigsten Quellen sind die Nachrufe von Westphal (1868), Lazarus (1868) und insbesondere von Wunderlich (1869).

37 In der Zeit von 1843 bis 1865 nahm Griesinger keine psychiatrische Position ein. In den Tübinger Jahren 1843–1849 kündigte er nur in zwei Semestern (SS 1844 und WS 1847/48) eine Vorlesung «Psychiatrie» an und publizierte zwischen dem ersten Erscheinen (1845) und der zweiten Auflage (1861) seines Lehrbuches auch nicht psychiatrisch. Daher wurde ihm später von den etablierten Anstaltspsychiatern vorgehalten, er sei nur auf Umwegen zur Psychiatrie gekommen. Griesinger antwortete hierauf: Es wäre für die ganze Psychiatrie gut, wenn sie ihren Weg durch die innere Medizin wie auch durch die Hirnpathologie mache und wenn sich mehr Ärzte mit dieser Erfahrung der Psychiatrie zuwenden würden (Griesinger, 1868, S. 40). Aber Griesinger hat sich in diesen zwei Jahrzehnten neben der inneren Medizin immer wieder auch mit der Psychiatrie befasst (s. u.), u. a. lernte er auf Studienreisen neue psychiatrische Behandlungsformen kennen. In der Zürcher Zeit (s. u.) hat er Psychiatrie im Nebenfach vertreten.

38 In Griesingers Lehrstuhl wurden sozusagen zwei Professuren zusammengezogen: die psychiatrische Professur, die C. W. Ideler bis 1860 innegehabt hatte, und die neurologische Professur des soeben emeritierten M. Romberg. Damit begründete Griesinger die Tradition kombinierter psychiatrisch-neurologischer Lehrstühle.

39 Als Wunderlich 1877 starb, verfasste der dritte der Freunde, Wilhelm Roser, den Nachruf (1878).

40 Den Satz «Die großen Gedanken kommen aus dem Herzen», der auf das Griesinger-Denkmal in der *Charité* gesetzt wurde, hat Griesinger (nach G. Zeller, 1998) von seinem Lehrer Ernst Albert Zeller übernommen, der diese Worte des Marquis de Vauvenargues gern zitierte.

41 Griesinger hatte mit weiteren möglichen Missverständnissen zu rechnen, auch mit falschen Folgerungen aus biologisch-psychiatrischen Erkenntnissen. «In der That, weder an Selbstachtung noch an Menschenliebe wird man ärmer, indem man sich klarmacht, daß Vorstellen und Wollen das Resultat organischer Prozesse sind [...].» (1843, in 1872, Band I, S. 44) Er hat nicht versäumt zu betonen, dass nicht alle Gehirnkrankheiten sich in Geistesstörungen äußern (1861, S. 8).

42 Wie stark in der damaligen Psychiatrie das Bedürfnis nach einer kurzen naturwissenschaftlichen Formel war, zeigt auch, dass einem anderen Psychiater ein ähnlicher Satz zugeschrieben wurde. Ernst Horn (1774–1848), einer der Vorgänger Griesingers in der Berliner *Charité*, soll gesagt haben: «Geisteskrankheiten sind Nervenkrankheiten.» (Horn, 1818, zit. n. Bonhoeffer, 1940)

43 Zu Griesingers Psychologie ist kritisch angemerkt worden, seine «Reflexaktionen» seien eigentlich physiologischer Natur, nämlich von Johannes Müllers spinalen Reflexen abgeleitet und in die Psychologie von J. F. Herbarth (1776–1841) übertragen, auf die sich Griesinger allzu einseitig gestützt habe. Jedoch gab es zu Griesingers Zeit kaum eine andere psychologische Lehre, auf die er

sich besser hätte beziehen können. Wenn man aber Griesingers Texte liest, erkennt man das Eigene seiner psychodynamischen Konzeption, die mit Herbarth kaum mehr zu tun hat als den Bezug auf dessen Lehre von der Konflikthaftigkeit des affektiven Seelenlebens. Um Griesinger in dieser Hinsicht richtig zu verstehen, darf man allerdings nicht nur von seiner ersten psychiatrischen Schrift über Reflexaktionen (1843) ausgehen, sondern insbesondere die oben angegebenen Textpassagen berücksichtigen.

44 Erst die Gegenwartspsychiatrie hat den pluridimensionalen Ansatz Griesingers voll verstanden. So zieht z. B. Heimann (1976) weitreichende Konsequenzen für die psychiatrische Praxis und für die Weiterbildung (S. 30) und fährt fort: «[...] denn nur dadurch, daß sie [die Psychiatrie] biologische und psychologische, psychotherapeutische und soziologische Grundlagenwissenschaften in ein angemessenes Verhältnis bringt, bleibt die Psychiatrie menschlich [...].» (S. 33)

45 Zu den Einzelheiten dieses therapeutischen Vorgehens hatte Griesinger konkrete Vorstellungen. Seine Schwerpunkte sind neben den damals üblichen körperlichen Behandlungsmethoden die Stärkung des Ich, der psychologische Umgang mit Wahnkranken, die Arbeitstherapie, der schulische Unterricht für Patienten und auch die Seelsorge (Griesinger, 1845, S. 363–371). Das Ziel der Behandlung Geisteskranker hat Griesinger deutlich ausgesprochen: «Einmal nämlich sollen die krankhaften Stimmungen und Vorstellungen, welche jetzt die frühere gesunde psychische Individualität zurückdrängen und bedecken, gehoben, entfernt werden; andrerseits soll wieder möglichst hingewirkt werden auf Wiederherstellung und Stärkung des alten Ich selbst, welches ja lange Zeit im Irresein nicht verlorengegangen, sondern nur oberflächlich zurückgedrängt oder in einen Sturm von Affecten hineingezogen ist, hinter dem es aber, zur Reaction bereit, lange fort noch imstande ist, sich wieder zu erheben.» (S. 363) Die Ausführungen lassen an Krankheitsbewältigung und Selbstheilung im Sinne der heutigen Psychiatrie denken.

46 Auch an dieser Stelle versäumte es Griesinger nicht, auf den noch geringen Wissensstand hinzuweisen: «Ein etwaiger Streit über Materialität oder Immaterialität der psychischen Processe ließe sich mit unsern gegenwärtigen Begriffen nicht entscheiden und fiele zusammen mit der Frage nach den inneren Veränderungen bei der Thätigkeit des Nervensystems. [...] Das psychische oder nervöse Agens hat in der ganzen übrigen Welt nichts wirklich Analoges; die Theorie findet, wie schon Locke aussprach, dieselben Schwierigkeiten, ob sie die Materie denken lassen oder ob sie die Einwirkung eines Immateriellen auf die Materie begreifen will.» (1845, S. 6)

47 Wie sehr ihm die zwangfreie Behandlung Anliegen war, zeigte sich, als er 1866 von Berlin aus sich noch einmal an die Zürcher Behörde wandte, für die er das Burghölzli geplant hatte; er schrieb nun, man solle doch weniger «Tobzellen» bauen als zunächst geplant, und man solle den zukünftigen leitenden Arzt zunächst für ein Halbjahr nach England schicken, das werde sich bezahlt machen (nach Steinebrunner, 1971).

48 Griesinger war sich dieser Bilanz bewusst, als er kurz vor seinem Tod (nach dem Bericht von Wunderlich, 1869, S. 135) folgende Verse von H. Heine rezitierte:

«Ein Posten wird vakant! Die Wunden klaffen,
Der Eine fällt, die Andern rücken nach;
Doch fall' ich unbesiegt, und meine Waffen
Sind nicht gebrochen, nur mein Herze brach.»
Diese Worte wurden auf den Konflikt Griesingers mit den Anstaltspsychiatern bezogen; sie gelten aber auch für sein Werk im Ganzen. Es ist nun zu fragen, wann und in welcher Weise Griesingers psychiatrische Vorstellungen erkannt und aufgegriffen wurden.

49 In der frühesten Darstellung seiner «Schedellehre» formulierte Gall: «Im ganzen geht mein Zweck dahin: die Verrichtungen des Hirns, und seiner Bestandtheile insbesondere zu bestimmen; dass man in der That mehrere Fähigkeiten und Neigungen aus Erhabenheit und Vertiefungen am Kopfe oder Schedel erkennen kann, und die wichtigsten Warheiten und Folgerungen, welche sich hieraus für die Arzneywissenschaft, für die Sittenlehre, Erziehung, Gesetzgebung u. s. w. und überhaupt für die nähere Menschenkenntnis ergeben, einleuchtend vorzutragen. […] Sehr angenehm wäre mir's, wenn mir Köpfe von Thieren zugeschickt würden, deren Karakter man genauer beobachtet hätte z. B. von einem Hunde, der nichts frass, was er nicht gestohlen hatte, der sich von einer weiten Strecke zu seinem Herrn zurückfand – von Affen, Papageien oder andern seltenen Thieren mit Lebensgeschichten. […] Könnten Sie [d. i. der Wiener Schriftsteller J. F. Freiherr von Retzer] es endlich zur Mode machen, dass mich in der Folge jede Art von Genie zum Erben seines Kopfes einsetzte, o so stünde ich Ihnen mit meinem Kopf dafür, dass in 10 Jahren ein herrliches Gebäude dastünde […].» (Gall, 1798)

50 Die Aktivität eines Organs beeinflusse seine Größe: Dies gelte, so Gall, auch für die «Hirnorgane». Die Schädellehre – von Galls Schüler Johann Kaspar Spurzheim (1776–1832) später «Phrenologie» getauft – ging grundsätzlich davon aus, dass sich der Schädelknochen seiner Form nach der Hirnoberfläche anpasse, so dass sich ein besonders aktiver und deshalb vergrößerter Bezirk der Hirnrinde in einer Vorwölbung des Schädels ausdrücke. Mit Hilfe der «Kranioskopie» glaubte Gall, 27 unterschiedliche «Organe» für die jeweiligen Grundeigenschaften gefunden zu haben, von denen später aber nur die Lage des Sprachzentrums bestätigt wurde.

51 Ein Beispiel soll dies verdeutlichen. Der Bonner Professor für Anthropologie Hermann Schaaffhausen (1816–1893) untersuchte den Schädel des Komponisten Robert Schumann, der am 4. März 1854 in der Privat-Irrenanstalt des Dr. Richarz in Endenich (Bonn) gestorben war – Diagnose: «Melancholie mit Wahn». Schaaffhausens Bericht von 1885 zeigt, wie sehr die (physische) Anthropologie gegen Ende des 19. Jahrhunderts vom phrenologischen Denken geprägt war: «Ich hatte Gelegenheit beim Schumannfeste in Bonn vor 5 Jahren den Schädel Schumann's aus dem Grabe zu entnehmen und bei mir einige Tage aufzubewahren. […] Ich habe, was bisher nicht beachtet worden zu sein scheint und mir an vielen Grabschädeln gelang, auch die Gehörknöchelchen aus dem Schädel herausschütteln können. […] In einem Gehörorgane, das sich beständig der mannigfaltigen Schallwirkungen, der Musik hingibt, wird man eine geübtere und energischere Thätigkeit dieser Regulationsapparate

voraussetzen dürfen. Dieselbe wird sich auch wohl einigermassen in der Gestalt dieser Knöchelchen ausprägen. [...] Die Schumann'schen Gehörknöchelchen haben eine kräftigere Bildung, die sich zumal im Ambos zeigt, die Höhlung für den Hammer ist viel ausgebildeter, eine tiefere Rinne umgibt sie, der Steigbügel ist noch einmal so stark wie der aus dem anderen Gehör (im Vergleich zu einem Reihengräberschädel). [...] Das Schädelorgan zeigt hier eine besonders starke Entwicklung der Windungen, die man mit dem musikalischen Genie in eine Beziehung wird bringen dürfen.» (Schaaffhausen, 1885)

52 Der Zusammenhang zwischen früherer syphilitischer Infektion und späterer *Tabes dorsalis* wurde 1879 von Erb entdeckt.

53 Julius Wagner von Jauregg (1857–1940) habilitierte sich 1885 in Wien für pathologische Anatomie und 1888 für Psychiatrie. 1889 wurde er Extraordinarius in Graz, wenig später Ordinarius in Wien. Er war Kollege und Freund von Sigmund Freud (hierzu Schönbauer/Jantsch, 1970). In einem Verfahren wegen von Jaureggs Elektrotherapie bei Kriegsneurosen (s. Kap. 43) erstattete Freud ein Gutachten zu von Jaureggs Gunsten. Wagner von Jauregg verfasste den Bericht für die Wiener Fakultät, aufgrund dessen Freud ordentlicher Professor wurde.

54 Kölliker war zuvor schon durch die Entdeckung des nach ihm benannten grauen Längsbündels (*Fasciculus longitudinalis dorsalis*) im Hirnstamm und Rückenmark hervorgetreten.

55 His war bereits durch die Entdeckung des *Fasciculus atrioventricularis* am Herzen (His'sches Bündel) bekannt geworden.

56 Shepherd (1991) hat die Begründung der Neuronenlehre um 1900 insbesondere im Hinblick auf Cajal detailliert analysiert.

57 Andererseits gab es Beispiele dafür, dass Psychiater in der Hirnforschung allein ihre berufliche Bestimmung sahen, wie etwa Julius Eduard Hitzig (1838–1907), der unter anderem die elektrische Erregbarkeit des Großhirns erkannte (1874) und die vordere Zentralwindung als die motorische Region der Hirnrinde abgrenzte. Hitzig wurde Ordinarius in Zürich und Halle, ohne aber in der Psychiatrie hervorgetreten zu sein. Er war der Sohn von Friedrich Hitzig, einem erfolgreichen Berliner Architekten, und Enkel von Julius Eduard Hitzig, einem bekannten Juristen und Kriminalisten, Freund von Adalbert Chamisso, Zacharias Werner und E. T. A. Hoffmann.

58 Willis versammelte um sich einen bedeutenden Kreis von Naturforschern, Ärzten und Gelehrten, der eine große Wirkung – insbesondere in Oxford – entfaltete. Sein bekanntester Schüler war der Philosoph John Locke (vgl. Feindel, 1999).

59 Bechterew, der 1884 Forschungsaufenthalte bei Wundt und Flechsig in Leipzig sowie bei Charcot in Paris absolvierte, setzte sich intensiv mit dem Hypnotismus und der Suggestionslehre seiner Zeit auseinander und verfasste eine insbesondere für Russland aufschlussreiche Studie über psychische bzw. «psychopathische Epidemien» (Bechterew, 1905).

60 Carl Westphal (1833–1890) arbeitete zunächst in der Infektionsabteilung der *Charité*, später bei Carl Wilhelm Ideler in der psychiatrischen Abteilung. Als 1865 Griesinger die Leitung der Abteilung übernahm, kam es bald zu einem Konflikt, über dessen Anlässe nichts Bestimmtes bekannt ist. Sicherlich be-

standen auch fachliche Differenzen, wie sich später zeigte. Westphal hat die Berliner «Medizinisch-Psychologische Gesellschaft» (gegr. 1865 von Griesinger) 1879 umbenannt in «Berliner Gesellschaft für Psychiatrie und Nervenheilkunde»; nun wurden neurologische Themen bevorzugt. Allerdings gibt es aus Westphals Feder auch Arbeiten über Agoraphobie, Sexualstörungen und Zwang.

61 Theodor Meynert (1833–1892), geboren in Dresden, erfuhr seine Ausbildung bei dem Pathologen Rokitansky in Wien, wo er sich 1865 habilitierte. Nachdem er als Prosektor und zugleich Sekundararzt der Anstalt in Wien gearbeitet hatte, wurde seine Dozentur 1868 auf Psychiatrie erweitert. 1970 wurde er auf den Wiener Lehrstuhl berufen.

62 Meynert fand mehrere wichtige Hirnstrukturen; der *Fasciculus refluxus* und die *Decussatio tegmenti dorsalis* (Haubenkreuzung) wurden nach ihm benannt. Er entwickelte die histologische Karminrotfärbung, erforschte die Pyramidenzellschicht der Großhirnrinde, erkannte auch den unterschiedlichen Aufbau der Hirnrinde in den einzelnen Arealen und unterschied als Erster zwischen kortikalen und subkortikalen Strukturen.

63 Noch 1900 verfasste ein anderer Wiener Professor, Adam Adamkiewicz, ein Buch über «Die Großhirnrinde als Organ der Seele».

64 Mit Meynerts Namen verbunden war eine Zeit lang die Krankheitsbezeichnung «Amentia», dieser Begriff war jedoch klinisch nicht zu halten; noch weniger Zustimmung fand Meynerts spekulative Hypothese: Bei der Amentia handele es sich um eine Verwirrtheit infolge Herabsetzung der Leitungsfähigkeit des Assoziationsbündels (so Nissl, 1908, S. 520).

65 Carl Wernicke (1848–1905) hospitierte 1872/73 bei Meynert in Wien und arbeitete von 1876–1878 bei Westphal in Berlin; zwischenzeitlich hatte er sich bei Heinrich Neumann in Breslau habilitiert. Wegen eines Streitfalles in der Berliner Fakultät musste er ausscheiden und war sieben Jahre in eigener Praxis tätig, bis er 1885 auf den Lehrstuhl in Breslau berufen wurde. 1904 folgte er einem Ruf nach Halle. Ein Jahr später starb er bei einem Unfall. Wernicke war (wie Westphal) ein bedeutender Neurologe, nach ihm benannt wurde nicht nur die sensorische Aphasie, sondern auch die Alkoholencephalopathie, die Pupillenstarre und die Hemiplegie.

66 Selbst die Aphasien sind – nach heutigem Kenntnisstand – nicht auf eine lokal begrenzte Störung zurückzuführen, sondern es handelt sich um komplexe Störungen der Hirnfunktionen. Ein Kritiker in diesem Sinne war bereits Sigmund Freud (1891), der die Lokalisationstheorie relativierte.

67 Karl Kleist war einer der wenigen Psychiater, die in der Zeit des Nationalsozialismus gegen das Verhungernlassen psychisch Kranker offen protestierten.

68 Franz Nissl (1860–1919) errang bereits als 24-Jähriger einen wissenschaftlichen Preis mit einer Arbeit über Färbemethoden für histologische Hirnschnitte. Damit kündigte sich sein Hauptarbeitsgebiet an. Er war bei von Gudden in München, dann bei Sioli in Frankfurt tätig, wo er 1889 Alois Alzheimer begegnete und sich mit ihm befreundete. Ab 1895 war Nissl bei Kraepelin in Heidelberg, wo er sich 1896 habilitierte. 1904 wurde er Kraepelins Nachfolger auf dem Heidelberger Lehrstuhl, 1908 Leiter der histologischen Abteilung der

neu gegründeten «Deutschen Forschungsanstalt für Psychiatrie» in München. Nissls neuropathologische Verdienste bestehen u. a. in der Verfeinerung der Methodik histologischer Hirnuntersuchungen und in der funktionellen Untersuchungsweise. Er fand heraus, dass es verschiedene Arten von Nervenzellen gibt. Durch Färben mit Methylenblau entdeckte er Bestandteile der Nervenzelle, die heute Nissl-Schollen genannt werden.

69 Alois Alzheimer war 14 Jahre lang Arzt an der Frankfurter Irrenanstalt, wo ihm Franz Nissl den Weg der Hirnpathologie zeigte. Kraepelin holte Alzheimer 1902 an die Heidelberger Klinik, wo er sich 1903 habilitierte. Alzheimer folgte Kraepelin 1903 nach München. 1912 wurde er auf den Lehrstuhl für Psychiatrie in Breslau berufen.

70 Arnold Pick (1851–1924) war Neurologe und Psychiater, er leitete die Anstalt Dobrzan, sodann ab 1892 die Psychiatrische und Neurologische Klinik der Deutschen Universität in Prag.

71 Korbinian Brodmann habilitierte sich 1910 in Tübingen, er wurde 1916 Prosektor der Anstalt Nietleben bei Halle. 1918 berief ihn Kraepelin an die Deutsche Forschungsanstalt für Psychiatrie in München, wo er das Labor für Histotopographie übernahm, aber noch im gleichen Jahre starb.

72 Die Auseinandersetzungen wurden eine Zeit lang in heftiger Form geführt. Kraepelin sah Wernicke als einen «Hirnmythologen», zu Meynert äußerte er: «Luftig aufgeführtes Gebäude» (Kraepelin, 1887, S. 9); Wernicke bezeichnete Kraepelins Lehren als «feuilletonistisch». Die Diskussion hielt jahrzehntelang an. Noch 1938 wurden auf einem Psychiaterkongress zwei Grundsatzreferate gehalten: «Die Lehren Kraepelins in ihrer Bedeutung für die heutige Psychiatrie» (Gaupp, 1939) und «Die Lehren Wernickes in ihrer Bedeutung für die heutige Psychiatrie» (Schröder, 1939). Die Polarisierung Wernicke versus Kraepelin ist oft missverständlich so dargestellt worden, als handele es sich um eine Psychiatrie mit oder ohne Hirnpathologie. Die Unterscheidung ist jedoch eine andere, wie auch die wissenschaftlichen Werke der Wernicke-Schüler Bonhoeffer und Gaupp zeigen: einerseits eine nur hirnpathologische Psychiatrie, andererseits eine «klinische Psychiatrie», die sich pluridimensional versteht und u. a. auch Neuropathologie einschließt (s. Kap. 26).

73 Die allmählich sich abzeichnende Gliederung in zwei Fächer wurde von den Nationalsozialisten unterbrochen, welche Neurologie und Psychiatrie zu einer Fachgesellschaft zusammenschlossen. Während des Dritten Reiches emigrierten zahlreiche Neurologen jüdischer Abstammung, unter ihnen Kurt Goldstein und Ludwig Guttmann.

74 «Vermöge dieser beim animalischen Magnetismus statthabenden dynamischen Verbindung zweier organisch getrennten [sic] Wirkungsvermögen, in welchem die Activität und der männliche Charakter sich mehr offenbart, den Neurander [...].» (Kluge, 1818, S. 205)

75 In ideengeschichtlicher Hinsicht stellt Carus ein Bindeglied zwischen Romantik und Mesmerismus einerseits und moderner Psychotherapie bzw. Psychoanalyse andererseits dar. Als Franz Anton Mesmer (1734–1814) starb, war Carus (1789–1869) 26 Jahre alt, als Freud (1856–1939) geboren wurde, zählte Carus 67 Jahre, und als Carus starb, war Freud 13 Jahre alt. Carus, der also in

seiner Lebenszeit sowohl Mesmer als auch Freud persönlich hätte kennen lernen können, markiert mit seinem Werk in etwa nicht nur die chronologische, sondern auch die ideengeschichtliche Mitte zwischen Mesmer und Freud (vgl. Schott, 1994). Es sei nur an sein völlig unbeachtet gebliebenes spätes Buch «Über Lebensmagnetismus und über die magischen Wirkungen überhaupt» (1857) erinnert, in dem Naturphilosophie und Tiefenpsychologie eng miteinander verknüpft werden.

76 Pierre Janet (1859–1947) war zunächst Gymnasiallehrer für Philosophie in Le Havre, er studierte später Medizin und wurde mit 34 Jahren Arzt. Aber er blieb nicht in der Medizin, sondern lehrte ab 1895 experimentelle und vergleichende Psychologie am *Collège de France* in Paris, wo er von 1902 bis 1934 eine Professur innehatte.

77 Eine andere Blickrichtung verfolgte die romantische Lehre von der «Entfremdung». In der medizinischen Anthropologie ist die Idee einer allgemeinen Störung des menschlichen Seelenlebens, einer Art inhärenter Geisteskrankheit des Menschen schlechthin, die sich von Geschlecht zu Geschlecht weitervererbt, schon lange vor der Freud'schen Neurosenlehre nachweisbar. So spielte unter dem Einfluss der romantischen Naturphilosophie im frühen 19. Jahrhundert die Theorie der Entfremdung des Menschen von seinem (göttlichen) Ursprung eine zentrale Rolle: Sein Seelenleben schien – letztlich als Folge der theologischen «Erbsünde» – gebrochen, abgespalten, taub gegenüber der «Stimme» der «Gottnatur». Dieser «Abfall» schien zu seiner allgemeinen Störung, zur «babylonischen Sprachverwirrung» beizutragen, die nur noch in Traum, Vision und Ekstase sichtbar werde, wie insbesondere der romantische Arzt und Naturphilosoph Gotthilf Heinrich Schubert hervorhob (vgl. Schott, 1981; s. a. Kap. 4). Diese Idee eines verlorenen Ursprungsparadieses ist jedoch dem Degenerationsgedanken diametral entgegengesetzt: Hier geht es um den Verfall einer erreichten Entwicklungsstufe, um die Zerrüttung eines funktionierenden biologischen Organismus, die Ruinierung eines gesunden Seelenlebens, um die «Minderwertigkeit» im Vergleich zur (gesunden) Vollwertigkeit.

78 Virchow (1858, S. 60) charakterisiert in seiner Cellularpathologie «Degeneration» im Kontext der Neoplasmen als «Abweichung in der typischen Gestaltung». Virchow nannte jede Gewebsanomalie Degeneration. Aus der pathophysiologischen Lehre von der Organminderwertigkeit und Überkompensation leitete später Alfred Adler in einer psychologischen Analogie den neurotischen «Minderwertigkeitskomplex» ab (vgl. Brachfeld, 1972). In den betreffenden Publikationen geht jedoch weder Adler selbst noch der jeweils einführende Kommentar zu rezenten Ausgaben auf die wissenschaftshistorischen Voraussetzungen ein (vgl. Adler, 1907 u. 1912).

79 Morel, 1857 u. 1860a; vgl. u. a. Roelcke, 1999, S. 80 ff.; Mann, S. 8 f.

80 Bénédict-Augustin Morel (1809–1873) wurde als Kind französischer Eltern in Wien geboren. Die Eltern starben früh, der Junge wurde von einem Priester in Luxemburg erzogen und blieb zeitlebens ein frommer Katholik. Morel wurde zuerst Lehrer, studierte dann Medizin in Deutschland und anderen europäischen Ländern. Er befasste sich eingehend mit der deutschen Psychiatrie, insbesondere mit den so genannten Psychikern. Er ging dann zu Jean Pierre Falret

an die *Salpêtrière* in Paris. Später war er Leiter einer Anstalt bei Nancy (1848). Morel war ein ausgezeichneter Kliniker, von dem das Konzept der *Demence praecox* stammt, auf das sich Kraepelin bezog (s. Kap. 12). Morel betrieb auch anatomisch-physiognomische Studien, von denen die Typenlehre der Psychiatrie und die Konstitutionsbiologie Kretschmers ihren Ausgang nahmen.

81 Magnan war wie Morel bei Falret in Paris an der *Salpêtrière* tätig, später am Bicêtre (1867) und am *St. Anne.*

82 Paul Julius Möbius (1835–1907) studierte erst Theologie, dann Medizin. Er habilitierte sich bei dem Neurologen Strümpell und führte ab 1879 eine eigene Praxis in Leipzig. Er war Neurologe, wie auch sein Buch «Über die Einteilung der Krankheiten» (1892) zeigt. Er hatte wenig psychiatrische Erfahrung, schrieb aber zahlreiche Bücher psychiatrischen Inhaltes, u. a. «Über den physiologischen Schwachsinn des Weibes» (1900b). Er arbeitete über das Genieproblem und verfasste Pathographien historischer Persönlichkeiten. Im Einzelnen s. Bodenheimer, 1963.

83 In «Zur Entartungsfrage» (1908) erörtert Kraepelin zunächst bestimmte Krankheiten wie Syphilis und Alkohol unter dem Aspekt der Degeneration, die er sodann auch biologisch und soziologisch diskutiert im Sinne der Domestikation, die eine «Loslösung aus den natürlichen Lebensbedingungen» und eine «Abschwächung natürlicher Triebe» mit sich bringe (S. 748). Von hier aus liegen, wie auch die weiteren Ausführungen Kraepelins zeigen, rassenhygienische Folgerungen nahe.

84 So gab es gegen Ende des 19. Jahrhunderts den «Menschenzoo», in dem Angehörige von Naturvölkern (aus den Kolonien rekrutiert) ausgestellt wurden, bevorzugt in französischen zoologischen Gärten, aber auch in Hagenbecks Tierpark in Hamburg. Sie wurden als «Naturmenschen» bezeichnet, aber in einem eher pejorativen Sinne, nämlich in der Vorstellung eines Stufenmodells, einer Hierarchie höher und niedriger stehender Menschen. Diese niedrigeren Naturmenschen fanden im Menschenzoo das rege Interesse der Bevölkerung, sie wurden im Übrigen eher wie Tiere denn wie Menschen gehalten, was aber seinerzeit kaum Kritik auslöste. Derartiges Abwerten anderer Menschen findet sich auch in den Verbrechen der Nationalsozialisten wieder, die z. B. im Hinblick auf Russen von «Halbmenschen» oder «Untermenschen» sprachen.

85 Cesare Lombroso, ein italienischer Psychiater jüdischer Abstammung, war Professor für Psychiatrie in Pavia und ab 1876 Professor für gerichtliche Medizin, Kriminologie und Anthropologie in Turin. Er war ein vielseitig begabter Wissenschaftler und Mediziner, der u. a. entdeckte, dass die *Pellagra* auf einseitige Mangelernährung zurückzuführen ist; er war politisch im italienischen *Risorgimento* engagiert. Seine Arbeiten über Verbrechen (1887a) und über Genialität (1890), zuvor wenig diskutierte Themen, wurden weltweit bekannt.

86 Zur psychiatrischen Stigmatisierung der Juden im Sinne einer «psychopathischen Minderwertigkeit» s. Kap. 21.

87 Francis Galton gilt als Begründer der Biometrie, auf ihn gehen u. a. die Regressions- und die Korrelationsrechnung zurück. Zu seinem Interesse an Fragen der Erblichkeit soll beigetragen haben, dass er seinem weitläufigen Verwandten Charles Darwin offensichtlich ähnlich sah. Galton erforschte auch die

Hautleistenmerkmale, was zu der kriminalistischen Methode der Daktyloskopie führte.

88 Im Sinne Galtons bildeten sich eugenische Initiativen und Vereinigungen (zuerst 1905 in London), deren Programme von Gesundheitserziehung bis zu Eheverbot und Sterilisation reichten. In der Bevölkerung war das eugenische Denken weit verbreitet.

89 Ernst Rüdin war Schweizer, er studierte und arbeitete hauptsächlich in Deutschland. 1903 erschien eine erste «einschlägige» Publikation: «Der Alkohol im Lebensprozeß der Rasse». Im gleichen Jahr wurde er Assistent, später Oberarzt bei Kraepelin in München. 1909 habilitierte er sich mit einer Untersuchung lebenslänglich Verurteilter. Es folgten Studien zur Erbprognose der *Dementia praecox* (1916), die er für eine genetisch bedingte Krankheit schlechthin hielt. 1925–1928 war Rüdin Ordinarius für Psychiatrie in Basel. Er war inzwischen international bekannt. Danach leitete er die genetische Abteilung an der Deutschen Forschungsanstalt für Psychiatrie in München, 1931 wurde er Institutsdirektor, 1933 persönlicher Ordinarius. Im Einzelnen s. Weber, 1993.

90 Den allgemeinen wissenschaftlichen Hintergrund hierfür gab das Buch «Menschliche Erblichkeitslehre und Rassenhygiene» (1921) von Baur, Fischer und Lenz ab.

91 Uchimura war von 1936 bis 1953 Ordinarius für Psychiatrie an der Tokyo-Universität. Zwei Jahre lang arbeitete er bei Scholz in München. Unter seinen Schülern finden sich führende Psychiater Japans. Hauptsächlich arbeitete er auf neuropathologischem Gebiet, das nicht zuletzt durch seine Schule heute zu einer der wichtigsten Forschungsrichtungen in Japan geworden ist. Durch seine Arbeit über die «*Imu*-Reaktion» der Aino als Analogon der Primitivreaktion im Sinne von Ernst Kretschmer wurde er auch in Deutschland bekannt (vgl. Nüssner, 1978, S. 18). Er übersetzte 1953 die «Allgemeine Psychopathologie» von Karl Jaspers, noch bevor diese in englischer Übersetzung erschien.

92 Der Begriff «klinisch» ist nicht mehr auf die *stationäre* Behandlung beschränkt, auch wenn sich das Wort klinisch vom griechischen *kline* = Bett ableitet. Im Übrigen hat die Bezeichnung «Klinik» bzw. klinisch in der Medizin mehrere Bedeutungen: zunächst Krankenhaus; sodann klinische Charakteristik einer Krankheit; z. B. beinhaltet «Klinik der Psychiatrie» Symptomatik und Verlauf sowie Therapie und Prävention. Klinik ist auch die Bezeichnung für den zweiten Teil des Medizinstudiums. Schließlich wird so die traditionelle Hauptvorlesung bezeichnet, z. B. «Klinik für Psychiatrie». Heute wird «klinisch» oft mit «medizinisch» gleichgesetzt.

Von «klinischem Unterricht» sprach wohl als Erster der Würzburger Mediziner Johann Schönlein um 1820. W. Griesinger pflegte seine erste Vorlesung zu Beginn des Semesters «Eröffnung der psychiatrischen Klinik» zu nennen, was zu dem Missverständnis führte, es handele sich um die Inbetriebnahme eines Klinikgebäudes. Griesinger hat diese Eröffnungsvorlesungen besonders sorgfältig vorbereitet und veröffentlicht, jede hatte einen eigenen Schwerpunkt.

93 «*Ce sont les mêmes principes à suivre pour la recherche de la vérité en médeci-*

ne que pour les autres sciences naturelles; mêmes règles pour acquérir un gous pur et des connoissance solides [...].» (Pinel, 1798, 4. Aufl, 1810, S. LV).

94 Dabei ist wichtig zu wissen, dass Wunderlich der Psychiatrie nahe stand und viel mit Griesinger zusammenarbeitete. Er war es, der Griesinger den Anstoß zur psychiatrischen Arbeit gab. Wunderlich selbst hat eine psychiatrische Vorlesung gehalten und über Neurosen publiziert (1870, S. 399 f.). Er griff in den Psychiaterstreit 1868 ein, und er publizierte Griesingers Gesammelte Schriften.

95 Karl Ludwig Kahlbaum (1828–1899), ein musisch begabter Mann und zugleich ein strenger Wissenschaftler, hatte als Assistent der ostpreußischen Anstalt Allenberg 1862 die *Venia legendi* in Königsberg erworben, wo es allerdings noch keinen psychiatrischen Lehrstuhl gab. Er ging 1866 in die psychiatrische Privatklinik von Dr. H. Reimer in Görlitz, die er im folgenden Jahr erwarb. Unter seiner Leitung wurde die Görlitzer Klinik zu einer Psychiaterschule, in der u. a. Ewald Hecker, Konrad Rieger, Julius Hallervorden, Theodor Ziehen und Hermann Oppenheim arbeiteten; auch Emil Kraepelin war 1883 für eine Arztstelle im Gespräch. Kahlbaum unterbrach seine Görlitzer Arbeit 1875/76 für ein Jahr, um sich in Prag und Wien in pathologischer Anatomie und Mikroskopie weiterzubilden.

96 Des Weiteren ist aus Kahlbaums Schriften die sonst erst später dezidiert getroffene Unterscheidung von endogenen und organischen Psychosen herauszulesen. Er war auch für psychosomatische Fragen offen. Sein Hauptwerk über die Krankheitseinteilung erschien 1863, es wurde durch Veröffentlichungen 1869 und 1871 ergänzt. Kahlbaums Verdienste um die klinische Psychiatrie haben in der jüngeren psychiatriegeschichtlichen Forschung mehr Beachtung gefunden (vgl. Goldar/Starkstein, 1995; Steinberg, 1999; Bräunig/Krüger, 2000).

97 Diese Sichtweise entsprach nicht der vorherrschenden Auffassung, die R. v. Krafft-Ebing in seinem weitverbreiteten Lehrbuch der Psychiatrie so formulierte: «Die klinische Psychiatrie ist eine Erfahrungswissenschaft und Teilgebiet der Gehirn- und Nervenpathologie [...] diese Hirnkrankheiten mit vorwaltenden Störungen der psychischen Funktion nennt man auch Krankheiten der Seele oder Seelenkrankheiten [...].» (Krafft-Ebing, 1897, S. 1) Im Sinne Griesingers hielt L. Wille (1878a) die Erfassung «aller klinischen Merkmale für geboten» (S. 396). «[...] Sodann daß es bei dem gegenwärtigen Standpunkt der Disciplin nicht statthaft ist, mit Hypothesen, seien sie auch noch so verführerisch anatomisch oder physiologisch eingekleidet, an die Auffassung der Krankheitsfälle zu gehen [...].» (S. 401)

98 Quellen: Neben der Autobiographie Kraepelins, die 1983 veröffentlicht wurde, gibt es «Selbstzeugnisse», die zusammen mit Gedichten und Briefen Kraepelins publiziert wurden (von Burgmair et al., Hrsg., 2000), und es liegt der Briefwechsel W. Wundt – E. Kraepelin vor (Steinberg, Hrsg., 2002). Das wissenschaftliche Werk wurde insbesondere von Gaupp (1939) gewürdigt. Die wichtigste Publikation Kraepelins ist sein Lehrbuch «Psychiatrie», das ab 1883 (die erste Auflage wurde als Compendium bezeichnet) in acht Auflagen (bis 1915) erschien; eine Übersicht vermittelt das Vorwort zur 8. Auflage (Bd. I,

1909) und auch eine psychiatriehistorische Arbeit (1918a). Von den Bibliographien ist die von Burgmair et al. (2000) die sorgfältigste.

99 Wilhelm Wundt (1832–1920) war ursprünglich Arzt, arbeitete bei dem Physiologen H. L. F. von Helmholtz, konzipierte eine naturwissenschaftlich-physiologische (statt wie bisher philosophische) Psychologie und begann experimentell zu arbeiten. 1874 erhielt er den Lehrstuhl für Psychologie in Zürich und 1875 in Leipzig, wo er 40 Jahre arbeitete und 1879 das erste psychologische Institut in Deutschland gründete.

100 Leipzig hatte Kraepelin wiederum wegen W. Wundt gewählt, in dessen psychologischem Labor er im Hinblick auf eine Habilitation zu arbeiten hoffte. So wurde er Wundts erster Mitarbeiter, ohne sich allerdings auf diesem Wege habilitieren zu können. In seinem Nachruf auf Wundt beschrieb Kraepelin (1920) das Psychologische Institut.

101 Kraepelin bestand darauf, anders als sein Vorgänger und später sein Nachfolger, nur das Fach Psychiatrie und nicht auch Neurologie zu vertreten.

102 An der ersten Sitzung der Stiftung nahm auch der bayerische König teil.

103 1927 erhielt die Forschungsanstalt ein eigenes Institutsgebäude neben dem Schwabinger Krankenhaus in München, wo die seit 1922 bestehende psychiatrische Bettenstation später zu einer größeren klinischen Abteilung ausgebaut und dem Institut angegliedert wurde. Die weitere Geschichte der Forschungsanstalt war wechselhaft. In der NS-Zeit wurde die erbbiologische Forschung akzentuiert (s. Kap. 19). Nach dem Zweiten Weltkrieg wurde der Name in Max-Planck-Institut für Psychiatrie geändert, und es wurden Abteilungen für fast alle psychiatrischen Forschungsgebiete einschließlich der psychologischen Arbeitsbereiche aufgebaut (im Einzelnen vgl. Kraepelin, 1916, sowie Ploog, 1999).

104 Mit Wundt verband Kraepelin eine lebenslange Freundschaft, wie der Briefwechsel zeigt: «[...] mein ganzes Leben hat unter Ihrem Einfluß gestanden.» (Kraepelin an Wundt am 23. 03. 1919, zit. n. Steinberg, 2002, S. 115)

105 Trotz aller Erfolge blieb Unzufriedenheit. «Es ist der größte Schmerz meines Lebens, daß es mir nicht vergönnt gewesen ist, auf dem Wege weiter zu wandern, den ich seinerzeit unter Ihrer Führung einzuschlagen gedachte.» (Kraepelin an Wundt am 13. 08. 1912, zit. n. Steinberg, 2002, S. 109)

106 Die Erforschung der Arbeitskurve wurde von Kraepelins Mitarbeiter Otto Graf (1893–1973) fortgeführt, der erkannte, dass neben anderen Einflüssen auch die zirkadiane Rhythmik die «physiologische Arbeitskurve» bestimmt. Graf arbeitete auch psychopharmakologisch und beteiligte sich an Kraepelins Kampf gegen den Alkohol. Die psychologische Abteilung der Forschungsanstalt wurde 1929 unter seiner Leitung dem Arbeitsphysiologischen Max-Planck-Institut in Dortmund eingegliedert.

107 Kraepelin hatte das Krankenblattschreiben, das noch nicht lange allgemein üblich war, zur Perfektion gebracht.

108 Hieran arbeitete Kraepelin regelmäßig während der Semesterferien in seinem Haus in Pallanza am Lago Maggiore, später in Baiersbronn an der Isar.

109 Eine andere ebenfalls exemplarische Methode der klinischen Forschung ist die vertiefende Psychopathologie von Eugen Bleuler (s. Kap. 14).

110 Auch der Vorwurf einer Überbetonung der genetischen Forschung mit den bekannten Folgen für Eugenik und Rassenhygiene trifft nicht auf Kraepelin zu, sondern auf die Arbeit an der Forschungsanstalt nach ihm (s. Kap. 11).
111 Die Auseinandersetzung mit der Psychoanalyse, auch mit C. G. Jung, überließ Freud seinem Mitarbeiter Max Isserlin (vgl. Peters, 2002a; 2002b).
112 Eine «lebensvolle Psychiatrie» urteilte Ernst Kretschmer (1919b, S. 372). Die Inschrift auf Kraepelins Grabstein in Heidelberg lautet: «Ein Name mag vergehen, bleibt nur das Werk bestehen.» Aber auch der Name blieb bestehen: «*Kraepelinian*» ist in der englischsprachigen psychiatrischen Literatur ein geläufiges Adjektiv.
113 Zu Freud gibt es zahlreiche Biographien, Briefeditionen sowie unzählige Einzelstudien zu seinem Werk und dessen Wirkung, die bibliographisch weitgehend erfasst sind (vgl. u. a. Grinstein, 1956–1975). Auch zur medizin- bzw. wissenschaftshistorischen Einordnung der Psychoanalyse existiert eine umfangreiche Literatur (vgl. z. B. Ellenberger, 1973; Sulloway, 1982).
114 Hirschmüller, der die Krankenakten im Hinblick auf Freuds Tätigkeit akribisch untersucht hat, stellt fest, dass bei den psychiatrischen Krankengeschichten «ein deutliches inneres Engagement Freuds nicht zu entnehmen» sei (Hirschmüller, 1991, S. 208). Freud trug später, nach seinem Studienaufenthalt bei Charcot im Winter 1885/86, einen Konflikt mit Meynert über die Fragen der Hysterie und Hypnose aus. In einem Vortrag erklärte Meynert 1888, die Phänomene der Hypnose seien kein Thema wissenschaftlicher Erörterung, sondern vielmehr als «widerwärtige Erscheinung hündischer Unterjochung von Menschen durch andere Menschen» vom «Abglanz der Abgeschmacktheit umgeben» (zit. n. Hirschmüller, 1991, S. 214). Auch seine Theorie, dass die funktionellen Störungen Ausdruck einer reversiblen Durchblutungsstörung des hinteren Teils der inneren Kapsel seien, widersprach der hypnotischen Auffassung eines Charcot, der durch Erzeugung funktioneller Lähmungen in der Hypnose deren ideogene Natur zu zeigen versuchte (vgl. S. 216).
115 Freuds Theorie der Traumarbeit erinnert an Gotthilf Heinrich Schuberts «Symbolik des Traumes» (1814), die im Traumdeutungsbuch positiv erwähnt wird. Denn das Unbewusste enthält eine poetische Kraft, die dem Wachbewusstsein verschlossen ist und unverständlich bleibt. Nirgends wird Freuds Nähe zur romantischen Naturphilosophie deutlicher als im Begriff der Traumarbeit.
116 «Wir haben im ‹Ich› selbst etwas gefunden, was auch unbewußt ist, sich gerade so benimmt wie das Verdrängte, d. h. starke Wirkungen äußert, ohne selbst bewußt zu werden, und zu dessen Bewußtmachung es einer besonderen Arbeit bedarf.» Somit ist das «Ich» ebenso wenig mit dem System «Wahrnehmen – Bewußtsein» (W-Bw) identisch wie das «Es» (diesen Begriff hat Freud von dem Psychosomatiker Georg Groddeck übernommen) mit dem des «Unbewußten». Das «Es» ist Reservoir der Triebe, der angeborenen wie der verdrängten, die mit «Ich» und «Über-Ich» in Konflikt treten, welche sich ihrerseits entwicklungsgeschichtlich aus ihm heraus differenziert haben. Das «Über-Ich» ist die Instanz des Gewissens, die vor allem durch Verinnerlichung elterlicher Gebote und Verbote entsteht und Triebverzicht fordert. Das «Ich» als Vermittlungs-

instanz ist für Freud von allen drei Seiten bedroht: «[...] von der Außenwelt her, von der Libido des Es und von der Strenge des Über-Ichs [...]. Als Grenzwesen will das Ich zwischen der Welt und dem Es vermitteln, das Es der Welt gefügig machen und die Welt mittels seiner Muskelaktionen dem Es-Wunsch gerecht machen.» (Freud, 1923a, S. 286) Freuds Zielsetzung der psychoanalytischen Therapie ist dementsprechend auf eine «Ich-Stärkung» ausgerichtet. Der Neurotiker soll autonom werden und sich von den psychischen Zwängen, unter denen sein «Ich» leidet, befreien.

117 Der Todestrieb äußere sich als destruktiver «Wiederholungszwang», der unabhängig vom Lustprinzip wirke. Er sei eine dem Leben innewohnende Tendenz zum «Anorganischen». Bemerkenswert ist, dass Freud dies zu einer Zeit formulierte, in der er vom Gaumenkrebs befallen war, mit dem er bis zu seinem Tode kämpfte. In den 1920er Jahren vollendete Freud schließlich sein Lehrgebäude der Psychoanalyse und widmete sich in seiner Spätphase verstärkt kultur- und religionskritischen Fragestellungen.

118 Es sei hier nur angedeutet, dass Friedrich Nietzsche mit seinem Begriff der «modernen Krankheit», wie er sie in der «Genealogie der Moral» (1887) darlegte, die Freud'sche Neurosenlehre vorwegnahm. Nietzsche ist wahrscheinlich der einzige Denker, der es mit der Radikalität der Freud'schen Anthropologie und Gesellschaftskritik aufnehmen kann – und diese philosophisch noch übertrifft.

119 Nach Monaten erfolgloser Therapie wurde Meynert hinzugezogen, dessen negative Einstellung gegenüber der Hypnose durch Freuds Behandlung dieser Patientin bestärkt worden sein könnte (vgl. Hirschmüller, 1991, S. 219). Eine solche Erfahrung der therapeutischen Hilflosigkeit, insbesondere die Wirkungslosigkeit der Hypnose bei psychotischen Patienten, dürfte Freud bewogen haben, sich vorwiegend hysterischen und neurasthenischen Erkrankungen zuzuwenden.

120 Diese Unfähigkeit zur Übertragung nach Freud entspricht der Unfähigkeit zum Rapport bei Bernheim. Die Analogien überraschen nicht: Freud war in Sachen Hypnose und Suggestion viel weniger ein Charcot- als vielmehr ein Bernheim-Schüler. Diese Auffassung, Patienten mit psychotischen oder psychosenahen Störungen seien nicht übertragungsfähig, wurde später revidiert.

121 Als Skandalon erscheint das Verhalten C. G. Jungs, der 1934 formulierte: «Das arische Unbewußte hat ein höheres Potential als das jüdische; das ist der Vorteil und der Nachteil einer dem Barbarischen noch nicht völlig entfremdeten Jugendlichkeit.» (Zit. n. Lockot, 1985, S. 94 f.) Jung war offenbar selbst von der «blonden Bestie» als dem Archetyp, den er in Deutschland erwacht sah, fasziniert und ergriffen. So schrieb er 1935: «Faschismus und Hitlerismus [...] sind Archetypen, und so könnte man sagen: Gebt den Menschen einen Archetyp, und sie werden alle wie *ein* Mann vorwärtsstürmen; Widerstand ist ausgeschlossen.» (Jung, 1935, S. 171 f.)

122 An dieser Stelle muss noch einer der wenigen Psychiater genannt werden, der als praktizierender Kliniker – selbständig und in kritischer Distanz (er lehnte z. B. die Lehranalyse ab) – langfristig die Psychoanalyse mit seiner psychiatrischen Tätigkeit verknüpfte, nämlich Paul Schilder (1886–1940). Er war seit

seiner Studienzeit mit Freud bekannt. 1925 veröffentlichte er die Schrift «Entwurf zu einer Psychiatrie auf psychoanalytischer Grundlage». Seine unorthodoxen Auffassungen führten immer wieder zu Konflikten mit den Freudianern, sowohl in Wien als auch später, nach seiner bereits 1928 erfolgten Übersiedelung nach New York, wo er ab 1930 die Psychiatrische Abteilung des *Bellevue Hospital* leitete. Wegen anhaltender Meinungsverschiedenheiten musste er sich schließlich gezwungermaßen aus der «New Yorker Psychoanalytischen Gesellschaft» zurückziehen.

123 Wie sehr Griesinger der Zürcher Neubau am Herzen lag, zeigt ein Brief, den er 1866 von Berlin aus an die Zürcher Behörde richtete: Er unterbreitete weitere, modernere Vorschläge zur Einrichtung des Gebäudes (vgl. Steinebrunner, 1971, S. 85).

124 Forels psychiatrische Neuerungen, insbesondere die Hypnoseforschung, und auch sein Hobby, die Ameisenforschung (er beschrieb 3500 Arten; vgl. Maier, 1932, S. 179), trugen ihm Kritik und Angriffe der Fakultät ein. Er gab sein Amt mit 50 Jahren auf, allerdings auch weil er sich gesundheitlich nicht viel zutraute. In den folgenden Jahrzehnten lebte er als Privatgelehrter. Forel kämpfte entschieden gegen den Alkoholismus, gründete eine Abstinenzbewegung und entschied sich selbst 1884 zur Abstinenz. Er vertrat als einer der Ersten die Erkenntnis, Alkoholismus sei heilbar. Er trat für die Rassenhygiene ein (s. Kap. 11). Forel schrieb eine Autobiographie (1935), und es wurden Briefe publiziert (1968).

125 Es gibt keine ausführliche Biographie Bleulers, wohl aber zwei aufschlussreiche Publikationen: Hell/Scharfetter/Möller, Hrsg., 2001; Scharfetter, 2001. Hinzuweisen ist auf Bleuers Abschiedsvorlesung (1927) und auf die Nachrufe von L. Binswanger (1940) und R. Gaupp (1940) sowie auf Schilderungen seines Sohnes Manfred Bleuler (1951, 1976 und im Geleitwort zu Bleuler, 1911, im Nachdruck 1988.) Der Briefwechsel Bleuler–Freud ist noch nicht publiziert. – Bibliographien (wenn auch unvollständig): Bleuler, Hrsg., 1979b; Kreuter 1996.

126 Bleuler wurde nicht «Psychoanalytiker» wie sein Oberarzt C. G. Jung (s. o.). Er hielt auch keine Vorlesung über Psychoanalyse (sondern über Psychiatrie). Er schloss sich nicht der «Psychoanalytischen Gesellschaft» an (nur vorübergehend gehörte er der Ortsgruppe Zürich an), brach aber auch nicht mit der Psychoanalyse und Sigmund Freud – wie C. G. Jung (s. u.).

127 Wie hat E. Bleuler selbst sein Werk gesehen? Als er in seiner Abschiedsvorlesung (1927) zurückblickte, bezeichnete er seine Beiträge zur Therapie des Alkoholismus als sein Hauptwerk, nicht etwa seine Schizophrenielehre. Das erinnert an Kraepelin, der weder die klinische Methode noch die Lehre von der *Dementia praecox* als seine größten Leistungen wertete, sondern die Arbeitskurve. Selbstbeurteilung und Einschätzung durch die Nachwelt klaffen bei beiden weit auseinander.

128 C. G. Jung gab 1909 seine klinische Anstellung am Burghölzli auf, um sich ganz der wissenschaftlichen Arbeit zu widmen. Das Angebot Bleulers, Jung für die experimentelle Psychologie freizustellen, nahm er nicht an. Er wurde 1935 Professor für Psychologie am Polytechnikum in Zürich, 1943–1945 war er per-

sönlicher Ordinarius für Psychotherapie in Basel. Jung hat viel geschrieben (Gesammelte Werke ab 1958). Sein Einfluss erstreckte sich weit über die Psychologie und Psychiatrie hinaus auch auf die Anthropologie, Ethnologie und andere kulturwissenschaftliche Gebiete.

129 Jakob Klaesi (1883–1980) wurde 1933 Ordinarius in Bern und leitete zugleich eine Privatklinik (autobiographischer Aufsatz, 1977).

130 Max Müller (1894–1980) leitete die schweizerische Anstalt Münsingen und wurde 1954 Ordinarius in Bern. Er verfasste eine Zusammenfassung der Schizophreniebehandlung (1935) und eine Autobiographie (1982).

131 Von den weiteren Bleuler-Schülern ist Jakob Wyrsch (1892–1980) zu erwähnen, der nachdrücklich für einen kulturbezogenen, menschlichen Stil der Psychiatrie eintrat und psychiatriehistorische Arbeiten veröffentlichte (1980).

132 In die gleiche Zeit fallen folgende maßgebliche Arbeiten: Tübinger Studien zur klinischen Forschung, zur introspektiven Psychologie und zum Wahn (Gaupp, 1903; 1910; 1914, sowie Kretschmer, 1918) und die Zürcher Arbeiten zur Schizophrenie und zur Psychoanalyse (E. Bleuler, 1905 bis 1911 und 1916, sowie Jung, 1907). Beide Schulen öffneten der Psychiatrie den Weg zur Psychodynamik, wenn auch in unterschiedlicher Weise: Bleuler durch direkte Auseinandersetzung mit der Psychoanalyse (s. o.); Gaupp befasste sich, soweit seine Schriften das zeigen, nicht ausdrücklich, aber doch inhaltlich mit psychoanalytischen Erkenntnissen, die mit seiner introspektiven Psychologie kompatibel erschienen. Der Tübinger Psychiater Ernst Kretschmer griff die Psychoanalyse intensiver auf und führte mit E. Bleuler eine Diskussion über das Unbewusste (vgl. Kretschmer, 1919c; Bleuler, 1920). In Anlehnung an Kretschmer entwarf Bleuler eine Pathocharakterologie. Sein Briefwechsel mit Gaupp und Kretschmer ist in Teilen veröffentlicht (Scharfetter, 1999).

133 Als der Zürcher Psychiater Hermann Rorchach 1922 von seinem jüngeren Kollegen Max Müller gefragt wurde, wo man in Deutschland eine gute psychiatrische Ausbildung finden könne, antwortete er: «Ich würde unbedingt Tübingen vorziehen [...].» (Rorschach, 2004, S. 395)

134 Paul Krauß (1902–1990) stammte väterlicherseits und mütterlicherseits aus Psychiaterfamilien. Er arbeitete bei Karl Bonhoeffer in Berlin und ab 1928 bei Robert Gaupp in Tübingen. 1931 wurde er Oberarzt seines Vaters in der Privatklinik Kennenburg bei Esslingen. 1942 übernahm er die Leitung des Christophsbades in Göppingen, eines Versorgungskrankenhauses in privater Trägerschaft. Er wurde zu einem der führenden Krankenhauspsychiater der Nachkriegszeit und arbeitete über Psychotherapie, Pharmakotherapie, Sozialpsychiatrie, ärztliche Ethik, Psychiatrie und Kunst sowie Psychiatriegeschichte.

135 Friedrich Robert Mauz (1900–1979) begann seine psychiatrische Ausbildung bei Robert Gaupp in Tübingen. Sein Mentor wurde der dortige Oberarzt Ernst Kretschmer, mit dem er 1926 nach Marburg ging. Dort habilitierte er sich 1928 mit «Die Prognostik der endogenen Psychosen» (1930), einer wesentlichen Erweiterung der Konstitutionslehre. Sein Hauptarbeitsgebiet war die Psychotherapie seelischer Krankheiten, insbesondere der Psychosen. 1938 bis 1944 war Mauz Ordinarius in Königsberg. Er war einer der Teilnehmer der na-

tionalsozialistischen T4-Konferenz (s. Kap. 19). In der Nachkriegszeit leitete er das psychiatrische Krankenhaus Ochsenzoll in Hamburg und von 1953 bis 1968 die Psychiatrische und Nervenklinik der Universität Münster.

136 Korbinian Brodmann (1868–1918) war führend in der zytoarchitektonischen Rindenfelderforschung und entdeckte die Sechsschichtenstruktur der Hirnrinde (s. Kap. 17). Er war lange verkannt und von einer akademischen Karriere ausgeschlossen worden, bis Gaupp ihm in Tübingen Arbeitsmöglichkeiten und Habilitation bot. Später arbeitete Brodmann in Kraepelins Münchener Deutschen Forschungsanstalt.

137 Zu dieser Zeit legte Karl Birnbaum (1878–1950) in dem Buch «Aufbau der Psychosen» (1919) sein Forschungsprinzip der Strukturanalyse dar, die zu dem gleichen Ergebnis führte wie die Untersuchungen von Gaupp und Kretschmer. Jedoch wurden Birnbaums Ausführungen, die kompliziert formuliert und nicht leicht zu lesen sind, weniger bekannt. Birnbaum leitete als a. o. Professor das psychiatrische Krankenhaus in Berlin-Buch, bis er 1933 aus rassistischen Gründen amtsenthoben wurde und in die USA emigrierte. Weitere Werke sind «Psychopathologische Dokumente» (1920b) und «Grundgedanken zur klinischen Systematik» (1922) sowie eine Geschichte der Psychiatrie (1928).

138 Aufgrund welcher Bedingungen konnte die pluridimensionale Psychiatrie in der Tübinger Schule so weit realisiert werden? Es sind mehrere Voraussetzungen zu erkennen: Keine Methode wurde verabsolutiert, keine Arbeitsrichtung monopolisiert, keine Theorie dogmatisiert. Vielmehr wurde aufgegriffen, was Erfolg versprach. Psychologisches und biologisches Arbeiten schlossen einander nicht aus. Dem entsprach Offenheit nach außen. Die Tübinger Psychiater verschlossen sich nicht gegenüber anderen Forschungsgruppen, sondern übernahmen, was anderswo erarbeitet und als richtig erkannt wurde. Eine weitere Voraussetzung des Erfolges der Tübinger Schule war offenbar ein hohes Maß an Kollegialität. Man arbeitete in einer Atmosphäre von Großzügigkeit, Rücksichtnahme und Kooperation. «In diesem Team wußte man eigentlich beim besten Willen nicht mehr, wer was erstmals formuliert hatte. Natürlich gab es Meinungsverschiedenheiten, auch Spannungen innerhalb der Assistentenschaft; aber man half sich gegenseitig weiter.» (Krauß, 1972, S. 90)

139 Ernst Kretschmer ist in einer schwäbischen protestantisch-geisteswissenschaftlichen Tradition aufgewachsen; sein Vater war Pfarrer. Über mehrere bedeutende Ahnen schrieb Ernst Kretschmer Lebensbilder (1963). Er besuchte die evangelischen Begabtenseminare in Schönthal und Urach und kam in das gerühmte Tübinger Stift, studierte Medizin in München und Hamburg und war einige Monate lang Praktikant in der schwäbischen Anstalt Winnenthal, wo er mit der Wahnforschung begann und hierüber promovierte (1914). Von 1913 an arbeitete er in Tübingen bei R. Gaupp. Noch im Kriegsdienst habilitierte er sich 1918 mit der Schrift «Der sensitive Beziehungswahn». 1926 wurde er nach Marburg berufen. Dem Nationalsozialismus stand er ablehnend gegenüber. 1933 gab er aus politischen Gründen den Vorsitz in der von ihm mitgegründeten «Allgemeinen Ärztlichen Gesellschaft für Psychotherapie» ab (sein Nachfolger wurde C. G. Jung). Er hat sich zu politischen Fragen nicht öffentlich geäußert. Über die nationalsozialistische Zeit findet sich nur die An-

merkung, dass er von Freunden geschützt worden sei (vgl. Kretschmer, 1963, S. 215–216). 1946 bis 1958 war Kretschmer Ordinarius in Tübingen.

Über Ernst Kretschmer gibt es keine ausführliche Biographie, wohl aber aufschlussreiche Nachrufe in der «Zeitschrift für Psychotherapie und medizinische Psychologie» (die von Kretschmer mitgegründet worden war), im zweiten Heft des 15. Jahrganges 1965, u. a. von seinen Schülern Mauz und Winkler, sowie an anderer Stelle von Lempp (1997). – Autobiographisches schrieb Kretschmer in «Gedanken und Gestalten» (1963). Außer den erwähnten Büchern gibt es mehrere Sammlungen von Einzelarbeiten, herausgegeben von seinem Sohn Wolfgang Kretschmer: «Psychiatrische Schriften 1914–1962» (1974), hier auch eine allerdings nicht ganz vollständige Bibliographie; «Psychotherapeutische Studien» (1949) sowie ein Sammelband «Mensch und Lebensgrund» (1966), in dem sich auch nichtpsychiatrische Aufsätze finden.

140 Die Aufnahme des «Sensitiven Beziehungswahns» war uneinheitlich. Die Reaktionen reichten von ungeteilter Zustimmung und Bewunderung über wohlwollende Zurückhaltung (Bleuler, Jaspers, Gaupp) bis zu verständnisloser Ablehnung (Kahn, 1920). Die Angriffe richteten sich gegen die Tübinger Wahnlehre im Ganzen, aber doch mehr gegen Kretschmer als gegen Gaupp, dessen Schriften weniger angreifbar erschienen, da er seine Vorstellungen allmählich aus klinischen Erfahrungen entwickelt hatte und dabei behutsam und selbstkritisch vorgegangen war. Kretschmer hingegen trat als noch junger und kaum bekannter Mann unvermittelt mit einem genial wirkenden Entwurf auf die psychiatrische Bühne. Die psychiatriegeschichtliche Bedeutung dieses klassischen Buches steht heute außer Zweifel. Hierzu zwei Stimmen renommierter Fachleute: Der niederländische Psychiater H. C. Rümke schrieb: «In den folgenden Jahren [nach 1918] brach wie eine mächtige Eruption das Kretschmersche Denken in unsere Wissenschaft ein […]. Alles erschien in anderem Licht […].» (Zit. n. Winkler, 1965, S. 79) Und der dänische Psychiater Eric Strömgren resümierte, es gebe zwei Gruppen von Psychiatern: «Die eine Gruppe besteht aus Psychiatern, die den ‹Sensitiven Beziehungswahn› gelesen haben, die andere aus denen, die dieses Buch nicht gelesen haben.» (Strömgen, 1989, S. 74)

141 Zusammenstellungen von W. Kretschmer in: E. Kretschmer, 1974, S. 186.

142 In «Körperbau und Charakter» ging es Kretschmer um eine neue Konstitutionslehre. «Unter Konstitution verstehen wir die Summe aller der Eigenschaften eines Individuums, die in seiner Erbanlage genotypisch verankert sind.» (Kretschmer, 1922b, S. 609) Kretschmer fand Beziehungen zwischen Körperbau und Persönlichkeit, zudem Beziehungen zwischen Körperbau und Psychosetyp. Schizophrene Patienten hatten öfter einen leptosomen Körperbau, manisch-depressive Kranke mehr einen pyknischen Körperbau. Diese Konstitutionslehre war nach den enttäuschenden Ergebnissen der pathologisch-anatomischen Forschung des 19. Jahrhunderts (s. Kap. 7) der erste Versuch einer klinisch-biologischen Fundierung der Psychiatrie, allerdings nun in einem pluridimensionalen Rahmen. Eine Übersicht vermittelte Conrad, 1967.

143 Walter Theodor Winkler (1914–1984) war in Sumatra als Sohn eines Missionsarztes geboren. 1941 wurde er Assistent bei Kretschmer in Marburg, ab

1946 in Tübingen. 1961 bis 1979 war er Direktor des psychiatrischen Krankenhauses in Gütersloh/Westfalen, wo er sich neben der Fortführung der psychoanalytischen Therapie von Schizophrenen um die sozialpsychiatrische Reform im Krankenhaus und im extramuralen Bereich verdient machte. Im Einzelnen s. Häfner, 1986.

144 Als Buchtitel taucht «Allgemeine Psychopathologie» bereits 1878 bei Hermann Emminghaus (1845–1904) auf, der im Übrigen als Kinderpsychiater hervorgetreten ist (s. Kap. 37). Pichot (1983, S. 90 f.) betont die Bedeutung des französischen Philosophen und Psychologen Théodule Ribot (Hauptwerke in den 1880er Jahren) für die Entwicklung der Psychopathologie; Ribot stellte die seinerzeit vorliegende psychiatrische Literatur unter psychologischen Aspekten zusammen.

145 Jaspers hatte zunächst Jura studiert, nach einer Unterbrechung wegen Krankheit und Kur wechselte er zur Medizin, die er aber 1915 endgültig verließ. 1916 erhielt er in Heidelberg ein Extraordinariat, 1921 eine ordentliche Professur für Philosophie. 1937 wurde er seiner jüdischen Ehefrau wegen zwangspensioniert. Beide entgingen 1945 knapp der Deportation. Nach dem Krieg wurde Jaspers wieder als Philosophieprofessor in Heidelberg eingesetzt, 1948 wurde er nach Basel berufen.

Hinzuweisen ist auf die Autobiographie «Schicksal und Wille» (1967). «Gesammelte Schriften zur Psychopathologie» erschienen zum 80. Geburtstag 1963. Eine Bibliographie findet sich in Schilpp (1975), zusammenfassende Darstellungen des Werkes bei Blankenburg (1991) und Berrios (1992). Sein Hauptwerk «Allgemeine Psychopathologie» erschien in verschiedenen Sprachen.

146 Die Phänomenologie des späten Husserl kommt bei Jaspers nicht zum Tragen, wohl aber in der Daseinsanalyse (s. Kap. 17).

147 Das Verstehen als eine psychologische Methode war schon früher in die Psychiatrie eingeführt worden, u. a. von Gaupp (Kap. 15).

148 Die Existenzphilosophie des späteren Jaspers, die sich bereits in der «Allgemeinen Psychopathologie» angekündigt hatte, sah in der Existenz das eigentliche Selbstsein, den individuellen Kern des Menschen; Existenz setzte Jaspers anstelle von Seele, ohne aber hiermit in der klinischen Psychiatrie Resonanz zu finden.

149 Kurt Schneider (1887–1967) wird allgemein mit seinem vollen Vornamen zitiert, um eine Verwechslung mit dem NS-Psychiater Carl Schneider zu vermeiden, der sein Vorgänger auf dem Heidelberger Lehrstuhl war.

150 Aus der philosophischen Lehre Max Schelers hat Schneider die Theorie der Schichtung des emotionalen Lebens übernommen und hiervon ausgehend den Begriff der *vitalen* Depression entwickelt, der wenig Zustimmung erfuhr. Zu den fachlichen und persönlichen Beziehungen K. Schneiders zu M. Scheler s. Krahl und Schifferdecker (1998).

151 Was die anthropologische Orientierung angeht, speziell das Leib-Seele-Problem, sah sich Schneider einem psychophysischen Parallelismus verpflichtet, der von zwei unabhängigen Systemen ausgeht und für psychische Vorgänge entsprechende Hirnprozesse postuliert, ohne über die gegenseitigen Beziehun-

gen etwas aussagen zu wollen. Deshalb sprach Schneider behutsam von *empirischem* Dualismus.

152 Einige Beispiele des begrifflich-kategorialen Rigorismus bei Kurt Schneider zur Differentialdiagnose: «Man muß im konkreten Fall bis zum Äußersten versuchen, sich zu entscheiden, und fast stets gelingt auch die Entscheidung ohne Zwang.» (K. Schneider, 1966, S. 13) Diagnostisch unsichere Fälle seien «sehr selten» (l. c.), was jedoch ebenso wenig den klinischen Erfahrungen entspricht wie folgende These: Störungen der Intelligenz würden weder zum Wesen der Schizophrenie noch zu dem der Zyklothymie gehören (S. 129).

153 Es ging das Wort um, zwischen dem oberen Neckar (Tübingen) und dem unteren Neckar (Heidelberg) bestünden unüberbrückbare Gegensätze.

154 Einen Überblick der internationalen Rezeption gibt Scharfetter (1985, S. IV f.).

155 Am wenigsten eingängig war die These von einem psychophysischen Parallelismus. Dabei handelte es sich ursprünglich um eine philosophische Theorie, die von Psychiatern wie Emil Kraepelin, Karl Jaspers und Kurt Schneider angesichts des in psychiatrischer Sicht unauflöslich erscheinenden Leib-Seele-Problems aufgegriffen, aber nicht mit dem Ergebnis einer einheitlichen Konzeption, sondern mehr aus der Resignation bzw. einer wissenschaftlichen Aporie heraus formuliert wurde. Insofern erschienen eine methodologische Besinnung und eine anthropologische Konzeption vonnöten. Deutlich stellte Jaspers diese Problematik dar: Neurophysiologie (Hirnforschung) und Psychopathologie würden sich «nie in einer Weise begegnen, daß man von einer Zuordnung von bestimmten seelischen zu bestimmten körperlichen Vorgängen, von einem Parallelismus seelischer und körperlicher Erscheinungen reden könnte. Es ist so, wie wenn ein unbekannter Kontinent von zwei Seiten her erforscht wird, aber die Forschungsreisenden sich nicht treffen, weil immer ein breites undurchdringliches Land zwischen ihnen bleibt.» (Jaspers, 1913/1953, S. 4) Diese Auffassung, die von einem gewissen wissenschaftlichen Pessimismus getragen ist, trifft nicht mehr den heutigen Stand der neurobiologischen Forschung, insbesondere bezüglich der Neuroplastizität (s Kap. 25).

156 Edmund Husserl (1859–1928) lehrte Philosophie in Freiburg und Göttingen. Hauptwerk: «Logische Untersuchungen» (1900/01).

157 Erwin Straus (1891–1975) musste 1938 von Berlin in die USA emigrieren, obwohl sein Lehrer Bonhoeffer sich für ihn eingesetzt hatte. Seine phänomenologischen Publikationen datieren ab 1928, insbesondere: «Vom Sinn der Sinne» (1935), «Gesammelte Schriften» (1960), «Philosophische Grundfragen» (1963). – Eugène Minkowski (1885–1972), französisch-schweizerischer Psychiater aus der Bleuler-Schule, publizierte phänomenologische Studien ab 1923 (vgl. Kuhn, 1963).

158 Viktor Emil von Gebsattel (1881–1966) war zunächst Philosoph, studierte spät Medizin, wurde Psychiater und leitete das Institut für Medizinische Psychologie und Psychotherapie der Universität Würzburg. Phänomenologische Studien ab 1928, gesammelte Schriften 1954.

159 Ludwig Binswanger (1881–1966), ein Bleuler-Schüler, stammte aus einer Psychiaterfamilie, die die Privatklinik Bellevue in Kreuzlingen/Schweiz führte. In den 45 Jahren seiner leitenden Tätigkeit hat Ludwig Binswanger das Sana-

torium in eine moderne psychiatrische Klinik übergeführt. Er begründete die Daseinsanalyse. Wichtige Werke sind: «Der Mensch in der Psychiatrie» (1957b), «Melancholie und Manie» (1960), «Wahn» (1965), «Ausgewählte Vorträge und Aufsätze» (1947/1955).

160 Henry Ey (1900–1977) leitete von 1931 bis 1970 die psychiatrische Anstalt in Bonneval. Er hat nie ein akademisches Amt bekleidet, war aber der führende Kopf der französischen Psychiatrie in der Nachkriegszeit. Er begründete die Zeitschrift «*Evolution psychiatrique*».

161 In den Niederlanden entstand eine phänomenologische Diskussion, hauptsächlich getragen von dem Amsterdamer Psychiater H. van der Horst und dem Utrechter Physiologen F. J. J. Buytendejk. Der japanische Psychiater B. Kimura (1966, 1967, 1975) erarbeitete (auch von der Ich-Du-Lehre Martin Bubers ausgehend) eine medizinisch-psychiatrische Anthropologie für den japanischen Kulturbereich.

162 Felix Deutsch (1884–1964) war der Hausarzt von Sigmund Freud in Wien.

163 Georg Groddeck (1866–1934) leitete ein Privatsanatorium in Baden-Baden. Er führte u. a. das «Es» in die psychoanalytische Lehre ein (vgl. Groddeck, 1923). Diesen Begriff benutzte Groddeck also mehrere Jahre vor Freud, der ihn wahrscheinlich von ihm übernahm und ihn allerdings in einem anderen systematischen Zusammenhang definierte (vgl. Freud, 1923a). Er beeinflusste stark die psychoanalytische Psychosomatik, auch deren Entwicklung in den USA.

164 Franz Alexander (1891–1964), ungarisch-deutscher Psychoanalytiker, wurde nach der Emigration im Jahre 1932 Professor für Psychiatrie (und Psychosomatik) an der Universität von Illinois sowie 1956 Direktor der Psychiatrischen Klinik des *Mount Sinai Hospital* in Los Angeles. Er ist Mitbegründer der Zeitschrift «*Psychosomatic Medicine*» (ab 1939). Sein psychosomatisches Standardwerk erschien 1950, seine Geschichte der Psychiatrie (zusammen mit Selesnick) 1966.

165 Viktor von Weizsäcker (1886–1957) entstammte einer schwäbischen Wissenschaftler- und Politikerfamilie (vgl. Wein, 1988). Nachdem er als Student im physiologischen Labor tätig war, wurde er bei von Krehl in Heidelberg Internist und habilitierte sich mit pathophysiologischen Arbeiten. Er wäre, wie er selbst sagte, Internist geblieben, wenn ihm nicht die Leitung der neurologischen Abteilung der Medizinischen Kliniken Heidelberg angetragen worden wäre. Hier lernte er die funktionellen und psychosomatischen Störungen kennen, die sein Arbeitsgebiet wurden. 1941–1945 war er Ordinarius für Neurologie in Breslau, 1946 nahm er einen für ihn geschaffenen Lehrstuhl für «Allgemeine Klinische Medizin» in Heidelberg ein. Von Weizsäcker war nebeneinander ausgewiesener Philosoph sowie anerkannter Internist, Neurologe und Psychosomatiker. Naturwissenschaftlich hatte er ab 1911 publiziert, medizinisch-anthropologisch ab 1926. Von seinen «Gesammelten Schriften», die auf zehn Bände projektiert sind, sind bisher (zwischen 1986 und 1998) neun erschienen; auf die Krankengeschichten und Krankenvorstellungen (s. Bd. 3 [1998] und Bd. 9 [1988]) ist besonders hinzuweisen. Neben autobiographischen Aufsätzen (Bd. 1 [1986]) sind die biographischen Arbeiten von Bräutigam (1996, S. 67–80) sowie von Wein (1988, S. 341–410) zu nennen.

Alexander Mitscherlich (1908–1982), der von den Nationalsozialisten inhaftiert wurde und erst spät zur Medizin kam, wurde Psychoanalytiker und arbeitete ab 1938 bei von Weizsäcker neurologisch. 1946/47 kommentierte er den Nürnberger Prozess. 1949 gründete er mit von Weizsäckers Hilfe die psychosomatische Abteilung der Universität Heidelberg, 1954 die «Zeitschrift für Psychosomatische Medizin» und 1960 das Sigmund-Freud-Institut in Frankfurt, das er, zugleich Professor für Psychologie an der Universität Frankfurt, leitete.

166 Der Begriff «pathisch» erinnert an die «*Passions*» der französischen Schule von Pinel und an die Lehre von der moralischen Behandlung (s. Kap. 4 u. 5). In der heutigen Philosophie und Theologie bedeutet «*Compassion*», fremdes Leid wahrzunehmen und zur Sprache zu bringen.

167 In Deutschland waren zwischen Psychiatrie und psychosomatischer Medizin tiefe Gräben gezogen worden, historisch gesehen zwischen einseitig methodebezogener Psychiatrie (biologischer oder psychopathologischer Provenienz) und nicht weniger einseitiger, nämlich nur psychoanalytisch geprägter psychosomatischer Medizin. Das vorläufige Ergebnis der Polarisierung sind die Facharztbezeichnungen: einerseits «Psychiatrie und Psychotherapie», andererseits «Psychotherapeutische Medizin» bzw. «Psychosomatische Medizin» – eine Gegenüberstellung, die in anderen Ländern nicht geläufig ist, nicht einmal verständlich erscheint. So entstand ein zweites Versorgungssystem neben dem der Psychiatrie.

168 Fortpflanzungsverbote für Bettler, Arbeitsunfähige und Kranke forderte bereits der Arzt C. A. Weinhold (1827, S. 45 f.).

169 Die umfassendste Darstellung der Entwicklung in Deutschland, insbesondere im NS-Staat, gibt Schmuhl (1992); eine Regionalstudie zur Provinz Westfalen stammt von Walter (1996); zum europäischen Kontext vgl. Roelcke (2002b).

170 Die Sterilisation als eugenische Maßnahme wurde im ersten Drittel des 20. Jahrhunderts sehr viel diskutiert, in medizinischen Fachkreisen wie in der Öffentlichkeit. Dementsprechend gibt es eine reichhaltige Literatur. Nach den Gräueltaten im Nationalsozialismus wurde die Sterilisation aber weit weniger thematisiert als vergleichsweise die Euthanasie, über die *vor* dem Nationalsozialismus kaum eine kritische Auseinandersetzung aufgekommen war. In einer Bibliographie von Benzenhöfer (1992) finden sich unter 974 psychiatriehistorischen Publikationen aus den Jahren 1975 bis 1989 nur vier über Zwangssterilisation gegenüber 104 über Euthanasie. Auch wenn diese Zahlen das Ungleichgewicht nicht exakt repräsentieren mögen, zeigen sie doch eine klare Tendenz. Eine Übersicht vermitteln Meyer und Seidel (1989, S. 371 ff.), die jedoch nicht vollständig ist. Die umfassendste Bibliographie zur Geschichte von Eugenik, Rassenhygiene und NS-Medizin ist diejenige von Christoph Beck (1995).

171 Die Literatur zur Euthanasie ist unübersehbar geworden. Erst mit großer Verzögerung kam es zu einer kritischen Aufarbeitung der Geschehnisse. Unmittelbar nach dem Krieg wurde kaum etwas über die Euthanasie publiziert. Eine Ausnahme bildete der Psychiater Gerhard Schmidt, auf dessen Versuch einer Buchveröffentlichung noch eingegangen wird; er sprach 1945 im Bayerischen Rundfunk über die Euthanasie der Patienten von München-Haar. Alexander

Mitscherlich und Fred Mielke berichteten 1949 über die Euthanasie, soweit sie bei den Nürnberger Kriegsverbrecherprozessen bekannt wurde. Eine frühe Veröffentlichung stammt von dem schweizerischen Psychiater Jakob Wyrsch (1949). Die eingehende Bearbeitung des Themas begann erst in den 1960er Jahren. Informationsreiche Publikationen sind die von Ernst Klee (1983, 1985 und 1986) und von Heinz Faulstich (1993, 1998) sowie einige auf Regionen bezogene Studien, z. B. in Bayern (v. Cranach/Siemen, 1999) und in Westfalen (Walter, 1996; Kersting, 1996). Als Standardwerk gilt heute Schmuhl (1987, 2. Aufl. 1992).

172 Dass aber auch zu dieser Zeit die Überlegungen bereits kontrovers waren, sollen zwei Stimmen belegen. Christoph Wilhelm Hufeland setzte sich ausdrücklich für das Erhalten auch des kranken und behinderten Lebens ein, dem er einen eigenen «Wert» beimaß (1805, S. 15 f.). Das auszusprechen, war anscheinend angebracht, wie z. B. die Äußerung von Alexander Haindorf (1811) erkennen lässt, dass «kraftvolle Nationen solche Individuen bei der Geburt vernichten».

173 Was «lebensunwert» bedeutet, formulierte der junge Göttinger Student der Philosophie, Mathematik und Physik Alfred Jost in seiner 1895 veröffentlichten Schrift «Das Recht auf den Tod»: «Der Werth des menschlichen Lebens kann eben nicht blos Null, sondern auch negativ werden, wenn die Schmerzen so groß sind, wie es in der Todeskrankheit der Fall zu sein pflegt.» (Jost, 1895, S. 26) Lange vor Binding und Hoche (1920) vertrat also Jost (1895) ein «Recht auf den Tod», wobei er diesen problematischen und bald heftig diskutierten Terminus in den öffentlichen Diskus einführte (vgl. Benzenhöfer, 1999, S. 95). Der Begriff «lebensunwertes Leben» zeigte eine neue Denkrichtung, ausgehend von den Begriffen «Lebenswerte und Kulturwerte» (Richert, 1911/12). Wesentlich früher kamen vereinzelt Stimmen auf, die an eine «Euthanasie» denken lassen. Eine großherzogliche Kommission in Baden vertrat 1829 die Auffassung, die «Candidaten des Jammers» sollten besser – «sei es auch durch die Pforten des Hungertodes – ins Himmelreich, als an der Hand der Humanität in unser psychisches Amortisationsinsitut gelangen! Wie viele Kosten könnten gespart werden.» (Zit. n. Faulstich, 1993, S. 204) Hier bereits klingt die Methode des Hungersterbens an.

174 Stanley Milgram fasste seine Forschungsergebnisse in dem berühmten Buch «Obedience to Authority» (1974) zusammen.

175 An Hunger starben psychisch Kranke nicht nur in deutschen Anstalten. Auch für englische Anstalten ist ein Anstieg der Sterberate von 11 % im Jahre 1914 auf 43 % im Jahre 1918 nachzuweisen (vgl. Faulstich, 1998).

176 Bereits 1895 hatte Alfred Ploetz empfohlen, behinderte Kinder mit Morphium zu töten.

177 Es kam auch in der Folgezeit vor, dass Eltern von staatlichen oder Parteistellen die Tötung ihres behinderten Kindes verlangten, was diese Stellen in Verlegenheit brachte, denn die Tötung war illegal und die Aktion sollte geheim bleiben.

178 Vgl. Benzenhöfer, 1999, S. 118, sowie 2000, S. 82 und 2003.

179 Mit Kriegsbeginn und Einsetzen der Euthanasieaktion waren die Sterilisatio-

nen weitgehend eingeschränkt, fast eingestellt worden, so als ob man nun hierauf verzichten könne. Die Euthanasie war in keiner Weise gesetzlich legitimiert. Im Sommer 1940 war eine Legalisierung der «Euthanasieaktion» im Gespräch: Es gab eine mehrstufige Diskussion im Rahmen einer Kommission, an der Juristen, Verwaltungsbeamte, Ärztefunktionäre sowie Psychiater teilnahmen, darunter u. a. Fritz Lenz, Carl Schneider, Kurt Pohlisch. Der von ihnen ausgearbeitete Gesetzentwurf («Gesetz über Sterbehilfe bei unheilbar Kranken») wurde wahrscheinlich im Oktober 1940 verabschiedet, von Hitler jedoch endgültig verworfen. Hierfür gibt Schmuhl (1992, S. 296 f.) folgenden Grund an: «Entscheidend dürfte gewesen sein, daß die ‹Euthanasieaktion› nicht in eine normative Prozedur eingebunden werden sollte, die die Liquidierungskapazität des Euthanasieapparates eingeschränkt hätte.»

180 Mit der Zeit erfuhr natürlich das gesamte Anstaltspersonal, zu welchem Zweck die Kranken abtransportiert wurden. Auch die Patienten selbst erfuhren hiervon. Bei Abtransporten spielten sich schreckliche angstvolle Tumulte ab. Das geht auch aus späteren Berichten von Betroffenen, die überlebten, hervor (vgl. Klee, 1983).

181 Wie andere verbrecherische Aktionen hatte auch die T4-Aktion ihre *Sprachregelung*, die der Verharmlosung und Geheimhaltung diente. Die Kindereuthanasie wurde im Alltagsjargon auch «Behandlung» genannt, die Erwachseneneuthanasie «Therapie» oder «Desinfektion». Der Tarnname der T4-Aktion war «Reichsarbeitsgemeinschaft Heil- und Pflegeanstalten» (RAG) – nur eine von mehreren komplementär arbeitenden Tarninstitutionen zur Durchführung des Tötungsprogramms –, auch «planwirtschaftliche Maßnahme» oder «Maßnahme». Die Transporte wurden von einer Gesellschaft mit dem verharmlosenden Namen «Gemeinnützige Krankentransport GmbH (GeKrat)» durchgeführt. Selbst der Begriff «Euthanasie» war eine sinnwidrige Wortverkehrung, bedeutete dieser Begriff doch ursprünglich ein Recht auf den eigenen Tod. Die Begriffsverschiebung war, schon lange vor den Nationalsozialisten, unter sozialdarwinistischem Einfluss aufgekommen, ebenfalls der Begriff «lebensunwert» (vgl. Binding/Hoche, 1920). «Lebensunwert» spiegelt die Denkweise der Degenerationslehre wider, das zeigen auch folgende Formulierungen aus der nationalsozialistischen Zeit: Dasein ohne Leben, hirnlose Menschen, leere Menschenhülsen, geistiger Tod und auch vertierte Untermenschen.

182 Die überlebenden Homosexuellen waren dadurch benachteiligt, dass ihre Urteile wegen homosexueller «Vergehen» zunächst nicht allgemein aufgehoben wurden (das geschah erst 2002), sondern nur auf Antrag. Der Paragraph 175 des Strafgesetzbuches blieb bis 1969 bestehen.

183 Die Eingabe des Bischofs Wurm betraf namentlich einen kriegsgeschädigten Mann, dem die Euthanasie drohte. Er blieb verschont, und Kriegsverletzte wurden forthin ausgenommen.

184 Ob Gaupps Einstellung dazu führte, dass überdurchschnittlich viele Sterilisationen in der Tübinger Frauenklinik durchgeführt wurden und dass bei Sterilisationen von Männern (in der Psychiatrischen- und Nervenklinik?) unverhältnismäßig viele Komplikationen und Todesfälle eintraten, wurde kontrovers beurteilt. Während diese Ansicht in der öffentlichen Diskussion in

Tübingen (s. u.) vertreten wurde, schreibt Leins (1991), dass in Tübingen, auch während der letzten Amtsjahre Gaupps, die Zahl der durchgeführten Zwangssterilisationen unterdurchschnittlich blieb.

185 Gaupp wurde 1936 zwangsemeritiert. Das Emeritierungsalter war kurz zuvor durch ein nationalsozialistisches Gesetz von 68 oder 70 Jahren auf 65 Jahre zurückgeführt worden. Anträgen auf Verlängerung wurde allgemein entsprochen – nicht aber bei Gaupp. Als er 65 Jahre alt geworden war, stellte die Fakultät den üblichen Antrag, der jedoch abgelehnt wurde. Eine Begründung wurde nicht bekannt, so dass zu vermuten ist, dass Gaupps politische Einstellung hierfür bestimmend war (vgl. Leins, 1991). In seiner Klinik, die sich lange durch besonders gute Kooperation der Mitarbeiter ausgezeichnet hatte, waren nun Parteien unter den Assistenten entstanden: Nationalsozialisten einerseits, deren Gegner andererseits.

186 Obwohl Gaupp nicht in die Euthanasieaktion verstrickt und auch nicht an anderen nationalsozialistischen Aktivitäten beteiligt war, wurden seine Äußerungen zur Sterilisation und Euthanasie 1991 Gegenstand einer kritischen Auseinandersetzung im Rat der Stadt Tübingen. Anlass war der Antrag, eine Staffel, die von der Tübinger Altstadt zur Psychiatrischen und Nervenklinik hinaufführt und 1962 nach Robert Gaupp benannt worden war, wegen seiner Äußerungen umzubenennen. Die Medizinische Fakultät wurde konsultiert; sie verzichtete nach eingehender Beratung auf einen Widerspruch. Für die Stellungnahme war übrigens mit ausschlaggebend, dass unter Gaupps Schülern erklärte Nationalsozialisten, u. a. sein Nachfolger Hermann Hoffmann, waren. Die Tübinger Fakultät hat dabei aber auch betont, dass Gaupp, als bedeutender Arzt und Wissenschaftler ausgewiesen, nicht Nationalsozialist gewesen sei und nichts mit der Euthanasieaktion zu tun gehabt habe.

187 Bei der Jahresversammlung des «Deutschen Vereins für Psychiatrie» 1934 in Münster begrüßte Bonhoeffer als Vorsitzender nicht nur den politisch erzwungenen Zusammenschluss mit der «Gesellschaft für Rassenhygiene», sondern auch das Gesetz über die Verhinderung erbkranken Nachwuchses. Nachdem mehrere Vorträge, insbesondere zur Eugenik, gehalten worden waren, nahm R. Gaupp in der Diskussion eine Gelegenheit wahr, gegen die Politisierung wissenschaftlicher Fragestellungen anzugehen, womit er offensichtlich die Diskussion über Eugenik und Degeneration meinte. Der Berichterstatter (Kehrer, 1934) vermerkte in seinem Sonderdruck an dieser Stelle handschriftlich: «rauschender Beifall».

188 Auch Bonhoeffer war kein Nationalsozialist. Ein Hitlerbild sah man bei ihm nicht (vgl. Stertz, 1970). 1933 setzte er sich sehr aktiv für seine jüdischen Mitarbeiter ein, er erreichte in mehreren Fällen die Rücknahme der Entlassung bzw. die Vertragsverlängerung. Seine Familie war von der nationalsozialistischen Verfolgung betroffen wie wohl kaum eine andere nichtjüdische Familie. Nachdem schon im Ersten Weltkrieg ein Sohn gefallen war, ermordeten die Nationalsozialisten zwei Söhne und zwei Schwiegersöhne, eine Tochter musste emigrieren. Um nach dem Krieg seine vaterlosen Enkel versorgen zu können, hatte Bonhoeffer die erwähnte Wittenauer Tätigkeit übernommen.

189 Den Brief verdanken wir Prof. Dr. J. Peiffer.

190 Gruhles Schüler Karl Jaspers, für den sich der Fall als Machtkampf zwischen Ministerien und Ämtern darstellte, hatte bereits im Sommer 1948 nicht ohne Pathos dem Dekan mitgeteilt: «Solche Männer wie Gruhle sind doch einfach unersetzliche Kostbarkeiten. Nur die noch vorhandenen Forscher können vielleicht über das grosse Erziehungsvakuum hinweg unsere Überlieferung wahren. Solche Männer sind nicht ohne weiteres da.» (Vgl. Forsbach, 2004, im Druck)

191 Über die Sonderentwicklung der Psychoanalyse bzw. Psychotherapie im nationalsozialistischen Deutschland nach der Emigration der jüdischen Analytiker informiert Regine Lockot (u. a. 2002).

192 Heinz E. Lehmann war seines jüdischen Vaters wegen zur Emigration gezwungen. Er arbeitete in Kanada, wurde Klinikleiter und Lehrstuhlinhaber und führte Anfang der 1950er Jahre das erste Neuroleptikum Chlorpromazin auf dem amerikanischen Kontinent ein.

193 Lothar Kalinowski (1899–1992) arbeitete nach der Emigration in New York und verbreitete die Elektrokrampftherapie in den USA.

194 Der Begriff des Stigma kommt aus dem Griechischen (*stígma*) und bedeutet ursprünglich Stich, Brandmal, Kennzeichen, Wundmal. Seit dem 19. Jahrhundert nennt man Stigmatisierte jene charismatischen Personen, die auf Grund religiöser Ekstase «mit Wundmalen wie der gekreuzigte Christus behaftet» waren (Etymologisches Wörterbuch, S. 1363). In der Medizin bedeutete «Stigma» seit der ersten Hälfte des 19. Jahrhunderts Krankheitszeichen, seit dessen zweiter Hälfte im übertragenen Sinne «Kennzeichen», «Schandmal». Bis heute hat sich in der medizinischen Terminologie der Begriff «Stigma» bzw. «Stigmatisation» noch punktuell erhalten: als Kennzeichen einer bestimmten Krankheit, z. B. der neurovegetativen Dystonie, der Hysterie oder einer bestimmten beruflichen Beanspruchung («Berufsstigma»).

195 Bei Paracelsus lassen sich jedoch – etwa im Gegensatz zu Luther – keine antisemitischen Ausfälle ausfindig machen. Die angeblichen Betrügereien jüdischer Ärzte werden in eine Reihe mit denen der «arabischen», «welschen» etc. gestellt.

196 Aber er war nicht der einzige Völkermord. Zu erinnern ist an die eineinhalb Millionen Armenier, die durch die Massaker der Türken 1915/16 starben; an das systematische Verhungernlassen von geschätzt zehn Millionen Ukrainern durch die Stalinisten; an die Ermordung von Millionen indischer Muslime und Hindus zur Zeit der Teilung Indiens 1947/48; an die Millionen Opfer der chinesischen Kulturrevolution 1950–1960. Über die Gesundheit und das Schicksal der Überlebenden dieser Verfolgungen ist jedoch so gut wie nichts bekannt.

197 Eindrucksvolle Selbstschilderungen der KZ-Erfahrungen liegen unter anderem von Viktor E. Frankl (1977), Elie Wiesel (1995) und Primo Levi (1958) vor. Über das Leiden jüdischer Emigranten referieren aufgrund von Interviews Andreas Kruse und Eric Schmitt (2000), über die Belastungen eines Juden im deutschen Alltagsleben der nationalsozialistischen Zeit informieren die Tagebücher von Victor Klemperer (1995).

198 Zu erwähnen ist hier die von dem US-amerikanischen Filmregisseur Steven

Spielberg 1994 begründete «Survivors of the Shoah Visual History Foundation». Sie hat inzwischen mit Unterstützung von Tausenden freiwilliger und professioneller Mitarbeiter und mit Hilfe einer standardisierten Interviewmethode mehr als 50 000 Augenzeugenberichte von Überlebenden des Holocaust auf Video mit dem Ziel festgehalten, diese weltweit zugänglich zu machen.

199 Zur Bedeutung sozialwissenschaftlicher Theorien für die Psychiatrie s. Strotzka (1965), Ferber (1975) und Dörner (1979; im gleichen Band auch Beiträge zu sozialpsychiatrischen Themen). Eine aktuelle Übersicht gibt Finzen (1999).

200 Eine rassenhygienisch geprägte psychiatrische Publikation von Rehm (1926) trägt den Titel «Soziale Psychiatrie – Ein Arbeitsprogramm».

201 Die Verbindung von Hygiene und Psychiatrie lässt sich paradigmatisch auch an der Arbeit des Hygienikers Carl Maria Finkelnburg (1832–1896) aufzeigen. Finkelnburg, der sich insbesondere mit der Tuberkulose befasste, war zugleich in psychiatrischer Praxis tätig und leitete eine Kaltwasser-Anstalt (vgl. Schäfer, 1987).

202 Heinrich Meng (1887–1972), der eine psychoanalytische Ausbildung bei Freud erfahren hatte, musste 1933 emigrieren. In Basel erhielt er einen Lehrauftrag für «Psychohygiene».

203 Völkerkunde, die fremde Kulturen erforscht, ist seit der Antike nachweisbar; als moderne wissenschaftliche Disziplin entstand sie um 1830.

204 Zum Stand der Forschung in den 1960er Jahren: Devereux (1974), Petrilowitsch, Hrsg., (1967) und Pfeiffer (1971).

205 Ein frühes Beispiel epidemiologisch begründeter Prävention ist die epidemiologisch gefundene Entdeckung der Ernährungsmängel als Ursache der Pellagra, die zu schweren Psychosen und zu Demenz führen kann (vgl. Goldberger, 1914).

206 Den Begriff «Ökologie» prägte Ernst Haeckel in seinem Hauptwerk «Generelle Morphologie der Organismen» (1866), noch bevor er zum Sprecher des Sozialdarwinismus wurde.

207 Die Zeitschrift erschien im Verlag Jünger in Heidelberg, herausgegeben von einer Laienbewegung, der «Psychiatrischen Gruppe des Allgemeinen Deutschen Kulturbundes», die von dem Heidelberger Professor Lehmann-Hohenberg geleitet wurde.

208 Die Antwort auf die Frage «Wer ist aus Holz?» lautet nach Foudraine: eben nicht der Patient, auch wenn sich mancher so empfindet und entsprechend äußert, sondern die Psychiater bzw. die Psychiatrie an sich.

209 Das Buch «Asylum» enthält vier Schriften: über die Merkmale totaler Institution, über die moralische Karriere des Geisteskranken, über das Unterleben einer öffentlichen Institution und über das ärztliche Berufsmodell sowie die psychiatrische Hospitalisierung.

210 Bei Foucault ging es auch um die gesellschaftliche Macht der «Diskurse», die bestimmte Menschen ausgrenzen und zum Schweigen bringen können. «Man muss in der Geschichte jenen Punkt Null der Geschichte des Wahnsinns wiederzufinden versuchen, an dem der Wahnsinn noch undifferenzierte Erfahrung, noch nicht durch eine Trennung gespaltene Erfahrung ist. [...] Es gibt keine gemeinsame Sprache, vielmehr gibt es sie nicht mehr. Die Konstituie-

rung des Wahnsinns als Geisteskrankheit am Ende des 18. Jahrhunderts trifft die Feststellung eines abgebrochenen Dialogs, gibt die Trennung als bereits vollzogen aus und lässt all die unvollkommenen Worte ohne feste Syntax, die ein wenig an Gestammel erinnerten und in denen sich der Austausch zwischen Wahnsinn und Vernunft vollzog, im Vergessen versinken. Die Sprache der Psychiatrie, die ein Monolog der Vernunft *über* den Wahnsinn ist, hat sich nur auf einem solchen Schweigen errichten können.» (Foucault, 1961/1973, S. 8)

211 Die These, die Gesellschaft bzw. die Psychiatrie verursache das Psychotischsein, hat eine gewisse Entsprechung im Erleben und in den Selbsteinschätzungen mancher Psychosekranker, die gegen Psychiater und Psychiatrie ankämpfen würden, da sie ihr eigenes Kranksein nicht akzeptieren können.

212 Dass Schizophrenie nicht allein auf Fehlentwicklungen und Missstände in den psychiatrischen Institutionen oder in der modernen Gesellschaft insgesamt zurückgeführt werden kann, zeigte schon eine im Jahr 1875 angestellte Erhebung: Psychosekranke, die nicht hospitalisiert waren, sondern in ihrer natürlichen, ländlichen Umgebung lebten, zeigten nach längerem Verlauf Residualzustände, wie sie von Hospitalisierten bekannt sind (referiert von Ernst, 1983).

213 Eine der Bewohnerinnen von *Kingsley Hall*, die Krankenschwester Mary Barness, verfasste einen Bericht (1971).

214 1973 stellte C. Müller den antipsychiatrischen Protagonisten schriftlich die Frage, wie die optimale psychiatrische Institution aussehen solle. Von den Befragten lehnte keiner psychiatrische Institutionen total ab. Unter denen, die antworteten, waren auch Szasz, Cooper und Basaglia (vgl. C. Müller, 1993a, S. 258 ff.).

215 Das wurde z. B. 1924 deutlich anlässlich des Todes von Lenin. Der deutsche Neuropathologe Oskar Vogt wurde beauftragt, in Moskau ein Hirnforschungsinstitut einzurichten, um das Gehirn des bolschewistischen Begründers der Sowjetunion eingehend zu untersuchen. Vogt fand in der 3. Hirnrindenschicht Pyramidenzellen von ungewöhnlicher Größe, was er mit dem auffallenden Denkvermögen Lenins in Beziehung brachte («Assoziationsathlet»).

Oskar Vogt (1870–1959) gründete 1898 ein privates Hirnforschungsinstitut in Berlin und leitete später zusammen mit seiner Frau Cécile Vogt (1875–1962) das Kaiser-Wilhelm-Institut für Hirnforschung, ebenfalls in Berlin. C. und O. Vogt sind u. a. mit der Theorie einer vermutlich genetisch bedingten Empfindlichkeit einzelner Nervenzellanteile hervorgetreten, was kontrovers diskutiert wurde. Im Einzelnen s. Hassler, 1970.

216 Neuere Untersuchungen schlossen z. B. die Bestimmung der absoluten Zellzahl in definierten Hirnregionen und die Proteinexpression mittels immunhistochemischer Techniken ein.

217 Dabei konnte man sich auch auf ältere Beiträge zur Grundlagenforschung beziehen, insbesondere auf Versuche einer Kartierung im Sinne einer vergleichenden Zytoarchitektonik (Korbinian Brodmann; s. Kap. 7 und Kap. 15), einer histologischen Differenzierung der Hirnareale (Constantin von Economo s. o.) und der zeitlichen Abläufe der Myelinisierungsprozesse (Paul Emil Flechsig).

218 Die fachliche Voreingenommenheit geht aus dem damaligen Standardwerk von Baur, Fischer und Lenz (1921) hervor: «Bei keiner anderen Gruppe von Krankheiten steht die Erblichkeit so im Vordergrund der Ursachen wie bei den Seelenstörungen; zugleich aber begegnet die Erforschung des Erbganges im einzelnen bei keiner anderen gleich großen Schwierigkeiten. [...] Sicher ist nur, daß die Erblichkeit alle anderen Ursachen an Bedeutung übertrifft.» (Baur/Fischer/Lenz, 1921, Bd. I, S. 225)

219 Dabei kann sich die Psychiatrie auf Esquirol (1838b, S. 68) beziehen: «Die Erblichkeit ist die gewöhnlichste prädisponierende Ursache der Geisteskrankheit [...].» Es folgt der Versuch einer Gewichtung des Erbfaktors. Esquirol fügte hinzu: «[...] diese schreckliche Übertragung [...].»

220 Hans Berger, ein Enkel des Dichters Friedrich Rückert, studierte, arbeitete und lehrte in der Jenaer Klinik (ab 1918 als ordentlicher Professor), die später nach ihm benannt wurde. Er wurde mehrfach für den Nobelpreis benannt. Als Psychiater ist er kaum mehr vorgetreten.

221 Der Schweizer Psychiater Manfred Bleuler war der Sohn und spätere Nachfolger von Eugen Bleuler auf dem Zürcher Lehrstuhl.

222 In engem Zusammenhang mit der neuroendokrinologischen Forschung entstanden neuroimmunologische Studien, zunächst angeregt durch Vermutungen wie Virusgenese der Schizophrenien, sodann durch Erkenntnisse über Verknüpfungen des Immunsystems mit dem Nervensystem und dem endokrinen System. Ätiologische Aufschlüsse oder therapeutische Relevanz ergaben sich allerdings hier nicht.

223 Dementsprechend sind die inzwischen geläufigen Bezeichnungen spezialisierter Gesellschaften und Zeitschriften für biologische, evolutionäre etc. Psychiatrie zu hinterfragen. In den USA wurde schon 1945 eine «Gesellschaft für biologische Psychiatrie» begründet, in der Bundesrepublik 1979, in der Schweiz 1980; allerdings war 1958 ein «*Collegium internationale neuropsychopharmacologicum*» vorausgegangen.

224 Über Karl Bonhoeffer (1868–1948) schrieben mehrere seiner Schüler: Jossmann (1949), Zutt (1949), Schwarz (1967), Scheller (1968a); zudem: Neumärker (1990), Stertz (1970), insbesondere Zeller (1969) und Schrenk (1968). Besonders aufschlussreich sind die Schriften seines Freundes R. Gaupp: zu Bonhoeffers 70. Geburtstag (1938b), zum 75. Geburtstag (1943), zum 80. Geburtstag (unveröffentlicht) und ein Nachruf (1949). Bonhoeffer hat eine Autobiographie geschrieben (posthum publiziert von Zutt et al., Hrsg., 1969); zudem gibt es Schriften von Angehörigen über die Familie Bonhoeffer (Leibholz-Bonhoeffer, 1971; Bethge, 1966). Bibliographien veröffentlichten Scheller (1968b), Zutt et al., Hrsg., (1969) sowie Kreutzer (1996).

225 Über Robert Gaupp (1870–1853) schrieben seine Schüler Villinger (1950), Kretschmer (1953), Mauz (1959), Krauß (1972); zudem Mayer (1952; 1953) und L. Binswanger (1954). Eine aufschlussreiche Dissertation legte Leins vor (1991, sowie Leins/Foerster, 1994). Zur Herkunft und Familie schrieb R. Gaupp jr. (1978). Bibliographien erstellten R. Gaupp jr. (in Schulte/Tölle, Hrsg., 1972), Kreutzer (1996) und (vollständiger) Leins (1991).

226 Es ist bemerkenswert, dass sich Gaupp trotz mancher Verwandtschaft in der

Vorgehensweise nie zur Psychoanalyse geäußert hat. Generell nahm er auf andere Autoren wenig Bezug, auch wenn es nahe gelegen hätte, wie z. B. bei Griesinger oder Bleuler.

227 Weitere Einzelheiten zu den Biographien von Bonhoeffer und von Gaupp sind der Zeittafel und der angegebenen Literatur zu entnehmen. Über Bonhoeffer und Gaupp im Nationalsozialismus informiert Kap. 20.

228 Methodebezogen und damit unidimensional ist aber nicht nur die organische, biologische Arbeitsrichtung der Psychiatrie, sondern nicht minder die psychologischen und psychopathologischen Arbeitsrichtungen, die Psychoanalyse und andere Psychotherapieschulen in der Psychiatrie sowie das sozialpsychiatrische Modell. Die biologisch-psychiatrische Arbeitsweise steht hier als Beispiel für methodebezogenes Vorgehen überhaupt.

229 Liste von Zucht- und Tollhäusern (nach Jetter, 1971, S. 112 f.): *Vorläufer:* Haina, «Hohes Landesshospital» für Männer, 1533 eröffnet; Merxhausen, «Hohes Landesshospital» für Frauen, 1533 eröffnet; Hofheim, «Hohes Landesshospital», 1533 eröffnet; Würzburg, Juliusspital, 1589 Irre aufgenommen. *Zucht- und Tollhäuser:* Celle, «Zucht-, Werk- und Tolhaus», 1710 mit Bau begonnen; Pforzheim, «Waisen-, Toll-, Kranken-, Zucht- und Arbeitshaus», 1714; Waldheim, «Armen-, Waysen-, Zucht- und Tollhaus», 1716 eröffnet; Leuchtenburg, «Zucht-, Armen- und Irrenhaus», 1722 begonnen; Neumünster, «Tollhaus» beim «Zuchthaus», 1728 errichtet; Flensburg, «Tollhaus» beim «Zuchthaus», 1748 eröffnet; Mannheim, «Toll-, Zucht-, Waisen- und Findelhaus», 1749 «erstellt»; Braunschweig, «Zucht- und Tollhaus» St. Alexii, 1748 umgebaut; Ludwigsburg, Älteres «Doll-Hauss» beim «Zucht- und Arbeitshaus», 1749; Brieg, «Zucht- und Arbeitshaus», ab 1750 auch für Irre; Glückstadt, «Tollhaus» beim «Zuchthaus», 1755 errichtet; Schwabach, «Tollhaus» beim «Zucht- und Arbeitshaus», 1780 erbaut; Blankenburg, Asyl «für Irre und Presshafte», 1786 eröffnet; Bayreuth, «Tollhaus» beim «Zucht- und Arbeitshaus», 1788 begonnen; Strelitz, «Land-Arbeits-», auch «Zucht- und Irrenhaus», 1805 dazu erweitert; Sorau, «Armen- und Arbeitshaus» auch für Irre, 1812 begonnen; Eberbach, «Irrenanstalt beim Correktionshaus», 1815 eröffnet.

230 Im allgemeinen Bewusstsein waren psychische Krankheit und Kerker assoziiert. Friedrich Hölderlin schrieb 1791, also lange vor der eigenen Erkrankung, in «Hymne an die Schönheit»:
«Wie der Himmel, hell und offen
Grüßten Kerkerwände Dich.»
So im ersten handschriftlichen Entwurf. Wofür hier die Kerkerwände stehen, zeigt die Abänderung, die Hölderlin für die Veröffentlichung vornahm:
«Wie der Himmel, hell und offen
Grüßten Wahn und Irre Dich.»
Sinnverwandte Stellen finden sich in Hölderlins Gedichten «Das Schicksal» (1793) und «Die Titanen» (zwischen 1802 und 1806 entstanden).

231 Ein anderer, vielleicht boshafter Einwand lautete: Die Befreiten seien nicht psychisch Kranke gewesen, sondern gesunde Aristokraten, die während der Revolutionsjahre im psychiatrischen Hospital Asyl gesucht hätten. Tatsächlich waren während der Französischen Revolution nicht wenige verfolgte Aristo-

kraten in kirchlichen Gebäuden, Klöstern oder auch Hospitälern untergekommen, um zu überleben. Das ist u. a. auch für die *Pension Maison Belhomme* in Paris belegt, jene Privatklinik, in der Pinel zuvor gearbeitet hatte. Es ist zu vermuten, dass auch in *Bicêtre* oder in *Salpêtrière* von der Revolution Verfolgte vorübergehend hospitalisiert wurden, was aber mehr für die humane Gesinnung von Pinel spricht als gegen seine Verdienste bei der Befreiung psychisch Kranker.

232 Schon zu Pinels Zeiten gab es weitere Psychiater, die sich für die Humanisierung der Anstalten und Befreiung der Kranken einsetzten, z. B. in Frankreich Joseph Daquin (1732–1815), der die aus England überkommene *moral treatment* vertrat; er war in Savyon tätig und hinterließ mehrere Schriften, die erstaunlich «modern» anmuten. Wenig später ist ein deutscher Psychiater zu nennen: Johann Gottfried Langermann hat 1805 in Bayreuth die Kranken von den Ketten befreit.

233 Conolly war zunächst Soldat, studierte dann Medizin, übernahm verschiedene ärztliche Tätigkeiten, u. a. von 1828 bis 1830 eine Professur für praktische Medizin am *University College* in London.

234 Conolly hat seine Erfahrungen in zwei Büchern veröffentlicht (1830; 1856) und in einem weiteren Buch (1847) seine Anstaltsführung anschaulich und ehrlich beschrieben, nämlich was ihm gelang und was ihm nicht gelang. Dieser Bericht lässt die humane Einstellung und die Durchsetzungsfähigkeit Conollys erkennen. Er war nur fünf Jahre Leiter von *Hanwell*, blieb dort aber Berater, während er fortan eine Privatklinik führte.

235 Ludwig Wille (1834–1912) stammte aus Kempten; er arbeitete zuerst in psychiatrischen Krankenhäusern in Erlangen, München und Göppingen. Ab 1864 war er in der Schweiz: als leitender Arzt in Münsterlingen, Rheinau und Luzern, dann als Oberarzt in Basel und dort ab 1886 als ordentlicher Professor und Direktor der Friedmatt. Bekannt wurde sein Gutachten über Gottfried Kellers Testament. Er förderte entschieden das Anstaltswesen und dabei auch die Psychogeriatrie.

236 Ein eindrucksvolles Fallbeispiel von Brosius hat Kirchhoff (1924, Bd. II, S. 63 f.) referiert. Eine umfangreiche Schrift (1863) von Ludwig Meyer (1827–1900) gibt einen Überblick der Argumente pro und contra Conolly und der Rezeption in der deutschen Psychiatrie. Ludwig Meyer war Architekt und Feldmesser gewesen, bevor er Arzt wurde. Politisch fortschrittlich gesinnt, geriet er zusammen mit seinen Freunden Gottfried Kinkel und Carl Schurz in die 1848er Wirren und war fünf Monate in Festungshaft. Als Student in Würzburg hörte er Virchow, in Berlin arbeitete er bei Johannes Müller. 1852 wurde er bei Ideler in Berlin psychiatrisch tätig. 1858 erfolgte die Habilitation. Im gleichen Jahr ging er als leitender Oberarzt an die Irrenabteilung im Allgemeinen Krankenhaus St. Georg in Hamburg. 1861 unternahm er eine Reise nach England, um u. a. die Methode des *non restraint* kennen zu lernen. 1864 wurde er Direktor der Anstalt Friedrichsberg in Hamburg, 1866 ordentlicher Professor und Anstaltsdirektor in Göttingen. 1868 gab er mit Griesinger und Westphal zusammen das «Archiv für Psychiatrie und Nervenkrankheiten» heraus. Ludwig Meyer gilt als einer der bedeutendsten deutschen Psychiater der zweiten

Hälfte des 19. Jahrhunderts. Ludwig Wille (1878 b, S. 31) hielt ihn für den «erfahrensten, geistreichsten und [...] am meisten originellen Kollegen».

237 Zur Conolly-Rezeption ist im Einzelnen auf Geduldig (1975) hinzuweisen. Zwangfreie Behandlung wurde weiterhin kontrovers diskutiert; Ludwig Meyer lehnte schließlich die Teilnahme an solchen Diskussionen ostentativ ab. 1880 fanden mehrere Tagungen zu diesem Thema statt: ein internationaler Kongress in Amsterdam und eine Tagung des «Deutschen Vereins für Psychiatrie» in Heidelberg, über die der holländische Psychiater van Andel (1880) berichtete: Anders als in England, wo die zwangfreie Behandlung längst den größten Teil der Anstalten bestimmte (wie auch L. Meyer 1863 im Einzelnen dargelegt hatte), waren Zwangsbehandlungen in Frankreich und in den USA die Regel, in Deutschland und in den Niederlanden erfolgte die Umsetzung des *non restraint* zögernd. Die konservative Tagungsleitung setzte van Andels eigenen Vortrag über seine weitgehend zwangfrei geführte Anstalt *Zutphen* kurzfristig von der Tagesordnung ab. Van Andel fasste zusammen: «Je mehr man die mechanischen Zwangsmittel abschafft, desto näher kommt man der vollständigen Anerkennung der Menschenwürde des Irrsinnigen.» (van Andel, 1880, S. 736)

238 Zu bedenken ist allerdings, dass nicht wenige Kranke nachträglich Maßnahmen wie geschlossene Unterbringung oder Zwangsmedikation ausdrücklich gutheißen, insbesondere wenn dieses Vorgehen von einem persönlich-therapeutischen Stil getragen war. Es muss daher erörtert und abgewogen werden, ob in der akuten Situation *salus aegroti* nicht doch höherrangig zu werten sei als *voluntas aegroti*. Das Problem der Einwilligungsfähigkeit spielt in der Psychiatrie in rechtlicher wie ethischer Hinsicht eine besonders wichtige Rolle.

239 Einschneidend wirkten sich die Maßnahmen König Heinrichs VIII. (1509–1546) aus, der seines ausschweifenden Lebensstils wegen ständig Geld brauchte und durch einen «*act of dissolution*» (1536) alle Stiftungen im Lande aufhob, die für Arme, Kranke und Irre geschaffen worden waren. Es entstanden aber so unerträgliche Zustände, dass der König (auch unter dem Druck der Kirche) sich genötigt sah, die beiden genannten Hospitäler wieder zu eröffnen (1544), zunächst für Arme und körperlich Kranke, zwei Jahre später auch für Irre.

240 Es fehlte allgemein an finanziellen Mitteln. Um dem abzuhelfen, empfahl 1697 Daniel Defoe (1660–1731), selbst erfolgreicher Buchautor und Zeitschriftenherausgeber, eine Steuer auf Publikationen.

241 Battie vertrat neue Auffassungen: Die Entstehung psychischer Störungen sah er nicht nur in Anlagefaktoren, sondern auch in Umweltbedingungen begründet. Er beobachtete Therapieeffekte, erkannte aber auch Tendenzen zur Spontanremission.

242 Es soll nicht versäumt werden, eine frühe Entwicklung im Nachbarland Irland zu erwähnen. Schon 1746 entstand das *Saint Patrick's Hospital* in Dublin, und zwar auf der Basis einer Stiftung, nämlich des Vermächtnisses des Theologen und Schriftstellers Jonathan Swift (1667–1745). Swift war als Verfasser des satirischen Romans «Gullivers Reisen» (1726) und zahlreicher sozialpolitischer

und pädagogischer Schriften sowie Tagebücher und Gedichte (Reuber, 1995) bekannt geworden.

243 Das *York Retreat* wurde über Generationen hin von Mitgliedern der Familie Tuke geleitet. Erst der vierte dieser Reihe war Arzt.
Aus dem späten 18. Jahrhundert ist auch William Pargeter (1760–1810) zu nennen. In seinen «*Observationes on Maniacal Discorders*» (1792) legte er eine Theorie der Geisteskrankheiten vor, des Weiteren den entsprechenden Umgang mit den Kranken als Basis jeglicher Behandlung. Neu war an seiner Lehre, dass er sich selbst, den Arzt, mit in die Behandlungsabläufe einbezog; hiermit nahm er ein Element der Übertragung vorweg. Einen eindrucksvollen Behandlungsbericht hat C. Müller (1993a, S. 36 ff.) wiedergegeben.

244 Aber erst 1842 wurde ein Irrengesetz erlassen, das sich gegen die Missstände in Anstalten wandte, zumal in privaten Einrichtungen, die es im damaligen England in großer Zahl gab. Eine Neufassung des englischen Irrengesetzes fiel 1890 weniger restriktiv aus. Nach einer weiteren Novellierung 1926 kam es 1959 zu einem liberalen Irrengesetz in Großbritannien.

245 Der behandelnde Arzt, John Haslam (1764–1844), ein bedeutender Psychiater, veröffentlichte eine Rechtfertigungsschrift und eine ausführliche kasuistische Mitteilung in Buchform (Haslam, 1810). Diesem Buch ist viel Interessantes über die Krankenhausverhältnisse in England um 1800 zu entnehmen. «Bedlam bedeckt England mit Schande», sagte Sir Bennett 1815 im englischen Parlament (nach L. Meyer, 1863, S. 558).

246 Maudsley leitete ab 1857 das Irrenhospital in Manchester, ab 1866 zusätzlich dort die Privatklinik, die zuvor von J. Conolly, seinem Schwiegervater, geführt worden war. 1869 wurde er Professor für gerichtliche Medizin in London, verstand sich selbst aber als Psychiater. In «*The Physiology and Pathology of Mind*» (1867), das in viele Sprachen übersetzt wurde, liest man Vorstellungen, die der Realität der damaligen Zeit weit vorauseilten; so erahnte Maudsley die Bedeutung der Neurophysiologie (EEG), der Krampfbehandlung und auch der Psychosomatik. Sozialpsychiatrisch vertrat er «moderne» Ideen.

247 Neben der Maudsley-Klinik entstand 1922 in London die *Tavistock Clinic*, in der Jean Rawling Rees medizinische Psychologie und «Sozialpsychiatrie» (so von ihm genannt) lehrte.

248 Aus dem 17. Jahrhundert ist über den hl. Vinzenz von Paul (1576–1660) zu berichten, der neben anderen karitativen Tätigkeiten das psychiatrische Hospital *St. Lazare* (1632) in Paris einrichtete und die Kranken relativ freizügig behandelte.

249 Diese Anstalt wurde im Zuge der Revolution 1795 aufgelöst, nachdem die dort tätigen Barmherzigen Brüder verjagt worden waren, aber bereits 1797 wieder eröffnet.

250 Später (1870) entstand vor den Toren von Paris aus einer landwirtschaftlichen Kolonie des Hospitals *Bicêtre* das Hospital *Saint Anne*, das Universitätsklinik wurde.

251 Nachdem 1790 ein Gesetz die Einsperrung der Irren geregelt hatte (durchaus zum Schutz der Kranken gedacht), wurde 1838 ein detaillierteres Gesetz erlassen (an dem auch Esquirol mitgearbeitet hatte), das u. a. Bestimmungen über

die Rechte der Kranken enthielt und jedes der 81 französischen Departements zur Einrichtung einer Irrenanstalt verpflichtete. Dieses mehrfach novellierte französische Irrengesetz wurde zum Muster für die rechtlichen Initiativen in anderen Ländern. Es folgten 1838 in der Schweiz, 1841 in Holland, 1842 in England, 1848 in Norwegen, 1849 in Spanien und 1850 in Belgien entsprechende Gesetze.

252 Über die frühe Irrengesetzgebung in Deutschland informiert ein Anhang zu Band 19 der «Allgemeinen Zeitschrift für Psychiatrie» (1862), über die damaligen internationalen Gesetze ein Supplementband der gleichen Zeitschrift (1863).

253 Johann Gottfried Langermann war der erste deutsche Arzt, der mit einem psychiatrischen Thema promovierte. Zuvor war er Jurist und vorübergehend Lehrer von Friedrich Hardenberg (Novalis), später stand er in engem Kontakt mit Goethe und Schiller. Er war ein vom Pietismus geprägter Pflichtmensch (vgl. Zeller, 1981, S. 122). Nach Tätigkeiten im öffentlichen Gesundheitswesen leitete er von 1805 bis 1810 die neue Anstalt Bayreuth. Danach wechselte er als Staatsrat in die preußische Verwaltung in Berlin, wo er als Mitarbeiter des Ministers von Hardenberg und Direktor des Medizinalwesens die Belange der Psychiatrie förderte, u. a. die Einrichtung der Anstalt Siegburg.

254 Für die Genesenden schuf er 1848 in Pirna/Sachsen eine kleinere Privatklinik, die der Rehabilitation diente. Pienitz systematisierte die psychiatrische Ausbildung. Viele Ärzte aus dem In- und Ausland suchten die Musteranstalt Sonnenstein auf (es entstand ein Wortspiel: «Die Sonne geht auf.»).

255 Maximilian Jacobi war Sohn des Philosophen, Dichters und Goethe-Freundes Friedrich Heinrich Jacobi und selbst ein feinsinniger und literarisch begabter Mann, der Herodot und Thukydides übersetzte. Er war verheiratet mit einer Tochter von Matthias Claudius (vgl. Snell, 1872).

256 Gemäß ihrer Krankheitsauffassung sind Jacobi und sein Freund Friedrich Nasse den Somatikern zuzurechnen. Jacobi hielt an der Humoralpathologie fest und geriet hierüber in einen wissenschaftlichen Konflikt mit Griesinger (s. Kap. 6).

257 Jacobi schrieb mehrere Bücher (1834; 1844) über Klinikbehandlung und Anstaltsorganisation und veröffentlichte Anstaltsberichte, die Verlaufsstatistiken enthielten. Einer der Nachfolger Jacobis, Carl Pelman (1838–1916), hat in seinen Erinnerungen (1912) anschaulich über die Anstalt Siegburg berichtet, zeichnete aber ein düsteres Bild vom Alltag in der Anstalt.

258 Über Roller wurde viel geschrieben, zum einen über seine Verdienste um die deutsche Anstaltspsychiatrie, über seinen Kampf gegen die Universitätspsychiatrie und seine zwiespältige Persönlichkeit. Roller studierte Medizin, ohne zu promovieren (den Doktorgrad erhielt er sehr viel später auf Geheiß eines Ministers). Sein Vater, Johann Christian Roller, hatte die Anstalt Pforzheim geleitet und dort schon um 1805 eine weitgehend zwangfreie Behandlung praktiziert. Diese Anstalt wurde 1826 nach Heidelberg verlegt, auch des studentischen Unterrichtes wegen. Roller trat 1827 in diese Klinik ein. Später soll er den Leiter H. Groß mit schwerwiegenden Anschuldigungen aus dem Amt vertrieben haben, um selbst Leiter zu werden; er wurde gegen den Willen der

Fakultät von der Behörde eingesetzt (vgl. Middelhoff, 1979). Als Roller 1842 die Illenau eröffnete, wurden die Heidelberger Patienten dorthin verlegt, so dass die Heidelberger Fakultät ihrer Psychiatrie beraubt wurde. Roller kämpfte fortan gegen den psychiatrischen Unterricht in Anstalten (vgl. Griesinger, 1868, S. 12).

259 Roller veranstaltete Kurse für praktische Ärzte, gründete 1842 den «Verein für Deutsche Irrenpflege» und einen weiteren «Verein für Süddeutsche Irrenärzte» sowie einen «Badischen Irrenhilfsverein». Die Illenau kann als eine Psychiatrieschule gelten, aus der u. a. die Psychiater Bernhard von Gudden, Richard von Krafft-Ebing und Heinrich Schüle hervorgingen. Zusammen mit Damerow und Flemming gab Roller 1844 die «Allgemeine Zeitschrift für Psychiatrie» heraus.

260 Ein beredtes Zeugnis hierfür hat ein Patient übermittelt: Heinrich Hansjakob (1837–1916) war katholischer Geistlicher, Politiker und Schriftsteller, dessen volkstümliche Geschichten heute noch im Buchhandel geläufig sind. Er erkrankte 1893 an einer Melancholie (endogene Depression) und suchte aus eigenem Entschluss die Illenau auf, in der Jahrzehnte zuvor sein Vater schon behandelt worden war. «Illenau, das gefürchtete, geflohene, verabscheute, das infamierende, war mir in den Tagen des Sturm der rettende Hafen [...].» Er führte dort Tagebuch und veröffentlichte es 1894, um anderen Betroffenen Mut zur stationären Behandlung zu machen.

Hansjakob hat Unterbringung und Behandlung, Aktivitäten und Tageslauf in der Illenau ausführlich und anschaulich beschrieben. Auch wenn man berücksichtigt, dass er ein prominenter und vielleicht privilegierter Patient war, so gewinnt man den Eindruck, dass in der Illenau ein außergewöhnlich aktiver und patientenorientierter sowie therapeutisch engagierter Stil vorherrschte. Hansjakob schrieb über den strukturierten Tagesablauf, die Arbeitstherapie, Musik und Theater in der Anstalt, Ausflüge usw., auch über tägliche Gespräche mit Arzt und Pfleger. Interessant sind auch seine Ausführungen über den Alkohol als Gift *und* Heilmittel, über neu eingeführte Beruhigungsmittel und über die Beziehungen zwischen Schlaf und Depression (s. Kap. 46).

261 1994 wurden in der Gemeinde Achern eine «Bürgerinitiative Illenau», um den «Geist der Illenau» in Erinnerung zu halten, und eine «Stiftung zur Förderung wissenschaftlicher Arbeiten über Euthanasie» gegründet.

262 Es mögen auch finanzielle Motive mitgespielt haben, wenn Ärzte ihre Klinik auf eigene Rechnung betreiben. So konnte es nicht ausbleiben, dass Profitstreben aufkam und zu Missständen führte. Dies wurde auch aus England bekannt, wie Griesinger berichtete (vgl. 1861, S. 357), der Mangel an fachlicher Kompetenz beklagte und staatliche Kontrollen forderte.

263 Sein berühmtester Patient war der Musiker Robert Schumann, der nach mehr als zweijähriger Behandlung durch Richarz am 29. Juli 1856 in dieser Anstalt starb. Die damalige Diagnose lautete: Melancholie mit Wahn (vgl. Orth/Klenk, 1994).

264 Von den im Christophsbad tätigen Ärzten sind der spätere Baseler Professor Ludwig Wille (1834–1912) und der spätere Leiter der Anstalt Zwiefalten, Julius Ludwig August Koch (1841–1908), zu nennen.

265 Sie wurde über Generationen von Ärzten der ursprünglich schwäbischen Familie Binswanger geleitet. Der bedeutendste Arzt dieser Familie war Ludwig Binswanger (1881–1966), der die Daseinsanalyse kreierte (s. Kap. 17).

266 Ein jüngerer Sohn der Kaiserin, Leopold von Habsburg (1747–1792), war ebenfalls ausgesprochen sozial engagiert; unter seiner Herrschaft in der Toskana konnte Chiarugi 1786 in Florenz die Versorgung psychisch Kranker fördern.

267 Eine Übersicht der Geschichte der österreichischen Psychiatrie vermittelt Springer (1991).

268 Die Entwicklung der niederländischen Psychiatrie referiert im Einzelnen Franz Joseph Schmidt (1985).

269 Literarisch hat dies Per Olov Enquist (2003) kürzlich in seinem Roman «Der Besuch des Leibarztes» eindrucksvoll dargestellt.

270 Island gehörte von 1380 bis 1944 zum dänischen Königreich. Bis Ende des 19. Jahrhunderts war Island nur schwach bevölkert (1900 knapp 80 000 Einwohner). Die Lebensverhältnisse waren äußerst primitiv, die Bevölkerung lebte in Dörfern isoliert, zwangsweise ortsgebunden und war sehr arm. Um 1850 hatte Reykjavík, die Hauptstadt, nur 300 Einwohner.

271 Diese Anstalt, die in den ersten Jahren ihres Bestehens 118 Patienten aufnahm, wurde von Thortur Sveinsson (1874–1946) geleitet, dem ersten hauptamtlichen Psychiater Islands. Er schloss sein Medizinstudium 1905 in Reykjavík ab und bereitete sich auf seinen psychiatrischen Dienst durch eine spezielle Fortbildung im Ausland vor: 16 Monate lang war er in Kopenhagen (u. a. bei Alexander Friedenreich und August Wimmer) und in Aarhus (bei Fredrik Hallaher) und abschließend vier Monate in München (bei Emil Kraepelin). Der deutsche Einfluss auf die frühe Entwicklung der Psychiatrie in Island war recht stark (vgl. Gudmundsson, 2000, S. 432).

272 Im Verlauf des letzten Jahrhunderts hat die wirtschaftliche und politische Entwicklung Islands einen großen Sprung gemacht. Der Lebensstandard und die medizinische Versorgung entsprechen heute dem westlichen Niveau, was auch für die psychiatrische Krankenversorgung gilt. 1960 gründeten die acht Psychiater des Landes die «*Icelandic Psychiatric Association*».

273 Im gleichen Jahr war er einer der Unterzeichner der Unabhängigkeitserklärung.

274 Rush erkannte den Alkoholismus als Ursache vieler psychischer Störungen. Sein Lehrbuch war jahrzehntelang führend. Wesentliche Erkenntnisse werden ihm nicht zugeschrieben. Wie er die Anstalt leitete, wird psychiatriegeschichtlich unterschiedlich beurteilt. Er hat den Zwangsstuhl erfunden und eingeführt (s. Kap. 47), und Alexander und Selesnick (1969) berichten von merkwürdigen therapeutischen Ansichten.

275 1844 gab es in den USA ca. 2500 psychiatrische Betten in 22 Anstalten. 1861 wurden 48 Irrenanstalten gezählt (größtenteils in Trägerschaft der Bundesstaaten) mit einer Bettenzahl um 8500. Soweit epidemiologische Befunde, die in dieser Zeit in den USA erhoben wurden, erkennen lassen, waren Arme und Schwarze unter den psychisch Kranken unverhältnismäßig zahlreich vertreten (vgl. Mora, 1980/90).

276 1844 gründete eine Gruppe von Anstaltsdirektoren die «Amerikanische Gesellschaft für Psychiatrie». Im gleichen Jahr begann das *«American Journal of Insanity»* zu erscheinen, später *«American Journal of Psychiatry»* genannt.

277 Adolf Meyer, Sohn eines Geistlichen, studierte in Genf und London, wo er J. H. Jackson hörte, und in Zürich, wo er bei Forel promovierte, der sein Mentor wurde. 1891 bereiste er mehrere europäische Länder, um psychiatrische Anstalten kennen zu lernen. 1892 wanderte er aus privaten Gründen in die USA aus. Die Habilitation erfolgte 1893 in Chicago. 1896 machte er eine Studienreise durch Europa und hielt sich auch in Heidelberg bei Kraepelin auf.

278 Seine Ehefrau unterstützte ihn tatkräftig, ihr Tätigkeitsbereich würde heute als Sozialarbeit bezeichnet. Meyers Anstrengungen wurden durch einen Patienten gefördert, Clifford Beers, der mehrere Male in einer anderen psychiatrischen Anstalt behandelt worden war und Furchtbares erfahren hatte. Sein weiteres Leben widmete er nun der Verbesserung der psychiatrischen Versorgung. Er schrieb ein Buch (1908), das eine große öffentliche Resonanz hatte. Beers gründete 1908 das *«National Committee for Mental Hygiene»*.

279 Wissenschaftlich war Meyer nicht auf eine Lehre fixiert. Er tendierte zu Kraepelins System der psychiatrischen Krankheiten, blieb dabei kritisch und sah Modifikationen vor. Er übernahm Elemente der Evolutionslehre von H. Jackson, und er vertrat eine dynamische Psychiatrie, indem er sich auf Freuds Psychoanalyse stützte, ohne sich aber dieser zu verpflichten (s. Peters, 1990a). Daher wurde angemerkt, Meyer habe weder etwas Eigenes erforscht noch sich einer bestimmten Richtung angeschlossen, sondern eine allzu wechselhafte Einstellung zu den Grundfragen der Psychiatrie gezeigt. Recht besehen aber vertrat Meyer konsequent eine pluralistische Psychiatrie, die nicht nur eine «Psychiatrie des gesunden Menschenverstandes» war (Alexander/Selesnick, 1966), sondern eine bewusst «psychobiologische» Psychiatrie (Meyer, 1952; 1957). Nach Meyer fiel die amerikanische Psychiatrie in Einseitigkeiten mit wechselnden Themen zurück: psychoanalytische, sozialpsychiatrische, neurobiologische Phasen.

280 Im Allgemeinen wird die Medizingeschichte Japans von zwei mächtigen Einflüssen geprägt: zum einen von der chinesischen («kontinentalen») Medizin, die vom 8. bis 18. Jahrhundert bestimmend war, zum anderen von der europäischen (zunächst holländischen, später deutschen) Medizin seit der Frühen Neuzeit, deren Rezeption im frühen 20. Jahrhundert vollendet war, als Japan in der Meiji-Zeit den Anschluss an die westlichen Industrieländer geschafft hatte. Nach Rosner (1989) besteht das «japanische Paradigma» darin, dass die Japaner kritisch vor allem *die* Elemente ausgewählt hätten, die sie für ihre eigene Entwicklung nutzen konnten. So wurde das gesamte Gesundheitswesen «nach 1874 in allen seinen Aspekten nach dem Vorbild der Nationalstaaten des Westens, vorwiegend Deutschlands, aufgebaut, doch nahm es rasch unverkennbar japanische Züge an.» (Rosner, 1989, S. 121) Die frühere Anlehnung an das deutsche Vorbild innerhalb der Medizin ist – neben der Bakteriologie – insbesondere in der Psychiatrie spürbar, wo heute noch deutsche Krankheitsbezeichnungen im klinischen Alltag geläufig sind.

Die Geschichte der Psychiatrie in Japan weist bemerkenswerte Analogien zu derjenigen im Westen auf: trepanierte Schädel aus vorhistorischer Zeit, dämonologische Vorstellungen der Krankheitsentstehung, Beschreibungen von Verrücktheit (ki-chigai) und «mono-kurui», was verwirrter Geist bzw. aus der Harmonie geraten sein bedeutet. Unter dem Einfluss der chinesischen Medizin lassen sich dann ab dem 17. Jahrhundert Berichte in der Literatur finden, die Psychosen beschreiben. 1819 erschien die erste Monographie über Psychosen in Japan (vgl. Shinfuku, 1977, S. 210). Nach der Öffnung Japans durch die Meiji-Restauration wurde ein junger Assistent von Wunderlich als ordentlicher Professor für innere Medizin an die Universität Tokyo berufen, wo er 1876 sein Amt antrat: Erwin Baelz (1849–1913). Er war der Erste, der eine Psychiatrievorlesung in Japan hielt (vgl. Vianden, 1985, S. 135). 1886 wurde an der Universität in Tokyo der erste Lehrstuhl für Psychiatrie eingerichtet. 1902 wurde auf dem Panjapanischen Kongress der Mediziner in Tokyo die «Japanische Neurologische Gesellschaft» gegründet, 1904 die Gesellschaft für Psychiatrie (vgl. Fujikawa, 1911).

281 Christian August Fürchtegott Hayner war zunächst an der Planung der neuen Heilanstalt Sonnenstein beteiligt gewesen, ohne aber deren Direktor zu werden (statt seiner Ernst Pienitz). In Colditz entwickelte Hayner ein Modell stationärer psychiatrischer Pflege. Unter anderem erreichte er, dass freies Pflegepersonal angeworben und eingestellt wurde anstelle der bisher zur Irrenpflege eingesetzten Sträflinge. Seine Bemühungen, Zwangsmaßnahmen abzuschaffen, hat er in mehreren, seinerzeit viel gelesenen Schriften dargestellt (im Einzelnen s. Kirchhoff, 1921, Bd. I, S. 94 ff.).

282 Inzwischen ist dieses Problem quantitativ kleiner geworden; denn es gibt weniger chronisch Kranke. Gelöst wurde das Problem jedoch nicht. Wir wissen zwar, dass Psychosekranke nie «Pflegefälle» sind, sondern behandlungspflichtige Patienten bleiben, dem aber die Unterbringung und Verwahrung in Heimen ohne ausreichende therapeutische Kompetenz nicht entspricht.

283 Dass mit der Bevölkerungszunahme allein der große Andrang und die Überfüllung der Anstalten nicht erklärt werden können, wurde anhand der badischen Einweisungsstatistik von 1815 bis 1910 gezeigt (vgl. Hirth, 1913, zit. n. Faulstich, 1993). Jede Anstaltseröffnung führte dazu, dass die Aufnahmen im Lande Baden weiter anstiegen.

284 Zu den Anstalten und Belegungen gibt es Zahlen aus den 1860er Jahren. Nach einer 1865 ohne Namensnennung publizierten Statistik (Allg Z Psychiat 22, S. 453–570) gab es 1865 in den deutschen Ländern einschließlich Österreich 141 psychiatrische Anstalten (davon 49 private) mit 19 550 Kranken (1727 in privaten Anstalten). In diesen Anstalten arbeiteten 261 Ärzte, zur Hälfte waren es die Direktoren oder dirigierenden Ärzte, so dass auf eine Anstalt im Mittel zwei Ärzte kamen. Jeder Arzt hatte im Mittel 75 Kranke zu versorgen. – Ludwig Meyer (1863) teilte mit, wie groß das stationäre Angebot in den europäischen Ländern war: am kleinsten in Österreich mit 1,7 psychiatrischen Betten auf 10 000 Einwohner, am größten in Sachsen mit 6,7/10 000; die übrigen deutschen Länder lagen dazwischen. Verglichen mit 1877 gab es im Deutschen Reich 1904 doppelt so viele psychiatrische Anstalten mit mehr als dreimal so vielen Patienten (vgl. Grotjahn, 1908). 1900 betrug die Überbelegung in den

preußischen Anstalten 38 % (bezogen auf die regulären Betten). Neben den bekannten Anstalten (Landeskrankenhäusern) gab es zahlreiche Pflegeeinrichtungen, größtenteils in kommunaler, aber auch in konfessioneller und privater Trägerschaft (vgl. Blasius, 1980, S. 69 f.).

Kraepelin (1908, S. 745) referierte, wie die Bettenangebote zugenommen hätten: in England in den Jahren von 1869 bis 1903 von 24,0 auf 34,1 (wiederum auf 10 000 Einwohner berechnet); in Preußen zwischen 1875 und 1900 von 5,7 auf 14,2; in den Niederlanden in der Zeit von 1850 bis 1899 von 5,16 % auf 14,2 %. In Deutschland und in den Niederlanden hatte sich also das Angebot bis zum Jahrhundertende ungefähr verdreifacht und blieb immer noch wesentlich hinter dem in England zurück. In Paris waren in den 1860er Jahren ca. 5000 Patientinnen in der *Salpêtrière* und ca. 3000 Männer in *Bicêtre*.

285 Bis ins 20. Jahrhundert bestand folgender *circulus vitiosus*: Weil man unter den gegebenen Verhältnissen nicht viel therapeutische Aktivität entwickeln zu können meinte, genügten scheinbar geringe Tagessätze, und diese verhinderten wiederum neue Ansätze therapeutischer Aktivitäten.

286 Allerdings waren wirtschaftliche Gründe nicht immer auszuschließen: vorhandene Gebäude (leerstehende Schlösser und Klöster), niedrigere Grundstückspreise auf dem Lande.

287 Das Isolierungsprinzip wurde so unbedingt vertreten, dass auch für den Fall ambulanter Behandlung und häuslicher Pflege «Isolierung und Absonderung» empfohlen wurde (vgl. Wille, 1878b, S. 30).

288 Zur Bettbehandlung die Stimme eines Patienten, der am 16.11.1905 aus der Westfälischen Heil- und Pflegeanstalt Eickelborn an seine Mutter schrieb: «Sagt man den Herren Ärzten gegenüber etwas, dann hat man gleich übergetreten. Folge davon ist, daß man gleich das Bett hüten muß [...]. Augenblicklich befinde ich mich jetzt wieder im Bett, aus wessen Gründen weiß ich nicht. Nur das weiß ich, daß es unter solchen Umständen nicht möglich ist, die Freiheit wiederzuerlangen [...].» (Zit. n. Küster, Hrsg., 1998, S. 490) Dieser Brief fand sich in der Krankenakte, er hat die Mutter wohl nicht erreicht.

289 Dem entsprachen die baulichen Strukturen der psychiatrischen Anstalten, im Extrem die panoptische Anstalt, die der Psychiater Anton Bumm noch 1903 empfahl.

290 Kustodial wird nicht immer in diesem kritischen Sinne verstanden, sondern z. B. in der neueren amerikanischen Psychiatrieliteratur im Sinne von behütend-versorgend.

291 Bemerkenswert ist, wie viele Anstaltspsychiater des 19. Jahrhunderts ausgesprochen gebildete und musische Persönlichkeiten waren, die mit Dichtern und Geisteswissenschaftlern ihrer Zeit in Verbindung standen, z. T. selbst literarisch tätig waren, wie in den Kurzbiographien wiederholt angemerkt wird.

292 Allerdings kann man hiermit nicht die Entstehung von Psychosen insgesamt erklären, wie Basaglia und mancher Antipsychiater (s. Kap. 24) meinten, nämlich: Das Krankenhaus mache die Menschen krank, um sie dann zu behandeln. Es gibt Hinweise darauf, dass Symptomgestaltungen, die man als Anstaltsartefakte ansah, auch bei Patienten auftreten, die nie in einer Anstalt waren. Ernst (1983) publizierte die Ergebnisse einer Feldstudie, die 1875 im schweizerischen

Kanton Fribourg zwecks Versorgungsplanung durchgeführt wurde. Demnach zeigten die zu Hause versorgten Psychosekranken zum Teil hochgradige Chronifizierungstendenzen.

293 Aus der oberösterreichischen Anstalt Linz schrieb Knörlein: «Für Geisteskranke ist der Winteraufenthalt ein wahres Verdammungs-Urtheil zur Unheilbarkeit. Die Beleuchtung endlich ist wegen Feuersgefahr eine so schwierige Angelegenheit, daß man nicht umhin kann, den Winternächten ihre 14-stündige Finsternis zu belassen. Sich selbst überlassen, treiben diese versperrten, der Aufsicht entzogenen Irren allen erdenklichen Unfug, zerstören und zertrümmern aus langer Weile Kleider und Geräthschaften, sie werden unfläthig, manche auch Selbstmörder. [...] faktisch halten Scorbut und Typhus reichlich Ernten, und ein Dritttheil aller Aufgenommenen wird in der Regel begraben [...].» (Knörlein, 1863, S. 240)

Aber auch außerhalb der Anstalten war das Schicksal mancher Kranker erschreckend. So berichtet Knörlein über die Aufnahme eines Kranken: «[...] ein Nagelschmiedgeselle, da noch Schnee auf der Straße lag, nur mit Hemd, Unterhose und einem zerrissenen Spenser bekleidet, Arme und Beinen von Ketten wundgerieben, voll Striemen am Rücken und im Gesicht, bei regnerisch-windigem Wetter auf einem offenen Leiterwagen fünf Tage lang [...] in die Irrenanstalt geführt. Er starb daselbst nach 14 Tagen.» (Knörlein, 1863, S. 249) Eine andere, bereits 70 Jahre alte Kranke war, bis sie Aufnahme in die Anstalt fand, in der Totenkammer des Friedhofs untergebracht (S. 248).

294 Seit dem 7. Jahrhundert stand hier eine Kapelle des heiligen Martin, zu der sich die zum christlichen Glauben bekehrte irische Prinzessin Dymphna geflüchtet haben soll, um der verbrecherischen Liebe ihres Vaters zu entgehen. Im 12. Jahrhundert entstand eine Dymphna-Kirche.

295 Pinel war über Gheel des Lobes voll: «Die Landwirte von Gheel sind wohl die sachkundigsten Doktoren; sie geben ein Beispiel, das vielleicht eines Tages die einzig vernünftige Behandlung des Wahnsinns werden könnte und was die Ärzte von Anfang an sich zum Vorbild nehmen müssen.» (Zit. n. Droste, 1865, S. 397; aus dem Französischen übersetzt vom Verf.)

296 Ein Vorläufer war der landwirtschafliche Betrieb *Ferme St. Anne*, eine Zweiganstalt des Hospital *Bicêtre* in Paris, allerdings von hohen Mauern umschlossen.

297 Ludwig Snell (1817–1892) war 1862 in Clermont gewesen. 1849 wurde er Direktor der Anstalt Eichberg, 1856 der Anstalt Hildesheim. In Ergänzung der Anstaltsbehandlung forderte er auch ein Hospital in der Stadt, und er richtete 1864 die genannte «Gartenbaukolonie» ein (s. Kap. 48). Bekannt wurde Snell auch durch seine Forschung zum Thema Einheitspsychose (s. Kap. 47).

298 Diese 1846 gegründete Sektion war abgesehen vom «Verein deutscher Irrenärzte» von 1842 der erste nationale Zusammenschluss wissenschaftlich eingestellter deutscher Irrenärzte. Auf der Tagung in Hannover 1865 wurden allein fünf Vorträge über Familienpflege und Ackerbaukolonie gehalten (vgl. Allg Z Psychiat 22, 380 ff.).

299 Das ergaben die Analysen der Sektionsaktivitäten von 1846 bis 1885 (vgl. P.-O. Schmidt, 1982, S. 77–114; 1983).

300 Einer amerikanischen Studie zufolge sind Familien mit Kindern besonders geeignet, psychiatrische Pfleglinge aufzunehmen, dabei soll die Zahl der Pfleglinge begrenzt bleiben (vgl. Linn et al., 1980). Die Auswirkungen der Familientherapie sind jüngst differenziert untersucht worden (vgl. Schmidt-Michel et al., 1992): Während zweier Jahre mit Familientherapie kam es kaum zu einem Rückgang der psychopathologischen Störungen (was bei der Auswahl chronisch schizophrener Patienten mit ungünstiger Verlaufsform auch kaum zu erwarten war), wohl aber zu einem Rückgang der sozialen Behinderungen.

301 Außerdem war der psychiatrische Unterricht für die Medizinstudenten strittig, er wurde von Griesinger gefordert, von den Anstaltspsychiatern aber teils vernachlässigt, teils abgelehnt.

302 Dafür gab es weitere, weniger fachliche Hintergründe. Griesinger, der seit 1865 in Berlin war, hatte eine Planung zur Versorgung der Stadtbevölkerung vorgelegt, die mit den Gutachten, die zuvor von den Anstaltspsychiatern Damerow und Flemming erstellt worden waren, wenig übereinstimmten. Dabei ist zu bedenken, dass Laehr in Berlin eine psychiatrische Privatklinik betrieb und Griesingers Pläne als Konkurrenz empfand. Hinzu kam, dass Laehr sich 1865 Hoffnung auf den Berliner Lehrstuhl gemacht hatte, er wurde aber zugunsten Griesingers übergangen (vgl. Sammet, 2000, S. 252). Ein anderer heikler Streitpunkt wurde die «Allgemeine Zeitschrift für Psychiatrie», deren sich Griesinger bemächtigen wollte, um ihr seine wissenschaftliche Richtung zu geben. Es gelang ihm zwar nicht, die amtierenden Redakteure, die Anstaltspsychiater Roller, Flemming und Laehr, abzulösen. Wohl aber erzwang er, dass die «Allgemeine Zeitschrift» in einem anderen Verlag erscheinen musste, so dass er den Weg frei hatte für eine neue Zeitschrift seiner Prägung, das «Archiv für Psychiatrie und Nervenkrankheiten», dessen erstes Heft im Krisenjahr 1868 erschien.

303 Diese Gesellschaft löste mehr und mehr die Sektion Psychiatrie (gegr. 1846) der «Gesellschaft deutscher Naturforscher und Ärzte» (gegr. 1822) ab. Die erste Tagung der deutschen Irrenärzte fand 1860 in Eisenach statt. In den 1860er Jahren tagten beide Gesellschaften im Allgemeinen nacheinander am gleichen Ort, so auch 1868 in Dresden.

304 Heinrich Damerow war 1830 außerordentlicher Professor in Greifswald geworden, verließ aber Pommern, wo es keine psychiatrische Anstalt gab, und ging 1836 nach Halle. Er arbeitete zunächst in einer kleinen psychiatrischen Abteilung, bis 1844 eine größere Anstalt in Halle-Nietleben eröffnet wurde. Damerow vertrat die relativ verbundene Heil- und Pflegeanstalt, über die er ein Buch (1844a) geschrieben hatte. Von den Initiativen des jungen Griesinger konnte er nicht angetan sein, denn mehrfach hatte Griesinger Damerow kritisch kommentiert, zum einen einer umstrittenen Salzbehandlung wegen, die Damerow empfohlen hatte, zum anderen im Grundsätzlichen: Griesinger tat Damerows Überlegungen als «philosophische Phrasen» ab (1845 sowie 1868, S. 55). Als 1868 die Auseinandersetzung eskalierte, lebte Damerow nicht mehr.

305 Flemming war 1822 einige Monate lang Hilfsarzt in der sächsischen Anstalt Sonnenstein, im Übrigen war er Autodidakt. Als 25-Jähriger wurde er an der Planung und am Bau der mecklenburgischen Anstalt Sachsenberg bei Schwe-

rin beteiligt (der ersten neu errichteten psychiatrischen Anstalt in Deutschland), deren Leiter er von 1830–1854 war und sich um humane Versorgungsverhältnisse bemühte. Wegen Verwaltungskonflikten trat er zurück, eröffnete eine Praxis in Schwerin. Als auch dort Schwierigkeiten auftraten, widmete er sich ganz psychiatrischen Publikationen, insbesondere in der «Allgemeinen Zeitschrift für Psychiatrie», deren Mitbegründer und Mitherausgeber er war. Er schrieb ein Lehrbuch (1859), zudem Schöngeistiges, unter anderem Dramen.

306 Auch nach Griesingers Tod setzte Flemming die Kontroverse fort. Er kritisierte (1869) die Gedenkrede von Lazarus und noch heftiger den Nekrolog von Wunderlich. Mit Griesingers Nachfolger C. Westphal geriet der inzwischen 78-jährige Flemming in Streit, als es um die Belange der Universitätspsychiatrie ging (vgl. Flemming, 1877; 1878).

307 In dem Artikel über Gheel (1858) gibt Roller zunächst einen Aufsatz von Jules Duval aus Gheel wieder und fügt einen ebenso langen, fachlich wenig überzeugenden Kommentar hinzu. Roller resümiert, man könne das vielleicht nicht ganz verwerfen, vielleicht doch einiges benutzen, nämlich Patienten auf dem Lande unterbringen, wenn die Anstalten überfüllt seien. Roller ließ sich auch nicht beirren durch die zahlreichen zustimmenden und begeisterten Berichte deutscher Psychiater, die Gheel besucht hatten, unter ihnen Rollers eigener Assistent Richard von Krafft-Ebing. Ironisch äußerte sich Roller (1872) über die Bemühungen französischer Psychiater, den Kranken eine möglichst freie Unterbringung zu gewähren. Inkonsequent wirkt seine Äußerung, es sei eine «geschichtliche Thatsache, daß ein großer Theil der Irren zu seiner Verwahrung keiner eigentlichen Anstalten bedarf, daß viele von ihnen mehr Freiheit ertragen können, als man gewöhnlich annimmt, daß das Leben in den Familien und mit ihnen diesen Kranken besonders zusagt» (1858, S. 420). Hierzu musste sich Roller von Griesinger sagen lassen: «Können sie sie [die Kranken die Freiheit] aber ‹ertragen›, so müssen sie sie auch haben.» (1868/69b, S. 292)

308 Hier beschäftigte er auch seine drei Söhne als Ärzte, einer (Hans L.) wurde sein Nachfolger. Laehr hat viel veröffentlicht, auch zur Psychiatriegeschichte. Sein Wirken hat G. Zeller so beurteilt: «Man kann vielleicht von Laehr sagen, daß er in die Geschichte unseres Faches verliebt war, aber gleichgültig gegenüber ihrer Zukunft. Er mußte so der entschiedene Gegner des Reformpsychiaters Griesinger werden [...].» (G. Zeller, 1998, S. 7) Laehr publizierte mehrere ungewöhnliche Schriften: eine fragmentarische Geschichte der Psychiatrie (1888), eine Auflistung der neurologischen und psychiatrischen Literatur bis 1799 (1900; die umfangreiche Literatursammlung kam 1919 in die Deutsche Forschungsanstalt für Psychiatrie in München), des Weiteren eine sonderbare Schrift «Gedenktage der Psychiatrie und ihrer Hülfswissenschaften in allen Ländern» (4. Auflage 1893); es handelt sich um eine Auflistung von Ereignissen lokaler Bedeutung, geordnet nach den Kalendertagen des Jahres.

309 Das Titelblatt der Laehr'schen Broschüre fällt durch den heftigen Titel, durch den hämischen Untertitel «Reformideen des Herrn Geheimrates [...]» und durch die folgenden sieben Zeilen über seine eigenen Meriten auf, u. a. erwähnt Laehr den roten Adlerorden vierter Klasse.

310 Dieser Tagung (19.–24.9.1868) ging am 17.9.1868 eine Versammlung des «Vereins Deutscher Irrenärzte» voraus, während deren der Vorstand wegen Uneinigkeit zurücktrat und neu gewählt wurde. Flemming und Laehr wurden wiedergewählt.

311 Auch Griesingers Vorschlag einer städtischen psychiatrischen Klinik war so neu nicht; schon 1818 hatte der Berliner Psychiater Ernst Horn eine Irrenanstalt am Städtischen Krankenhaus empfohlen.

312 An einzelnen Stellen wurde im Sinne Griesingers gearbeitet, so in der Göttinger Anstalt von L. Meyer oder in Görlitz, wo H. Reimer und K. Kahlbaum Reformvorarbeiten zu verwirklichen begannen. Die koloniale Versorgung wurde nur an wenigen deutschen Orten verwirklicht, die Familienpflege wurde erst gegen Ende des 19. Jahrhunderts vorangetrieben, nun aber mehr notgedrungen als mit therapeutischer Überzeugung.

313 Es wäre zu fragen, woran der Beginn einer akademischen Psychiatrie zu erkennen wäre. Die *Forschungsarbeit* kann hierfür kaum Kriterium sein, denn wissenschaftlich arbeiteten die Anstaltspsychiater vom Beginn des 19. Jahrhunderts an, noch ehe an Lehrstühle und Universitätskliniken zu denken war. *Lehrstuhlgründungen* könnten den Beginn der akademischen Disziplin markieren, aber auch dieses Kriterium ist für die Kennzeichnung des Beginns einer akademischen Psychiatrie wenig geeignet, da mit einem neuen Lehrstuhl nicht immer Voraussetzungen für eine akademische Tätigkeit (Lehre und Forschung) verbunden waren. Fragt man nach den psychiatrischen Universitäts*kliniken* als Institution mit eigenem Gebäude in einer medizinischen Fakultät, scheint das auf den ersten Blick ein brauchbares historisches Kriterium zu sein, allerdings erfolgten diese Klinikgründungen erst relativ spät, nachdem die akademische Arbeit bereits in Gang gekommen war.

314 Guddens wissenschaftliche Bedeutung liegt in hirnanatomischen und neuropathologischen Arbeiten (er führte die Schnitttechnik bei der Hirnobduktion ein), er arbeitete auch tierexperimentell. 1886 sollte Gudden den psychotisch erkrankten bayerischen König Ludwig II. untersuchen und zum Rücktritt bewegen. Als er den König vom Suizid durch Ertrinken im Starnberger See abhalten wollte, so wird vermutet, kam er selbst ums Leben.

315 Außer einem Lehrbuch (1879, 6. Auflage 1897) schrieb Krafft-Ebing das Buch «Der Klinische Unterricht in der Psychiatrie» (1890). Seine «*Psychopathia sexualis*» (1886), die erste Monographie zu diesem Thema, wurde ein Bestseller, und schließlich verfasste er ein Lehrbuch der gerichtlichen Psychopathologie. Krafft-Ebing prägte eine Reihe noch heute gebräuchlicher Begriffe wie Zwangsvorstellung und Dämmerzustand. Therapeutisch befasste er sich mit der Hypnose.

316 Bei allem klinischen und therapeutischen Engagement war Schüle ein aktiver Wissenschaftler. Wie viele Anstaltspsychiater seiner Zeit arbeitete Schüle wissenschaftlich bevorzugt im histopathologischen Labor. Theoretisch sah er sich, wie auch Krafft-Ebing, der Degenerationslehre und dem Entartungsbegriff von Morel und Magnan (s. Kap. 10) verpflichtet. Seine klinischen Arbeiten betreffen die Paralyse, das Delir, die Demenz, die Melancholie, die körperlichen Ursachen psychischer Krankheiten sowie Versorgungsdrang und rechtliche

Probleme. Er schrieb ein Lehrbuch (1878 a), das in vielen Auflagen und Übersetzungen erschien, zudem einen Handbuchbeitrag über Kinder- und Jugendpsychiatrie (1878b).

317 In den *Niederlanden* wurden psychiatrische Universitätskliniken 1863 in Utrecht und 1865 in Amsterdam eingerichtet. In *Belgien* entstand 1877 eine Professur in Brüssel. In *Frankreich* begann Esquirol (s. Kap. 5) 1817 mit dem Psychiatrieunterricht; Lehrstühle entstanden erst ab 1870 in Paris und in der Provinz (Bordeaux, Lille, Montpellier, Nancy). *Russland* richtete um 1850 eine Professur für Psychiatrie in St. Petersburg ein, 1869 in Moskau. In *Schweden* wurden Professuren 1862 in Stockholm und 1863 in Uppsala geschaffen. In *Spanien* wurden erste Psychiatrie-Vorlesungen 1863 in Madrid vermerkt, in *Portugal* (Universität Lissabon) erst 1911. In *England* unterrichtete William Battie (1703–1776) im *St. Luke* in London 1751 Psychiatrie (s. Kap. 28); geregelter Psychiatrieunterricht ist in London ab 1840 nachzuweisen. 1887 wurde der Psychiatrieunterricht in Edinburgh aufgenommen und 1879 mit einem Lehrstuhl ausgestattet. Im 20. Jahrhundert wurde das *Maudsley Hospital* zur Zentrale von Lehre und Forschung der englischen Psychiatrie.

318 In der *Zwischenkriegszeit* kamen im Zusammenhang mit Neugründungen von Universitäten bzw. medizinischen Fakultäten fünf Psychiatrische Universitätskliniken hinzu: 1919 in Köln und in Hamburg, 1923 in Düsseldorf, 1924 in Münster und 1934 in Danzig. *Nach dem Zweiten Weltkrieg* entstanden psychiatrische Universitätskliniken 1946 in Mainz, 1948 in Saarbrücken-Homburg, 1954 in Dresden und in Erfurt, 1958 in Magdeburg, 1964 in Lübeck, 1965 in Ravensburg-Weißenau und in Günzburg, 1966 in Hannover und in Essen, 1967 in Aachen, 1968 an der Technischen Universität in München und in Mannheim, 1980 in Bochum. Die genannte Mannheimer Klinik ist eingegliedert in das 1968 gegründete Zentralinstitut für Seelische Gesundheit, in dem Forschungsabteilungen bevorzugt für Epidemiologie und Sozialpsychiatrie eingerichtet wurden.

319 Für diese Entwicklung spielten die Konflikte, die sich im 19. Jahrhundert an einigen Orten ergaben, eine untergeordnete Rolle. Der Konflikt zwischen Christian F. W. Roller und der Heidelberger Fakultät (s. Kap. 30) hatte mehr persönliche Gründe und blieb in seinen Folgen begrenzt. Der Konflikt in den 1860er Jahren in Berlin war zwar schwerwiegender und folgenreicher, kann jedoch kaum als ein Konflikt der Universitätspsychiatrie mit der Anstaltspsychiatrie gelten. Vielmehr standen ein überholter Anstaltsstil und eine Reformpsychiatrie einander gegenüber.

320 Die Vorzugsstellung der Universitätspsychiatrie wurde in einer makabren Weise bestätigt, als deren Patienten von der NS-Euthanasie nicht betroffen waren. Der Makel blieb also auf der Anstaltspsychiatrie allein.

321 Karl Jaspers hat die Zweiklassenpsychiatrie folgendermaßen skizziert: «Im Laufe des 19. Jh. wurde die wissenschaftliche Arbeit in der Psychiatrie zunehmend von den Psychiatern an Universitäten und deren Kliniken geleistet. Damit gewann die Wissenschaft eine neue Färbung. Sie wurde vorwiegend von Menschen gefördert, die nicht mehr von früh bis spät das Leben mit ihren Kranken teilten, sie geriet in Laboratorien, sei es für Hirnanatomie, sei es für

Experimentelle Psychopathologie, sie wurde herzloser, kleinlicher, unpersönlicher, ungebildeter, sie verlor sich in endlose Einzelheiten, Messungen, Zählungen, Befunde, verlor das Bildhafte und Gestaltete. Aber demgegenüber standen die Vorzüge, daß sie zu einer reineren Wissenschaft wurde, daß sich auf manchen Gebieten eine kontinuierliche Entwicklung anbahnte und daß sich das Untersuchungsgebiet außerordentlich erweiterte.» (1913/53, S. 706)

322 An einzelnen Orten entstand eine psychiatrische Universitätsklinik in einem bestehenden Krankenhaus, also nach dem schweizerischen Modell (s. o.). In Düsseldorf wurde 1923, bei Gründung der Medizinischen Fakultät, dem psychiatrischen Krankenhaus Grafenberg die Funktion der Universitätsklinik übertragen. In den 1960er Jahren wurden an der neuen Universität Ulm zwei psychiatrische Lehrstühle eingerichtet und mit der Leitung der psychiatrischen Krankenhäuser in Ravensburg-Weißenau und in Günzburg verbunden. Die psychiatrische Universitätsklinik in Essen, gegründet 1966, entstand aus einer kleineren städtischen Klinik, die 1966 Universitätsklinik wurde, dann entstand eine große psychiatrische Klinik auf dem Gelände der Universitätsklinik mit Abteilungen für Psychiatrie, Kinder- und Jugendpsychiatrie, Psychosomatik und forensische Psychiatrie, aber unabhängig vom Fach Neurologie. Die Klinik wurde von vornherein in die Sektorisierung der psychiatrischen Versorgung einbezogen, was die übrigen deutschen psychiatrischen Universitätskliniken in den folgenden Jahrzehnten allmählich nachholten. Die Enquête von 1975 hatte die Versorgungsfunktion der Universitätskliniken nicht definiert.

323 Viele Krnkenhäuser beteiligten sich an der Ausbildung der Medizinstudenten, auch in Form eines Blockpraktikums. Im westfälischen Raum z. B. unterstützten von den 1980er Jahren an 24 psychiatrische Krankenhäuser und Abteilungen die Universitätsklinik in Münster bei der Durchführung des praktischen Unterrichtes.

324 Nur in besonderen Fällen wurden sie publik, z. B. 1909 im Zusammenhang mit einem spektakulären Prozess, der die Zustände in einem rheinischen konfessionellen Psychiatrie-Krankenhaus betraf. Ein «Wärter» beschrieb die «Douche» (Blasius, 1980, S. 132 f.). Es kam zu einer Bürgerinitiative, die Missstände anprangerte; sie wurde aber als «antipsychiatrisch» abgetan (s. Kap. 24).

325 So untersuchten Meyer und Sprung (1977) die Behandlungszeiten in der Göttinger Anstalt von 1867 bis 1931 und fanden, dass sich die später so oft geforderte Verkürzung stationärer Behandlungszeiten schon von den 1870er Jahren an abzeichnete und dass sich ab 1900 eine bemerkenswerte diagnostische Verschiebung vollzog: Es wurden zunehmend Patienten mit Neurosen und Alkoholismus aufgenommen.

326 Dabei wäre ambulante psychiatrische Arbeit nicht nur für die Versorgung wünschenswert, sondern auch für die Forschung bedeutsam gewesen; da bis in das 20. Jahrhundert hinein wissenschaftliche Untersuchungen nur von Anstaltspopulationen ausgingen, blieben die «leichten Fälle» unberücksichtigt, wodurch ein «schiefes» Bild mancher Krankheiten, insbesondere der Schizophrenien, entstand.

327 Dieser Arbeit ließ Bleuler Taten folgen: In Zürich entstand 1911 eine vom

psychiatrischen Kantonsspital organisierte Sprechstunde für Bürger der Stadt, nach C. Müller (1981, S. 15) die erste Einrichtung dieser Art in Europa.

328 Es wurden aber auch Einwände gegen die freie Fürsorge erhoben, sie waren weniger auf rationale Überlegungen als auf emotionale Widerstände zurückzuführen: Es würden zu viele Geisteskranke frei herumlaufen und die Allgemeinheit gefährden; die Außenfürsorge würde missbraucht, um noch mehr Menschen den Anstalten zuzuführen; bei freier Behandlung würden noch mehr Geisteskranke die Möglichkeit zur Fortpflanzung haben; auch hiermit würden die der Allgemeinheit aufgelegten Lasten vergrößert.

329 Einige Zahlen sollen das verdeutlichen: In den 1960er Jahren wurden im westlichen Deutschland auf 1000 Einwohner 0,96 bis 2,16 psychiatrische Betten (je nach Bundesland) vorgehalten, insgesamt ca. 80 000 Betten mit ansteigender Tendenz. Das war wenig im internationalen Vergleich (2,1 bis 4,2 psychiatrische Betten je 1000 Einwohner) und zu wenig für die Versorgung, zumal teilstationäre und Rehabilitationseinrichtungen noch nicht vorhanden waren. Die 64 Landeskrankenhäuser, wie nun die Heil- und Pflegeanstalten genannt wurden, waren unvertretbar groß, vier hatten mehr als 2000 Betten, nur drei unter 600 Betten (vgl. Degkwitz/Schulte, 1971). Auf 64 stationäre Patienten kam (nach Degkwitz/Schulte, 1971, S. 176) in den 1960er Jahren ein Arzt (in den USA allerdings auf 150 Kranke). Auch mit Pflegekräften waren die Krankenhäuser unterbesetzt; auf 4,5 Patienten kam eine Pflegeperson.

330 Die Weiterbildung zur Fachschwester und zum Fachpfleger kam erst in den 1970er Jahren auf. Wie sich ein Pflegerregime im autoritär-kustodialen Sinne selbst in der Station einer Universitätsklinik auswirken konnte, beschrieben Hemprich und Kisker (1968). Über die Situation vor der Psychiatriereform mit allen negativen Aspekten, aber auch positiven Ansätzen informiert ein Handbuchbeitrag eines erfahrenen Krankenhauspsychiaters (Merguet, 1961). Wie sich Initiativen zur Reform einzelner Krankenhäuser auswirkten, ist in Berichten von Schulte (1962) über Gütersloh und von Haisch (1966) über Reichenau nachzulesen.

331 «Was das Leben der psychisch Kranken in der Gesellschaft, also außerhalb der psychiatrischen Krankenhäuser angeht, ist allerdings doch auch noch eine Einschränkung zu machen. Auch hier war es so, daß die Machtstrukturen des totalitären Regimes und das Demokratiedefizit sich in besonderem Maße auf die soziale Lage des psychisch Kranken auswirkten. Dies äußerte sich darin, daß die Möglichkeiten für psychisch Kranke und Behinderte zur Emanzipation, zur Entwicklung von Selbsthilfegruppen, die Möglichkeit, sich zu organisieren und in die Gesundheitspolitik einzumischen, die Medien zu benutzen, ihre Rechte und Interessen öffentlich zu vertreten, außerordentlich begrenzt waren [...]. Immer wieder erwähnt werden die Beurlaubungs- und Entlassungssperren, die für psychiatrische Patienten zu besonderen Anlässen wie Staatsfeiertag, Wahlen, Leipziger Messe u. a. von den Kreisärzten angeordnet wurden [...].» (Weise, 1992, S. 44 u. S. 46)

332 Aus den Brandenburger Thesen: «Der Mensch entwickelt und bewährt sich in der Gemeinschaft. Insbesondere psychisch gestörte oder erkrankte Menschen reagieren auf ungünstige soziale Einflüsse mit zusätzlichen psychischen Stö-

rungen. Die aus der geschichtlichen Entwicklung ableitbare Struktur unserer psychiatrischen Krankenhäuser ist geeignet, zusätzliche Störungen hervorzurufen oder bestehende zu verstärken. Die ‹therapeutische Gemeinschaft› zeigt einen gangbaren Weg [...] die Behandlung und Wiedereingliederung der psychisch Kranken kann nur so gut sein, wie es die Gesellschaftsordnung ist, in der sie leben [...]. Die therapeutische Gemeinschaft hilft, das Vorurteil gegenüber psychisch Kranken zu überwinden [...].» (Zit. n. Schirmer et al., 1974, S. 50)

333 Nach amerikanischem Muster wurde in Deutschland in den 1960er Jahren ein gemeindenahes psychiatrisches Zentrum am Zentralinstitut für Seelische Gesundheit in Mannheim eingerichtet.

334 Basaglia war Anstaltsleiter in Gorizia und Parma, bis er 1971 die psychiatrische Anstalt *St. Giovanni* in Triest und die Aufsicht über die psychiatrischen Dienste in der Provinz Triest übernahm und schließlich in der Gesundheitsbehörde in Rom arbeitete.

335 Eine Übersicht der psychiatrischen Versorgung in Europa gibt Ernst (2000), vom gleichen Autor zur Praxis der psychiatrischen Versorgung (2001).

336 Als kleine Fortschritte sind auch ab 1950 von den Bundesländern erlassene Unterbringungsgesetze zu bewerten, die der Forderung des Grundgesetzes bezüglich der Würde und Freiheit der Person entsprachen.

337 1957 gab die «Deutsche Gesellschaft für Psychiatrie und Nervenheilkunde» ein Gutachten, betreffend die Anstaltsreform, in Auftrag. Der Autor, der Psychiater Friedrich Panse, verfasste jedoch in mehrjähriger Arbeit ein umfangreiches Werk über das psychiatrische Krankenhauswesen in historischer Sicht, ohne dabei die Euthanasie zu erwähnen, an der er selbst aktiv beteiligt gewesen war. Zuvor schon leitete Panse ab 1936 ein Institut für psychiatrisch-neurologische Erbforschung an der Rheinischen Landesklinik in Bonn und hatte ab 1937 einen Lehrauftrag in Rassenhygiene.

338 Frank Fischer, Germanist und Historiker, prangerte die psychiatrischen Missstände aufgrund eigener Beobachtungen an, nachdem er insgesamt acht Monate lang Hilfspfleger in mehreren deutschen sowie einem österreichischen und einem englischen psychiatrischen Krankenhaus gewesen war. Er schilderte die Demütigungen, die Wartesaalatmosphäre, das Fixieren, den Anstaltsdress und die ärztliche Visite als «merkwürdige Mischung aus Parade, Gottesdienst und Inspektion» (S. 56). Nur in der englischen Anstalt fand er bessere Verhältnisse vor. Im Übrigen beklagte er das System Anstalt im Sinne von Goffmans totaler Institution.

339 Damals wie heute fragt man sich, ob es richtig und nützlich war, die Missstände laut anzuprangern, anstatt die Öffentlichkeit auf die zumindest an einzelnen Orten zu verzeichnenden Bemühungen und auch Erfolge stärker hinzuweisen. Letzteres hätte allerdings den Verdacht erregt, man wolle das «Schlechte» sozusagen zudecken. Gewiss hatte die in den 1960er und 1970er Jahren laut geäußerte Kritik auch Nachteile für die Arbeit der reformwilligen Psychiater, und für die Patienten wurde die Schwelle zur psychiatrischen Behandlung wieder höher gelegt. Aber die Psychiatriereform wäre ohne jene rückhaltlose Kritik an den bestehenden Verhältnissen kaum denkbar gewesen.

340 Die Enquête wurde später durch den Bericht einer Expertenkommission (1985) ergänzt, der Empfehlungen zur Versorgung enthält, die sich aus einem «Modellprogramm Psychiatrie» des Bundesgesundheitsministeriums ergeben hatten. Für die Umsetzung der Personalanforderungen in den psychiatrischen Einrichtungen war eine Bundespersonalverordnung von 1990 hilfreich.

341 Der therapeutische Weg, den diese Krankenhäuser genommen haben, ist auch an ihrer Bezeichnung ablesbar: Aus den Heil- und Pflegeanstalten der Nachkriegszeit wurden die «Landeskrankenhäuser» der 1960er und 1970er Jahre; seitdem spricht man bevorzugt von «Klinik für Psychiatrie» oder «Zentrum für Psychiatrie».

342 1933 bereits wurden in Moskau und in anderen Städten der Sowjetunion Tageskliniken geschaffen, und zwar wegen akuten Bettenmangels, noch ohne die spätere therapeutische Konzeption. Zur Geschichte der Tagesklinik s. Finzen (2003). Seit etwa den 1990er Jahren gibt es auch in anderen medizinischen Disziplinen Tageskliniken, z. B. für dermatologische oder für Schmerzbehandlung.

343 Demgegenüber setzt «Gemeindepsychiatrie» (der Begriff wurde vom amerikanischen *Community Psychiatry* abgeleitet) den Akzent anders: Die Gemeinde selbst soll zum Gegenstand der Psychiatrie werden; auf die Arbeit in der Gemeinde komme es an, um psychische Krankheiten überhaupt nicht entstehen zu lassen, was an Auffassungen der Antipsychiatrie erinnert (s. Kap. 24). Von diesem Anspruch primärer Prävention ist die Psychiatrie inzwischen abgerückt, auch von dem gemeindepsychiatrischen Behandlungsverständnis, welches Selbsthilfe und professionelle Hilfe polarisierte.

344 Die Verlegung von Langzeitpatienten aus den Krankenhäusern in Heime entsprach allerdings nicht der Enthospitalisierung oder Deinstitutionalisierung. Es handelte sich eher um eine Transinstitutionalisierung. Die Problematik wurde von den Krankenhäusern in die meist weit abgelegenen Heime verlagert, in denen Betreuung und Behandlung hinter dem Krankenhausstandard zurückblieben und der kustodiale Versorgungsstil unverhältnismäßig lange aufrechterhalten blieb. Da die meisten Bewohner psychiatrischer Heime schizophrene Kranke waren, wurde zu Recht eingewandt, dass chronisch Schizophrene nie «Pflegefälle» werden, sondern immer behandlungsbedürftige Patienten bleiben.

345 Die Argumente und Probleme der Deinstitutionalisierung erörtert Forster (2000).

346 Dabei ist die Evaluation der psychiatrischen Institution methodologisch außerordentlich schwierig, da außer objektiven Parametern auch subjektive Faktoren wie das Erleben des Patienten und seine Bewertungen zu beachten sind. Zur wirtschaftlichen Evaluation der psychiatrischen Versorgung s. Knapp (1999).

347 Es muss aber an dieser Stelle ausdrücklich darauf hingewiesen werden, dass nur bei den relativ günstigen politischen und wirtschaftlichen Voraussetzungen, wie sie in der Bundesrepublik Deutschland bestanden, solche Entwicklungen ablaufen konnten, in vielen Ländern jedoch weniger oder gar nicht. So wurde aus einem europäischen Land, nämlich aus Bulgarien, noch 2003 von «grausamen» und «unmenschlichen» Lebensbedingungen psychisch Kranker

in drei staatlichen Krankenhäusern und elf Heimen berichtet: Viele Kranke leben in Zellen, nur dürftig bekleidet, in strengen Wintern werden die Räume kaum geheizt. Für 2100 kranke und behinderte Kinder in einem der Heime gibt es nur 32 Pflegerinnen, die zudem schlecht ausgebildet sind. Zusammenfassend wird berichtet, dass hier systematisch die lebenslängliche Hospitalisierung, Isolierung und Stigmatisierung betrieben würde (vgl. Schneider, 2003).

348 Psychosomatische Einrichtungen entstanden in Deutschland weitgehend unabhängig von der Psychiatrie, teilweise in enger Verbindung mit der inneren Medizin (s. Kap. 18).

349 «Charakterschwäche», die seinerzeit viel diskutiert wurde, hielt Griesinger eher für eine Fehldiagnose. Er beschrieb die Bedeutung von Entwicklungsstörungen für das psychische Erkranken im Erwachsenenalter (hierzu im Einzelnen Nissen, 1994). Seine Ich-Psychopathologie (s. Kap. 6) wurde auch für die Kinder- und Jugendpsychiatrie nützlich. Guentz schrieb 1859 «Über den Wahnsinn der Schulkinder», Laehr 1875 über cerebral bedingte Lernstörungen, also über die später so genannten hyperkinetischen Syndrome bzw. Aufmerksamkeits-Defizit-Störungen. Schüle befasste sich in seinem Lehrbuch (1878b) eingehend mit der Kinder- und Jugendpsychiatrie. Kraepelin berücksichtigte die Kinder- und Jugendpsychiatrie schon von der ersten Auflage seines Lehrbuches (1883) an.

350 Franz von Rinecker (1811–1883) habilitierte sich 1836 in Würzburg und wurde 1837 außerplanmäßiger Professor für mehrere Fächer, hauptsächlich befasste er sich mit der Psychiatrie des Kindes- und Jugendalters. Ab 1863 leitete er die psychiatrische Abteilung im Juliusspital in Würzburg. Er hielt täglich eine mehrstündige Vorlesung und veröffentlichte 1874/75 einen Artikel «Ueber Irresein des Kindes».

Hermann Emminghaus (1845–1908) arbeitete ebenfalls in verschiedenen medizinischen Disziplinen und kam früh mit der Psychiatrie in Berührung. 1874 habilitierte er sich für Physiologie und innere Medizin. Er kam zu Rinecker und übernahm dessen Interesse für die Kinder- und Jugendpsychiatrie. Später unterstützte er den Studenten Emil Kraepelin auf seinem Wege in die Psychiatrie (s. Kap. 12). 1880 nahm Emminghaus den psychiatrischen Lehrstuhl in Dorpat ein, 1886 wurde er nach Freiburg berufen, wo er das *non restraint system* einführte (im Einzelnen s. Reichert, 1989). Emminghaus verfasste eine «Allgemeine Psychopathologie» zur «Einführung in das Studium der Geistesstörungen» (1878).

351 In der folgenden Zeit markieren einige Lehrbücher den Verselbständigungsprozess der Kinder- und Jugendpsychiatrie: Wilhelm Strohmayer (1910), Theodor Ziehen (1902/15), August Homburger (1926) und Moritz Tramer (1947). In England sind kinderpsychiatrische Interessen bei James Cowles Prichard (1786–1848) zu erkennen, dessen *moral insanity* (1835) zu einer beliebten Diagnose wurde. Von Henry Maudsley stammt eine der frühesten und dabei ausführlichsten Darstellungen der psychischen Störungen des Kinder- und Jugendalters (1867); im Einzelnen Harms (1962, 1967). Eine erste Klassifikation der Krankheiten dieses Gebietes legte der schottische Arzt W. W. Ireland 1898 vor. In den USA schrieb Benjamin Rush schon 1812 über psychische Stö-

rungen bei Jugendlichen. Ab 1909 zeigten die neuen Institutionen der *child guidance clinic* den Wert der ambulanten Behandlung psychisch kranker Kinder. Die fachwissenschaftliche Entwicklung begann aber in den USA erst mit Leo Kanner in Baltimore, der 1934 den frühkindlichen Autismus beschrieb.

352 Zu den *Zeitschriften* des Faches Kinder- und Jugendpsychiatrie: 1898 entstand die Zeitschrift «Die Kinderfehler», später in «Zeitschrift für Kinderforschung» umbenannt. Ab 1934 wurde in der Schweiz die Zeitschrift für «Kinderpsychiatrie» geführt, von 1984 an *«Acta paedopsychiatrica»* genannt. 1952 wurde die «Praxis der Kinderpsychologie und Kinderpsychiatrie» gegründet, in der bevorzugt psychodynamische Ansätze zum Tragen kamen, unbeschadet der heilpädagogischen und naturwissenschaftlich-medizinischen Orientierung des Faches. Das «Jahrbuch für Jugendpsychiatrie und ihre Grenzgebiete» erscheint seit 1956 und heißt ab 1973 «Zeitschrift für Kinder- und Jugendpsychiatrie».

Zu den *Gesellschaften:* Eine kinderpsychiatrische Arbeitsgemeinschaft entstand 1939 innerhalb der «Deutschen Gesellschaft für Psychiatrie». In Wien wurde 1940 eine «Deutsche Vereinigung für Jugendpsychiatrie» gegründet, die unter gleichem Namen 1950 auch in Stuttgart entstand und ab 1973 «Deutsche Gesellschaft für Kinder- und Jugendpsychiatrie» heißt. Auf europäischer Ebene waren seit den 1930er Jahren Sammlungsbewegungen zu verzeichnen. 1954 entstand die «Union europäischer Psychiater» (offizielle Gründung 1960), die seit 1980 *«European Society for Child and Adolescent Psychiatry»* genannt wird. Inzwischen gibt es mehrere internationale Gesellschaften.

353 Ungefähr gleichzeitig entstand ein verstärktes Interesse der Psychologie an den Prozessen des Alterns und Alters, nachdem bereits seit dem Ende des 19. Jahrhunderts vereinzelte gerontopsychologische Arbeiten erschienen waren. In jüngerer Zeit haben Psychologen die positiven Seiten des Alters deutlicher herausgearbeitet und hiermit die Psychogeriatrie, die mehr auf das Pathologische eingestellt ist, ergänzt.

354 Zu verweisen wäre hier auf das 1680 erschienene Werk des Juristen Samuel von Pufendorf (1632–1694) *«Elementorum iurisprudentiae universalis libri duo»* sowie auf das «Handbuch des gemeinen deutschen Strafrechts» (1827–1830) des Juristen Karl Ernst Jarcke (1801–1852), der das Problem der so genannten «Zurechnungsfähigkeit» (inzwischen ein obsoleter Terminus) in die strafrechtliche Diskussion einbrachte.

355 Dies drückt sich in Begriffen aus, die entweder heute nicht mehr geläufig sind und einen quasi nicht mehr existenten Tatbestand betreffen (z. B. «Vapeurs» für in den Kopf steigende, wahnsinnig machende Dämpfe aus dem Oberbauch) oder die heute zwar noch benutzt werden, aber eine wesentlich andere Bedeutung besitzen (z. B. «Melancholie» als Krankheit der schwarzen Galle und der Milz; s. Kap. 46).

356 Vgl. z. B. Alexander/Selesnick, 1966; Leibbrand/Wettley, 1961; Pauleikhoff, 1983–1987; Berrios/Porter (eds.), 1995; Shorter, 1997.

357 Diesen Text interpretierte Pauleikhoff (1983–1987, S. 135) als «Ausgangspunkt der Diskussionen über die Einheitspsychose im 19. Jahrhundert» (vgl. auch Vliegen, 1986). Es ist zu fragen, inwieweit sich die antike Krankheitslehre

tatsächlich mit der späteren psychiatrischen Nosologie in Beziehung setzen lässt. Obwohl im 19. Jahrhundert zunehmend die Organpathologie und dann Zellularpathologie sowie Neurophysiologie und Hirnanatomie auch für die psychiatrische Krankheitslehre die Orientierung vorgaben, war das humoralpathologische Denken im frühen 19. Jahrhundert durchaus noch präsent einschließlich der Fokussierung des Oberbauchs als Krankheitsquelle. Erstaunlicherweise konnte sich diese traditionelle Sicht der «Hypochondrie» als Wurzel aller möglichen Geisteskrankheiten noch eine Zeit lang halten. Im Diskurs der sich etablierenden Psychiatrie um 1800 wurden die Geisteskranken noch vielfach auf die «organische Sympathie» zwischen Gehirn und viszeralen Organen zurückgeführt, etwa im Rahmen der Entzündungslehre des französischen Arztes F. J. V. Broussais, der auch die Geisteskrankheiten auf die *«Gastro-Entérite»* zurückführte (Broussais, 1839; vgl. Schott, 2001a). Hier ist zu beobachten, wie sich das Erbe der Humoralpathologie noch bis ins 19. Jahrhundert bemerkbar machte und sich der Idee einer «Einheitspsychose» näherte, die durchaus somatisch erklärt werden konnte, ohne psychische und soziale Ursachen für die «Verstimmung» auszuschließen.

358 Der Zentralbegriff der «Imagination» spielt vor allem bei dem bedeutendsten Paracelsisten des 17. Jahrhunderts, dem flämischen Arzt Johann Baptist van Helmont, eine wichtige Rolle. Es gebe pathogene Vorstellungen (*ideae morbosae*), die durch die Ein-Bildung (Imagination) wie ein Parasit den Lebensgeist (in Milz und Magen) stören und somit alle möglichen Krankheiten hervorrufen könnten.

Van Helmont wollte auf diesem Wege in erster Linie die Entstehung der Pest (durch deren «sämliches Bild») erklären. Nicht im Körper umherziehende Säfte oder Dünste, sondern «Einbildungen» als Krankheitskeime schienen nun die Krankheiten zu verursachen, einschließlich der Geisteskrankheiten.

359 Die Funktionsweise des Seelenorgans wird an einem Kugel-Modell erläutert: «Den menschlichen Körper können wir uns gleichsam als eine hohle Kugel vorstellen, mit einer doppelten innern und äussern empfindlichen Oberfläche versehen, die auf beiden Seiten durch Erregungsmittel zur Thätigkeit gereizt werden kann. Die eine Oberfläche, nämlich die innere, ist gleichsam das Organ der Seele und ihr nächster Trabant; die andere äussere auf der Oberfläche befindliche, der Welt und den Körpern entgegengesetzte, bedarf gleichsam dieser Dinge zur Werkstätte. … Von einer dieser Oberfläche zur andern gehen Nerven, gleich Saiten gespannt, innerlich von der Seele, äusserlich von der Welt und dem Körper zur Thätigkeit aufgeregt, vermählen sie den Körper mit der Seele. Wir können daher in jedem einzelnen Nerven zwey Enden, ein Hirn- oder inneres Ende, und ein peripheres oder äusseres Ende annehmen.» (Reil, 1811, S. 5 f.)

360 Der «Brownianismus» faszinierte insbesondere die von der Schelling'schen Naturphilosophie beeinflussten «romantischen» Ärzte. Alle Krankheiten konnten auf einer «Skala der Erregung» abgebildet werden und von einem einzigen Kriterium abgeleitet werden, dem Grad der Erregung. Somit stellten z. B. Melancholie und Manie nicht qualitativ ganz unterschiedliche Krankheitseinheiten dar, sondern lediglich quantitative Abweichungen von der normalen

Mittellage. Der Einfluss von Brownianismus und Vitalismus auf die zeitgenössische psychiatrische Nosologie mit ihrer Idee der Einheitspsychose ist bisher noch wenig untersucht.

361 Am meisten interessierte Reil das Kräfteverhältnis zwischen beiden Systemen, die durch «Verbindungsnerven», «Apparate der Halbleitung» miteinander kommunizieren. Er ordnete das «Bewußtseyn» dem Cerebral- und die «bewußtlose Idee» dem Ganglien-System zu. Reil entwarf also lange vor Sigmund Freud bereits ein dynamisches Modell zwischen bewusstem und unbewusstem Seelenleben, das vor allem die psychischen (Krankheits-)Phänomene des Somnambulismus erklären sollte. Somit schuf er für den zeitgenössischen Mesmerismus und die rätselhafte Wirkungsweise der «magnetischen Kur» ein plausibles neurophysiologisches Erklärungsmodell. Im Normalfall habe die Vernunft im Gehirn das Übergewicht. In den pathologischen Zuständen der Leidenschaft, aber auch im künstlichen und spontanen Somnambulismus wirke die überwiegende Erregbarkeit des Ganglien-Systems (Reil, 1807, S. 243). In dieser «Intemperatur» seiner «Vitalität» seien jene Ursachen von Seelenkrankheiten zu suchen, die außerhalb des Seelenorgans (im Gehirn) lägen. Reil zählte hierzu vor allem die Hypochondrie. Reils Modell beeinflusste die weitere Entwicklung der medizinischen Anthropologie und Krankheitslehre nachhaltig, insbesondere im Bereich der medizinischen Psychologie und Psychotherapie im ausgehenden 19. Jahrhundert. Seine Nähe zur romantischen Naturphilosophie trug wohl mit zur Entwicklung des unizistischen Modells der «Einheitspsychose» bei, das später vom dichotomen Modell Kraepelins abgelöst wurde.

362 In neuerer Zeit sind mehrere umfassende Publikationen zu diesem Thema erschienen (Vliegen, 1980; Mundt/Saß, 1992). Zu entsprechenden angloamerikanischen Entwicklungen wird auf Berrios und Porter (1995, S. 313 ff.) verwiesen. In der französischen Psychiatrie ist die Diskussion dieses Themas ähnlich verlaufen, allerdings unterschied sie sich terminologisch wesentlich von der deutschen und englischsprachigen Psychiatrie.

363 Zeller gewann erste Einblicke in die Psychiatrie 1825 bei Maximilian Jacobi in der Anstalt Siegburg und auf Reisen durch europäische Länder. Er arbeitete zunächst in einer ärztlichen Praxis in Stuttgart, ab 1834 in der neuen württembergischen Anstalt Winnenthal. Hier blieb er ungeachtet mehrerer Berufungen auf Professuren. Er war ein engagiert patientenorientiert arbeitender Psychiater, der auch die Arbeitstherapie förderte und das *non restraint system* bereits zu einer Zeit praktizierte, als es von der Mehrzahl deutscher Psychiater noch abgelehnt wurde. Bekannt wurde er auch durch die Behandlung des Physikers Robert Mayer. Was Zeller zu den grundsätzlichen Problemen der Psychiatrie zu sagen hatte, veröffentlichte er bemerkenswerterweise in den Berichten über die Anstalt Winnenthal, die im Drei-Jahres-Rhythmus 1834–1854 erschienen. Zeller war ein religiöser Mensch, und er war literarisch begabt. Von seinen Gedichten gingen mehrere in das württembergische Gesangbuch ein. Bekannt wurden die «Lieder des Leids», die er nach dem Tod seiner Ehefrau schrieb (1847 veröffentlicht).

364 Obwohl sich Guislain von der Gall'schen Schädellehre (Organologie) kritisch

distanzierte, stellte er fest: «Die verschiedenen phrenopathischen Formen müssen verschiedene Sitze im cerebralen Nervensysteme haben.» (Guislain, 1854, S. 313) Die Veränderung der Krankheitsform – etwa von der Wut zur Melancholie – wird mit einer «Krankheitslocomotion» erklärt, «dass das Uebel eine andere Stelle einnimmt oder dass es die Intensität des einen oder andern Organs des Gehirns vermehrt» (l. c.). Eine rasche Umänderung der Symptomatik kommt ihm als «psychische Metastasen» vor: «Man könnte fast bildlich sagen, dass das Uebel aufspringt, um in ein anderes Gebiet niederzufallen.» (S. 314)

365 Heinrich Neumann war erst Internist, habilitierte sich 1842 für innere Medizin, wurde 1846 Assistenzarzt in der psychiatrischen Anstalt Leubus; 1852 gründete er in Pöpelwitz bei Breslau eine psychiatrische Privatklinik. Er habilitierte sich ein zweites Mal, nun für Psychiatrie. 1867 übernahm er eine psychiatrische Krankenhausabteilung in Breslau, aus der 1874 die psychiatrische Universitätsklinik hervorging. 1877 wurde er Ordinarius. Neumann zählt zu den konservativen Anstaltspsychiatern, er lehnte alle Reformvorhaben ab (zur Biographie: Henseler, 1959).

366 Allerdings hat Neumann eine Unterscheidung zwischen Klassifikation und Diagnostik getroffen: Ein Mangel an Klassifikation beweise nicht einen Mangel an Einsicht in das Objekt (gemeint ist hier die Krankheit des einzelnen Patienten). Diagnosen seien individuell zu stellen.

Neumann unterstrich emphatisch sein anthropologisches Credo: «Das Ganze, in welchem Leibe und Seele aufgehen, nennen wir Mensch. Der ganze Mensch ist also beim Studium der Seelenstörungen das Objekt der Analyse.» (Neumann, 1859, S. 4) Neumanns zentraler Begriff ist der «Krankheitsprocess», das «Fortschreiten» der Krankheit: «Für uns ist nicht derjenige geisteskrank, der eines der beschriebenen Elemente [z. B. Illusion, Halluzination, Gedächtnisschwäche] aufweist, sondern nur derjenige, bei welchem dieses Element die Veranlassung für fortschreitende Bildung neuer Elemente gegeben hat.» (S. 165)

367 Die Wende, die Kraepelin hiermit einleitete, kommentierte sein Schüler Franz Nissl so: «[...] dadurch, daß man ein besonders hervorstechendes psychologisches Moment, wie die Verwirrtheit, als einzig diagnostisch richtunggebendes Symptom für eine besondere Krankheit ansah, beging man in der Psychiatrie den selben Fehler wie einstens bei der internen Medizin, bei der man ebenfalls besonders markante Symptome wie die Gelbsucht, oder die Wassersucht, oder den Husten, oder das Fieber, zunächst als Krankheitsformen auffaßte. In der inneren Medizin erwies sich vor allem die pathologische Anatomie als eine mächtige Schutzwehr gegen solche Irrtümer, und bei dem Stande der pathologischen Anatomie der Hirnrinde dagegen mußte die Psychiatrie auf diese Hülfe verzichten.» (Nissl, 1908, S. 517)

368 Jean Pierre Falret (1794–1870), Schüler von Esquirol, leitete eine Privat-Irrenanstalt in Paris. Er beschrieb 1877 zusammen mit Ernest Charles Lasègue die *folie à deux*. Sein Sohn Jules Falret (1824–1912) befasste sich ebenfalls mit der *folie circulaire*.

369 Zu den späteren Modifikationen gehörte auch, dass heute innerhalb der affektiven Psychosen unterschieden wird zwischen unipolaren Depressionen und bipolaren affektiven Psychosen (inklusive Manie).

370 Auch Bonhoeffer konnte auf Vorarbeiten zurückgreifen, insbesondere auf die des Moskauer Psychiaters Sergej Sergejewitsch Korsakow (1854–1900), der die klinische Psychiatrie in Russland entscheidend gefördert hat. Das 1887 beschriebene und nach ihm benannte Korsakow-Syndrom ist eine spezielle Ausprägung des organisch-psychischen Syndroms, nämlich mit besonderem Hervortreten der Merkschwäche; es wird insbesondere bei chronischem Alkoholismus festgestellt.

371 Wernicke hatte auch ein vielgliedriges System psychischer Krankheiten erarbeitet, das zwar wenig rezipiert, aber in der Nachkriegszeit (1957) von Karl Leonhard (1904–1988) aufgegriffen und noch weiter aufgefächert wurde, ohne dass dem eine empirische klinische Grundlage entsprochen hätte.

372 Der Wert solcher Klassifikationen liegt in der Eindeutigkeit und Kontrollierbarkeit der Kriterien und Kategorien, ihre Schwäche ist hauptsächlich in der Selektion der benutzten Kriterien zu sehen, die operationalisierbar und quantifizierbar sein müssen, so dass Daten der Subjektivität, des Erlebens und der Biographie außer Acht bleiben.

Ein Vorläufer der modernen Klassifikation war in Deutschland das Würzburger Schema (1933) mit 21 Positionen für die geläufigen Diagnosen oder Diagnosengruppen, jedoch ohne nähere Bestimmungen.

373 Besonders vorteilhaft wirkt sich die Klassifikation in mehreren Achsen aus (die allerdings noch wenig genutzt werden), nämlich für Symptomatik, Persönlichkeitsstruktur, körperliche Störungen, soziale Belastungen und Leistungsfähigkeit insgesamt. Eine gewisse Schwäche dieser Systeme ist unübersehbar: Die einzelnen Kategorien und Kriterien konnten nicht anders denn durch Konsensbildung zustande kommen; dabei konnten Kompromisse, die wenig befriedigen, nicht ausbleiben.

374 Diese und andere Beispiele bringen Birnbaum (1920b) und Reavis (1967).

375 Die religionsgeschichtliche Bedeutung hat Hole (1971) dargestellt.

376 Hier sei an das umfangreiche Werk «Von Krankheiten der Weiber» erinnert, das der Eisenacher Stadtphysikus Johann Storch von 1747 bis 1753 in acht Bänden publizierte. Storch ging von der Gebärmutter als dem entscheidenden Organ aus und vertrat eine traditionelle, humoralpathologische Sicht. So schilderte er aus dem Jahr 1721 den hysterischen Spasmus eines Mädchens im Alter von 19 Jahren. Das Mädchen sei von sanguinisch-phlegmatischem Temperament, die Monatsblutung sei verspätet und schwach aufgetreten. Sie sei von einem *Spasmo pectoris convulsivo* befallen, «welcher ihre Brust auf eine solche Art bewegete, dass sie hechtzete [ächzte] und das Aussehen hatte, als ob sie in einem *Actu venevero* [Geschlechtsakt] begriffen wäre; darbey ihr auch der Halß aufgetrieben wurde, wie es denen die an *spasmo hysterico* liegen, zu begegnen pfleget.» Der Arzt riet ihr zu warmen Fußbädern und einem ausreichenden Aderlass am Fuß (Storch, 1748, S. 56 f.).

Auch Robert Whytt, der noch vor Cullen die Nervenkrankheiten ins Blickfeld der Ärzte rückte, empfahl Aderlass und warme Fußbäder gegen die Hysterie: «Es ist aber kein Mittel, von dem ich in hysterischen Ohnmachten mit Zuckungen so gute Wirkungen bemerkt, als von warmen Fußbädern […].» Die Mittel seien die besten, welche die Geburtswege und die Nerven stärkten. «Ein antihysterisches Pflaster [aus Gummiharz], das man auf den Leib gelegt, ist in einigen Fällen, so wie auch gelinde Brechmittel, und die magenstärkenden Purgiermittel dienlich gewesen.» (Whytt, 1766, S. 359 f.)

377 Cullen war als Medizinprofessor seit 1751 in Glasgow, dann seit 1755 in Edinburgh tätig, wo er zunächst Chemie und Pharmakologie, schließlich auch theoretische Medizin lehrte. Sein vierbändiges Hauptwerk «*First Lines of Practice of Physic, for the use of students*» (1778–1784) markierte den Beginn der Neuropathologie. Es wurde von Pinel ins Französische übersetzt (Paris 1785), eine deutsche Übersetzung erschien bereits 1784. Einer von Cullens bedeutendsten Schülern war Benjamin Rush, der in Edinburgh Medizin studierte und dort 1768 promovierte.

378 Bereits vor Cullen gab es in Schottland eine Diskussion über die Bedeutung der Nerven für die Entstehung von Krankheiten. Besonders zu erwähnen ist hier das zuerst 1765 erschienene Buch über «nerven-hypochondrische und hysterische Zufälle» des berühmten schottischen Arztes und Physiologen Robert Whytt (1714–1766), der in der «Sympathie der Nerven» eine wichtige Krankheitsursache sah (vgl. Whytt, 1766). Whytt, der den Begriff der Neurose noch nicht benutzte, grenzte drei Klassen von Kranken voneinander ab: (1) die besonders Empfindlichen mit «Nervenzufällen» «wegen der ungewöhnlichen Zärtlichkeit ihrer Nerven» – d. h. «Nervösen» im späteren Sprachgebrauch; (2) diejenigen, die darüber hinaus u. a. Blähungen, einen Kloß im Hals und Kopfschmerzen haben, also von «hysterischen Zufällen» geplagt seien; und (3) schließlich diejenigen, die keineswegs empfindlich seien, bei denen aber «die Nerven des Magens und der Gedärme» von unordentlicher Beschaffenheit seien und also an «hypochondrischen Zufällen» litten (Whytt, 1766, S. 77 f.).

379 Im Vorgriff auf die «Neurose» des ausgehenden 19. Jahrhunderts sei hier noch auf Janets Begriff der «Psychasthenie» hingewiesen, der schon lange in Vergessenheit geraten ist (vgl. Ellenberger, 1973, S. 511–515). Er stellte in seiner Darstellung der Neurosen der «Hysterie» die «Psychasthenie» gegenüber, zu welcher er hauptsächlich Zwangsvorstellungen und Phobien rechnete. Er vertrat weder eine rein somatogene noch eine rein psychogene Ätiologie der Neurosen. Der psychogenetische Prozess ging nach seiner Auffassung von Erlebnissen und «fixen Ideen» aus, aber auch von einer organischen Prädisposition. Hier griff er auf die in Frankreich populäre Degenerationslehre (s. Kap. 10) zurück (*dégénération mentale*), was Freud zu einer kritischen Anmerkung gegenüber Janet veranlasste (vgl. Freud, 1894, S. 65).

380 Die in der zweiten Hälfte des 19. Jahrhunderts entstehende Neurologie stützte sich wesentlich auf die Elektrophysiologie und setzte die Elektrotherapie ein. Dies lässt sich am Beispiel von George Miller Beard illustrieren. Beard war ein namhafter Elektrotherapeut und veröffentlichte mit seinem Kollegen Alphonso David Rockwell (1840–1933) 1871 das einflussreichste Buch zur Elektrotherapie in den USA: «*A practical treatise on the medical and surgical uses of electricity*». Übrigens war Rockwell der Konstrukteur des ersten elektrischen Stuhls.

381 Die Ruhekur wurde übrigens auch zum Vorbild jener unglücklichen Bettbehandlung psychotisch Kranker (s. Kap. 31).

382 Den Aktualneurosen, deren Ursache in den gegenwärtigen Lebensumständen zu suchen seien, stellte er die «Übertragungsneurosen» (Angsthysterie, Konversionshysterie, Zwangsneurose) gegenüber, die von den infantilen Konflikten (Sexualität) ausgingen und symbolisch überdeterminiert seien. Der Neopsychoanalytiker Schultz-Hencke rechnete die neurasthenische Struktur zu den Neurosestrukturen.

383 Es komme damit zu einem Reizzuwachs, der sich in der Krankheitssymptomatik zum Ausdruck bringe. Im «Entwurf einer Psychologie» formuliert Freud: «Überall findet sich, daß eine Erinnerung verdrängt wird, die nur nachträglich zum Trauma geworden ist.» (Freud, 1895, S. 435) Eine erste Szene der «Verführung» in der frühen Kindheit, die zunächst noch ohne sexuelle Bedeutung gewesen sei, werde nach der Pubertät durch eine zweite (oft harmlose) Szene wachgerufen und provoziere dann nachträglich sexuelle Empfindungen.

384 Es sei hier angemerkt, dass es eine der großen Leistungen Freuds war, angesichts der «erfundenen Traumen» seine Theorie nicht fallen zu lassen, sondern die traumatischen Phantasien als höchst wirksame «psychische Realität» zu erkennen.

385 Schon J. L. A. Koch (1891) hatte formuliert: «Wenn übrigens auch die psychopathischen Minderwertigkeiten nicht zu den Psychosen gestellt werden dürfen und ebensowenig in den Rahmen des Normalen fallen, so ist es doch so, daß sie auf der einen Seite ganz allmählich völlig zu den Geisteskrankheiten hinüberführen, wie sie auf der anderen Seite ganz allmählich völlig in die Breite des Normalen sich verlieren.» (S. 3) Aus heutiger Sicht ist anzumerken, dass die erste These, die die Psychosennähe beinhaltet, dominiert, ohne je zweifelsfrei bewiesen worden zu sein, und dass die zweite These, der fließende Übergang zum «Normalen», wissenschaftlich weniger Beachtung fand, wie überhaupt wenig Beziehungen zu psychologischen Persönlichkeitslehren zu erkennen sind.

386 Andere Störungen beschrieb der russische Psychiater Awtokratow (1907); im russisch-japanischen Krieg 1904/05 beobachtete er bei den Soldaten psychische Störungen wie «initiativlose Depression», auch mit Angst und vegetativen Störungen verbunden und in 1 bis 4 Wochen abklingend.

387 Auch die Lehre von der Dissoziation (Janet, 1904) wäre auf die Kriegsneurosen anwendbar gewesen, hätte sie nicht noch später Eingang in die Psychiatrie gefunden als Freuds Lehre von der Konversion.

388 Hermann Oppenheim (1858–1919) war Sohn eines jüdischen Predigers. Ab 1883 arbeitete er bei Westphal (s. Kap. 7) und habilitierte sich 1886. Oppenheim gilt als einer der Begründer der klinischen Neurologie. Sein Lehrbuch der Neurologie (1894) erschien in zahlreichen Auflagen und vier Fremdsprachen. Er verfasste sechs Monographien über spezielle neurologische Krankheiten. Er war ein Wissenschaftler von Weltruf, aber eine entsprechende akademische Karriere blieb Oppenheim versagt. Als die Berliner Fakultät ihn zum außerordentlichen Professor vorschlug, verweigerte der zuständige Minister die Zustimmung, möglicherweise weil Oppenheim Jude war. Oppenheim führte eine Praxis und eine Privatklinik in Berlin. Er gründete 1907 die «Gesellschaft Deutscher Nervenärzte», deren Vorsitzender er von 1912 bis 1916 war.

389 Offiziere sollen weniger betroffen gewesen sein als Soldaten (vgl. Cursch-

mann, 1917), was auf eine andere Einstellung und Verantwortlichkeit zurückgeführt wurde.

390 Neben den genannten Störungen gab es auch internistische Krankheitsbilder, die eindeutig mit den Frontbelastungen in Zusammenhang standen (z. B. Albu, 1917; Disqué, 1918). Auffälligerweise waren es betont Magenbeschwerden dieser Frontsoldaten (psychogene Dyspepsie), des Weiteren vereinzelt kardiovaskuläre Störungen (vgl. Gaupp, 1916, S. 371) und Herzsymptome, die auch schon bei Soldaten im amerikanischen Bürgerkrieg beobachtet worden waren (vgl. Da Costa, 1871).

391 Analog waren die Erkenntnisse in der englischen Psychiatrie. Nachdem bei englischen Soldaten des Ersten Weltkrieges anscheinend ganz ähnliche Kriegsneurosen auftraten, wurden zunächst Erschütterungen des Nervensystems angenommen (die Bezeichnung *shellhock* ist schwer zu übersetzen), dann aber wurden die Psychogenese und damit die Psychotherapieindikation erkannt. Nach dem Krieg verschwanden die kriegsneurotischen Symptome sehr bald (s. u.). Im Zweiten Weltkrieg traten sie nur vereinzelt in diesen Formen auf (s. u.).

Es wurden alle denkbaren Möglichkeiten der Pathogenese diskutiert (vgl. Hirschmüller, 2002, S. 77), und es gab groteske Theorien wie die der *Insuffizienza vertebrae*, die mit einem «Gipspanzer» zu behandeln sei (vgl. Schanz, 1917), wogegen sich Weber (1917) wandte. Schüller (1918, S. 12) wollte die Kriegsneurosen auf übermäßigen Tabakmissbrauch zurückführen.

392 Wie unbestimmt und teils verwirrend die Auffassungen mancher Autoren waren, zeigt z. B. eine Veröffentlichung des angesehenen Neurologen und Psychiaters O. Binswanger (1915). Der Autor spricht zuerst von «mechanischer Schädigung bestimmter Abschnitte des ZNS» (des Gehirns oder des Rückenmarkes), die den hysterischen Krankheitsbildern zugrunde lägen. Sie könnten eintreten durch «seelische, emotionelle Erschütterung», die eine «corticofugale Erregung oder Hemmungsentladung» bewirke (S. 4). Später heißt es, «die heftige psychische Schockwirkung [führe] allein zur Erzeugung des Krankheitsbildes» (S. 6), wozu als Beweis auch das Ergebnis der Psychotherapie herangezogen wird. Die Schockwirkung könne aber auch fehlen (S. 31 u. 37). Des Weiteren ist von «emotionellen, mechanischen und toxischen Schädigungen» die Rede (mit Letzterem sind Granatgase gemeint). Schließlich wird eine «konstitutionelle hysteropathische Veranlagung» vorausgesetzt (S. 55). In diesen Ausführungen spiegeln sich die verschiedenen Meinungen und die damit verbundenen Unsicherheiten wider.

393 Einem Autor, Sanitätsoffizier, war seine Publikation zunächst untersagt worden (vgl. Bickel, 1918).

394 Die *elektrische Therapie* war nicht neu. In ihrer primitiven Form (Anwendung von Reibungselektrizität im Verbund mit der Leidener Flasche) wurde sie bereits Mitte des 18. Jahrhunderts eingeführt und dann in Form des Galvanisierens (seit ca. 1800) und später des Faradisierens technologisch weiterentwickelt (s. Kap. 47). Später wurde sie u. a. von dem Heidelberger Neurologen Wilhelm Erb (1840–1921) zur Behandlung neurologisch-psychiatrischer Störungen empfohlen. Die Elektrotherapie wurde auch in den Lazaretten des Krieges

1870/71 angewandt. Im Ersten Weltkrieg (und insbesondere *nach* dem Krieg) wurde sie zwiespältig beurteilt: Einerseits war sie bei «psychogenen» Lähmungen erstaunlich erfolgreich, andererseits war sie eine schmerzhafte, bei höherer Stromstärke quälende Behandlung. Die Behauptung, dass Todesfälle vorgekommen seien, ist nicht bewiesen.

395 Einzelne Autoren sprachen sich gegen jegliche Entschädigung aus, so lässt Hauptmann (1925) sein Plädoyer «Krieg der Unfalls-Hysterie!» mit den Worten enden: «Einem Hysteriker aber eine Unfallrente geben, heißt nicht: ihn entschädigen, sondern: ihn schädigen.» (S. 193) Diese Einstellung war in der Auffassung begründet, es könne keine Hysterie, geschweige denn eine Kriegshysterie geben.

396 Das Thema war bereits obsolet, als in der «Dreigroschenoper» (1928) von B. Brecht der «lästige Zitterer mit Ehrenzeichen» auftrat. Im Zweiten Weltkrieg wurden diese Konversionsreaktionen nur noch vereinzelt beobachtet (s. u.).

397 Vgl. zum Thema Krieg und Neurasthenie auch die Arbeit von Hans-Georg Hofer (2004).

398 Hierzu zusammenfassend s. Noyes, 1954; deutsche Literatur: R. Jung, 1961, sowie J.-E. Meyer, 1961.

399 Im «Hexenhammer» («*Malleus maleficarum*») der beiden Dominikaner Jakob Sprenger und Heinrich Institoris, der 1487 in Straßburg erschien, sind zahlreiche Fallbeispiele enthalten, welche das Ineinandergehen von individuellem und kollektivem Wahn demonstrieren. Im folgenden Beispiel wird die Verhexung eines Mannes, der zu einem wahnhaften Liebesakt gezwungen wird, geschildert: «In der Stadt Coblenz ist ein armer Mann in der Weise behext, daß er in Gegenwart seiner Frau den ganzen Liebesakt, wie ihn Männer und Frauen auszuführen pflegen, sogar zu wiederholten Malen für sich allein ausübt und davon auch auf das Drängen und Gejammere seiner Frau nicht abgebracht werden kann, daß er nach Vollendung eines oder dreier Akte die Worte ausstößt: ‹wir wollen von vorn anfangn!› […] Fragt man ihn, nachdem er wieder einige Kraft bekommen hat, auf welche Weise und wieso ihm derlei zustoße und ob er eine Person als Succubus gehabt hätte, pflegt er zu antworten, er sehe nichts, sei aber so der Besinnung beraubt, daß er durchaus nicht imstande sei, sich zu enthalten; und zwar gilt wegen dieser Behexung eine gewisse Frau für höchst verdächtig […].» (Zit. n. Schott, 1993a, S. 126)

400 Es ist bemerkenswert, dass das Verb «suggerieren» im Deutschen erst Ende des 16. Jahrhunderts auftaucht und zunächst so viel wie «beibringen», «ergänzen» (z. B. einer unvollständigen Erinnerung) heißt, später im 18. Jahrhundert jedoch die Bedeutung von «einflüstern, einblasen» annimmt, womit sowohl Einflüsterungen teuflischer Mächte als auch die unzulässige Beeinflussung von Zeugenaussagen gemeint sein konnte (vgl. Schott, 1984, S. 106). Der (auditive) Wahn, der mit Stimmenhören verbunden ist, galt in der Frühen Neuzeit, sofern er Böses und Bedrohliches zum Inhalt hatte, als «Suggestion» im dämonologischen Sinn, sozusagen als die «Stimme des Teufels im Menschen». Das Gewissen dagegen wurde z. B. vom romantischen Naturphilosophen G. H. Schubert als «Stimme Gottes im Menschen» bezeichnet.

401 «[Phaidros] richtet scharf nach den Augen des Lysias die Funkenstrahlen sei-

ner Augen und entsendet zugleich mit ihnen gegen Lysias den Lebensgeist. [...] Der Dunst des Lebensgeistes, welcher von dem Herzen des Phaidros erzeugt war, strebt sogleich eilends nach dem Herzen des Lysias, verdichtet sich [...] und wird wieder zu Blut, und zwar zu dem, was es ursprünglich war, nämlich dem Blute des Phaidros. [...] Wie also das Eisen zu dem Magnetstein hingezogen wird, nachdem es dessen Eigenschaft angenommen hat, selbst aber den Stein nicht anzieht, so schließt sich eher Lysias an Phaidros an, als Phaidros an Lysias.» (Ficino, 1484, S. 320 ff.)

402 Der französische Psychiater Gaëtan de Clérambault (1872–1934) beschrieb die Erotomanie, die dem Liebeswahn von Kretschmer und von Kehrer entspricht, mit den Stufen Hoffnung, Enttäuschung und Rachsucht (vgl. Clérambault, 1921). Mehr im Sinne von Gaupp und Kretschmer, aber unabhängig von ihnen arbeitete Paul Serieux (1864–1947), der bereits zu Beginn des 20. Jahrhunderts über Wahnentwicklungen, speziell über *déliré d'interprétation* (Beziehungswahn) schrieb. Erst durch die Dissertation von Jacques Lacan (1932) wurde die Tübinger Wahnlehre in der französischen Psychiatrie bekannt.

403 Von wissenschaftstheoretischer Brisanz wäre in diesem Zusammenhang die Frage nach dem wissenschaftlichen Wahn bzw. der wahnhaften Wissenschaft. Allerdings würde es hier zu weit führen, im Sinne Freuds der Frage nachzugehen, inwieweit Wissenschaft nicht nur eine Ersatzreligion, eine «Illusion» darstellt (vgl. «Die Zukunft einer Illusion», Freud, 1927b).

404 Darin bezeichnet Schreber seinen Schlaf als «Strahlenschlaf», da sein Körper «unmittelbare göttliche Strahlen» empfange (Schreber, 1903, S. 66), die vor allem auf die Nerven wirkten. Hier ist der Begriff des «Nervenanhangs» von Interesse, womit Schreber den unmittelbaren Kontakt seiner Nerven mit denen Gottes schildert (S. 14; S. 218). Auch der sexuell getönte Begriff des «Strahlenverkehrs» ist zu erwähnen (S. 71) oder die Empfindung, dass ein bestimmter Gott («Ormuzd») als «kleine sonnenähnliche Scheibe» wegen ihrer Winzigkeit «im Innern meines Kopfes auf den Nerven desselben» erscheine (S. 64).

405 Anstatt die Entwicklung des Wahnbegriffes und die klinischen Versuche, Wahn zu definieren, im Einzelnen darzustellen, sei nur eine beispielhafte Äußerung von Ideler (1847) wiedergegeben: «Ist also der Wahnsinn der Untergang des Bewußtseins der wirklichen Welt in einer unendlichen Sehnsucht, welche sich eine neue Welt in Bildern und Begriffen schafft [...]. (S. 10) [...] ein angestrengtes Arbeiten an der Reorganisation des Bewußtseins [...]. Der Wahn deckt die innersten Entwicklungsvorgänge aus dem früheren Leben auf [...]. (S. 11) [...] Studium des Wahnsinns heißt Studium des Menschen auch im nicht-kranken Zustand [...].» (S. 14)

406 Während seines 24 Jahre dauernden Aufenthaltes in dem psychiatrischen Krankenhaus Winnenden schrieb Wagner mehrere Dramen, u. a. ein autobiographisch geprägtes Drama mit dem Titel «Wahn» (vgl. Gaupp, 1921b; auch Hofer, 1968), an dem seiner Meinung nach Franz Werfel ein Plagiat begangen habe, als er sein Drama «Der Schweiger» schrieb (nach Neuzner/Brandstätter, 1969, S. 188 ff.). Offensichtlich veranlasste der «Fall Wagner» Hermann Hesse zu seiner Novelle «Klein und Wagner».

407 Verschiedentlich wurde untersucht, ob die Themen des Wahns von soziokultu-

rellen und epochalen Einflüssen abhängig seien. Die großen Themenkreise des Wahns (wie Beziehungswahn, Verfolgungswahn, Größenwahn, Nichtigkeitswahn u. a.) bestehen region- und zeitübergreifend, während die thematischen Ausgestaltungen im Einzelnen erwartungsgemäß von soziokulturellen Faktoren mitbedingt sind.

408 In das amerikanische Klassifikationsschema DSM I (1952) wurde «Paranoia» noch aufgenommen, in den späteren Versionen kommt der Begriff nicht mehr vor, wohl aber findet man unter *delusional disorder* inhaltliche Merkmale der Paranoia (ICD 10 formuliert dementsprechend: wahnhafte Störung). Die Definition in DSM IV (1994) ist kurz und präzise: kein bizarrer Wahn, keine schizophrenen Symptome. Dabei werden von der Wahnthematik ausgehend klinische Typen genannt: Liebeswahn, Größenwahn, Eifersuchtswahn, Verfolgungswahn, körperbezogener Wahn.

409 Hinsichtlich der Einzelheiten kann auf mehrere neuere aufschlussreiche Übersichtsarbeiten verwiesen werden: Scharfetter, 1987; Howells, 1991; Hoenig/Turner, 1995.

410 Oberlin war pietistisch und naturphilosophisch beeinflusst; G. H. Schubert (1837) veröffentlichte visionäre Selbsterfahrungen Oberlins aus dessen Nachlass.

411 An der Behandlung Hölderlins war der damalige Medizinstudent und spätere Arzt-Dichter Justinus Kerner beteiligt.

412 Die Methoden Autenrieths werden medizinhistorisch unterschiedlich beurteilt (vgl. Peters, 1982; Joppien, 1998): Einerseits soll er im Geiste der Aufklärung der *moral treatment* gearbeitet haben, andererseits werden ihm grobe und quälende Zwangsmaßnahmen bei psychisch Kranken nachgesagt. Letzteres führte später, im Sinne der Antipsychiatrie, zu der unbewiesenen Auffassung, Hölderlin sei durch brutale Behandlungen in Tübingen ein gebrochener Mann geworden, aber er sei nicht krank gewesen.

413 Vorher schon hatte Waiblinger seine Erfahrungen mit Hölderlin in seinem Briefroman «Phaëton» (1823) verarbeitet.

414 Die Vermutung, Hölderlin sei homosexuell gewesen, die sowohl von Bertaux wie auch von Peters erwogen wird, hat ebenfalls Entrüstung hervorgerufen, wenn auch nicht so heftig wie die Schizophreniediagnose.

Ein dritter Ansatz differentialdiagnostischer Erwägungen ist mit dem Stichwort Rückzug zu bezeichnen. Wenn eine Schizophrenie chronisch verläuft, mündet sie im Allgemeinen in einen Residualzustand aus, der in psychischem Potentialverlust und sozialer Einengung besteht. Der Residualzustand kann tiefenpsychologisch als Rückzug aus der Lebensrealität gedeutet werden, als Schutzmaßnahme des tief geschädigten Ich gegenüber den Anforderungen der Umwelt. Es spricht aber nichts für die These von Bertaux, dass es eine Rückzugstendenz Hölderlins gewesen sei, die ihn veranlasst habe, eine Schizophrenie zu simulieren.

415 Es gibt zu Hölderlins Psychose eine weitere, nämlich hirnorganische Theorie. Nach dem Tod 1843 hat ein Tübinger Arzt autoptisch einen erweiterten «*Ventriculus septi pelucidi*» gefunden und als Ursache der Krankheit gedeutet (nach Volke, 1978, S. 72).

416 Analog wurde auch die Psychose des berühmten Physikers Robert Mayer (behandelt von E. A. Zeller in der Anstalt in Winnenden) bestritten: Ein so genialer Mensch könne nicht psychisch krank gewesen sein (nach Kirchhoff, Hrsg., 1921, Bd. I, S. 215). In diesem Zusammenhang sei daran erinnert, dass von Seiten der Antipsychiatrie die Existenz der schizophrenen Krankheit generell verleugnet wurde.

417 In der zeitgenössischen epischen Literatur finden sich gehäuft psychopathologische Themen, speziell Darstellungen schizophrener Störungen (s. Irle, 1965).

418 Die in den 1980er Jahren herausgestellte Dichotomie produktiver (positiver) Symptome versus Minus-(negative-)Symptome begründet keine neue Krankheitskonzeption, sondern diente der Evaluation der Pharmakotherapie. Auch die Subtypen hebephrene, katatone und paranoid-halluzinatorische Psychose sowie *Schizophrenia simplex* sind noch gebräuchlich, ohne dass wissenschaftlich hinreichend geklärt wurde, ob sie als Unterformen gelten können. So ist es auch seit Kraepelins und Bleulers Zeiten ungeklärt geblieben, ob Schizophrenie *eine* Krankheit ist oder man besser von der «Gruppe der Schizophrenien» spricht.

419 Von weiteren Initiativen können hier nur wenige erwähnt werden. Die österreichische Krankenschwester Gertrud Schwing zeigte in den 30er Jahren, dass mütterliche Fürsorge eine Basis der Psychotherapie Schizophrener sein kann. In den 40er Jahren praktizierte und beschrieb die nichtärztliche Psychoanalytikerin Marguerite Sechehaye die *réalisation symbolique*. Diese Versuche waren nicht unumstritten, imponierten aber durch ihre Idee und ihren Mut und förderten die Schizophrenietherapie. Wesentliche Impulse erhielt die Psychotherapie Schizophrener durch die Daseinsanalyse Ludwig Binswangers (s. Kap. 17), die zwar keine eigene Behandlungsmethode, sondern eine anthropologische Fundierung der Behandlung mit nachhaltigen Folgen für die Praxis darstellt.

420 Hierzu wird auf Kapitel 51 hingewiesen, wo auch die neurochirurgischen Behandlungen erklärt werden, die mit der Lobotomie von Moniz (1935) bei Schizophrenen begann.

421 Zu erwähnen sind zwei amerikanische Schizophrenieforscher der 1950er Jahre, nämlich Fredrick Carl Redlich (geb. 1910) und Gregory Bateson (1904–1980). Redlich entwickelte eine Schichttheorie der Schizophrenie, förderte die Psychotherapie und war einer der ersten Sozialpsychiater. Gregory Bateson war Biologe, seine *double bind theory* (zu deutsch ungefähr: Beziehungsfalle) wurde eine Zeit lang viel diskutiert.

422 Die Grundlagenforschung in den Nachkriegsjahrzehnten erstreckte sich auch auf die experimentelle Psychopathologie. In zahlreichen Versuchen wurden die Aufmerksamkeits- und Wahrnehmungsstörungen Schizophrener bestätigt – auch die bereits erwähnten Verlaufsuntersuchungen fallen in diese Zeit.

423 Beispiele sind die psychodynamisch orientierte Familientherapie bei Schizophrenen von L. Kaufmann (1975) und die «therapeutische Gemeinschaft» in Stationen für Psychosekranke von Maxwell Jones (1953). Eine Gruppentherapie für Schizophrene entwickelte der Wiener Psychiater Raoul Schindler (1957).

424 Hier ist zwar vom Melancholiker, aber noch nicht von einem *Typus melancholicus* im Sinne der späteren Temperamentenlehre die Rede.

425 «Wenn aber die Krafft des Bildes den Grimm nicht auslässet gegen das Blut/ und dannenhero dieses nicht als etwas Verhaßtes austreibet/sondern bey sich in der Miltz-Gegend (*hypochondrio*) aufbehält; so siegelt sie daselbst die hinfallende Kranckheit hinein. Eine langsame Traurigkeit aber/die zuweilen in einigen Zwischen-Zeiten mit etwas Trost unterbrochen wird /schmiedet und preget ein Bilde (*Ideam*) wovon die Miltz-süchtige Schwermüthigkeit (*Melancholia hypochondriaca*) in Weibern; in Männern aber die Gelbsucht herkommt; wenn die Bilder in das Geblüte eingesiegelt werden: Geschiehet aber der Eindruck in das Haupt-Glied des Miltzes selbst/so erweckt sie Engbrüstigkeit und Erstickung. Ist denn die Betrübnis mit dem Bilde der Verzweifflung verknüpfft/so verursachen sie Lähmnis (*Paralysin*) und Verkrümmung der Glieder/(contracturam) sonderlich an Jungfrauen. [...] Haß aber und Geitz gebähren Magerkeit und Abzehrung des Leibes; nemlich solche Bilder/die ihren Begierden ähnlich sind: Da denn diese Leute auf eine solche thorheit verfallen/ es könne auf der Welt nichts angenehmer seyn/als die schändliche Vergnügung der Rache. Es machen aber solche Bilder mager/und weil sie aus langsamen und verzehrenden Leidenschafften entstehen/nehmen sie alle Tage zu/ und tauren mehrentheils so lange der Mensch lebet.» (Helmont, 1683, S. 994/ 12)

426 Der wegweisende Text für die positive Bewertung der Melancholie stammt, wie bereits erwähnt, von Aristoteles bzw. seinem Schüler Theophrast und ist in den «*Problemata Physica*» enthalten (vgl. Flashar, 1966. S. 60 ff.). Die Ausgangsfrage lautet: «Warum erweisen sich alle außergewöhnlichen Männer in Philosophie oder Politik oder in den Künsten als Melancholiker; und zwar ein Teil von ihnen so stark, daß sie sogar von krankhaften Erscheinungen, die von der schwarzen Galle ausgehen, ergriffen werden, [...] was unter den Heroen dem Herakles widerfuhr?» Ähnlich sei es auch anderen Geistesgrößen ergangen, wie Empedokles, Platon und Sokrates (Aristoteles, 1962, S. 250). Interessanterweise geht Aristoteles davon aus, dass die Melancholiker – analog dem Wein – besonders lufthaltig seien: «Die meisten Melancholiker nämlich sind schmächtig und haben hervortretende Adern. Dafür ist aber nicht die Menge des Blutes die Ursache, sondern die der Luft.» (S. 252) Die Natur des Melancholischen sei eine Mischung aus Warm und Kalt, und so könne die schwarze Galle «sowohl den höchsten Wärmegrad als auch den höchsten Kältegrad annehmen». Entsprechend könne es einerseits zu «Schlagflüssen, Erstarrungen, Depressionen oder Angstzuständen» kommen, andererseits zu «Gesang, Ekstasen, Aufbrechen von Wunden». Überragende Leistungen erscheinen hier als Ausdruck einer mittelmäßigen Melancholie: «Diejenigen aber, bei denen [die schwarze Galle] hinsichtlich ihrer allzu großen Wärme auf das Mittelmaß gemildert ist, sind zwar noch Melancholiker, aber vernünftiger und weniger abnorm. In vielen Dingen aber überragen sie die anderen, die einen durch ihre Bildung, die anderen durch künstlerisches Können, andere durch politische Wirksamkeit.» (S. 253)

427 Ein Beispiel gibt Blaise Pascal (1723–1662) in «*Pensées*» (1972, S. 131): «[Der Mensch] fühlt sein Nichts, seine Verlorenheit, sein Ungenügen, seine Abhängigkeit, seine Ohnmacht, seine Leere. Unversehens steigt da vom Grund seiner

Seele die Langeweile auf, die Melancholie, die Traurigkeit, der Gram, der Überdruß, die Verzweiflung [...]. Ich sehe diese grauenvollen Räume des Alls, die mich einschließen, und ich bin an einem Winkel dieses weiten Weltraumes gefesselt, ohne zu wissen, weshalb ich an diesen Ort gesetzt worden bin und nicht an einen anderen [...]. Alles, was ich erkenne, ist, daß ich bald sterben muß [...].»

428 Auf diese sorgfältige und treffliche Beschreibung der Melancholie folgt bei Paracelsus folgende Therapieempfehlung: Rote Korallen würden helfen, braune Korallen aber schaden – eine magische Vorstellung.

429 Er lässt sein Buch mit einem Gedicht beginnen, in dem strophenweise Manie und Melancholie einander gegenübergestellt werden. Hier ein Auszug in deutscher Übersetzung:

Ich hänge den Gedanken nach	Ganz einsam wälz ich' ohne Ruh
und träume ohne Ungemach	Und flüstere mir die Beichte zu,
von Schlössern, die in Luft gebaut,	von Grübelei tyrannisiert
ganz sorgenfrei, kein Angstbild graut;	hat Furcht, hat Gram mich aufgespürt,
nur rosarote Phantasien	ich springe auf, ich halte ein,
im Fluss der Zeit vorüberziehn.	Minuten wollen Stunden sein.

Robert Burtons epochales Werk «The Anatomy of Melancholy» (1621a), das innerhalb von 30 Jahren fünf weitere Auflagen erlebte, erinnert ein wenig an Montaignes «Essais». Da ist ein gelehrter Autor am Werk, der die gesamte ihm erreichbare Fachliteratur referiert und doch im Kern über sich selbst schreibt: «Ich habe über Melancholie geschrieben, um sie mir vom Leibe zu halten.» (1621b, S. 23) Die Welt erscheint ihm «ein Irrgarten, ein Labyrinth der Irrtümer, eine Wüste, Wildnis und Räuberhöhle» (S. 220), wogegen kein Kraut gewachsen ist, ja, «die ganze Welt ist melancholisch, verrückt und aus dem Häuschen, und zwar in allen Teilen» (S. 128). Diese Diagnose entspricht jedoch nicht einem abstrakten «Wissen aus Büchern»: «Ich verdanke meins meinen melancholischen Anwandlungen selbst. Ich rede aus schmerzlicher Erfahrung.» (S. 24) Im individuellen Leid spiegelt sich der unheilvolle Zustand der Gesellschaft, die Selbstanalyse bedeutet zugleich Gesellschaftskritik, so könnte man Burtons Argumentation zusammenfassen. Sie ähnelt darin durchaus anderen großen Entwürfen zu einer medizinischen Anthropologie, wobei vor allem an Nietzsche und Freud zu erinnern ist. Burton strebt eine philosophische Wahrheitsfindung an, die sich nicht blenden oder ablenken lässt. Gerade Burton habe, wie Ulrich Horstmann (1990, S. 337) anmerkt, als Melancholiker mit einer «kalten Wut» gegen die Lebenslügen angekämpft.

430 *Dysthymie* scheint in der Gegenwartspsychiatrie eine neue Diagnose zu sein, der Begriff kommt aber in der Psychiatrie des 19. Jahrhunderts bereits vor, und zwar in zahlreichen verschiedenen Versionen und mit einer geradezu schillernden Unsicherheit (s. Peters, 1999). Ein Beispiel: C. F. Flemming riet 1844 dazu, den Begriff «Melancholie» aufzugeben, aber auch den Begriff «Depression» nicht zu benutzen, sondern von «Dysthymie» zu sprechen. Aber er rückte bald wieder davon ab. Kahlbaum (1869/71) verstand Dysthymie wie Melancholie. Der Dysthymie-Begriff setzte sich nicht durch und fiel der Vergessenheit an-

heim, bis er in den modernen Klassifikationssystemen wieder auftauchte und nun eine leichtere, aber langdauernde chronische Depression bezeichnen soll, die ungefähr der neurotischen Depression entspricht. Denn die neurotische Depression war ein Begriff, der aus der Psychoanalyse kam und eine Form der Charakterneurosen bezeichnen sollte, der aber in der Psychiatrie nur wenig Zustimmung fand. Überzeugender war die schon in der Tübinger Schule von Reiss (1910) vorgenommene Abgrenzung einer reaktiven Depression. Zur Unterscheidung dysthymer und melancholischer Depressionen s. Kuhs (1990).

431 Aber er reservierte den Begriff «Melancholie» noch eine Zeit lang für eine Sonderform: für im fortgerückten Lebensalter erstmalig auftretende Depressionen dieser Art, die oft einmalig, jedenfalls aber unipolar blieben. Sie wurden auch Involutionsmelancholie oder Involutionsdepression genannt. Jedoch zeigte Dreyfus (1907), dass diese Sonderstellung klinisch nicht ausreichend begründet war, sondern diese späten Depressionen von früher auftretenden Depressionen nicht zu unterscheiden seien.

432 Die *Manie* wurde in der frühen Psychoanalyse als Abwehr (auch: Verdrängung) der Melancholie interpretiert – ein nahe liegender Gedanke, der schon bei Heinroth (1818, S. 32) anklingt, letztlich aber doch nicht mehr als ein Beispiel für plausible Spekulation ohne klinische Fundierung ist.

433 Für ihn ist die «Erregung eines angenehmen Lebensgefühls» gerade für die hypochondrisch «Verrückten» bzw. solche, in deren Wahn sich «Trübsinn und Schwermut» einmischen, ein vorzügliches therapeutisches Mittel, u. a. Wein und Mohnsaft, tierischer Magnetismus, Beischlaf (vgl. Reil, 1803, S. 182 f.; s. Kap. 47).

434 Ernst Horn (1774–1848) ließ sich nach seinem Medizinstudium in Jena und Göttingen 1798 als Garnisonsarzt in seiner Heimatstadt Braunschweig nieder, wo er 1800 Professor an der Klinik für Militärwundärzte wurde. Nach Zwischenstationen in Wittenberg und Erlangen wurde er 1806 als Professor an die Medicinisch-chirurgische Militärakademie in Berlin berufen und war bis 1818 zweiter Arzt an der *Charité*. 1821 wurde er dort zum ordentlichen Professor der Heilkunde ernannt. Er war als Schüler Reils sehr an der Psychiatrie interessiert und vertrat dieses Fach an der betreffenden Abteilung der *Charité*. Er veröffentlichte zahlreiche Schriften aus dem gesamten Gebiet der Medizin und des öffentlichen Gesundheitswesens, wobei er insbesondere auf die Irrenanstalten einging.

435 Hinzu kamen zahlreiche analoge Methoden, wie etwa der Baunscheidtismus um 1850 in Bonn, bei dem durch eine oberflächliche Hautritzung mit anschließender Einreibung einer reizenden Salbe heilsame Pusteln erzeugt werden sollten. Solche Ideen der Ableitung leben in der Naturheilkunde bzw. Volksmedizin bis heute fort.

436 Dieses vermeintlich therapeutische Ergebnis wurde auch mit der «Autenrieth'schen Brechweinsteinsalbe» erzielt, die in «hartnäckigen» [!] Fällen so lange wiederholt auf den «ganzen abgeschorenen Kopf» aufzutragen sei, bis es zur Eiterung der Kopfschwarte, zur Nekrose und schließlich zur Exfoliation der Schädelknochen komme (vgl. Leupoldt, 1837, S. 6).

437 Einen historischen Abriss gibt Harlfinger (1968).

438 In seiner Studie über eine «Heilstätte für minderbemittelte Nervenkranke», das «Haus Schönow» in der Nähe Berlins, preist Georg Christian Schwarz die Arbeit als mögliches «Hauptheilmittel» für Nervenkranke (vgl. Schwarz, 1903). In dieser um die Jahrhundertwende gegründeten Anstalt soll erstmals den Kranken «durch Darbietung nützlicher Arbeit und durch Anleitung zu rechter Lebensführung» geholfen werden. Als ideale Vorbilder erscheinen die «landwirtschaftliche Irrenanstalt» mit ihrem Bestreben einer möglichst autarken Selbstversorgung und die Idee des Klosters, die als «ideale Nervenheilanstalt» angesehen wird. Als Fazit der Studie wird jedoch hervorgehoben, dass die «rechte Nervenheilstätte» kein «Krankenhaus», «Hotel» oder weltliches Kloster sein solle, sondern eine «Schule» sein müsse, «die möglichst weitgehend wirkliches Leben in sich faßt» (S. 117).

439 So empfahl Christian Roller (um 1843–1897), der Sohn und zeitweilige Assistent des Begründers der Illenau (s. o.), der die Heil- und Pflegeanstalt Lindenhaus in Brake leitete, die Anwendung der Arbeitstherapie nur für bestimmte «chronische Fälle». Entscheidende Behandlungsmaßnahme sei die Bettruhe («absolute Ruhe»), die therapeutischen Vorrang habe. Die Arbeit könne rasch gefährlich werden, wenn sie den Kranken zu stark erregte oder seinen ohnehin vorhandenen Schwächezustand noch vermehre (vgl. Roller, 1891, S. 158 ff.).

440 Nachdem Hermann Simon in der Anstalt Warstein (1905–1914) seine Anstaltsorganisation und seine therapeutischen Initiativen erprobt hatte, kamen ihm diese Erfahrungen bei der baulichen und therapeutischen Konzeption für die Anstalt Gütersloh (1914–1934) zugute.

441 1929 verfasste der nun 62-jährige Simon ein kleines Buch, das bald vergriffen war; von einem seiner Nachfolger, W. Th. Winkler, wurde 1969 ein Nachdruck herausgegeben. Ein anderer Nachfolger berichtete über Simons Persönlichkeit (W. Schulte, 1970). Simon war auch einer der Protagonisten der Alkoholikerbehandlung. In der nationalsozialistischen Zeit äußerte sich Simon im eugenischen und rassenhygienischen Sinne so, dass er dem Euthanasiedenken nahe kam (s. S. 184).

442 Dieses Prinzip erinnert an die Vorgehensweise von Conolly. Seine Devise hieß nicht: möglichst wenig Zwang in der psychiatrischen Anstalt, was schon viele gefordert hatten, sondern: *grundsätzlich* keine Zwangsmaßnahmen, wobei allerdings seltene Ausnahmen konzediert wurden. Bei Conolly wie bei Simon bestand die Reaktion nicht weniger Psychiater in Erstaunen und Misstrauen. Diese Analogien sind nicht zufällig, denn *non restraint* und Arbeitstherapie hängen therapeutisch eng zusammen: Psychiater wie Conolly und Simon forderten nicht nur die zwangfreie Behandlung, sie setzten an die Stelle des Zwangs etwas Positives, nämlich die «aktivere Krankenbehandlung».

443 In der Gütersloher *Praxis* sah das so aus: Jeder Patient wurde einer Gruppe zugeteilt, die eine bestimmte Arbeit zu verrichten hatte. Es gab fünf Stufen, je nach dem Leistungsvermögen, vom Karreschieben über Arbeit in Landwirtschaft und Garten bis zu Werkstattarbeit – praktisch alle Handwerke waren vertreten – und verantwortlichen Tätigkeiten im Krankenhausbetrieb. Die Beschreibungen Simons (1929) lassen den heutigen Leser durchaus an eine verhaltenstherapeutische Orientierung denken, insbesondere hinsichtlich des Be-

lohnungssystems, das mehr am erwünschten Verhalten des Patienten als an seiner geleisteten Arbeit orientiert wurde. Die Belohnung bestand vor allem im Aufstieg in der Hierarchie der Krankenstationen: bessere und freiere Unterbringung, aber auch – im Falle des weniger Arbeitens und weniger Angepasstseins – Abstieg in eine «schlechtere» Station oder Entzug des Brotaufstrichs, also «negative Konsequenzen», wie sie heute therapeutisch eher problematisch erscheinen. Verhaltenstherapeutisch wirkt auch die Anweisung von Simon an das Pflegepersonal, pathologisches Verhalten möglichst wenig zu beachten.

444 Über die aktivere Krankenbehandlung in der Anstalt Reichenau wurde berichtet: «[Es] ließ sich zu unserer eigenen Überraschung in wenigen Wochen eine vollständige Umstellung erreichen [...] wir haben [...] keine unruhigen Abteilungen mehr; die Bettsäle sind tagsüber leer [...] das ganze Anstaltsbild ist zu seinem Vorteil verändert.» (Nach Faulstich, 1993, S. 123)

445 In manchen Krankenhäusern wurden große Werkräume errichtet. Darüber hinaus waren Patienten, auch relativ schwer und chronisch psychisch Kranke, als Mitarbeiter in Fabrikbetrieben willkommen und wurden aus abgelegenen psychiatrischen Krankenhäusern mit Kleinbussen zur Fabrik abgeholt.

Im Rahmen der antipsychiatrischen Bewegung wurde die Arbeitstherapie in den 1970er Jahren kritisch diskutiert. Man ging dabei von der Vorstellung aus, dass die Anstaltsinsassen auch in der Arbeitstherapie zwangsweise nur an die bürgerlich-kapitalistische Gesellschaft mit deren entfremdenden Arbeitsnormen angepasst werden sollten.

446 Hierzu waren erste systematische Erfahrungen gewonnen worden, als 1930 in der österreichischen Kleinstadt Marienthal die einzige Fabrik unvermittelt schloss und fast alle Männer des Ortes arbeitslos wurden (vgl. Jahoda et al., 1933). Neuere Untersuchungen zeigten, dass unter Arbeitslosigkeit die allgemeine und psychiatrische Morbidität ansteigt, auch das Suizidrisiko.

447 Die Arbeitsgegenstände haben sich zeitgemäß verändert: An erster Stelle stehen – entsprechend der allgemeinen Präferenz – Büroarbeitstherapie einschließlich Arbeit am Computer. Im Übrigen muss auf dem knappen Arbeitsmarkt patientengerechte Arbeit mühsam eingeworben werden, auch im Dienstleistungsbereich (Waschen, Flicken, Bügeln etc.).

Anders als früher gibt es heute eine *Kette* von Maßnahmen: Arbeitstherapie innerhalb und außerhalb der Klinik, Arbeitstraining in speziellen Einrichtungen, Selbsthilfefirmen und Zuverdienstfirmen und schließlich Werkstätten für psychisch Behinderte, also die Möglichkeiten des geförderten (zweiten) Arbeitsmarktes. Diese Maßnahmen führen zwar selten zu einem neuen Arbeitsverhältnis im Allgemeinen (ersten) Arbeitsmarkt, ermöglichen aber wenigstens stundenweise Arbeit und damit ein Stück Lebensinhalt sowie einen gewissen Zuverdienst.

448 *Beschäftigungstherapie* wird traditionell von Arbeitstherapie abgegrenzt. Die Unterschiede sind größer, als es auf den ersten Blick scheint. Arbeitstherapie bot sich, wie gezeigt, beinahe selbstverständlich als Therapieinstrument von alters her an. Beschäftigungstherapie wurde erst später stärker akzentuiert. Sie ist sozusagen unproduktiv, d. h. nicht produktzentriert, sondern tätigkeits-

orientiert. In diesem Sinne waren auch schon Psychiater des 19. Jahrhunderts um Ablenkung der Kranken durch Beschäftigung bemüht. Bei Griesinger fällt auf, dass er zunehmend das Wort «Arbeit» durch das Wort «Beschäftigung» ersetzte (vgl. Griesinger, 1845, S. 368, und 1861, S. 500 ff.). Systematisch gelehrt wurde Beschäftigungstherapie zuerst 1908 in Chicago (*occupational therapy*), dann in den 1930er Jahren in Großbritannien; in Deutschland gibt es seit den 1950er Jahren eine festgelegte Ausbildung. «Beschäftigungstherapie» nahm allerdings mit der Zeit einen unguten Klang an, als ob einer nur irgendwie beschäftigt werden solle. In diesem Sinne wurde «Beschäftigungstherapie» alltagssprachlich zu einer Metapher mit kritischem Unterton. Deshalb rückte man in den 1980er Jahren den Begriff «Ergotherapie» stärker in den Vordergrund (allerdings auch als Oberbegriff für Beschäftigungstherapie und Arbeitstherapie). In der Ergotherapie haben ästhetische und kreative Elemente Vorrang. Ergotherapie grenzt an Kunsttherapie und Musiktherapie. Die Indikationen von Ergotherapie und Arbeitstherapie sind abgrenzbar: Ergotherapie wird mehr in den früheren und mittleren Stadien des Behandlungsprozesses, Arbeitstherapie mehr in den späteren und Rehabilitationsstadien eingesetzt.

449 Allerdings waren die Bemühungen um Milieugestaltung sehr lange gekoppelt an das Prinzip der Isolation des Patienten und Absonderung von dem bisherigen Lebensumfeld.

450 Auf diese Weise werden Aktivität und Autonomie der Patienten gefordert, die horizontale Achse der Krankenhausstruktur gestärkt, in Ergänzung der vorgegebenen vertikalen Achse der Klinikhierarchie.

451 Zur Musiktherapie in der arabisch-islamischen Medizin vgl. S. 232. Es sei nur erwähnt, dass Franz Anton Mesmer die Musik als ein Verstärkungsmittel für die «magnetische Kur» empfahl. So begleitete er selbst manche Sitzungen um den «magnetischen Kübel» (franz. *baquet*) durch improvisierte Musik auf der «Glasharmonika»: Diese bestand aus ineinander geschobenen Glaszylindern, die man durch ein Schwungrad um ihre Achse rotieren lassen und mit (befeuchteten) Fingern zum Klingen bringen konnte. Die dadurch erzeugte «Sphärenmusik» sollte dazu beitragen, die gestörte Harmonie im kranken Organismus über das Nervensystem wieder herzustellen; vgl. Mesmer, 1814, S. 114; Kluge, 1818, S. 283 f.

452 Ohne Zweifel bewirkt Musik (genauer gesagt: Musizieren) bei psychisch Kranken Freude und Genuss, es hebt Aktivität und Selbstwertgefühl. Es ist zu fragen, ob das nicht genügt. Muss man fordern, dass therapeutische Effekte der Musik an der Rückbildung der Symptomatik erkennbar und evaluierbar sind? Geht es bei den Wirkungen der Musik vielleicht gar nicht um die Beeinflussung des Pathologischen, sondern um ein Ansprechen und Fördern des Gesunden? Dennoch spricht man heute von Musik*therapie* und meint das Musizieren unter therapeutischen Bedingungen; die passiv-rezeptive Variante des Musikaufnehmens ist nicht mehr üblich.

453 Allerdings ist die Literatur zum Thema Psychiatrie und Pädagogik spärlich. Zwischen einer zusammenfassenden Darstellung von Wanke (1905) und einer Übersicht von Windgassen und Tölle (1996) findet sich kein systematischer Bericht. Ein weiteres Gebiet der Pädagogik in der Psychiatrie entstand mit der

Verhaltenstherapie, die unübersehbar pädagogische Elemente enthält. In der Behandlung schizophrener Patienten haben das psychoedukative Training (zur Rezidivprophylaxe) und die kooperative Pharmakotherapie (zur Verbesserung der *compliance*) große Bedeutung gewonnen (s. Kap. 50).

454 Ein anderes Problem ist jüngeren Datums: Seit den 70er Jahren wurden wiederholt Pfleger und Schwestern überführt, die in psychiatrischen Krankenhäusern oder Altenheimen Patienten getötet hatten, eigenmächtig und geheim, gleich einer privaten Euthanasieaktion (zusammenfassend Beine, 1999).

455 Was von ihnen verlangt und von den Anstaltsdirektoren oft mit großer Strenge durchgesetzt wurde, ist z. B. bei Hermann Simon (1929) nachzulesen. Über die Pflegesituation um 1970 informiert der «Bericht über die Lage der Psychiatrie» der Enquête-Kommission (1975, S. 128 ff.). Hier wurde u. a. beklagt, dass die Hauptaufgabe der Schwestern und Pfleger im psychiatrischen Krankenhaus immer noch in der Beaufsichtigung und im Ordnunghalten bestehe anstatt im Umgang mit den Patienten.

456 In jüngerer Zeit sind in der amerikanischen Psychiatrie eingehendere Publikationen über die Psychiatriepflege erschienen, etwa eine Monographie von Nolan (1996) und eine Zeitschrift «*Journal of Psychiatric and Mental Health Nursing*» (ab 1994).

457 Neben der elektrischen Kur kam es im letzten Drittel des 18. Jahrhunderts zur Kur mit Stahlmagneten. Die Magnettherapie wurde bereits von Paracelsus empfohlen, um etwa die «verrückte» Gebärmutter wieder an ihren richtigen Platz zurückzubringen. Wichtiger jedoch ist es, dass der Magnet als Symbol der verborgenen, geheimen Kräfte der Natur angesehen wurde und in der magischen Heilkunde der Frühen Neuzeit deshalb eine herausragende Rolle spielte. Während die Elektrizität offensichtlich aufrüttelnd und irritierend wirkte, schien der Magnetismus beruhigend, einschläfernd und vor allem schmerzstillend zu sein. So wurden in der zweiten Hälfte des 18. Jahrhunderts zunächst Zahnschmerzen, bald aber auch Rheumatismus, Muskelverspannungen, Krämpfe, Angstzustände, Blindheit und Taubheit einer magnetischen Kur unterzogen. Ziehen, Wärme, Beruhigung, Schmerzstillung, Schweißabsonderung und Stuhlgang wurden u. a. als Heilwirkungen beschrieben (vgl. Schott, 1987b, S. 58 f.).

458 Als Mesmer 1774 eine schwer gestörte 26-jährige Patientin, die «Jungfer Österlin», mit Magneten behandelte, glaubte er zu bemerken, dass es noch eine viel feinere physikalische Substanz geben müsse als diejenige, die von Elektrizität und Magnetismus ausgehe. Dieses heilsame «Agens» nannte er «tierischen Magnetismus» (d. h. Lebensmagnetismus), das als ein universelles Fluidum («Allflut») über das Nervensystem auf den kranken Menschen übertragen werden könne, und zwar durch bestimmte Manipulationen wie Handauflegen, Striche oder den «Gesundheitszuber» (franz. *baquet*). Nach einem Skandal über die fragliche Heilung einer 19-jährigen blinden Pianistin, der «Jungfer Paradis», im Jahr 1777 verließ Mesmer fluchtartig Wien und ließ sich 1778 in Paris nieder, um dort seine magnetischen Kuren als Arzt anzubieten. Die Heilszenen um den Gesundheitszuber wurden rasch zu einer Weltsensation.

459 Es ist bemerkenswert, dass Freud die beiden einschlägigen Monographien

Bernheims kurz nach ihrem Erscheinen ins Deutsche übersetzte: «Die Suggestion und ihre Heilwirkung» (1886, deutsch 1888) und «Neue Studien über Hypnotismus, Suggestion und Psychotherapie» (1891, deutsch 1892). Das zentrale Moment der Bernheim'schen Lehre ist ihre Verknüpfung von Suggestion und Hypnotismus, genauer gesagt, die Einordnung des Hypnotismus in die Suggestionslehre. Für die Psychologie bedeute Letztere, so Bernheim, «geradezu eine Revolution», nämlich: «Die systematische und bewußte Anwendung der Suggestion zur Behandlung von Krankheiten, sodann die Verbindung mit dem Hypnotismus als nützlichem, oft nothwendigen Begleiter der Suggestion; mit einem Worte, die Anwendung der hypnotischen Suggestion als Psychotherapie» (zit. n. Schott, 1984, S. 41).

460 1892 kam es zu einem Gegenbesuch von Bernheim und seiner Frau in Zürich. «Ich hatte große Freude daran, meinem einstigen Lehrer meine hypnotischen Experimente vorzuführen.» (Forel, 1935, S. 162)

461 Es wird berichtet, dass Forel seinen ungläubigen Assistenten von der Wirksamkeit der Hypnose überzeugen wollte. Er gab ihm den posthypnotischen Auftrag, nach dem Aufwachen einen Stuhl auf den Schrank zu stellen. Bleuler war sehr erstaunt, als er dies tatsächlich unbewusst ausführte.

462 Einen Überblick der Geschichte der Hypnose gibt Peter (2001). Hinsichtlich Technik, Grenzen, Kontraindikationen, Gefahren und Komplikationen s. Revenstorf (Hrsg., 1990) sowie Hole (1997).

463 Hypnoanalyse ist nicht zu verwechseln mit Narkoanalyse (auch Narkotherapie, Narkohypnoanalyse, Narkohypnose genannt), womit ein medikamentös herbeigeführter Halbschlafzustand gemeint ist (s. Kap. 52). Allerdings bestehen Ähnlichkeiten hinsichtlich der Indikationen und der psychotherapeutischen Vorgehensweise in diesem veränderten Bewusstseinszustand.

464 Was die Schüler Freuds und weitere Repräsentanten der Psychoanalyse angeht, informieren zusammenfassend Roazen (1976), Ellenberger (1973) und Mora (1980/90, S. 70 ff.).

465 Zur Geschichte der Psychoanalyse in den USA: Oberndorf (1953); zur Praxis der Psychoanalyse: Greenson (2000).

466 Über neue Entwicklungen der Psychoanalyse informieren Kächele et al., 1999.

467 Zum Beispiel W. v. Baeyer (1977, S. 11): «Ich habe mich nie einer therapeutischen Psychoanalyse unterzogen, auch keiner Lehranalyse, habe aber die Schriften von Freud und seiner Nachfolger von Beginn meiner psychiatrischen Tätigkeit an mit Fleiß und Aufmerksamkeit studiert und, soweit ich konnte, auch ein wenig den Winkelzügen des eigenen Unbewußten nachgespürt.»

468 E. L. Thorndike (1874–1949) war Professor für experimentelle Psychologie in New York und erarbeitete die *stimulus-reaction*-(S-R-)Psychologie. – J. B. Watson (1878–1958) war Professor für Experimentelle Psychologie in Baltimore.

469 Burrhos Frederic Skinner (1904–1990), Psychologe und Pädagoge, gilt als Neobehaviourist und Repräsentant der Lerntheorie.

470 Verhaltenstherapeutische Elemente sind in den frühesten Psychotherapien der Psychiatrie erkennbar (s. Kap. 47), z. B. auch in der Arbeitstherapie (s. Kap. 48).

So schrieb Reil (1803, S. 197): «Die folgsamen Kranken werden mit irgendetwas belohnt, was ihnen Freude macht.» Es ist hier aber auch zu lesen: «Wer sich bey Tische unordentlich aufführt, bekommt, ehe er sichs versieht, einen Schlag mit einem Stock auf den Finger.»

471 Als ein Beispiel ist Arthur Kronfeld zu nennen (s. Kap. 20), ein «Einzelkämpfer» in der Heidelberger Psychiatrie der 1920er Jahre, der sich früh mit der Psychoanalyse und mit der Theorie der Psychiatrie auseinander setzte (vgl. Kronfeld, 1912 bzw. 1920) und ein eigenes Werk über Psychotherapie verfasste (Kronfeld, 1924). Er versuchte, die verschiedenen Konzepte der Psychotherapie einschließlich der Konstitutionspathologie Ernst Kretschmers mit der Psychagogik zu einer «wissenschaftlich begründeten medizinischen Kunstlehre» (Kronfeld, 1924, S. V) zu vereinigen.

472 Ferdinand Adalbert Kehrer (1883–1966) arbeitete zunächst bei Hoche und Siemerling, dann bei Bumke und Wollenberg. 1925 bis 1951 war er Ordinarius in Münster. Seine Hauptarbeitsgebiete waren Kriegsneurosen (s. Kap. 43), Wahnforschung (s. Kap. 44), Psychotherapie und Alterspsychiatrie. Er zählt zu den wegweisenden deutschen Psychiatern in der ersten Hälfte des 20. Jahrhunderts.

473 Bis dahin galten praktisch nur Neurosen als Domäne der Psychotherapie, wie ein Buchtitel von 1959 ausweist: «Handbuch der Neurosenlehre und Psychotherapie».

474 Zur Geschichte der Insulinverwendung in der Psychiatrie s. M. Müller, 1963.

475 Manfred Joshua Sakel (1900–1957) war Psychiater und Neurologe in Wien und Berlin. Er musste als Jude 1933 in die USA emigrieren und arbeitete in einer Privatpraxis in New York (im Einzelnen Peters, 1992a, S. 357).

476 Eine Zeit lang noch wurde die «kleine Insulinkur» (auch Subkomabehandlung oder *modified insulin therapy* genannt) in der psychiatrischen Behandlung gepflegt. Sie erwies sich als besonders nützlich in der Behandlung pharmakarefraktärer Schizophrenien und Depressionen (vgl. Ruhwinkel/Tölle, 1994); trotzdem wurde sie aufgegeben, auch des pflegerischen Aufwandes wegen.

477 Die krampfauslösende Wirkung des Kampfers war 1785 von Oliver beschrieben worden. Im «Spanischen Krankenhaus» in Wien behandelte L. v. Auenbrugger 1776 Patienten, die an *Mania virorum* litten, mit hohen Dosen von Kampfer (nach Linde, 1988, S. 106). Die Legende, wonach Auenbrugger die Krampfbehandlung von Psychotikern antizipiert habe, ist jedoch unzutreffend. Wie Erna Lesky (1959) im Einzelnen darlegt, handelte es sich um die antiaphrodisische Behandlung einer Kontraktion des männlichen Genitales (*Mania virorum*), die eine Erschlaffung bewirken sollte.

478 Ladislas von Meduna war Oberarzt in der Psychiatrischen Klinik in Budapest. 1936 emigrierte er nach Chicago. Er war von den genannten Beobachtungen im Insulinkoma und bei der Behandlung mit Analeptika ausgegangen; auch er bevorzugte anfangs Kampfer.

479 In der folgenden Zeit wurden verschiedene andere Medikamente zwecks therapeutischer Krampfauslösung versucht, u. a. Amoniumchlorid, Acetylcholin, Azoman, Neospiran, Triazol und auch Aminophenazol (Pyramidon). Inhalationsmittel der Krampfbehandlung waren Kohlendioxyd (CO_2), Indoklon und

Stickoxydol (N₂O, Lachgas). Keines dieser Mittel hatte Vorteile gegenüber Cardiazol. Da aber auch Cardiazol als Krampfmittel unbefriedigend blieb, ging die psychiatrische Krampfbehandlung andere Wege.

480 Als die Elektrizität erstmals im frühen 18. Jahrhundert mit bestimmten Apparaten durch Reibung erzeugt werden konnte, wurde sie sogleich therapeutisch gegen Lähmungen aller Art eingesetzt. Auch schockartige Schläge (oft zur Belustigung des Publikums) wurden ausgeteilt, die jedoch mit der modernen EKT nichts zu tun haben. Erst mit dem Elektromagnetismus (Faraday) konnten sich die modernen Verfahren der «Elektrotherapie» im ausgehenden 19. und frühen 20. Jahrhundert etablieren.

481 Die «Schlachthofgeschichte», nämlich Cerletti und Bini hätten auf dem römischen Schlachthof das Töten von Tieren mit elektrischem Strom und den dabei auftretenden Anfall beobachtet und zum Ausgang ihrer Forschung gemacht, ist eine Fabel ohne Realitätsgehalt.

482 Das Risiko besteht heute praktisch nur noch in dem Narkoserisiko, vergleichbar jedem kleineren Eingriff unter Kurznarkose; sehr selten sind Herzstörungen und amnestische Störungen vorübergehender und reversibler Art.

483 Die adäquate fachliche Einstellung zu diesem Behandlungsverfahren hat P. Krauß bereits 1950 formuliert: «Die Krampfbehandlung stellt nur einen Teil der psychiatrischen Behandlungen dar. Herrscht in einer Klinik der Geist, der herrschen soll, ist die Arbeitstherapie auf wirklicher Höhe, wird der Psychotherapie in der Psychosenbehandlung die Bedeutung beigemessen, die ihr zukommt, und erhalten die Kranken persönlich-menschlich die Betreuung, auf die sie Anspruch haben, so bekommt die Krampfbehandlung ganz von selbst in unserem therapeutischen Bemühen den Platz, den sie haben soll und haben darf.»

484 Ein Vorläufer der heutigen Psychochirurgie war der Schweizer Arzt Gottlieb Burckhardt (1836–1907), der 1890 sieben schizophrene Patienten operierte, indem er Assoziationsbahnen zwischen den Sprachzentren unterbrach (was seiner Theorie der Schizophrenie entsprach). Sein Vorgehen fand keine Zustimmung und wurde bald verlassen, zumal Todesfälle auftraten (nach C. Müller, 1993a, S. 143 ff., sowie 1998, S. 193).

485 Bei Sexualdelinquenten wurde in den 1960er und 1970er Jahren insbesondere in Deutschland eine stereotaktisch geleitete ventromediale Hypothalamotomie versucht, aber zunehmend kritisch kommentiert und wieder eingestellt zugunsten medikamentösen und psychotherapeutischen Vorgehens.

486 Über nicht bewährte und verworfene Pharmaka informiert Hall (1997).

487 Näheres über die Fieberbehandlungen findet sich bei Hall (1997).

488 Psychiatriehistorisch datiert Weber (2001, S. 351) den Beginn der psychiatrischen Pharmakotherapie mit Chloralhydrat.

489 Dennoch blieben von den zuvor verabreichten pflanzlichen Beruhigungsmitteln einige im Behandlungsrepertoire. Hyoscin, ein seit der Antike bekanntes Phytotherapeutikum, wurde ab 1881 bei Epilepsiekranken eingesetzt und später in Form des chemisch definierten Skopolamin gegen Erregungszustände. Pharmakopsychiatrisch ist es nicht mehr gebräuchlich, wohl aber internistisch als Spasmolythikum. Atropin (Hyoscyamin), ein Alkaloid aus Stechapfel und

Tollkirsche (Belladonna), fand bekanntlich vielfache therapeutische Verwendung, u. a. in der Psychiatrie bei Epilepsie und Erregungszuständen, auch bei Depressionen.

490 In den 1930er und 1940er Jahren beanspruchten somatische Behandlungsverfahren wie Insulin- und Krampfbehandlung (s. Kap. 51) das Interesse der Psychiater. Über medikamentöse Weiterentwicklungen ist kaum etwas zu berichten. Depressionen wurden ab etwa 1930 mit Pervitin und anderen Analeptika zu behandeln versucht, auch mit den photobiologischen Hämatoporphyrinpräparaten, die ebenso enttäuschten wie Hormone, Vitamine und Spurenelemente. Zu erwähnen sind auch Versuche mit Adrenalin und Histamin. 1931 gab Wuth in einem Sammelreferat über 600 Literaturstellen an, konnte aber nur über die damals bereits alten Mittel wie Brom-Salze, Barbiturate, Chloralhydrat, Paraldehyd, Opiumtinktur, Atropin und Skopolamin berichten (weitere Übersichten von Enke, 1937, sowie Enke/Dahl, 1939).

491 Der Beginn der Psychopharmakologie im weiteren Sinne wird mit Kraepelins Experimenten (s. Kap. 12) bzw. mit der experimentellen LSD-Forschung (s. Kap. 40) angesetzt. Ob es richtig ist, von «Pharmakopsychiatrie» zu sprechen, ist ebenso fraglich wie die Rede von «biologischer Psychiatrie» oder «Sozialpsychiatrie».

492 Er benutzte hierzu einen «*cocktail lytique*», bestehend aus Chlorpromazin, Promethazin und Petin. Nach diesem Muster wurde später die Neuroleptanalgesie entwickelt.

493 Die schlangenähnlich («*serpentina*») gebogenen Wurzeln der Rauwolfia-Pflanze (nach dem deutschen Arzt Leonhard Rauwolf [1540–1596]) wurden bereits in der altindischen Medizin u. a. gegen Schlangen- und Skorpionbisse, aber auch gegen Geisteskrankheiten und Epilepsie verwandt. Bereits in den 1930er Jahren verwiesen indische Forscher auf die blutdrucksenkende Wirkung eines Alkaloids (Rewserpin), das sie von der *Rauwolfia serpentina* isoliert hatten. Erst ab 1953 fand das Reserpin nach entsprechenden pharmakologischen Forschungen in der Schweiz weltweite Beachtung. In der Folgezeit wurden weitere Rauwolfia-Alkaloide isoliert, darunter Rescinnamin, Raupin, Yohimbin und Deserpidin. Besonders wichtig wurde das Raubasin («Lamuran»), das therapeutisch gegen arterielle und zerebrale Durchblutungsstörungen eingesetzt wird und ab den 1960er Jahren in der Geriatrie breite Anwendung fand. Rauwolfia-Alkaloide sind ein Musterbeispiel für die pharmakologisch nachweisbare Wirksamkeit traditioneller Heilpflanzen.

494 Der ärztliche Selbstversuch spielte auf zahlreichen Gebieten der Naturforschung, Diagnostik und Therapeutik eine wichtige Rolle. Zu erwähnen sind Physiologie und klinische Diagnostik (z. B. Herzkatheter), Seuchengeschichte und Infektiologie (z. B. zur Erforschung der Ansteckungswege), Pharmakologie und Toxikologie (z. B. zur Erforschung der Heilwirkung bzw. Giftigkeit von Substanzen) sowie Psychiatrie und Psychotherapie (z. B. zur Erforschung psychodynamischer Mechanismen). Im Kontext dieses Kapitels ist u. a. auf die Selbstversuche von Psychiatern (an sich selbst und/oder an Kollegen und Medizinstudenten) mit Rauschmitteln bzw. psychotropen Substanzen zu verweisen, etwa die Experimente des Heidelberger Psychiaters Kurt Beringer (1927)

mit Meskalin, das er Ärzten und Medizinstudenten injizierte, um dann ihr verändertes Erleben protokollieren zu lassen. Übrigens wies der oben erwähnte Apotheker Sertürner die Wirksamkeit des von ihm isolierten Morphins 1804 – nachdem er sie in Tierversuchen demonstriert hatte – in einem Selbstversuch nach, den er – zusammen mit drei Freunden – durchführte und heil überstand (vgl. Schott, 1995, S. 25). Auf den Selbstversuch Sigmund Freuds mit Cocain um 1885 und seine Bedeutung für die Entstehung der Psychoanalyse wurde an anderer Stelle eingegangen. (Kap. 13)

495 Carl Lange (1835–1900) war Professor der Pathologie in Kopenhagen. Er war vielseitig medizinisch und literarisch interessiert und schrieb u. a. eine Monographie «Sinnesgenüsse und Kunstgenuß», 1903 posthum erschienen.

496 In den 1960er Jahren wurde ein neuartiges Hypnotikum entwickelt, das Clomethizol («Distraneurin»), das sich bei Alkoholdelirien als lebensrettendes Medikament erwies, über diese Indikation hinaus aber nicht angezeigt ist angesichts des hohen Abhängigkeitsrisikos.

497 Geographisch gesehen fällt auf, dass sich die Entdeckungen der 1950er Jahre in den zentraleuropäischen Ländern ereigneten (außer in Deutschland), nämlich in Frankreich, der Schweiz, Belgien und Dänemark, nicht aber in den angloamerikanischen Ländern.

498 Auf die psychiatriehistorische Bedeutung von Justinus Kerners «Seherin von Prevorst» (1829) wurde mehrfach hingewiesen. Hier können wir die Subjekt-Objekt-Problematik der Psychiatrie gut studieren. Der bereits häufig erwähnte Psychiater Ernst Albert Zeller publizierte kurz nach Erscheinen von Kerners «Seherin von Prevorst» die anonyme Schrift (deren Autor jedoch nicht lange anonym blieb) «Das verschleierte Bild zu Sais oder die Wunder des Magnetismus» (Zeller, 1830). Darin unterzog er Kerners Werk vom Standpunkt einer protestantischen Ethik des Wollens und der Selbstbestimmung des Menschen einer fundamentalen Kritik (vgl. Grüsser, 1987, S. 227 ff.). Nach Zeller litt die «Seherin» an einer unheilbaren Geisteskrankheit, einem «Somnambülen-Wahnsinn». Für ihn gab es nur zwei Arten der Einbildungskraft: (a) «Der gesunde Mensch ist so geschaffen, dass er in Bildern die äußere Welt in sich aufnehmen und festhalten kann», wobei also die Sinne wirklich «die wahren Eigenschaften der Dinge» aufnehmen; und (b) «das freie, schöpferische Sich einbilden, dem keine Aussenwelt entspricht». Beides zugleich sei unmöglich: Entweder bilden die Sinne reale Dinge ab und liefern sozusagen eine Einbildung der Außenwelt, oder aber die Einbildungen entspringen – gänzlich unabhängig von der Außenwelt – einer «Krankheit des Leibes und der Seele». Im Grunde antizipierte Zeller die psychodynamische Ableitung des Wahns durch eine Projektion.

499 In der Debatte über die Europäische Bioethikkonvention in den 1990er Jahren spielte diese Frage auch international eine zentrale Rolle. Insbesondere Hanfried Helmchen hat hierzu aus psychiatrischer Sicht einschlägige Stellungnahmen publiziert (vgl. u. a. Helmchen, 1986; Helmchen/Lauter, Hrsg., 1995; Helmchen/Vollmann, 1999; Helmchen/Lauter, 2000), die zum Diskurs der Medizinischen Ethik einen wichtigen Beitrag lieferten.

500 Als ein analoger Vorgang zu dieser Ethik des Abwägens (im Namen einer

«Ethik des Heilens») im außermedizinischen Bereich erscheint die jüngste Debatte über die Zulässigkeit der Folter in Ausnahmesituationen.

501 So wurden noch in der ersten Auflage des Handbuchs «Psychiatrie der Gegenwart» in mehreren umfangreichen Beiträgen philosophische Grundfragen erörtert (u. a. Zutt, 1963; Straus, 1963). In späteren Auflagen wurden sie in wesentlich geringerem Umfang abgehandelt. So findet sich in der zweiten Auflage nur noch ein Übersichtsartikel (Blankenburg, 1979), während die dritte Auflage (1986–1989) ausschließlich krankheitsbezogen konzipiert ist und in der vierten Auflage (1999–2000) lediglich zwei kurze Kapitel enthalten sind.

502 Freilich hat diese tiefenpsychologische Deutung im Kontext der romantischen Naturphilosophie wenig mit dem heutigen Terminus «Entfremdungserlebnis» als psychiatrischem Symptom zu tun, das als Ausdruck der Depersonalisation bzw. Derealisation begriffen wird und das isoliert oder bei verschiedenen Formen der Psychosen und Neurosen auftritt (vgl. Blankenburg, 1986, S. 240).

Literatur

Ackerknecht, Erwin H. (1958): Kurze Geschichte der Psychiatrie. 2. Aufl. 1967. 3. Aufl. Stuttgart: Enke 1985.
Ackerknecht, Erwin H. (1977): Geschichte der Medizin. 3. überarbeitete Aufl. von Kurze Geschichte der Medizin. Stuttgart: Enke.
Adamkiewicz, Adam (1900): Die Großhirnrinde als Organ der Seele. Wiesbaden: Bergmann.
Adler, Alfred (1907): Studie über Minderwertigkeit von Organen. Mit einer Einführung von Wolfgang Metzger. Frankfurt am Main: Fischer 1977.
Adler, Alfred (1912): Über den nervösen Charakter. Grundlagen einer vergleichenden Individual-Psychologie und Psychotherapie. Mit einer Einführung von Wolfgang Metzger. Frankfurt am Main: Fischer Taschenbuch 1977.
Ahlenstiehl, Heinz (Hrsg.) (1967): siehe Friedrich Krauß, 1852 u. 1867.
Aimi, Saburo (1975): Survey on the Existing Belief in Small Votive Pictures. NIZ 21, 112–109 [sic]. [NIZ = Nihon Ishigaku Zasshi: Journal of the Japan Society of Medical History (Tokyo); die angegebenen Artikel sind – wenn nicht anders vermerkt – in japanischer Sprache verfasst; Seitenangaben beziehen sich auf die englischen Summaries.]
Albu, A. (1917): Neurogene und psychogene Dyspepsien als Kriegswirkungen. Therapie der Gegenwart 58 (= N F 19), 1–7.
Alexander, Franz (1928): Der neurotische Charakter. Seine Stellung in der Psychopathologie und in der Literatur. Int Z Psychoanal 14, 26–44.
Alexander, Franz (1950): Psychosomatic Medicine. New York: Norton.
Alexander, Franz G./Selesnick, Sheldon T. (1966): The History of Psychiatry. New York: Harper. Deutsch: Geschichte der Psychiatrie. Konstanz: Diana 1969.
Allen, Clifford (1975): The schizophrenia of Joan of Arc. Med Hist 6 (3/4), 4–7.
Alt, K. (1903): Die familiäre Verpflegung der Kranksinnigen in Deutschland. Halle: Marhold.
Alzheimer, Alois (1907): Über eine eigenartige Erkrankung der Hirnrinde. Allg Z Psychiat 64, 5–6.
Amelung, P. (1846): Rezension von Griesingers «Die Pathologie und Therapie der psychischen Krankheiten» 1845. Arch Physiol Heilk 5, 463–470.
American Psychiatric Association (1994): Diagnostic and Statistical Manual of Mental Disorders, 4th ed. Washington 1994. Deutsch: Diagnostisches und statistisches Manual psychischer Störungen (DSM IV). Hrsg. von H. Saß/H. U. Wittchen/M. Zaudig. Göttingen; Bern: Hogrefe 1996. 2. Aufl. 1998.
Andel, A. H. van (1880): Über die Anwendung von mechanischen Zwangsmitteln in der Psychiatrie. Allg Z Psychiat 36, 730–737.
Andreasen, Nancy C. (1998): Understanding schizophrenia: A Silent Spring? Amer J Psychiat 155, 1657–1659.

Andresen, Burkhard/Stark, F.-Michael/Gross, Jan (1992): Mensch – Psychiatrie – Umwelt. Ökologische Perspektiven für die soziale Praxis. Bonn: Psychiatrie-Verlag.

Andry, Nicolas (1744): Orthopädie oder Kunst, Bey den Kindern die Ungestaltheit des Leibes zu verhüten und zu verbessern [...]. Berlin: Rüdiger. Reprint Stuttgart 1987. Franz. Originalausg. Paris 1741.

Angelhuber, J. F. (1849): Die prophetische Kraft des magnetischen Schlafes; oder, Wunderbare Enthüllungen der Zukunft durch Somnambulen psychologisch dargestellt [...]. Weimar: Voigt.

Angst, Jules (1966): Zur Ätiologie und Nosologie endogener depressiver Psychosen. Berlin; Heidelberg; New York: Springer.

Anonymus (1847): Rezension von Griesingers «Die Pathologie und Therapie der psychischen Krankheiten» (1845). Arch Physiol Heilk 6, 835–836.

Anton, G. (1924): Theodor Meynert. In: Kirchhoff, Th. (Hrsg): Deutsche Irrenärzte. Bd. II. Berlin: Springer, S. 121–135.

Arbeitsgruppe zur Erforschung der Geschichte der Karl-Bonhoeffer-Nervenklinik (Hrsg.) (1988): «Totgeschwiegen 1933–1945, zur Geschichte der Wittenauer Heilstätten». 2. Aufl. Berlin: Hentrich 1989.

Aretaeus, Ed. Mann: Die auf uns gekommenen Schriften des Kappadocier Aretaeus aus dem Griechischen übersetzt von A. Mann. Halle: Pfeffer 1958.

Aristoteles, Ed. Bender: Die kleinen naturwissenschaftlichen Schriften (Parva Naturalia). Übers. von Hermann Bender. Stuttgart: Hoffmann o. J.

Aristoteles: Problemata Physica. Übers. von Hellmut Flashar. Darmstadt: Wissensch. Buchges. 1962 (Aristoteles: Werke in deutscher Übersetzung. Hrsg. von Ernst Grumach; Bd. XIX).

Artemidor von Daldis: Das Traumbuch. Aus dem Griech. übertragen, mit einem Nachwort, Anmerkungen und Literaturhinweisen versehen von Karl Brackertz. München: Deutscher Taschenbuch Verl. 1979.

Ausfeld, Rudolf (1977): Anfänge der sozialpsychiatrischen Bestrebungen im Kanton Zürich 1875 bis 1975. Zürich: Juris.

Austin, Gregory (1981): Die europäische Drogenkrise des 16. und 17. Jahrhunderts. In: Völger, Gisela (Hrsg.)/Welck, Karin von/Legnaro, Aldo (Mitarb.): Rausch und Realität. Teil 1. Köln: Rautenstrauch-Joest-Museum, S. 64–72.

Awtokratow, P. M. (1907): Die Geisteskrankheiten im russischen Heer während des Japanischen Krieges. Allg Z Psychiat 64, 286–319.

Ayllon, T./Azrin, N. H. (1968): The token economy: A motivation system for therapy and rehabilitation. New York: Appleton-Century-Crofts.

Baader, Gerhard (1983): Flemming am Sachsenberg (1830–1853) – Ausführung und Therapiekonzept. In: Schadewaldt, Hans/Wolf, Jörn Henning (Hrsg.): Krankenhausmedizin im 19. Jahrhundert. München: Vereinigung für die Geschichte der Medizin, S. 128–144.

Baastrup, Paul Christian/Schou, Mogens (1967): Lithium as a prophylactic agent. Its effect against recurrent depressions and manic-depressive psychosis. Arch gen Psychiat 16, 162–172.

Bader, A./Navratil, Leo (1979): Psychiatrie und Kunst. In: Kisker, K. P. et al. (Hrsg.): Psychiatrie der Gegenwart. Bd. I/1. 2. Aufl. Berlin; Heidelberg; New York: Springer, S. 877–914.

Baelz, Erwin (1900): «Über die Rassenelemente in Ostasien, speciell in Japan». [Referat über den Vortrag des Herrn Geh. Hofrat Prof. Dr. E. Baelz in der Sitzung in Yokohama, am 2. Mai 1900.] Mittheilungen der Deutschen Gesellschaft für Natur- und Völkerkunde Ostasiens. Bd. VIII/2. Tokyo: Ges., S. 227–235.

Baelz, Erwin (1936): Über die Todesverachtung der Japaner. Hrsg. von Erwin Toku Baelz. Stuttgart: Engelhorn.

Baeyer, Walter von (1950): Gegenwärtige Psychiatrie in den Vereinigten Staaten. Nervenarzt 21, 2–9.

Baeyer, Walter von (1958): Diskussionsbeitrag. In: Zutt, Jörg/Kuhlenkampff, Caspar (Hrsg.): Das paranoide Syndrom in anthropologischer Sicht. Berlin; Göttingen; Heidelberg: Springer, S. 18.

Baeyer, Walter von (1959): Neurose, Psychotherapie und Gesetzgebung. In: Frankl, V. E. et al. (Hrsg.): Handbuch der Neurosenlehre und Psychotherapie. Bd. I, München: Urban und Schwarzenberg, S. 627–690.

Baeyer, Walter von (1977): Selbstdarstellung. In: Pongratz, 1977 (siehe dort), S. 9–34.

Baeyer, Walter von (1978): Über die Bedeutung psychiatrischer Schlüsselwörter. In: Leib, Geist, Geschichte. Brennpunkte anthropologischer Psychiatrie. Festschrift zum 60. Geburtstag von Hubert Tellenbach. Heidelberg: Hüthig, S. 29–44.

Baeyer, Walter von/Häfner, Heinz/Kisker, Karl P. (1964): Psychiatrie der Verfolgten. Berlin; Göttingen; Heidelberg: Springer.

Baillarger, Jules Gabriel François (1854): De la folie à double forme. Ann Méd Psychol, 369.

Baker, Stewart L. (1980): Traumatic wardisorders. In: Kaplan, H. I. et al. (eds.): Comprehensive textbook of psychiatry sort edition, vol. 2, pp. 1829–1842. Deutsch: Traumatische Kriegsneurosen. In: Freedman, A. M. et al. (Hrsg.): Psychiatrie in Praxis und Klinik. Bd. IV. Stuttgart: Thieme 1988, S. 184–198.

Balint, Michael (1957): The doctor, his patient, and the illness. London: Pitman. Deutsch: Der Arzt, sein Patient und die Krankheit. Stuttgart: Klett 1957.

Bally, Gustav (1963): Grundfragen der Psychoanalyse und verwandter Richtungen. In: Gruhle, H. W. et al. (Hrsg.): Psychiatrie der Gegenwart. Bd. I/2. Berlin; Göttingen; Heidelberg: Springer, S. 274–331.

Barande, Ilse/Barande, Robert (1975): Histoire de la psychanalyse en France. Toulouse: ed. privat.

Barnes, Mary/Berke, J. (1971): Two accounts of a journey through madness. London: MacGibbon and Kee. Deutsch: Meine Reise durch den Wahnsinn. München: Kindler 1973.

Bartlett, Peter/Wright, David (1999): Outside the walls of the Asylum. The History of Care in the Community 1750–2000. London: Athlone.

Baruk, H. (1967): La psychiatrie française de Pinelà nos jours. Paris: Presses Universitaires de France.

Basaglia, Franco (1968): L'instituzione negata. Rapporto da un ospedale psichiatrico. Torino, Enaudi. Deutsch: Die negierte Institution oder die Gemeinschaft der Ausgeschlossenen. Frankfurt am Main: Suhrkamp 1971.

Bateson, Gregory/Jackson, Don et al. (1969): Schizophrenie und Familie. Frankfurt am Main: Suhrkamp.

Batra, Anil/Wassmann, Rolf/Buchkremer, Gerhard (2000): Verhaltenstherapie. Grundlagen, Methoden, Anwendungsgebiete. Stuttgart: Thieme.
Battie, William (1758): A Treatise on Madness. London: Whiston & White.
Baudelaire, Charles (1928): Les paradis artificiels. Paris: Louis Conard Deutsch: Die künstlichen Paradiese. Reinbek: Rowohlt 1964.
Bauer, Axel (1991): Georg Ernst Stahl (1659–1734). In: Engelhardt, Dietrich von/ Hartmann, Fritz (Hrsg.): Klassiker der Medizin. Bd. I. München: Beck, S. 190–201.
Bauer, Eberhard (1990): Kerner als Spukforscher. In: Medizin und Romantik. Justinus Kerner als Arzt und Seelenforscher. Hrsg. von Heinz Schott. Weinsberg: Justinus-Kerner-Verein, S. 321–333.
Baur, Erwin/Fischer, Eugen/Lenz, Fritz (1921): Grundriss der menschlichen Erblichkeitslehre und Rassenhygiene. 4. Aufl. München: Lehmanns 1932.
Bay, Ellen (1967): Islamische Krankenhäuser im Mittelalter unter besonderer Berücksichtigung der Psychiatrie. Med. Diss. Düsseldorf.
Bayle, Antoine-Laurent (1822): Recherches sur les maladies mentales. Med. Diss. Paris.
Bayle, Antoine-Laurent (1826): Traité des maladie du cerveau et de ses membranes. Paris: Gabon.
Beard, George Miller (1869): Neurasthenia or nervous exhaustion. In: Boston Medical and Lurgical Journal 80, 217–221.
Beard, George Miller (1881): American Nervousness, its causes and consequences. A supplement to Nervous exhaustion (neurasthenia). New York: Putnam.
Beard, George Miller/Rockwell, Alphonso David (1871): A practical treatise on the medical and surgical uses of electricity [...]. New York: Wood.
Bechterew, W. (1905): Die Bedeutung der Suggestion im sozialen Leben. Wiesbaden: Bergmann (Grenzfragen des Nerven- und Seelenlebens; H. 39).
Beck, Aaron T. (1976): Cognitive therapie and the emotional disorders. New York: International University Press.
Beck, Christoph (1995): Sozialdarwinismus, Rassenhygiene, Zwangssterilisation und Vernichtung «lebensunwerten Lebens»: Eine Bibliographie zum Umgang mit behinderten Menschen im «Dritten Reich» und heute. 2. Aufl. Bonn: Psychiatrie-Verlag.
Becker, Peter Emil (1990): Sozialdarwinismus, Rassismus, Antisemitismus und Völkischer Gedanke. Wege ins Dritte Reich. Teil 2. Stuttgart; New York: Thieme.
Beers, Clifford (1908): A Mind that found itself. New York: Double Day.
Beine, K. H. (1999): Krankentötung in Kliniken und Heimen. Fortschr Neurol Psychiat 67, 493–501.
Benedetti, Gaetano (1960): Blumhardts Seelsorge in der Sicht heutiger psychotherapeutischer Kenntnisse. In: Reformatio 9 und 10, 474–487 und 541–539.
Benedetti, Gaetano (1983): Todeslandschaften der Seele. Psychopathologie, Psychodynamik und Psychotherapie der Schizophrenie. Göttingen: Vandenhoeck & Ruprecht.
Benn, Gottfried (1947): Provoziertes Leben. In: Benn, Gottfried: Gesammelte Werke. Bd. I. Wiesbaden: Limes Verlag, S. 332–343.
Bennett, D. H. (1970): The value of work in psychiatric rehabilitation. Social Psychiatry 5, 244–250.

Benzenhöfer, Udo (1992): Bibliographie der zwischen 1975 und 1989 erschienenen Schriften zur Geschichte der Psychiatrie im deutschsprachigen Raum. Tecklenburg: Burgverlag (Hannoversche Abhandlungen zur Geschichte der Medizin und der Naturwissenschaften; H. 4).

Benzenhöfer, Udo (1993): Psychiatrie und Anthropologie in der ersten Hälfte des 19. Jahrhunderts. Hürtgenwald: Pressler (Schriften zur Wissenschaftsgeschichte; Bd. XI).

Benzenhöfer, Udo (1999): Der gute Tod? Euthanasie und Sterbehilfe in Geschichte und Gegenwart. München: Beck.

Benzenhöfer, Udo (2000): «Kinderfachabteilungen» und «NS-Kindereuthanasie». Wetzlar: GWAB-Verlag (Studien zur Geschichte der Medizin im Nationalsozialismus; Bd. I).

Benzenhöfer, Udo (2001): Bemerkungen zur Planung der NS-«Euthanasie». In: Der sächsische Sonderweg bei der NS-Euthanasie. Hrsg. vom Arbeitskreis zur Erforschung der nationalsozialistischen «Euthanasie» und Zwangssterilisation. Berichte des Arbeitskreises. Bd. I. Ulm: Klemm & Oelschläger, S. 21–53.

Benzenhöfer, Udo (2003): Genese und Struktur der «NS-Kinder- und Jugendlicheneuthanasie». In: Mschr Kinderhk 151, 1012–1019.

Bergman, Johan (1907): Geschichte der Antialkoholbestrebungen. Ein Ueberblick über die alkoholgegnerischen Bestrebungen aller Kulturländer seit den ältesten Tagen bis auf die Gegenwart. Mit besonderer Berücksichtigung des Vereinswesens. Hamburg: Verlag von Deutschland Großloge II des I. O. G. T.

Bergsträsser, W. (1844): Über Pflege und Wartung der Irren. Leipzig: Voß.

Bericht über die Lage der Psychiatrie in der Bundesrepublik Deutschland – Zur psychiatrischen und psychotherapeutischen/psychosomatischen Versorgung der Bevölkerung (mit einem Anhangsband). Bonn: Universitätsdruckerei 1975.

Beringer, Kurt (1927): Der Meskalinrausch. Berlin: Springer. Monogr. Gesamtgeb. Neurol & Psychiat. 49, 1–315.

Beringer, Kurt (1947): Über hysterische Reaktionen bei Fliegerangriffen. In: Kranz, Heinrich (Hrsg.): Arbeiten zur Psychiatrie, Neurologie und ihren Grenzgebieten. Festschrift für Kurt Schneider. [o. O.] Scherer.

Berner, P. (1986): Wahn. In: Lexikon der Psychiatrie. Hrsg. von Christian Müller. 2. Aufl. Berlin; Heidelberg; New York: Springer, S. 719–735.

Bernheim, Hippolyte-M. (1884): De la suggestion dans l'état de veille. Paris: Doin.

Bernheim, Hippolyte-M. (1886): Die Suggestion und ihre Heilwirkung. Übersetzt von Sigmund Freud. Leipzig; Wien: Deuticke 1888.

Bernheim, Hippolyte (1888): Die Suggestion und ihre Heilwirkung. Autorisirte [sic] deutsche Ausgabe von Sigmund Freud. Leipzig; Wien: Deuticke.

Bernheim, Hippolyte-M. (1891): Neue Studien über Hypnotismus, Suggestion und Psychotherapie. Übersetzt von Sigmund Freud. Leipzig; Wien: Deuticke 1892.

Berrios, German E. (1992): Phenomenology, psychopathology and Jaspers. Hist Psychiat 3, 303–327.

Berrios, German E. (1999): J. C. Prichard and the concept of «moral insanity». Hist Psychiat 10, 111–126.

Berrios, German E./Porter, Roy R. (eds.) (1995): A History of Clinical Psychiatry. The Origin and History of Psychiatric Disorders. London: Athlone.

Bersot, Henri (1942): Autoobservation de l'electro-choc. Congrès des médecins alienistes et neurologistes. Comptes rendus 1–4.
Bertaux, Pierre (1978): Friedrich Hölderlin. Frankfurt am Main: Suhrkamp.
Bertaux, Pierre/Schadewaldt, Hans (1980): Der Wandel in den Auffassungen über Hölderlins Krankheit. War Hölderlin geisteskrank? (P. Bertaux); Diskussionsbemerkung (H. Schadewaldt). Die Medizinische Welt 31, 486–490.
Bethge, Eberhard (1966): Dietrich Bonhoeffer. Eine Biographie. 6. Aufl. München: Kaiser 1986.
Beuchelt, E. (1974): Ideengeschichte der Völkerpsychologie. Meisenheim: Hain.
Beyer, B. (1909): Antipsychiatrische Skizze. Psychiat-Neurol Wschr 11, 275–278.
Bickel, Heinrich (1918): Über die Kriegsneurosen, ihre Entstehung und die Erfolge ihrer Behandlung. Mschr Psychiat Neurol 44, 189–218.
Binding, Karl/Hoche, Alfred (1920): Die Freigabe der Vernichtung lebensunwerten Lebens. Ihr Maß und ihre Form. Leipzig: Meiner.
Binswanger, Ludwig (1928): Wandlungen in der Auffassung und Deutung des Traumes von den Griechen bis zur Gegenwart. Berlin: Springer.
Binswanger, Ludwig (1940): Bleulers geistige Gestalt. Schweiz Arch Neurol Psychiat 46, 24–32.
Binswanger, Ludwig (1947/55): Ausgewählte Vorträge und Aufsätze. Bd. I und II. Bern: Francke.
Binswanger, Ludwig (1954): Prof. Robert Gaupp, Stuttgart (1870–1953). Schweiz Arch Neurol Psychiat 73, 461–463.
Binswanger, Ludwig (1957a): Zur Geschichte der Heilanstalt Bellevue in Kreuzlingen. Kreuzlingen [o. V.].
Binswanger, Ludwig (1957b): Der Mensch in der Psychiatrie. Pfullingen: Neske.
Binswanger, Ludwig (1960): Melancholie und Manie. Pfullingen: Neske.
Binswanger, Ludwig (1965): Wahn. Beiträge zu seiner phänomenologischen und daseinsanalytischen Erforschung. Pfullingen: Neske.
Binswanger, Otto (1915): Hystero-somatische Krankheitserscheinungen bei der Kriegshysterie. Mschr Psychiat Neurol 38, 1–60.
Birnbaum, Karl (1908): Psychosen mit Wahnbildung und wahnhafte Einbildungen bei Degenerativen. Halle: Marhold.
Birnbaum, Karl (1920a): Die Strukturanalyse als klinisches Forschungsprinzip. Z Ges Neurol Psychiat 53, 121–129.
Birnbaum, Karl (1920b): Psychopathologische Dokumente. Selbstbekenntnisse und Fremdzeugnisse aus dem seelischen Grenzlande. Berlin: Springer.
Birnbaum, Karl (1922): Grundgedanken zur klinischen Systematik. Z Ges Neurol Psychiat 74, 103–121.
Birnbaum, Karl (1923): Der Aufbau der Psychose. Grundzüge der psychiatrischen Strukturanalyse. Berlin: Springer.
Birnbaum, Karl (Hrsg.) (1927): Die psychischen Heilmethoden. Für ärztliches Studium und Praxis. Leipzig: Thieme.
Birnbaum, Karl (1928): Geschichte der psychiatrischen Wissenschaft. In: Bumke, O. (Hrsg): Handbuch der Geisteskrankheiten. Bd. I. Allgem. Teil I. Berlin: Springer.

Birnbaum, Karl (1931): Kriminalpsychopathologie und psychobiologische Verbrecherkunde. 2. erw. u. verb. Aufl. Berlin: Springer.
Bitter, Wilhelm (Hrsg.) (1965): Massenwahn in Geschichte und Gegenwart. Ein Tagungsbericht. Stuttgart: Klett.
Blankenburg, Wolfgang (1978): Was heißt ‹anthropologische Psychiatrie›? In: Kraus, Alfred (Hrsg.) (siehe dort), S. 16–28.
Blankenburg, Wolfgang (1979): Psychiatrie und Philosophie. In: Kisker, K. P. et al. (Hrsg.). Psychiatrie der Gegenwart. Bd. I/1. 2. Aufl. Berlin; Göttingen; Heidelberg: Springer, S. 827–876.
Blankenburg, Wolfgang (1980): Anthropologisch orientierte Psychiatrie. In: Peters, Uwe Henrik (Hrsg.): Die Psychologie des 20. Jahrhunderts. Bd. X. Zürich: Kindler, S. 182–197.
Blankenburg, Wolfgang (1986): Entfremdungserlebnis. In: Lexikon der Psychiatrie. Hrsg. von Christian Müller. 2. Aufl. Berlin; Heidelberg; New York: Springer, S. 239–241.
Blankenburg, Wolfgang (1991): Karl Jaspers. In: Engelhardt/Hartmann (Hrsg.) (siehe dort), Bd. II., S. 350–365.
Blasius, Dirk (1980): Der verwaltete Wahnsinn. Eine Sozialgeschichte des Irrenhauses. Frankfurt am Main: Fischer.
Blasius, Dirk (1986): Umgang mit Unheilbarem. Studien zur Sozialgeschichte der Psychiatrie. Bonn: Psychiatrie-Verlag.
Blasius, Dirk (1994): «Einfache Seelenstörung». Geschichte der deutschen Psychiatrie 1800–1945. Frankfurt am Main: Fischer.
Bleker, Johanna (1981): Die naturhistorische Schule 1825–1845. Ein Beitrag zur Geschichte der klinischen Medizin in Deutschland. Stuttgart: Fischer.
Bleuler, Eugen (1904/05): Frühe Entlassungen. Psychiat Neurol Wschr 6, 441–444.
Bleuler, Eugen (1905): Unbewußte Gemeinheiten. Lausanne: Alkoholgegner Verlag. Auch: München: Reinhardt 1906.
Bleuler, Eugen (1908): Die Prognose der Dementia praecox (Schizophrenien-Gruppe). Allg Z Psychiat 65, 436–464.
Bleuler, Eugen (1910): Die Psychoanalyse Freuds. Jahrbuch für psychoanalytische und psychopathologische Forschungen 3, 623–730. Auch: Leipzig; Wien: Deuticke 1911.
Bleuler, Eugen (1911): Dementia praecox oder Gruppe der Schizophrenien. In: Handbuch der Psychiatrie. Hrsg. von G. Aschaffenburg. Spezieller Teil. 4. Abt. 1. Hälfte. Zugleich als Monographie: Leipzig; Wien: Deuticke 1911. Nachdruck: Tübingen, edition. diskord 1988, hrsg. und mit einem Vorwort versehen von M. Bleuler.
Bleuler, Eugen (1912): Die psychologischen Theorien Freuds. Arch Ges Psychol 23, 487–489.
Bleuler, Eugen (1913): Kritik der Freudschen Theorien. Allg Z Psychiat 70, 665–718.
Bleuler, Eugen (1916): Lehrbuch der Psychiatrie. 14. Aufl. Berlin: Springer 1983.
Bleuler, Eugen (1919): Das autistisch-undisziplinäre Denken in der Medizin und seine Überwindung. 3. Aufl. Berlin: Springer 1927.
Bleuler, Eugen (1920): Zur Kritik des Unbewussten. Z Neurol 53, 80–96.

Bleuler, Eugen (1927): Rückblick (Abschiedsvorlesung). Schweiz Ärztezeitung 45, 483.
Bleuler, Manfred (1951): Geschichte des Burghölzli und der psychiatrischen Universitätsklinik. In: Zürcher Spitalgeschichte. Bd. II. Zürich: Regierungsrat des Kantons, S. 377–425.
Bleuler, Manfred (1954): Endokrinologische Psychiatrie. Stuttgart: Thieme.
Bleuler, Manfred (1976): Zur Behandlung von Schizophrenen. In: Haase, H. J. (Hrsg.): Die Behandlung der Psychosen. Stuttgart; New York: Schattauer, S. 1–7.
Bleuler, Manfred (1979a): Endokrinologische Psychiatrie. In: Kisker K. P. et al. (Hrsg.): Psychiatrie der Gegenwart. 2. Aufl. Bd. I/1. Berlin; Heidelberg; New York: Springer, S. 257–342.
Bleuler, Manfred (Hrsg.) (1979b): Beiträge zur Schizophrenielehre der Zürcher psychiatrischen Universitätsklinik Burghölzli (1902–1971). Darmstadt: Wissenschaftliche Buchgesellschaft.
Bloch, S./Reddaway, P. (1984): Soviet Psychiatric Abuse. London: Gollancz.
Bock, Gisela (1986): Zwangssterilisation im Nationalsozialismus. Studien zur Rassenpolitik und Frauenpolitik. Opladen: Westdt. Verlag.
Bodenheimer, A. R. (1963): Paul Julius Moebius. In: Kolle (Hrsg.) (1956–1970) (siehe dort), Bd. III, S. 109–121.
Boerhaave, Herman (1765): Wichtige Abhandlung vom Krebs und Kranckheiten der Knochen aufs neue übersetzt und mit vielen Anmerckungen versehen. Frankfurt a. M.: Garbe.
Bonhoeffer, Karl (1901): Die akuten Geisteskrankheiten der Gewohnheitstrinker. Eine klinische Studie. Jena: G. Fischer.
Bonhoeffer, Karl (1907): Klinische Beiträge zur Lehre von den Degenerationspsychosen. Halle: Marhold (Samml. zwangl. Abhandl. a. d. Geb. d. Nerven- u. Geisteskr.; Bd. VII, H. 6).
Bonhoeffer, Karl (1908): Zur Frage der Klassifikation der symptomatischen Psychosen. Berl Klin Wschr 45, 2257–2261.
Bonhoeffer, Karl (1909): Zur Frage der exogenen Psychosen. Neurol Zbl 32, 499–505.
Bonhoeffer, Karl (1910): Die symptomatischen Psychosen im Gefolge von Infektionen und inneren Erkrankungen. Leipzig; Wien: Deuticke.
Bonhoeffer, Karl (1911): Wie weit kommen psychogene Krankheitszustände und Krankheitsprozesse vor, die nicht der Hysterie zuzurechnen sind? Allg Z Psychiat 68, 371–386.
Bonhoeffer, Karl (1914a): Psychiatrie und Krieg. Dtsch Med Wschr 39, 1777–1779.
Bonhoeffer, Karl (1914b): Psychiatrisches zum Krieg. Mschr Psychiat Neurol 36, 435–448.
Bonhoeffer, Karl (1917a): Die exogenen Reaktionstypen. Arch Psychiat Nervenkr 58, 58–70.
Bonhoeffer, Karl (1917b): Granatfernwirkung und Kriegshysterie. Mschr Psychiat Neurol 62, 51–58.
Bonhoeffer, Karl (1919): Zur Frage der Schreckpsychosen. Mschr Psychiat Neurol 46, 143–156.
Bonhoeffer, Karl (1920/21): Eröffnung der Jahresversammlung des Deutschen Ver-

eins für Psychiatrie in Hamburg am 27. und 28. Mai 1920. Allg Z Psychiat 76, 595–598.

Bonhoeffer, Karl (1922): Über die Bedeutung der Kriegserfahrungen für die allgemeine Psychopathologie und Ätiologie der Geisteskrankheiten. In: Schjerning, O. von (Hrsg.): Handbuch der ärztlichen Erfahrungen im Weltkriege 1914/1918. Bd. IV. Leipzig: Barth, S. 3–44.

Bonhoeffer, Karl (1924): Die Unfruchtbarmachung der geistig Minderwertigen. Klin Wschr 3, 798–810.

Bonhoeffer, Karl (1934a): Die Bedeutung der exogenen Faktoren bei der Schizophrenie. Mschr Psychiat Neurol 88, 201–215.

Bonhoeffer, Karl (1934b): Die Psychiatrischen Aufgaben bei der Ausführung des Gesetzes zur Verhütung erbkranken Nachwuchses. Hrsg. von Karl Bonhoeffer et al. Berlin: Karger.

Bonhoeffer, Karl (1936): Die Rückwirkungen des Sterilisationsgesetzes auf die klinische Psychiatrie. In: Bonhoeffer, Karl u. a. (Hrsg.): Erbkrankheiten. Klinische Vorträge [...]. Berlin: Karger, S. 1–12.

Bonhoeffer, Karl (1940): Die Geschichte der Psychiatrie in der Charité im 19. Jahrhundert. Z Ges Neurol Psychiat 168, 37–64.

Bonhoeffer, Karl (1941): Nervenärztliche Erfahrungen und Eindrücke. Berlin: Springer.

Bonhoeffer, Karl (1947): Vergleichende psychopathologische Erfahrungen aus den beiden Weltkriegen. Nervenarzt 18, 1–4.

Bonhoeffer, Karl (1949): Ein Rückblick auf die Auswirkung und die Handhabung des nationalsozialistischen Sterilisationsgesetzes. Nervenarzt 20, 1–5.

Bonhoeffer, Karl (1969): Lebenserinnerungen. Geschrieben für die Familie. In: Zutt, J./Straus, E./Scheller, H. (Hrsg): Karl Bonhoeffer. Zum 100. Geburtstag am 31. 3. 1968. Berlin; Heidelberg; New York: Springer.

Borst, Arno (1965): Mittelalterliche Sekten und Massenwahn. In: Bitter, Wilhelm (Hrsg.) (siehe dort), S. 173–184.

Brachfeld, O. (1972): «Minderwertigkeitsgefühl, Minderwertigkeitskomplex». In: Historisches Wörterbuch der Philosophie. Bd. II. Hrsg. von Joachim Ritter. Darmstadt: Wissenschaftliche Buchgesellschaft, S. 1399–1402.

Brackertz, Karl: Nachwort. In: Artemidor von Daldis (siehe dort), S. 349–391.

Bradl, Christian/Klenk, Wolfgang/Orth, Linda (1989): Die Irren im Bonn des 19. Jahrhunderts. In: Mazerath, Josef (Hrsg.): Bonn. 54 Kapitel Stadtgeschichte. Bonn: Bouvier, S. 209–216.

Braid, James (1843): Neurypnology, or the rationale of nervous sleep. Considered in relation with animal magnetism. London: Churchill.

Braid, James (1882): Der Hypnotismus. Ausgewählte Schriften. Deutsch: Hrsg. von W. Preyer. Berlin: Paetel.

Bräunig, Peter/Krüger, Stephanie (2000): Karl Ludwig Kahlbaum (1828–1899) – Ein Protagonist der Modernen Psychiatrie. Psychiat Prax 27, 112–118.

Bräutigam, Walter (1996): Die Anerkennung des Subjekts in Neurologie und psychosomatischer Medizin bei Viktor von Weizsäcker. In: Bushe, K. A. et al. (Hrsg.). Schriftenreihe der Deutschen Gesellschaft für Geschichte der Nervenheilkunde. Bd. I, S. 67–80.

Bräutigam, Walter/Christian, Paul (1973): Psychosomatische Medizin. 6. Aufl. unter Mitarbeit von M. von Rad. Stuttgart: Thieme 1997.
Breuer, Josef/Freud, Sigmund (1893): Über den psychischen Mechanismus hysterischer Phänomene. Vorläufige Mitteilung. In: G. W. Bd. I, S. 81–98 [G. W. = Sigmund Freud: Gesammelte Werke. Bd. I – XVIII. Frankfurt am Main: S. Fischer 1960–68].
Breuer, Josef/Freud, Sigmund (1895a): Studien über Hysterie [mit Auslassung der von Josef Breuer alleine verfassten Arbeiten]. In: G. W. Bd. I, S. 75–312.
Breuer, Josef/Freud, Sigmund (1895b): Studien über Hysterie. Frankfurt am Main: Fischer Taschenbuch 1970 (Bücher des Wissens; Bd. 6001).
British Medical Association (1995): Verratene Medizin. Beteiligung von Ärzten an Menschenrechtsverletzungen. (o. O.) Druckhaus Hentrich.
Brodmann, Korbinian (1913): Neue Forschungsergebnisse der Großhirnrindenanatomie mit besonderer Berücksichtigung anthropologischer Fragen. Vers Dtsch Naturf u Ärzte 85.
Broussais, François Joseph Victor (1839): De l'Irritation et de la Folie, ouvrage dans lequel les rapports du physique et du moral sont établis sur les bases de la médecine physiologique. 2ème ed. Paris: Baillière.
Brown, G. W. (1959): Social factors influencing length of hospital stay of schizophrenic patients. Br Med J 2, 1300–1302.
Brown, John (1780): Elementa medicinae. Edinburgh (o. V.). Deutsch: System der Heilkunde. Nach der letzten vom Verf. sehr verm. u. mit Anmerkungen bereicherten engl. Ausg. [...] übers. von C. H. Pfaff. Kopenhagen: Proft und Storch 1798.
Brühl-Cramer, C. von (1819): Ueber die Trunksucht und eine rationale Heilmethode derselben. Berlin: Nicolai.
Brunn, Walter von (1963): Die Tübinger Physiologische Heilkunde. Ärzteblatt für Baden-Württemberg 1963, 337–342.
Büchner, Georg (1839): Lenz. Mit Oberlins Aufzeichnungen. Frankfurt am Main: Insel 1985.
Bufe, E. (1939): Die Familienpflege Kranksinniger. Halle: Marhold.
Bumke, Oswald (1919): Lehrbuch der Geisteskrankheiten. 2. Aufl. 1924; 4. Aufl. 1936; 7. Aufl. 1948. München: Bergmann.
Bumm, Anton (1903): Zur Geschichte der panoptischen Irrenanstalten. Erlangen: Junge.
Burckhardt, G. (1890): Über Rindenexcisionen als Beitrag zur operativen Therapie der Psychosen. Allg Z Psychiat 47, 463–479.
Burgmair, Wolfgang/Engstrom, Eric J./Weber, Matthias M. (Hrsg.) (2000): Emil Kraepelin: «Persönliches». Selbstzeugnisse. München: Belleville.
Burgmair, Wolfgang/Engstrom, Eric J./Weber, Matthias M. (Hrsg.) (2002): Emil Kraepelin Briefe I. 1868–1886. München: Belleville [Briefe II erscheint 2004/05].
Burgmair, Wolfgang/Engstrom, Eric J./Hirschmüller, Albrecht/Weber, Matthias M. (Hrsg.) (2003): Kraepelin in Dorpat 1886–1891. München: Belleville.
Burroughs, William S. (1963): Entziehung in der Zelle. Wiesbaden: Limes Verlag.
Burton, Robert (1621a): The Anatomy of Melancholy. What it is, with all the kinds and causes, symptoms, prognostickes & several cures of it. [...] 3rd ed. Oxford:

Cripps 1628 (Reprint London 1907). Deutsch: Anatomie der Melancholie. Über die Allgegenwart der Schwermut, ihre Ursachen und Symptome sowie die Kunst, es mit ihr auszuhalten. Aus dem Engl. mit e. Nachwort vers. von Ulrich Horstmann. Zürich; München: Artemis 1988 (Übers. nach d. 6., verb. Aufl. 1651).

Burton, Robert (1621b): Anatomie der Melancholie. Dtsch. Ausgabe: 3. Aufl. München: Artemis 1988.

Buschan, Georg (1897): Einfluß der Rasse auf die Formen der Geistes- und Nervenkrankheiten. Allgemeine medicinische Central-Zeitung 9, 104 f., 131, 141–143, 156 f.

Bynum, W. F. (1983): Psychiatry in historical context. In: Shepherd, M./Zangwell, O. L. (eds.): Handbook of Psychiatry. Vol. 1: General Psychopathology. Cambridge; London: University Press, pp. 11–39.

Bynum, W. F./Porter, Roy/Shepherd, Michael (eds.) (1985): The Anatomy of Madness. Essays in the History of Psychiatry. 2 vols. London; New York: Tavistock.

Cabanis, Pierre Jean Georges (1802): Traité du physique et du moral de l'homme. Paris: Chapart, Caille et Ravier.

Cade, John F. J. (1949): Lithium salts in the treatment of psychotic excitement. Med. J. Austr 2, 349–352.

Cajal [Ramón y Cajal], Santiago (1893): Neue Darstellung vom histologischen Bau des Zentralnervensystems. Archiv für Physiologie. Physiologische Abt. des Archivs für Anatomie und Physiologie [1893], 319–428.

Canetti, Elias (1960): Masse und Macht. Frankfurt am Main: Fischer Taschenbuch 1980.

Capra, Giuseppe (1997): Erfahrungen eines Diözesanexorzisten. Anhören, Werten, Befreiungsgebet, Exorzismus. In: Paranormologie und Religion. Hrsg. von Andreas Resch. Innsbruck: Resch Verlag, S. 473–502.

Carus, Carl Gustav (1814): Versuch einer Darstellung des Nervensystems und insbesondere des Gehirns nach ihrer Bedeutung, Entwickelung und Vollendung im thierischen Organismus. Leipzig: Breikopf und Härtel.

Carus, Carl Gustav (1846): Psyche. Zur Entwicklungsgeschichte der Seele. Pforzheim. Nachdruck der 2. Aufl. Pforzheim 1860. Darmstadt: Wissenschaftliche Buchgesellschaft 1964.

Carus, Carl Gustav (1857): Über Lebensmagnetismus und über die magischen Wirkungen überhaupt. Leipzig: Brockhaus.

Cerletti, Ugo/Bini, L. (1938): L'Elettroshock. Arch Gen Neurol Psichiat Psichoanal 19, 226–229.

Chamberlin, J. Edward/Kolasander, Gilman (1985): Degeneration. The dark side of progress. New York: Columbia University Press.

Charcot, Jean Martin (1872): Leçons sur les maladies du système nerveux faites à la Salpêtrière. Recueillies [...] par Bourneville. 2. Aufl. 1875. Paris: Delahaye.

Charcot, Jean Martin (1886): Neue Vorlesungen über die Krankheiten des Nervensystems, insbesondere über Hysterie. Autorisierte deutsche Ausgabe von Sigmund Freud. Leipzig: Toeplitz & Deuticke.

Charney, Denis/Nestler, Eric/Bunney, Benjamin (eds.) (1999): Neurobiology of mental illness. New York: University Press.

Chiarugi, Vincenzo (1793/94): Della pazzia in genere e in specie [...]. 3 Bde. Florenz:

Cambiagi. Deutsch: Abhandlung über den Wahnsinn überhaupt und insbesondere [...]. 3 Bde. Leipzig: Meyer 1795.
Choice, Moral (1998): Nurses in Nazi Germany. New Jersey: Princeton University Press.
Christoffel, Hans (1954): Psychiatrie und Psychologie bei Felix Platter (1536–1614). Mschr Psychiat Neurol 127, 213–227.
Clarke, Edwin/Dewhurst, Kenneth (1973): Die Funktionen des Gehirns. Lokalisationstheorien von der Antike bis zur Gegenwart. Aus dem Engl. von Max Straschill. München: Moos.
Cleckley, H. (1941): The Mask of Sanity. St. Louis: Mosby.
Clérambault, Gaëtan de (1921): Les psychoses passionelles. In: Clérambault, G: Œuvre psychiatrique. Publié par Jean Fretet. Paris: Presses universitaires de France 1942, S. 44–49.
Cocteau, Jean (1966): Aus dem Tagebuch einer Entziehungskur. München: Desch.
Conolly, John (1830): An Inquiry concerning the Indications of Insanity, with Suggestions for the Better Protection and Care of the Insane. London: Taylor.
Conolly, John (1847): The Construction and Government of Lunatic Asylums and Hospitals for the Insane. Reprinted with an introduction by Richard Hunter and Ida Macalpine. London: Dawsons 1968.
Conolly, John (1856): The Treatment for the Insane without Mechanical Restraints. London: Smith, Elder. Deutsch: Mitgetheilt von C. M. Brosius. Die Behandlung der Irren ohne mechanischen Zwang. Laar: Schauenburg 1860.
Conrad, Klaus (1954): Über moderne Strömungen der französischen Psychiatrie. Nervenarzt 25, 114–119.
Conrad, Klaus (1959): Das Problem der «nosologischen Einheit» in der Psychiatrie. Nervenarzt 30, 488–494.
Conrad, Klaus (1967): Konstitution. In: Gruhle, H. W. et al. (Hrsg.): Psychiatrie der Gegenwart. Bd. I/1 A. Berlin; Heidelberg; New York: Springer, S. 70–151.
Cooper, David (1967): Psychiatry and antipsychiatry. London: Tavistock.
Cooper, David (1968): Psychologie und Geisteskrankheit. Frankfurt am Main: Suhrkamp.
Cowie, D. M./Parsons, J. P./Raphael, T. H. (1924): Preliminary report: insulin and the mental state of depression. Amer Arch Neurol Psychiat 12, 522–533.
Cranach, Michael von/Siemen, Hans-Ludwig (1999): Psychiatrie im Nationalsozialismus. Die bayerischen Heil- und Pflegeanstalten zwischen 1933 und 1945. München: Oldenbourg.
Cullen, William (1778/79): First Lines of the Practice of Physic. 2 vols. Edinburgh: Creech.
Cullen, William (1778–84): First lines of the practice of physic, for the use of students in the University of Edinburgh. Edinburgh. Deutsch: Anfangsgründe der praktischen Arzneywissenschaft. 4 Bde. Leipzig: Fritsch 1778–1785.
Cullen, William (1784): Anfangsgründe der praktischen Arzneiwissenschaft. 3. Theil, welcher die Nervenkrankheiten enthält. Leipzig: Fritsch.
Cullen, William (1785): Anfangsgründe der praktischen Arzneiwissenschaft. 4. Theil, welcher die Gemüthskrankheiten und Cachexien enthält. Leipzig: Fritsch.

Cumming, J./Cumming, E. (1964): Ego & Milieu. London: Tavistock. Deutsch: Ich & Milieu. Theorie und Praxis der Milieutherapie. Göttingen: Verlag für medizinische Psychologie 1979.
Curschmann, Hans (1917): Zur Kriegsneurose bei Offizieren. Dtsch Med Wschr 10, 1–8.
Da Costa, J. M. (1871): Uniritable Heart. Amer J Med Sci 161, 17–52.
Damerow, Heinrich Philipp August (1844a): Verbindung der Irren-, Heil- und Pflegeanstalt. Leipzig: Wigand.
Damerow, Heinrich Philipp August (1844b): Zum Stand des Irrenwesens in allen Ländern der Erde. Allg Z Psychiat 1, I–XLIII.
Damerow, Heinrich Philipp August (1846): Rezension von Griesingers «Die Pathologie und Therapie der psychischen Krankheiten» (1845). Allg Z Psychiat 3, 730.
Damerow, Heinrich Philipp August (1862): Ein Blick über die Lage der Irrenanstaltsfragen der Gegenwart. Allg Z Psychiat 19, 143–189.
Daniels, Robert (1988): Milieutherapie. In: Freedman, A. M. et al. (Hrsg.): Psychiatrie in Praxis und Klinik. Bd. IV. Stuttgart: Thieme, S. 386–415.
Darwin, Charles (1859): On the origin of species by means of natural selection. London: Murray.
Darwin, Charles (1874): Die Abstammung des Menschen und die geschlechtliche Zuchtwahl. 2. Aufl. Stuttgart: Kröner 1966.
Dawson, George Gordon (1977): Healing: Pagan and Christian. London: Society for promoting Christian Knowledge. New York: Macmillan (Reprint from the edition of 1935, London and New York).
De Quincey, Thomas (1822): Die Freuden des Opiums. Stuttgart: Goverts 1962.
Debay, A. (1855): Die Mysterien des Schlafes und Magnetismus [...]. Die Physik des Tischrückens. Nach der neuesten Ausgabe aus dem Französischen. Stuttgart. Reprint Freiburg i. Br.: Aurum Verlag 1978.
Dechamps, A. (1952): Hibernation artificielle en psychiatrie. Presse méd. 60, 944–1945.
Degkwitz, Rudolf (1962): Über die Tofranil-Wirkung bei langfristigen Selbstversuchen. Medizin Experiment (Basel) 5, 233–237.
Degkwitz, Rudolf (1964): Zur Wirkungsweise von Psycholeptika anhand langfristiger Selbstversuche. Nervenarzt 35, 491–496.
Degkwitz, Rudolf (1985): Medizinisches Denken und Handeln im Nationalsozialismus. Fortschr Neurol Psychiat 53, 212–225.
Degkwitz, Rudolf/Schulte, P. W. (1971): Einige Zahlen zur Versorgung psychisch Kranker in der Bundesrepublik. Nervenarzt 42, 169–180.
Delay, Jean/Deniker, Pierre/Harl, J. M. (1952): Utilisation en thérapeutique psychiatrique d'une phénothiazine d'action centrale élective (4560 RP). Ann Med Psychol (Paris) 110, 112–117.
Deutsch, Felix (1922a): Psychoanalyse und Organkrankheiten. Int Z Psychoanal 8, 290–306.
Deutsch, Felix (1922b): Über das Anwendungsgebiet der Psychotherapie in der Inneren Medizin. Wiener Med Wschr 72, 809–816.
Devereux, G. (1974): Normal und anormal. Aufsätze zur allgemeinen Ethnopsychiatrie. Frankfurt: Suhrkamp.

Dick, Hermann (1862): Rezension von Conollys «Behandlung der Irren ohne mechanischen Zwang». Allg Z Psychiat 19, 506–521.

Diepgen, Paul (1912): Traum und Traumdeutung als medizinisch-naturwissenschaftliches Problem im Mittelalter. Berlin [o. V.].

Dilling, Horst (1999): Psychiatrische Klassifikation. In: Helmchen, H./Henn, F./ Lauter, H./Sartorius, N. (Hrsg.): Psychiatrie der Gegenwart. Bd 2. Berlin; Heidelberg; New York: Springer, S. 3–58.

Dinzelbacher, Peter (1997): Echte und falsche Mystik aus historischer Sicht. In: Andreas Resch: Paranormologie und Religion. Innsbruck: Resch (Imago Mundi; Bd. XV), S. 503–533.

Disqué, Dr. (1918): Funktionelle oder organische Magenleiden? Med Klinik 14 (H. 31), 1–6.

Divry, P./Bobon, J./Collard, J. (1958): Le «R 1825»: nouvelle thérapeutique symptomatique de l'agitation psychomotrice. Acta Neurol. Belgica 10, 878–888.

Döll, H. K. (1981): Philosoph in Haar. Frankfurt: Syndikat.

Domrich, D. (1846): Rezension von Griesingers «Die Pathologie und Therapie der psychischen Krankheiten» (1845). Neue jenaische Allgemeine Literatur Zeitung Nr. 1, 197–200.

Dörner, Klaus (1969): Bürger und Irre. Zur Sozialgeschichte und Wissenschaftssoziologie der Psychiatrie. Frankfurt am Main: Europäische Verlagsanstalt.

Dörner, Klaus (1979): Psychiatrie und Gesellschaftstheorien. In: Kisker, K. P. et al. (Hrsg.): Psychiatrie der Gegenwart. 2. Aufl. Bd. I/1. Berlin; Heidelberg; New York: Springer, S. 771–810.

Double, Duncan B. (2002): The history of Anti-psychiatry. History of psychiatry 13, 231–236.

Dowbiggen, Ian (2000): Delusional Diagnoses? The History of Paranoia as a Disease Concept in the Modern Era. Hist Psychiat 11, 37–69.

Dreyfus, G. L. (1907): Die Melancholie – ein Zustandsbild des manisch-depressiven Irreseins. Jena: Fischer.

Droste, A. (1857): Zur Irrenkolonie Gheel. Allg Z Psychiat 14, 488–491.

Droste, A. (1865): Über Gheel. Allg Z Psychiat 22, 394–397.

Dubois, Paul (1904): Les psychonévroses et leur traitement moral. Paris: Masson. Deutsch: Die Psychoneurosen. Bern: Francke 1905.

Dührssen, Annemarie (1994): Ein Jahrhundert psychoanalytische Bewegung in Deutschland. Göttingen; Zürich: Vandenhoeck und Ruprecht.

Durham, H. W. (1992): Coevolution. Stanford: Uni Press.

Durkheim, Émile (1897): Le suicide. Paris: P. U. F. Englisch: The suicide. New York: The Free Press 1951.

Ecker, S./Henn, F. (2000): Psychochirurgie. In: Helmchen, Hanfried et al. (Hrsg.): Psychiatrie der Gegenwart. Bd. V. 4. Aufl. Berlin; Heidelberg; New York: Springer, S. 700–714.

Ecker, S./Henn, F. (2000): Psychochirurgie. In: Helmchen, H. et al. (Hrsg.): Psychiatrie der Gegenwart. 4. Aufl. Bd. V, S. 701–714.

Economo, Constantin von (1917/18): Die Encephalitis lethargica. Wien: Deuticke.

Ehrhardt, Helmut (1972): 130 Jahre deutsche Gesellschaft für Psychiatrie und Nervenheilkunde. Wiesbaden: Steiner.

Ehrlich, E. L. (1986): Traumdeutung. In: Religion in Geschichte und Gegenwart. Handwörterbuch für Theologie und Religionswissenschaft. 3., völlig neu bearb. Auflage. Bd. VI. Tübingen: Mohr, Sp. 1001–1005.

Eich, Wolfgang (1996): Psychosomatische Medizin als anthropologische Medizin. Die Heidelberger Tradition. In: Schott, Heinz (Hrsg.): Meilensteine der Medizin, Dortmund: Harenberg, S. 540–546.

Eikelmann, Bernd (1991): Gemeindenahe Psychiatrie. Tagesklinik und komplementäre Einrichtungen. München; Wien; Baltimore: Urban und Schwarzenberg.

Eikelmann, Bernd (1997): Sozialpsychiatrisches Basiswissen. Grundlagen und Praxis. Stuttgart: Enke.

Einzinger von Einzing, Johann Martin Maximilian (1775): Dämonologie, oder Systematische Abhandlung von der Natur und Macht des Teufels [...]. [o. O., o. V.].

Eliasberg, W. (Hrsg.) (1927): Psychotherapie. Bericht über den I. Allgemeinärztlichen Kongress für Psychotherapie in Baden-Baden 1926. Halle: Marholdt.

Ellenberger, Henri F. (1973): Die Entdeckung des Unbewußten. 2 Bde. Bern: Huber.

Emminghaus, Hermann (1878): Allgemeine Psychopathologie zur Einführung in das Studium der Geistesstörungen. Leipzig: Vogel.

Emminghaus, Hermann (1887): Die psychischen Störungen des Kindesalters. In: Handbuch der Kinderkrankheiten. Hrsg. von C. Gerhard. Tübingen: Laupp.

Engel, George L. (1978): The Need for a New Medical Model. Challenge for Biomedicine. Science 196, 129–136.

Engelhardt, Dietrich von (1996): Gesunde Lebensführung als Präventivmedizin. Antike Diätetik im Ausgang von Galen. In: Schott, Heinz (Hrsg.): Meilensteine der Medizin. Dortmund: Harenberg, S. 107–113.

Engelhardt, Dietrich von/Hartmann, Fritz (Hrsg.) (1991): Klassiker der Medizin. 2 Bde. München: Beck.

Engelken, Hermann sen. (1900): Familiäre Verpflegung der Irren. In: Versammlung des Vereins der Irrenärzte Niedersachsens und Westfalens 1900 in Hannover. Allg Z Psychiat 57, 873–879.

Enke, W. (1937): Arzneimittelbehandlung in der Psychiatrie. Fortschr Neurol Psychiat 9, 225–249.

Enke, W./Dahl, W. (1939): Pharmakotherapie in der Psychiatrie und Neurologie. Fortschr Neurol Psychiat 11, 487–505.

Ennemoser, Joseph (1844): Geschichte der Magie. Leipzig: Brockhaus.

Enquist, Per Olov (2003): Der Besuch des Leibarztes. Frankfurt am Main: Fischer Taschenbuch.

Entres, J. L. (1928): Vererbung, Keimschädigung. In: Bumke, Oswald (Hrsg.): Handbuch der Geisteskrankheiten. Bd. I. Berlin: Springer, S. 50–307.

Erhardt, Helmut Ernst (1972): 130 Jahre Deutsche Gesellschaft für Psychiatrie und Nervenheilkunde. Wiesbaden: Steiner.

Erichsen, J. E. (1867): On railway and other injuries of the nervous system. Philadelphia: Lea.

Erickson, Milton H. (1967): Advanced techniques of hypnosis and therapy; selected papers. Ed. by Jay Haley. New York; London: Grune & Stratton.

Erlemeyer, Albrecht (1863): Übersicht der öffentlichen und privaten Kranken- und Idioten-Anstalten aller europäischer Staaten. Neuwied: Heuser.

Ernst, Cécile (1972): Teufelsaustreibungen. Die Praxis der katholischen Kirche im 16. und 17. Jahrhundert. Bern; Stuttgart; Wien: Huber.

Ernst, Klaus (1954): Psychopathologische Wirkungen des Phenothiazinderivates «Largactil» im Selbstversuch und bei Kranken. Arch Psychiat Neurol 192, 573–590.

Ernst, Klaus (1983): Geisteskrankheit ohne Institution. Schweiz Arch Neurol Psychiat 133, 239–262.

Ernst, Klaus (2000): Psychiatrische Versorgung im europäischen Vergleich. Krankenhauspsychiatrie 11, 39–45.

Ernst, Klaus (2001): Psychiatrische Versorgung heute. Konzepte, Konflikte, Perspektiven. 2. Aufl. Sternenfels: Verlag Wissenschaft und Praxis.

Ernst, Konrad (1953): Robert Gaupp zum Gedächtnis. Südwestdtsch Ärztebl 8, 215–216.

Ernst, Waltraud (1995): Personality Disorders. Social section. In: Berrios, G./Porter, L. (siehe dort), pp. 645–655.

Erpel, Fritz (1989): Vincent van Gogh. Lebensbilder, Lebenszeichen. Berlin: Hentschel-Verlag Kunst und Gesellschaft.

Esquirol, Jean Etienne Dominique (1815): Erotomanie. In: Dictionaire des sciences médicales, Bd. XIII, Paris [o. V.], S. 186–192.

Esquirol, Jean Etienne Dominique (1816): «De la Folie». In: Dictionnaire des Sciences Médicales, Bd. XVI. Paris: Panckoucke, S. 151–240 (= erstes Kapitel von «Des Maladies mentale», siehe Esquirol (1838a).

Esquirol, Jean Etienne Dominique (1827): Allgemeine und specielle Pathologie und Therapie der Seelenstörungen. Frei bearbeitet von Karl Christian Hille. Nebst einem Anhang von J. C. A. Heinroth. Leipzig: Hartmann.

Esquirol, Jean Etienne Dominique (1838a): Des maladies mentales, considérées sons les rapports médical, hygiènique et médico-legal. Paris: Baillière. Deutsch: siehe Esquirol (1838b).

Esquirol, Jean Etienne Dominique (1838b): Die Geisteskrankheiten in Beziehung zur Medizin und Staatsheilkunde. 2 Bde. Berlin: Voß. Verbesserter Nachdruck: Von den Geisteskrankheiten. Hrsg. u. eingel. von Erwin H. Ackerknecht. Bern; Stuttgart: Huber 1968.

Etymologisches Wörterbuch des Deutschen. Erarb. im Zentralinstitut für Sprachwissenschaft, Berlin. Unter Leitung von Wolfgang Pfeifer. 2. Aufl. Berlin: Akademie Verl. 1993.

Expertenkommission (1988): Empfehlungen zur Reform der Versorgung im psychiatrischen und psychotherapeutischen/psychosomatischen Bereich. Bonn: Bundesminister für Jugend, Familie, Frauen und Gesundheit.

Ey, Henry (1952): Grundlagen einer organisch-dynamischen Auffassung der Psychiatrie. Fortschr Neurol Psychiat 20, 152–162.

Ey, Henri (1963): Esquisse d'une conception organo-dynamique de la structure, de la nosographie et de l'étiopathogénie des maladies mentales. In: Gruhle, H. W. et al. (Hrsg.): Psychiatrie der Gegenwart. Bd. I/2. Berlin; Göttingen; Heidelberg: Springer, S. 720–762.

Fallada, Hans (1955): Der tödliche Rausch. Über das Glück, ein Morphinist zu sein. Neue Illustrierte 19. 11. 1955.

Falret, J. P. (1869): Des aliénés dangereux et des asile spéciaux pour les aliénés dits criminels. Discours prononcés à la société médico-psychologique. 8. Aufl. Paris: Donnaud.

Falret, J. P. (1854): Leçons cliniques de médecine mentale faites à l'hospice de la Salpêtrière. Paris: Baillière.

Faris, Robert E./Dunham, Warren (1939): Mental disorders in urban areas. Chicago: University of Chicago Press.

Farndale, J. (1961): The Day Hospital Movement in Great Britain. London; New York: Pergamon Press.

Faulstich, Heinz (1993): Von der Irrenfürsorge zur Euthanasie. Geschichte der badischen Psychiatrie. Freiburg: Lambertus.

Faulstich, Heinz (1998): Hungersterben in der Psychiatrie 1914–1949. Freiburg: Lambertus.

Faulstich, Heinz (2000): Die Zahl der «Euthanasie»-Opfer. In: «Euthanasie» und die aktuelle Sterbehilfe-Debatte. Hrsg. von Andreas Frewer und Clemens Eickhoff. Frankfurt; New York: Campus, S. 218–234.

Feindel, William (1999): The beginning of neurology: Thomas Willis and his circle of friends. In: Rose (Hrsg.) (siehe dort), S. 1–18.

Felber, W. (1987): Die Lithium-Prophylaxe der Depression vor 100 Jahren – ein genialer Irrtum. Fortschr Neurol Psychiat 55, 141–144.

Ferber, C. von (1975): Sozialwissenschaftliche Theorien der psychiatrischen Praxis. In: Kisker, K. P. et al. (Hrsg.): Psychiatrie der Gegenwart. 2. Aufl. Bd. III. Berlin; Heidelberg; New York: Springer, S. 39–80.

Feuchtersleben, Ernst von (1845): Lehrbuch der ärztlichen Seelenkunde, als Skizze zu Vorträgen. Wien: Gerold.

Feuchtersleben, Ernst von (1846): Rezension von Griesingers «Die Pathologie und Therapie der psychischen Krankheiten» (1845). Z. k. k. Gesellschaft der Ärzte zu Wien 3, 144–160.

Fichtner, Gerhard (1976): Die Euthanasiediskussion in der Zeit der Weimarer Republik. In: Eser, Alwin (Hrsg): Suizid und Euthanasie als human- und sozialwissenschaftliches Problem. Stuttgart (Medizin und Recht; 1), S. 24–40.

Fichtner, Gerhard (1977): Der «Fall» Hölderlin. Psychiatrie zu Beginn des 19. Jahrhunderts und die Problematik der Pathographie. Tübingen: Attempto-Verlag.

Ficino, Marsilio (1484): Über die Liebe oder Platons Gastmahl. Hrsg. und eingel. von Paul Richard Blum. 3., verb. Aufl. Hamburg: Meiner 1994 (Philosophische Bibliothek; Bd. 368).

Finzen, Asmus (1996): Massenmord ohne Schuldgefühl. Die Tötung psychisch Kranker und geistig Behinderter auf dem Dienstweg. Bonn: Psychiatrie-Verlag.

Finzen, Asmus (1999): Psychiatrie und Soziologie. Spektrum der Psychiatrie 28, 62–79.

Finzen, Asmus (2000): Psychose und Stigma. Stigmabewältigung – zum Umgang mit Vorurteilen und Schuldzuweisungen. Bonn: Psychiatrie-Verlag.

Finzen, Asmus (2003): Eine kurze Geschichte der psychiatrischen Tagesklinik. Bonn: Psychiatrie-Verlag.

Fischer, Frank (1969): Irrenhäuser. Kranke klagen an. München; Wien; Basel: Desch.

Fischer, Max (1900): Stadtasyle und Irrenversorgung. Allg Z Psychiat 57, 1–24.

Fischer, Max (1919): Die soziale Psychiatrie im Rahmen der sozialen Hygiene und allgemeinen Wohlfahrtspflege. Allg Z Psychiat 72, 529–548.

Fischer, Max (1921): C. Roller. In: Kirchhoff. Bd. I (siehe dort), S. 189–201.

Fischer-Homberger, Esther (1970): Der Begriff «Krankheit» als Funktion außermedizinischer Gegebenheiten. Sudhoffs Arch 54, 225–241.

Fischer-Homberger, Esther (1975): Die traumatische Neurose. Vom somatischen zum sozialen Leiden. Bern; Stuttgart; Wien: Huber.

Fischer-Homberger, Esther (1983): Medizin vor Gericht. Gerichtsmedizin von der Renaissance bis zur Aufklärung. Bern; Stuttgart; Wien: Huber.

Flashar, Hellmut (1966): Melancholie und Melancholiker in den medizinischen Texten der Antike. Berlin: de Gruyter.

Fleck, Ulrich/Kraepelin, Emil (1922): Tagesschwankungen bei Manisch-depressiven. Psychologische Arbeiten (Kraepelin) 7, 213–253.

Flemming, Carl (1844): Über Classification der Seelenstörungen. Allg Z Psychiat 1, 7–130.

Flemming, Carl (1846): Rezension von Griesingers «Pathologie und Therapie der psychischen Krankheiten» (1845). Allg Z Psychiat 3, 296–311.

Flemming, Carl (1859): Pathologie und Therapie der Psychosen. Berlin: Hirschwald.

Flemming, Carl (1861): Irren-Anstalten und Irren-Kolonien. Allg Z Psychiat 18, 665–698.

Flemming, Carl (1867): Aus der Provinz. Allg Z Psychiat 24, 829–835.

Flemming, Carl (1868): Zu Griesingers: Zur Kenntnis der heutigen Psychiatrie. Allg Z Psychiat 25, 363–366.

Flemming, Carl (1869): Drei Nekrologe und einige Anschuldigungen. Allg Z Psychiat 26, 265–270.

Flemming, Carl (1871): Neue Erörterung einer alten Frage der Psychiatrie. Allg Z Psychiat 27, 257–266.

Flemming, Carl (1877): Einige Bemerkungen über Psychiatrische Kliniken. Allg Z Psychiat 33, 487–491.

Flemming, Carl (1878): Abgedrungene Entgegnung. Allg Z Psychiat 34, 164–165.

Folkerts, Here (1999): Elektrokrampftherapie. Darmstadt: Steinkopff.

Folkerts, Here/Schonauer, Klaus/Tölle, Rainer (Hrsg.) (1999): Dimensionen der Psychiatrie. Stuttgart; New York: Thieme.

Forel, August (1889a): Der Hypnotismus, seine Bedeutung und Handhabung. In kurzgefasster Darstellung. Stuttgart: Enke.

Forel, August (1889b): Der Hypnotismus oder die Suggestion und die Psychotherapie. Ihre psychologische, psychophysiologische und medizinische Bedeutung mit Einschluss der Psychoanalyse, sowie der Telepathiefrage. 8. u. 9. Aufl. Stuttgart: Enke 1919.

Forel, August (1892): Die Errichtung von Trinker-Asylen und deren Einfügung in die Gesetzgebung (Haupt-Referat für die Versammlung der Schweiz. Schutzaufsichts-Vereine für entlassene Sträflinge am 13. Oktober 1891 zu Basel, nebst nachträglichen Bemerkungen.). Bremerhaven; Leipzig: C. G. Tienken.

Forel, August (1905): Die sexuelle Frage. Eine naturwissenschaftliche, psychologische, hygienische und soziologische Studie für Gebildete. München: Reinhardt.

Forel, August (1935): Rückblick auf mein Leben. Zürich: Büchergilde Gutenberg.

Forel, August (1968): Briefe. Correspondence: 1864–1927. Hrsg. von Hans H. Walser. Bern: Huber.

Forsbach, Ralf (2004): Die Medizinische Fakultät der Universität Bonn im Dritten Reich. Bonn [Buchmanuskript; noch unveröffentlicht].

Forster, Rudolf (2000): Die vielen Gesichter der Deinstitutionalisierung – soziologisch gedeutet. Psychiat Prax 27, Sonderheft 2, S. 39–43.

Foucault, Michel (1961): Histoire de la folie à l'âge classique. Paris: Plon. Deutsch: Wahnsinn und Gesellschaft. Eine Geschichte des Wahns im Zeitalter der Vernunft. Frankfurt am Main: Suhrkamp Taschenbuch 1973 (stw; 39).

Foucault, Michel (1966): Maladie mentale et psychologie. Paris: PUF.

Foudraine, J. (1973): Wer ist aus Holz? München: Piper.

Frank, Johann Peter (1791–1794): System einer vollständigen medicinischen Polizey. 13 Bde. in 6. Frankenthal [o. V.].

Frank, Joseph (1804): Reise nach Paris, London, und einem großen Teil des übrigen Englands und Schottlands in Beziehung auf Spitäler, Versorgungshäuser, übrige Armen-Institute, medizinische Lehranstalten und Gefängnisse. Wien: Camesinaische Buchhandlung.

Frankl, Viktor E. (1977): ... trotzdem Ja zum Leben sagen. Ein Psychologe erlebt das Konzentrationslager. München: Deutscher Taschenbuchverlag.

Freeman, W./Watts, J. W. (1950): Psychosurgery in the Treatment of Mental Disorders and Intractable Pain. 2nd ed. Springfield: Thomas.

French, Cecil W. (1975): Notes on the Mental Health Act 1959. London: Shaw.

Freud, Sigmund (1877): Beobachtungen über Gestaltung und feineren Bau der als Hoden beschriebenen Lappenorgane des Aals. Sitzb. K. Akad. Wissensch. (Math.-Naturw. Kl.) 75, 3. Abt., S. 15–27.

Freud, Sigmund (1884a): Die Structur der Elemente des Nervensystems. Jahrbücher für Psychiatrie 5, 221–229.

Freud, Sigmund (1884b): Über Coca. Centralblatt für die gesamte Therapie 1884, 289–314.

Freud, Sigmund (1885): Beitrag zur Kenntnis der Cocawirkung. Wien Med Wschr 35, 129–133.

Freud, Sigmund (1886): Akute multiple Neuritis der spinalen und Hirnnerven. Wien Med Wschr 36, 168–172.

Freud, Sigmund (1891): Zur Auffassung der Aphasien. Eine kritische Studie. Leipzig; Wien: Deuticke.

Freud, Sigmund (1894): Die Abwehr-Neuropsychosen. Versuch einer psychologischen Theorie […]. In: G. W., Bd. I, S. 59–74.

Freud, Sigmund (1895): Entwurf einer Psychologie. In: Aus den Anfängen der Psychoanalyse. Briefe an Wilhelm Fliess, Abhandlungen und Notizen aus den Jahren 1887–1902. London: Imago Publishing 1950, S. 371–466.

Freud, Sigmund (1900): Die Traumdeutung. In: Gesammelte Werke [= G. W. Bd. I – XVIII. Frankfurt: S. Fischer, 1960–68], Bd. II/3.
Freud, Sigmund (1911): Psychoanalytische Bemerkungen über einen autobiographisch beschriebenen Fall von Paranoia (Dementia paranoides). In: G. W. Bd. VIII, S. 239–320.
Freud, Sigmund (1912): Totem und Tabu. In: G. W., Bd. IX.
Freud, Sigmund (1914): Die Abwehr-Neuropsychosen. Versuche einer psychologischen Theorie der akquirierten Hysterie, vieler Phobien und Zwangsvorstellungen und gewisser halluzinatorischer Psychosen. In: G. W., Bd. I, S. 59–74.
Freud, Sigmund (1915): Trauer und Melancholie. In: G. W., Bd. X, S. 428–446.
Freud, Sigmund (1917): Vorlesungen zur Einführung in die Psychoanalyse. In: G. W., Bd. XI.
Freud, Sigmund (1919): Wege der psychoanalytischen Therapie. In: G. W., Bd. XII, S. 183–194.
Freud, Sigmund (1920a): Gutachten über die elektrische Behandlung der Kriegsneurotiker. Psyche (1972) 6, 942–951.
Freud, Sigmund (1920b): Jenseits des Lustprinzips. In: G. W., Bd. XIII, S. 3–69.
Freud, Sigmund (1921): Massenpsychologie und Ich-Analyse. In: G. W., Bd. XIII, S. 73–161.
Freud, Sigmund (1923a): Das Ich und das Es. In: G. W., Bd. XIII, S. 235–289.
Freud, Sigmund (1923b): Eine Teufelsneurose im 17. Jahrhundert. In: G. W., Bd. VIII, S. 315–353.
Freud, Sigmund (1925): Selbstdarstellung. In: G. W., Bd. XIV, S. 31–96.
Freud, Sigmund (1927a): Zur Frage der Laienanalyse. In: G. W., Bd. XIV, S. 207–296.
Freud, Sigmund (1927b): Die Zukunft einer Illusion. In: G. W., Bd. XIV, S. 321–389.
Freud, Sigmund (1936): Brief an Romain Rolland (Eine Erinnerungsstörung auf der Akropolis). In: G. W., Bd. XVI, S. 250–257.
Freud, Sigmund (1937): Der Mann Moses und die monotheistische Religion. In: G. W., Bd. XVI, S. 103–246.
Freud, Sigmund/Jung, C. G. (1974): Briefwechsel. Frankfurt am Main: Fischer.
Freud, Sigmund/Binswanger, Ludwig (1992): Briefwechsel 1908–1938. Hrsg. v. Gerhard Fichtner. Frankfurt a. M.: Fischer.
Freytag, Nils (1996): Exorzismus und Wunderglaube im späten 18. Jahrhundert. Reaktionen auf die Teufelsbanner und Wunderheiler J. J. Gaßner und A. Knoerzer. In: Regionales Prisma der Vergangenheit. Hrsg. von Edwin Dillmann. St. Ingbert: Röhrig, S. 89–105 u. 427–434.
Fujikawa, Y. (1911): Geschichte der Medizin in Japan. Kurzgefasste Darstellung der Entwicklung der Japanischen Medizin mit besonderer Berücksichtigung der Einführung der europäischen Heilkunde in Japan. Hrsg. vom Kaiserlich-Japanischen Unterrichtsmuseum. Tokyo.
Galen, Ed. Siegel (1976): siehe Siegel (1976).
Gall, Franz Joseph (1798): Des Herrn Dr. F. J. Gall Schreiben über seinen bereits geendigten Prodromus über die Verrichtungen des Gehirns der Menschen und Thiere an Herrn Jos. Fr. von Retzer. In: Franz Joseph Gall: 1759–1828, Naturfor-

scher und Anthropologe. Ausgewählte Texte. Hrsg. von Erna Lesky. Bern; Stuttgart; Wien: Huber 1979, S. 57–59.
Galton, Francis (1869): Hereditary Genius; an Inquiry into Its Laws and Consequences. New York: Appleton. Deutsch: «Genie und Vererbung», Leipzig [o. V.] 1900.
Garschin, Wsewolod (1982): Die rote Blume. Das Signal. Stuttgart: Reclam.
Gast, Ursula (1989): Sozialpsychiatrische Traditionen zwischen Kaiserreich und Nationalsozialismus. Psychiat Prax 16, 78–84.
Gaupp, Robert (1901a): «Organisch» und «Functionell», Zbl Nervenhk Psychiat 23, 129–135.
Gaupp, Robert (1901b): Die Dipsomanie. Eine klinische Studie (Med. Habil-Schr.). Jena: nicht publiziert.
Gaupp, Robert (1903): Über die Grenzen psychiatrischer Erkenntnis. Vortrag, gehalten auf der 34. Versammlung des Vereins der südwestdeutschen Irrenärzte in Stuttgart (2. 11. 1902). Zbl Nervenhk Psychiat N F 14, 1–14.
Gaupp, Robert (1904): Über den psychiatrischen Begriff der «Verstimmung». Zbl Nervenhk Psychiat N F 27 (15), 441–449.
Gaupp, Robert (1907): Wege und Ziele psychiatrischer Forschung. Eine akademische Antrittsvorlesung (Tübingen am 6. 12. 1906). Tübingen: Laupp. Referat in: Medizinisches Korrespondenzblatt des Württembergischen Ärztlichen Vereins 77, 6–7.
Gaupp, Robert (1908): Die Psychologie des Kindes. Leipzig: Teubner. [Weitere Auflagen 1910, 1912, 1918, 1925, 1928. Übersetzungen in die spanische und russische Sprache].
Gaupp, Robert (1910): Paranoische Veranlagung und abortive Paranoia. Zbl Nervenhk Psychiat N F 21, 65–68.
Gaupp, Robert (1911): Über den Begriff der Hysterie. Z Neurol 5, 457–466.
Gaupp, Robert (1914): Zur Psychologie des Massenmords. Hauptlehrer Wagner von Degerloch. In: Verbrechertypen 1, H. 3. Hrsg. von Hans Walter Gruhle u. Alfred Wetzel. Berlin: Springer, S. 5–188.
Gaupp, Robert (1915a): Hysterie und Kriegsdienst. Münch Med Wschr 62, 361–363.
Gaupp, Robert (1915b): Ungewöhnliche Formen der Hysterie bei Soldaten. Münch Med Wschr 62, 1119–1120.
Gaupp, Robert (1916): Kriegsneurosen. Berlin: Springer. Auch in: Z Neurol 34, 357–390.
Gaupp, Robert (1918): Über Neurosen und Psychosen des Krieges. Münch Med Wschr 65, 493–494.
Gaupp, Robert (1920a): Der Fall Wagner. Eine Katamnese, zugleich ein Beitrag zur Lehre von Paranoia. Z Neurol 60, 312–327.
Gaupp, Robert (1920b): Die Freigabe der Vernichtung lebensunwerten Lebens (Rezension). Dtsch Strafrechtszeitung 7, 332–337.
Gaupp, Robert (1921a): Vorwort zu Ernst Kretschmer: Körperbau und Charakter. 1. Aufl. Berlin: Springer, S. IV f.
Gaupp, Robert (1921b): Die dramatische Dichtung des Paranoikers Wagner über den Wahn. Ein weiterer Beitrag zur Lehre von der Paranoia. Z Neurol 69, 182–198.

Gaupp, Robert (1922/34): Schreckneurosen und Neurasthenie. In: Schjerning, O. von (Hrsg.): Handbuch der ärztlichen Erfahrungen im Weltkriege 1914/ 1918. Bd. IV. Leipzig: Barth, S. 68–101.

Gaupp, Robert (1924): Julius Ludwig August Koch (1841–1908). In: Kirchhoff, T. (Hrsg.) (1924): Deutsche Irrenärzte. Bd. II. Berlin: Springer, S. 195–201.

Gaupp, Robert (1925) Die Unfruchtbarmachung geistig und sittlich Kranker und Minderwertiger. Berlin: Springer. Auch in: Z Neurol 100, 139–181.

Gaupp, Robert (1927): Psychotherapie. In: Verhandlungen des Deutschen Kongresses für Innere Medizin, 39. Kongreß. München: Bergmann, S. 11–35. Referat in: Dtsch Med Wschr 53, 821–823 u. 868–870.

Gaupp, Robert (1928): Die Gefahren der Rauschgifte für das deutsche Volk und ihre Bekämpfung. Bericht auf dem 47. Deutschen Ärztetag in Danzig. Berlin: Warholdt.

Gaupp, Robert (1934a): Das Gesetz zur Verhütung erbkranken Nachwuchses und die Psychiatrie. Klin Wschr 13, 1–4.

Gaupp, Robert (1934b): Die Quellen der Entartung von Mensch und Volk und die Wege der Umkehr. Vortrag. Stuttgart: Enke.

Gaupp, Robert (1936): Wege und Ziele psychiatrischer Forschung. Rückblick und Ausblick. Abschiedsvorlesung in Tübingen am 19. 2. 1936 [Manuskript].

Gaupp, Robert (1938a): Krankheit und Tod des paranoischen Massenmörders Hauptlehrer Wagner. Eine Epikrise. Z Neurol 163, 48–82.

Gaupp, Robert (1938b): Karl Bonhoeffer zum 70. Geburtstag. Allg Z Psychiat 107, 208–211.

Gaupp, Robert (1939): Die Lehre Kraepelins und ihre Bedeutung für die heutige Psychiatrie. Z Neurol 165, 47–75.

Gaupp, Robert (1940): Eugen Bleuler. Die Persönlichkeit und ihr Werk. Z Ges Neurol Psychiat 168, 1–35.

Gaupp, Robert (1942): Zur Lehre von der Paranoia. Z Neurol 174, 762–810.

Gaupp, Robert (1943): Rückblick und Ausblick. Offener Brief an Karl Bonhoeffer bei Vollendung seines 75. Lebensjahres. Z Neurol 175, 325–332.

Gaupp, Robert (1945): Die Überwindung der Hoffnungslosigkeit [Manuskript].

Gaupp, Robert (1947): Die Lehre von der Paranoia. Nervenarzt 18, 167–169.

Gaupp, Robert (1949): Karl Bonhoeffer. Dtsch Z Nervenhk 161, 1–7.

Gaupp, Robert/Mauz, F. (1926): Krankheitseinsicht und Mischpsychosen. Der Kampf um die Krankheitseinheit. Z Neurol 101, 73–80.

Gaupp, Robert jr. (1972): Bibliographie. Die Veröffentlichungen von Robert Gaupp. In: Schulte, W./Tölle, R. (Hrsg.): Wahn. Stuttgart: Thieme, S. 105–110.

Gaupp, Robert jr. (1978): Chronik und Genealogie der Familie Gaupp. Mit einem Vorwort von Georg Reichsritter von Gaupp-Berghausen und einem Beitrag von Berthold Gaupp. Waiblingen [o. V.].

Gautier, Théophile (1846): Im Club der Haschisch-Esser. Übersetzt von Harald Jung aus «Revue des Deux Mondes» 1. 2. 1846.

Gaye, Dr. (1858): Reisebericht über englisches Irrenwesen. Allg Z Psychiat 15, 155–231.

Gebsattel, Viktor E. von (1928): Zeitbezogenes Zwangsdenken in der Melancholie. Nervenarzt 1, 275–287.

Gebsattel, Viktor E. von (1954): Prologomena einer medizinischen Anthropologie. Berlin; Göttingen; Heidelberg: Springer.

Geduldig, Cordula (1975): Die Behandlung von Geisteskrankheiten ohne psychischen Zwang. Die Rezeption des No-restraint im deutschen Sprachgebiet. Med. Diss. Zürich.

Gersch, Hubert (1998): Der Text, der (produktive) Unverstand des Abschreibers und die Literaturgeschichte: Johann Friedrich Oberlins Bericht «Herr L» und die Textüberlieferung bis zu Georg Büchners «Lenz»-Entwurf. Tübingen: Niemeyer.

Geyer-Kordesch, Johanna (2000): Pietismus, Medizin und Aufklärung in Preußen im 18. Jahrhundert. Das Leben und Werk Georg Ernst Stahls. Tübingen: Niemeyer (Hallesche Beiträge zur europäischen Aufklärung; Bd. XIII).

Giedke, Adelheid (1983): Die Liebeskrankheit in der Geschichte der Medizin. Med. Diss Düsseldorf.

Gilman, Sander L. (1993): Freud, Race, and Gender. Princeton, N. J.: Princeton University Press, 1993.

Girolamo, G. de (2001): Der gegenwärtige Stand der psychiatrischen Versorgung in Italien. Nervenarzt 72, 511–514.

Glatzel, Johann (1990): Melancholie und Wahnsinn. Beiträge zur Psychopathologie und ihren Grenzgebieten. Darmstadt: Wissenschaftl. Buchges.

Goffman, Erving (1963): Stigma. Notes on the management of spoiled identity. Englewood Cliffs, N. J.: Prentice-Hall. Deutsch: Stigma. Frankfurt am Main: Suhrkamp 1975.

Goffman, Erving (1961): Asylum. Essay on the Social Situation of Mental Patients. New York: Anchor. Deutsch: Über die soziale Situation psychiatrischer Patienten und anderer Insassen, Frankfurt am Main: Suhrkamp 1972.

Goldar, Johan C./Starkstein, Sergio E. (1995): Karl Ludwig Kahlbaum's concept of catatonia. History of psychiatry 6, 201–207.

Goldberger, J. (1914): The Ethology of Pellagra. Public Health Reports 29, No. 26, 1683–1697.

Goldscheider, Dr. (1916): Zur Frage der traumatischen Neurose. Dtsch Med Wschr 1916, 1406–1411.

Golgi, Camillo (1890): Über den feineren Bau des Rückenmarkes. Anatomischer Anzeiger 5, 372–396 u. 423–435.

Greenson, R. (2000): Technik und Praxis der Psychoanalyse. 8. Aufl. Stuttgart: Klett, Cotta.

Greenwood, N. (1931): Epidemiology, historical and experimental. Baltimore: Hopkins.

Griesinger, Wilhelm (1842): Theorien und Thatsachen. Archiv für physiologische Heilkunde 1, 652–657. Auch in: Griesinger, 1872 (siehe dort), Bd. II, S. 3–8.

Griesinger, Wilhelm (1843): Über psychische Reflexaktionen. Mit einem Blick auf das Wesen der psychischen Krankheiten. Arch Physiol Heilk 2, 76–113. Auch in: Griesinger, 1872 (siehe dort), Bd. I, S. 3–45.

Griesinger, Wilhelm (1844): Rezension von M. Jacobi: Die Hauptformen der Seelenstörungen. Arch Physiol Heilk 3, 278–296. Auch in: Griesinger, 1872 (siehe dort), Bd. I, S. 80–106.

Griesinger, Wilhelm (1845): Die Pathologie und Therapie der psychischen Krankheiten. Stuttgart: Krabbe (2. Aufl. 1861; 3. Aufl. 1867 und 4. Aufl 1876 unverändert; franz. Ausg. 1865; engl. Ausg. 1867). Nachdruck der Ausgabe Stuttgart 1867: Amsterdam: Bonset 1964.

Griesinger, Wilhelm (1847): Vorwort zur Übernahme der Redaktion. Arch Physiol Heilk 6, 1–8. Auch in: Griesinger, 1872 (siehe dort), Bd. II, S. 113–121.

Griesinger, Wilhelm (1848): Bemerkungen über das Irrenwesen in Württemberg. Auch in: Griesinger, 1872 (siehe dort), Bd. I, S. 254–265.

Griesinger, Wilhelm (1857): Infektionskrankheiten, Malaria-Krankheiten, gelbes Fieber, Typhus, Pest, Cholera. In: Handb. spec. Pathol. u. Ther. Hrsg. von Rudolf Virchow. Bd. II. 2. Abt. Erlangen: Enke. 2. Aufl. Erlangen 1864, S. 1–374. In franz. Übersetzung Paris: Baillière 1868. 2. Aufl. 1877.

Griesinger, Wilhelm (1861) s. Griesinger 1845.

Griesinger, Wilhelm (1863): Vortrag zur Eröffnung der Psychiatrischen Klinik in Zürich im Sommersemester 1863. Arch Heilk 4, 460–473.

Griesinger, Wilhelm (1865): Über die familiale Irrenverpflegung. Allg Z Psychiat 22, 390–393.

Griesinger, Wilhelm (1866): Vortrag zur Eröffnung der Klinik für Nerven- und Geisteskrankheiten in der Charité in Berlin. Arch Heilk 7, 338–349. Auch in: Griesinger, 1872 (siehe dort), Bd. I, S. 107–126.

Griesinger, Wilhelm (1868): Zur Kenntnis der heutigen Psychiatrie in Deutschland. Eine Streitschrift. Leipzig: Wiegand.

Griesinger, Wilhelm (1868/69a) Vorwort zu dem Archiv für Psychiatrie und Nervenkrankheiten. Arch Psychiat Nervenkr 1, III–VIII.

Griesinger, Wilhelm (1868/69b): Über Irrenanstalten und deren Weiterentwicklung in Deutschland. Arch Psychiat Nervenkr 1, 8–43. Auch in: Griesinger, 1872 (siehe dort), Bd. I, S. 266–316.

Griesinger, Wilhelm (1868/69c): Vortrag zur Eröffnung der Psychiatrischen Klinik zu Berlin am 02. 05. 1867. Arch Psychiat Nervenkr 1, 143–158. Auch in: Griesinger, 1872 (siehe dort), Bd. I, S. 127–151.

Griesinger, Wilhelm (1868/69e): Die freie Behandlung. Arch Psychiat Nervenkr 1, 237–248. Auch in: Griesinger, 1872 (siehe dort), Bd. I, S. 317–331.

Griesinger, Wilhelm (1868/69f): Weiteres über psychiatrische Kliniken. Arch Psychiat Nervenkr 1, 500–504. Auch in: Griesinger, 1872 (siehe dort), Bd. I, 309–316.

Griesinger, Wilhelm (1868/69g): Über einen wenig bekannten psychopathischen Zustand. Arch Psychiat Nervenkr 1, 626–635. Auch in: Griesinger, 1872 (siehe dort), Bd. I, S. 180–191.

Griesinger, Wilhelm (1868/69h): Vortrag zur Eröffnung der Psychiatrischen Klinik zu Berlin am 01. 05. 1968. Arch Psychiat Nervenkr 1, 636–654. Auch in: Griesinger, 1872 (siehe dort), Bd. I, S. 192–214.

Griesinger, Wilhelm (1868/69i): Physio-psychologische Selbstbeobachtung. Arch Psychiat Nervenkr 1, 201–203.

Griesinger, Wilhelm (1872): Gesammelte Abhandlungen. Hrsg. von C. A. Wunderlich. 2 Bde. Berlin: Hirschwald.

Grinker, R. R./Spiegel, J. P. (1945): Men under stress. Philadelphia: Blakiston.

Grinstein, Alexander (1956–75): The Index of Psychoanalytical Writings. Vol. 1–14. New York: Int. Univ. Press.

Groddeck, Georg (1917a): Krankheit als Spiegel. Schriften zur Psychosomatik. Herausgegeben von H. Siefert. Frankfurt am Main: Fischer 1983.

Groddeck, Georg (1917b): Psychische Bedingtheit und psychoanalytische Behandlung organischer Leiden. Leipzig: Hirzel.

Groddeck, Georg (1923): Das Buch vom Es. Psychoanalytische Briefe an eine Freundin. Leipzig: Internationaler Psychoanalytischer Verlag.

Groß, Angelika (1990): «La Folie»: Wahnsinn und Narrheit im spätmittelalterlichen Text und Bild. Heidelberg: Winter.

Grotjahn, Alfred (1908): Krankenhauswesen und Heilstättenbewegung im Lichte der sozialen Hygiene. Leipzig: Vogel.

Gruber, Max/Kraepelin, Emil (Hrsg.) (o. J.): Wandtafeln zur Alkoholfrage. München: Lehmanns; Berlin: Mässigkeits-Verlag.

Gruhle, Hans W. (1947): Rezension: Karl Jaspers: Allgemeine Psychopathologie. 4. Aufl. Nervenarzt 18, 380–383.

Grüsser, Otto-Joachim (1987): Justinus Kerner 1786–1862. Arzt – Poet – Geisterseher nebst Anmerkungen zum Uhland-Kerner-Kreis [...]. Berlin; Heidelberg; New York: Springer.

Gudden, Bernhard von (1859): Zur relativ verbundenen Irren-, Heil- und Pflege-Anstalt. Allg Z Psychiat 16, 627–632.

Gudmundsson, Óttar (2000): The origins of Icelandic psychiatry at the turn of the twentieth century. History of Psychiatry 11, 425–433.

Guentz, Eduard W. (1859): Der Wahnsinn der Schulkinder. Allg Z Psychiat 16, 187–221.

Guislain, Joseph (1833): Traité sur les phrénopathies, ou doctrine nouvelle des maladies mentales [...]. Brüssel: Établissement Encyclographique. Deutsch: Abhandlung über die Phrenopathien oder neues System der Seelenstörungen. Stuttgart: Rieger 1838.

Guislain, Joseph (1854): Klinische Vorträge über Geistes-Krankheiten. Deutsch mitgetheilt von Heinrich Laehr. Berlin: Hirschwald.

Gunderson, J. G./Will, O. A./Mosher, I. R. (1983): Principals and practice of milieutherapy. New York: Aronson.

Gütt, Arthur (1934): Ausmerze und Lebensauslese in ihrer Bedeutung für Erbgesundheits- und Rassenpflege. In: Erblehre und Rassenhygiene im völkischen Staat. Hrsg. von Ernst Rüdin. München: Lehmanns, S. 105–119.

Gütt, Arthur/Linden, Herbert/Maßfeller, Franz (1936): Blutschutz- und Ehegesundheitsgesetz. Gesetz zum Schutze des deutschen Blutes und der deutschen Ehre und Gesetz zum Schutze der Erbgesundheit des deutsches Volkes [...]. München: Lehmanns.

Habermann, Paul (1965): Über die Kinderkreuzzüge. In: Bitter, Wilhelm (Hrsg.) (siehe dort), S. 185–197.

Haeckel, Ernst (1866): Generelle Morphologie der Organismen. Berlin: G. Reimer.

Haenel, Thomas (1970): Kulturgeschichte und heutige Problematik des Haschisch. Neuropsychopharmakologie 3, 89–115.

Häfner, Heinz (1986): Nachruf auf Walter Theodor Winkler. Nervenhk 5, 36–41.

Häfner, Heinz (2000): Das Rätsel Schizophrenie. München: Beck.
Haindorf, Alexander (1811): Versuch einer Pathologie und Therapie der Geistes und Gemüthskrankheiten. Heidelberg: Braun.
Haisch, Erich (1959): Irrenpflege in alter Zeit. Ciba-Zeitschrift, Bd. VIII, Nr. 95, 3141–3172.
Haisch, Erich (1966): Von der Anstalt zum psychiatrischen Krankenhaus. Ein Erfahrungsbericht. Nervenarzt 37, 155–160.
Haisch, Erich (1974): Zur Historie der Behandlung Geisteskranker mit Musik. Nervenarzt 45, 50–53.
Hall, Frank (1997): Psychopharmaka – ihre Entwicklung und klinische Erprobung. Zur Geschichte der deutschen Pharmakopsychiatrie von 1844–1952. Hamburg: Kovac.
Hanauer, Josef (1985): Der Teufelsbanner und Wunderheiler Johann Joseph Gaßner (1727–1779). Beiträge zur Geschichte des Bistums Regensburg 19, 303–545.
Hansemann, D. von (1912): Über das konditionale Denken in der Medizin und seine Bedeutung für die Praxis. Berlin: Hirschwald.
Hansjakob, Heinrich (1894): Aus kranken Tagen. Nachdruck Hrsg. von W. Winter. Lahr: Schauenburg.
Hare, D. (1970): Psychopathy: Theory and Research. New York: Wiley.
Harlfinger, Hans-Peter (1968): Arbeit als Mittel psychiatrischer Therapie. Stuttgart: Hippokrates.
Harms, E. (1960): At the cradle of child psychiatry. Amer J Orthopsychiatry 30, 186–190.
Harms, E. (1962): Die Entwicklung der Kinderpsychiatrie. Prax Kinderpsychol Kinderpsychiat 3, 82–85.
Harms, E. (1967): Origins of Modern Psychiatry. Springfield: Thomas.
Hartmann, Lawrence (1993): Menschlichkeit und biopsychosoziale Integration. Fortschr Neurol Psychiat 61, 183–191.
Haslam, John (1810): Illustrations of madness. London: Hayden.
Hassler, Rolf (1970): Cécile und Oskar Vogt. In: Kolle, K. (Hrsg.): Große Nervenärzte. Bd. II. Stuttgart: Thieme, S. 54–360.
Hauptmann, A. (1925): Krieg der Unfallhysterie! Dtsch Z Nervenhk 88, 186–193.
Hecker, Ewald (1871): Die Hebephrenie. Virchows Arch 52, 394–404.
Heidegger, Martin (1927): Sein und Zeit. Halle: Niemeyer.
Heiligenthal, Peter/Volk, Reinhard (Hrsg.) (1973): Bürgerliche Wahnwelt um Neunzehnhundert. Denkwürdigkeiten eines Nervenkranken von Daniel Paul Schreber. Wiesbaden: Focus-Verl.
Heim, Edgar (1984): Praxis der Milieutherapie. Berlin; Heidelberg; New York: Springer.
Heimann, Hans (1976): Psychiatrie und Menschlichkeit. Confinia Psychiatrica 19, 24–34.
Heimann, Hans (1988): Wilhelm Griesinger und Lehre und Forschung in der modernen Psychiatrie. Fundamenta Psychiatrica 2, 124–129.
Heinroth, Johann Christian August (1818): Lehrbuch der Störungen des Seelenlebens oder der Seelenstörungen und ihrer Behandlung. Vom rationalen Standpunkt aus entworfen. Zweyter oder practischer Theil. Leipzig: Vogel.

Heinroth, Johann Christian August (1825): Anweisung für angehende Irrenärzte zu richtiger Behandlung ihrer Kranken. Als Anhang zu seinem Lehrbuche der Seelenstörungen. Leipzig: Vogel.

Heinroth, Johann Christian August (1834): Unterricht in zweckmäßiger Selbstbehandlung bei beginnenden Seelenkrankheiten. Leipzig: Vogel.

Held, Tilo (1989): Psychiatrische Familienpflege. Ergebnisse einer prospektiven elfjährigen Langzeitstudie. Stuttgart: Enke (Forum der Psychiatrie, Neue Folge; Bd. XXXI).

Hell, Daniel (1997): Ist die Psychiatrie neu zu denken? Schweiz Arch Neurol Psychiat 148, 93–94.

Hell, Daniel/Scharfetter, Christian/Möller, Arnulf (Hrsg.) (2001): Eugen Bleuler. Leben und Werk. Bern; Göttingen: Huber.

Helmchen, Hanfried (1986): Ethische Fragen in der Psychiatrie. In: Kisker, K. P. (Hrsg.): Psychiatrie der Gegenwart. Bd. II. 3. Aufl. Berlin; Heidelberg; New York: Springer, S. 309–368.

Helmchen, Hanfried/Linden, Michael/Rüger, Ulrich (1982): Psychotherapie in der Psychiatrie. Berlin; Heidelberg; New York: Springer.

Helmchen, Hanfried/Lauter, Hans (Hrsg.) (1995): Dürfen Ärzte mit Demenzkranken forschen? Analyse des Problemfeldes. Forschungsbedarf und Einwilligungsproblematik. Vorgelegt von einem Arbeitskreis aus Psychiatern, Juristen, Theologen und der Deutschen Alzheimer Gesellschaft zum Thema «Forschungsbedarf und Einwilligungsproblematik bei psychisch Kranken». Stuttgart; New York: Thieme.

Helmchen, Hanfried/Vollmann, Jochen (1999): Ethische Fragen in der Psychiatrie. In: Helmchen, Hanfried/Henn, F./Lauter, Hans/Sartorius, N. (Hrsg.): Allgemeine Psychiatrie. 4. Aufl. Berlin: Springer (Psychiatrie der Gegenwart, Bd. II), S. 521–577.

Helmchen, Hanfried/Lauter, Hans (2000): Ethische Probleme bei der biomedizinischen Forschung mit kognitiv beeinträchtigten älteren Menschen. In: Weising, Urban (Hrsg.)/Ach, Johann S. (Mitarb.): Ethik in der Medizin: ein Reader. Stuttgart: Reclam, S. 127–128.

Helmont, Johann Baptist van = Christian Knorr von Rosenroth (1683): Aufgang der Artzney-Kunst. Bd. I u. II. Mit Beiträgen von Walter Pagel und Friedhelm Kemp. München: Kösel 1971.

Hemprich, R. D./Kisker, K. P. (1968): Die «Herren der Klinik» und die Patienten. Nervenarzt 39, 433–441.

Henseler, Heinz (1959): Die «analytische Medizin» des Psychiaters Heinrich Wilhelm Neumann. Med. Diss. München.

Heubner, O. (1878): C. A. Wunderlich (Nekrolog). Arch Heilk 19, 289–320.

Higuchi, Seitaro (1975): Prayer and Medicine in Medieval Japan. NIZ 21, 225–236 [vgl. Aimi, 1975].

Hill, Robert Gardiner (1839): Total Abolition of Personal Restraint in the Treatment of the Insane. London: Marshall & Co.

Hillebrand, Raimund (2002): Untersuchungen zu den Todesfällen in der rheinischen Provinzial-, Heil- und Pflegeanstalt Bonn 1933–1945. Med. Diss. Bonn.

Hippius, H. (1986): Psychopharmakologie. In: Lexikon der Psychiatrie. Gesammelte

Abhandlungen der gebräuchlichsten psychiatrischen Begriffe. 2. Aufl. Hrsg. Von Christian Müller. Berlin; Heidelberg; New York: Springer, S. 552 f.

Hippokrates, Ed. Diller = Hippokrates: Schriften. Die Anfänge der abendländischen Medizin. Hrsg. von Hans Diller. Reinbek bei Hamburg: Rowohlt 1962 (Rowohlts Klassiker; Griechische Literatur; Bd. IV).

Hirschmüller, Albrecht (1989): Freuds «Mathilde». Ein weiterer Tagesrest zum Irma-Traum. Jb Psychoanal 24, 128–159.

Hirschmüller, Albrecht (1991): Freuds Begegnung mit der Psychiatrie. Von der Hirnmythologie zur Neurosenlehre. Tübingen: Ed. diskord.

Hirschmüller, Albrecht (2002): Trauma und Psyche aus medizinischer Sicht. In: Murer, E. (Hrsg.): Psychische Störungen und die Sozialversicherung. Bern: Stämpfli.

Hobson, H. J./Leonhard, J. A. (2001): Out of its mind. Psychiatry in crisis – a call for reform. Cambridge, Massachusetts: Press publishing.

Hoche, Alfred Erich (1912): Die Bedeutung der Symptomenkomplexe in der Psychiatrie. Z Ges Neurol Psychiat 12, 540–551.

Hoche, Alfred Erich (1919): Vom Sterben. Kriegsvortrag gehalten in der Universität [Freiburg] am 6. November 1918. Jena: G. Fischer.

Hoenig, J./Turner T. (1995): Schizophrenia. In: Berrios, G. E./Porter, R. (siehe dort).

Hofer, Gunter (1968): Der Mensch im Wahn. Basel; New York: Karger.

Hofer, Hans-Georg (2004): Nervenschwäche und Krieg. Modernitätskritik und Krisenbewältigung in der österreichischen Psychiatrie (1880–1920). Wien; Köln; Weimar: Böhlau.

Hoff, Paul (1994): Emil Kraepelin und die Psychiatrie als klinische Wissenschaft. Ein Beitrag zum Selbstverständnis psychiatrischer Forschung. Berlin; Heidelberg: Springer.

Hoffmann, Ernst Theodor Amadeus (2001–2003): Sämtliche Werke. In 6 Bänden. Frankfurt am Main: Deutscher Klassikerverlag.

Hoffmann, Hans (1935): Ein Beitrag zur Geschichte der Psychiatrie. Allg Z Psychiat 103, 76–126.

Hoffmann, Heinrich (um 1890): Bemerkungen über die Wirkung der Musik auf die menschliche Seele. In: Hoffmann, Heinrich: Schriften zur Psychiatrie. Frankfurt: Insel 1990.

Hoffmann, Nicolas (1998): Zwänge und Depressionen. Pierre Janet und die Verhaltenstherapie. Berlin; Göttingen; Heidelberg: Springer.

Hofmann, Albert (1979): LSD, mein Sorgenkind. Stuttgart: Klett-Cotta.

Hogarty, G. E./Goldberg, S. C./Schooler, N. R./Ulrich, R. F. (1974): Drug and sociotherapy. In: The aftercare of schizophrenic patients. Arch Gen Psychiat 31, 603–608.

Holdorff, Bernd/Winau, Rolf (2001): Geschichte der Neurologie in Berlin. Berlin; New York: de Gruyter.

Hole, Günter (1971): Religions- und kulturgeschichtliche Hintergründe der halluzinogenen Drogen und ihre Bedeutung für die Religionspsychologie. Arch für Religionspsychol 10, 85–99.

Hole, Günter (1997): Die therapeutische Hypnose. Deutsches Ärzteblatt 94, A 3351–3356.

Hole, Günter/Wolfersdorf, Manfred (1986): Melancholie. In: Lexikon der Psychiatrie. Hrsg. von Christian Müller. 2. Aufl. Berlin; Heidelberg; New York: Springer, S. 439-442.

Hollingshead, A. B./Redlich, F. C. (1958): Social class and mental illness. New York: Wiley.

Homburger, August (1926): Vorlesungen über Psychopathologie des Kindesalters. Berlin: Springer.

Hopfner, Th. (1937): Traumdeutung. In: Paulys Real-Encyclopädie der classischen Altertumswissenschaft. Neue Bearbeitung. 2. Reihe. Bd. II. Stuttgart: Metzler, Sp. 2233-2245.

Horkheimer, Max/Adorno, Theodor W. (1947): Dialektik der Aufklärung. Philosophische Fragmente. Frankfurt am Main: Fischer Taschenbuch 1980.

Horn, Ernst (1799): Über die Wirkungen des Lichts auf den lebenden menschlichen Körper, mit Ausnahme des Sehens. Königsberg: Göbbels und Unzer.

Horn, Ernst (1818): Oeffentliche Rechenschaft über meine zwölfjährige Dienstführung als zweiter Arzt des Königl. Charité-Krankenhauses zu Berlin [...]. Berlin: Realschulbuchhandlung.

Horn, Paul (1917): Zur Äthiologie und klinischen Stellung der Unfall- und Kriegsneurosen. Neurol Zbl 1917, 1-24.

Horstmann, Ulrich (1990): Nachwort. In: Burton, 1621b, S. 333-349 (siehe dort).

Howard, John (1777): The state of the prisons in England and Wales; with preliminary observations [...]. London: Warrington.

Howard, John (1780): Über Gefängnisse und Zuchthäuser. Ein Auszug aus dem Englischen. Mit Zusätzen und Anmerkungen und Kupfern versehen von Gottl. Ludolf Wilhelm Köster. Leipzig: Göschen (Originalvorlage siehe Howard, 1777).

Howard, John (1791): Nachrichten von den vorzüglichsten Krankenhäusern und Pesthäusern in Europa. Leipzig: Göschen.

Howells, J. E. (ed.) (1991): The Concept of Schizophrenia. Historical Perspective. Washington: American Psychiatric Press.

Hufeland, Christoph Wilhelm (1802): Ueber die Vergiftung durch Branntwein. Berlin [o. V.]

Hufeland, Christoph Wilhelm (1805): Makrobiotik oder die Kunst das menschliche Leben zu verlängern. [1. Aufl. 1796; die ersten beiden Auflagen ohne «Makrobiotik» im Titel] 3. Aufl. Berlin: Wirrich.

Hufeland, Christoph Wilhelm (1806): Die Verhältnisse des Arztes. Hufelands Journal 23 (3. Stück), 5-36.

Hun, E. R. (1870): Haematoma Auris. Amer J of Insanity 27, 13-28.

Hunter, Richard/Malcapine, Ida (1963): Three Hundred Years of Psychiatry 1535-1860. A history presented in selected English texts. London; New York; Toronto: Oxford University Press.

Huss, Magnus (1849-51): Alcoholismus chronicus [...]. 2 Bde. Stockholm: Beckmann. Deutsch: Chronische Alkoholskrankheit; oder, Alcoholismus chronicus. Ein Beitrag zur Kenntniss der Vergiftungskrankheiten, nach eigener und anderer Erfahrung. Aus dem Schwedischen übers. mit Aenderungen und Zusätzen des Verfassers von Gerhard von dem Busch. Stockholm; Leipzig: Fritsche 1852.

Husserl, Edmund (1901): Logische Untersuchungen. 3. Aufl. Halle: Niemeyer 1922.

Huxley, Aldous (1954): Die Pforten der Wahrnehmung. München: Piper.
Ideler, Carl Wilhelm (1835): Grundriß der Seelenheilkunde. Bd. I. Berlin: Enslin.
Ideler, Carl Wilhelm (1838): Grundriß der Seelenheilkunde. 2. Theil: Pathogenie der Seelenkrankheiten. Berlin: Enslin.
Ideler, Carl Wilhelm (1847): Der religiöse Wahnsinn. Halle: Schwetschke.
Ilberg, Georg (1904). Soziale Psychiatrie. Mschr für soziale Medizin 1, 321–398.
Ilberg, Georg (1924): Ernst Pienitz. In: Kirchhoff, 1928, Bd. I (siehe dort), S. 99–103.
Ireland, W. W. (1898): The Mental Affections of Children. Blakiston: Philadelphia.
Irle, Gerhard (1965): Der psychiatrische Roman. Stuttgart: Hippokrates.
Jacobi, Maximilian (1830): Beobachtungen über die Pathologie und Therapie der mit Irreseyn verbundenen Krankheiten. Bd. I. Elberfeld: Schönian.
Jacobi, Maximilian (1834): Über die Anlegung und Einrichtung von Irren-Heilanstalten und Darstellung der Irren-Heilanstalt zu Siegburg. Berlin: Reimer.
Jacobi, Maximilian (1844): Über die gänzliche Beseitigung körperlicher Beschränkungsmittel. Allg Z Psychiat 1, 583–589.
Jacobsen, Ulf (1986): Wissenschaftsbegriff und Menschenbild bei Wilhelm Griesinger. Med. Diss. Heidelberg.
Jacobson, Edmund (1929): Progressive relaxation; a physiological and clinical investigation of muscular states and their significance in psychology and medical practice. Chicago, Ill.: The University of Chicago Press.
Jaensch, Walther (1934): Körperform, Wesensart und Rasse. Skizzen zu einer medizinisch-biologischen Konstitutionslehre. Leipzig: Thieme.
Jahoda, Maria/Lazarsfeld, Paul F./Zeisel, Hans (1933): Die Arbeitslosen von Marienthal. Ein soziographischer Versuch. Leipzig: Hirzel. Nachdruck: Frankfurt am Main: Suhrkamp 1975.
James, F. E. (1992): Insulintreatment in Psychiatry. Hist Psychiat 3, 221–235.
Janet, Pierre (1889): L'automatisme psychologique: Essay de la psychologie expérimentale sur les formes inférieures de l'activité humaine. Paris: Alcan.
Janet, Pierre (1904): L'Amnésie et la dissociation des souvenirs. Journal de Psychologie 1, 28–37.
Janz, Hans Werner (1984): 100 Jahre Ilten. Hannover: Pattensee.
Janzarik, Werner (1951): Induzierendes Irresein, induzierte Reaktion und die Frage der Suggestion. Fortschr Neurol Psychiat 29, 85–99.
Janzarik, Werner (1969): Nosographie und Einheitspsychose. In: Huber, G. (Hrsg): Schizophrenie und Zyklothymie. Stuttgart: Thieme.
Janzarik, Werner (1972): Forschungsrichtungen und Lehrmeinungen in der Psychiatrie. In: Göppinger H./Witter, W. (Hrsg.): Handbuch der forensischen Psychiatrie. Bd. I. Berlin; Heidelberg; New York: Springer, S. 588–636.
Janzarik, Werner (1979): Psychopathologie als Grundlagenwissenschaft. Stuttgart: Enke.
Janzarik, Werner (1986): Geschichte und Problematik des Schizophreniebegriffs. Nervenarzt 57, 681–685.
Jarcke, Karl Ernst (1827–1830): Handbuch des gemeinen deutschen Strafrechts. 3 Bde. Berlin: Dümmler.
Jaspers, Karl (1909): Heimweh und Verbrechen. Med Diss. Heidelberg [als Monografie: Heidelberg: Vogel 1909].

Jaspers, Karl (1910): Eifersuchtswahn. Z Ges Neurol Psychiat 1, 567–638.
Jaspers, Karl (1912): Die phänomenologische Forschungsrichtung in der Psychopathologie. Z Ges Neurol Psychiat 9, 391–408. Auch in: Jaspers, 1963 (siehe dort), S. 314–328.
Jaspers, Karl (1913): Allgemeine Psychopathologie. 9. Aufl. Berlin; Heidelberg; New York: Springer 1973.
Jaspers, Karl (1963): Gesammelte Schriften zur Psychopathologie. Berlin; Göttingen; Heidelberg: Springer.
Jaspers, Karl (1967): Schicksal und Wille. Autobiographische Schriften. Hrsg. von Hans Saner. München: Piper.
Jessen, Willers (1859): Über Irrenkolonien und andere Notbehelfe der Krankenpflege. Allg Z Psychiat 16, 442–463.
Jetter, Dieter (1966): Geschichte des Hospitals. Bd. I: Westdeutschland von den Anfängen bis 1850. Wiesbaden: Franz Steiner Verlag (Sudhoffs Arch; Beihefte; H. 5).
Jetter, Dieter (1971): Zur Typologie des Irrenhauses in Frankreich und Deutschland (1780–1840). Wiesbaden: Steiner (Geschichte des Hospitals; Bd. II).
Jetter, Dieter (1981): Grundzüge der Geschichte des Irrenhauses. Darmstadt: Wissenschaftliche Buchgesellschaft (Grundzüge; Bd. 43).
Jetter, Dieter (1986): Das europäische Hospital. Von der Spätantike bis 1800. Köln: DuMont.
Jetter, Dieter (1992): Wichtige Irrenhäuser in Frankreich, Deutschland und England (1800–1900). Fortschr Neurol Psychiat 60, 329–348.
Jones, Ernest (1953): The Life and Work of Sigmund Freud. Vol. 1 (1856–1900). New York: Basic Books (vol. 2 1955; vol. 3 1957). Deutsch: Das Leben und Werk von Sigmund Freud. 3 Bde. Bern: Huber 1960.
Jones, Maxwell (1953): The Therapeutic Community. New York: Basic Books.
Joppien, Ingeborg (1998): Friedrich Hölderlin. Eine Psychobiographie. Stuttgart; Berlin; Köln: Kohlhammer.
Jossmann, P. B. (1949): Karl Bonhoeffer †. Mschr Psychiat Neurol 118, 65–68.
Jost, Adolf (1895): Das Recht auf den Tod. Sociale Studie. Göttingen: Dieterich.
Julius, Nicolaus Heinrich (1855): Zeugnisse deutscher Irrenärzte für die Nothwendigkeit einer besonderen Irrenanstalt und gegen einen Anbau an das Allgemeine Krankenhaus in Hamburg. Hamburg: Perthes.
Jung, Carl Gustav (1907): Über die Psychologie der Dementia praecox. Halle: Marhold.
Jung, Carl Gustav (1935): Über die Grundlagen der analytischen Psychologie. Die Tavistock Lectures 1935. Frankfurt am Main: Fischer Taschenbuch 1980.
Jung, Carl Gustav (1958): Gesammelte Werke in 19 und 5 Bänden. Zürich: Rasche.
Jung, Carl Gustav (1981): Erinnerungen, Träume, Gedanken. Aufgezeichnet u. hrsg. von Aniela Jaffé. 11. Aufl. Olten; Freiburg i. Br.: Walter.
Jung, Richard (1961): Einleitung zur Kriegspsychiatrie. In: Gruhle, H. W. et al. (Hrsg.): Psychiatrie der Gegenwart. Bd. III. Berlin; Göttingen; Heidelberg: Springer, S. 568–573.
Jung, Richard (1980): Neurophysiologie und Psychiatrie. In: Kisker, K. P. et al. (Hrsg.): Psychiatrie der Gegenwart. Band I/2. 2. Aufl. Berlin; Heidelberg; New York: Springer, S. 753–1103.

Just, Günter (1939/40): Handbuch der Erbbiologie des Menschen. Bd. V. Teil 1 und 2. Berlin: Springer.

Jütte, Robert (1998): Der kranke und der gesunde Körper. Gleichheit von Juden und Christen vor Krankheit und Tod. In: Gilman, Sander L./Jütte, Robert/Kohlbauer-Fritz, Gabriele (Hrsg.): «Der scheijne Jid». Das Bild des «jüdischen Körpers» in Mythos und Ritual. Wien: Picus, S. 133–144.

Kächele, H./Buchheim, A. et al. (1999): Entwicklung, Bindung und Beziehung – neuere Konzepte zur Psychoanalyse. In: Helmchen, H. et al. (Hrsg.): Psychiatrie der Gegenwart. 4. Aufl. Berlin; Heidelberg; New York: Springer, S. 605–630.

Kaempf, Johannes (1786): Für Ärzte und Kranke bestimmte Abhandlung von einer Methode, die hartnäckigsten Krankheiten, die ihren Sitz im Unterleibe haben, besonders die Hypochondrie, sicher und gründlich zu heilen. 2. verm. u. verb. Aufl. Leipzig: Weidmann.

Kahlbaum, Karl (1863): Die Gruppierung der psychischen Krankheiten und die Eintheilung der Seelenstörungen. Danzig: Kafemann.

Kahlbaum, Karl (1869/71): Beiträge zur klinischen Erweiterung der psychischen Symptomenkomplexe. Allg Z Psychiat 26, 357–359, bzw. 27, 366–369.

Kahlbaum, Karl (1874): Die Katatonie oder Spaltungsirresein. Berlin: Hirschwald.

Kahlbaum, Karl (1882): Ueber cyclisches Irresein. Breslauer ärztliche Zeitung 4, 217–221.

Kahlbaum, Karl (1884): Ueber jugendliche Nerven- und Gemüthserkrankungen und ihre pädagogische Behandlung in der Heilanstalt. Allg Z Psychiat 40, 863–873.

Kahn, Eugen (1920): Noch einmal Polemisches zu Kretschmers Sensitivem Beziehungswandel. Z Ges Neurol Psychiat (O.) 57, 257–258.

Kanig, Karl (2002): Zur Geschichte der Neurochemie. In: Nissen, G./Holdoff, B. (Hrsg.): Schriftenreihe der deutschen Gesellschaft für Geschichte der Nervenheilkunde. Bd. VIII. Würzburg: Königshausen, S. 137–150.

Kanner, Leo (1943): Autistic disturbances of affective contact. Nervous child 2, 217–250.

Kanner, Leo (1960): Child Psychiatry. Retrospect and prospect. Amer J Psychiat 117, 15–23.

Kant, Otto (1927): Beiträge zur Paranoiaforschung. Z Ges Neurol Psychiat 108, 625–644, und 110, 555–579.

Kant, Otto (1933): Phänomenologische und dynamische Wahnforschung. Z Ges Neurol Psychiat 146, 599–619.

Kardiner, Abram (1941): The traumatic neuroses of war. New York: Hober.

Kardiner, Abram (1959): Traumatic neurosis of war. In: Arieti, S. (ed.): American Handbook of Psychiatry. Vol. 1. New York: Basic Books, p. 245 et seq.

Kargl, Ingrid (1987): Ausgestoßen – Eingeschlossen. Die Hospitalisierung psychisch Kranker in Japan. Wien: Institut für Japanologie (Beiträge zur Japanologie; Bd. XXIII).

Kauffmann, Christopher J. (1978): Geschichte der Alexianer-Brüder, Bd. I: Sie haben den Tod vertraut gemacht. Bd. II: Dienst am Kranken. Engl. Original 1976/1978. Aachen: Alexianer-Brüder. Engl. Original 1976/78.

Kaufmann, Luc (1975): Familientherapie. In: Kisker, K. P. et al. (Hrsg.): Psychiatrie der Gegenwart. Bd. III. 2. Aufl., S. 669–710.

Kehrer, Ferdinand A. (1916): Über Entstehung und Behandlung der Kriegsneurosen. Arch Psychiat Nervenkr 57, 258–260.

Kehrer, Ferdinand A. (1917): Über seelisch bedingte Hör- und Sehausfälle bei Soldaten. Münch Med Wschr 60, 1250–1251.
Kehrer, Ferdinand A. (1918): Die Indikation zur aktiven Behandlung der Kriegsneurosen. In: Adam, C. (Hrsg.): Dienstbeschädigung und Rentenversorgung. Jena: Fischer, S. 51–68.
Kehrer, Ferdinand A. (1922a): Der Fall Arnold. Studie zur neueren Paranoia-Lehre. Z Ges Neurol Psychiat 74, 155–215.
Kehrer, Ferdinand A. (1922b): Erotische Wahnbildungen sexuell unbefriedigter weiblicher Wesen. Arch Psychiat Nervenkr 65, 315–385.
Kehrer, Ferdinand A. (1923): Methodische Fragen und Gesichtspunkte der heutigen Psychiatrie. Z Ges Neurol Psychiat 81, 431–455.
Kehrer, Ferdinand A. (1927): Psychotherapie und Psychiatrie. In: Eliasberg, W. (siehe dort). Und in: Klin Wschr 5, H. 43, 1–12 (1926).
Kehrer, Ferdinand A. (1934): Bericht über die Jahresversammlung des Deutschen Vereins für Psychiatrie 1934 in Münster. Allg Z Psychiat 102, 388–438.
Kehrer, Ferdinand A. (1961): Geschichte der Universitäts-Nervenklinik Münster. Münster [o. V.].
Kehrer, Ferdinand A. (1962): Geschichte der Universitäts-Nervenklinik Münster. Münster [o. V.].
Kernberg, Otto F. (1976): Object Relation Theory and Clinical Psychoanalysis. New York: Aronson.
Kerner, Justinus (1829): Die Seherin von Prevorst. Erster Teil: Eröffnungen über das innere Leben des Menschen. In: Kerners Werke. Auswahl in sechs Teilen. Hrsg. von R. Pissin. 4. Teil. Nachdruck der Ausgabe Berlin 1914. Hildesheim; New York: Olms 1974.
Kerner, Justinus (1834): Geschichte Besessener neuerer Zeit. Beobachtungen aus dem Gebiete kakodämonisch-magnetischer Erscheinungen nebst Reflexionen von C. A. Eschenmayer. Karlsruhe: Braun.
Kerner, Justinus (1836): Eine Erscheinung aus dem Nachtgebiete der Natur, durch eine Reihe von Zeugen gerichtlich bestätigt und den Naturforschern zum Bedenken mitgeteilt. Stuttgart: Cotta.
Kerner, Justinus (1857): Kleksographien. Stuttgart; Leipzig: Deutsche Verlagsanstalt 1890.
Kersting, Franz-Werner (1996): Anstaltsärzte zwischen Kaiserreich und Bundesrepublik. Das Beispiel Westfalen. Paderborn: Schöningh.
Kick, H. (1982): Antipsychiatrie um 1900. Nervenarzt 53, 299–300.
Kimura, Bin (1966): Schulderlebnis und Klima (Fuhdo). Nervenarzt 37, 304–400.
Kimura, Bin (1967): Zur Wesensfrage der Schizophrenie im Lichte der japanischen Sprache. Jahrb Psychol Psychoth Med Anthr 17, 28–37.
Kimura, Bin (1975): Schizophrenie als Geschehen des Zwischenseins. Nervenarzt 46, 434–439.
Kirchhoff, Theodor (1890): Grundriß einer Geschichte der deutschen Irrenpflege. Berlin: Hirschwald.
Kirchhoff, Theodor (1912): Geschichte der Psychiatrie. In: Aschaffenburg, Gustav (Hrsg.): Handbuch der Psychiatrie. Allg. Teil, 4. Abt. Leipzig; Wien: Deuticke. S. 3–48.

Kirchhoff, Theodor (Hrsg.) (1921/24): Deutsche Irrenärzte. Einzelbilder ihres Lebens und Wirkens. Bd. I 1921. Bd. II 1924. Berlin: Springer.

Kisker, Karl Peter (1979): Antipsychiatrie. In: Kisker, K. P. et al. (Hrsg.): Psychiatrie der Gegenwart. Bd. I/1. 2. Aufl. Heidelberg u. a.: Springer, S. 811–826.

Kitzig, Peter (1983): Die Bürger und ihre psychisch Kranken. Zur Geschichte und aktuellen Situation der Laienarbeit. In: Andel, Hendrikus van/Pittrich, W. (Hrsg.): Laienarbeit in der Psychiatrie. Münster: Landschaftsverband Westfalen-Lippe.

Klaesi, Jakob (1922): Über die therapeutische Anwendung des «Dauernarkose» mittels Somnifens bei Schizophrenien. Z Neurol Psychiat 74, 557–592.

Klaesi, Jakob (1977): Selbstdarstellung. In: Pongratz, 1977 (siehe dort), S. 165–193.

Klee, Ernst (1978): Psychiatrie-Report. Frankfurt am Main: Fischer.

Klee, Ernst (1983): Euthanasie im NS-Staat. Frankfurt am Main: Fischer.

Klee, Ernst (1985): Dokumente zu «Euthanasie». Frankfurt am Main: Fischer Taschenbuchverlag.

Klee, Ernst (1986): Was sie taten – was sie wurden. Ärzte, Juristen und andere Beteiligte am Kranken- oder Judenmord. Frankfurt am Main: Fischer Taschenbuchverlag.

Klee, Ernst (2001): Deutsche Medizin im Dritten Reich. Karrieren vor und nach 1945. Frankfurt am Main: Fischer.

Kleist, K. (1953): Die Gliederung der neuropsychischen Erkrankungen. Mschr Psychiat Neurol 125, 539–544.

Klemperer, Victor (1995): Ich will Zeugnis ablegen bis zum letzten. Tagebücher 1933 bis 1955. 2 Bände. Berlin: Aufbau-Verlag.

Klibansky, Raymond/Panofsky, Erwin/Saxl, Fritz (1990): Saturn und Melancholie. Studien zur Geschichte der Naturphilosophie und Medizin, der Religion und Kunst. Frankfurt am Main: Suhrkamp.

Kluge, Carl Alexander Ferdinand (1818): Versuch einer Darstellung des animalischen Magnetismus als Heilmittel. 3. Aufl. Berlin: Realschulbuchhandlung.

Knapp, M. (1999): Wirtschaftliche Evaluation der psychiatrischen Versorgung. In: Helmchen, H. et al. (Hrsg.): Psychiatrie der Gegenwart. Bd. I. 4. Aufl. Heidelberg u. a.: Springer, S. 441–472.

Knörlein, A. (1863): Die Irrenfrage in Oberösterreich. Allg Z Psychiat 20, 229–255.

Knorr von Rosenroth, Christian (1683): Aufgang der Artzney-Kunst. Sulzbach. Nachdruck München: Kösel 1971.

Koch, J. L. A. (1891): Die psychopathischen Minderwertigkeiten. Ravensburg: Maier.

Kogon, Eugen (1965): Über Rassenwahn. In: Wilhelm Bitter (Hrsg.) (siehe dort), S. 36–49.

Kohut, H. (1977): The Restoration of the Cell. New York: Int. Univ. Press.

Kolb, Gustav (1908): Vorschläge für die Ausgestaltung der Irrenfürsorge und für die Organisation der Irrenanstalten. Halle: Marhold.

Kolle, Kurt (Hrsg.) (1956–1970): Große Nervenärzte. 3 Bde. Stuttgart: Thieme (Bd. I 1956, 2. Aufl. 1970. Bd. II 1959, 2. Aufl. 1970. Bd. III 1963).

Kölliker, Rudolf A. (1887): Die Untersuchungen von Golgi über den feinen Bau des zentralen Nervensystems. Anat Anz 2, 480–483.

Køppe, S. (1983): The psychology of the Neuron: Freud, Cajal & Golgi. Scand J Psychol 24, 1–12.

Kornfeld, S. (1905): Geschichte der Psychiatrie. In: Handbuch der Geschichte der Medizin. Bd. III. Jena: Fischer, S. 601–728.

Kornhuber, Hans (1961): Psychologie und Psychiatrie der Kriegsgefangenschaft. In: Gruhle, H. W. et al. (Hrsg.): Psychiatrie der Gegenwart. 1. Aufl. Bd. III. Heidelberg u. a.: Springer, S. 361–342.

Köstler, Leopold (1839): Bemerkungen über mehrere Irrenanstalten von England, Frankreich und Belgien. Wien: Mechitaristen-Congretions-Buchhandlung.

Kraepelin, Emil (1883): Psychiatrie. Ein Lehrbuch [1. Aufl. «Compendium»] für Studirende und Ärzte. Leipzig: Abel; 2. Aufl. Leipzig: Abel 1887; 3. Aufl. Leipzig: Abel 1889; 4. Aufl. Leipzig: Abel 1893; 5. Aufl. Leipzig: Barth 1896; 6. Aufl. Leipzig: Barth 1899; 7. Aufl. in zwei Bänden Leipzig: Barth 1903/04; 8. Aufl. in vier Bänden Leipzig: Barth 1909–1915; 9. Aufl. Kraepelin, E. (posthum) mit Johannes Lange. Leipzig: Barth 1927.

Kraepelin, Emil (1887): Die Richtungen der psychiatrischen Forschung (Antrittsvorlesung in Dorpat). Leipzig: Vogel.

Kraepelin, Emil (1901): Einführung in die psychiatrische Klinik (Vorlesungen); 2. Aufl. 1905; 3. Aufl. 1916; 4. Aufl. in 3 Bänden. Leipzig: Barth 1921.

Kraepelin, Emil (1904): Vergleichende Psychiatrie. Zbl Nervenhk Psychiat (N F 15) 27, 433–437.

Kraepelin, Emil (1908): Zur Entartungsfrage. Zbl Nervenhk Psychiat 31 (N F 19), 745–751.

Kraepelin, Emil (1911): Die Schildknappen des Weinkapitals an der Arbeit. Int Mschr Erforschg d Alkoholismus, 227–228.

Kraepelin, Emil (1916): Ein Forschungsinstitut für Psychiatrie. Z Ges Neurol Psychiat 32, 1–38.

Kraepelin, Emil (1918a): Hundert Jahre Psychiatrie. Z Ges Neurol Psychiat (Orig.) 38, 161–275.

Kraepelin, Emil (1918b): Ziele und Wege der psychiatrischen Forschung. Z Ges Neurol Psychiat (Orig.) 42, 169–205.

Kraepelin, Emil (1919): Die Erforschung psychischer Krankheitsformen. Z Ges Neurol Psychiat 51, 224–246.

Kraepelin, Emil (1920a): Die Erscheinungsformen des Irreseins. Z Ges Neurol Psychiat 62, 1–29.

Kraepelin, Emil (1920b): Wilhelm Wundt. Z Ges Neurol Psychiat 61, 351–362.

Kraepelin, Emil (1983): Lebenserinnerungen. Berlin; Heidelberg; New York: Springer.

Krafft-Ebing, Richard von (1872): Grundzüge der Criminalpsychologie auf Grundlage des Strafgesetzbuchs des deutschen Reichs für Aerzte und Juristen. Erlangen: Enke.

Krafft-Ebing, Richard von (1879): Lehrbuch der Psychiatrie. 6. Aufl. Stuttgart: Enke 1897.

Krafft-Ebing, Richard von (1886): Psychopathia sexualis, eine klinisch-forensische Studie. Stuttgart: Enke.

Krafft-Ebing, Richard von (1890): Der klinische Unterricht in der Psychiatrie. Eine Studie. Stuttgart: Enke.

Krahl, A./Schifferdecker, M. (1998): Max Scheler und Kurt Schneider. Fortschr Neurol Psychiat 66, 94–100.

Kranken-, Heil- und Pflege-Anstalten im Rheinland. Düsseldorf: Fritz 1930.

Kraus, Alfred (Hrsg.) (1978): Leib – Geist – Geschichte: Brennpunkte anthropologischer Psychiatrie. Heidelberg: Huethig.

Krauß, Friedrich (1852): Nothschrei eines Magnetisch-Vergifteten; Thatbestand, erklärt druch ungeschminkte Beschreibung des 36 jährigen Hergangs […]. Stuttgart [o. V.].

Krauß, Friedrich (1867): Nothgedrungene Fortsetzung meines Nothschrei gegen meine Vergiftung mit concentrirtem Lebensäther […]. Stuttgart [o. V.].

Krauß, Paul (1950): Über die heutige Indikation zur Schock- und Krampfbehandlung in der Psychiatrie. Dtsch Med Wschr 75, 1263–1266.

Krauß, Paul (1972): Robert Gaupp (1870–1953). Persönlichkeit und wissenschaftliche Leistung. In: Schulte, W./Tölle, R. (Hrsg): Wahn. Stuttgart: Thieme, S. 82–94.

Krauß, Paul (1980): Gott im Maschinensaal. Der Christ Gustav Werner. Pfullingen: Neske.

Krauß, Paul (1986): Die «Charakterköpfe» des Franz Xaver Messerschmidt aus psychiatrischer Sicht (Veröffentlichungsreihe «Hohestaufen» des Geschichts- und Altertumsvereins Göppingen; Folge 13), S. 114–134.

Krauß, Paul (1988): Zur Mentalität der Psychiater in der Zeit der Weimarer Republik. Fundamenta Psychiatrica 2, 118–123.

Krauß, Paul (1989): Karl Bonhoeffer und die Rassenhygiene. Spektrum der Psychiatrie 4, 155–157.

Kretschmer, Ernst (1914): Wahnbildung und manisch-depressiver Symptomkomplex (Med. Diss. Tübingen). Allg Z Psychiat 71, 397–418.

Kretschmer, Ernst (1917): Hysterische Erkrankung und hysterische Gewöhnung. Z Ges Neurol Psychiat 37, 64–91.

Kretschmer, Ernst (1918): Der sensitive Beziehungswahn. Ein Beitrag zur Paranoiafrage und zur psychiatrischen Charakterlehre. 2. verb. u. verm. Aufl. Berlin: Springer 1927.

Kretschmer, Ernst (1919a): Über psychogene Wahnbildung bei traumatischer Hirnschwäche. Z Ges Neurol Psychiat 45, 272–300.

Kretschmer, Ernst (1919b): Gedanken über die Fortentwicklung der psychiatrischen Systematik. Z Ges Neurol Psychiat 48, 317–377.

Kretschmer, Ernst (1919c): Zur Kritik des Unbewussten. Z Ges Neurol Psychiat 46, 368–374.

Kretschmer, Ernst (1920): Die psychopathologische Forschung und ihr Verhältnis zur heutigen klinischen Psychiatrie. Z Ges Neurol Psychiat 57, 233–256.

Kretschmer, Ernst (1921): Körperbau und Charakter. Untersuchungen zum Konstitutionsproblem und zur Lehre von den Temperamenten. Hrsg. von Wolfgang Kretschmer. 26. neubearb. u. erw. Aufl. Berlin: Springer 1977.

Kretschmer, Ernst (1922a): Medizinische Psychologie. 14. Aufl. Stuttgart: Thieme 1974.

Kretschmer, Ernst (1922b): Das Konstitutionsproblem in der Psychiatrie. Klin Wschr 1, 609–611.

Kretschmer, Ernst (1922c): Der heutige Stand der klinischen Psychiatrie. Dtsch Med Wschr 48, 1–4.

Kretschmer, Ernst (1923): Hysterie, Reflex, Instinkt. 7. Aufl. Stuttgart: Thieme 1974.
Kretschmer, Ernst (1927): Geniale Menschen. 5. Aufl. Berlin: Springer 1958.
Kretschmer, Ernst (1940): Eugen Bleuler. Arch Psychiat Nervenhk 111, 1–4.
Kretschmer, Ernst (1949): Psychotherapeutische Studien. Stuttgart: Thieme.
Kretschmer, Ernst (1953): Nachruf auf Robert Gaupp. Arch Psychiat Z Neurol 191, 99.
Kretschmer, Ernst (1963): Gestalten und Gedanken, Stuttgart: Thieme.
Kretschmer, Ernst (1966): Mensch und Lebensgrund. Gesammelte Aufsätze. Tübingen: Leins.
Kretschmer, Ernst (1973): Vorlesungen über Psychoanalyse (1922, 1924, 1926). Hrsg. von Wolfgang Kretschmer. Stuttgart: Hippokrates.
Kretschmer, Ernst (1974): Psychiatrische Schriften 1914–1962. Hrsg. von Wolfgang Kretschmer. Berlin; Heidelberg; New York: Springer.
Kreuter, A. (1996): Deutschsprachige Neurologen und Psychiater. Ein biographisch-bibliographisches Lexikon von den Vorläufern bis zur Mitte des 20. Jahrhunderts. 3 Bde. München; New Providence; London; Paris: K. G. Saur.
Kronfeld, Arthur (1912): Über die psychologischen Theorien Freuds und verwandter Anschauungen. Leipzig: Thieme.
Kronfeld, Arthur (1920): Das Wesen der psychiatrischen Erkenntnis. Berlin: Springer.
Kronfeld, Arthur (1924): Psychotherapie. Charakterlehre, Psychoanalyse, Hypnose, Psychagogik. Berlin: Springer.
Kronfeld, Arthur (1927a): Psychagogik oder psychotherapeutische Erziehungslehre. In: Die psychischen Heilmethoden. Für ärztliches Studium und Praxis. Hrsg. von Karl Birnbaum. Leipzig: Thieme, S. 368–458.
Kronfeld, Arthur (1927b): Die Psychologie in der Psychiatrie. Berlin: Springer.
Krueger Hermann (1917): Die Paranoia. Eine monographische Studie. Berlin: Springer (Monographien aus dem Gesamtgebiete der Neurologie und Psychiatrie; H. 13).
Krüger, Andrea (1989): Die Volksbewegung und Volksaufklärung gegen den Alkoholismus im Deutschen Reich 1883–1933. Med. Diss. Marburg.
Kruse, Andreas/Schmitt, Eric (2000): Wir hatten uns als Deutsche gefühlt. Lebensrückblick und Lebenssituation jüdischer Emigranten und Lagerhäftlinge. Darmstadt: Steinkopff.
Kuhn, Roland (1957a): Griesingers Auffassung der psychischen Krankheiten und seine Bedeutung für die weitere Entwicklung der Psychiatrie. In: Glaus, A. et al. (Hrsg.): Beiträge zur Geschichte der Psychiatrie und Hirnanatomie. Basel; New York: Karger.
Kuhn, Roland (1957b): Über die Behandlung depressiver Zustände mit einem Imminodibenzylderivat (G22355). Schweiz Med Wschr 35/36, 1135–1140.
Kuhn, Roland (1963): Daseinsanalyse und Psychiatrie. In: Gruhle, H. W. et al. (Hrsg.): Psychiatrie der Gegenwart. Bd. I/2, Berlin; Göttingen; Heidelberg: Springer, S. 853–902.
Kuhn, T. S. (1962): The structure of scientific revolutions. Chicago: University of Chicago Press. Deutsch: Die strukturwissenschaftlichen Revolutionen. 2. Aufl. Frankfurt: Suhrkamp Taschenbuch 1976.

Kuhs, Hubert (1990): Depression und Angst. Psychopathologische Untersuchungen des Angsterlebens melancholischer und neurotischer Kranker. Berlin; Heidelberg; New York: Springer.

Kuiper, Piet C. (1958): Verständliche Zusammenhänge bei der Entwicklung des sensitiven Beziehungswahns. Arch Psychiat Z Neurol 196, 590–610.

Kuiper, Piet C. (1972): Psychoanalytische Betrachtungen über Wahnbildung. In: Schulte, W./Tölle, R. (Hrsg): Wahn. Stuttgart: Thieme, S. 20–29.

Kume, Sachiwo (1979): The History and the End of the «Hiden-in» – some questions about them. NIZ 25, 32–52 [vgl. Aimi, 1975].

Kümmel, Werner Friedrich (1977): Musik und Medizin. Ihre Wechselbeziehungen in Theorie und Praxis von 800 bis 1800. München; Freiburg: Alber (Freiburger Beiträge zur Wissenschafts- und Universitätsgeschichte; Bd. II).

Kure, Shuzo (1903): Geschichte der Psychiatrie in Japan. Jb Psychiat Neurol 23, 1–17.

Küster, Thomas (Hrsg.) (1998): Quellen zur Geschichte der Anstaltspsychiatrie in Westfalen. Bd. I: 1800–1914. Paderborn: Schöningh.

Kutzer, Michael (1995): Liebeskranke Magd, tobsüchtiger Mönch, schwermütiger Handelsherr. «Psychiatrie» in den Observationes und Curationes des niederländischen «Hippokrates» Peter van Foreest (1522–1592). Medizinhistorisches Journal 30, 245–273.

Kutzer, Michael (1998): Anatomie des Wahnsinns. Geisteskrankheit im medizinischen Denken der frühen Neuzeit und die Anfänge in der pathologischen Anatomie. Hürtgenwald: Pressler.

Kutzer, Michael (2003): «Psychiker» als «Somatiker» – «Somatiker» als «Psychiker»: Zur Frage der Gültigkeit psychiatriehistorischer Kategorien. Medizinhistorisches Journal 38, 17–33. Auch in: Roelcke, Volker/Engstrom, Eric J. (Hrsg.): Psychiatrie im 19. Jahrhundert. Forschungen zur Geschichte psychiatrischer Institutionen, Debatten und Praktiken im 19. Jahrhundert. Basel: Schwabe, S. 27–48.

Lacan, Jacques (1932): De la psychose paranoiaque et de ses rapports avec la personnalité. Paris: Le francoes.

Laehr, Hans (1875): Über den Einfluß der Schule auf Verhinderung von Geistesstörungen. Allg Z Psychiat 32, 216.

Laehr, Heinrich (1868a): Fortschritt? – Rückschritt! Reformideen des Herrn Geheimrates Prof. Dr. Griesinger. Berlin: Oehmige.

Laehr, Heinrich (1868b): Bericht über die psychiatrischen Versammlungen zu Dresden im September 1868. Allg Z Psychiat. Suppl 25, 1–104.

Laehr, Heinrich (1888): Zur Geschichte der Psychiatrie in der 2. Hälfte des vorigen Jahrhunderts. Allg Z Psychiat 24, 294–310.

Laehr, Heinrich (1893): Gedenktage der Psychiatrie und ihrer Hülfsdisciplinen in allen Ländern. 4. Aufl. Berlin: Reimer.

Laehr, Heinrich (1900): Die Literatur der Psychiatrie, Neurologie und Psychologie, von 1459–1799. 2 Bde. Berlin: Reimer.

Laenen, L. van der (1977): Geel, van Gestern tot Morgen. Geel: Lions-Club.

Laing, R. D. (1961): The divided self. London: Tavistock.

Laing, R. D. (1967): The politics of experience. London: Tavistock. Deutsch: Phänomenologie der Erfahrung. Frankfurt am Main: Suhrkamp 1969.

Landenberger, August (1866): Die Irrenanstalt Göppingen. Stuttgart: Rommelsbacher. Rezensiert in: Allg Z Psychiat 24 (1867), 241–243 [anonyme Rezension].
Landerer, Gustav (1883): 12 Thesen über die Gründung von Irrencolonien, aufgrund 15jähriger Erfahrungen der Colonie Freihof aufgestellt. Allg Z Psychiat 39, 84–94.
Lang, H. (1973): Die Sprache und das Unbewußte. Jacques Lacans Grundlegung der Psychoanalyse. Frankfurt am Main: Suhrkamp.
Lange, Carl (1886): Om periodiske Depressionstillstande og deres Patogenese. Kjobenhavn: Lunds. 2. Aufl. 1895.
Lange, Carl (1903): Sinnesgenüsse und Kunstgenuss. Beiträge zu einer sensualistischen Kunstlehre. Wiesbaden: Bergmann.
Lange, Erig (1979): Die Rodewischer Thesen (1963). Psychiat Neurol Med Psychol 31, 385–392.
Lange, Johannes (1933): Die Errichtung psychiatrisch-neurologischer Abteilungen an allgemeinen Krankenhäusern. Im Bericht über die Jahresversammlung des Deutschen Vereins für Psychiatrie 1933 in Dresden. Allg Z Psychiat 109, 27–44.
Lange-Eichbaum, Wilhelm (1909): Hölderlin. Stuttgart: Enke.
Lange-Eichbaum, Wilhelm (1928): Genie, «Irrsinn» und Ruhm. München: Reinhardt.
Langermann, Johann Gottfried (1805): Über den gegenwärtigen Zustand der psychischen Heilmethoden und der Geisteskrankheiten und über die erste zu Bayreuth errichtete psychische Heilanstalt. Salzburger Med. chir. Zeitung; nachgedruckt in Allg Z Psychiat 2 (1845), 601–605.
Laplanche, J./Pontalis, J.-B. (1973): Das Vokabular der Psychoanalyse. 2 Bde. Frankfurt am Main: Suhrkamp Taschenbuch (stw; 7).
Laquer, B. (1913): Einfluß der sozialen Lage auf den Alkoholismus. In: Mosse, M./Tugendreich, G. (Hrsg.): Krankheit und soziale Lage. München: Lehmanns, S. 473–495.
Lauter, Hans (1975): Die Aufgabenteilung zwischen Universitätspsychiatrie und Anstaltspsychiatrie. Öff Gesundh.-Wesen 37, 89–95.
Lauter, Hans (2000): Euthanasie. Überlegungen zu Diskussionen und Praktiken im 20. Jahrhundert aus historischer und medizinethischer Sicht. In: Nissen, G./Badura, F. (Hrsg.): Schriftenreihe der Deutschen Gesellschaft für Geschichte der Nervenheilkunde. Bd. VI. Würzburg: Königshausen, S. 9–24.
Lazarus, Moritz (1868/69): Rede auf W. Griesinger. Arch Psychiat Nervenkr 1, 775–782.
LeBon, Gustave (1895): Psychologie der Massen. Mit einer Einführung von Peter R. Hofstetter. 15. Aufl. Stuttgart: Kröner 1982.
Lechler, W. (1959): Philipp Pinel. Seine Familie, seine Jugend und Studienjahre. Med. Diss. München.
Leff, J. N./Trieman, C. (1996): Prospective follow-up study along-stay patients discharged from to psychiatric hospitals. Amer J Psychiat 153, 1318–1324.
Leff, P./Vaughn, C. (1984): Expressed Emotions in Families. New York: Guilford.
Lefrançois, G. (1995): Psychologie des Lernens. 3. Aufl. Berlin; Heidelberg; New York: Springer.
Lehrmann, C./Nussbaum, H. (1983): Familienpflege – Fossil oder Fortschritt? Psychiat Prax 10, 49–55.

Leibbrand, Werner/Wettley, Annemarie (1961): Der Wahnsinn. Geschichte der abendländischen Psychopathologie. Freiburg; München: Alber.

Leibholz-Bonhoeffer, Sabine (1971): The Bonhoeffers. Portrait of a Family. New York: St. Martin's Press.

Leidesdorf, Max (1868a): Rezensionen der Broschüren von Laehr (1868a) und von Griesinger (1868) (siehe dort). Vierteljahrsschrift für Psychiatrie. Band I, 422, sowie Band II, 116–121.

Leidesdorf, Max (1868b): Bericht über die psychiatrische Versammlung zu Dresden. Vierteljahresschrift für Psychiatrie 2, 237–240.

Leins, Claudia (1991): Robert Eugen Gaupp. Leben und Werk. Med. Diss. Tübingen.

Leins, Claudia/Foerster, Klaus (1994): Robert Gaupp aus heutiger Sicht. Fundamenta Psychiatrica 8, 84–89.

Lempp, Reinhart (1979): Extrembelastung im Kindes- und Jugendalter. Berlin; Göttingen; Heidelberg: Springer.

Lempp, Reinhart (1997): Ernst Kretschmer – Damals und Heute. In: Schriftenreihe der Deutschen Gesellschaft für Geschichte der Nervenheilkunde. Hrsg. von G. Nissen u. F. Badura. Bd. III. Würzburg: Königshausen, S. 145–150.

Lengwiler, Martin (2000): Zwischen Klinik und Kaserne. Die Geschichte der Militärpsychiatrie in Deutschland und der Schweiz 1870–1914. Zürich: Chronos-Verlag.

Lennertz, Anne (1972): Die Reaktion der Bevölkerung auf die Veröffentlichung des Berichtes von Frank Fischer in einer Tageszeitung. Nervenarzt 43, 50–51.

Leonhard, Karl (1957): Aufteilung der endogenen Psychosen. Berlin: Aufbau-Verlag.

Leonhard, Karl (1964): Normale und abnorme Persönlichkeiten. Berlin: Volk und Gesundheit.

Lepenies, Wolf (1969): Melancholie und Gesellschaft. Frankfurt am Main: Suhrkamp.

Lesky, Erna (1959): Leopold Auenbrugger – Schüler van Swietens. Dtsch Med Wschr 84, 1017–1022.

Leubuscher, Rud. (1848): Der Wahnsinn in den vier letzten Jahrhunderten. Halle: Schwetschke.

Leumer, Manfred (1976): Zur Behandlung von Schizophrenen. In: Haase, H. J. (Hrsg.): Die Behandlung der Psychosen. Stuttgart; New York: Schattauer.

Leupoldt, Johann Michael (1821): Heilwissenschaft, Seelenheilkunde und Lebensmagnetismus in ihrer Entwicklung und nothwendigen Verbindung. Allgemeine historisch-kritische Andeutungen zur Verständigung über das ärztliche Bedürfniß unserer Zeit. Berlin: Reimer.

Leupoldt, Johann Michael (1837): Lehrbuch der Psychiatrie. Leipzig: Voss.

Leupoldt, Johann Michael (1863): Die Geschichte der Medizin nach ihrer objectiven und subjectiven Seite. Berlin: Hirschwald.

Levi, Primo (1992): Ist das ein Mensch? Ein autobiographischer Bericht. München: Deutscher Taschenbuchverlag (ital. Originalausgabe 1958).

Lewis, A. J. (1951): Henry Maudsley: His work and influence. J Ment Sci 97, 1–12.

Leygraf, Norbert (1988): Psychisch kranke Straftäter. Epidemiologie und aktuelle Praxis des psychiatrischen Maßregelvollzuges. Berlin; Heidelberg; New York: Springer.

Leygraf, Norbert/Windgassen, Klaus (1988): Betreuung oder Überwachung: was benötigen entlassene Patienten des psychiatrischen Maßregelvollzugs? Bewährungshilfe 35 (3), 341–351.

Lidz, Theodor/Fleck, St./Cornelison, A. (1965): Schizophrenia and Family. New York: Int. Univ. Press.

Liebermeister, G. (1917): Über eine Neurosenepidemie in einem Kriegsgefangenenlager. Z Ges Neurol Psychiat 37, 350–355.

Liebermeister, G. (1918): Über den jetzigen Stand der Lehre von den Kriegsneurosen. Deutsche Militärärztliche Zeitschrift 47, 321–329.

Liégeois, Axel (1991): The historiography of psychiatry in Belgium. Hist Psychiat 2, 263–270.

Linde, Otfried (1988): Pharmakopsychiatrie im Wandel der Zeit. Klingenmünster: Tilia.

Lindemann, Erich (1944): Symptomatology and management of acute grief. Amer J Psychiat 101, 141–148.

Linn, M. W./Klett, J./Caffey, E. M. (1980): Foster Room Characteristics and Psychiatric Patient Outcome. Arch Gen Psychiat 37, 129–132.

Llopis, Bartholomé (1960): Das allen Psychosen gemeinsame Axialsyndrom. Fortschr Neurol Psychiat 28, 106–129.

Loch, Wolfgang (1967): Psychoanalytische Aspekte zur Pathogenese und Struktur der depressiv-psychotischen Zustandsbilder. Psyche 21, 758–779.

Lockot, Regine (1985): Erinnern und Durcharbeiten. Zur Geschichte der Psychoanalyse und Psychotherapie im Nationalsozialismus. Frankfurt am Main: Fischer Taschenbuch.

Lockot, Regine (1994): Die Reinigung der Psychoanalyse. Die Deutsche Psychoanalytische Gesellschaft im Spiegel von Dokumenten und Zeitzeugen (1933–1951). Tübingen: Ed. diskord.

Lockot, Regine (2002): Erinnern und Durcharbeiten. Zur Geschichte der Psychoanalyse und Psychotherapie im Nationalsozialismus. Gießen: Psychosozial-Verlag.

Loewy, Erwin (1918): Kriegsneurotiker und Verwundetenabzeichen. Münch Med Wschr 65, 1107–1108.

Lombroso, Cesare (1876): L'uomo delinquente; studiato in rapporto alla antropologia, alla medicina legale ed alle discipline carcerarie. Milano: Hoepli. Deutsch: siehe Lombroso, 1887a.

Lombroso, Cesare (1887a): Der Verbrecher in anthropologischer, ärztlicher und juristischer Beziehung. Berlin: Mecklenburg.

Lombroso, Cesare (1887b): Genie und Irrsinn in ihren Beziehungen zum Gesetz, zur Kritik und zur Geschichte. Nach d. 4. Aufl. der ital. Originalausgabe [von 1864] übers. von A. Courth. Leipzig: Reclam 1887.

Lombroso, Cesare (1890): Der geniale Mensch. Berlin: Mecklenburg.

Lomer, G. (1909): Ein antipsychiatrisches Zentralorgan. Psychiat-Neurol Wschr 11, 263–265.

Lorenzer, Alfred (1970): Sprachzerstörung und Rekonstruktion. Vorarbeiten zu einer Metatheorie der Psychoanalyse. Frankfurt am Main: Suhrkamp.

Lorenzer, Alfred (1972): Zur Begründung einer materialistischen Sozialisationstheorie. Frankfurt am Main: Suhrkamp.

Luria, S. (1927): Studien zur Geschichte der antiken Traumdeutung. In: Bulletin de l'Académie des Sciences de l'URSS 1928, S. 441–466 u. S. 1041–1072.

Lüth, Paul (1965): Geschichte der Geriatrie. Dreitausend Jahre Physiologie, Pathologie und Therapie des alten Menschen. Stuttgart: Enke.

Magnan, Jacques Joseph-Valentin (1874): De l'alcoolisme, des diverses formes du délire alcoolique, et de leur traitement. Paris: Dalahaye.

Magnan, Jacques Joseph-Valentin (1890): Leçons cliniques sur les maladies mentales. Le délire chronique à évolution systématique. Paris: Lecrosnier & Babé.

Magnan, Jacques Joseph-Valentin/Legrain, M. (1895): Les dégénérés (état mental et syndromes épisodiques). Paris: Rueff.

Maier, Hans W. (1932): Auguste Forel †. Schweiz Arch Neurol Psychiat 28, 177–182.

Main, T. F. (1946): The Hospital as a Therapeutic Institution. Bull Menninger Clin 10, 66.

Mann, Gunter (1985): Dekadenz – Degeneration – Untergangsangst im Lichte der Biologie des 19. Jahrhunderts. Medizinhistorisches Journal 20, 6–35.

Mantell, D. M. (1971): Das Potential zur Gewalt in Deutschland. Eine Replikation und Erweiterung des Milgramschen Experiments. Nervenarzt 42, 252–257.

Marcuse, Herbert (1955): Eros and civilisation. Dtsch.: Triebstruktur und Gesellschaft. Frankfurt am Main: Suhrkamp 1971.

Marcuse, Herbert (1967): Der eindimensionale Mensch. Darmstadt: Luchterhand.

Maudsley, Henry (1867): The Physiology and Pathology of Mind. London: McMillam.

Maul, Stefan M. (1996): Die babylonische Heilkunst. Medizinische Keilschrifttexte auf Tontafeln. In: Meilensteine der Medizin. Hrsg. von Heinz Schott. Dortmund: Harenberg, S. 32–39.

Mauz, Friedrich (1930): Die Prognostik der endogenen Psychosen. Leipzig: Thieme.

Mauz, Friedrich (1959): Robert Gaupp (1870–1953). In: Große Nervenärzte. Bd. II. Hrsg. von Kurt Kolle. 2. Aufl. Stuttgart: Thieme 1970, S. 139–149.

Mauz, Friedrich (1965): Ernst Kretschmer – Von innen gesehen. Z Psychother Med Psychol 15, 60–64.

Mayer, Julius Robert (1893): Kleinere Schriften und Briefe. Nebst Mittheilungen aus seinem Leben. Hrsg. von J. J. Weyrauch. Stuttgart: Cotta. Darin: Wilhelm Griesinger und Robert Julius Mayer: Briefwechsel 1842–1845. Zuerst hrsg. von W. Preyer. Berlin 1889.

Mayer, William (1952): Robert Gaupp. Amer J Psychiat 108, 724–725.

Mayer, William (1953): In memoriam Robert Gaupp. Amer J Psychiat 110, 480.

McFarland-Icke, Bronwyn, Rebekah (1999): Nurses in Nazi Germany: moral choice in history. Princeton: Princeton University Press.

McIlwhin, H. (1955): Biochemistry and the Central Nervous System. London: Churchill.

McLean, P. D. (1952): Some Psychiatric Implications of Physiological Studies on Frontal Temporal Portion of Limbic System. Electroenceph Clin Neurophysiol 4, 407–418.

Mechler, Achim (1963a): Degeneration und Endogenität. Nervenarzt 34, 219–226.

Mechler, Achim (1963b): Das Wort «Psychiatrie». Historische Anmerkungen. Nervenarzt 34, 405–406.

Meduna, Ladislas von (1935): Versuche über die biologische Beeinflussung des Ablaufs der Schizophrenie. Z Ges Neurol Psychiat 152, 78–94.

Meichenbaum, D. (1995): Kognitive Verhaltensmodifikation. Weinheim: Beltz.

Meissner, Beate (1984): Die Heilmethode des Exorzisten Johann Joseph Gassner. Eine Urform der Psychotherapie? Freiburg i. Br.: Psychologisches Institut, Dipl. Arbeit.

Meissner, Beate (1985): Urformen der Psychotherapie – Die Methoden des Exorzisten Johann Joseph Gassner (1727–1779). Zeitschrift für Parapsychologie und Grenzgebiete der Psychologie 27, 181–208.

Meltzer, H. (1925): Das Problem der Abkürzung «lebensunwerten Lebens». Halle: Marhold.

Merguet, Hans (1961): Psychiatrische Anstaltsorganisation. Arbeitstherapie, Milieugestaltung, Gruppentherapie. In: Gruhle, H. W. et al. (Hrsg.): Psychiatrie der Gegenwart. 1. Aufl. Bd. III. Berlin; Göttingen; Heidelberg: Springer, S. 75–110.

Mesmer, Franz Anton (1814): Mesmerismus. Oder System der Wechselwirkungen. Theorie und Anwendung des thierischen Magnetismus [...]. Hrsg. von Karl Christian Wolfart. Berlin: Nicolai.

Mester, Horst (1981): Besessenheit – psychodynamisch betrachtet. Psychoth Med Psychol 31, 101–112.

Meyer, Adolf (1903): An Attempt of Analysis of the Neurotic Constitution. Amer J Psychol 14, 354–367.

Meyer, Adolf (1952): The collected Papers of Adolf Meyer. Baltimore: Johns Hopkins University Press.

Meyer, Adolf (1957): Psychobiology: A science of man. Ed. by Eunice E. Winters and Anna M. Bowers. Springfield: Bowers.

Meyer, Joachim-Ernst (1961): Die abnormen Erlebnisreaktionen im Kriege bei Truppe und Zivilbevölkerung. In: Gruhle, H. W. et al. (Hrsg.): Psychiatrie der Gegenwart. Bd. III. Berlin; Göttingen; Heidelberg: Springer, S. 574–618.

Meyer, Joachim-Ernst (1977): «Gnadentod» für behinderte Kinder, für Demente und chronisch Geisteskranke. Die neuesten Zielvorstellungen der Euthanasie. Nervenarzt 48, 564–566.

Meyer, Joachim-Ernst/Meyer, Ruth (1969): Selbstzeugnisse eines Schizophrenen um 1800. Confin Psychiat 12, 130–143.

Meyer, Joachim-Ernst/Seidel, R. (1989): Die psychiatrischen Patienten im Nationalsozialismus. In: Kisker, K. P. et al. (Hrsg.): Psychiatrie der Gegenwart. Bd. IX. 3. Aufl. Berlin; Heidelberg; New York: Springer, S. 369–396.

Meyer, Joachim-Ernst/Simon, G./Stiele, D. (1964): Die Therapie der Schizophrenie und der endogenen Depression zwischen 1930 und 1960. Vergleichende statistische Untersuchung an einer Universitätsnervenklinik und einem Nervenkrankenhaus. Arch Psychiat Nervenkr 206, 165–179.

Meyer, Joachim-Ernst/Sprung, R. (1977): Entwicklungstendenzen der intramuralen Psychiatrie zwischen 1967 und 1931. Arch Psychiat Nervenkr 233, 271–285.

Meyer, Ludwig (1860): Über Opium in Geisteskrankheiten. Ein Beitrag zur Indikationslehre. Allg Z Psychiat 17, 453–534.

Meyer, Ludwig (1863): Das No-Restraint und die Deutsche Psychiatrie. Allg Z Psychiat 20, 542–581.

Meyer, Ludwig (1869): Lage der öffentlichen Irrenpflege in Hannover. Eine Denkschrift. Berlin: Hirschwald. Auch in: Arch Psychiat Nervenkr 2 (1869/70), 1–28.

Meyer, Ludwig (1873/74): Über circuläre Geisteskrankheiten. Arch Psychiat Nervenkr 4, 139–158.

Meyer, Ludwig (1877): Die Behandlung der allgemeinen progressiven Paralyse (Dementia paralytica). Berl Klin Wschr 14, 189–293.

Meyer, Ludwig (1891): Die Provinzial-Irrenanstalt zu Göttingen. Göttingen: Van den Hoeck und Ruprecht.

Meynert, Theodor (1868): Der Bau der Gross-Hirnrinde und seine örtlichen Verschiedenheiten, nebst einem pathologisch-anatomischen Corollarium. Separat-Abdruck aus der Vierteljahresschrift für Psychiatrie (1867–1868). Neuwied; Leipzig: Heuser.

Meynert, Theodor (1884): Psychiatrie. Klinik der Erkrankungen des Vorderhirns […]. Wien: Braumüller.

Middelhoff, Hans-Dieter (1979): C. F. W. Roller und die Vorgeschichte der Heidelberger psychiatrischen Klinik. In: Janzarik (1979) (siehe dort), S. 33–50.

Milgram, Stanley (1974): Obedience to authority. An experimental view. New York: Harper & Row.

Minkowski, E. (1931): Étude psychologique et analyse phénoménologique d'un cas de mélancolie schizophrénique. Journal de Psychologie 20 (6), 543–558.

Mischo, Johannes (1990): Kerners Diagnostik und Therapie bei dem «Vorkommen des Besessenseyns» (1836). In: Medizin und Romantik. Justinus Kerner als Arzt und Seelenforscher. Hrsg. von Heinz Schott. Weinsberg: Justinus-Kerner-Verein, S. 361–375.

Mischo, Johannes/Niemann, Ulrich J. (1983): Die Besessenheit der Annelise Michel (Klingenberg) in interdisziplinärer Sicht. Z Parapsychol Gr Psych 25, 129–194.

Mitchell, Silas Weir (1877): Fat and blood: an essay on the treatment of certain forms of neurasthenia and hysteria. Philadelphia: Lippincott.

Mitscherlich, Alexander/Mielke, Fred (1949): Wissenschaft ohne Menschlichkeit. Medizinische und eugenische Irrwege unter Diktatur, Bürokratie und Krieg. Heidelberg: Schneider. (Unter dem Titel: Medizin ohne Menschlichkeit. Dokumente des Nürnberger Ärzteprozesses. Hrsg. u. kommentiert von Alexander Mitscherlich und Fred Mielke. Frankfurt am Main; Hamburg: Fischer 1960.)

Mizuno, Masafumi/Rizzoli, Antonio R. (1995): Introduzione alle psichiatria giapponese. Quaderni italiani di psichiatria 14, 265–281.

Möbius, Paul Julius (1892): Über die Einteilung der Krankheiten. Zbl Nervenkr Psychiat 15, 289–298.

Möbius, Paul Julius (1900a): Über Entartung. Wiesbaden: Bergmann (Grenzfragen des Nerven- und Seelenlebens; Bd. III).

Möbius, Paul Julius (1900b): Über den physiologischen Schwachsinn des Weibes. Halle: Marhold (Sammlung zwangloser Abhandlungen aus dem Gebiet der Nerven- und Geisteskrankheiten; Bd. III, H. 3).

Modellprojekt «Arbeit und Ausbildung für psychisch kranke Jugendliche und junge Erwachsene» im Modellverbund «Psychiatrie». Baden-Baden: Nomos 1993 (Schriftenreihe des Bundesministeriums für Gesundheit; Bd. XXVI).

Moeller, Carl Philipp H. (1844): Über den Zustand und die Hauptaufgaben der Psychiatrie. Allg Z Psychiat 1, 525–573.

Möller, Arnulf/Hell, Daniel (2000): Prinzipien einer naturwissenschaftlich begründeten Ethik im Werk Eugen Bleulers. Nervenarzt 71, 751–757.

Möller, H./Scharfetter, C./Hell, D. (2003): Das «psychopathologische Laboratorium» am «Burghölzli». Nervenarzt 74, 85–90.

Moniz, Egas (1936): Tentatives opératoires dans le traitement des certaines psychoses. Paris: Masson.

Mora, George (1980): Historical and theoretical trends in psychiatry. In: Caplan, K./Freedman, A. M./Sadock, B. J. (eds.): Comprehensive Textbook of Psychiatry. Vol. 1. 3rd ed. pp. 4–97. Deutsch: Historische und theoretische Richtungen in der Psychiatrie. In: Freedman, A. M./Peters, U. H. et al. (Hrsg.): Psychiatrie in Praxis und Klinik. Bd. V. Stuttgart: Thieme 1990, S. 1–149.

Mora, George (1970): The Psychiatrist's Approach to the History of Psychiatry. In: Mora/Brand (eds.) (1970) (siehe dort), S. 3–25.

Mora, George/Brand, Jeanne L. (eds.) (1970): Psychiatry and its History. Methodological Problems in Research. Springfield, Ill.: Thomas.

Moreau de Tours, J. J. (1843): Recherches sur les aliénés en Orient. Annales medico-psychologiques 1, 25–36.

Morel, Bénédict-Augustin (1857): Traité des dégénérescences physiques, intellectuelles et morales de l'espèce humaine. Paris: Baillière.

Morel, Bénédict-Augustin (1860a): Traité des maladies mentales. Paris: Masson.

Morel, Bénédict-Augustin (1860b): Le Non-Restraint. Paris: Masson.

Moreno, J. L. (1964): Gruppenpsychotherapie und Psychodrama. Stuttgart: Thieme.

Morgenthaler, Walter (1921): Ein Geisteskranker als Künstler. Bern; Leipzig: Bircher.

Morris, J. N. (1964): Uses of Epidemiology. Baltimore: Williams & Wilkins. 3rd edn. Edinburgh; London: Churchill Livingstone.

Most, Georg Friedrich (1842): Die sympathetischen Mittel und Curmethoden. Gesammelt, zum Theil selbst geprüft, historisch-kritisch beleuchtet und naturwissenschaftlich gedeutet. Rostock: Stiller.

Mulisch, Harry (1997): Das sexuelle Bollwerk. Sinn und Wahnsinn von Wilhelm Reich. Aus d. Niederländ. von Gregor Seferns. München; Wien: Hanser.

Müller, Christian (1981): Psychiatrische Institutionen. Ihre Möglichkeiten und Grenzen. Berlin; Heidelberg; New York: Springer.

Müller, Christian (1993a) Vom Tollhaus zum Psychozentrum. Vignetten und Bausteine zur Psychiatriegeschichte. Hürtgenwald: Pressler.

Müller, Christian (1993b): Die Gedanken werden handgreiflich. Eine Sammlung psychopathologischer Texte. Berlin; Heidelberg; New York: Springer.

Müller, Christian (1998): Wer hat die Geisteskranken von den Ketten befreit? Skizzen zur Psychiatriegeschichte. Bonn: Psychiatrie-Verlag (Edition Das Narrenschiff).

Müller, Christian (2002): Sie müssen an ihre Heilung glauben! Paul Dubois (1848–1918) – Ein vergessener Pionier der Psychotherapie. Basel: Schwabe.

Müller, Christian/Signer, Rita (Hrsg.) (2004): Hermann Rohrschach Briefwechsel. Bern: Huber.

Müller, Max (1930): Über Heilungsmechanismen in der Schizophrenie. Berlin: Karger.
Müller, Max (1935): Prognose und Therapie der Geisteskrankheiten. 2. Aufl. Stuttgart: Thieme 1949.
Müller, Max (1963): Grundlagen und Methodik der somatischen Behandlungsverfahren in der Psychiatrie. In: Gruhle, H. W. et al. (Hrsg.): Psychiatrie der Gegenwart. Bd. I/2, Berlin; Göttingen; Heidelberg: Springer, S. 384–414.
Müller, Max (1982): Erinnerungen. Erlebte Psychiatriegeschichte 1920–1960. Berlin; Heidelberg; New York: Springer.
Müller-Jahncke, Wolf-Dieter (1993): Magische Medizin bei Paracelsus und den Paracelsisten: Die Waffensalbe. In: Resultate und Desiderate der Paracelsus-Forschung. Hrsg. von Peter Dilg u. Hartmut Rudolph. Stuttgart: Steiner (Sudhoffs Archiv: Beihefte; H. 31), S. 43–55.
Mundt, Christoph/Saß, Henning (1992): Für und Wider die Einheitspsychose. Stuttgart; New York: Thieme.
Nasse, Friedrich (1825): Das medicinische Klinikum zu Bonn. Koblenz: Hölscher.
Neander, Johann (1622): Tabacologia […]. Lugduni Batavorum (= Leiden): Elzevir.
Neisser, Clemens (1900): Über die Bettbehandlung akuter Psychosen. München: Seitz & Schauer.
Neisser, Clemens (1927): Die Weiterentwicklung der praktischen Psychiatrie, insbesondere der Anstaltstherapie im Sinne Griesingers. Mschr Neurol Psychiat 63, 314–335.
Neumann, Heinrich (1859): Lehrbuch der Psychiatrie, Erlangen: Enke.
Neumann, Josef (1996): Gesundheit, Krankheit und Heilung aus der Sicht des Christentums: Christus medicus – Christus als Arzt. In: Meilensteine der Medizin. Hrsg. von Heinz Schott. Dortmund: Harenberg, S. 89–94.
Neumann, N. (1901): Handbuch der Heil-, Pflege- und Kuranstalten (Privatanstalten). Berlin: Leuchter.
Neumärker, Karl J. (1990): Karl Bonhoeffer. Leben und Werke eines deutschen Psychiaters und Neurologen in seiner Zeit. Berlin; Heidelberg; New York: Springer.
Neuzner, Bernd/Brandstätter, Horst (1996): Wagner – Lehrer, Dichter, Massenmörder. Frankfurt am Main: Eichborn.
Niemegers, C. J. E. (1988): Paul Janssen und die Entwicklung von Haloperidol sowie anderer Neuroleptika. In: Linde, O. (Hrsg.) (1988) (siehe dort), S. 155–169.
Nietzsche, Friedrich (1887): Zur Genealogie der Moral. Eine Streitschrift. In: Nietzsche, Friedrich: Sämtliche Werke. Stuttgart: Kröner 1964, S. 239–412.
Nietzsche, Friedrich (1955): Werke in zwei Bänden. München: Hanser.
Nissen, Gerhardt (1994): Die Anfänge einer Psychopathologie des Entwicklungsalters. Beiträge von Psychiatern des 19. Jahrhunderts. Fundamenta Psychiatrica 8, 185–190.
Nissen, Gerhardt (2005): Kulturgeschichte seelischer Störungen bei Kindern und Jugendlichen. Klett-Cotta: Stuttgart.
Nissl, Franz (1903): Zum gegenwärtigen Stande der pathologischen Anatomie des zentralen Nervensystems. Zbl Nervenhk Psychiat 26, 517–528.
Nissl, Franz (1908) Über die Entwicklung der Psychiatrie in den letzten 50 Jahren. Verhandl naturhist med Vereins zu Heidelberg. N F 8, 510–524.

Nolan, P. (1996): A history of mental health nursing. London: Shapman and Hall.

Noyes, A. P. (1954): Modern Clinical Psychiatry. 4th ed. Philadelphia; London: Saunders.

Nüssner, Jürgen (1978): Psychiatrie in Japan. Nervenarzt 49, 17–25.

O'Donovan, M. C./McGoffin, P. (1999): Neue Methoden und Ergebnisse bei der molekularen Genetik schwerer psychischer Erkrankungen. In: Helmchen, H. et al. (Hrsg.): Psychiatrie der Gegenwart. Bd. I. 4. Aufl. Berlin; Heidelberg; New York: Springer, S. 109–130.

Oberlin, Johann Friedrich (1778): Der Dichter Lenz, im Steinthale. In: Büchner (1985) (siehe dort).

Oberndorf, C. (1953): The history of psychoanalysis in America. New York: Grune and Stratton.

Ogawa, Teizo (ed.) (1982): History of Psychiatry – Mental Illness and Its Treatments. Proceedings of the 4th International Symposium on the Comparative History of Medicine – East and West, 1979 (The Tanaguchi Foundation). Tokyo: Saikon.

Oldigs-Kerber, J./Leonhard, J. H. (Hrsg.) (1992): Psychopharmakologie – experimentelle und klinische Aspekte. Jena: Fischer.

Oliver, W. (1785): Account of the Effects of Camphor in a Case of Insanity. London Medical Journal 6, 120–128.

Oppenheim, Hermann (1889): Die traumatische Neurose. 2. Aufl. Berlin: Hirschwald 1892.

Oppenheim, Hermann (1894): Lehrbuch der Nervenkrankheiten für Ärzte und Studierende. Berlin: Karger.

Oppenheim, Hermann (1915): Der Krieg und die traumatische Neurose. Berl Klin Wschr 52, 257–261.

Oppenheim, Hermann (1916): Zur Frage der traumatischen Neurose. Dtsch Med Wschr 42, 1567–1570.

Orth, Linda (1992): Die Transportkinder aus Bonn. In: Propping, Peter/Schott, Heinz (Hrsg.): Wissenschaft auf Irrwegen. Biologismus – Rassenhygiene – Eugenik. Bonn; Berlin: Bouvier, S. 100–113.

Orth, Linda/Klenk, Wolfgang (1994): «Kalte Bäder bis zum Eintreten des Frostgefühls». Ein fiktives Interview mit Bonner «Irrenärzten» über Behandlungsmethoden bei Nahrungsverweigerung mit Zwangsbehandlung gegen Ende des 19. Jh. In: Orth, Linda/Dutschewska-Kothes, Yonka/Klenk, Wolfgang/Roelcke, Volker/Wolf-Braun, Barbara: «Pass op, sonst küss de bei de Pelman». Das Irrenwesen im Rheinland des 19. Jahrhunderts. Bonn: Verlag Grenzenlos e. V., S. 49–58.

Osinski, Jutta (1990): Geisteskrankheit als Abweichung von der Harmonie der Wirklichkeit. In: Vom Umgang mit Irren: Beiträge zur Geschichte psychiatrischer Therapeutik. Hrsg. von Johann Glatzel, Steffen Haas und Heinz Schott. Regensburg: Roderer, S. 37–55.

Paetz, A. (1893): Die Kolonisierung der Geisteskranken in Verbindung mit dem Offen-Thür-System, ihre historische Entwicklung und die Art ihrer Ausführung auf dem Rittergut Altscherbitz. Berlin: Springer.

Page, H. (1885): Injuries of the spine and spinal cord without apparent mechanical lesion. Amer J Psychiat 154, 1114–1119.

Pagel, Walter (1962): Das medizinische Weltbild des Paracelsus. Seine Zusammenhänge mit Neuplatonismus und Gnosis. Wiesbaden: Steiner (Kosmosophie; Bd. I).
Panse, Fr. (1964): Das psychiatrische Krankenhaus. Stuttgart: Thieme.
Pantel, J. (1993): Streitfall Nervenheilkunde – Eine Studie zur Disziplinären Genese der medizinischen Neurologie in Deutschland. Fortschr Neurol Psychiat 61, 144–156.
Paracelsus = Theophrast von Hohenheim gen. Paracelsus: Sämtliche Werke. 1. Abteilung: Medizinische, naturwissenschaftliche und philosophische Schriften. 14 Bde. Hrsg. von Karl Sudhoff. München; Berlin: Oldenbourg, 1929–1933.
Pargeter, William (1792): Observationes on maniacal Disorders. Nachdruck: London; New York: Routledge 1988.
Pascal, Blaise: (1972) Über die Religion und über einige andere Gegenstände (Pensées). 7. Aufl. Heidelberg: Schneider.
Pauleikhoff, Bernhard (1983–1987): Das Menschenbild im Wandel der Zeit. Ideengeschichte der Psychiatrie und klinischen Psychologie. 4 Bde. Hürtgenwald: Pressler.
Paullini, Christian Franz (1698): Flagellum salutis; das ist, Curieuse Erzählung, wie mit Schlägen allerhand schwere, langweilige, und fast unheylbare Kranckheiten offt, bald und wohl curiret worden […]. Frankfurt am Main: Knochen.
Payk, Theo R. (2001): Psychiatrie in der frühen islamischen Medizin. In: Schriftenreihe der Deutschen Gesellschaft für Geschichte der Nervenheilkunde 7, 239–247.
Peiffer, Jürgen (1997a): 100 Jahre deutsche Neuropathologie. Pathologe 18, 21–32.
Peiffer, Jürgen (1997b): Hirnforschung im Zwielicht: Beispiele verführbarer Wissenschaft aus der Zeit des Nationalsozialismus. Julius Hallervorden, Hans-Joachim Scherer, Berthold Ostertag. Husum: Matthiesen.
Pelman, Carl (1912): Erinnerungen eines alten Irrenarztes. Bonn: Cohen.
Peretti (1917): Erfahrungen über psycho-pathologische Zustände bei Kriegsteilnehmern. Schmidts Jahrbücher der gesamten Medizin 325, 257–267.
Perris, Carlo (1966): A study of bipolar (manic-depressive) and unipolar recurrent depressive Psychoses. Acta Psychiat Scand Suppl 194, 1–189.
Peter, Burkhard (2001): Geschichte der Hypnose in Deutschland. In: Revenstorf, D./ Peter, B. (Hrsg): Hypnose in Psychotherapie, Psychosomatik und Medizin. Berlin; Heidelberg; New York: Springer.
Peters, Uwe Henrik (1973): Einrichtung eines «Archivs zur Emigration deutschsprachiger Psychiater». Nervenarzt 44, 56.
Peters, Uwe Henrik (1981): Hölderlin: Dichter, Kranker – Simulant? Nervenarzt 52, 261–268.
Peters, Uwe Henrik (1982): Hölderlin. Wider die These vom edlen Simulanten. Reinbek: Rowohlt.
Peters, Uwe Henrik (1988): Die deutsche Schizophrenielehre und die psychiatrische Emigration. Fortschr Neurol Psychiat 56, 347–360.
Peters, Uwe Henrik (1990a): Adolf Meyer und die Beziehungen zwischen deutscher und amerikanischer Psychiatrie. Fortschr Neurol Psychiat 58, 332–338.
Peters, Uwe Henrik (1990b): Geschichte der romantschen Psychiatrie. In: Fried-

mann, A. M./Kaplan, H. E./Sadock, B. J./Peters, H. U. (Hrsg.): Psychiatrie in Praxis und Klinik. Bd. V. Stuttgart: Klett-Cotta, S. 99–115.

Peters, Uwe Henrik (1992a): Einführung der Schockbehandlungen und die psychiatrische Emigration. Fortschr Neurol Psychiat 60, 356–365.

Peters, Uwe Henrik (1992b): Psychiatrie im Exil. Die Emigration der dynamischen Psychiatrie aus Deutschland 1933–1939. Düsseldorf: Kupka.

Peters, Uwe Henrik (1999a): Ein Jahrhundert der deutschen Psychiatrie (1899–1999). Fortschr Neurol Psychiat 67, 540–557.

Peters, Uwe Henrik (1999b): Lexikon der Psychiatrie, Psychotherapie und medizinischen Psychologie. 5. Aufl. München bzw. Jena: Urban bzw. Fischer.

Peters, Uwe Henrik (2002a): Max Isserlin, Kantianer in Königsberg. Fortschr Neurol Psychiat 70, 18–26.

Peters, Uwe Henrik (2002b): Die Isserlin-Affäre. Fortschr Neurol Psychiat 70, 27–33.

Petrilowitsch, Nikolaus (Hrsg.) (1967): Beiträge zur vergleichenden Psychiatrie. Bd. II. Basel: Karger.

Pfeffer, Friedrich (1976): Studien zur Mantik in der Philosophie der Antike. Meisenheim am Glan: Hain (Beiträge zur klassischen Philologie; H. 64).

Pfeifer, Wolfgang (Hrsg.) (1993): Etymologisches Wörterbuch des Deutschen. 2. Aufl. Berlin: Akademie-Verl.

Pfeiffer, Wolfgang M. (1971): Transkulturelle Psychiatrie. Ergebnisse und Probleme. Stuttgart: Thieme.

Pflug, Burkhard/Tölle, Rainer (1971): Therapie endogener Depressionen durch Schlafentzug. Nervenarzt 42, 117–124.

Pichot, Pierre (1983): Ein Jahrhundert Psychiatrie. Paris: Editions-Roger Dacosta.

Pichot, Pierre (1992): Die Geschichte der deutschen Psychiatrie aus der Sicht der französischen Psychiater. Fortschr Neurol Psychiat 60, 317–327.

Pick, Arnold (1892): Über die Beziehung der senilen Hirnatrophie zur Aphasie. Prag Med Wschr 17, 165–167.

Pieterson, J. F. G. (1892): Haematoma Auris. In: Tuke, D. H. (ed.): Dictionary of psychological medicine. London: Churchill.

Pigeaud, Jackie (1987): Folie et cures de la folie chez les médicins de l'antiquité Gréco-Romaine: la manie. Paris: Société D'Édition «Les Belles Lettres» (collections d'Études Anciennes; 112).

Pigeaud, Jackie (1989): La Maladie de l'Ame: étude sur la relation de l'âme et du corps dans la tradition médico-philosophique antique. Paris: Société D'Édition «Les Belles Lettres» (collections d'Études Anciennes; 31).

Pinel, Philippe (1789): Observation sur le régime moral qui est le plus propre à retablir, dans certains cas, la raison égarée de maniaques. Gazette de Santé 2, 13–15.

Pinel, Philippe (1798): Nosographie philosophique, ou la méthode de l'analyse appliquée à la médecine. 6ième éd. Paris: Brosson 1818. Deutsch: siehe Pinel (1800).

Pinel, Philippe (1800): Philosophische Krankheits-Lehre des Bürgers Pinel. Aus d. Franz. übers. 2. Theil. Kopenhagen: Proft u. Storch.

Pinel, Philippe (1801): Philosophisch-medicinische Abhandlung über Geistesverwirrungen oder Manie. Aus d. Franz. übers. von Michael Wagner. Wien: Schaumburg.

Platter, Felix (1614): Observationes. Krankheitsbeobachtungen in drei Büchern. 1.

Buch: Funktionelle Störungen des Sinnes und der Bewegung. Aus d. Latein. Übers. von Günther Goldschmidt. Hrsg. von Heinrich Buess. Bern; Stuttgart: Huber 1963 (Hubers Klassiker der Medizin und der Naturwissenschaften; Bd. I).

Plaut, F. (1927): Worte der Erinnerung an Emil Kraepelin. Z Neurol Psychiat 108, 1–9.

Ploetz, Alfred (1895): Die Tüchtigkeit unserer Rasse und der Schutz der Schwachen. Berlin: Fischer.

Ploog, Detlev (1999a): Die deutsche Forschungsanstalt/Das Max-Planck-Institut für Psychiatrie. Fortschr Neurol Psychiat 67, 529–539.

Ploog, Detlev (1999b): Evolutionsbiologie der Emotionen. In: Helmchen, H. et al. (Hrsg.): Psychiatrie der Gegenwart. Band I. 4. Aufl., Berlin; Göttingen; Heidelberg: Springer, S. 525–554.

Pockels, Carl Friedrich (Hrsg.) (1794): Denkwürdigkeiten zur Bereicherung der Erfahrungsseelenlehre und Charakterkunde. Ein Lesebuch für Gelehrte und Ungelehrte. Erste Sammlung. Halle: Renger.

Pongratz, Ludwig J. (Hrsg.) (1977): Psychiatrie in Selbstdarstellungen. Bern: Huber.

Porter, Roy/Micale, Mark S. (1994): Introduction: Reflections on Psychiatry and Its Histories. In: Micale, Mark S./Porter, Roy (eds.): Discovering the History of Psychiatry. New York; Oxford: Oxford University Press, S. 3–36.

Postel, J. (1981): Genèse de la Psychiatrie. Paris: Le Syncomore.

Presber, Wolfgang/Katzenstein, Ursula P. (1969): Entwicklung und Organisation der Arbeitstherapie in der Deutschen Demokratischen Republik. 2. Aufl. Potsdam: Institut für Weiterbildung mittl. med. Fachkräfte.

Prichard, James Cowles (1835): A treatise on insanity and other disorders affecting the mind. London: Sherwood: Gilbert and Piper.

Prinzhorn, Hans (1922): Bildnereien der Geisteskranken. 3. Aufl. Berlin; Heidelberg; New York: Springer 1983.

Propping, Peter (1989): Psychiatrische Genetik. Befunde und Konzepte. Berlin; Heidelberg; New York: Springer.

Pufendorf, Samuel von (1680): Elementorum iurisprudentiae universalis libri duo. Frankfurt; Jena: Meyer.

Putscher, Marielene (1973): Pneuma, Spiritus, Geist. Vorstellungen vom Lebensantrieb in ihren geschichtlichen Wandlungen. Wiesbaden: Steiner.

Radkau, Joachim (1998): Das Zeitalter der Nervosität. Deutschland zwischen Bismarck und Hitler. München; Wien: Hanser.

Ratner (1916/17): Über die sogenannten traumatischen Neurosen. Fortschr Med 2, 123–125.

Reavis, Edward (1967): Rauschgiftesser erzählen. Eine Dokumentation. Freiburg: Bärmeier und Nikel.

Rehm, Dr. (1886): Chronischer Chloralmissbrauch. Arch Psychiat Nervenkr 17, 36–55.

Rehm, Otto (1926): Soziale Psychiatrie. Ein Arbeitsprogramm. Z Ges Neurol Psychiat 104, 737–744.

Reichardt, Martin (1920): Die Beurteilung der sogenannten Unfallneurosen. In: Brugsch, T. (Hrsg.): Praktische Ergebnisse der gesamten Medizin. Bd. II. Berlin; Wien: Urban & Schwarzenberg.

Reichert, Brigitte (1989): Hermann Emminghaus. Ein Pionier der Kinder- und Jugendpsychiatrie. Med. Diss. Würzburg.

Reil, Johann Christian (1795): Von der Lebenskraft. Eingel. von K. Sudhoff. Leipzig: Barth 1910 (Klassiker der Medizin; Bd. II).

Reil, Johann Christian (1803): Rhapsodieen über die Anwendung der psychischen Curmethode auf Geisteszerrüttungen. Halle. Unveränderter Nachdruck. Amsterdam: Bonset 1968.

Reil, Johann Christian (1807): Ueber die Eigenschaften des Ganglien-Systems und sein Verhältnis zum Cerebral-System. Arch Physiol 7, 189–254.

Reil, Johann Christian (1811): Über die eigenthümlichen Verrichtungen des Seelenorgans. In: J. C. Reil: Gesammelte kleine physiologische Schriften. Bd. II. Wien: Doll, S. 1–158.

Reimer, Hermann (1876): Die Reform der Irrenanstalten. Im neuen Reich 2, 605–661.

Reiss, E. (1910): Konstitutionelle Verstimmung und manisch-depressives Irresein. Z Ges Neurol Psychiat 2, 347–368.

Réja, Marcel (1907): L'Art chez les fous. Paris: Société du Mercure de France. Deutsch: übersetzt und herausgegeben von Christoph Eissing-Christophersen und Dominique Le Parck: Die Kunst bei Verrückten. Wien: Springer 1997.

Reker, Thomas (1998a): Arbeitsrehabilitation in der Psychiatrie. Prospektive Untersuchungen. Darmstadt: Stein.

Reker, Thomas (1998b): Familienpflege und Arbeitstherapie in Charles Dickens «David Copperfield». Psychiat Prax 25, 260–261.

Rennert, Helmut (1964): Aufteilung der Psychosen und Einheitspsychose. Nervenarzt 35, 263–265.

Reuber, M. (1995): Jonathan Swifts Irrenhaus in Dublin – Irlands Einstieg in die Anstaltspsychiatrie vor 250 Jahren. Fortschr Neurol Psychiat 63, 373–379.

Revenstorf, B. (Hrsg.) (1990): Klinische Hypnose. Berlin; Heidelberg; New York: Springer.

Richarz, Franz (1844): Ueber öffentliche Irrenpflege und die Nothwendigkeit ihrer Verbesserung. Bonn: Weber.

Richert, H. (1911/12): Lebenswerte und Kulturwerte. Logos 2, 135–166.

Richter, Kurt (1962): Über die Psychiatrie von Henri Ey. Nervenarzt 33, 502–505.

Rinecker, Franz von (1874/75): Ueber Irresein des Kindes. Allg Z Psychiat 32, 560–565.

Ritterhaus, Dr. (1919): Zur Frage der Kriegshysterie. Z Ges Neurol Psychiat 50, 87–97.

Roazen, Paul (1976): Sigmund Freud und sein Kreis. Eine biographische Geschichte der Psychoanalyse. Bergisch Gladbach: Lübbe.

Roback, Abraham A. (1961): History of Psychology and Psychiatry. New York: The Citadel Press.

Roback, Abraham A. (1970): Weltgeschichte der Psychologie und Psychiatrie. Olten; Freiburg: Walter.

Roelcke, Volker (1999): Krankheit und Kulturkritik. Psychiatrische Gesellschaftsdeutungen im bürgerlichen Zeitalter (1790–1914). Frankfurt am Main; New York: Campus.

Roelcke, Volker (2000): Psychiatrische Wissenschaft im Kontext nationalsozialistischer Politik und «Euthanasie». Zur Rolle von Ernst Rüdin und der Deutschen Forschungsanstalt für Psychiatrie/Kaiser-Wilhelm-Institut. In: Kaufmann, Doris (Hrsg.): Geschichte der Kaiser-Wilhelm-Gesellschaft im Nationalsozialismus. Göttingen: Wallstein, S. 112–150.

Roelcke, Volker (2002a): Zeitgeist und Erbgesundheitsgesetzgebung im Europa der 1930er Jahre. Eugenik, Genetik und Politik im historischen Kontext. Nervenarzt 73, 1019–1030.

Roelcke, Volker (2002b): Programm und Praxis der psychiatrischen Genetik an der Deutschen Forschungsanstalt für Psychiatrie und Ernst Rüdin. Medizinhistorisches Journal 37, 21–55.

Roemer, H./Kolb, G./Faltlhauser, V. (1927): Die offene Fürsorge in der Psychiatrie und ihren Grenzgebieten. Berlin: Springer.

Rogers, C. R. (1951): Client-centered Therapy. Boston: Mifflin. Deutsch: Die klientbezogene Gesprächstherapie. München: Kindler 1973.

Roller, Christian Friedrich Wilhelm (1831): Die Irrenanstalt in allen ihren Beziehungen. Karlsruhe: Müller.

Roller, Christian Friedrich Wilhelm (1855): Rezension von Julius (1855) (siehe dort). Allg. Z. Psychiat 12, 487–489.

Roller, Christian Friedrich Wilhelm (1858): Die Irrenkolonie Gheel. Allg Z Psychiat 15, 412–425.

Roller, Christian Friedrich Wilhelm (1874): Psychiatrische Zeitfragen aus dem Gebiet der Irrenfürsorge in und ausser den Anstalten und ihren Beziehungen zum staatlichen und gesellschaftlichen Leben. Berlin: Reimer.

Roller, Christian Friedrich Wilhelm jr. (1891): Die Fürstlich Lippische Heil- und Pflege-Anstalt Lindenhaus in Brake bei Lemgo. Bielefeld: von Velhagen & Klasing.

Roller, Christian Friedrich Wilhelm/Laehr, B. H. (Hrsg.) (1872): Beiträge zur Psychiatrie. Aus dem XXVIII. Bd. der Allg Z Psychiat. Berlin: Reimer.

Rorschach, Hermann (1921): Psychodiagnostik. 11. Aufl. Bern; Stuttgart: Huber 1992.

Rorschach, Hermann (2004): Briefwechsel. Ausgewählt und herausgegeben von Christian Müller und Rita Signer. Bern; Stuttgart: Huber.

Rose, F. Clifford (Hrsg.) (1999): A short history of neurology. The British contribution 1616–1910. Oxford; Auckland: Butterborch.

Rosenbach, Ottomar (1888): Über Sulfonal und Amylenhydrat. Berl Klin Wschr 25, 481–482.

Rosenhan, D. L. (1973): On being sane in unsane places. Science 179, 250–258.

Roser, Wilhelm (1878): Zur Erinnerung an C. A. Wunderlich. Arch Heilk 19, 321–339.

Rosner, Erhard (1989): Medizingeschichte Japans. Leiden: Brill (Handbuch der Orientalistik; 5. Abt. Japan; Bd. III; 5. Absch.).

Rossi, Michael (1969): History of Psychiatry. In: Handbook of Psychiatry. Ed. by Philip Solomon and Vernon D. Patch. Los Altos, California: Lange Medical Publications, S. 114–124.

Rothschuh, Karl E. (1973): Zur Einheitstheorie der Verursachung und Ausbildung von somatischen, psychosomatischen und psychischen Krankheiten. Hippokrates 44, 3–7.

Rothschuh, Karl E. (1983): Naturheilbewegung, Reformbewegung, Alternativbewegung. Stuttgart: Hippokrates.

Rüdin, Ernst (1903/04): Der Alkohol im Lebensprozess der Rasse. Politisch-anthropologische Revue 2, 553–566.

Rüdin, Ernst (1916): Studien über die Vererbung und Entstehung geistiger Störungen I. Zur Vererbung und Neuentstehung der Dementia praecox, Berlin: Springer.

Ruhwinkel, Bernadette/Tölle, Rainer (1994): Die «kleine» Insulinbehandlung bei therapieresistenten schizophrenen Störungen. Nervenarzt 65, 769–773.

Rümke, H. C. (1924): Zur Phänomenologie und Klinik des Glücksgefühls. Berlin: J. Springer.

Rümke, H. C. (1967): Eine blühende Psychiatrie in Gefahr. Berlin; Heidelberg; New York: Springer.

Rush, Benjamin (1800): Über die Vortheile, welche das Aderlassen in vielen wichtigen Krankheiten gewährt. Hrsg. von Christian Friedrich Michaelis. Leipzig: Meißner.

Rush, Benjamin (1812): Medical Inquiries and Observations upon the Deseases of the Mind. Philadelphia: Richardson.

Rush, Benjamin (1825): Medizinische Untersuchungen und Beobachtungen über die Seelenkrankheiten. Nach der zweiten Originalausgabe teutsch von Georg König. Leipzig: Cnobloch.

Rütten, Thomas (1996): Hippokratische Schriften begründen die griechische Medizin. «De morbo sacro» – «Über die heilige Krankheit». In: Meilensteine der Medizin. Hrsg. von Heinz Schott. Dortmund: Harenberg, S. 48–56.

Sabshin, Melvin (1990): Wendepunkte in der amerikanischen Psychiatrie des 20. Jahrhunderts. Fortschr Neurol Psychiat 58, 323–331.

Sakel, Manfred J. (1933): Neue Behandlung der Morphinsucht. Z Ges Neurol Psychiat 143, 506–534.

Sakel, Manfred J. (1935): Neue Behandlungsmethoden der Schizophrenie. Wien; Leipzig: Perthes.

Sammet, Kai (2000): Über Irrenanstalten und deren Weiterentwicklung in Deutschland. Münster: Lit.

Sarbo, Arthur von (1917): Granatfernwirkungsfolgen und Kriegshysterie. Neurol Zbl 4, Nr. 9, S. 1–14.

Saß, Henning/Herpertz, Sabine (1995): Personality disorders. In: Berrios, German E./Porter, Roy (eds.) (1995) (siehe dort), S. 633–644.

Saussure, Raimon de (1970): Philippe Pinel. In: Kolle (Hrsg.) (1956–1970) (siehe dort), Bd. I, S. 214–235.

Schaaffhausen, H. (1885): Einige Reliquien berühmter Männer. Correspondenzblatt der deutschen Gesellschaft für Anthropologie, Ethnologie und Urgeschichte 16, 147–148.

Schaal, Marita (1986): Ein Beitrag zur Geschichte der psychiatrischen Beschäftigungs- und Arbeitstherapie. Beschäftigungstherapie und Rehabilitation H. 5, Okt. 1986, 267–269.

Schadewaldt, Hans (1975): Alkohol an Bord. Schiff und Zeit 2, 55–65.

Schadewaldt, Hans (1985/86): Alkohol und Alkoholismus. Fortschritte und Fortbildung in der Medizin 11, 3–12.
Schäfer, Karin (1987): Carl Maria Finkelnberg. Hygieniker und Psychiater im 19. Jahrhundert. Med. Diss. Bonn.
Schäffer, C. (1938): Volk und Vererbung. Eine Einführung in Erbforschung, Familienkunde, Rassenlehre, Rassenpflege und Bevölkerungspolitik. 12. Aufl. Leipzig; Berlin: Teubner.
Schanz, A. (1917): Eine eigenartige Verschüttungskrankheit. Zbl Chir 35, 1–2.
Scharfetter, Christian (1976): Allgemeine Psychopathologie. 2. Aufl. Stuttgart; New York: Thieme 1985.
Scharfetter, Christian (1987): Schizophrenien: Definition, Abgrenzung, Geschichte. In: Psychiatrie der Gegenwart. Hrsg. von Karl-Peter Kisker et al. 3. Aufl. Bd. IV, S. 1–38.
Scharfetter, Christian (1999): Recht- und Andersgläubige. Briefe von Gaupp und Kretschmer an Eugen Bleuler. Fortschr Neurol Psychiat 67, 143–146.
Scharfetter, Christian (2001): Eugen Bleuler 1857–1939. Studie zu seiner Psychopathologie, Psychologie, und Schizophrenielehre. Dietikon: Juris.
Scheff, Th. (1966): Being mentally ill. Chicago: Aldine. Deutsch: Das Etikett Geisteskrankheit. Frankfurt: Fischer 1973.
Scheller, Heinrich (1968a): Karl Bonhoeffer 1868–1948. Arch Psychiat Nervenkr 211, 234–240.
Scheller, Heinrich (1968b): Zur Bibliographie Karl Bonhoeffer 1868–1948. Arch Psychiat Nervenkr 211, 470–474. Auch in: Zutt/Straus/Scheller (1969) (siehe dort).
Schemann, Ludwig (1931): Die Rassenfragen im Schrifttum der Neuzeit. München: Lehmanns (Die Rasse in den Geisteswissenschaften; Bd. III).
Schick, Maria (1987): Ansätze psychosomatischer Krebstheorie – unter besonderer Berücksichtigung der Theorie von Elida Evans. Med. Diss. Freiburg i. Br.
Schilder, Paul (1925): Entwurf zu einer Psychiatrie auf psychoanalytischer Grundlage. Leipzig: Internationaler Psychoanalytischer Verlag (Internationale Psychoanalytische Bibliothek).
Schilpp, P. A. (Hrsg.) (1975): Karl Jaspers. Stuttgart: Kohlhammer.
Schimmelpenning, Gustav W. (1994): Mehrdimensionale Diagnostik. Hrsg. von d. Klinik f. Psychiatrie der Universität Kiel.
Schimmelpenning, Gustav W. (1998): Alfred Erich Hoche. In: Schliack, H./Hippius, H. (1998) (siehe dort), S. 21–32.
Schindler, Raoul (1957): Grundprinzipien der Psychodynamik in der Gruppe. Psyche 11, 308–315.
Schings, Hans-Jürgen (1977): Melancholie und Aufklärung. Melancholiker und ihre Kritiker in Erfahrungsseelenkunde und Literatur des 18. Jahrhunderts. Stuttgart: Metzler.
Schipperges, Heinrich (1961): Der Narr und sein Humanum im islamischen Mittelalter. Gesnerus 18, 1–12.
Schipperges, Heinrich (1975): Psychiatrische Konzepte und Einrichtungen in ihrer geschichtlichen Entwicklung. In: Kisker, K. P. et al. (Hrsg.): Psychiatrie der Gegenwart. 2. Aufl. Bd. III. Berlin; Heidelberg; New York: Springer, S. 1–38.
Schirmer, Siegfried/Müller, Karl/Späte, Helmut F. (1974): Neun Thesen zur therapeutischen Gemeinschaft. Psychiat Neurol Med Psychol 26, 50–54.

Schleker, Renate (1995): Thanatologie, Euthanasie, Sterbehilfe. Zur Diskussion in der Zeit der Aufklärung, der romantischen Naturforschung und der positivistischen Naturwissenschaft. Med. Diss. Bonn.

Schliack, Hans/Hippius, Hanns (Hrsg.) (1998): Nervenärzte. Biographien. Stuttgart; New York: Thieme.

Schmidt, Franz Joseph (1985): Die Entwicklung der Irrenpflege in den Niederlanden. Med. Diss. Aachen. Herzogenaurach: Murken-Altrogge.

Schmidt, Gerhard (1965): Selektion in der Heilanstalt 1939–1947. Stuttgart: Evangelisches Verlagswerk. Auch: Frankfurt am Main: Suhrkamp-Taschenbuch 1983.

Schmidt, Gerhard (1988): Das unerwünschte Buch. In: Böcker, F./Weig, W. (Hrsg.). Aktuelle Kernfragen der Psychiatrie. Berlin; Heidelberg; New York: Springer.

Schmidt, Paul-Otto (1982): Asylierung oder familiale Versorgung. Vorträge auf der Sektion Psychiatrie der Gesellschaft Deutscher Naturforscher und Ärzte. Husum: Matthiesen (Abhandlungen zur Geschichte der Medizin und Naturwissenschaften; Bd. 44).

Schmidt, Paul-Otto (1983): Asylierung oder psychiatrische Familienpflege? Psychiat Prax 10, 56–59.

Schmidt, W. (1915): Die psychischen und nervösen Folgezustände nach Granatexplosionen und Minenverschüttungen. Z Ges Neurol Psychiat 29, 514–542.

Schmidt-Degenhard, Michael (1998): Zur Problemgeschichte und Psychopathologie der Paranoia. Fortschr Neurol Psychiat 66, 313–325.

Schmidt-Michel, P. O./Ostroga, G./Kenntner, S./Konrad, M./Krüger, M./Hoffmann, M. (1992): Rehabilitationsverläufe in der psychiatrischen Familienpflege. Nervenarzt 63, 34–41.

Schmiedebach, Heinz Peter (1987): Wilhelm Griesinger In: Ribbe, W. (Hrsg.): Berlinische Lebensbilder. Einzelveröffentlichungen der historischen Kommission zu Berlin. Bd. 60. Berlin: Colloquium-Verlag.

Schmiedebach, Heinz Peter (1989): Der umstrittene Psychiater. In: Claer, J. et al. (Hrsg): Wunderblock. Eine Geschichte der modernen Seele. Wien: Löcker.

Schmuhl, Hans-Walter (1992): Rassenhygiene, Nationalsozialismus, Euthanasie. Von der Verhütung zur Vernichtung «lebensunwerten Lebens» 1890–1945, 2. Aufl. Göttingen: Vandenhoeck & Ruprecht.

Schmuhl, Hans-Walter (2002): Zwischen vorauseilendem Gehorsam und halbherziger Verweigerung. Werner Villinger und die nationalsozialistischen Medizinverbrechen. Nervenarzt 73, 1058–1063.

Schneider, Carl (1939): Entartete Kunst und Irrenkunst. Arch Psychiat Nervenkr 110, 135–164.

Schneider, Iris (2003): Dies ist kein Ort für Menschen. ai Journal. H. 1, S. 16–17.

Schneider, Kurt (1920): Die Schichtung des emotionalen Lebens und der Aufbau der Depressionszustände. Z Ges Neurol Psychiat 59, 281–286.

Schneider, Kurt (1923): Die psychopathischen Persönlichkeiten. 9. Aufl. Leipzig: Thieme 1950.

Schneider, Kurt (1938): 25 Jahre «Allgemeine Psychopathologie» von K. Jaspers. Nervenarzt 11, 281–283.

Schneider, Kurt (1950): Klinische Psychopathologie. 3. verm Aufl. Stuttgart: Thieme. 7. Aufl. 1966.

Schneider, P. J. (1824): Entwurf zu einer Heilmittellehre gegen psychische Krankheiten – oder Heilmittel in Beziehung auf psychische Krankheitsformen. Tübingen (o. V.).

Schneider, Wolfgang (1985): Geschichte der Pharmazie. Stuttgart: Wissensch. Verlagsgesellschaft (Wörterbuch der Pharmazie; Bd. IV).

Schnitzler, Arthur (1918): Jugend in Wien. Frankfurt am Main: Fischer 1981.

Scholz, Willibald (1961): 50 Jahre Neuropathologie in Deutschland 1885–1935. Stuttgart: Thieme.

Schonauer, Klaus (1993): Hölderlins Echo. Psychiatrie, Sprachkritik und die Gangarten der Subjektivität. Münster: Nodus.

Schönbauer, Leopold/Jantsch, Marlene (1970): Julius Wagener Ritter von Jauregg. In: Kolle, Kurt (Hrsg.): Große Nervenärzte. Bd. I, 2. Aufl. Stuttgart: Thieme, S. 254–266.

Schott, Heinz (1980): Elemente der Selbstanalyse in den ‹Studien über Hysterie›. Erläuterungen zum Ursprung der psychoanalytischen Technik. Gesnerus 37, 235–256.

Schott, Heinz (1981a): Der versteckte Poet in uns. Zur Sprachtheorie in der naturphilosophischen Seelenlehre von Gotthilf Heinrich von Schubert (1780–1860). Sudhoffs Arch 65, 226–250.

Schott, Heinz (1981b): Traumdeutung und Infantile Cerebrallähmung. Zu Freuds Theoriebildung. Psyche 35, 97–110.

Schott, Heinz (1981c): Selbsterfahrung im «Gestaltkreis». Über Viktor von Weizsäckers Theoriebildung. Nervenarzt 52, 418–422.

Schott, Heinz (1982): Die Mitteilung des Lebensfeuers. Zum therapeutischen Konzept von Franz Anton Mesmer (1734–1815). Medizinhistorisches Journal 17, 195–214.

Schott, Heinz (1983): Freuds Selbstversuche mit Kokain als Moment seiner Selbstanalyse. In: International Congress of the History of Medicine, 28, Paris, 1982. Actes (Hist. Sci. Méd., 17, Spec. Nos. 1 & 2). 2 Vols. Asnière: Les Editions de Mèdicine Pratique, S. 252–256.

Schott, Heinz (1984): Mesmer, Braid und Bernheim. Zur Entstehungsgeschichte des Hypnotismus. Gesnerus 41, 33–48.

Schott, Heinz (1985): Zauberspiegel der Seele. Sigmund Freud und die Geschichte der Selbstanalyse. Göttingen: Vandenhoeck und Ruprecht.

Schott, Heinz (1986a): Groddecks Selbstanalyse. In: Siefert, H. et al. (Hrsg.): Groddeck-Almanach. Basel; Frankfurt am Main: Stroemfeld, Roter Stern, S. 115–123.

Schott, Heinz (1986b): Medizingeschichtliche Aspekte zur Psychosomatik. In: Psychosomatische Störungen. Pneopädische und psychopädisch-psychotherapeutische Sicht- und Umgangsweisen. Hrsg. von J. Derbolowski und I. Middendorf. Heidelberg: Verlag für Medizin Dr. Ewald Fischer, S. 31–47.

Schott, Heinz (1987a): Das Gehirn als «Organ der Seele». Anatomische und physiologische Vorstellungen im 19. Jahrhundert. Ein Überblick. Philosophia Naturalis 60, 3–14.

Schott, Heinz (1987b): Heilkräfte aus der Maschine: Elektrische und magnetische Kuren im 18. Jahrhundert. Gesnerus 44, 55–66.

Schott, Heinz (1988a): Zum Begriff des Seelenorgans bei Johann Christian Reil (1759–1813). In: Gehirn – Nerven – Seele. Anatomie und Physiologie im Umfeld S. Th. Soemmerrings. Hrsg. von Gunter Mann u. Franz Dumont [Veröff. i. Auftr. d. Komm. für Geschichte d. Medizin u. d. Naturwissenschaften]. Stuttgart; New York: G. Fischer (Soemmerring-Forschungen; Bd. III), S. 183–210.

Schott, Heinz (1988b): Paracelsismus und chemische Medizin. Johann Baptist van Helmont zwischen Naturmystik und Naturwissenschaft. In: Meilensteine der Medizin. Hrsg. von Heinz Schott. Dortmund: Harenberg, S. 199–206.

Schott, Heinz (1990a): Zerstörende und heilende Bestrebungen des «magnetischen Lebens»: Kerners Forschungsperspektive im Kontext der zeitgenössischen Medizin. Medizin und Romantik. In: Kerner als Arzt und Seelenforscher. Beiträge zum Symposion. Im Auftrag der Stadt Weinsberg herausgegeben von Heinz Schott. Weinsberg: Verl. Nachrichtenblatt der Stadt Weinsberg, S. 443–449.

Schott, Heinz (1990b): Heilkonzepte um 1800 und ihre Anwendung in der Irrenbehandlung. In: Vom Umgang mit Irren. Beiträge zur Geschichte psychiatrischer Therapeutik. Hrsg. von Johann Glatzel, Steffen Haase u. Heinz Schott. Regensburg: Roderer, S. 17–35.

Schott, Heinz (1992a): Sympathie als Metapher in der Medizingeschichte. Würzburger Medizinhistorische Mitteilungen 10, 107–127.

Schott, Heinz (1992b): Die Stigmen des Bösen: Kulturgeschichtliche Wurzeln der Ausmerze-Ideologie. In: Wissenschaft auf Irrwegen. Biologismus – Rassenhygiene – Eugenik. Hrsg. von Peter Propping und Heinz Schott. Bonn; Berlin: Bouvier, S. 9–22.

Schott, Heinz (1993a): Die Chronik der Medizin. Dortmund: Chronik Verlag.

Schott, Heinz (1993b): Die Heilkunde des Paracelsus im Schnittpunkt von Naturphilosophie, Alchemie und Psychologie. In: Resultate und Desiderate der Paracelsus-Forschung. Hrsg. von Peter Dilg u. Hartmut Rudolph. Stuttgart: Steiner (Sudhoffs Arch: Beihefte; H. 31), S. 25–41.

Schott, Heinz (1994a): Die Wunder der verborgenen Natur – Heilkunde in der Romantik. In: Die Geheimnisse der Gesundheit. Medizin zwischen Heilkunde und Heiltechnik. Hrsg. von Peter Kemper. Frankfurt am Main; Leipzig: Insel, S. 221–238 und S. 248–249.

Schott, Heinz (1994b): Subjekt als Objekt der Forschung: Zwischen Mesmerismus und Psychoanalyse. Karl-Sudhoff-Gedächtnisvortrag. Nachrichtenblatt der Deutschen Gesellschaft für Geschichte der Medizin, Naturwissenschaft und Technik 44, 134–144.

Schott, Heinz (1995): Die Bedeutung des ärztlichen Selbstversuchs in der Medizingeschichte. In: Der verwundete Heiler. Hrsg. von Rainer G. Appell. Heidelberg: Haug, S. 13–33.

Schott, Heinz (1997a): Die Entdeckung des Unbewußten um 1900: Wissenschaftshistorische Anmerkungen zu Sigmund Freud. Berichte zur Wissenschaftsgeschichte 20 (1997), S. 287–295.

Schott, Heinz (1997b): Formen der Geistheilung in Geschichte und Gegenwart. In: Paranormologie und Religion. Hrsg. von Andreas Resch. Innsbruck: Resch Verlag, S. 323–341.

Schott, Heinz (1998a): Geistheilung aus medizinhistorischer Perspektive. Erfahrungsheilkunde 1, 9–12.
Schott, Heinz (1998b): Magie – Glaube – Aberglaube: Zur «Philosophia magna» des Paracelsus. In: Paracelsus und seine Internationale Rezeption in der Frühen Neuzeit. Beiträge zur Geschichte des Paracelsismus. Hrsg. von Heinz Schott und Ilana Zinguer: Leiden; Boston; Köln: Brill, S. 24–35.
Schott, Heinz (2000): Erotik und Sexualität im Mesmerismus. Anmerkungen zum *Käthchen von Heilbronn*. Erotik und Sexualität im Werk Heinrich von Kleists. Intern. Kolloquium (…) 1999. Heilbronn: Kleist-Archiv Sembdner, S. 152–174.
Schott, Heinz (2001a): «Lebensgeist» – Alchimist in unserem Bauch. Das Menschenbild des Paracelsus und seine Nachwirkungen. Deutsches Ärzteblatt 98, C, 299–302.
Schott, Heinz (2001b): Zur Biologisierung des Menschen. In: Wissenschaften und Wissenschaftspolitik. Bestandsaufnahmen zu Formationen, Brüchen und Kontinuitäten im Deutschland des 20. Jahrhunderts. Hrsg. von R. vom Bruch, B. Kaderas. Stuttgart: Steiner 2002, S. 99–108.
Schott, Heinz (2001c): Judentum als Krankheit. Antisemitische Konstruktionen in der neuzeitlichen Medizin. Bonn (unveröffentl. Manuskr.).
Schott, Heinz (2001d): Elektrische Medizin – Funken der Aufklärung. Deutsches Ärzteblatt 98 A, 2633–2636.
Schott, Heinz (2002): Synästhesie, Sympathie und *sensus communis*. Zur medizinischen Anthropologie in der frühen Neuzeit. In: Synästhesie. Interferenz – Transfer – Synthese der Sinne. Hrsg. von H. Adler, U. Zeuch. Würzburg: Königshausen & Neumann, S. 95–107.
Schott, Heinz (2003): Paracelsus and Psychiatry. In: Two Millenia of Psychiatry in West and East. Selected Papers from the International Symposium «History of Psychiatry on the Threshold to the 21st Century», 20.– 21. March 1999, Nagoya, Japan. Hrsg. T. Hamanaka und G. E. Berrios. Tokyo: Gakuju Shoin, S. 9–18.
Schott, Heinz (Hrsg.) (1996): Meilensteine der Medizin. Dortmund: Harenberg.
Schott, Heinz (Hrsg.) (1998): Der sympathetische Arzt. Texte zur Medizin im 18. Jahrhundert. München: Beck.
Schott, Heinz/Wolf-Braun, Barbara (1993): Zur Geschichte der Hypnose und der Entspannungsverfahren. In: Handbuch der Entspannungsverfahren. Band 1: Grundlagen und Methoden. Hrsg. von Dieter Vaitl und Franz Petermann. Weinheim: Psychologie Verlags Union, S. 113–131.
Schou, Mogens/Juel-Nielsen, N./Strömgren, E./Voldby, H. (1954): The treatment of manic psychosis by the administration of lithium salts. J Neurol Neurosurg Psychiat 17, 250–260.
Schreber, Daniel Paul (1903): Denkwürdigkeiten eines Nervenkranken. In: Bürgerliche Wahnwelt um Neunzehnhundert (Der Fall Schreber; Bd. I). Mit Aufsätzen von Franz Baumayer. Hrsg. von Peter Heiligenthal und Reinhard Volk. Wiesbaden: Fucus, S. 1–245.
Schrenk, Martin (1967): Zur Geschichte der Sozialpsychiatrie. Isolierung und Idylle als «Therapeutik der Seelenstörungen». Nervenarzt 38, 479–487.
Schrenk, Martin (1968): Drei Centenarien: Griesinger-Bonhoeffer, das «Archiv für Psychiatrie und Nervenkrankheiten» 1868–1968. Arch Psychiat Nervenkr 211, 219–233.

Schrenk, Martin (1973): Über den Umgang mit Geisteskrankheiten. Berlin; Heidelberg; New York: Springer.

Schrenk, Martin (1976): Ich bin der Arzt, Dein Herr (M. Jacobi). Historia Hospitalium. Zeitschr der Dt. Gesellschaft für Krankenhausgeschichte 11, 149–178.

Schröder, Paul (1939): Die Lehren Wernickes in ihrer Bedeutung für die heutige Psychiatrie. Z Neurol 165, 38–47.

Schroetter, Hellfried von (1956): Über die psychischen Auswirkungen hochdosierter und langdauernder Serpasil-Medikation. Mschr Psychiat Neurol 132, 335–346.

Schröter, Sonja (1994): Psychiatrie in Waldheim/Sachsen (1716–1946). Ein Beitrag zur Geschichte der forensischen Psychiatrie in Deutschland. Frankfurt am Main: Mabuse-Verlag (Mabuse-Verlag Wissenschaft; Bd. XI).

Schubert, Gotthilf Heinrich (1808): Ansichten von der Nachtseite der Naturwissenschaften. Dresden: Arnold.

Schubert, Gotthilf Heinrich (1814): Die Symbolik des Traumes (Faksimiledruck nach der Ausgabe 1814). Mit einem Nachwort von Gerhard Sauder. Heidelberg: Lambert Schneider 1968.

Schubert, Gotthilf Heinrich (1837): Die Symbolik des Traumes. Mit einem Anhange aus dem Nachlasse eines Visionärs: des J. Fr. Oberlin [...]. Neu verb. und verm. Aufl. Leipzig: Brockhaus.

Schüle, Heinrich (1878a): Klinische Psychiatrie. Specielle Pathologie und Therapie der Geisteskrankheiten. 3. völlig umgearb. Aufl. Leipzig: Vogel 1886 (Handbuch der speciellen Pathologie und Therapie, hrsg. von H. von Ziemssen. 3. Aufl. Bd. XVI).

Schüle, Heinrich (1878b): Klinische Psychiatrie/Seelenstörungen im Kindesalter. In: Handbuch der speziellen Pathologie und Therapie. Hrsg. von H. von Ziemssen. Leipzig: Vogel 2. u. 3. Aufl. unter dem Titel «Klinische Psychiatrie», Leipzig 1880 bzw. 1886.

Schüller, Artur (1918): Die Kriegsneurosen und das Publikum. Wien Med Wschr 68, Nr. 24, 1–13.

Schulte, Walter (1962): Klinik der «Anstalts»-Psychiatrie. Stuttgart: Thieme.

Schulte, Walter (1964a): Hans Berger, Lebensbild. In: Schulte, W. (Hrsg.): Epilepsie und ihre Randgebiete. München: Lehmanns, S. 343–348.

Schulte, Walter (1964b): Psychiatrische Universitätsklinik und psychiatrisches Landeskrankenhaus. Dtsch Med Wschr 89, 2065–2071.

Schulte, Walter (1969): Klinische Erfahrungen über das Herausgeraten aus der melancholischen Phase. In: Hipius, H./Selbach, H. (Hrsg.): Das depressive Syndrom. München: Urban und Schwarzenberg, S. 415–420.

Schulte, Walter (1970): Hermann Simon. In: Kolle (1963) (siehe dort).

Schulte, Walter/Tölle, Rainer (Hrsg.) (1972): Wahn. Stuttgart: Thieme.

Schultz, Johann Heinrich (1928): Autogenes Training. Dtsch Med Wschr 54, 1200–1208.

Schultz, Johann Heinrich (1982): Das autogene Training. Konzentrative Selbstentspannung. 17. Aufl. Stuttgart: Thieme.

Schultze, Walter (1934): Die Bedeutung der Rassenhygiene für Staat und Volk in Gegenwart und Zukunft. In: Erblehre und Rassenhygiene im völkischen Staat. Hrsg. von Ernst Rüdin. München: Lehmanns, S. 1–21.

Schwartz, Leonhard (1951): Die Neurosen und die dynamische Psychologie von Pierre Janet. Basel: Schwabe.
Schwarz, B./Weise, K./Thom, A. (Hrsg.) (1971): Sozialpsychiatrie in der sozialistischen Gesellschaft. Leipzig: VEB Thieme.
Schwarz, Georg Christian (1903): Über Nervenheilstätten und die Gestaltung der Arbeit als Hauptheilmittel. Ein Wort aus praktischen Erfahrungen an Ärzte und alle Förderer des Gemeinwohls gerichtet. Mit e. Einführung von P. J. Möbius. Leipzig: Barth.
Schwarz, Hans (1967): Die Bedeutung Karl Bonhoeffers für die Psychiatrie der Gegenwart. Psychiat Neurol Med Psychol 19, 81–88.
Seidel, Michael/Neumärker, Karl J. (1989): Karl Bonhoeffer und seine Stellung zur Sterilisationsgesetzgebung. In: Arbeitsgruppe zur Erforschung [...] (siehe dort), S. 269–279.
Seidler, Eduard/Posselt, Miriam (2002): Jussuf Imbrahim. Anmerkungen zu seinem wissenschaftlichen Schrifttum. Mschr Kinderhk 150, 1000–1003.
Selye, Hans (1936): A Syndrome Produced by Diverse Nocuous Agents. Nature 138, 32.
Shepherd, Gordon M. (1991): Foundations of the Neuron Doctrin. New York; Oxford: Oxford University Press (History of neuroscience; no. 6).
Shinfuku, Naotake (1977): Japan: Psychiatry and Neurology. In: International Encyclopedia of Psychiatry, Psychology, Psychoanalysis & Neurology. Vol. 6. New York: Aesculapius Publishers, S. 210–215.
Shorter, Edward (1997): A History of Psychiatry. New York: Wiley & Sons.
Shorter, Edward (1999): Geschichte der Psychiatrie. Aus dem Amerikanischen von Yvonne Badel. Berlin: Alexander Fest Verlag.
Siebenthal, W. von (1953): Die Wissenschaft vom Traum. Ergebnisse und Probleme. Mit einem Vorwort von Victor Emil Freiherr von Gebsattel. Berlin; Göttingen; Heidelberg: Springer.
Siegel, Rudolph E. (1968): Galen's System of Physiology and Medicine. An Analysis of his Doctrines and Observations on Bloodflow, Respiration, Humors and Internal Diseases. Basel; New York: Karger.
Siegel, Rudolph E. (1973): Galen on Psychology, Psychopathology, and Function and Diseases of the Nervous System. An Analysis of his Doctrines, Observations and Experiments. München; Paris; London; New York; Sydney: Karger.
Siegel, Rudolph E. (1976): Galen. On the Affected Parts. Translation from the Greek Text with Explanatory Notes. Basel; München; Paris; London; New York; Sydney: Karger.
Simon, Hermann (1926/27): Arbeitstherapie in der Irrenanstalt und ihre moderne Ausgestaltung. Versammlung des Vereins der Irrenärzte Niedersachsens und Westfalens. Hannover 1926. Allg Z Psychiat 86, 446–451.
Simon, Hermann (1929): Aktivere Krankenbehandlung in der Irrenanstalt. Berlin: de Gruyter. Nachdruck 1969, hrsg. von W. Th. Winkler.
Skinner, Burrhos F. (1938): The behavior of organism. New York: Appleton-Century-Crofts.
Skinner, Burrhos F. (1953): Science and human behavior. New York: MacMillan.
Snell, Ludwig (1864): Mitteilungen über eine in Hildesheim eingerichtete Ackerbaukolonie für Geisteskranke. Allg Z Psychiat 21, Suppl, 46–48.

Snell, Ludwig (1865): Über Monomanie als primäre Form der Seelenstörung. Allg Z Psychiat 22, 368–379.

Snell, Ludwig (1872): Zur Erinnerung an Maximilian Jacobi. Allg Z Psychiat 28, 415–424.

Soemmerring, Samuel Thomas (1796): Über das Organ der Seele. Königsberg: Nicolovius. (Mit I. Kants Stellungnahme im Anhang).

Solomon, Philip/Patch, Vernon D. (eds.) (1969): Handbook of Psychiatry. Los Altos: Lange Medical Publications.

Sommer, Robert (1893): Die Beziehung von morphologischen Abnormitäten zu den endogenen Nerven- und Geisteskrankheiten. Zbl Nervenhk 16, 561–573.

Sommer, Robert (1894): Diagnostik der Nervenkrankheiten. Wien: Urban & Schwarzenberg.

Specht, G. (1913): Zur Frage der exogenen Schädigungstypen. Zbl Ges Neurol Psychiat 19, 104–115.

Spieß, Christian Heinrich (1795–96): Biographien der Wahnsinnigen. Ausgewählt, hrsg. und mit einem Nachwort versehen von Wolfgang Promies. 2. Aufl. Darmstadt; Neuwied: Luchterhand 1976 (Sammlung Luchterhand; Bd. 211).

Spiske, Hilmar (1975): Bibliographie zur Geschichte der Anstaltspsychiatrie. Neumünster: Wachholtz (Kieler Beiträge zur Geschichte der Medizin und Pharmazie; Bd. XIV).

Spitzer, R. L./Endicott, J./Gibbons, M. (1979): Crossing the Border into Borderline Personality and Borderline Schizophrenia. Arch Gen Psychiat 36, 17–24.

Sprenger, Jakob/Institoris, Heinrich (1487): Der Hexenhammer. Zum ersten Mal ins Deutsche übertr. u. eingel. von J. W. R. Schmidt. 3. Aufl. Berlin: Barsdorf 1923.

Springer, Alfred (1991): Historiography and History of Psychiatry in Austria. Hist Psychiat 2, 251–261.

Spurzheim, Johann Christoph (1818): Beobachtungen über den Wahnsinn und die damit verwandten Gemüthskrankheiten. Mit e. Vorrede u. einigen Anmerkungsversuchen durch E. von Embden. Hamburg: Perthes u. Besser.

Staden, Heinrich von (1996): Alexandrien als das Zentrum der medizinischen Forschung. Herophilos und die frühe Menschenanatomie. In: Meilensteine der Medizin. Hrsg. von Heinz Schott. Dortmund: Harenberg, S. 67–73.

Staehelin, J. E. (1957): Zur Geschichte der Psychiatrie des Islam. Schweiz Med Wschr 87, 1151–1153.

Stahl, Georg Ernst (1695): Über die Bedeutung des synergischen Prinzips für die Heilkunde (= Propempticon inaugurale de synergeia naturae in medendo; Halle 1695). In: Georg Ernst Stahl [4 Schriften]. Eingeleitet u. ins Deutsche übertragen von Bernward Josef Gottlieb. Leipzig: Barth 1961 (Sudhoffs Klassiker der Medizin; Bd. 36), S. 24–38.

Stamm, R./Bühler, K.-E. (2001): Vulnerabilitätskonzepte bei psychischen Störungen. Fortschr Neurol Psychiat 69, 300–309.

Stanton, A./Schwartz, N. (1954): The mental hospital. New York: Basic Books.

Steck, H. (1927): Psychiatry et Biology. Schweiz Med Wschr 57, 436–452.

Steinberg, Holger (1999): Karl Ludwig Kahlbaum – Leben und Werk bis zur Zeit seines Bekanntwerdens. Fortschr Neurol Psychiat 67, 367–372.

Steinberg, Holger (Hrsg.) (2002): Der Briefwechsel zwischen Wilhelm Wundt und Emil Kraepelin. Berlin; Göttingen: Huber.
Steinebrunner, Walter (1971): Zwei Züricher Krankenhausplanungen des 19. Jahrhunderts. Med. Diss. Zürich.
Stern, Heinrich (1918): Die hysterischen Bewegungsstörungen als Massenerscheinung im Krieg, ihre Entstehung und Prognose. Z Ges Neurol Psychiat 39, 246–281.
Sternbach, Leo H. (1978): The benzodiazepine story. Progr drug res (Basel) 22, 229–266. Deutsch: Die Benzodiazepin-Story. In: Linde, O. (1988) (siehe dort).
Stertz, Georg (1970): Karl Bonhoeffer (1963–1970). In: Kolle, K. (Hrsg.): Große Nervenärzte. Bd. I. 2. Aufl. Stuttgart: Thieme, S. 17–26.
Steudel, Johannes (1942): Zur Geschichte der Lehre von den Greisenkrankheiten. Sudhoffs Arch für Geschichte der Medizin und der Naturwissenschaften 35, 1–27.
Stobäus, Ricarda (1995): Gottfried Ewald. Neurologe und Psychiater in Göttingen. Ein biographischer Versuch. Med. Diss. Göttingen.
Storch, Alfred (1925): Über den psychobiologischen Aufbau der Schizophrenie. Z Ges Neurol Psychiat 101, 748–769.
Storch, Johann (1748): Von den Kranckheiten der Weiber: IIter Band, [...] Welche den Jungfernstand betreffen. Gotha: Mevius.
Straus, Erwin (1935): Vom Sinn der Sinne. Berlin; Göttingen; Heidelberg: Springer.
Straus, Erwin (1960): Die Psychologie der menschlichen Welt. Gesammelte Schriften. Berlin: Springer.
Straus, Erwin (1963): Philosophische Grundfragen der Psychiatrie II: Psychiatrie und Philosophie. In: Gruhle, H. W. et al. (Hrsg.). Psychiatrie der Gegenwart. Bd. I/2. Berlin; Göttingen; Heidelberg: Springer, S. 926–996.
Strohmayer, W. (1910): Vorlesungen über die Psychopathologie des Kindesalters. Tübingen: Laupp.
Strömgren, Erik (1989): Die Bedeutung des sensitiven Beziehungswahns. Fundamenta Psychiatrica 3, 73–76.
Strotzka, Hans (1965): Einführung in die Sozialpsychiatrie. Reinbek: Rowohlt (2. Aufl. 1972).
Stubbe, Hannes (2000): Der Goaner José Custódio de Faria (30. 5. 1756–20. 9. 1819) und die Hypnose durch Suggestion. Ein Dialog indischer und europäischer Psychologie? In: Portugal, Indien und Deutschland. Akten der V. Deutsch-Portugiesischen Arbeitsgespräche (Köln 1998). Köln; Lisboa: Zentrum Portugiesischsprachige Welt Universität zu Köln und Centro de Estudos Históricos Universidade de Lisboa, S. 71–86.
Stubenvoll, Fritz Beda (1906): Alkoholismus und Tuberkulose. Berlin: Verlag Deutscher Arbeiter-Abstinenten-Bund 1909.
Sulloway, Frank J. (1982): Freud. Biologe der Seele. Jenseits der psychoanalytischen Legende. Hohenheim: Maschke.
Süß, Sonja (1999): Politisch mißbraucht? Psychiatrie und Staatssicherheit in der DDR. Berlin: Links.
Szasz, T. S. (1961): The myth of mental illness. Foundation of a theory of personal conduct. New York: Hoeber-Harper.

Szasz, T. S. (1963): Law, liberty and psychiatry. New York: MacMillan.
Tardieu, A. (1872): Etude médico-légale sur la folie. Paris: Baillière.
Taylor, Bayard (1967): Haschisch-Visionen. In: Reavis, E. (Hrsg.): Rauschgiftesser erzählen. Frankfurt am Main: Bärmeier und Nickel.
Tellenbach, Hubertus (1974): Melancholie. Problemgeschichte – Endogenität – Typologie – Pathogenese – Klinik. 2. erw. Aufl. Berlin; Heidelberg; New York: Springer.
Tellenbach, Hubertus (1992): Schwermut, Wahn und Fallsucht in der abendländischen Dichtung. Hürtgenwald: Pressler (Schriften zu Psychopathologie, Kunst und Literatur; Bd. IV).
Theiss-Abendroth, Peter (2000): Zur Kontinuität biologischer Modelle in der Psychiatrie: die Melancholie als Hirnkrankheit in der scholastischen Psychologie. Psychiat Prax 27 (2000), 107–111.
Thomas, William Isaac (1965): Personen- und Sozialverhalten. Neuwied: Luchterhand.
Tischer, Achim (1996): «Die Macht der hypnotischen Suggestion». In: Die Macht der hypnotischen Suggestion: Die Bremer Künstler der Prinzhorn-Sammlung. Hrsg. von Achim Tischer. Bremen: Donat, S. 30–37.
Tölle, Rainer (1973): In memoriam Walter Schulte 1910–1972. Nervenarzt 44, 275–278.
Tölle, Rainer (1992): Über den Umgang mit Wahnkranken, dargestellt am Beispiel einer Erzählung von E. T. A. Hoffmann. Fundamenta Psychiatrica 6, 154–156.
Tölle, Rainer (1994): Die Tübinger Psychiatrie-Schule. Fundamenta Psychiatrica 8, 170–175.
Tölle, Rainer (1996a): Die Tübinger Schule: Ursprung der Mehrdimensionalen Psychiatrie. In: Wiedemann, G./Buchkremer, G. (Hrsg.): Mehrdimensionale Psychiatrie. Stuttgart: Fischer.
Tölle, Rainer (1996b): Dissoziative Identitätsstörung (Doppelleben) in der Psychopathologie und in der Dichtung. Z Klin Psychol Psychiat Psychother 44, 174–185.
Tölle, Rainer (1996c): Vom Schlafdefizit zur Wachtherapie. Zur Entwicklung des antidepressiven Schlafentzuges. In: Kasper, Siegfried/Möller, Hans-Jürgen (Hrsg.): Therapeutischer Schlafentzug. Wien; New York: Springer.
Tölle, Rainer (1997): Stationäre Psychiatrie 1894 aus der Sicht eines Patienten. In: Nissen, G./Badura, F. (Hrsg.): Schriftenreihe der Deutschen Gesellschaft für Geschichte der Nervenheilkunde. Bd. III. Würzburg: Königshausen u. Neumann, S. 205–212.
Tölle, Rainer (1999a): Tagtraum und Nebenrealität in einem nach der Natur entworfenen Märchen von E. T. A. Hoffmann. Fundamenta Psychiatrica 13, 136–138.
Tölle, Rainer (1999b): Kraepelin, Freud und Bleuler in komparativ-biographischer Sicht. Fundamenta Psychiatrica 13, 173–179.
Tölle, Rainer (1999c): Wahnforschung auf dem Boden der Tübinger Psychiatrie. In: Förster, K./Leonhardt, M./Buchkremer, G. (Hrsg.): Wahn und Massenmord. Nürtingen: Sindlinger-Buchartz, S. 70–84.
Tölle, Rainer (1999d): Psychiatrische Dimensionen. In: Folkerts, H./Schonauer, K./ Tölle, R. (Hrsg.): Dimensionen der Psychiatrie. Wegweisung zur Orientierung in einem unübersichtlichen Gebiet. Stuttgart: Thieme.

Tölle, Rainer (2000): Ferdinand Kehrers Beiträge zur Psychiatrie und Psychotherapie. In: Nissen, G./Badura, F. (Hrsg.): Schriftenreihe der Deutschen Gesellschaft für Geschichte der Nervenheilkunde. Bd. VI. Würzburg: Königshausen, S. 291–301.

Tölle, Rainer (2002): Wilhelm Griesingers magna charta der Psychiatrie. Zur Rezeptions- und Wirkungsgeschichte. Fortschr Neurol Psychiat 70, 613–619.

Tramer, Moritz (1947): Das Seelenleben des Jugendlichen. Seine Eigenarten und Schwierigkeiten. Schwarzenburg: Gerber.

Tuke, Samuel (1813): Description of the Retreat [...]. York: Alexander. Deutsch in: Maximilian Jacobi: Sammlungen für die Heilkunde der Gemüthskrankheiten. Bd. I. Elberfeld: Schön. 1822, S. 1–264.

Uchimura, Yushi (1956): Imu, eine psychoreaktive Erscheinung der Ainu-Frauen. Nervenarzt 27, 545–540.

Uchtenhagen, Ambros (2000): Substitutionsbehandlung der Opiatabhängigkeit. In: Helmchen, H. et al. (Hrsg.): Psychiatrie der Gegenwart. Bd. VI. 4. Aufl. Berlin; Heidelberg; New York: Springer, S. 601–630.

Verschuer, Otmar von (1937): Erbpathologie. Ein Lehrbuch für Ärzte und Medizinstudierende. Dresden; Leipzig: Steinkopf (Medizinische Praxis; Bd. XVIII).

Verschuer, Otmar von (1941): Leitfaden der Rassenhygiene. Leipzig: Thieme.

Vianden, H. H. (1985): Die Einführung der deutschen Medizin im Japan der Meiji-Zeit. Düsseldorf: Triltsch (Düsseldorfer Arbeiten zur Geschichte der Medizin; Bd. 59).

Villinger, Werner (1950): Robert Gaupp 80 Jahre alt. Dtsch Med Wschr 75, 1732.

Villinger, Werner (1935): Erfahrungen mit dem Erbkrankheitenverhütungsgesetz. Z Psych Hyg 8, 70–85.

Virchow, Rudolf (1858): Die Cellularpathologie in ihrer Begründung auf physiologische und pathologische Gewebelehre. Berlin: Hirschwald.

Vliegen, Josef (1980): Die Einheitspsychose. Stuttgart: Enke.

Vliegen, Josef (1986): Einheitspsychose. In: Lexikon der Psychiatrie. Hrsg. von Christian Müller. 2., neubearb. u. erw. Aufl. Berlin; Heidelberg; New York: Springer, S. 217–220.

Vögler, Gisela (Hrsg.)/Welck, Karin von/Legnaro, Aldo (1981): Rausch und Realität. Teil 1. Köln: Rautenstrauch-Joest-Museum, S. 64–72.

Volke, Werner (1978): Hölderlin in Tübingen. Marbacher Magazin Sonderheft 11, 2. Aufl. Marbach: Deutsche Schillergesellschaft 1983.

Völker, Ludwig (1983): «Komm, heilige Melancholie». Eine Anthologie deutscher Melancholie-Gedichte. Stuttgart: Reckland.

Voss, G. (1914): Der Einfluss der sozialen Lage auf Nerven- und Geisteskrankheiten, Selbstmord und Verbrechen. In: Mosse, Max/Tugendreich, Gustav (Hrsg.): Krankheit und soziale Lage. München: Lehmanns, S. 400–472.

Wagner von Jauregg, Julius (1917): Erfahrungen über Kriegsneurosen. Wien Med Wschr 67, 189–193 und 930–933.

Wagner von Jauregg, Julius (1918/19): Über die Einwirkung der Malaria auf die Progressive Paralyse. Wien Klin Wschr 52, 1075–1078.

Wagnitz, Heinrich Balthasar (1791–1794): Historische Nachrichten und Bemerkungen über die merkwürdigsten Zuchthäuser in Deutschland. 2 Bde. Halle: Gebauer.

Wahl, G./Wahl, M. (1991): Lebensunwert? Zur Frage der Abkürzung «lebensunwerten» Lebens. Spektrum der Psychiatrie 20, 252–259.

Wahrig-Schmidt, Bettina (1991): Wilhelm Griesinger (1817–1868). In: Engelhardt, Dietrich von/Hartmann, Fritz (Hrsg.): Klassiker der Medizin. Bd. 2. Von Philippe Pinel bis Viktor von Weizsäcker. München: Beck, S. 172–189.

Waiblinger, Friedrich Wilhelm (1823): Phaëton. 2 Bde. Stuttgart: Franckh.

Waiblinger, Wilhelm (1831): Friedrich Hölderlins Leben, Dichtung und Wahnsinn. Leipzig: Brockhaus. Zitiert nach der Ausgabe der Schwäbischen Verlagsgesellschaft Wurmlingen 1982. Mit einem Nachwort von Pierre Bertaux.

Waldmann, Klaus-Dieter (2001): Was wurde aus den Rodewischer Thesen? Überblick und Bilanz. In: Aktion Psychisch Kranke (Hrsg.): 25 Jahre Psychiatrie-Enquete. Bonn: Psychiatrie-Verlag.

Walter, Bernd (1996): Psychiatrie und Gesellschaft in der Moderne. Geisteskrankenfürsorge in der Provinz Westfalen zwischen Kaiserzeit und NS-Regime. Paderborn: Schöningh.

Wanke, Georg (1905): Psychiatrie und Pädagogik. Wiesbaden: Bergmann.

Watson, John B. (1924): Behaviorism. London: Kegan Trench Trubner. Deutsch: Der Behaviorismus. Stuttgart; Berlin; Leipzig: Deutsche Verlagsanstalt 1930.

Watzl, Hans (2000): Geschichte des Alkohols. In: Suchtlexikon. Hrsg. von Franz Simmer unter Mitarbeit von Petra Andreas-Siller. München; Wien: Oldenbourg, S. 276–282.

Weber, Ludwig Wilhelm (1917): Hysterische Schüttelerkrankung und «Insufficientia vertebrae». Schanz Münch Med Wschr 64, 605–606.

Weber, Matthias M. (1993): Ernst Rüdin. Eine kritische Biographie. Berlin; Heidelberg; New York: Springer.

Weber, Matthias M. (2001): Entstehungsfaktoren der modernen Psychopharmakologie. In: Nissen, G./Badura, F. (Hrsg.): Schriftenreihe der Deutschen Gesellschaft für Geschichte der Nervenheilkunde. Bd. VII. Würzburg: Königshausen, S. 349–362.

Wehberg, H. (1887): Wider den Missbrauch des Alkoholes, zumal am Krankenbette. Medicinische und volkswirthschaftliche Betrachtungen. Berlin; Neuwied: Heuser.

Weichbrodt, R. (1921): Der Dichter Lenz. Eine Pathographie. Arch Psychiat Nervenkr 62, 153–187.

Weikard, Melchior Adam (1775): Der philosophische Arzt. 1. Stück. Frankfurt am Main; Hanau; Leipzig [o. V.].

Weil, A. (1938): Die optischen Wahrnehmungsphänomene in der Hypoglykämie. Mschr Psychiat Neurol 100, 99–127.

Wein, Martin (1988): Die Weizsäckers. Geschichte einer deutschen Familie. Stuttgart: Deutsche Verlagsanstalt.

Weinhold, Carl August (1827): Von der Überbevölkerung in Mittel-Europa und deren Folgen auf die Staaten und deren Civilisation. Halle: Anton.

Weise, Klaus (1992): Zur Lage der Psychiatrie in Ostdeutschland. In: Müller, Hans Werner (Hrsg.): Zur psychiatrischen Versorgung in der Bundesrepublik Deutschland. Frankfurt am Main: Deutsche Zentrale für Volksgesundheitspflege.

Weizsäcker, Viktor von (1940): Der Gestaltkreis. Theorie der Einheit von Wahrnehmen und Bewegen. Leipzig: Thieme.

Weizsäcker, Viktor von (1944): Die Grundlagen der Medizin. In: Gesammelte Schriften (1986–1998) (siehe unten). Bd. VII, S. 7–28.
Weizsäcker, Viktor von (1951): Der kranke Mensch. Eine Einführung in die Medizinische Anthropologie. In: Gesammelte Schriften (siehe dort). Bd. IX, S. 315–641.
Weizsäcker, Viktor von (1956): Pathosophie. Göttingen: Vandenhoeck & Ruprecht.
Weizsäcker, Viktor von (1986–1998): Gesammelte Schriften. Bde. 1–9. Hrsg. von Peter Achilles, Dieter Janz, Martin Schrenk und Carl Friedrich von Weizsäcker. Frankfurt am Main: Suhrkamp.
Weltgesundheitsorganisation (1993): Internationale Klassifikation psychischer Störungen. ICD 10. Kapitel V (F). Klinisch-diagnostische Leitlinien, 2. Aufl. Hrsg. von H. Dilling, W. Mombour u. M. H. Schmidt. Bern; Göttingen; Toronto: Huber.
Wernicke, Carl (1874): Der aphasische Symptomenkomplex. Breslau: Cohn und Weigert.
Wernicke, Carl (1881–1883): Lehrbuch der Gehirnkrankheiten, für Aerzte und Studirende. 3 Bde. Kassel; Berlin: T. Fischer.
Wernicke, Carl (1884): Psychiatrie – Klinik der Erkrankungen des Vorderhirns. Wien: Braumüller.
Wernicke, Carl (1899/1900): Krankenvorstellungen aus der psychiatrischen Klinik in Breslau. H. 1–3. Breslau: Schletter.
Westphal, A. (Hrsg.) (1892): Carl Westphals gesammelte Abhandlungen. 2 Bde. Berlin: Hirschwald.
Westphal, Carl (1868): Nekrolog nach einer Rede gehalten zur Gedenkfeier für Griesinger. Arch Psychiat Nervenkr 1, 747–760.
Westphal, Carl (1879): Railway-spine. Berl Klin Wschr 16, 125.
Wettley, Annemarie (1953): August Forel. Ein Arztleben im Zwiespalt seiner Zeit. Salzburg: Müller.
Whytt, Robert (1766): Beobachtungen über die Natur, Ursachen und Heilung der Krankheiten, die man gemeiniglich Nerven-hypochondrische und hysterische Zufälle nennet. Mit einigen vorausgesetzten Anmerkungen über die Sympathie der Nerven. Übers. a. d. Engl. nach d. 2. Aufl. Leipzig: Fritsch.
Wieczorek, Paul (1991): In memoriam Hans Berger. Nervenarzt 62, 457–459.
Wiesel, Elie (1995): Alle Flüsse fließen ins Meer. Autobiographie. Gütersloh: Bertelsmann-Morltmann.
Wille, Ludwig (1863): Anfrage zu Non-restraint. Allg Z Psychiat 20, 434–435.
Wille, Ludwig (1868/69): Über Irren-Pflege und Irren-Anstalten. Vierteljahrsschrift für Psychiatrie II, 354–370. Kurzfassung in: Wille (1869b).
Wille, Ludwig (1869a): Die Pflegeanstalt Rheinau im Canton Zürich. Allg Z Psychiat 26, 196–223.
Wille, Ludwig (1869b): Irrenpflege und Irrenanstalt. Bericht über die Versammlung schweizerischer Irrenärzte in Rheinau 1868, Allg Z Psychiat 26, 231–244.
Wille, Ludwig (1873): Die Psychosen des Greisenalters. Allg Z Psychiat 30, 269–294.
Wille, Ludwig (1878a): Vortrag zur Eröffnung der Psychiatrischen Klinik in Basel im Sommersemester 1877. Allg Z Psychiat 34, 395–403.
Wille, Ludwig (1878b): Allgemeine Grundsätze bei der Behandlung der Psychosen. Berl Klin Wschr 15, 29–33.

Willis, Thomas (1664): Cerebri anatome: cui aecessit nervorum descriptio [...]. London: Martyn & Allestry.

Windgassen, Klaus (1989): Schizophreniebehandlung aus der Sicht des Patienten. Berlin; Heidelberg; New York: Springer.

Windgassen, Klaus/Tölle, Rainer (1996): Pädagogik in der Psychiatrie. Nervenheilkunde [Themenheft] 15, 122–172.

Windholz, G./Witherspoon, L. H. (1993): Sleep as cure for schizophrenia: a historical episode. Hist Psychiat 4, 83–93.

Winkler, Walter Theodor (1954): Zum Begriff der Ich-Anarchorese beim schizophrenen Erleben. Arch Psychiat Z Neurol 192, 234–240.

Winkler, Walter Theodor (1959): Die Ich-Mythisierung als Abwehrmaßnahme des Ich. Nervenarzt 30, 75–79.

Winkler, Walter Theodor (1965): Ernst Kretschmer als Forscher und Lehrer. Z Psychother Med Psychol 15, 72–80.

Witter, H. (1986): Geisteskrankheit, forensisch. In: Lexikon der Psychiatrie. 2., neubearb. u. erw. Aufl. Hrsg. von Christian Müller. Berlin; Heidelberg; New York: Springer, S. 302–304.

Wittkower, Eric D./Fried, J. (1958): Some problems of transcultural psychiatry. International Journal of Social psychiatry 3, 245–252.

Wlassak, Rudolf (1922): Grundriß der Alkoholfrage. Leipzig: Hirzel.

Wolff, H. (1901): Trionalkor. Zbl Nervenhk Psychiat 12, 281–283.

Wolff, Jacob (1907–1928): Die Lehre von der Krebskrankheit von den ältesten Zeiten bis zur Gegenwart. Teile 1–4. Jena: G. Fischer.

Wollenberg, Robert (1914): Nervöse Erkrankungen bei Kriegsteilnehmern. Münch Med Wschr, Nr. 44, 2181–2183.

Wolpe, J./Lazarus, A. A. (1966): Behavior therapy techniques. A guide to the treatment of neurosis. London: Pergamon.

Wolpe, J./Lazarus, A. A. (1969): The practise of behavior therapy. New York: Pergamon.

Wunderlich, Carl Reinhold August (1841): Wien und Paris. Ein Beitrag zur Geschichte und Beurteilung der gegenwärtigen Heilkunde in Deutschland und Frankreich. Nachdruck: Bern; Stuttgart; Wien: Huber 1974.

Wunderlich, Carl Reinhold August (1869): Wilhelm Griesinger. Nekrolog. Arch Heilk 10, 113–150.

Wunderlich, Carl Reinhold August (1870): Das Verhalten der Eigenwärme in Krankheiten. Leipzig: Wiegand.

Wunderlich, Carl Reinhold August (1872): Vorwort zu Griesinger (1872) (siehe dort).

Wundt, Wilhelm (1873/74): Grundzüge der physiologischen Psychologie. 2 Bde. Leipzig: Engelmann.

Wuth, Otto (1931): Die medikamentöse Therapie der Psychosen. Allg Z Psychiat 94, 1–78.

Wynne, Lyman C./Singer, M. (1965): Denkstörungen und Familienbeziehungen bei Schizophrenen. Psyche 19, 82–160.

Wyrsch, Jakob (1949): Die Tötung Geisteskranker. Mschr Neurol Psychiat 118, 305–312.

Wyrsch, Jakob (1956): Zur Geschichte und Deutung der endogenen Psychosen. Thieme: Stuttgart.

Wyrsch, Jakob (1980): Wege der Psychopathologie und Psychiatrie. In: Balmer, H. (Hrsg.): Psychologie des 20. Jahrhunderts. Bd. I. Zürich: Kindler, S. 953–1012.

Zedler, Johann Heinrich (1749): Grosses vollständiges Universal-Lexikon aller Wissenschaften und Künste [...]. Bd. 59. Leipzig; Halle: Zedler.

Zeller, Ernst Albert (1830): Das verschleierte Bild zu Sais oder die Wunder des Magnetismus. Eine Beleuchtung der Kerner'schen Seherin von Prevorst und ihrer Eröffnungen [...]. Von einem Freunde der Wahrheit. Leipzig: Weidmann.

Zeller, Gerhard (1968): Welcher psychiatrischen Schule hat Wilhelm Griesinger angehört? Ein Beitrag zum Verständnis seines Lebenswerkes und seiner Biographie. Dtsch Med J 19, 328–334.

Zeller, Gerhard (1969): Bonhoeffers wissenschaftliches Werk. Entwicklung und Bedeutung. In: Zutt et al. (1969) (siehe dort), S. 115–143.

Zeller, Gerhard (1981): Von der Heilanstalt zur Heil- und Pflegeanstalt. Fortschr Neurol Psychiat 49, 121–127.

Zeller, Gerhard (1998): Hat das psychiatrische Reformprogramm Wilhelm Griesingers aus dem Jahr 1868 heute noch eine Bedeutung? In: Mauthe, J.-H. (Hrsg.): Rehabilitationspsychiatrie. Stuttgart: Enke, S. 15–29.

Ziegler, Vickie (1994): The physician and the artist: Psychological Issues in E. T. A. Hoffmann's work. Hist Psychiat 5, 251–272.

Ziehen, Georg Theodor (1902/15): Die Geisteskrankheiten des Kindesalters. Berlin: Reichard.

Zilboorg, Gregory (1941): A History of Medical Psychology. (In collaboration with George W. Henry.) New York: Norton.

Zubin, J./Spring, B. (1977): Vulnerability – a new view of schizophrenia. J Abnorm Psychol 86, 102–126.

Zutt, Jörg (1949): Karl Bonhoeffer. Nachruf. Nervenarzt 20, 241–244. Auch in: Zutt/Straus et al. (siehe dort).

Zutt, Jörg (1963): Versuch einer anthropologischen Grundlegung der psychiatrischen Erfahrung. In: Psychiatrie der Gegenwart. Forschung und Praxis. Bd. I/2. Berlin; Göttingen; Heidelberg: Springer, S. 764–852.

Zutt, Jörg/Straus, Erwin/Scheller, Heinrich (Hrsg.) (1969): Karl Bonhoeffer zum 100. Geburtstag am 31. 03. 1968. Berlin; Heidelberg; New York: Springer.

Zweig, Stefan (1931): Die Heilung durch den Geist. Mary Baker-Eddy, Freud. Frankfurt am Main: Fischer 1966.

Personenregister

Aba Pascha, Vizekönig von Ägypten 68
Abraham, Karl 140, 466
Ackerknecht, Erwin H. 10, 49, 52–54, 102, 392 f., 517, 519
Adam 407
Adamkiewicz, Adam 525
Adler, Alfred 15, 125, 391, 465, 527
Adorno, Theodor W. 209, 507
Ahlenstiehl, Heinz 397
Albertus Magnus 407
Albu, A. 576
Alexander, Franz G. 13, 72, 133, 163, 165, 187, 365 f., 540, 555, 569
Allah 234
Alt, Konrad 284
Alzheimer, Alois 81, 87 f., 121, 322, 525 f.
Andel, A. H. van 551
Andresen, Burkhard 206
Andry, Nicolas 50, 320, 456, 517
Angelhuber, J. F. 58
Angst, Jules 414
Anton, G. 85
Aretaeus von Kappadokien 40, 231, 328 f., 392, 403, 413, 516
Aristoteles 37 f., 408, 410, 581
Arnald von Villanova 340
Artemidor von Daldis 35 f., 516
Asakku 21
Aschaffenburg, Gustav 150 f., 186
Asklepios 35, 232, 393, 485, 505, 517
Auenbrugger, L. v. 589
August der Starke, Kf. von Sachsen und Kg. von Polen 238
Ausfeld, Rudolf 301
Austin, Gregory 340
Autenrieth, Johann Heinrich Ferdinand 395
Avicenna 404
Awtokratow, P. M. 575

Ayllon, T. 401

Baader, Gerhard 288
Baastrup, Paul Christian 492
Babinski, Josef 65, 84
Bacchus 339
Baelz, Erwin 111 f., 557
Baelz, Erwin Toku 112
Baeyer, Walter von 152 f., 158 f., 186, 212, 229, 307, 365, 471, 510, 588
Baillarger, Jules Gabriel François 334, 414
Bajezid II., Sultan 233
Baker, Stewart L. 379
Balint, Michael 466 f.
Bally, Gustav 160
Balzac, Honoré de 354
Barande, Ilse 466
Barande, Robert 466
Barness, Mary 547
Barns, Bischof 114
Barthez, Paul Joseph 47
Basaglia, Franco 207, 309 f., 547, 566
Baß, Alfred 186
Bateson, Gregory 203, 580
Batra, Anil 468
Battie, William 237, 244, 253 f., 551, 563
Baudelaire, Charles 354
Bauer, Axel 47
Bauer, Eberhard 30
Baur, Erwin 529, 548
Bayle, Antoine Laurent Jessé 65, 81, 257
Beard, George Miller 361 f., 574
Bechterew, Wladimir Michailowitsch von 84, 524
Beck, Aaron T. 468
Beck, Christoph 541
Becker, Peter Emil 189
Beers, Clifford 201, 503, 556

Beine, K. H. 587
Benedetti, Gaetano 25, 400, 417
Benedikt, Moritz 89
Bennett, Sir D. H. 444, 552
Benzenhöfer, Udo 15, 176, 439, 517, 540, 542
Bergeler, E. 188
Berger, Hans 219, 548
Bergsträsser, W. 452
Beringer, Kurt 356, 591 f.
Berkeley, George 59
Bernard, Claude 165
Bernays, Martha 125 f., 190
Berner, P. 379 f.
Bernheim, Hippolyte 29, 84, 96 f., 125, 358, 363, 385, 454, 459, 461, 463 f., 533, 588
Berrios, German E. 17, 322, 365, 515, 538, 569, 571
Bersot, Henri 488
Bertaux, Pierre 395–397, 579
Bethge, Eberhard 548
Beuchelt, E. 203
Beyer, B. 207
Bichat, Marie François Xavier 82, 429, 519
Bickel, Heinrich 576
Binding, Karl 170, 182, 505, 542 f.
Bing, Robert 90
Bini, Lucio 399, 474, 476, 590
Binnig, Gerd 215
Binswanger, Ludwig sen. 263
Binswanger, Ludwig 35, 140, 155–159, 412, 417 f., 469, 471, 520, 534, 539, 548, 555, 580
Binswanger, Otto 576
Bird, F. 518
Birnbaum, Karl 105 f., 144, 187, 471, 536, 573
Bismarck, Otto Fürst von 342
Blankenburg, Wolfgang 148, 510, 538, 593
Blasius, Dirk 196, 238 f., 260, 272, 299, 558, 563
Bleuler, Eugen 13, 64, 66, 77 f., 83, 99, 106, 117, 122, 124, 133–140, 146–148, 153, 155, 201, 229 f., 250, 252, 263, 301, 333–335, 345, 392, 397, 399, 440, 462, 466, 471, 493, 531, 534 f., 537, 548 f., 564, 580, 588
Bleuler, Manfred 136, 221, 283, 398 f., 534, 548
Bloch, S. 197
Blumhardt, Johann Christoph 25
Bock, Gisela 168
Bodelschwingh, Friedrich von 261
Bodenheimer, A. R. 528
Boerhaave, Herman 406
Bonhoeffer, Karl 81, 91, 105 f., 148, 175, 182–184, 194 f., 224–228, 230, 334–336, 368 f., 371–373, 375 f., 417, 521, 526, 535, 544, 548 f., 573
Bordeu, Théophile de 47
Borroughs, William S. 351
Borst, Arno 384
Bourgoen 63
Brachfeld, O. 527
Brackertz, Karl 516
Bracton, Henry de (Henry of Bratton) 324
Bradl, Christian 262
Braid, James 458–460
Brand, Jeanne L. 14
Brandes, Gustav 439
Brandt, Karl 177, 179, 193
Brandtstätter, Horst 578
Bräunig, Peter 530
Bräutigam, Walter 400, 416, 540
Brecht, Bertolt 577
Brehmer, Hermann 341
Breuer, Josef 31, 125, 127 f., 363
Brion, Friederike 394
Broca, Pierre Paul 86, 90
Brodmann, Korbinian 87 f., 119, 121, 143, 526, 536, 547
Brosius, Caspar Max 249 f., 550
Broussais, François Joseph Victor 570
Brown, G. W. 202
Brown, John 50, 55, 330 f., 340, 360, 421, 423, 434
Brücke, Ernst Wilhelm von 125 f.
Brühl-Cramer, C. von 345
Brunn, Walter von 66, 520
Buber, Martin 158 f., 540
Büchner, Georg 279 f., 394
Bufe, E. 282

Personenregister

Bühler, K.-E. 229
Bumke, Oswald 91, 112, 371 f., 589
Bumm, Anton 558
Burckhardt, Gottlieb 590
Burgmair, Wolfgang 530 f.
Burton, Robert 413, 582
Busch, Wilhelm 189
Buytendejk, F. J. J. 540
Bynum, W. F. 17

Cabanis, Pierre Jean Georges 59, 519
Cade, John F. J. 491
Caelius Aurelianus 231
Cajal [Ramón y Cajal], Santiago 82, 524
Canetti, Elias 383, 386
Cannon, Walter B. 165
Capra, Giuseppe 25
Cardillac 53
Carlsson, Arvid 494
Caroline Mathilde, Kg.in von Dänemark 265
Carus, Carl Gustav 56 f., 95 f., 162, 518 f., 526 f.
Cassiodor 449
Catel, Werner 176, 181
Celan, Paul 193
Celsus, Aulus Cornelius 231 f., 392
Cerletti, Ugo 399, 474–476, 590
Chamberlain, Houston Stewart 110
Chamberlin, J. Edward 100
Chamisso, Adalbert 524
Champollion, Jean François 57
Charcot, Jean Martin 84, 90, 98, 125, 135, 190, 257, 359, 362, 459, 463, 524, 532
Chiarugi, Vincenzo 51, 244, 265, 274, 328, 482, 555
Choice, Moral 179
Christian VII., Kg. von Dänemark 265
Christian, Paul 164
Christoph, Herzog von Württemberg 262
Chruschtschow, Nikita 197
Clarke, Edwin 39
Claudius, Matthias 553
Cleckley, H. 365
Clérambault, Gaëtan de 210, 578
Cocteau, Jean 351

Condorcet, A. 61
Conolly, John 76, 200, 247–252, 255 f., 274, 276, 281, 286, 289, 293, 438, 440, 452, 504, 550–552, 584
Conrad, Klaus 83, 537
Cooper, David G. 210, 212, 547
Correns, Carl 217
Cowie, D. M. 473
Cranach, Michael von 180, 542
Cullen, William C. 13, 267, 331, 357 f., 360 f., 412, 573 f.
Cumming, E. 202, 447
Cumming, J. 202, 447
Curschmann, Hans 575 f.

Da Costa, J. M. 576
Dahl, W. 591
Damerow, Heinrich Philipp August 200, 250, 262, 271 f., 286–289, 449, 554, 560
Daniels, Robert 446
Daquin, Joseph 550
Darwin, Charles Robert 83, 102, 107 f., 216, 455, 465, 528
David 449
Dawson, George Gordon 19
De Quincey, Thomas 351
Debay, A. 58, 519
Dechamps, A. 486
Defoe, Daniel 551
Degkwitz, Rudolf 173, 488, 565
Delay, Jean 486
Delbrück, Anton 345
Deniker, Pierre 486
Descartes, René 329, 501
Dettweiler, Peter 341
Deutsch, Abraham Adolf 186
Deutsch, Felix 163, 540
Devereux, G. 546
Dewhurst, Kenneth 39
Dick, Hermann 249
Diepgen, Paul 56
Dilthey, Wilhelm 148
Dinzelbacher, Peter 499
Dionysos 339
Disqué, Dr. 576
Dittus, Gottliebin 25
Dittus, Katharina 25

Divry, P. 487
Döll, H. K. 454
Dörner, Klaus 237 f., 546
Double, Duncan B. 213
Dreyfus, G. L. 583
Droste, A. 281, 559
Dubois, Paul-Charles 93, 97 f., 469
Duchenne de Boulogne, Guillaume Armand 90, 432
Dührssen, Annemarie 366, 465
Dunham, Warren 202
Durham, H. W. 216
Durkheim, Émile 201
Duval, Jules 561
Dymphna, hl. 280, 559

Echo 518
Ecker, S. 479
Economo, Constantin von 214, 547
Ehrlich, E. L. 35
Eich, Wolfgang 164
Eikelmann, Bernd 316, 318
Einzinger von Einzing, Johann Martin Maximilian 28
Eliasberg, W. 471
Ellenberger, Henri F. 14 f., 25, 93, 99, 459, 515, 532, 574, 588
Emminghaus, Hermann 118, 320 f., 538, 568
Empedokles 581
Engel, George L. 145, 229
Engländer, Martin 190
Enke, W. 591
Ennemoser, Joseph 59, 162
Enquist, Per Olov 555
Entres, J. L. 217
Epikur 38
Erasistratos von Keos 38
Erb, Wilhelm Heinrich 91, 524, 576
Erichsen, J. E. 370
Erickson, Milton H. 463
Ernst, Cécile 31
Ernst, Klaus 444, 488, 547, 566
Erpel, Fritz 278
Eschenmayer, Adolf Karl August 518, 520
Esmarch, Johann 81
Esquirol, Jean Etienne Dominique 10, 13, 59–66, 100, 116, 147, 161 f., 200, 217,
229, 257 f., 260, 262, 273 f., 276 f., 320, 322, 328, 337, 364 f., 380, 383, 388, 408 f., 412, 419 f., 428–432, 434, 438, 446, 449, 548, 552, 563, 572
Essen-Möller, E. 217
Evilija 233
Ewald, Gottfried 185
Ey, Henry 65, 83, 159, 540

Fallada, Hans (Rudolf Ditzen) 351
Falret, Jean Pierre 84, 326, 334, 413, 527 f., 572
Falret, Jules 572
Faltlhauser, Valentin 171, 301
Faraday, Michael 432, 590
Faria, Abbé 459
Faris, Robert E. 202
Farndale, J. 315
Faulkner, William 340
Faulstich, Heinz 168, 174 f., 177–180, 299, 542, 557, 585
Federn, Paul 399, 465
Feindel, William 524
Ferber, C. von 546
Fichtner, Gerhard 158, 170, 394
Ficino, Marsilio 43, 381 f., 578
Finkelnburg, Carl Maria 546
Finsen, Niels Ryberg 478
Finzen, Asmus 200, 500, 546, 567
Fischer, Eugen 529
Fischer, Frank 173, 566
Fischer, Friedrich Theodor 396
Fischer, Max 201, 261, 314, 548
Fischer-Homberger, Esther 324 f., 369, 374
Flashar, Hellmut 403, 410, 581
Flechsig, Paul Emil 82, 86, 118, 524, 547
Fleck, Ulrich 120
Flemming, Carl Friedrich 250, 287–290, 483, 518, 554, 560–562, 582
Foerster, Otfried 90, 548
Folkerts, Here 476
Forel, August 82, 110, 120, 135, 263, 345–347, 461 f., 534, 556, 588
Forman, Milos 477
Forsbach, Ralf 545
Forster, Rudolf 567

Personenregister

Foucault, Michel 11, 16 f., 209 f.,
  546 f.
Foudraine, Jan 207 f., 546
Franck, Sebastian 340
Frank, Johann Peter 519
Frank, Joseph 189, 255
Frankl, Viktor E. 186, 469, 545
Frederik VI., Kg. von Dänemark 266
Freeman, Walter 479
Freud, Anna 125 f., 186, 466
Freud, Sigmund 12–15, 31 f., 35, 49, 66,
  72, 77, 83, 86, 93–99, 122, 124–139,
  147, 156–158, 163, 186, 190, 203,
  209 f., 220, 353 f., 357 f., 362–365, 370,
  372, 375, 377, 383–387, 390 f., 399,
  416, 454 f., 459, 464 f., 471, 518, 524–
  527, 532–534, 540, 546, 556, 574 f.,
  578, 582, 587 f., 592
Freud, Sophie 131
Freytag, Nils 28
Friedenreich, Alexander 555
Friedreich, H. B. 518
Friedreich, Nikolaus 91
Friedrich, Caspar David 519
Fröbel, Friedrich 320
Fromm, Erich 188
Fromm-Reichmann, Frieda 187, 400
Fujikawa, Y. 557

Galen 33, 38–40, 220, 321, 328, 340,
  404 f., 408, 421, 428 f., 515
Galen, Clemens August Graf 179
Gall, Franz Joseph 54, 60, 79 f., 95, 100,
  383, 422, 426, 432, 523, 571
Galton, Francis 104, 109 f., 139,
  528 f.
Galvani, Luigi 220
Gaßner, Josef 24–26
Gaupp, Robert 77 f., 106, 124, 141–146,
  148, 150, 153, 155, 182–184, 224–229,
  334, 337, 352, 368, 371, 373–377, 389–
  391, 418, 471, 526, 534–538, 543 f.,
  548 f., 576, 578
Gaupp, Robert jr. 548
Gautier, Théophile 354
Gebsattel, Viktor Emil Freiherr von
  155 f., 417, 539
Geduldig, Cordula 289, 551

Georg III., Kg. von England 254, 265 f.
Gersch, Hubert 394
Geyer-Kordesch, Johanna 517
Giedke, Adelheid 382 f.
Gilman, Sander L. 190
Girolamo, G. de 310 f.
Glusman, Semjon 197
Gmelin, Eberhard 382
Gobineau, Joseph Arthur 104, 110, 191
Goethe, Johann Wolfgang von 79, 95 f.,
  519, 553
Goffman, Erving 16, 202, 207 f., 292,
  307, 312, 499, 566
Gogh, Theo van 278
Gogh, Vincent van 277 f., 451
Goldar, Johan C. 530
Goldberger, J. 546
Goldstein, Kurt 526
Golgi, Camillo 82
Gorbatschow, Michail 198
Graf, Otto 531
Green, Hannah 400
Greenson, R. 588
Griesinger, Wilhelm 31, 55, 64–78, 85,
  90 f., 117 f., 134, 141, 156, 161 f., 200,
  218, 229, 246, 248–250, 253, 265, 271,
  281 f., 285 f., 288–292, 298, 301, 303,
  314, 320, 322, 332 f., 337, 372, 399,
  413, 439 f., 449, 481, 496, 520–525,
  529 f., 534, 549 f., 553 f., 560–562, 568,
  586
Grigorenko, Pjotr 197
Grinker, R. R. 378
Grinstein, Alexander 532
Groddeck, Georg 163, 532, 540
Groos, F. 518
Groß, H. 553
Grotjahn, Alfred 201, 557
Gruber, Max 346
Gruhle, Hans Walter 149, 186, 545
Grünthal, E. 188
Grüsser, Otto-Joachim 592
Gudden, Bernhard Alois von 82, 86, 118,
  134 f., 243, 271, 293, 525, 554, 562
Gudmundsson, Óttar 266, 555
Guentz, Edward W. 568
Guislain, Joseph 235, 265, 332, 571 f.
Gunderson, J. G. 447

Gütt, Arthur 192
Guttman, E. 188
Guttmann, Ludwig 526

Habermann, Paul 384
Habermas, Jürgen 209
Haeckel, Ernst Heinrich Philipp August 107 f., 546
Haenel, Thomas 354
Häfner, Heinz 153, 538
Hager 225, 390
Haindorf, Alexander 424, 433, 518, 542
Haisch, Erich 259, 449, 452 f., 565
Hall, Frank 355, 479, 483, 590
Hallaher, Fredrik 555
Haller, Albrecht 357
Hallervorden, Julius 182, 530
Hamlet 129
Hanauer, Josef 24
Hansemann, D. von 337
Hansjakob, Heinrich 477, 484, 503, 554
Hansjakob, Philipp 554
Hare, D. 365
Harl, J. M. 486
Harlfinger, Hans-Peter 283, 437 f., 445, 583
Harms, E. 568
Hartmann, Heinz 133
Haslam, John 552
Hassler, Rolf 547
Hauffe, Friederike 280, 457
Hauptmann, Alfred 187, 577
Hayner, Christian August Fürchtegott 248, 271, 557
Hecker, Ewald 117, 334, 530
Hegel, Georg Wilhelm Friedrich 52, 288, 508
Heidegger, Martin 157 f., 417 f.
Heidenhain, Adolf 143
Heiligenthal, Peter 386
Heim, Edgar 446
Heimann, Hans 522
Heine, Heinrich 22, 522 f.
Heinrich VIII., Kg. von England 551
Heinroth, Johann Christian August 54 f., 65, 162, 239, 243, 261, 328, 409, 412, 420, 422–425, 434, 449, 583
Heinze, Hans 181

Held, Tilo 280
Hell, Daniel 534
Helmchen, Hanfried 197, 472, 592
Helmholtz, Hermann Julius Ferdinand von 531
Helmont, Johann Baptist van 41, 43–45, 407, 570, 581
Hemperich, R. D. 453, 565
Henn, F. 479
Henseler, Heinz 572
Herakles 581
Herbarth, J. F. 521 f.
Herodot 19, 553
Herophilos von Chaldekon 38, 516
Herpertz, Sabine 364
Hertz, Carl 262
Hess, Walter Rudolf 214
Hesse, Hermann 578
Heyde, Werner 177, 180
Heyn, Johanna Christiana 395
Hildegard von Bingen 22 f.
Hilferding, Margarethe 186
Hill, Robert Gardiner 200, 247, 251, 256, 274
Hillebrand, Raimund 175
Hippius, Hanns 12, 373, 480
Hippokrates 33–35, 37, 40, 231, 358, 403 f., 425, 430, 435 f., 515 f.
Hirschmüller, Albrecht 126, 132, 532 f., 576
Hirth 557
His, Wilhelm 82, 135, 524
Hitler, Adolf 167, 176 f., 179
Hitzig, Eduard 135
Hitzig, Friedrich 524
Hitzig, Julius Eduard 524
Hobson, H. J. 308
Hoche, Alfred Erich 170, 182, 385, 471, 505, 542 f., 589
Hoenig, J. 579
Hofer, Gunter 361, 578
Hofer, Hans-Georg 577
Hoff, H. 188
Hoffmann, Ernst Theodor Amadeus 53, 524
Hoffmann, Heinrich 321, 449
Hoffmann, Hermann 143, 544
Hoffmann, Nicolas 98

Hofmann, Albert 356
Hogarty, G. E. 494
Hölderlin, Friedrich 280, 394–397, 549, 579
Holdorff, Bernd 91
Hole, Günter 406, 463, 573, 588
Hollingshead, A. B. 202
Homburger, August 568
Homer 38
Hopfner, Th. 35
Horkheimer, Max 507
Horn, Ernst 51, 65, 300, 314, 421, 424, 431, 449, 453 f., 521, 583
Horn, Paul 372
Horney, Karen 133, 163, 187
Horst, H. van der 540
Horstmann, Ulrich 582
Hounsfield, Godfrey N. 215
Howard, John 240
Howell, J.-E. 579
Huber, G. 398
Hufeland, Christoph Wilhelm 341, 345, 431, 542
Hugo, Victor 354
Huguenin, Gustav 134
Humboldt, Alexander von 336
Hunter, Richard 17
Huntington, George S. 90
Huss, Magnus 345
Husserl, Edmund 147 f., 155, 157, 417, 538 f.

Ideler, Carl Wilhelm 261, 296, 379, 425, 427, 429, 518, 521, 524, 550, 578
Ilberg, Georg 200 f., 260
Institoris, Heinrich 577
Ireland, W. W. 568, 580
Isserlin, Max 532

Jackson, John Hughlings 83, 90, 96, 556
Jacob 571
Jacob, Kg. von England 350
Jacobi, Friedrich Heinrich 553
Jacobi, Maximilian 40, 54 f., 67, 70, 250, 254, 260, 262, 270, 285, 287, 293, 425, 431 f., 437 f., 441, 447, 449, 533
Jacobson, Edmund 469
Jaensch, Walther 192

Jahoda, Maria 585
Jahrreis, W. 188
Janet, Pierre 13, 15, 93, 97–99, 363, 527, 575
Janssen, Paul 487
Jantsch, Marlene 524
Janzarik, Werner 150, 398
Jarcke, Karl Ernst 569
Jaspers, Karl Theodor 55, 146–153, 390, 451, 471, 529, 537–539, 545, 563
Jessen, Peter Willers 81, 284, 518
Jesus Christus 22, 24–26
Jetter, Dieter 17, 62, 232, 234–238, 255, 520, 549
Jofré, Gilabert 234
Johannes, Evangelist 22
Jolly, Friedrich 91
Jones, Ernest 98, 448
Jones, Maxwell 580
Joppien, Ingeborg 579
Joseph 35
Joseph II., Kaiser von Österreich 24, 238, 263
Jossmann, P. B. 548
Jost, Alfred 542
Julius, Nicolaus Heinrich 314
Jung, C. G. (Carl Gustav) 15, 125, 133, 139 f., 158, 219, 344, 399, 465, 532–536
Jung, Richard 219, 577
Just, Günter 217

Kächele, H. 588
Kaempf, Johannes 40, 430, 516
Kahlbaum, Karl Ludwig 103, 117 f., 147, 151, 262, 294, 321, 328, 334, 388, 414, 447, 452, 530, 562, 582
Kahn, Eugen 145, 537
Kalinowski, Lothar B. 188, 545
Kallmann, Franz 217
Kanig, Karl 220
Kanner, Leo 188, 569
Kant, Fritz 187
Kant, Immanuel 55, 148, 420
Kant, Otto 142, 158, 187, 391
Kardiner, Abram 378
Katzenstein, Ursula P. 444
Kaufmann, Luc 580

Kehrer, Ferdinand Adalbert 144, 146, 185, 229, 371, 373 f., 377, 390, 443, 471, 544, 578, 589
Keller, Gottfried 411, 550
Kempner, Salomea 186
Kennedy, John F. 307
Kernberg, Otto F. 367 f.
Kerner, Justinus 10, 28–30, 52 f., 140, 280, 433, 457, 518 f., 579, 592
Kersting, Franz-Werner 299, 542
Kick, H. 207
Kieser, Dietrich Georg von 518
Kimura, Bin 540
Kinkel, Gottfried 550
Kirchhoff, Theodor 11 f., 103, 238, 272, 452, 550, 557, 580
Kisker, Karl Peter 213, 453, 565
Klaesi, Jakob 140, 482, 484, 493, 535
Klee, Ernst 180, 312, 542 f.
Klein, Melanie 466
Kleist, Heinrich von 382
Kleist, Karl 86, 525
Klemperer, Victor 545
Klenk, Wolfgang 554
Klibansky, Raymond 405, 408, 411
Kline, N. S. 486
Kluge, Carl Alexander Ferdinand 53, 95, 517, 526, 586
Knapp, M. 567
Kneipp, Sebastian 428
Knörlein, A. 264, 559
Koch, Julius Ludwig August 106, 365 f., 554, 557
Koch, Robert 13
Kogon, Eugen 384
Kohut, Heinz 187, 367
Kolasander 100
Kolb, Gustav 301
Kolle, Kurt 12
Koller, Karl 353
Kölliker, Rudolf A. 82, 524
Koreff, David F. 53, 517
Kornhuber, Hans 378
Korsakow, Sergej Sergejewitsch 573
Köstler, Leopold 253, 256, 259, 265, 270
Kraepelin, Emil 11, 13, 40, 64–66, 77, 83, 86–88, 91, 103, 106, 112 f., 116–124, 134 f., 138 f., 141, 145, 147 f., 151,
203 f., 211, 215 f., 220, 224, 227–229, 256, 264, 267–269, 327, 333–335, 337, 345 f., 365 f., 379, 388, 391 f., 397, 412, 414, 461, 471, 483, 487, 525 f., 528–532, 534, 536, 539, 555 f., 558, 568, 571 f., 580, 591
Krafft-Ebing, Richard von 86, 103, 190, 269, 294, 322, 530, 554, 561 f.
Krahl, A. 538
Krauß, Friedrich 397
Krauß, Paul 142, 144, 171, 184, 451, 535 f., 548, 590
Krehl, Ludolf von 163, 540
Kretschmer, Ernst 78, 83, 136, 141–143, 145 f., 153, 192, 216, 229 f., 337, 339, 366, 377, 383, 390 f., 414, 463, 471, 529, 532, 535–537, 548, 578, 589
Kretschmer, Wolfgang 537
Kreuter, Alma 534
Kreutz, Dr. 185
Kreutzer, A. 17, 548
Kris, Ernst 133
Kronfeld, Arthur 12, 187, 589
Krüger, Andrea 343, 346
Krüger, Johann Gottlob 455
Krüger, Stephanie 530
Kruse, Andreas 545
Kubin, Alfred 451
Kuhlenkampff, Caspar 313
Kuhn, Roland 157, 417, 490
Kuhn, Thomas S. 16, 230
Kuhs, Hubert 583
Kuiper, Piet C. 391
Kume, Sachiwo 268
Kümmel, Werner Friedrich 449
Kure, Shuzo 268 f., 470
Küster, Thomas 259, 273, 300, 405, 452, 454, 558
Kutzer, Michael 405, 518

Labitte, Gebrüder 282
Laborit, Henry 485
Lacan, Jacques 209 f., 578
Laehr, Bernhard Heinrich 174, 250, 287–291, 560–562
Laehr, Hans L. 561, 568
Laenen, L. van der 285
Laing, Ronald D. 16, 210, 212, 309

670 Personenregister

Lamarck, Jean Baptiste 100
Landauer, Karl 186
Landenberger, August 278
Landerer, Gustav 262, 283
Lang, H. 210
Lange, Carl 491, 592
Lange, Erig 305
Lange, Johannes 119, 314 f.
Lange-Eichbaum, Wilhelm 107, 142, 396, 410
Langen, D. 463
Langermann, Johann Gottfried 65, 259, 270, 285, 437, 550, 553
Laplanche, J. 132
Laquer, B. 201
Lasègue, Ernest Charles 65, 84, 572
Lauter, Hans 115, 298, 592
Lavoisier, Antoine Laurent 220
Lazarus, Moritz 71, 521, 561
LeBon, Gustave 384
Lechler, W. 59
Leff, J. N. 319
Leff, P. 203
Lefrançois, G. 468
Lehmann, Heinz E. 188, 545
Lehmann-Hohenberg 546
Lehrmann, C. 285
Leibbrand, Werner 17, 392, 517, 569
Leibholz-Bonhoeffer, Sabine 548
Leibniz, Gottfried Wilhelm 501
Leidesdorf, Max 291, 300
Leins, Claudia 544, 548
Lempp, Reinhart 195, 229, 537
Lengwiler, Martin 369
Lenin, Wladimir Iljitsch 547
Lennertz, Anne 312
Lenz, Fritz 529, 543, 548
Lenz, Jakob Michael Reinhold 279 f., 394
Leonhard, Karl 120, 308, 365 f., 573
Leopardi, Giacomo 411
Leopold von Habsburg 555
Lesky, Erna 589
Lesmosyne 99
Leupoldt, Johann Michael 426 f., 430, 433, 518, 583
Levi, Primo 545
Lévy-Strauss, Claude 210
Leygraf, Norbert 326

Lidz, Theodor 401
Liébeault, Ambroise Auguste 359, 385, 459
Liebermeister, G. 371 f.
Liebig, Justus von 482
Liebreich, Otto 482
Liégeois, Axel 265
Linde, Otfried 482, 487, 589
Lindemann, Erich 379
Linn, M. W. 560
Loch, Wolfgang 416
Locke, John 59, 61, 320, 524
Lockot, Regine 545
Loewy, Erwin 376
Lombroso, Cesare 106 f., 190 f., 396, 410, 528
Lomer, G. 207
Lorenzer, Alfred 209
Lorichius, Reinhardus 480
Löwenstein, Rudolf 133
Lucas, Prosper 100
Ludwig II., Großherzog von Baden 260
Ludwig II., Kg. von Bayern 562
Ludwig XIV., Kg. von Frankreich 257
Lukas, Evangelist 22
Lüth, Paul 322
Luther, Martin 320, 545
Lysias 381 f., 577 f.

Maeder, Alphonse 140, 399, 416
Magnan, Jacques Joseph-Valentin 83, 102 f., 106, 135, 147, 365, 528, 562
Mahir 264
Maier, Hans W. 534
Maier-Groß, Willy 187
Main, T. F. 448
Malaisé, Eugen von 90
Malcapine, Ida 17
Mann, Gunter 104 f., 527
Mann, Thomas 104
Mantell, D. M. 173
Mao Tse-tung 199
Marcel Reja siehe Meunier, Paul
Marcus, Adalbert F. 53
Marcuse, Herbert 209
Maria Theresia, Erzherzogin v. Österreich 263, 555
Markus, Evangelist 22

Martianus Capella 449
Martin von Tours, hl. 559
Marx, Karl 134, 209, 435, 508
Matthäus, Evangelist 22
Matthews, James Tilly 255, 397
Maudsley, Henry 104, 256, 552, 568
Mauz, Friedrich Robert 142 f., 227, 229, 471, 535–537, 548
Mayer, Robert 520, 571, 580
Mayer, William 548
McFarland-Icke, Bronwyn Rebekah 453
McGuffin, P. 218
McIlwhin, H. 220
McLean, P. D. 214
Mechler, Achim 103
Meduna, Ladislas von 399, 474 f., 589
Meichenbaum, D. 468
Meisl, Alfred 186
Meissner, Beate 24
Meltzer, H. 170, 176
Mendel, Gregor Johann 106, 217
Meng, Heinrich 188, 201, 546
Mengele, Josef 181 f.
Mennecke, Friedrich 180
Merguet, Hans 311, 443 f., 447, 565
Mesmer, Franz Anton 15, 25, 44, 58, 420, 432, 456 f., 515, 526 f., 586 f.
Messerschmidt, Franz Xaver 451
Mester, Horst 31 f., 515
Meunier, Paul 450
Meyer, Adolf 135, 144, 163, 201, 229, 267 f., 365 f., 465, 556
Meyer, Joachim-Ernst 229, 255, 297, 397, 471, 541, 564, 577
Meyer, Ludwig 69, 247–251, 258 f., 275, 277 f., 282 f., 286, 291, 300, 334, 412, 426, 439 f., 447, 481, 550–552, 557, 562
Meyer, Ruth 255, 397
Meynert, Theodor 55, 82, 85–87, 90, 125–127, 135, 148, 294, 525 f., 532 f.,
Micale, Mark S. 15 f.
Michel, Anneliese 32
Middelhoff, Hans-Dieter 554
Mielke, Fred 542
Milgram, Stanley 173, 542
Minkowski, Eugène 155, 417, 539
Mischo, Johannes 30, 32

Mitchell, Silas Weir 90, 362
Mitscherlich, Alexander 164 f., 209, 541 f.
Mizuno, Masafumi 269, 470
Mnemosyne 99
Möbius, Paul Julius 103, 336, 345, 365, 528
Möller, Arnulf 534
Monakow, Constantin von 89
Moniz, Egas 479, 580
Monroe, Familie 253
Montaigne, Michel de 582
Montau, Dorothea von 499
Mora, George 14, 555, 588
Moreau de Tours, Jacques Joseph 100, 106, 203, 355
Morel, Bénédict-Augustin 83, 102, 106, 247, 333, 365, 527 f., 562
Moreno, Jacob Levy 188, 470
Morgenthaler, Walter 140, 450
Morita, Shoma 470
Moritz von Hessen, Landgraf 342
Moritz, Karl Philipp 52 f.
Morpheus 481
Morris, J. N. 204
Most, Georg Friedrich 45
Müller, Christian 18, 97 f., 137, 186, 245 f., 263, 283, 300, 398, 400, 452, 487, 547, 552, 565, 590
Müller, Johannes 66 f., 521, 550
Müller, Max 140, 399, 443, 474, 535, 589
Mundt, Christoph 571
Mundy, Jaromin 283

Narciss 518
Nasher, J. L. 322
Nasse, Friedrich 40 f., 54 f., 262, 424 f., 427, 553
Nasse, Werner 262
Neander, Johann 350
Nebucadnezar 22
Neisser, Clemens 275 f.
Nerval, Gérard de 354
Neumann, Heinrich 250, 333, 525, 572
Neumann, Josef 22
Neumann, Joseph 344
Neumärker, Karl J. 548
Neuzner, Bernd 578

Personenregister

Niemann, Ulrich J. 32
Niemegers, C. J. E. 487
Nietzsche, Friedrich 104, 385, 533, 582
Nikolaus 384
Nissen, Gerhardt 15, 319–321, 568
Nissl, Franz 81 f., 87 f., 119, 121, 148, 525 f., 572
Nitsche, Paul 177, 179, 180
Noguchi, Hideyo 81
Nonne, Max 89, 368, 373, 375
Nordau, Max 105
Novalis (Frh. v. Hardenberg) 53, 469, 553
Nussbaum 285
Nüssner, Jürgen 268 f., 470, 529

O., Anna 127
O'Donovan, M. C. 218
Oberholzer, Emil 140
Oberlin, Johann Friedrich 279 f., 394, 579
Oberndorf, C. 588
Ödipus 129
Oldigs-Kerber, J. 120
Oliver, W. 589
Oppenheim, Hermann 89, 368, 370–373, 530, 575
Orth, Linda 176, 554
Osinski, Jutta 240
Österlin, Jungfer 587
Ostertag, Bertholt 182

Pagel, Walter 43
Panofsky, Erwin 408
Panse, Friedrich 247, 281, 285, 566
Pantel, J. 92
Paracelsus 12, 26 f., 29, 41–46, 60, 191, 320, 329, 340, 369, 381, 393, 408, 410, 413, 481, 501, 545, 581 f., 587
Paradis, Jungfer 587
Pargeter, William 552
Parkinson, James 90
Pascal, Blaise 581
Pasteur, Louis 13
Patch, Vernon D. 13
Paul, Vinzenz von, hl. 552
Pauleikhoff, Bernhard 15, 569
Paullini, Christian Franz 50
Pawlow, Ivan Petrowitsch 84 f., 164, 304
Payk, Theo R. 233

Peiffer, Jürgen 544
Pelman, Carl Wilhelm 244, 294, 426, 553
Perris, Carlo 414
Pestalozzi, Johann Heinrich 320
Peter, Burkhard 588
Peters, Uwe Henrik 53, 182, 186–188, 203, 359, 395 f., 412, 414, 532, 556, 579, 582, 589
Petrilowitsch, Nikolaus 546
Pfeffer, Friedrich 35, 182
Pfeifer, Wolfgang 93
Pfeiffer, Wolfgang M. 546
Pflug, Burkhard 478
Phaidros 381 f., 577 f.
Picard, Walter 312
Pichot, Pierre 18, 116, 151, 153, 538
Pick, Arnold 81, 88, 322, 526
Piek, Ludwig 186
Pienitz, Ernst 65, 260, 270, 285, 553, 557
Pigeaud, Jackie 231
Pinel, Philippe 10, 13 f., 49, 51, 53, 59–64, 66, 100, 116–118, 147, 162, 200, 216, 237, 244–246, 251 f., 257 f., 260, 273 f., 276, 328, 330, 360 f., 364 f., 408 f., 422 f., 436–438, 440, 504, 519 f., 530, 541, 550, 559, 574
Pinel, Scipion 244
Platon 15, 109, 449, 581
Platter, Felix 320
Plaut, Felix 119, 121
Plinius d. Ä. 340
Ploetz, Alfred 109 f., 542
Ploog, Detlev 216, 531
Pockels, Carl Friedrich 241 f.
Pohlisch, Kurt 543
Pontalis, J.-B. 132
Porter, Roy 15–17, 322, 515, 569, 571
Postel, J. 245
Presber, Wolfgang 444
Prichard, James Cowles 106, 364 f., 367 f., 568
Prießnitz, Vinzenz 428
Prinzhorn, Hans 450 f.
Propping, Peter 217
Pufendorf, Samuel von 569
Pussin, Jean-Baptiste 61, 245
Pythagoras 449

Radkau, Joachim 104
Rank, O. 465
Ratner 377
Rauch, Hans-Joachim 181
Rauwolf, Leonhard 591
Reagan, Ronald 308
Reavis, Edward 573
Reddaway, P. 197
Redlich, Fredrick Carl 202, 580
Rees, Jean Rawling 552
Rehm, Dr. 483
Rehm, Otto 170, 546
Reich, T. 188
Reich, Wilhelm 188
Reichardt, Martin 214
Reichert, Brigitte 568
Reichmann, Frieda von 163
Reil, Johann Christian 13, 47 f., 51, 53, 94, 96, 162, 270–272, 329–331, 416, 424, 429, 437, 440, 446, 449, 454, 481, 493, 515, 518, 570 f., 583, 589
Reimer, Hermann Andreas 262, 530, 562
Reiss, Eduard 142, 583
Reker, Thomas 445 f.
Retzer, J. F. Freiherr von 523
Reuss 482
Revenstorf, B. 588
Ribot, Théodule 538
Richartz, W. 518
Richarz, Franz 262, 452, 523, 554
Richert, H. 542
Rieger, Konrad 300, 530
Riemann, Fritz 366
Rikli, Arnold 478
Rinecker, Franz von 320, 568
Ringseis, Johann Nepomuk von 518
Ritterhaus, Dr. 374, 377
Rittmeister, John K. F. 186
Rizzoli, Antonio A. 269, 470
Roazen, Paul 133, 588
Roback, Abraham A. 12
Rochat, Louis-Lucien 344
Rockwell, Alphonso David 574
Roelcke, Volker 166, 168, 181, 361 f., 527, 541
Roemer, H. 301
Rogers, C. R. 469

Rohrer, Heinrich 215
Rokitansky, Carl von 525
Rolland, Romain 131
Roller, Christian 584
Roller, Christian Friedrich Wilhelm 61, 65, 68, 260 f., 277, 287, 289, 294, 314, 431–433, 437, 439, 447, 452, 518, 553 f., 560 f., 563, 584
Roller, Johann Christian 553
Romberg, Moritz 89, 521
Rorschach, Hermann 140, 535
Rose, F. Clifford 90
Rosen, George 17
Rosen, John N. 399
Rosenbach, Otomar 483
Rosenhan, D. L. 207 f.
Roser, Wihelm 66 f., 521
Rosner, Erhard 556
Rothschuh, Karl E. 478
Rousseau, Jean-Jacques 320
Rückert, Friedrich 548
Rüdin, Ernst 110, 119, 167, 181, 217, 529
Ruhwinkel, Bernadette 589
Rümke, H. C. 537
Rush, Benjamin 13, 51, 267, 345 f., 365, 424 f., 427, 430, 434, 447, 460, 555, 568, 574
Ruska, Ernst 215
Rütten, Thomas 34, 435

S., Mathilde 132
Sabshin, Melvin 123
Sakake, Hajime 268
Sakel, Manfred Joshua 399, 473 f., 589
Saladin, Sultan 233
Sammet, Kai 560
Sarbo, Arthur von 372
Sartre, Jean-Paul 159
Saß, Henning 364, 571
Saul, König 449
Saussure, Raimon de 245
Sauvages de Lacroix, François Boissier de 47
Saxl, Fritz 408
Schaaffhausen, Hermann 523 f.
Schadewaldt, Hans 340, 343, 396
Schäfer, Karin 546
Schäffer, C. 192

Schamasch 21
Schanz, A. 576
Schärer, R. 263
Scharfetter, Christian 136, 139, 153, 534 f., 539, 579
Schaudinn, Fritz 81
Scheler, Max 151, 417, 538
Scheller, Heinrich 548
Schelling, Friedrich Wilhelm Joseph 52, 75, 517, 570
Schemann, Ludwig 104, 191
Scherer, Hans-Joachim 182
Schickard, Baumeister 262
Schifferdecker, M. 538
Schilder, Paul 533 f.
Schiller, Friedrich 553
Schilpp, P. A. 538
Schimmelpenning, Gustav W. 145
Schindler, Raoul 580
Schipperges, Heinrich 15, 232 f., 234, 277
Schleker, Renate 169
Schliack, Hans 12, 373
Schmidt, Franz Joseph 555
Schmidt, Gerhard 541
Schmidt, Johann August 236
Schmidt, Paul-Otto 284, 373, 559
Schmidt-Michel, P. O. 285, 560
Schmitt, Eric 545
Schmuhl, Hans-Walter 181, 193, 541–543
Schneider, Carl 171, 180 f., 450, 538, 543
Schneider, Iris 568
Schneider, Kurt 146 f., 150–152, 186, 335 f., 365 f., 414, 538 f.
Schneider, P. J. 481
Schneider, Wolfgang 340
Schnitzler, Arthur 85 f., 104
Scholz, Willibald 88, 143, 529
Schonauer, Klaus 397
Schönbauer, Leopold 524
Schönlein, Johann 520, 529
Schott, Heinz 23, 27, 43, 45, 51 f., 83, 96 f., 100, 103, 127, 162, 164, 189, 320, 330, 353 f., 363, 381 f., 406, 422, 436, 455 f., 458–461, 478, 497, 501, 527, 548, 570, 577, 587 f., 592
Schou, Mogens 491 f.
Schreber, Daniel Gottlieb 386

Schreber, Daniel Paul 383, 386, 390, 578
Schrenk, Martin 51, 61 f., 103, 277, 437, 517, 519, 548
Schröder van der Kolk, Jacobus Ludovicus Conradus 265
Schröder, Paul 526
Schroetter, Hellfried von 486
Schubert, Gotthilf Heinrich 53, 56 f., 382, 508, 517–519, 527, 577, 579
Schüle, Heinrich 103, 261, 269, 294, 447, 554, 562
Schüller, Artur 374, 576
Schulte, Walter 219, 257, 297, 312, 413, 417, 443, 445, 447, 471, 477, 565, 584
Schultz, Johann Heinrich 462, 469
Schultz-Hencke, Harald 366, 466, 575
Schumann, Robert 523, 554
Schurz, Carl 550
Schwab, Christoph 396
Schwab, Gustav 396
Schwartz, Leonhard 99
Schwartz, N. 202
Schwarz, Hans 548
Schwarz, B. 305
Schwarz, Georg Christian 440, 584
Schwing, Gertrud 580
Scribonius Largus 353
Sechehaye, Marguerite 580
Seidel, Michael 541
Seiler, Burkhard Wilhelm 322
Selesnick, Sheldon T. 13, 72, 187, 540, 555, 569
Selye, Hans 165
Serieux, Paul 578
Sertürner, Friedrich W. 351, 481, 592
Shepherd, Gordon M. 524
Shinfuku, Naotake 269, 470, 557
Shorter, Edward 10 f., 253, 515, 569
Siebeck, Richard 164
Siebenthal, W. von 35
Siegel, Rudolph E. 39 f., 404, 515 f.
Siemen, Hans-Ludwig 180, 542
Siemerling, Ernst 589
Simon, Hermann 174, 182, 184 f., 251 f., 275 f., 303, 441, 443, 493, 584, 587
Singer, Peter 114
Sioli 525
Sjögren, T. 217

Skinner, Burrhos Frederic 468, 588
Slater, Eliot 217
Snell, Ludwig 281, 283, 291, 332, 388, 553, 559
Soemmerring, Samuel Thomas 54, 79, 330, 426
Sokrates 581
Solomon, Philip 13
Sommer, Robert 101, 201, 269, 336
Soranus von Ephesos 392, 403, 414
Spencer, Herbert 83, 108
Spiegel, J. P. 378
Spielberg, Steven 545 f.
Spielmeyer, Walter 119, 121
Spieß, Christian Heinrich 240 f.
Spitzer, R. L. 367
Sprenger, Jakob 577
Springer, Alfred 555
Sprung, R. 564
Spurzheim, Johann Christoph 422, 426, 523
Staden, Heinrich von 38
Staehelin, J. E. 234
Stahl, Georg Ernst 46–48, 517 f.
Stalin, Josef W. 196
Stamm, R. 229
Stanton, A. 202
Starkstein, Sergio E. 530
Starobinski, Jean 17
Steinberg, Holger 88, 119, 530 f.
Steinebrunner, Walter 522, 534
Stekel, Wilhelm 125
Stengel, E. 188
Stern, Heinrich 374
Sternbach, Leo H. 492
Stertz, Georg 183, 544, 548
Steudel, Johannes 322
Stobäus, Ricarda 185
Storch, Alfred 142–144
Storch, Johann 573
Straus, Erwin 92, 155, 157, 159, 187, 417, 539, 593
Strohmayer, Wilhelm 568
Strömgren, Erik 217, 537
Strotzka, Hans 546
Strümpell, Adolf 528
Stubbe, Hannes 459
Stubenvoll, Fritz Beda 341

Suckow, Johannes 181
Sugar, Nikola 186
Sullivan, Harry St. 133, 400
Sulloway, Frank J. 465, 532
Süß, Sonja 199
Sveinsson, Thortur 555
Swift, Jonathan 551 f.
Szasz, Thomas S. 16, 210 f., 309, 547

Taylor, Bayard 354
Tellenbach, Hubertus 336, 412
Tenon, Jacques René 520
Theiss-Abendroth, Peter 407
Theophrast von Hohenheim s. Paracelsus
Thomas, William Isaac 202
Thorndike, Edward L. 467, 588
Thouret 456
Thukydides 553
Thurnwald, Richard 110
Tölle, Rainer 53, 77, 141, 229, 257, 390, 477 f., 548, 586, 589
Tramer, Moritz 568
Tribolet, F. J. A. 263
Trieman, C. 319
Tschermak, Erich 217
Tuke, Familie 551
Tuke, Samuel 438
Tuke, William 244, 254, 447
Turner, T. 579

Uchimura, Yushi 112 f., 529
Uchtenhagen, Ambros 352
Ulpianus, Dometius 324

Vaughn, C. 203
Vauvenargues, Luc de Clapiers, Marquis de 521
Verschuer, Otmar von 189
Vianden, H. H. 557
Villinger, Werner 168 f., 181, 227, 548
Virchow, Rudolf 527, 550
Vliegen, Josef 569, 571
Vogt, Cécile 547
Vogt, Oskar 547
Volk, Reinhard 386
Volke, Werner 395, 579
Völker, Ludwig 411
Vollmann, Jochen 592

Volta, Alessandro 220
Voss, G. 107, 201
Vries, Hugo de 217

Wagner von Jauregg, Julius 81, 374 f., 524
Wagner, Ernst 225, 389 f., 578
Wagner, Richard 104
Wagnitz, Heinrich Balthasar 240
Wahl, G. 114
Wahl, M. 114
Wahrendorff, Ferdinand 262, 284
Waiblinger, Friedrich Wilhelm 395, 579
Waldmann, Klaus-Dieter 305
Walter, Bernd 184, 259, 299, 541 f.
Wanke, Georg 586
Wassermann, August Paul von 81
Watson, John Broadus 467, 588
Watts, James 479
Watzl, Hans 340
Weber, Ludwig Wilhelm 576
Weber, Matthias M. 288, 529, 590
Weber, Max 148
Wehberg, H. 341 f.
Weichbrodt, R. 279
Weil, Andre 488
Wein, Martin 540
Weinhold, Carl August 109, 541
Weise, Klaus 199, 305, 565
Weizsäcker, Viktor von 15, 163–165, 501, 509–511, 540 f.
Werfel, Franz 578
Werner, Zacharias 53, 524
Wernicke, Carl 55, 85–87, 147 f., 224–227, 335, 525 f., 573
Westphal, Carl 55, 69, 75, 77, 85–87, 91, 290 f., 370, 524 f., 550, 561, 575
Wettley, Annemarie 17, 392, 461, 517, 569
Weyer (Wierus, Wier), Johannes 12 f., 380 f.
Whytt, Robert 573 f.
Wiesel, Elie 545
Wilhelm V. von Jülich-Kleve-Berg 380

Wille, Ludwig 86, 243, 249 f., 275–278, 286 f., 292, 294, 300, 322, 481, 483, 530, 550 f., 554, 558
Willis, Francis 254
Willis, Thomas 51, 83 f., 357 f., 524
Wilmanns, Karl 92, 186, 450
Wimmer, August 555
Winau, Rolf 91
Windgassen, Klaus 489, 586
Windholz, G. 484
Windischmann, Karl Joseph Hieronymus 518
Winkler, Walter Theodor 146, 391, 400, 451, 471, 537, 584
Witherspoon, L. H. 484
Wittkower, Eric D. 204
Wlassak, Rudolf 346 f.
Wolfersdorf, Manfred 406
Wolff, H. 489
Wolff, Jacob 406
Wölfli, Adolf 450
Wollenberg, Robert 370 f., 589
Wolpe, J. 468
Wunderlich, Carl Reinhold August 66–69, 117 f., 520–522, 530, 557, 561
Wundt, Wilhelm 118–120, 139, 203, 463, 524, 530 f.
Wurm, Theophil 179, 543
Wuth, Otto 591
Wynne, Lyman C. 401
Wyrsch, Jakob 15, 535, 542

Zacchia (Zacchias), Paolo 324 f.
Zeller, Ernst Albert 67, 228, 262, 272, 332 f., 449, 521, 548, 553, 571, 580, 592
Zeller, Gerhard 282, 292, 521, 561
Ziegler, Vickie 53
Ziehen, Georg Theodor 91, 269, 530, 568
Zilboorg, Gregory 12
Zimmer, Ernst 280, 395
Zimmer, Lotte (Mutter) 395
Zimmer, Lotte (Tochter) 280, 395
Zubin, J. 145, 229
Zutt, Jörg 548, 593
Zweig, Stefan 15

Ortsregister

Aachen 234, 344, 563
Adrianopel 233
Ägypten 19 f., 57
Aleppo 233
Amsterdam 237, 265, 540, 551, 563
Antwerpen 234, 280, 284
Arnstadt 259
Augsburg 235 f.

Babylon 20
Bagdad 232 f.
Baltimore 267, 569, 588
Basel 90, 263, 294 f., 529, 535, 538, 546, 550, 554
Bayreuth 259, 437, 549 f., 553
Belgien 91, 259, 264, 282, 553, 563, 592
Berlin 53, 68 f., 76, 89–91, 110, 126, 177, 183, 187, 217, 225, 235, 249, 284 f., 287, 289, 296, 300, 314, 321, 373, 454, 466, 469, 482, 518, 521 f., 524 f., 534–536, 539, 547, 550, 553, 560, 562 f., 575, 583 f., 589
Bethel 168, 180 f., 261
Blankenburg 549
Bonn 40, 54, 90, 162, 175 f., 262, 285, 294 f., 311, 425, 427, 523, 540, 566, 583
Boston 266, 343
Brandenburg 177, 181, 305, 565
Braunschweig 235, 259, 549, 583
Bremen 261, 284
Breslau 90, 224–228, 295, 525 f., 540, 572
Brieg 549

Celle 549
Charenton 61–63, 81, 104, 237, 257 f.
Chicago 187, 202, 556, 586, 589
Clermont 282, 284, 559
Colditz 238, 271, 557

Damaskus 233

Dänemark 217, 419, 592
Danzig 499, 563
Delft 264
Dorpat 118, 120, 568
Dresden 181, 290 f., 314, 350, 386, 519, 525, 560, 563
Düsseldorf 235, 346, 563 f.

Eberbach 549
Eichberg 181, 259, 559
Einum 283, 439
Ellwangen 24
England s. Großbritannien
Ephesos 403, 414, 515
Erfurt 563
Erlangen 259, 295, 301, 518, 550, 583

Flensburg 343, 549
Florenz 244, 265, 555
Frankfurt am Main 126, 209 f., 236, 295, 315, 321, 345, 525 f., 541
Frankreich 49, 62 f., 65, 90 f., 104, 114, 135, 139, 150, 159, 237, 247, 256, 258 f., 308 f., 375, 430, 432, 466, 486, 550 f., 563, 574, 592
Freiburg 90, 260, 294, 296, 385, 539, 568

Genf 225, 263, 295, 344, 556
Gent 235, 265, 332
Gheel 76, 265, 280 f., 283–286, 289 f., 559, 561
Gießen 90, 296
Glückstadt 549
Göppingen 262, 278, 439, 535, 550
Görlitz 262, 294, 321, 447, 452, 530, 562
Göttingen 68, 90, 206, 249, 278, 295, 300, 447, 539, 550, 583
Gräfenberg 428
Granada 233 f.
Graz 264, 294 f., 524

Greifswald 259, 295, 560
Griechenland 20, 57, 515
Großbritannien 90 f., 104, 108, 110, 134, 150, 159, 186 f., 202, 212, 217, 238, 246–248, 253–256, 259, 306 f., 315, 324, 340, 342 f., 350, 352, 443 f., 466 f., 522, 550–554, 558, 563, 568, 586
Gütersloh 184, 441–444, 538, 565, 584

Haina 259, 549
Hall 264
Halle 187, 259, 287, 295, 517, 524–526, 560
Hamburg 89, 175, 235, 238, 249, 314, 373, 528, 536, 550, 563
Hannover 262, 284 f., 288, 443, 559, 563
Heidelberg 91, 118, 120, 141, 147, 149, 151 f., 163 f., 171, 180 f., 186 f., 212, 225, 227, 229, 259 f., 294, 296, 450 f., 454, 525 f., 532, 538–541, 546, 551, 553, 556, 563, 576, 589, 591
Hertogenbosch 264
Hildesheim 259, 332, 388, 439, 559
Hofheim 259, 549
Homburg 563

Illenau 259–261, 271, 287, 289, 293 f., 300, 314, 437, 439 f., 447, 554, 584
Ilten 262, 284, 443
Innsbruck 296
Island 266, 308, 555
Italien 25, 265, 309, 313, 410, 515
Ivrey 63

Japan 111, 150, 199, 268 f., 362, 470, 529, 556
Jena 259, 518, 583

Kairo 68, 233
Kiel 68, 181, 296
Klagenfurt 264
Kleppur 266
Klingenberg 32
Köln 150, 186, 234, 384, 563
Königsberg 225–227, 259, 295, 530, 535
Kreuzlingen 263, 539
Kuba 199
Kyoto 268

Lausanne 263, 295
Leipzig 54, 68, 90, 117 f., 176, 181, 294 f., 305, 499, 518–520, 524, 528, 531, 565
Leuchtenburg 549
Linz 264, 559
London 90, 104, 126, 210, 212, 237, 244, 247, 253, 255 f., 315, 326, 529, 550, 552, 556, 563
Lübeck 235, 563
Ludwigsburg 549

Magdeburg 563
Mainz 563
Mannheim 549, 563, 566
Marburg 68, 294 f., 535–537
Marsberg 259, 452, 454
Marseille 237
Merxhausen 259, 549
Mesopotamien 19–21
Möttlingen 25
München 90 f., 112, 118–120, 135, 151, 167, 173, 175, 181, 217, 220, 225, 236, 256, 259, 267, 293, 295, 344, 373, 462, 518, 525 f., 529, 531, 536, 541, 550, 555, 561, 563
Münsingen 474, 535
Münster 179, 189, 536, 544, 563 f., 589

Neumünster 549
Neuruppin 259
Niederlande 91, 114 f., 235, 264 f., 315, 352, 540, 551, 558, 563
Nürnberg 235, 506, 518

Oslo 266
Österreich 91, 126, 133, 263 f., 291, 295, 465, 557

Palästina 20, 195
Paris 49, 59 f., 62, 64, 67, 79, 81, 84, 90, 104, 117, 125, 237, 244, 246, 256–258, 260, 283, 300, 322, 326, 419, 459, 486, 519 f., 524, 527 f., 550, 552, 558 f., 563, 572, 574, 587
Persien 20
Pforzheim 259, 549, 553
Pirna 260, 386, 553

Prag 88, 296, 526, 530

Quebec 266

Regensburg 24
Reutlingen 262
Reykjavík 266, 555
Rheinau 135 f., 249, 278, 283, 292, 550
Rodewisch 305
Rostock 90, 296
Rumänien 199
Russland 91, 524, 563, 573

Saarbrücken 563
Saint-Rémy 277
Salzburg 125, 264
Saragossa 63, 233, 436
Schottland 255, 282, 284, 574
Schwabach 549
Schweden 91, 217, 265, 563
Schweiz 91, 137, 140, 159, 186, 248, 263, 267, 283, 289, 292, 295, 300, 352, 399 f., 414, 417, 443, 453, 466, 471 f., 484, 529, 539, 548, 550, 553, 569, 590–592
Sevilla 233
Siegburg 40, 54, 244, 259 f., 262, 293, 300, 425 f., 437, 447, 452, 553, 571
Skandinavien 265, 315
Sonnenstein 177 f., 180, 238, 259 f., 271, 386, 553, 557, 560
Sorau 549
Sowjetunion 85, 196–198, 547, 567
Spanien 63, 233 f., 553, 563
St. Petersburg 84, 563
Stockholm 265, 563
Strelitz 549

Telgte 261
Toledo 233

Toskana 244, 265, 555
Tübingen 66–68, 87, 90, 141–143, 145, 150, 187, 224 f., 228, 296, 312, 321, 471, 520, 526, 535 f., 538 f., 544, 579

Uchtspringe 284
USA 58, 90, 133–135, 150, 159, 163, 186 f., 195, 202, 217, 235, 266 f., 272, 283, 307 f., 322, 343–346, 351–353, 361, 399–401, 417, 443, 447, 466, 477, 479, 536, 539 f., 545, 548, 551, 555 f., 565, 568 f., 574, 588 f.
Utrecht 264 f., 540, 563

Valencia 233 f., 237
Valladolid 233

Waldheim 238, 260, 271, 549
Warstein 184, 441, 584
Wien 58, 79, 81, 85, 89–91, 119, 124 f., 133, 135, 187, 214, 237, 244, 256, 264, 270, 294 f., 300, 321, 373, 375, 399, 451, 456, 523–525, 527, 530, 534, 540, 569, 580, 587, 589
Williamsburg 267
Winnenden (Winnenthal) 67, 145, 259, 262, 272, 536, 571, 578, 580
Wörishofen 428
Würzburg 118, 180, 214, 259, 295, 300, 320, 529, 539, 549 f., 568

York 244, 254, 260, 438, 447, 552

Zürich 68, 76, 89, 133–135, 140, 249, 263, 283, 293–295, 301, 321, 346, 417, 520, 524, 531, 534, 556, 564, 588, 601, 638
Zutphen 264, 551
Zwiefalten 225 f., 259, 554

Sachregister

Aberglaube 10, 26–28, 42, 103, 349
Abführen/Abführmittel 20, 392, 425, 430
Abnorme Persönlichkeit 105, 365 f., 368
Absolutismus 48, 189, 236, 239, 419, 431, 520
Absonderung 171, 232, 253, 258, 273, 503, 558, 586
Abstinenz 120, 341–352, 534
Action for Mental Health 307
Aderlass 29, 44, 392, 404, 419, 425, 428, 438, 573
Affektive Psychose s. Psychose, affektive
Agricole Colonie 76, 279, 282, 284, 286–289, 292, 439
Aktion Brandt 177, 179
Aktion Psychisch Kranke 312
Aktion T4 s. T4-Aktion
Aktivere Krankenbehandlung 171, 184, 251, 275, 303, 441–444, 584 f.
Aktivhypnose 146, 463
Aktualneurosen 362, 574
Alchemie 26, 41, 43–45, 49, 219 f., 329, 340, 381, 393, 407, 464, 517
Alexianer 234 f.
Alkohol, Behandlungsangebot 348
Alkohol, Heilmittel 339–341, 345, 480, 554
Alkohol, Stärkungsmittel 339, 341 f.
Alkoholismus 55, 84, 102, 104, 120, 167, 201, 272, 318, 339–341, 343–349, 534, 555, 564, 573
Alzheimer-Demenz 81, 87 f., 218, 323, 507
Ambulante Angebote/Betreuung/Behandlung 298, 300–302, 305–308, 310, 313, 315–318, 323, 347 f., 445, 473, 558, 564, 569
Amulette 21, 23, 30, 456
Animismus 41, 46, 48
Anonyme Alkoholiker 344, 348
Anstaltspsychiatrie 65, 172, 237, 252 f., 263, 269, 271, 274, 276, 278, 285, 287, 293, 295–300, 303, 419, 423, 433, 435, 443, 502, 533, 563
Anthropologie (medizinische) 16, 78, 80, 100, 159, 164, 209 f., 360, 403, 463, 496 f., 501, 508–510, 518, 523, 527, 533, 535, 540, 571, 582
Antidepressiva 476, 481, 485, 488, 490 f., 495
Antipsychiatrie 206–211, 213, 337 f., 401, 509, 567, 579 f.
Antipsychotika 400, 486
Antisemitismus, aggressiver 188, 191 f., 498
Antisoziale Persönlichkeit 365, 367 f.
Anxiolytika 492
Arabisch-islamische Medizin 33, 231–233, 586
Arbeit 61, 120, 203, 247, 282, 285, 420, 431, 435–440, 442, 444 f., 470, 584, 585
Arbeitshäuser 236, 238, 253, 436, 549
Arbeitslosigkeit 170, 203, 444 f., 585
Arbeitstherapie 60, 63, 135, 253 f., 258, 267, 275, 282, 285, 293, 304, 316, 398, 431, 435–446, 470, 522, 554, 571, 584 f.
«Archiv für Psychiatrie und Nervenkrankheiten» 69, 291 f., 550, 560
Arzt-Patienten-Verhältnis 51, 129, 149, 457 f., 509
Asklepioskult 35, 232, 393, 485, 505, 517
Astheniker 421 f.
Astrologie 26, 35, 58, 393
«*Asylum*» 208, 307, 312, 546
Atropin 355, 590 f.
Aufklärung 10, 24, 28, 48–52, 56, 59 f., 62, 188, 236, 239 f., 244, 256, 270, 320, 398, 419 f., 431, 437, 455 f., 507–509, 517, 579

Sachregister

Augenkrankheiten 39, 403
Ausmerzung 107, 114, 170, 176, 188 f., 192, 346, 389
Außenfürsorge 301 f., 565
Autogenes Training 462, 469
Autosuggestion 29, 96 f., 460 f.

Bakteriologie 13, 30, 190, 329, 384, 556
Balint-Gruppe 134, 467
Barbiturate 179, 482, 484, 591
Baunscheidtismus 583
Behandlungsbasis 446
Behaviourismus 133, 467 f.
Belastungsreaktion 165, 378
«Bericht über die Lage der Psychiatrie» 62, 312, 587
Beschäftigungstherapie 585
Besessenheit 19, 22–33, 78, 232, 380 f., 393, 407, 499, 515
Bettbehandlung 269, 273, 276, 440 f., 558, 574
Bewusstseinsspaltung 31
Bibel 21 f., 420
Bicêtre 59, 62, 237, 244 f., 256, 528, 550, 552, 558 f.
«Bildnereien der Geisteskranken» 450
Bilsenkraut 353
Biochemie 220
Biographische Forschung 142 f.
Biologie 11, 13, 107, 216, 336, 455, 465
Biologisierung 100, 223, 505, 508
Biometrie 528
Biopsychosozial 145, 229 f.
Bipolare Störungen 413–416
Blaues Kreuz 344
Blutegel 425, 427, 430
Brain mapping 215
Brownianismus 50, 55, 329, 331, 340, 360, 412, 419, 421–424, 428, 570
Butyrophenone 400, 487, 494

Cannabis 254 f.
Cardiazol-Behandlung 399, 473–476, 590
Cartesianische Aufspaltung 501
Cerebralsystem 162, 518
Charité 68, 192, 235, 237, 321, 454, 482, 518, 521, 524, 583

Chloralhydrat 288, 416, 482 f., 487, 590 f.
Chlorpromazin 220, 400, 484–486, 488, 494, 545, 591
Chorea Huntington 218
Cocain 127, 353 f., 592
Community Mental Health Center 307
Coping 165, 203
Cottage System 282

Dämonologie 19–21, 23, 26–28, 30, 43, 232, 324, 329, 393, 406
Darwinismus 14, 33, 96, 100, 108, 113, 124
Dasein 57, 96, 108, 151, 157, 357, 543
Daseinsanalyse 149, 154, 156–158, 160, 417 f., 496, 538, 540, 555, 580
DDR (Deutsche Demokratische Republik) 85, 90, 181, 198 f., 304 f., 379, 444
Degeneration 14, 83, 99–103, 105–108, 113, 166, 169, 183, 188, 190, 217, 243, 336, 346, 362, 365 f., 376, 509, 527 f., 541, 543 f., 562, 574
Degenerationspsychosen 415
Degenerativer Charakter 105
Dégénéré 105, 365
Deinstitutionalisierung 306, 318, 504, 567
Dekadenz 104, 209
Dementia praecox 119, 138 f., 327, 333, 392, 397, 529, 534
Depression 155, 158, 371, 402 f., 409, 411 f., 414, 416, 473, 475 f., 478, 486, 490, 538, 554, 575, 582
Depression, endogene 414 f., 473, 554
Deutsche Forschungsanstalt für Psychiatrie 119, 151, 167, 220, 267, 526, 529, 536
Diätetik 44, 47, 61, 232, 430–432, 435 f., 449, 454
Dichotomes Modell 119–121, 123, 327, 333 f., 571
Dichter, geisteskranke 52 f., 280, 394–396, 402, 409, 411
Dissozialität 365, 367 f.
Dissoziation 31, 53, 98, 156, 363, 371, 378, 575
Drogenabhängigkeit 349

DSM 153, 338 f., 365, 367, 378 f., 500, 579
Dusche 419, 428
Dysthymie 411, 582

Einbildung 28, 42, 174, 408, 501, 592
Einbildungskraft 31, 361, 407, 456, 458, 519
Einheitspsychose 67, 117, 327, 329, 331–333, 388, 559, 569, 571
Elektrizität 331, 340, 382, 432 f., 455, 576, 587, 590
Elektroencephalogramm 219
Elektrokrampftherapie 399, 401, 416, 432, 473–477, 488, 493, 545
Elektrotherapie 375, 432 f., 456, 524, 574, 576, 590
Emigranten 133, 186 f., 194, 217, 399, 466, 540, 545
Endogen 103, 335–337
Enquête 292, 301
«Entartete Kunst» 450
Entartung 99 f., 102–104, 106, 182, 506
Entfremdung 31, 57, 60, 210, 508, 510, 527, 593
Entspannungsverfahren 455, 469
Entstigmatisierung 500
Epidemiologie 204 f., 563
Epilepsie 21, 33 f., 38 f., 41, 142, 167, 261, 325, 359, 429, 435, 475, 590 f.
Erbbiologie s. Genetik
Erotomanie 380, 382 f., 422, 578
Erziehung 49, 61 f., 157, 320, 461, 523
Ethik 167, 185, 535, 592
Ethnopsychiatrie s. Psychiatrie, vergleichende
Eugenik 104, 107–110, 113 f., 169 f., 184, 201, 217, 345, 509, 532, 541, 544
Euthanasie 99, 108, 113–115, 166, 168 f., 171 f., 175–182, 184–186, 188, 193, 365, 450, 453, 506, 541–544, 554, 563, 566
Evolutionsbiologie 83
Exogen 335–337
Exorzismus 19, 21–25, 27 f., 31 f., 281, 381, 515
Experimentelle Psychiatrie s. Psychiatrie, experimentelle

Extramurale Versorgung 76, 161, 269, 279, 283, 285, 289
Extrembelastung 193–195, 378

Familienpflege 76, 262, 265 f., 279–290, 299–301, 398, 559, 562
Familientherapie 401, 470, 560, 580
Flagellation 49
Französische Revolution 49, 59 f., 236 f., 242, 256, 317, 419, 549
Französische Schule 10, 18, 59, 66, 80, 200, 229, 257, 260, 364, 541
Freie Fürsorge 298, 301 f., 565
Freiheit 54 f., 244 f., 252, 277 f., 281, 293, 420, 422, 504, 558, 561, 566
Freimaurerei 57

Galvanismus 331, 382, 432 f.
Gangliensystem 48, 94, 162, 331, 429, 457, 518, 571
Gefängnispsychiatrie 243 f.
Gehirn 33 f., 38–40, 58, 70 f., 74 f., 78 f., 81 f., 85 f., 91, 96, 126, 216, 221, 330 f., 350, 357, 381, 383, 404, 407, 422–424, 427, 429, 444, 459–461, 476, 479, 530, 547, 570–572, 576
Gehirnkrankheiten 34, 70 f., 77, 117, 325, 358, 405, 412, 521
Gehirnpsychiatrie 54 f., 77, 86
Gemeindenahe Psychiatrie s. Psychiatrie, gemeindenahe
Genetik 109, 111, 144, 151, 191, 214, 217 f., 221, 346, 495, 505, 509, 531
Genialität 106 f., 191, 409, 528
Gerontopsychiatrie 319, 321–323
Gewaltfreie Behandlung 242, 246
Glaube 30, 41 f., 44, 349
Glüheisen 426
Großkrankenhäuser 213, 272, 297, 306, 308, 313 f., 398, 466
Gruppenpsychotherapie 470, 502

Haftpsychose 105
Halluzinogene 355 f.
Haloperidol 400, 485, 187
Hanwell 247 f., 438, 452, 550
Heilanstalten 11, 71, 260–263, 270, 286, 347, 428, 557, 584

Sachregister

Heilkraft der Natur 431, 456, 478
Heilpädagogik 320
Heilschlaf 485, 505
Hermetismus 57
Hexenwahn 12, 24, 26, 28, 43, 237, 380, 384, 393, 499, 501, 515
Hieroglyphen 57
Hilfsvereine 299–301
Hippokratische Medizin 33 f., 36–38, 425, 430
Hirnforschung 48, 78, 81 f., 87–89, 91 f., 140, 143, 214 f., 508, 524, 539, 547
Hirnkarten 86
Hirnpsychiatrie 85, 333, 426
Homöopathie 432 f.
Homosexualität 178, 383, 386 f.
Homunculi 43 f.
Hospitäler 48, 64, 211, 231 f., 235 f., 246, 253, 255–257, 265, 550 f.
Hospitalisierung 101, 243 f., 252, 277, 299, 309, 504, 507, 546, 568
Hôtel Dieu 62, 237
Humoralpathologie 27, 33 f., 44, 49, 71, 78, 220 f., 328 f., 360, 392, 402, 404 f., 419, 425, 428, 449, 553, 570
Hungersterben 114, 174 f., 180, 184, 303, 542
Hydrotherapie 428
Hypnose 14, 16, 25, 88, 96, 98, 122, 124, 135, 146, 359, 370, 375, 384, 434, 454–456, 458–464, 469, 505, 515, 524, 532–534, 562, 588
Hypochondrie 34, 39, 41, 44, 328, 340, 362, 404, 408, 421, 429 f., 570 f.
Hysterie 41, 84, 125, 127, 136, 142, 145, 190, 357–359, 363, 368, 370 f., 375, 499, 532, 545, 573 f., 577

ICD 338 f., 362, 500, 579
Imagination 27, 29, 41–44, 48, 329, 381, 393, 406 f., 458, 501, 570
Imipramin 415, 417, 485, 488, 490
Institutsambulanzen 302, 316
Insulinbehandlung 140, 399, 473 f., 488, 493, 507
Irrenanstalt 48, 51, 60, 235 f., 239 f., 253, 258, 262, 264, 266, 270, 275 f., 278, 289 f., 292 f., 295, 428, 431, 433, 436, 438, 452, 520, 553, 555, 562, 572, 583 f.
Islam 233 f.
Isolierung 61, 63, 200, 209, 251, 269, 273–275, 304, 353, 423 f., 441, 470, 473, 503, 558, 568, 586

Juden 99, 104, 107, 111 f., 166, 178, 186, 188–193, 204, 362, 383 f., 474, 498, 528, 545

Kaltwasserkur 428
Katathymes Bilderleben 469
Katharsis 31
Ketten 18, 59 f., 237, 240, 242–246, 251, 255, 257, 259, 264 f., 550, 559
Kinder- und Jugendpsychiatrie 15, 93, 181, 319–321, 563 f., 568 f.
Kindereuthanasie 175 f., 178, 181, 543
Klassifikation 60, 123, 153, 225, 327 f., 337–339, 362, 364, 367 f., 378, 391, 413 f., 500, 568, 572 f., 579, 583
Klinische Methode 69, 116 f., 120, 123, 134, 534
Klistier 20, 40, 430, 516
Klostermedizin 22, 231, 430
Konversionsreaktion 371, 377 f., 577
Konzentrationslager 177–179, 182, 186, 193–195, 378
Konzentrative Bewegungstherapie 469
Korallen 46, 582
Korrektionshäuser 347, 436
Korrektur 49–51, 127, 320, 434, 517
Krampfbehandlung 399, 444, 473–475, 477, 485, 552, 589–591
Krankheitskonzepte 328, 331, 580
Krankheitslehre 33, 45, 47, 99, 117 f., 164, 327–335, 337, 402, 410, 412, 429, 500, 569, 571
Krankheitssystematik 119, 121, 331, 338
Kranksein 72, 154, 161, 200, 203, 207, 211, 229, 243, 252, 337, 394, 397, 414, 496, 500
Kreuzbund 344
Kriegsneurosen 106, 144, 363, 368–373, 375–377, 433, 524, 575 f., 589
Kulturpessimismus 104, 170
Kunst und Psychiatrie 450 f.

KZ-Überlebende 194

Labeling 202, 208, 213, 338, 368
Landwirtschaftliche Kolonie 262, 282 f., 285, 301, 552, 559
Lebensgeist 38, 41, 174, 220, 329, 381 f., 407 f., 570, 578
Lebenskraft 30, 39, 41, 47, 94 f., 162, 220, 329–331, 420, 422 f.
Lepra 235, 497
Lernpsychologie 84, 98, 467
Lichttherapie 473, 478
Liebeswahn 379, 382 f., 578 f.
Life event 203
Lithium 491 f., 494
Logotherapie 98, 469
LSD-25 356

Magie, natürliche 26 f., 41–44, 49, 58, 381
Magie, schwarze 21, 41
Magna Charta 66, 69, 77 f., 141
Magnetismus 25, 44, 53, 58, 94, 162, 420, 432, 455 f., 464, 526, 583, 587, 592
Malaria-Behandlung 81, 426, 482
Manie 34, 40, 132, 231, 325, 327–329, 361, 392 f., 403, 408, 413 f., 421 f., 424, 481, 516, 540, 570, 572, 582 f.
Manisch-depressives Irresein 40, 87, 167, 183, 334, 414, 537
Mantik 35
Massenwahn 380, 383 f.
Maßregelvollzug 324 f., 506
Medicinische Polizey 519
Medizin, chemische 41, 219 f., 407
Medizin, naturwissenschaftliche 10, 49, 80, 343, 455, 464, 498, 501, 509
Medizinalreform 236, 419
Mehrdimensional 143, 146, 229, 377
Mehrdimensionale Diagnostik 143, 390
Mehrdimensionalität s. Pluridimensional
Melancholie 33 f., 39, 41, 44, 46, 78, 132, 156, 158, 324 f., 327–329, 332, 340, 381, 392, 402–418, 421, 449, 473, 523, 540, 554, 562, 569 f., 572, 581, 583
Menschenbild 9, 15, 48, 102, 125, 162, 172, 420, 437, 456, 501, 508
Menschenrecht 61, 169

Menschenversuche 506, 516
Menschenwürde 496, 507, 551
Mental Health Act 306
Mesmerismus 14, 28, 30, 41, 45, 49, 53, 58, 94, 96, 162, 382, 420, 432 f., 455–458, 460, 464, 515, 517–519, 526, 571
Metapsychologie 129 f.
Milgram-Experiment 173, 542
Milieutherapie 135, 247, 258, 261, 273, 275, 300, 446–449, 452 f., 505
Minderwertigkeit 100 f., 184, 376, 509, 527 f.,
Missstände 199, 206 f., 211, 213, 247, 253, 258 f., 278, 284, 286, 311, 326, 337, 398, 446, 547, 552, 564, 566
Molekularbiologische Methodik 218
Monstren 44, 103, 239
Moral insanity 364 f., 367, 568
Moral management 51, 237, 267
Moral treatment 14, 49, 51, 59–63, 253 f., 260, 437, 447, 550, 579
Morita-Therapie 470
Morphin 351 f., 354, 481, 592
Musiktherapie 233, 449 f., 586
Musteranstalten 260 f., 265, 271, 289, 437, 439, 443, 553

Narkoanalyse 378, 484, 588
Narr 48, 234–236, 257
Narrenturm 244, 264
Narziss 518
National Health Service 306 f.
Nationalsozialismus 108, 111, 113, 133, 151, 166, 172, 180, 185, 190 f., 193, 214, 217, 263, 315, 365, 383, 399, 453, 471, 506, 525, 536, 541, 549
Naturheilkunde 172, 343, 428, 583
Naturwissenschaft 70, 220, 280, 468
Naturwissenschaftliche Perspektive 70, 280
Nebenrealität 387
Nervenheilkunde 90, 92 f., 227, 302, 360
Nervensystem 58, 89, 330 f., 357, 359, 371, 423, 429, 548, 586 f.
Neurasthenie 190, 331, 357, 360–362, 371, 577
Neuroanatomie 83, 87, 162, 214, 267

Neurobiologie 214
Neurochemie 92, 214, 219–221, 495
Neuroendokrinologie 214, 221, 401, 415, 495, 548
Neuroleptika 199, 400 f., 474, 476, 484, 486–489, 491, 494 f., 505
Neurologie 78, 83, 85, 89–93, 110, 124, 127, 187, 215, 228, 263, 269, 294, 296, 305, 315 f., 484, 510, 526, 531, 540, 564, 574 f.
Neuronale Plastizität 166, 222
Neuropathologie 48, 64, 83, 85, 88 f., 101, 267, 357, 398, 495, 526, 574
Neurophysiologie 83, 162, 166, 214, 218–220, 325, 423, 459, 495, 539, 552, 570
Neurose 130–132, 185, 331, 357 f., 360–362, 364, 367, 369–371, 574
Neurotischer Charakter 365
Neurotransmitter 221, 400, 415, 490
Non restraint system 76, 247–249, 252, 289 f., 293, 438, 550 f., 568, 571, 584
Nosologie 18, 46, 61, 65, 123, 213, 333 f., 392, 570 f.
Nürnberger Ärzteprozess 168, 193, 506
Nymphomanie 41, 383, 422

Ohrblutgeschwulst 243
Ökologie 546
Ontologischer Krankheitsbegriff 26, 41, 43, 329
Open-door-System 306
Opioidabhängigkeit 351 f., 356
Opium 237, 351 f., 354, 416, 422, 480 f., 591
«Organ der Seele» 38, 426, 525, 570
Organologie 79 f., 95, 100, 571

Paartherapie 470
Pädagogik 51, 320, 420, 452, 503, 586
Paracelsismus 26, 41, 47, 219, 329, 458
Paradigma 33, 35, 49, 52, 127, 209, 230, 460, 556
Paraldehyd 416, 483 f., 591
Paranoia 105, 122, 145, 227 f., 332, 334, 379, 387–391, 579
Pathisch 164, 541

Pathologische Anatomie 82, 87 f., 524, 530, 572
Patientenkollektiv 212
Patientenrechte 506
Pellotin 355
Personality disorder 365, 367
Persönlichkeitsstörungen 53, 99, 105, 325, 364–368, 414
Persuasionsmethode 97, 469
Pest 29, 44, 47, 234, 350, 386, 570
Pesthäuser 235
Pflege 233, 259, 262, 268, 275 f., 323, 348, 452, 454, 497, 505, 520, 557 f.
Pflegeanstalten 76, 135, 171, 211, 237, 248 f., 259, 262, 270–272, 278, 286, 288 f., 298 f., 301, 303 f., 314 f., 436, 439, 441, 543, 558, 560, 565, 567, 584
Phänomenologie 147, 154 f., 160, 210, 538
Pharmakotherapie 13, 211, 318, 323, 401, 445, 455, 472, 480 f., 483, 489, 491, 493–495, 502, 505, 535, 580, 587, 590
Pharmakotherapie, kooperative 401, 494, 587
Phasenprophylaktika 491
Phenothiazine 400, 485
Philanthropie 49, 51
Phototherapie 478
Phrenitis 34, 231, 331, 392 f., 426
Phrenologie 79, 433, 523
Physiotherapie 63, 305
Physische Behandlung 422, 434, 437 f., 507
Pietismus 517, 553
Pillenkeule 488
Pluralität 119, 229, 455
Pluridimensional 64, 143, 228, 230, 339, 526
Pneuma 39, 516
Posttraumatische Belastungsstörung 165, 377, 379
Progressive Paralyse 80 f., 87, 100, 272, 426, 482, 562
Progressive Relaxation 469
Prohibition 344 f.
Psilocybin 355
Psychiatrie, anthropologische 510

Sachregister

Psychiatrie, dynamische 14, 93, 99, 434, 556
Psychiatrie, forensische 142, 181, 319, 324–326, 367, 506, 564
Psychiatrie, gemeindenahe 76, 306, 310–312, 317, 566
Psychiatrie, klinische 14, 17, 69 f., 86–88, 93 f., 116–118, 123 f., 132, 134–137, 140, 142, 187, 220, 223, 228, 263, 334, 363, 409, 465, 510, 526, 530, 538, 573
Psychiatrie, kustodiale 171, 269, 276–278, 296, 299, 309, 453, 558, 565, 567
Psychiatrie, Missbrauch 195–199, 214, 304
Psychiatrie, ökologische 205
Psychiatrie, pluridimensionale 73, 77, 141, 143, 228 f., 536
Psychiatrie, romantische 10, 38, 52–54, 379, 409
Psychiatrie, transkulturelle 120, 203 f.
Psychiatrie, vergleichende 120, 203
Psychiatrie-Enquête 78, 269, 292, 305, 311–313, 506
Psychiatrieerfahrene 317, 489, 503
Psychiatriegeschichtsschreibung 9, 11 f., 14 f., 17, 19, 33, 53, 280, 436, 455, 463, 515
Psychiatriehistorische Biografik 11 f.
Psychiatriereform 208, 213, 243, 251, 265, 267, 276, 292, 298, 302 f., 305 f., 309–313, 315–318, 400, 447, 552, 565 f.
Psychiker 53–56, 85, 261, 329, 409, 422, 427, 429, 517 f., 527
Psychische Behandlung 493
Psychoanalyse 12, 14, 31, 38, 41, 93, 98, 122–125, 127–129, 131, 133–137, 139, 142, 144, 146, 149, 152, 154, 157–161, 163 f., 187, 209 f., 359, 363, 369 f., 391, 399 f., 415 f., 434, 455, 462–466, 469–472, 526, 532–535, 545, 549, 556, 583, 588 f., 592
Psychochirurgie 473 f., 479, 590
Psychodrama 470
Psychodynamik 30–32, 48, 72, 97, 138, 187, 466, 535
Psychodynamische Verfahren 465

Psychoedukative Verfahren 401, 468, 587
Psychogen 335–337, 368
Psychohygiene 201 f., 267, 546
Psychokatharsis 24
Psychopathie 106, 168, 185, 363, 366–368, 376, 499
Psychopathische Minderwertigkeiten 105 f., 365 f., 528, 575
Psychopathische Persönlichkeit 122, 151, 365 f.
Psychopathologen 52, 148, 186
Psychopathologie 55, 70, 122, 130, 134, 136, 139, 141 f., 144, 146–149, 151–154, 157, 190, 208, 211, 387, 399, 496, 531, 538 f., 562, 564, 568, 580
Psychopathologie, allgemeine 147, 149 f., 152, 529, 538, 568
Psychopathologie, klinische 146, 150–152, 335
Psychopharmaka 212, 220 f., 251, 306, 400, 417, 445, 448, 476, 480, 483, 485, 488 f., 493–495, 500
Psychose, affektive 102, 105, 142, 218, 334 f., 336, 415, 473, 491, 572
Psychose, endogene 31, 105, 132, 182, 214, 228, 333, 335, 379, 530, 535
Psychose, organische 218, 334 f., 486, 530
Psychosomatik 42, 125, 161–163, 165, 187, 501, 540, 552, 564
Psychosomatisch orientierte Medizin 42
Psychotherapie 12–14, 24 f., 29, 31, 41, 48, 51, 92 f., 97 f., 122, 124, 127, 133, 135, 139 f., 142 f., 146, 164, 184, 186 f., 222, 228, 230, 232, 304, 318, 323, 356 f., 359, 367 f., 377, 385, 399 f., 416 f., 442, 454–456, 459–464, 467–473, 480, 485 f., 489, 493–495, 504 f., 517, 526, 535, 541, 545, 575, 580, 588–591
Psychotraumatische Störungen 368, 378, 484
Purgieren 429, 574

Railway spine 369 f.
Rassenhygiene 80, 99, 104, 106, 108–110, 113, 166, 170, 201, 217, 345, 362, 415, 505, 509, 529, 532, 534, 541, 544, 566

Rassenpsychiatrie 111–113, 204
Rassenwahn 384
Rauschmittel 355 f., 591
Reglementierung 239, 242, 503
Rehabilitation 205, 274, 300, 304 f., 313, 315 f., 324, 348, 435, 486, 553, 565, 586
Religion 19, 26, 107, 131 f., 270
Reserpin 485 f., 494, 591
Rituale romanum 23 f., 27, 32
Romantik (Medizin, Naturphilosophie) 10, 28, 45, 48 f., 56–58, 75, 94 f., 125, 154, 382, 432, 455, 457 f., 501 f., 508 f., 515, 517–519, 526 f., 532, 571, 577, 593
Rorschach-Test 140

Salpêtrière 59, 62 f., 98, 237, 246, 256, 322, 438, 528, 550, 558
Sammlung Prinzhorn 450 f.
Schädellehre 79 f., 95, 100, 383, 432, 523, 571
Schizophrenie 77, 99, 105, 117, 121, 134, 136, 138–140, 142, 167, 185, 187, 198, 201, 204, 208, 211, 220, 318, 332–334, 338, 386, 388, 391–402, 441, 443, 450, 462, 474 f., 479, 486, 493, 498 f., 505, 534 f., 539, 547 f., 564, 579, 580, 589 f.
Schlaf 24, 34–37, 120, 354, 431 f., 437, 457 f., 480, 484 f., 505, 554, 578
Schlafentzug 417, 473, 477 f., 505
Schlafkur 482, 484, 486, 505
Schröpfen 425
Schulunterricht 452
Schütteltremor 371
Schwarze Magie s. Magie, schwarze
Seelenorgan 79, 329 f., 423, 570 f.
Sektorisierung 308 f., 317, 564
Selbstanalyse 15, 127–129, 131, 163, 354, 463, 582
Selbstversuche 127, 351, 356, 474, 487 f., 591
Sensitiver Beziehungswahn 143, 145, 390, 536 f.
Serendipity 495
Siegburger Siegel 244, 425 f.
Somatiker 53–56, 70, 85, 270, 422, 427, 429, 517 f, 553
Somnambulismus 28–30, 34, 58, 162, 433 f., 457 f., 485, 502, 508, 571

Soteria-Projekt 448
Sozialdarwinismus 99, 104, 107–110, 113, 166, 169, 508, 546
Sozialpsychiatrie 200 f., 203, 205 f., 318, 504, 535, 552, 563, 580, 591
Soziologie 200, 202
Spiritus animales 39, 407
Spiritus vitales 38
Stigmatisierung 439, 497, 500, 528, 568
Stoiker 38
Stress 165, 221
Studentenbewegung 134, 209 f., 509
Subjekt 31, 157, 160, 500 f., 503, 592
Substitutionsbehandlung 352
Suggerieren/Suggestion 28, 31, 96 f., 375, 384 f., 454, 458–464, 469, 533, 577, 588
Sympathie (Kuren) 39, 44 f., 510, 570, 574
Syphilis 80 f., 524, 528

T4-Aktion 110, 175–180, 185, 260, 536, 543
Tabakabhängigkeit 349–351, 355, 576
Tageskliniken 306 f., 310, 313, 315 f., 319, 323, 348, 567
Teilstationäre Behandlung 304, 307, 315–318, 323, 445, 473, 565
THC 354
Therapeutische Gemeinschaft 208, 211, 305, 316, 448, 470, 566, 580
Thymoleptika 490
Tierischer Magnetismus 25, 162, 432, 456, 583, 587
Tiersektion 34
Tollhäuser 18, 48, 236, 238–240, 242 f., 252 f., 264 f., 272, 437, 453, 549
«Totale Institution» 208, 292, 546, 566
Traitement moral s. Moral traitement
Tranquilizer 51, 220, 424, 484 f., 488, 492, 494
Transkulturelle Psychiatrie s. Psychiatrie, vergleichende
Trauma 363, 369 f., 575
Traumbuch 35
Traumdeutung 14, 34 f., 37 f., 56–59, 72, 124 f., 127–130, 459, 516, 518, 532

Traumsymbole 35, 516
Triadisches Modell 152, 335, 337
Trinkerheilstätten 346 f.
Tübinger Schule 124, 141, 143–145, 153, 158, 181 f., 223, 229 f., 389–391, 399, 520, 536, 583

Unbewusstes 57, 94–96, 127, 129 f., 135, 149, 162, 210, 457, 463, 515, 532, 535
Unfreiheit 55, 242 f., 251, 420, 504
Universitätskliniken 67 f., 89 f., 119, 134, 143, 150, 212, 224, 263, 293–297, 302, 305, 315, 347, 552, 562–565, 572
Universitätspsychiatrie 263, 293 f., 296 f., 553, 561, 563
Unizistisches Modell 327, 331 f., 571
Unterbringung 18, 63, 76, 175, 180, 196, 232, 235–237, 243, 252 f., 255, 257–260, 277, 281 f., 309, 318, 323, 326, 393, 398 f., 446 f., 503, 551, 554, 557, 561, 566, 585
Untergangsangst 104, 113, 166

Valetudinarien 232, 393
Verbrecher 106, 191, 240, 258, 264, 420
Vergiftung 29 f., 180, 245, 353
Verhaltenstherapie 84, 98, 348, 401, 417, 446, 455, 467–469, 472, 585, 587 f.
Verhexung 380, 577
Verlaufsuntersuchung 121, 333 f., 397, 580
Vernunft 48, 51, 54, 62, 240 f., 258, 332, 547, 571
Vernunftbegriff 48, 420
Versorgung 18, 66, 69, 71 f., 75, 92, 175, 203, 206, 213, 224, 231, 246, 252, 256 f., 262 f., 269, 271, 274, 279, 281 f., 284–286, 290, 293, 296 f., 299, 304, 306–309, 311, 313, 315, 317, 319–321, 323, 398, 452, 473, 555 f., 562, 564–567
Verstehen 148 f., 230, 538

Viersäftelehre 402–404
Vietnam-Syndrom 379
Vitalismus 41, 46 f., 329, 331, 423, 501, 571
Vivisektion 38, 516
Völkermord 193, 545
Volksmedizin 20, 44 f., 583
Vulnerabilitätsmodell 64, 73, 145, 229

Wachtherapie s. Schlafentzug
Wahn 158, 225, 379–387, 389 f., 486, 523, 535, 577–579, 583
Wahnforschung 142, 389–391, 536, 589
Wahnhafte Störung s. Paranoia
Wasserheilanstalten 347, 428
Weiterbildung 92 f., 126, 267, 297 f., 311, 316, 321, 454, 472, 522, 565
«Wilde Euthanasie» 178–180
Willensfreiheit 325

Zählkarte 121
Zauberpraktiken 20, 41
Zeiterleben 155, 355, 418
Zuchthäuser 49, 240–241, 325, 419 f., 549
Zürcher Schule 124, 134 f., 139 f., 149, 229, 399
Zwangsbehandlung 199, 242 f., 247, 251, 271, 273 f., 438, 507, 551
Zwangsjacke 245–247, 249, 251, 254, 281, 424
Zwangsjacke, chemische 488 f.
Zwangsmaßnahmen 55, 200, 242, 244, 246–250, 254, 264, 269, 273 f., 287, 290, 299, 304, 310, 392, 498, 504, 557, 579, 584
Zwangssterilisation 99, 166–169, 181–185, 188, 347, 541, 544
Zwangsstuhl 51, 246, 419 f., 424, 434, 555
Zweiklassenpsychiatrie 296, 298, 563
Zwerchfell 38, 328